Guia para o Reconhecimento do Corpo Humano

Um Guia Prático para Localizar Músculos, Ossos e Muito Mais

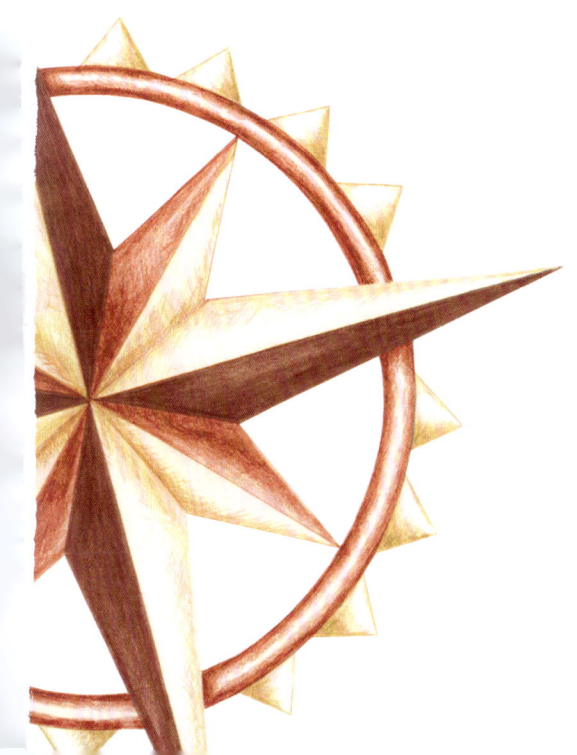

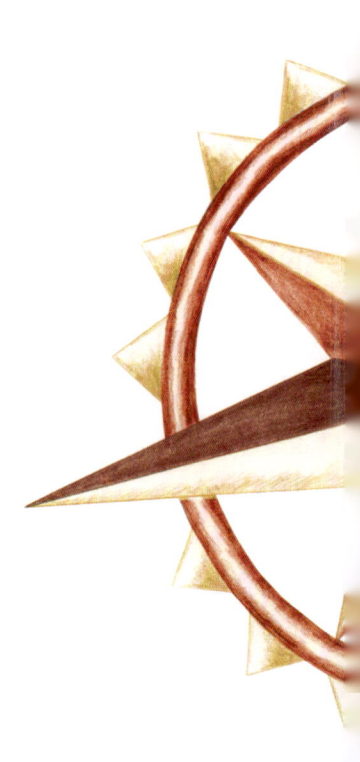

Andrew Biel, M.L.
Massoterapeuta Licenciado

Ilustrações de Robin Dorn, M.L.
Massoterapeuta Licenciada

Guia para o Reconhecimento do Corpo Humano

Um Guia Prático para Localizar Músculos, Ossos e Muito Mais

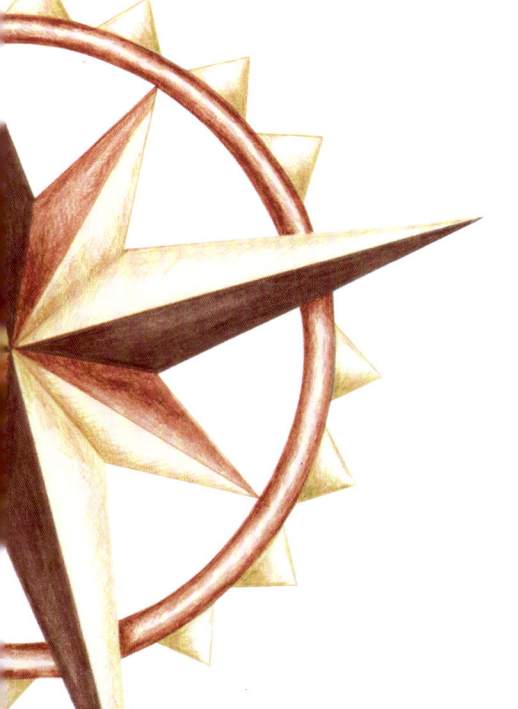

Tradução:
Larissa Wostog Ono

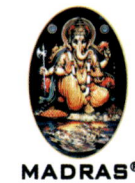

MADRAS®

Publicado originalmente em inglês sob o título *Trail Guide to the Body*, por Books of Discovery.
©1997, 2001, 2005, 2010, textos e ilustrações Books of Discovery. Todos os direitos reservados.
Direitos de tradução e edição para todos os países de língua portuguesa.
Tradução autorizada do inglês.
© 2013, Madras Editora Ltda.

Editor:
Wagner Veneziani Costa

Produção e Capa:
Equipe Técnica Madras

Tradução:
Larissa Wostog Ono

Revisão da Tradução:
Nilce Xavier

Revisão Técnica:
Dr. Fernando Cavalcante Gomes

Revisão:
Silvia Massimini Felix
Arlete Genari
Renata Brabo

Dados Internacionais de Catalogação na Publicação (CIP)
(Câmara Brasileira do Livro, SP, Brasil)

Biel, Andrew
Guia para o reconhecimento do corpo humano: um guia prático para localizar músculos,
ossos e muito mais/Andrew Biel; ilustração de Robin Dorn: tradução
Larissa Wostog Ono. – São Paulo: Madras, 2013.
Título original: Trail guide to the body
Bibliografia

ISBN 978-85-370-0833-1

1. Anatomia humana 2. Corpo humano I. Dorn, Robin. II. Título.

13-01415   CDD-611   NLM-QS 018

Índices para catálogo sistemático:
1. Corpo humano : Anatomia 611

Agradecimentos: Grato reconhecimento é feito pela utilização de excertos de:
The Magic Mountain, de Thomas Mann
Copyright, 1927. Utilizado com permissão de Random House, Inc., Alfred Knopf, Inc., Editores.
Excerto de "Little Gidding" presente em *Four Quarters*; copyright, 1942 por T. S. Eliot e renovado em 1970
por Esme Valerie Eliot. Utilizado com permissão da Houghton Mifflin Publishing Company.

Nota do Editor Internacional: **AVISO LEGAL**
O propósito dos produtos da editora Books of Discovery é fornecer a terapeutas informação de cunho prático
sobre Anatomia Palpatória. Este livro não oferece conselhos médicos ao leitor, e não se deseja que sirva de
substituto aos tratamentos e assistências médicas adequados. Para tais propósitos, os leitores deverão se consultar com médicos licenciados.

É proibida a reprodução total ou parcial desta obra, de qualquer forma ou por qualquer meio eletrônico, mecânico, inclusive por meio de processos xerográficos, incluindo ainda o uso da internet, sem a permissão expressa da Madras Editora, na pessoa de seu editor (Lei nº 9.610, de 19.2.98).

Todos os direitos desta edição, em língua portuguesa, reservados pela

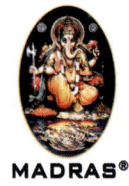

MADRAS EDITORA LTDA.
Rua Paulo Gonçalves, 88 – Santana
CEP: 02403-020 – São Paulo/SP
Caixa Postal: 12183 – CEP: 02013-970
Tel.: (11) 2281-5555 – Fax: (11) 2959-3090
www.madras.com.br

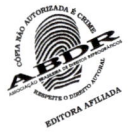

Guia para o Reconhecimento do Corpo Humano

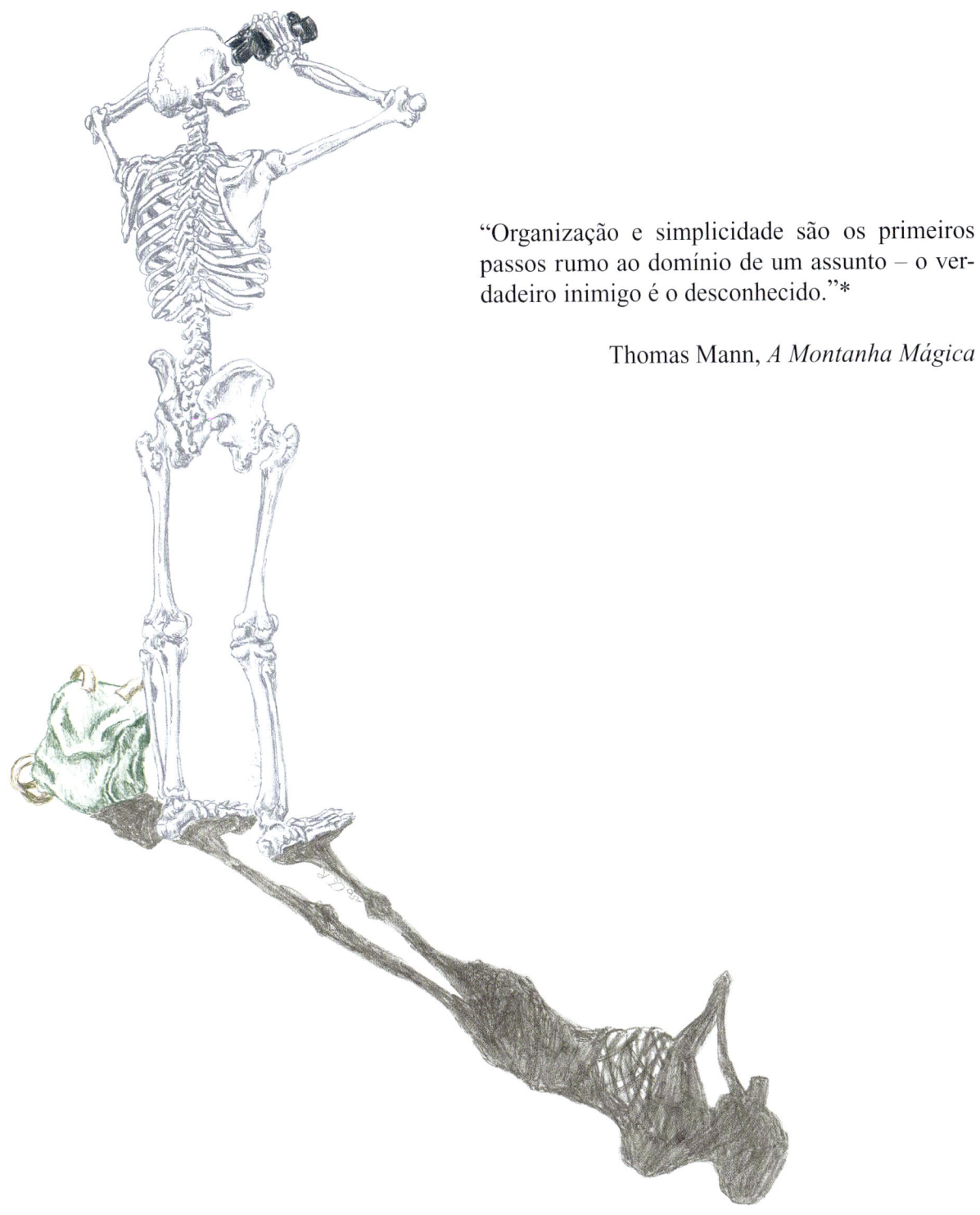

"Organização e simplicidade são os primeiros passos rumo ao domínio de um assunto – o verdadeiro inimigo é o desconhecido."*

Thomas Mann, *A Montanha Mágica*

---
*N.T.: Tradução livre.

ÍNDICE

Prefácio	9
Agradecimentos..................................	10
Introdução – Dicas para se Guiar	13
Como usar este livro	14
Legendas	16
Dicas de palpação	17
Criando seu diário palpatório...................	25
Explorando as diferenças de textura das estruturas...	26
Objetivos de aprendizado	38
Capítulo 1 – Navegando pelo Corpo Humano...	41
Regiões do corpo	42
Movimentos do corpo	53
Sistemas do corpo	59
Capítulo 2 – Ombro e Braço.................	73
Vistas topográficas	74
Explorando a pele e a fáscia....................	75
Ossos do ombro e do braço.....................	76
A escápula	77
O úmero e a clavícula..............................	78
Pistas dos pontos de referência ósseos......	79
Pista 1 "Junto às extremidades"	80
Pista 2 "Nas trincheiras"	83
Pista 3 "Borda do trampolim"....................	86
Pista 4 "Duas colinas e um vale"	92
Músculos do ombro e do braço	94
Sinergistas – Músculos que trabalham juntos.....................................	96
Outras estruturas do ombro e do braço	143
Capítulo 3 – Antebraço e Mão...............	153
Vistas topográficas	154
Explorando a pele e a fáscia....................	155
Ossos do antebraço e da mão	157
Pistas dos pontos de referência ósseos......	161
Pista 1 "Calombo".....................................	162
Pista 2 "Fio da navalha"	164
Pista 3 "Passagem do pivô"	166
Pista 4 "Andando sobre as mãos"	168
Músculos do antebraço e da mão...........	179
Sinergistas – músculos que trabalham juntos.....................................	182
Músculos do polegar e da mão.................	206
Outras estruturas do antebraço e da mão	218
Ligamentos do pulso, da mão e dos dedos	224
Capítulo 4 – Coluna Vertebral e Tórax	227
Vistas topográficas	228
Explorando a pele e a fáscia....................	229
Ossos da coluna vertebral e do tórax	231
Pistas dos pontos de referência ósseos......	235
Pista 1 "Sulco da linha mediana"..............	237
Pista 2 "Cruzando caminhos"	239
Pista 3 "Caminho da nuca"	242
Pista 4 "Avenida enterrada"	247
Pista 5 "Cume do osso do peito"..............	250
Pista 6 "Uma estrada esburacada"	251
Músculos da coluna vertebral e do tórax	255
Camadas musculares da parte posterior do pescoço..	258
Cortes transversais do pescoço e do tórax	259
Sinergistas – músculos que trabalham juntos.....................................	261
Outras estruturas da coluna vertebral e do tórax	288

Capítulo 5 – Cabeça, Pescoço e Face ... 297
Vista topográfica ... 298
Explorando a pele e a fáscia ... 299

Ossos e pontos de referência ósseos da cabeça, do pescoço e da face ... 300
Pistas para os pontos de referência ósseos ... 303
Pista 1 "Ao redor do globo" ... 304
Pista 2 "Articulação da mandíbula" ... 309
Pista 3 "Viagem pela ferradura" ... 312

Músculos da cabeça, do pescoço e da face ... 315
Sinergistas – músculos que trabalham juntos ... 317
Músculos da expressão facial ... 342

Outras estruturas da cabeça, do pescoço e da face ... 353

Capítulo 6 – Pelve e Coxa ... 361
Vistas topográficas ... 362
Explorando a pele e a fáscia ... 363

Ossos da pelve e da coxa ... 364
Pistas para os pontos de referência ósseos ... 370
Pista 1 "Passagem solo" ... 371
Pista 2 "Avenida ilíaca" ... 375
Pista 3 "Trilha do osso da cauda" ... 378
Pista 4 "Passeio pelo quadril" ... 381
Pista 5 "Passagem inferior" ... 383

Músculos da pelve e da coxa ... 388
Períneo e assoalho pélvico ... 392
Sinergistas – músculos que trabalham juntos ... 394

Outras estruturas da pelve e do quadril ... 433

Capítulo 7 – Perna e Pé ... 441
Vistas topográficas ... 442
Explorando a pele e a fáscia ... 443

Ossos do joelho, da perna e do pé ... 444
A tíbia, a fíbula e a patela ... 445
Pontos de referência ósseos do joelho e da perna ... 446
Pistas para os pontos de referência ósseos do joelho ... 447
Pista 1 "Trilha do ponto de referência" ... 448
Pista 2 "Bamboleio" ... 451
Pista 3 "Colinas em ambos os lados" ... 453

Ossos e pontos de referência ósseos do tornozelo e do pé ... 455
Pontos de referência ósseos ... 456
Pistas para os pontos de referência ósseos do tornozelo e do pé ... 457
Pista 1 "A estrada de volta" ... 458
Pista 2 "Porquinhos" ... 463
Pista 3 "A arcada" ... 466

Músculos da perna e do pé ... 470
Sinergistas – músculos que trabalham juntos ... 473
Músculos do pé ... 488

Outros músculos do pé ... 495

Outras estruturas do joelho e da perna ... 498
Locais de ligação dos músculos da expressão facial ... 515
Sinergistas – músculos que trabalham juntos ... 517
Glossário de termos ... 524
Etimologia ... 527
Referências Bibliográficas ... 533
Índice Remissivo ... 536
Músculos do Corpo Humano ... 560

Prefácio

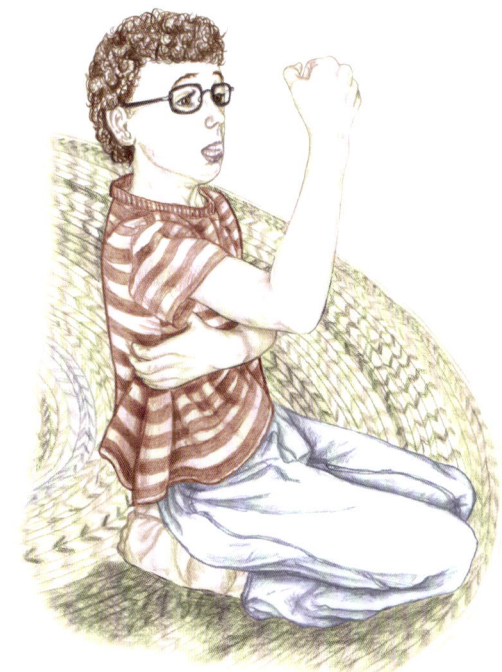

"Não devemos parar de explorar
E ao final de toda a nossa exploração
Chegaremos aonde começamos
E veremos o lugar pela primeira vez."*

T. S. Eliot, *Four Quartets*

Há muitos anos, quando eu era uma criança magrela de 10 anos de idade, lembro-me de ter beliscado a carne sob minha axila somente para localizar um músculo de modo acidental. Quando movimentei meu braço de determinada maneira, a carne enrijeceu e escorregou por entre meus dedos. "Uau!", disse para mim mesmo. "Não sabia que eu *tinha* músculos!"

Contei minha descoberta para meus pais e eles sugeriram que eu verificasse a enciclopédia para ver qual músculo havia encontrado. Os nomes em latim com os quais me deparei apenas me deixaram confuso, mas durante meses mostrei a todos que havia encontrado meu único músculo.

Continuei a me fascinar com as partes e as áreas do corpo e com o modo como todas elas pareciam trabalhar juntas para gerar movimento, respiração, até mesmo vida por si só. Durante minha formação como massagista, aprendi que o misterioso músculo de minha axila era o *latíssimo do dorso*. Logo aprendi como apalpar outros músculos, assim como os diversos tendões, ossos e tecidos espalhados pelo corpo. Eu também percebi a importância da palpação no acesso ao tecido e na execução segura e eficiente de técnicas de massagem manual.

Mais tarde, como professor de massagem e anatomia palpatória, familiarizei-me com muitos livros que descreviam e ilustravam a anatomia do corpo. No entanto, encontrei poucos que demonstravam como localizar e explorar as estruturas físicas manualmente. O *Guia para o Reconhecimento do Corpo Humano* destina-se exatamente a isto: ensiná-lo a mapear, a navegar e a "se localizar" no corpo humano.

Nos preparativos para qualquer viagem, é de grande auxílio conhecer o terreno por onde você viajará. Para qualquer profissional da saúde, é essencial uma compreensão meticulosa da localização e da inter-relação das estruturas do corpo. Quem exerce atividades práticas, contudo, não pode simplesmente fazer uma viagem de ônibus guiada pelo corpo, observando-o ao longe e apenas ouvindo a respeito de suas incríveis características. Ao contrário, ele deve aceitar que a exploração prática/física de uma geografia nunca é idêntica em dois indivíduos quaisquer. Arregaçando as mangas, deve confiar em suas mãos e em seus sentidos para aprender acerca do mais desafiador e fascinante dos terrenos – o corpo humano.

Portanto, seja bem-vindo! Você está prestes a embarcar na viagem de sua vida, tendo este livro como seu guia confiável.

*N.T.: Tradução livre.

Agradecimentos

O longo e sinuoso caminho da criação é, em geral, repleto de obstáculos, ausente de sinalização e interrompido por trilhas sem saída. Felizmente, meu caminho foi desobstruído pelos facões afiados e pelo auxílio especializado de muitos guias de campo experientes e de parceiros de carona.

É sempre um prazer trabalhar com uma artista tão comprometida e talentosa como Robin Dorn. Uma sincera reverência de gratidão a Lyn Gregory, por seu encorajamento, sua paciência e suas sugestões.

Fui abençoado por ter uma equipe de apoio maravilhosa para esta edição: muitos agradecimentos a Jessica Xavier, por seus conceitos de projeto; Dana Ecklund, por sua persistência e detalhismo; Melinda Helmick, por aguentar firme; e aos dedicados funcionários da Books of Discovery – Rhoni Hirst, Linda Lee, Jack Leapoldt, Kate D'Italia, Tim Herbert, Alison Lusby e Louisa McGarty. Um agradecimento especial a Roger Williams, por seu imenso auxílio a Robin.

Agradeço especialmente ao dr. Paul Ekman, por suas percepções e sugestões em Músculos de Expressão Facial. Obrigado também a Lisa Nelson e Pat Archer, por criar os objetivos de aprendizado.

Agradeço a Joan E. Ryan, Aaron Adams, Cara Barbee, Ashley Bechel, Natalie Glonka, Katy Klutznick, Miranda Legge, Christine Malles, Gene Martinez, Mindy Morton, Lori Olcott e Alicia Pouarz, por suas revisões e sugestões editoriais.

O modelismo e a fotografia não teriam acontecido sem a paciência de toda a equipe da Books of Discovery, Robert Baker, Charlie Chilson, Jason Glunt, Alex Gregory, Kennedy Hirst, Holadia, Johanna Kasten, Nathan Musselman, Shane Nicholsen, David Mason, Matt Samet, Steve Snyder e Jennifer Spinelli.

Agradecimentos infindáveis a Paul e Aileen Biel, Jennifer Booksh, Kate Bromley, Clint Chandler, Claire Gipson, Lauriann Greene, Robert Karman, Chris Maisto, Jackie Phillips, Marty Ryan, Anthony Sayre, Diana Thompson, Summer Westfall e a toda a equipe da Printcrafters.

Também sou muito grato a estas pessoas, por sua perícia, pesquisa e encorajamento:

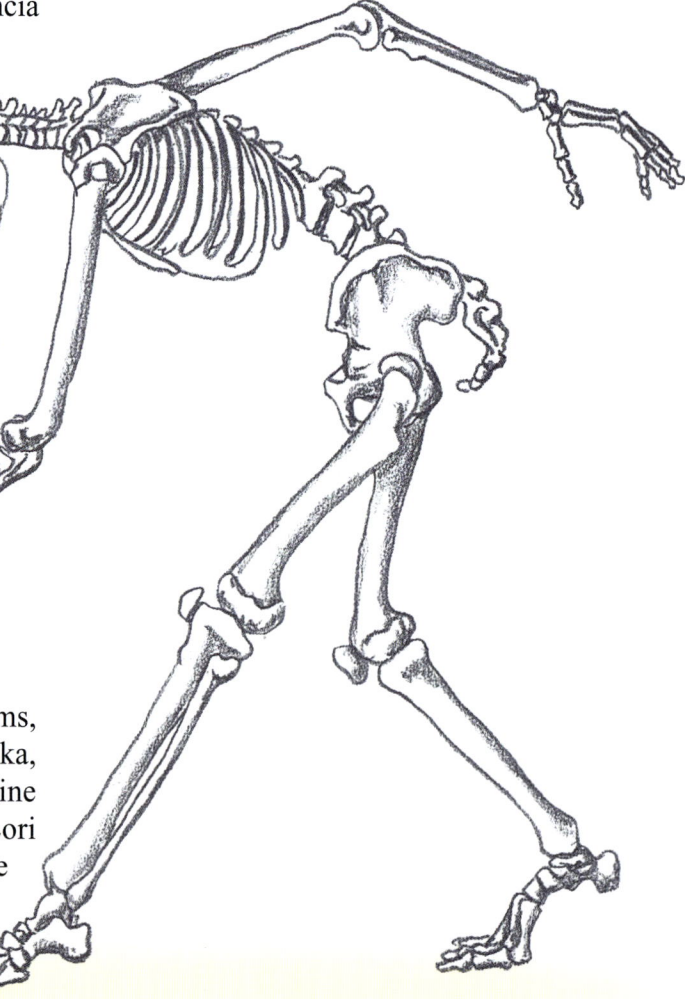

Leon Chaitow, Sandy Fritz, Darlene Hertling, John White, Sharon Babcock, Cynthia Christy, Ann Ekes, Barb Frye, Daniel Gebo, Jim Holland, George C. Kent, Don Kelley, Lee Haines, Mary Marzke, Susan Parke, Annie Thoe, Jeannie Waschow e John Zurhourek.

Obrigado também a Jamie Alagna, Adam Bailey, Jessica Basamanowicz, Nancy Benerofe, Alexis Brereton, Deb Brockman, Mary Bryan, Patrick Bufi, Sylvia Burns, Kendra Busby, Kirk Butler, Elaine Calenda, Sean Castor, Thomas Crown, Kathryn Dean, Kathy Eike, Jessica Elliot, Jean Marie Fay, Vicky Fosie, Dawn Fosse, Joanne Fowler, Gaye Franklin, Joanna Gardner, Christina Goehrig, Steve Goldstein, Laura Goularte, Alyce Green-Davis, Chris Grauch, Leslie Grounds, Joanne Guidici, Petra Guyer, Nicholas Hammersley, Debra Harrison, Anne Hartshorn, Meghan Heath, Chad Herrin, Carrie Henderson, Llysa Holland, Ian Hubner, Melissa Iverson, Mary Lynn Jackson, Leslie Jowett, Diana Kincaid, Alison Kim, Erica King, Kimberly Kiriaki, Elinore Knutson, Beth Langston, Dave Lawrence, Andrew Litzky, Kate McConnell, Sean McDaniel, Becky Masters, Michael Max, Audra Meador, Chris Meier, Sandy Merrell, Steve Miller, Elizabeth Milliken, Debra Nelli, Eric Newberg, Rama Newton, Sally Nurney, Dave Oder, Jillian Orton, Vicky Panzeri, Paula Pelletier, Anita Quinton, Dee Reeder, Coleen Renne, Obie Roe, Penny Rosen, Thea Satrom, Dawn Schmidt, Janice Schwartz, Sare Selko, Gerald Sexton, Joy Shaw, Penelope Thompson, Jaime Tousignant, Danny Tseng, Zdenka Vargas, Brian Weyand, Damon Williams, Ashley Wilson, Cynthia Wold, Tonya Yuricich e Pantelis Zafiriou.

Esta edição de *Guia para o Reconhecimento do Corpo Humano* é dedicada à minha família – Lyn, Grace Amalia e Sweets.

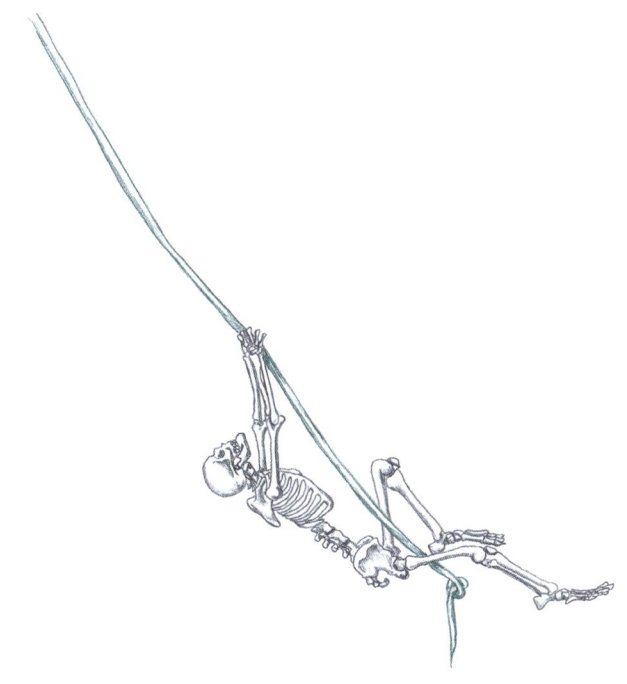

Introdução
Dicas para se Guiar

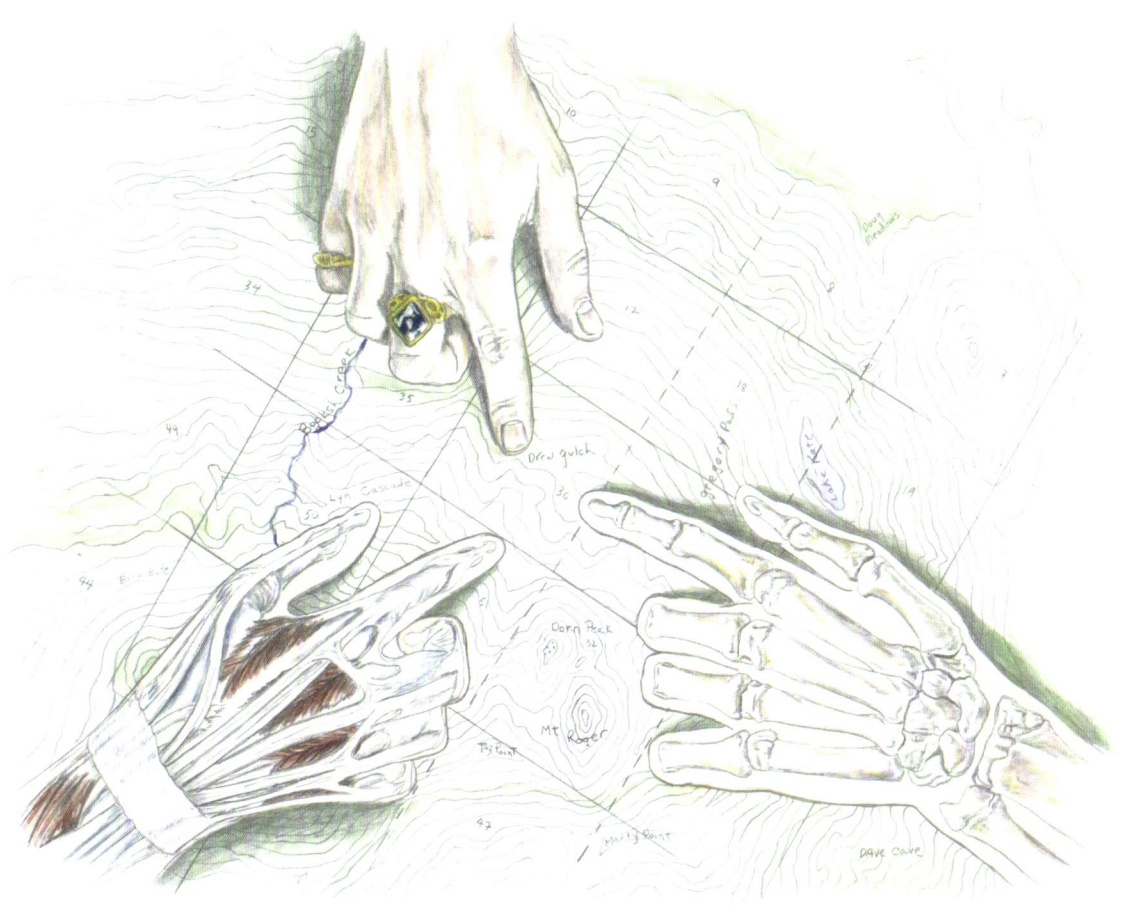

Como usar este livro	14
Legendas	16
Dicas de palpação	17
Criando seu diário palpatório	25
Explorando as diferenças de textura das estruturas	26
Objetivos de aprendizado	38

Como usar este livro

O *Guia para o Reconhecimento do Corpo Humano* é composto de sete capítulos, dos quais seis se concentram em diferentes regiões do corpo. Os contornos topográficos que podem ser vistos na superfície da pele e nos exercícios para explorar a pele e a fáscia são delineados antes. Em seguida, são apresentados os ossos e os pontos de referência ósseos (os montes, as depressões e os cumes). Os pontos de referência ósseos podem ser considerados "marcadores de reconhecimento". Eles são utilizados para calcular a distância de pontos, a fim de localizar músculos e tendões. Finalmente, outras estruturas, como ligamentos, nervos, artérias e nódulos linfáticos, são acessados.

Sempre que possível, os pontos de referência ósseos de determinada região foram unificados para formar uma trilha. (figura 0.1). Essas trilhas destinam-se a ajudá-lo a compreender as ligações entre estruturas. Sem um caminho para seguir, você, o viajante, estaria perdido em uma selva de carne e ossos, sem ideia da localização de sua trilha. Você e seu parceiro de viagem considerarão a jornada mais agradável e valiosa se tiverem uma trilha que os leve a seu destino.

Visto que os corpos possuem tamanhos e formas variados, pode parecer irreal que um guia de reconhecimento consiga aplicar-se a todos eles. Se o terreno nunca é o mesmo, qual é a utilidade de um mapa? Muito embora a topografia, o formato e a proporção de cada pessoa sejam únicos, a composição do corpo e as estruturas são praticamente idênticas em todos os indivíduos. As diferenças são simplesmente qualitativas: é fácil localizar muitas estruturas em uma pessoa de constituição esbelta e é mais desafiador em um físico com músculos volumosos ou com uma grande quantidade de tecido adiposo (gorduroso) (figura 0.2).

O *Guia para o Reconhecimento do Corpo Humano* foi pensado para o seguinte cenário: você acompanha o texto e apalpa um parceiro (amigo ou colega de classe), que esteja deitado em uma maca ou sentado em uma cadeira. Se você é estudante, aconselha-se que siga as instruções passo a passo, repita determinados métodos quando necessário e explore o corpo ao longo do caminho. Se você é um profissional mais experiente, pode selecionar e escolher seus objetivos.

Os procedimentos descritos em *Guia para o Reconhecimento do Corpo Humano* são amenos e raramente desconfortáveis, embora seja melhor praticá-los em um indivíduo sem problemas sérios de saúde. Seu parceiro também deve vestir roupas folgadas e de tecido leve, ou estar despido e coberto com um lençol, para que você consiga apalpá-lo de maneira mais fácil.

Às vezes, será solicitado que seu parceiro deite ou sente-se em uma maca. Em outras ocasiões, será pedido para que movimente um membro, dobre uma articulação ou contraia um grupo de músculos. Esses movimentos devem ser feitos de maneira suave e conforme as instruções específicas do texto, para permitir que você explore a região por inteiro.

Converse com seu parceiro antes de apalpá-lo, para que ele compreenda seu papel. Além disso, esclareça com antecedência quais áreas do corpo você gostaria de apalpar e explorar, de modo que ele saberá o que poderá ocorrer.

Introdução | 15

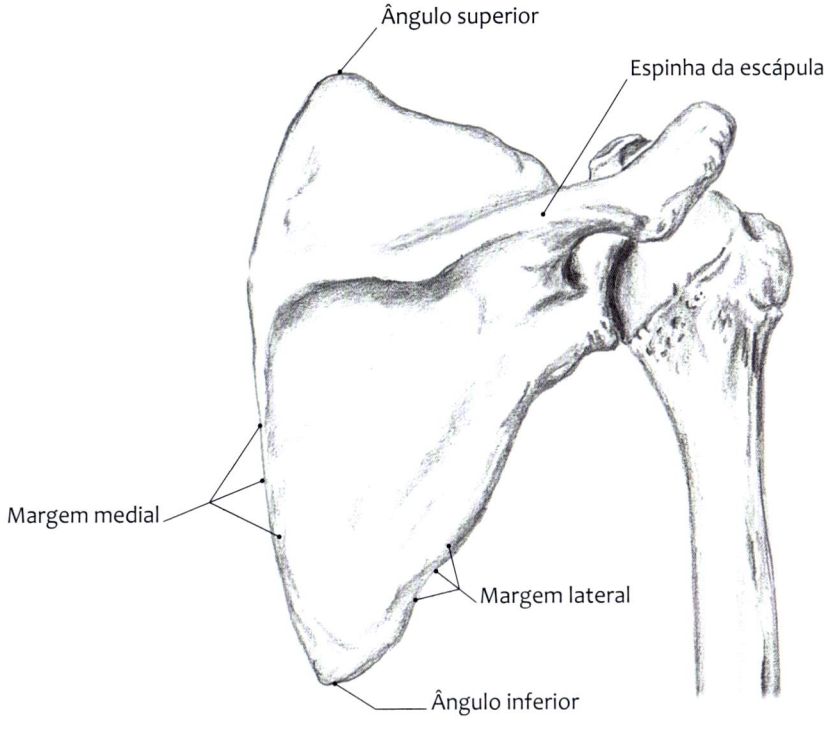

Figura 0.1 Um ponto de referência ósseo do ombro

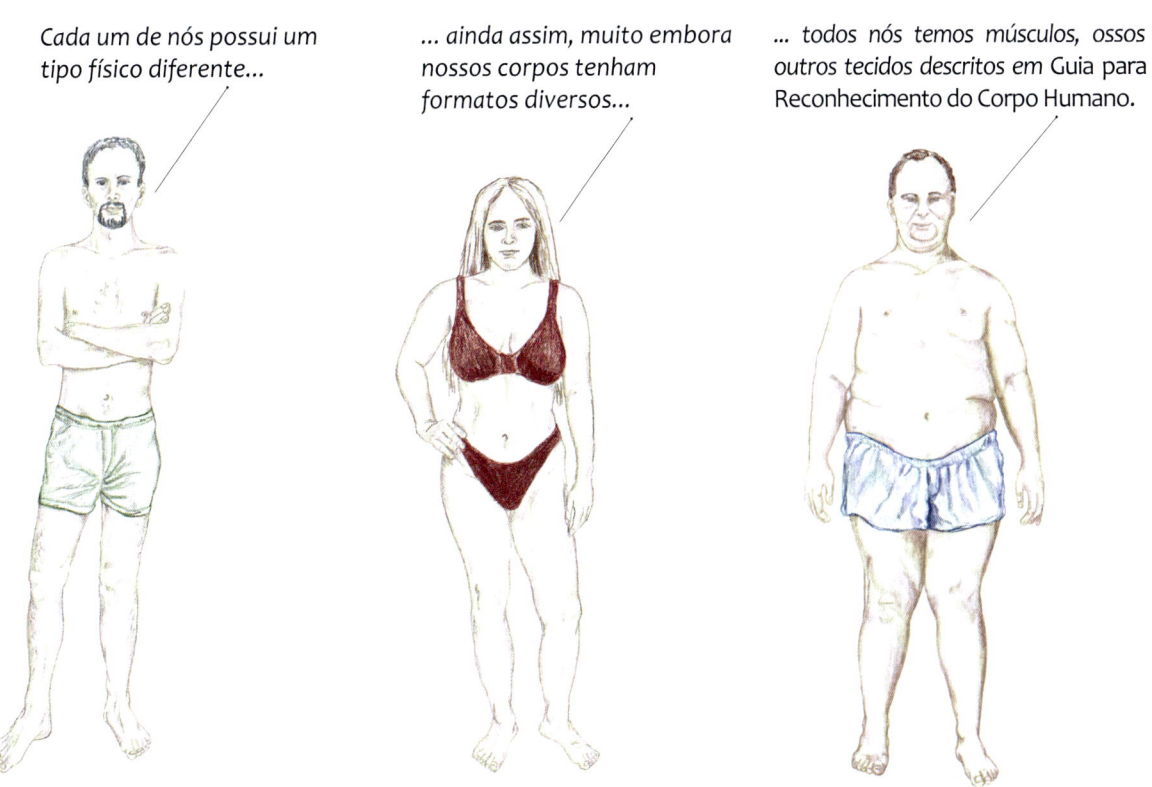

Figura 0.2 Diferentes tipos físicos

Legendas

Nome da estrutura

Introdução descrevendo a função de uma estrutura, profundidade e relação com outras estruturas.

Uma lista de **A**ção, **O**rigem, **I**nserção e inervação do **N**ervo do músculo

 Ilustração mostrando a **O**rigem e a **I**nserção

Instruções passo a passo de como **apalpar** uma estrutura

As questões **"Confira"** irão confirmar sua localização. Elas podem questionar sua localização em relação a uma estrutura próxima ou solicitar que você ou seu parceiro façam um movimento. Salvo indicação contrária, as respostas às perguntas devem ser "Sim!".

◆ **Alternativas** em rotas palpatórias

Esternocleidomastóideo

O esternocleidomastóideo localiza-se nas regiões lateral e anterior do pescoço. Possui um ventre largo com duas cabeças: uma cabeça plana e clavicular, e uma esternal e fina (figura 5.33). Ambas as cabeças se fundem para ligarem-se atrás da orelha, no processo mastoide. A artéria carótida passa profunda e medialmente ao esternocleidomastóideo; a veia jugular externa localiza-se superficialmente a ele.

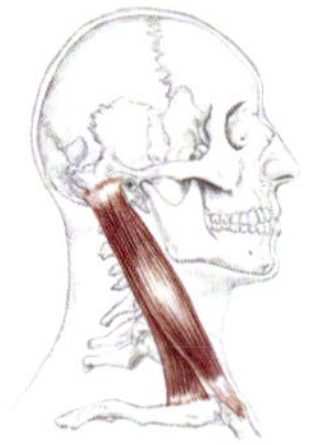

A *Unilateralmente:*
  Flexiona lateralmente a cabeça e o pescoço para o mesmo lado
  Gira a cabeça e o pescoço para o lado oposto

  Bilateralmente:
  Alonga o pescoço
  Flexiona o pescoço
  Dá assistência durante a inspiração

O *Cabeça esternal:* Parte superior do manúbrio
  Cabeça clavicular: Um terço medial da clavícula

I Processo mastoide do osso temporal e parte lateral da linha nucal superior do occipício

N C(1), **2**, 3

1) Posição supina*, com o executor no topo da mesa. Localize o processo mastoide do osso temporal, a clavícula medial e a parte superior do esterno.
2) Desenhe uma linha entre esses pontos de referência para delinear a localização do esternocleidomastóideo. Observe como ambos os esternocleidomastóideos formam um "V" na parte frontal do pescoço.
3) Peça para seu parceiro levantar a cabeça da mesa muito suavemente, enquanto você apalpa o esternocleidomastóideo. Ele comumente fica protuberante (figura 5.35).

☑ Com seu parceiro relaxado, você consegue segurar o esternocleidomastóideo entre os dedos e contornar seu formato?

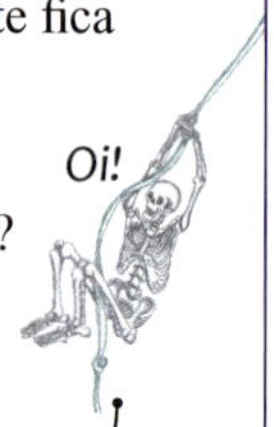

Esternocleidomastóideo

Figura 5.33

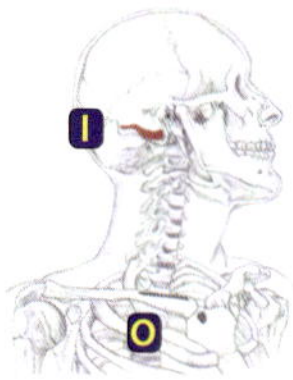

Figura 5.34

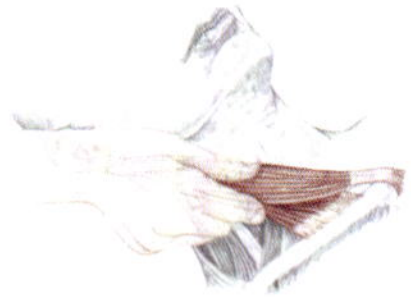

Figura 5.35
Parceiro em posição supina

Oi!

Etimologia e/ou significado dos termos anatômicos

Procure pelos avisos compartilhados ou outras dicas úteis fornecidas pelo **Sr. Esqueleto.**

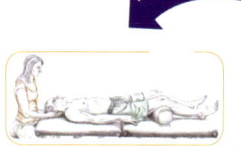 Procure pelos pequenos *boxes amarelos*, os quais mostram sua posição e a de seu parceiro.

Verifique os boxes com dicas de palpação, anatomia comparativa e outras curiosidades.

As técnicas descritas em *Guia para o Reconhecimento do Corpo Humano* devem ser consideradas guias úteis. É mais indicado seguir as instruções específicas quando for apalpar pela primeira vez. Após a localização da estrutura, é recomendável que você se adapte e explore outros métodos para encontrar o acesso que funciona melhor. Sempre que possível, foi incluído um método opcional para localizar a estrutura. Assim como em qualquer jornada de grande valia, fazer modificações para explorar outras áreas, sem dúvida, leva a descobertas maravilhosas. Por favor, sinta-se à vontade para fazê-lo.

---

*N.R.T.: Posição supina (decúbito dorsal) é a posição do corpo quando o indivíduo deita de "barriga para cima", ficando com a face para cima e olhando para o teto.

Etimologia   a ciência da origem e do desenvolvimento de uma palavra

Dicas de palpação

Palpação significa "examinar ou explorar por meio do toque (um órgão ou uma área do corpo), em geral, como um recurso diagnóstico". É uma arte e uma habilidade que envolve: **1) localizar** uma estrutura; **2)** estar **atento** às suas características e **3) avaliar** sua aparência ou condição, de maneira que seja determinado o modo de tratamento.

Os primeiros dois aspectos da palpação – localizar e estar atento às estruturas corporais – demandam pleno conhecimento da anatomia funcional e experiência por meio de cuidadosa prática manual. Esse é o foco do *Guia para o Reconhecimento do Corpo Humano*. A avaliação – o terceiro aspecto da palpação – é um assunto vasto e que necessita de um livro dedicado a ele.

Como é uma experiência que envolve todos os sentidos, **a palpação requer mãos e dedos receptivos, olhos abertos, ouvidos atentos, respiração e mente tranquilas**. Enquanto explora o território e a textura de seu corpo, fique atento a todas as ferramentas de sentido das quais você dispõe.

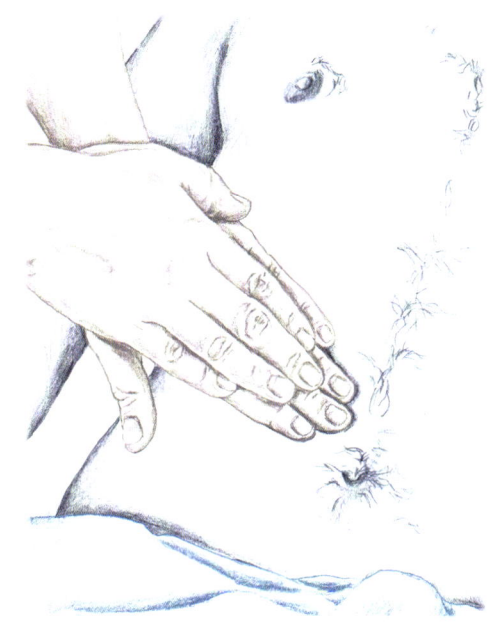

Figura 0.3 *Uma mão firme na parte superior e uma suave na parte inferior*

Fazendo contato

Deixe suas mãos e seus dedos serem **responsivos** e **sensíveis.** Mãos relaxadas e pacientes permitirão que os contornos, a temperatura e as estruturas corporais tornem-se mais fáceis de notar.

Para maior sensibilidade e estabilidade, **tente posicionar uma mão sobre a outra**, utilizando a que está em cima para criar a pressão necessária enquanto a que está embaixo permanece relaxada (figura 0.3). Isso permitirá que ela seja receptiva ao mesmo tempo em que a mão superior direciona o movimento e a profundidade.

Estruturas menores podem ser localizadas com as pontas de um ou dois dedos (figura 0.4). **Estruturas maiores** são mais bem apalpadas com a mão inteira. Ao esculpir todos os lados

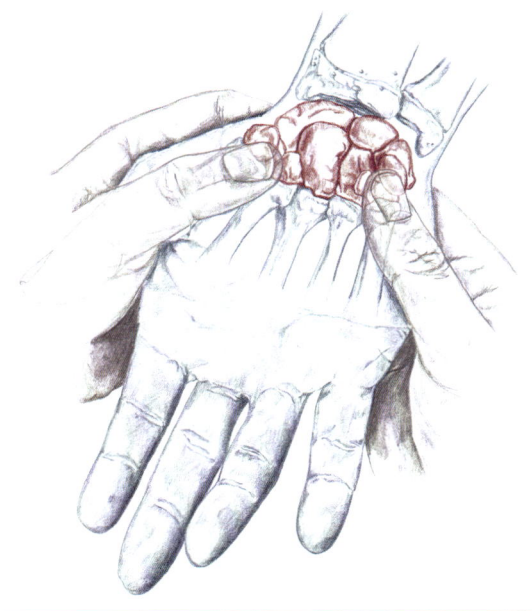

Figura 0.4 *Utilize as "almofadas" de seus polegares para explorar os pequenos ossos carpais do pulso*

Apalpar   Latim.   *Palpare, tocar*

e extremidades, o contato com a mão inteira auxilia na definição do formato completo de uma região ou estrutura, e também permite uma maior compreensão das inter-relações das estruturas (figura 0.5). Quando apalpar, você talvez queira **fechar os olhos** (figura 0.6) periodicamente para intensificar sua atenção.

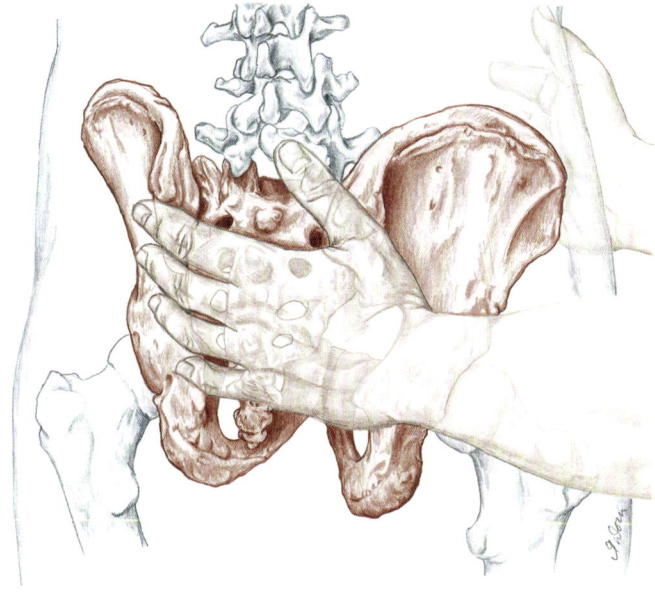

Figura 0.5 *Utilize sua mão inteira para apalpar a pelve e o sacro*

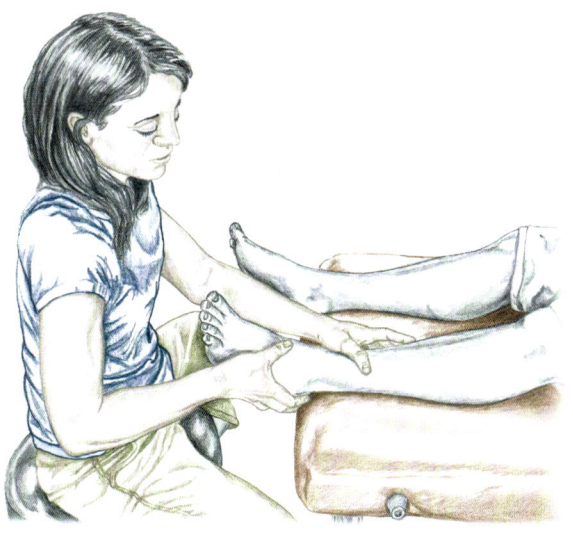

Figura 0.6 *Explorando com os olhos fechados*

Trabalhar com força *versus* Trabalhar com precisão

Com frequência, na agitação de tentar localizar algo (seja um músculo ou um molho de chaves), você procura de modo tão severo que sua consciência mental e física começa a diminuir. Surge a frustação, sua respiração paralisa e suas mãos enfim perdem sensibilidade. Você começa a **trabalhar com força**. Em vez disso, você pode trabalhar com precisão, lendo a informação acerca da estrutura antes de apalpá-la. Além disso, enquanto apalpa, **visualize** o que você está tentando acessar e **verbalize** o que está sentindo a seu parceiro.

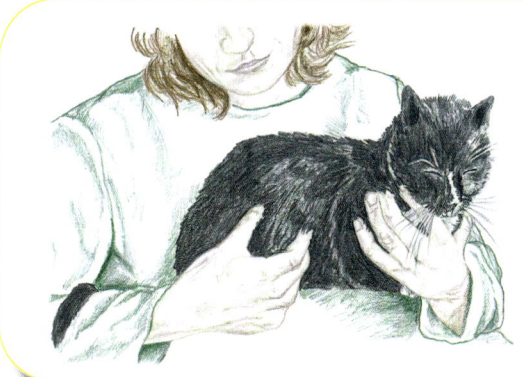

Cães, gatos, cavalos e outros animais oferecem uma excelente oportunidade para comparar a anatomia musculoesquelética por meio da palpação. Por exemplo, na próxima oportunidade em que acariciar o gato de seu vizinho, tire um momento para localizar sua escápula. Compare o formato da escápula, sua localização e os tecidos adjacentes àqueles de um humano ou de um cão.

As diferenças anatômicas podem surpreendê-lo, mas as semelhanças irão maravilhá-lo.

Trabalhe com precisão, localizando primeiramente a estrutura que deseja apalpar em seu próprio corpo antes de apalpá-la em seu parceiro. A **autoapalpação** melhorará sua compreensão sinestésica a respeito daquilo que você está procurando em seu colega. Além disso, **leia** a informação em **voz alta**. Ouvir o texto ao mesmo tempo em que o lê melhorará seu entendimento e a retenção da informação.

Por último, **seja paciente** com seu processo de aprendizado. Permita-se "dobrar uma curva errada e se perder" no corpo. As chances são de que você esteja próximo do que está buscando. Ao deixar seus sentidos reconhecerem as pistas do corpo, você chegará onde deseja estar.

Menos é mais

Assim que começar a explorar o corpo, você pode não ser capaz de acessar os elementos tão rapidamente quanto deseja. Uma reação comum é pressionar suas mãos e seus dedos com força e profundidade; contudo, em vez de empurrar músculos e outros tecidos, **tente trazer os tecidos às suas mãos.** Um contato suave permitirá que suas mãos fiquem sensíveis, enquanto uma pressão excessiva apenas paralisa os dedos, proporcionando uma experiência desconfortável para seu parceiro (figura 0.7).

Mesmo as estruturas profundas são mais bem acessadas com pressão branda. De modo paradoxal, quanto **mais profundamente você manipula** o corpo, **mais devagar e suave seu toque** precisa ser. No final das contas, a palpação em diferentes níveis do corpo não é uma questão de pressão, e sim de **intenção**. Ter intenção clara enquanto procura pelas diversas estruturas proporcionará uma viagem mais fácil e tranquila.

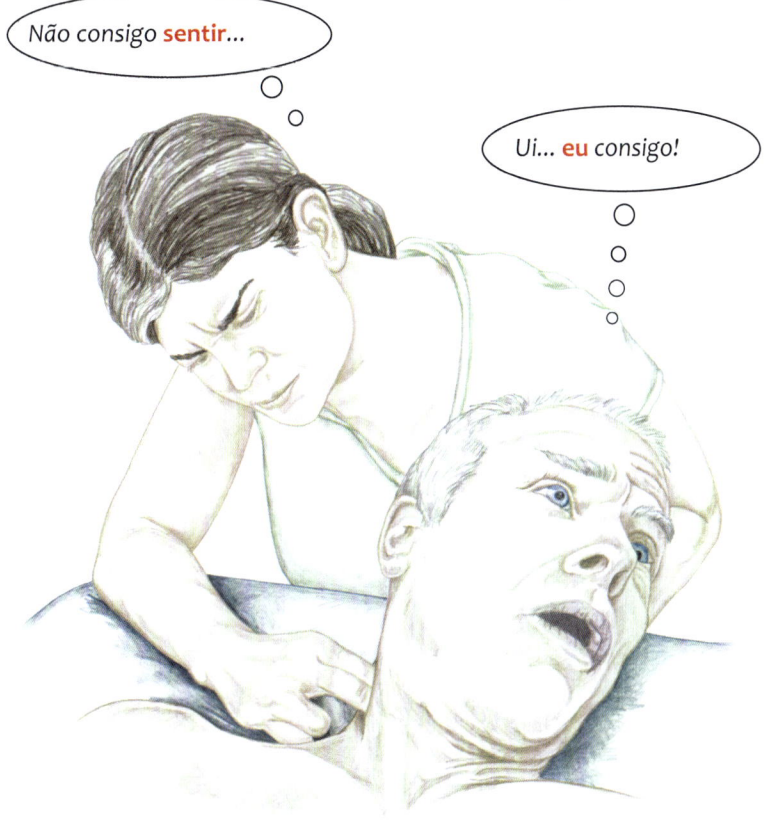

Figura 0.7 *Menos é mais*

Rolando e dedilhando

Ao delinear o formato ou a extremidade de um osso, tente rolar seus dedos ou polegar **transversalmente**, em vez de **longitudinalmente**, pela superfície.

É semelhante a verificar a afiação de uma faca, deslizando seu dedo pela lâmina. Faça o mesmo com as fibras filamentosas do tecido muscular. Como ao dedilhar as cordas de um violão, esse método o auxiliará a averiguar a direção da fibra muscular e o estado elástico. (figura 0.8).

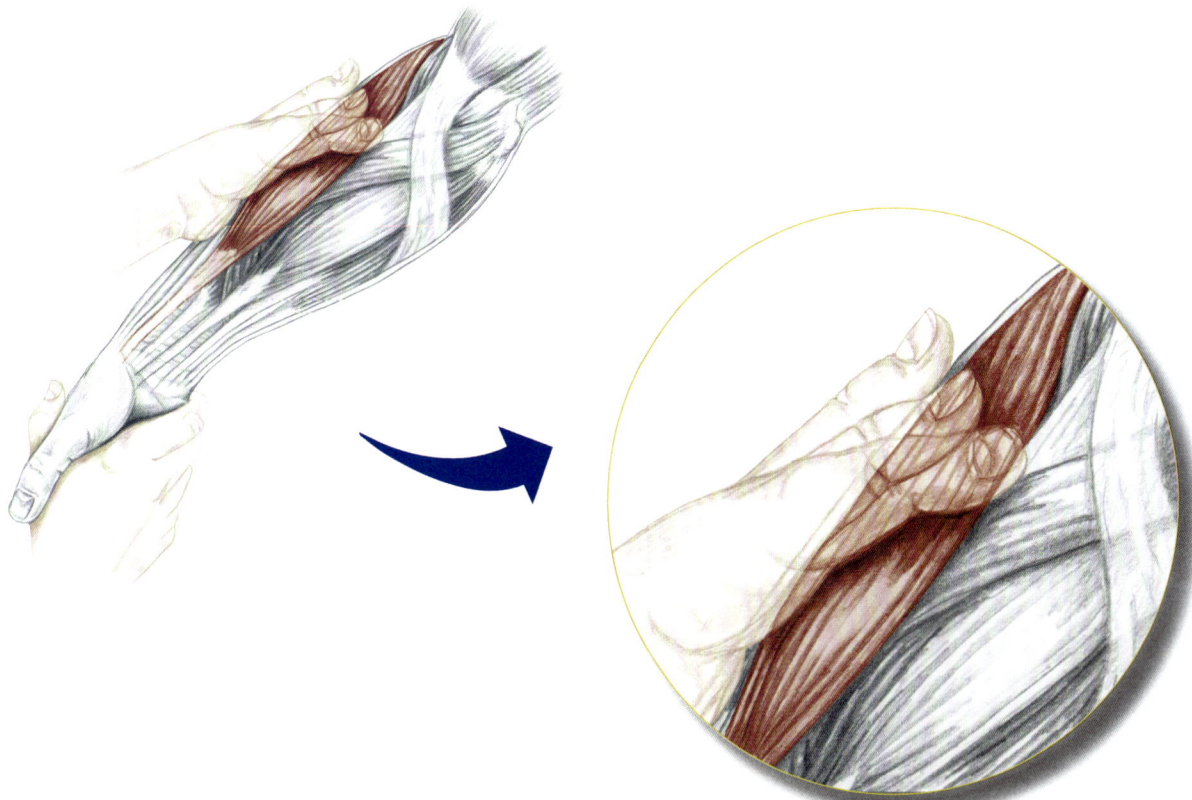

Figura 0.8 *Deslize seu polegar transversalmente pelas fibras do músculo braquiorradial*

Aqui está um exercício simples para ampliar sua sensibilidade tátil e habilidades palpatórias. Você precisará de uma lista telefônica e um fio de cabelo humano. Coloque o cabelo sob uma única página da lista telefônica. Feche os olhos e apalpe a página, tentando localizar o fio de cabelo. Quando encontrá-lo, reposicione-o e acrescente uma página. Continue a adicionar páginas até você não conseguir mais localizar o fio de cabelo. Quantas páginas você consegue apalpar? Cinco? Dez? Quinze?!

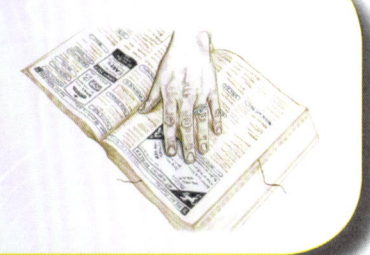

Movimento e repouso

Se você comparasse a textura de um jornal com uma áspera lixa de parede, naturalmente iria esfregar os dedos em suas superfícies. Em contraste, quando você posiciona sua mão no abdome de uma mulher grávida na esperança de sentir o movimento do feto, naturalmente mantém sua mão em repouso e sossegada. De modo semelhante, quando você quer determinar a direção da fibra de um músculo ou esculpir o formato de um osso, deve **movimentar suas mãos pela superfície** (figura 0.9). No entanto, quando você quer sentir um músculo contrair ou um osso se mover, deve **manter as mãos em repouso** e seguir os movimentos. Colocado de maneira simplificada: se a estrutura a qual está apalpando é imóvel, **movimente** suas mãos transversalmente; se é móvel, permaneça em **repouso**.

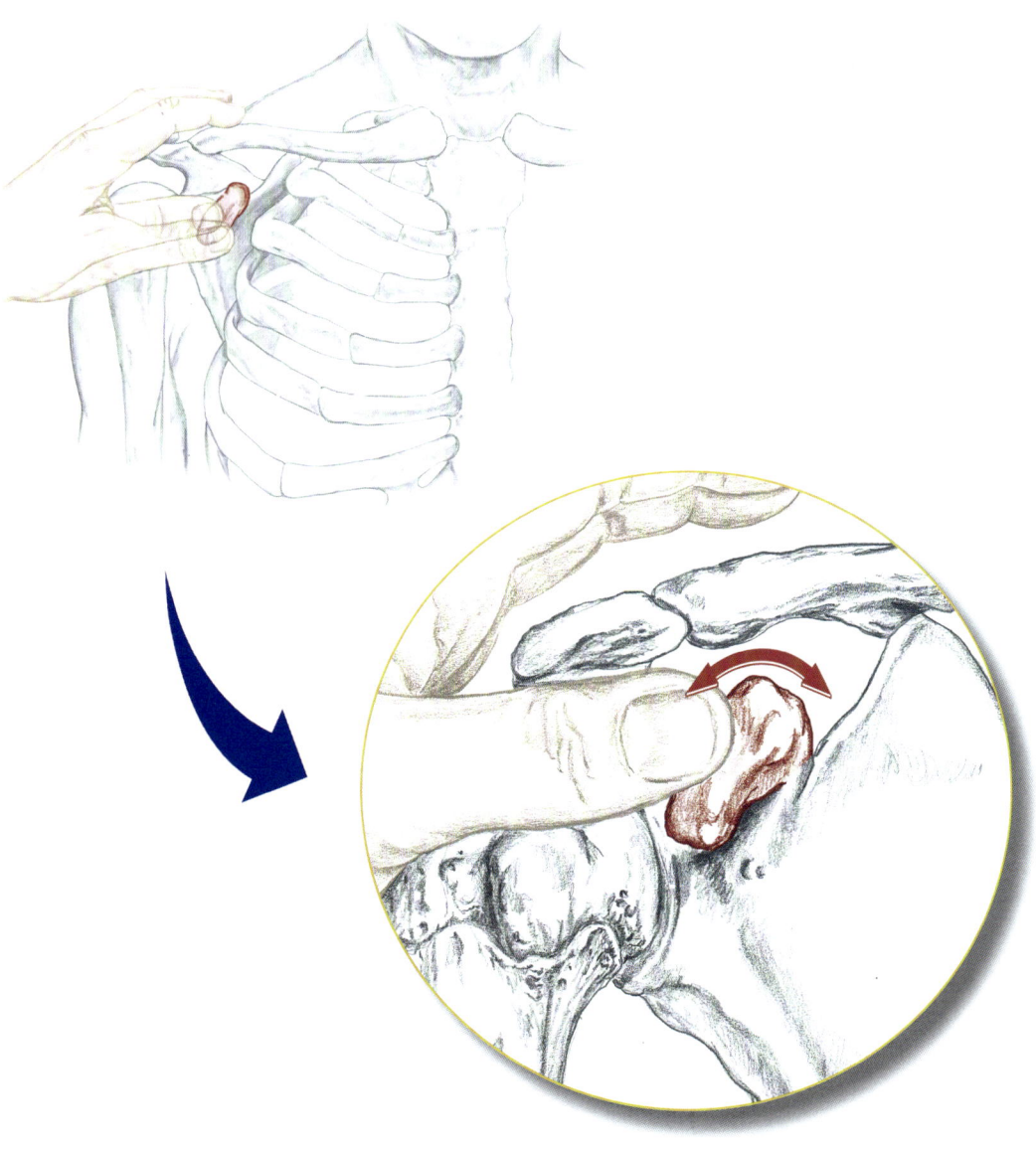

Figura 0.9 *Vista anterior, circundando o processo coracoide da escápula com seu polegar*

Movimento como uma ferramenta palpatória

No decorrer do texto, será solicitado que você faça um movimento específico no corpo de seu parceiro, com ou sem a ajuda dele. Esses movimentos ajudarão a verificar a localização da estrutura, do mesmo modo que quaisquer mudanças que ocorram nos tecidos como resultado.

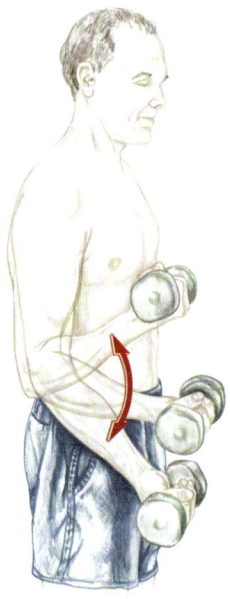

Figura 0.10 *Flexão e extensão ativas do cotovelo*

O **movimento ativo** é executado por seu parceiro. Ele movimenta ativamente o corpo enquanto você apalpa ou observa o movimento. Por exemplo, o texto diz: "Peça a seu parceiro que flexione lentamente o cotovelo enquanto você apalpa seu músculo braquial do bíceps". Todos os movimentos executados por seu parceiro devem ser lentos e suaves, uma vez que mudanças no tecido são difíceis de seguir durante movimentos rápidos e bruscos (figura 0.10).

Às vezes, você será instruído a pedir que seu parceiro contraia e relaxe um músculo. Por exemplo: "Para sentir os flexores do antebraço, posicione sua mão sobre o antebraço de seu parceiro e peça a ele que flexione e relaxe o pulso alternadamente". O aspecto alternado dessa técnica não apenas ajudará a localizar músculos e tendões mas também dará a oportunidade de sentir a diferença entre tecidos contraídos e relaxados.

Movimento passivo é o oposto do movimento ativo: seu parceiro relaxa enquanto você movimenta seu corpo. Por exemplo, quando o texto diz: "Execute passivamente os movimentos de abdução e adução no ombro", você movimentará o braço de seu parceiro enquanto ele permanece passivo e permite que a ação ocorra (figura 0.11).

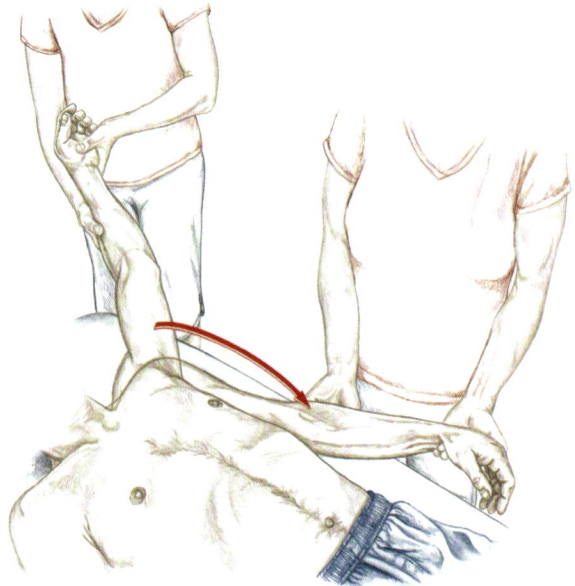

Figura 0.11 *Flexão e extensão passivas do ombro*

Um adulto possui mais de 600 mil receptores sensoriais na pele – mais terminações nervosas do que em qualquer outra parte do corpo. As pontas dos dedos estão entre as áreas mais sensíveis, com mais de 50 mil terminações nervosas a cada centímetro quadrado. As pontas dos dedos são tão sensíveis que um simples sensor de toque pode responder a uma pressão de menos de 1/1.400 de onça* – o peso de uma simples mosca doméstica.

*N.T.: Unidade de medida para massa, correspondente a 0,03 quilo.

O **movimento resistente** demanda a ação de ambos: seu parceiro tenta executar uma ação contra sua moderada resistência. Por exemplo: "Para sentir os flexores do cotovelo se contraírem, peça a seu parceiro que flexione o cotovelo contra sua resistência" (figura 0.12). Quando ele encontra resistência moderada de sua mão, nenhum movimento acontecerá no cotovelo de seu parceiro. Neste texto, movimentos resistentes são utilizados para distinguir e comparar as extensões, os formatos e as extremidades de diferentes saliências musculares e tendões.

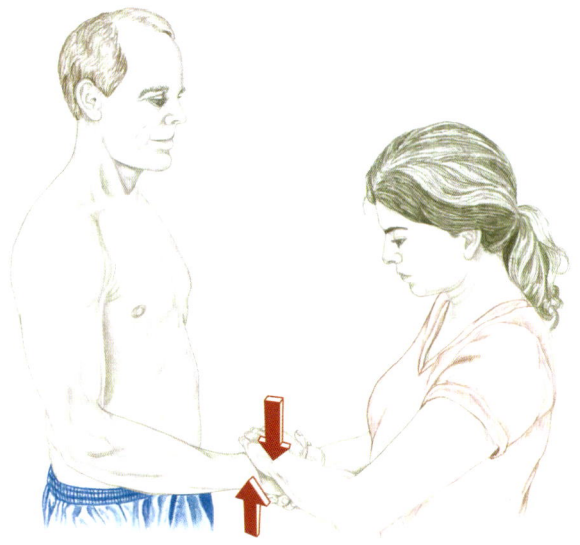

Figura 0.12 *Flexão resistente do cotovelo*

Leonardo da Vinci (1452-1519), que dissecava corpos secretamente à noite, foi o primeiro a retratar suas descobertas anatômicas.

Suas ilustrações de anatomia, apresentadas em mais de 750 desenhos, não são apenas detalhadas e precisas, mas também revelam muitas das variações estruturais que podem ser vistas na comparação de corpos.

As anomalias mostradas nos desenhos não eram um caso do artista Leonardo dominando o cientista Leonardo; como um genuíno homem da Renascença, não há dúvidas de que ele desenhou exatamente o que viu nos cadáveres.

As estruturas do corpo humano nem sempre estão de acordo com o modelo anatômico padrão. Diferenças estruturais foram registradas em quase todos os músculos, ossos, principais vasos sanguíneos e órgãos do corpo. Reconhecer que o guia nem sempre pode coincidir exatamente com a geografia de um corpo específico ajudará a evitar confusões e possíveis frustrações.

Em caso de dúvida, pergunte ao corpo

Quando apalpar, você pode ficar confuso ou ter dúvidas a respeito das estruturas corporais e suas localizações exatas. **Em caso de dúvida, pergunte ao corpo que você está apalpando.** Por exemplo, você pode se perguntar: "Que tendão fino é este que eu vejo correndo pela parte superior do pé?" (figura 0.13). O melhor conselho seria segui-lo em ambas as direções e ver aonde ele o levará. Se ele parte do dedão do pé e vai até o tornozelo e se tensiona quando o dedo é estendido, trata-se do tendão extensor longo do hálux (p. 482). **Lembre-se sempre de que você não está sozinho; o corpo está à sua disposição para ajudá-lo.**

Todas as estruturas esboçadas em *Guia para o Reconhecimento do Corpo Humano*, com seus nomes em latim ou em grego, formas únicas e posições ocultas, estão dentro de você, de seu parceiro e de seus pacientes. Essas estruturas estão lá há anos, esperando que você as descubra. Tenha fé e você será capaz de localizá-las.

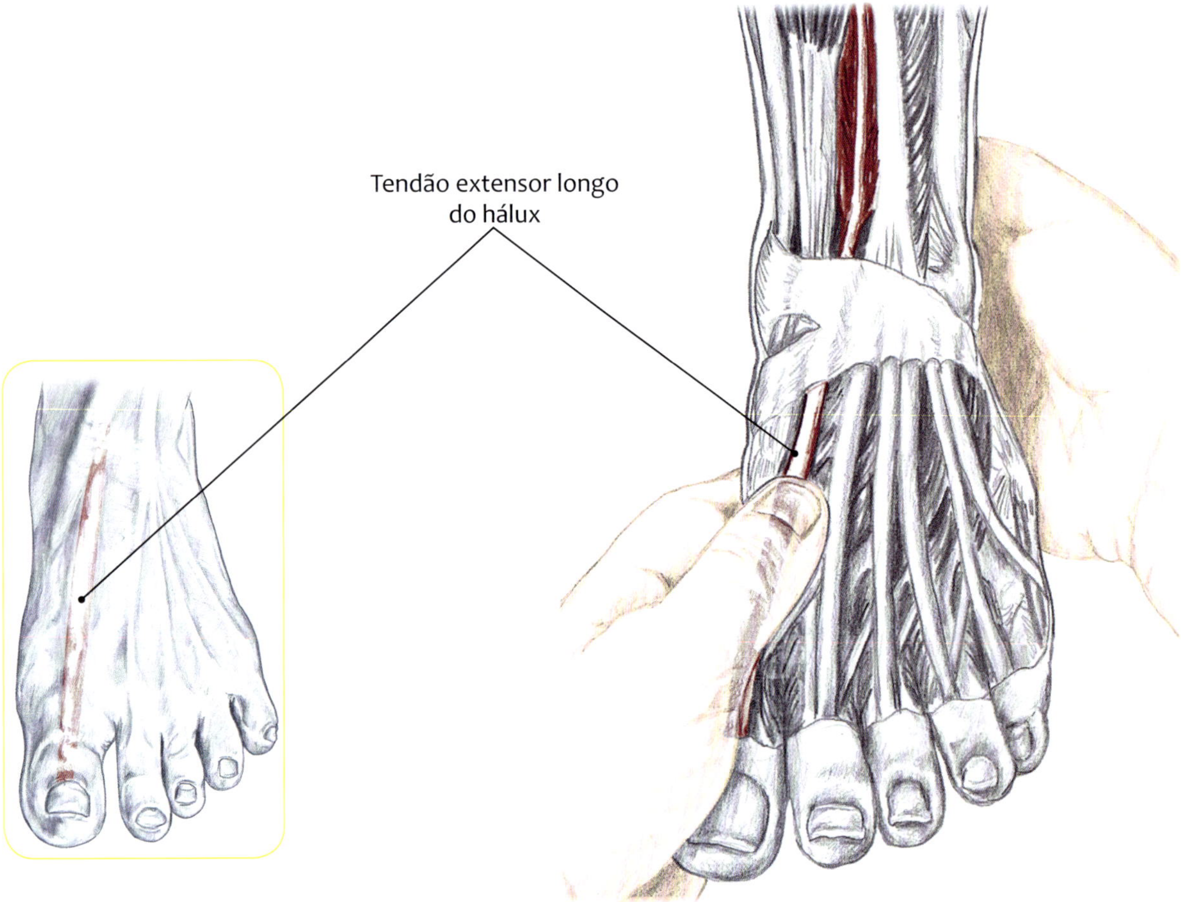

Tendão extensor longo do hálux

Figura 0.13 *Explorando um fino tendão na superfície dorsal do pé*

Os três princípios da palpação

1) Faça movimentos lentos. A pressa apenas interfere na sensibilidade. 2) Evite aplicar pressão excessiva. Menos é muito mais. 3) Foque sua atenção no que você está sentindo. Em outras palavras, esteja presente.

Além disso, você pode praticar suas habilidades palpatórias em você mesmo a qualquer momento. Sim, você pode receber alguns olhares curiosos, mas rotinas diárias, como aguardar em uma fila ou estar sentado dentro do ônibus, são ótimas oportunidades para explorar a pele maleável, os ossos pequenos e os músculos rígidos de seus cotovelos e mãos.

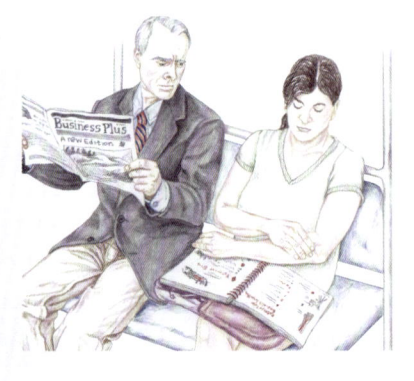

Criando seu diário palpatório

Você se recorda do primeiro filme ao qual assistiu? E da primeira mordida no alimento que mais tarde se tornou sua comida favorita? Provavelmente esses encontros criaram impressões permanentes. Você até pode evocar detalhes de filmes que viu posteriormente e provar outras porções daquele prato delicioso, mas ao longo do tempo suas sensações e lembranças desses encontros secundários provavelmente diminuíram.

Aprender a apalpar não é diferente. Nossas primeiras experiências práticas podem proporcionar uma visão pessimista sobre os encontros futuros. Por exemplo: explorar a forma, a densidade e as fibras do músculo deltoide pela primeira vez pode ser formativo. Porém, à medida que você se familiariza mais e se surpreende menos com o músculo, os encontros posteriores terão menos impacto.

A prática repetitiva envolvida no aprendizado de uma nova habilidade, como artes marciais, dança ou palpação, exige presença constante da mente e do corpo. É uma viagem difícil, mas que não tem preço, e ela pode ser aprimorada com a criação de um diário palpatório. Como um diário pessoal, ele é um relato de suas experiências práticas. Você pode guardar suas histórias palpatórias em sua memória, mas é sem dúvida mais eficiente registrá-las em um pequeno caderno ou em seu computador.

Inicialmente, as anotações de seu diário podem ser extensas e indefinidas. "O deltoide estava comprimido." "Os isquiotibiais pareciam fibrosos." À medida que seu instinto palpatório desenvolve maior consciência das nuances do corpo, o mesmo acontecerá com sua habilidade em articular os achados. "Eu fui capaz de deslocar a fáscia da parte superior do peito caudalmente, mas não lateralmente." "O trato iliotibial esquerdo estava anexado ao vasto lateral. A hipertonicidade estava em oito numa escada de um a dez."

Seu caderno também pode incluir impressões, ideias, questionamentos e correlações.

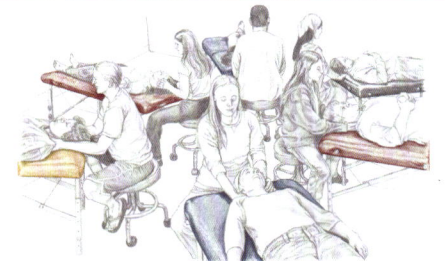

Apalpar vários corpos de maneira sucessiva pode proporcionar uma experiência prática sem igual. Isso pode ser facilmente executado com uma competição de "todos contra todos", na qual você gira com os demais para apalpar uma série de pessoas. A disposição da sala (acima), sessões de estudo com amigos ou até reuniões sociais oferecem oportunidades para uma competição desse tipo. O segredo para que ela seja produtiva é manter a consciência das semelhanças e diferenças que você sente de uma pessoa para a seguinte.

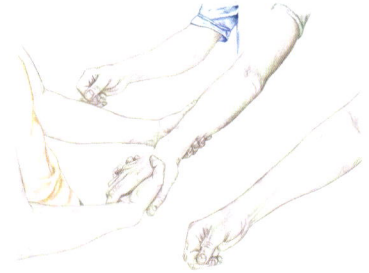

Por exemplo: "Nessa semana, apalpei vários músculos gastrocnêmios diferentes e percebi que quatro estavam particularmente moles e tinham amplitude de movimento limitada. Isso é comum ou é apenas coincidência?". Ou "Homem de 67 anos de idade: a fáscia superficial ao redor de seus isquiotibiais parecia um envoltório borbulhante. Percebi isso em dois outros senhores."

É óbvio que o registro é uma atividade intelectual e a palpação é mais forte quando está ligada às mãos, ao coração e ao instinto. Você pode querer abandonar completamente as palavras e, em vez delas, utilizar canetas coloridas para desenhar suas experiências ou relatar seus achados em um pequeno gravador. A melhor parte é que não há respostas certas ou erradas.

Com o passar do tempo, se você tiver explorado os tecidos de 20 ou de 200 indivíduos, seu diário começará a ficar repleto de seus pensamentos e descobertas. Seu diário palpatório terá evoluído para algo além – memórias que você pode ler integralmente e refletir sobre todas as suas aventuras.

Explorando as diferenças de textura das estruturas

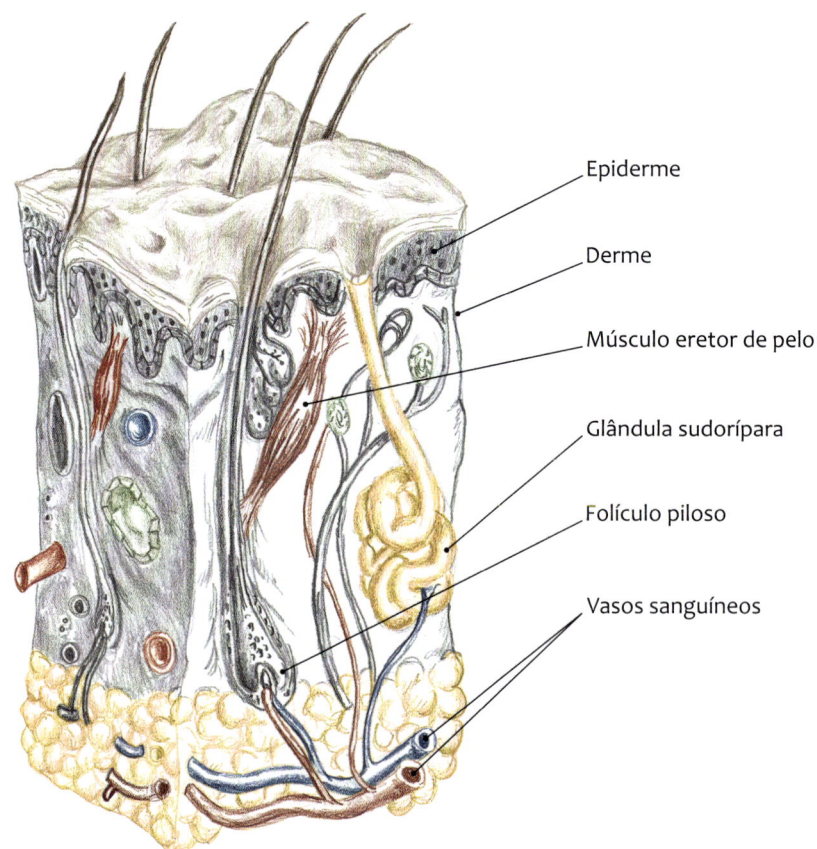

Figura 0.14 Corte transversal da pele. Se você não gosta da pele que tem, espere apenas um mês. Um adulto mediano desprende cerca de 600 mil partículas de pele a cada hora, totalizando cerca de 680 gramas de pele a cada ano. No total, a pele externa muda a cada 27 dias. Faça as contas e verá que o resultado é aproximadamente mil novas peles durante a vida.

Essa seção designa-se a ajudá-lo na identificação e comparação de características físicas de várias estruturas e tecidos no corpo. Compreender as diferenças de textura entre as estruturas o auxiliará a determinar quais técnicas aplicar em uma parte específica do corpo durante sua prática.

A seguir, há descrições de várias estruturas em sua condição "normal" de saúde. A característica estrutural básica do tecido será idêntica em todos, mas, sem dúvida, a qualidade particular ou a sensação de um tecido serão tão únicas quanto o indivíduo apalpado por você. Por exemplo, um maratonista pode ter conjuntos magros e fortes de tecido muscular, enquanto um indivíduo que segue um estilo de vida sedentário pode ter músculos com características muito diferentes. Mesmo que a sensação do músculo seja diferente, sua configuração e composição são as mesmas.

Pele

Embora geralmente referida como mera cobertura, a pele é, na verdade, o maior órgão do corpo (figura 0.14). Em um adulto do sexo masculino, ela pode cobrir uma superfície de 5,79 metros quadrados e corresponder a cerca de 10% do peso corporal total. A pele possui cerca de 1/20 de uma medida de 2,5 centímetros de espessura, sendo que as pálpebras têm a pele mais fina – menos de 1/500 de 2,5 centímetros. A pele está intimamente ligada à fáscia superficial e aos tecidos mais profundos, e sua textura, espessura e flexibilidade variam por todo o corpo.

Por exemplo, apalpe a pele do dorso de sua mão. Perceba sua característica fina, delicada e maleável. Então, vire sua mão e explore a superfície palmar. Aí a pele tem uma camada mais espessa e rígida.

Você e o Sr. Esqueleto

A maioria das salas de aula de anatomia é assombrada por um esqueleto humano. Pendurado em um gancho ou colocado em um suporte, é mais provável que ele seja de plástico, visto que esqueletos verdadeiros são difíceis de desenterrar nos dias atuais (maneira pela qual eles eram geralmente obtidos no infame passado da anatomia). Verdadeiro ou não, o exame minucioso de um esqueleto com seus olhos e mãos é uma oportunidade que não deve ser desperdiçada. Por quê? Porque a palpação, em grande parte, diz respeito à visualização. Portanto, sempre que você tiver uma chance de passar alguns momentos preciosos com o Sr. Esqueleto, faça-o. Após inspecionar sua pelve e outros elementos, você pode descobrir que o Sr. Esqueleto talvez seja, na verdade, a Sra. Esqueleto!

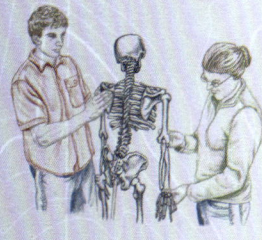

Osso

Ossos e pontos de referência ósseos (os montes, os vales e as protuberâncias na superfície dos ossos) são facilmente distinguidos de outros tecidos, pois são rígidos ao toque. Naturalmente, os ossos se deslocam com suas adjacências durante o movimento.

Às vezes, outras estruturas podem apresentar sensação óssea; por exemplo, quando um músculo se contrai contra resistência, seu ventre e seus tendões ficam muito rígidos. Os ligamentos também podem ter uma característica sólida particular. O formato e a rigidez dos ossos e dos pontos de referência ósseos são constantes, ao contrário dos músculos, que podem passar de um estado macio para um rígido, e vice-versa.

Músculo

O músculo esquelético, o tecido contrátil voluntário que movimenta o esqueleto, é composto de células musculares (fibras), camadas de tecido conjuntivo (fáscia) e inúmeros nervos e vasos sanguíneos.

A infraestrutura de um músculo é similar à de uma tangerina: uma larga camada de fáscia reveste a fruta inteira, camadas mais profundas de fáscia separam a laranja em "gomos" (as porções que você come após retirar a casca) e, finalmente, um fino revestimento de tecido cerca cada "gominho" individual da fruta (figura 0.15).

Se aplicarmos, então, essa analogia a um músculo, uma camada de fáscia (epimísio) reveste o "ventre" muscular, uma camada mais profunda (perimísio) envolve as extensas fibras musculares em feixes e, finalmente, cada fibra muscular microscópica é envolta em fáscia (endomísio) (figura 0.16). Ao contrário de uma laranja, porém, as camadas de um músculo de tecido conjuntivo se unem no final de cada músculo para formar um forte tendão. O tendão fixa o músculo a um osso.

O tecido muscular possui três características físicas específicas que ajudam a distingui-lo de outros tecidos. Primeiro, o **tecido muscular apresenta textura estriada** — semelhante a uma tábua de madeira não polida. Ele difere dos tendões que apresentam uma superfície mais lisa. A característica fibrosa de um ventre muscular deve-se a feixes de fibras musculares que correm em uma determinada direção.

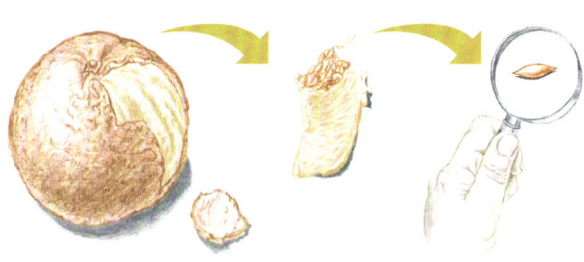

Figura 0.15 *Uma laranja descascada, com destaque para a camada de fáscia*

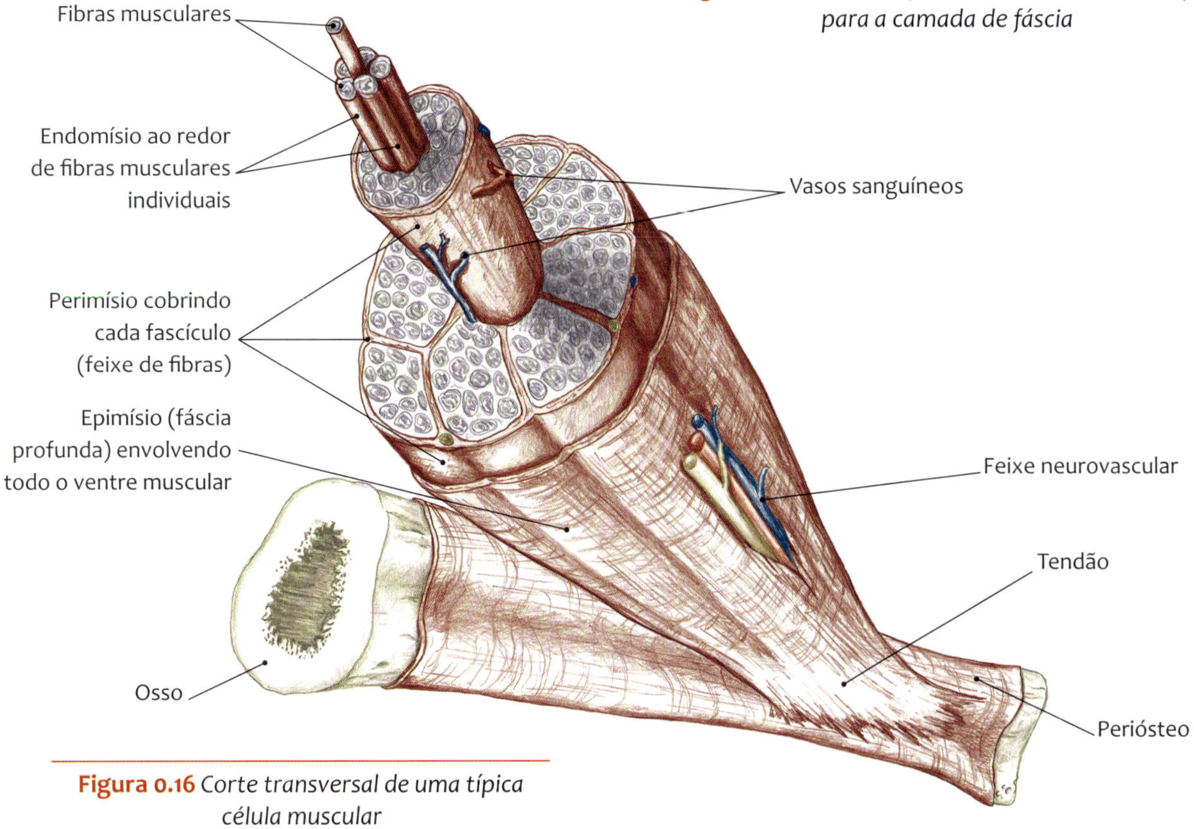

Figura 0.16 *Corte transversal de uma típica célula muscular*

Para que um movimento específico ocorra, os músculos têm de desempenhar papéis específicos. Um músculo (ou grupo de músculos) que realiza uma ação é chamado de **agonista**, enquanto um músculo que dá suporte ao agonista é chamado de **sinergista**. Um músculo que desempenha uma ação oposta à do agonista é chamado de **antagonista**. Então, quando você faz o movimento de dorsiflexão de seu tornozelo (p. 58), o agonista é o tibial anterior. Nesse movimento, recebe o apoio de dois sinergistas: o extensor longo dos dedos e o extensor longo do hálux (p. 482). Desempenhando o papel de antagonista para o tibial anterior estão o gastrocnêmio e o sóleo (p. 475). De modo inverso, quando você faz o movimento de flexão plantar de seu tornozelo (p. 58), os papéis são trocados: agora os agonistas são o gastrocnêmio e o sóleo, os sinergistas são os outros flexores plantares do tornozelo e os antagonistas são o tibial anterior, o extensor longo dos dedos e o extensor longo do hálux.

Em segundo lugar, **a direção das fibras musculares** pode ser utilizada para determinar o músculo específico que você está apalpando. Dependendo do formato e da característica de um músculo (ver *box* a seguir), a direção de suas fibras pode ser paralela, convergente ou diagonal. Por exemplo, os músculos eretores da espinha (p. 263) possuem fibras verticais que correm paralelamente à coluna vertebral. Identificar a direção da fibra pode ajudá-lo a distinguir o eretor da espinha das fibras oblíquas e horizontais de outros músculos das costas.

Por último, **o tecido muscular é único porque pode ficar nos estados de contração ou de relaxamento**. Quando um músculo está relaxado, geralmente se apresenta "macio" e maleável ao toque; quando está contraído, apresenta uma característica firme e sólida. À medida que a tensão no tecido muscular muda, os tecidos adjacentes, como tendões e fáscia, também mudam, enrijecendo ou relaxando.

Como é possível apalpar um músculo que está oculto sob um músculo superficial e sobreposto a ele? Em algumas regiões, o músculo sobreposto pode ser deslocado para a lateral. Em outras ocasiões, você pode comprimir lentamente as "almofadas" de seus dedos no músculo superficial, na direção dos tecidos mais profundos, utilizando as diferentes texturas e direções da fibra como guias. É semelhante a apalpar por sobre seu casaco, camisa e pele para acessar um músculo em seu braço.

Descubra as três características que distinguem o tecido muscular apalpando seu bíceps braquial – o músculo da parte frontal do braço (figura 0.17). Mantenha seu braço relaxado e sinta as fibras filamentosas do bíceps. Observe como a direção de sua fibra corre distalmente no braço (para baixo). Então, contraia e relaxe o bíceps e sinta como ele se contrai em uma massa sólida e relaxa em um chumaço macio.

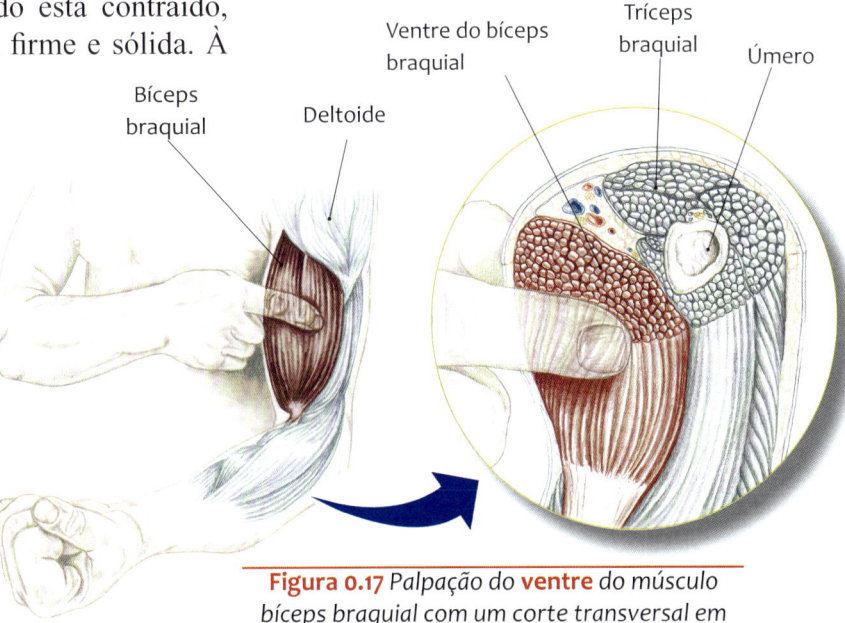

Figura 0.17 Palpação do **ventre** do músculo bíceps braquial com um corte transversal em destaque (à direita)

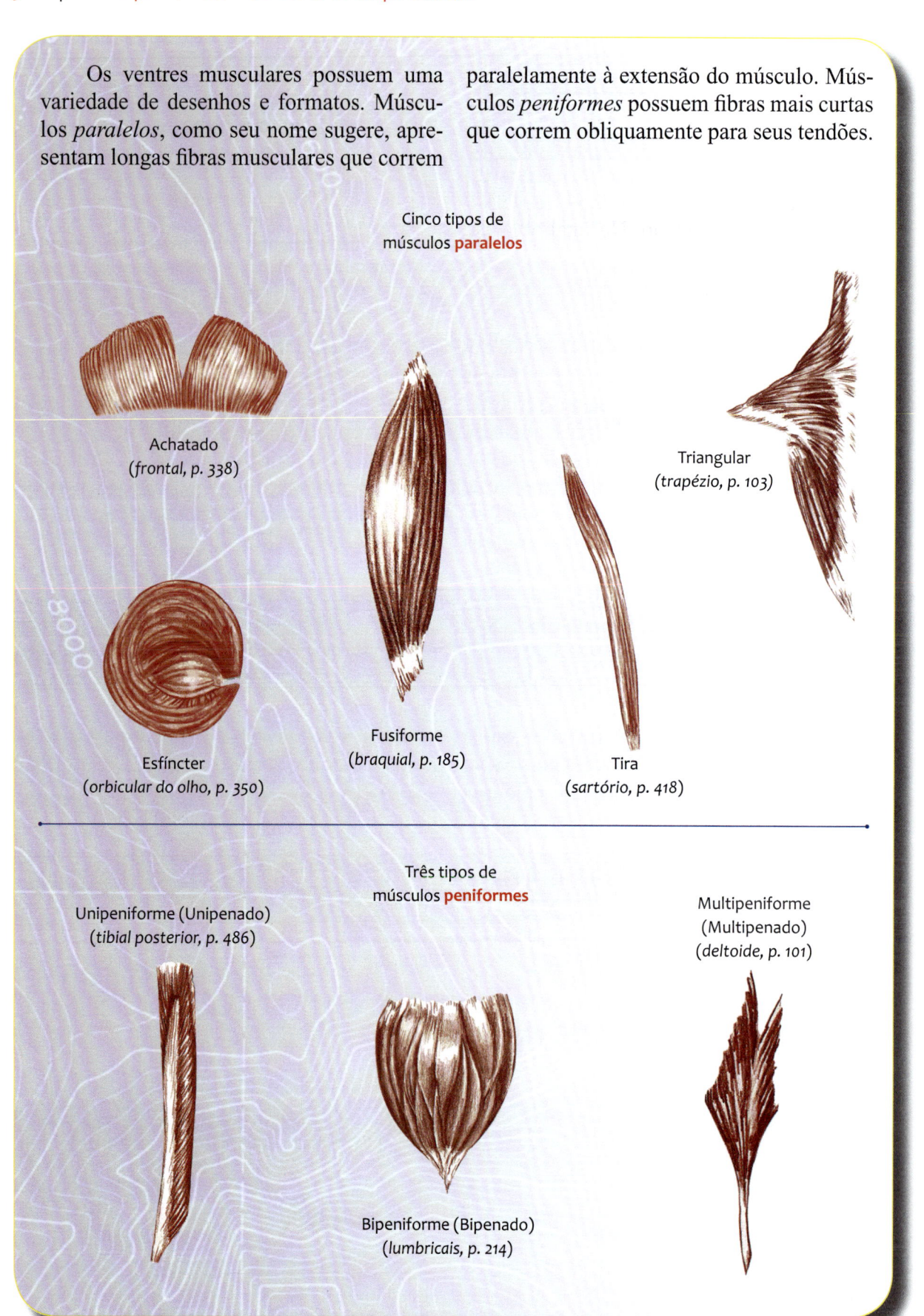

Os ventres musculares possuem uma variedade de desenhos e formatos. Músculos *paralelos*, como seu nome sugere, apresentam longas fibras musculares que correm paralelamente à extensão do músculo. Músculos *peniformes* possuem fibras mais curtas que correm obliquamente para seus tendões.

Cinco tipos de músculos **paralelos**

Achatado
(*frontal*, p. 338)

Esfíncter
(*orbicular do olho*, p. 350)

Fusiforme
(*braquial*, p. 185)

Tira
(*sartório*, p. 418)

Triangular
(*trapézio*, p. 103)

Três tipos de músculos **peniformes**

Unipeniforme (Unipenado)
(*tibial posterior*, p. 486)

Bipeniforme (Bipenado)
(*lumbricais*, p. 214)

Multipeniforme (Multipenado)
(*deltoide*, p. 101)

Aponeurose Grego. *Apo*, de + *neuron*, nervo ou tendão
Ligamento Latim. Uma tira

Tendão

Os tendões ligam o músculo ao osso. De modo mais pontual, eles conectam os músculos ao periósteo – o tecido conjuntivo que envolve o osso (p. 28). Os tendões são compostos de tecido conjuntivo denso na forma de feixes de fibras paralelas de colágeno. No final de cada músculo há um ou mais tendões.

Os tendões se apresentam em uma variedade de formatos e tamanhos. Alguns são curtos e extensos, como aqueles do glúteo máximo nas nádegas. Outros são longos e finos, como os cabos tendíneos do pulso. Um tendão largo e achatado é chamado de aponeurose. Um exemplo é a gálea aponeurótica (p. 343), que se estende pela parte superior do crânio. Todos os tendões possuem uma suavidade e flexibilidade quase elástica ao toque, independentemente de seus formatos.

Localize o tendão distal do bíceps braquial segurando seu cotovelo em uma posição de flexão (figura 0.18). Primeiro, localize o ventre muscular do bíceps e siga-o distalmente em direção à parte interior do cotovelo. Enquanto progride, o ventre do músculo se tornará mais delgado e, na dobra da parte interior do cotovelo, se tornará um tendão macio e fino. Sua sensação é como de cordas esticadas. Explore ao redor de cada um dos lados desse tendão.

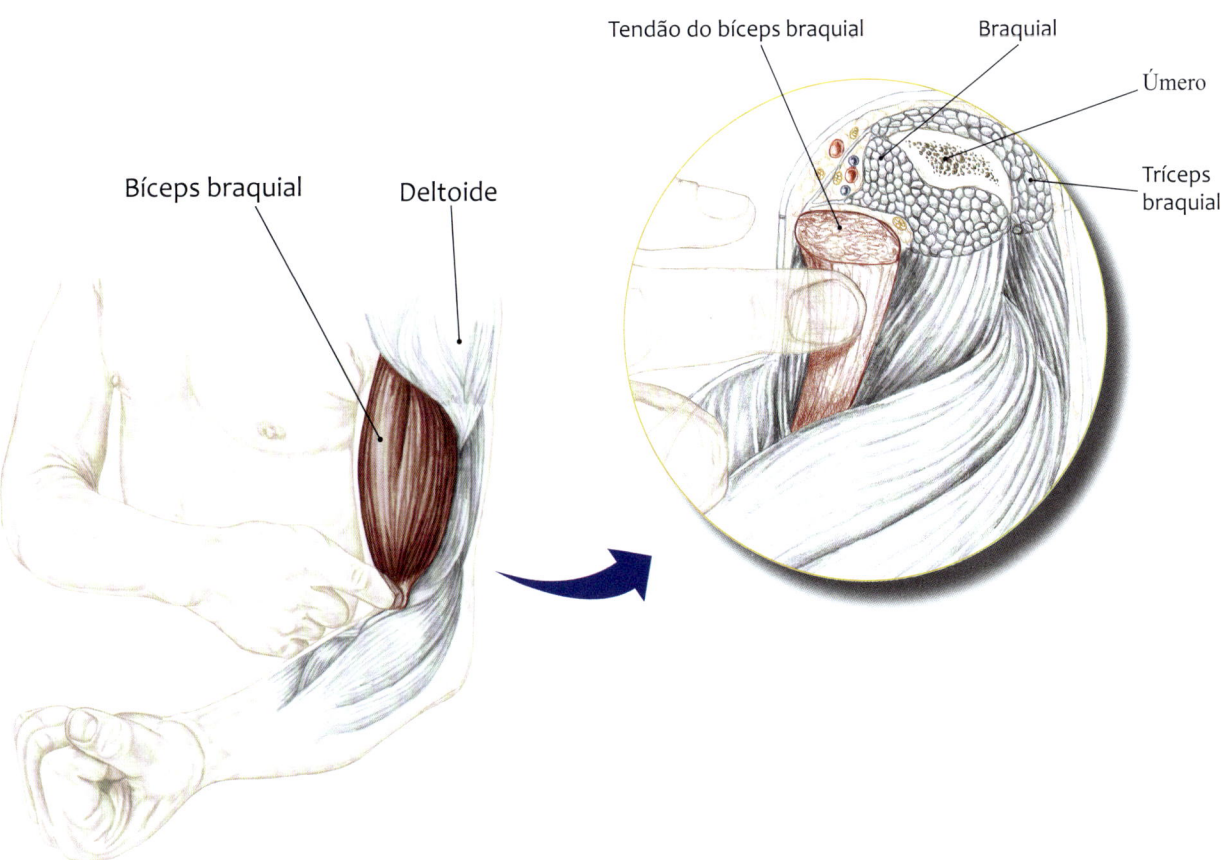

Figura 0.18 Palpação do **tendão** distal do bíceps braquial com um corte transversal em destaque (à direita).

Ligamento

Os ligamentos conectam os ossos a uma articulação. Sua tarefa é reforçar e estabilizar as articulações. Como os tendões, os ligamentos são feitos de tecido conjuntivo denso. Porém, ao contrário da disposição de uma fibra tendínea paralela, as fibras de um ligamento possuem uma configuração mais irregular.

O desenho e a extensão dos ligamentos variam. Muitos simplesmente cruzam uma articulação e se misturam com a cápsula articular mais profunda, como o ligamento deltoide do tornozelo (figura 0.19). Outros se estendem em uma distância de diversos ossos, como o ligamento supraespinoso das costas (p. 289).

Os ligamentos geralmente são rígidos e tensos ao toque, e às vezes as direções de suas fibras são palpáveis. Se você quer distinguir um tendão de um ligamento, explore suas ligações e tensões variáveis. Um *tendão* conecta um ventre muscular a um osso, enquanto um *ligamento,* um osso a outro osso. Um *tendão* fica tenso ou relaxado dependendo se é encurtado ou alongado, ou se seu ventre muscular está contraído. Um *ligamento* permanecerá tenso em todos os movimentos ou estados de contração.

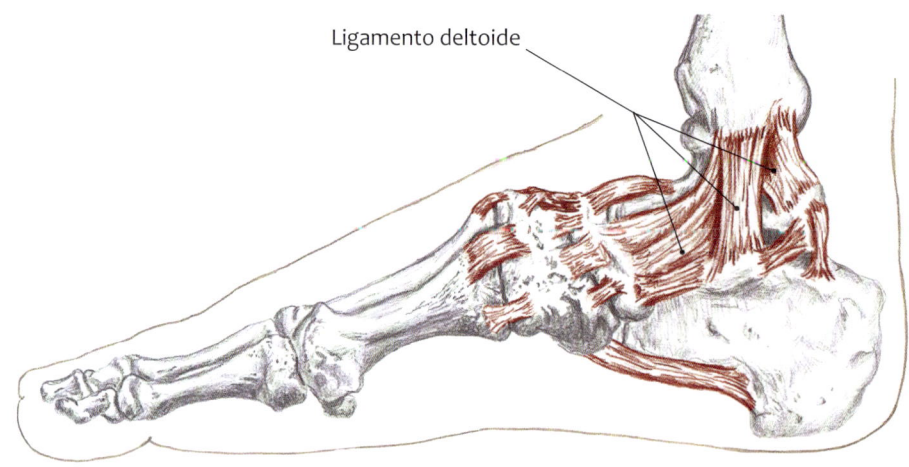

Figura 0.19 *Vista medial do pé direito mostrando ligamentos do tornozelo e do pé.*

Fáscia

Como os tendões e os ligamentos, a fáscia é uma forma de tecido conjuntivo denso. É uma superfície contínua de membrana fibrosa localizada sob a pele e ao redor de músculos e órgãos. Esse sistema fascial forma uma matriz tridimensional de tecido conjuntivo, a qual se estende por todo o corpo, da cabeça aos dedos dos pés.

Há dois tipos de fáscia: superficial e profunda. A **fáscia superficial** está localizada logo abaixo da pele e reveste o corpo inteiro. Geralmente considerada uma superfície fina, a fáscia superficial é, na verdade, uma camada espacial preenchida com tecido adiposo, nervos, sangue e vasos linfáticos, além de tecido conjuntivo (figura 0.20). A densidade da fáscia superficial varia de muito fina (no dorso da mão) a muito espessa (a sola do pé).

A **fáscia profunda** possui uma estrutura mais complexa. Ela circunda os ventres musculares, mantendo-os juntos e separando-os em grupos funcionais. Ela também preenche os espaços entre os músculos e, como a fáscia superficial, possui vasos sanguíneos e nervos. Porções da fáscia profunda penetram no ventre muscular e revestem cada minúscula fibra muscular.

Por causa de sua característica onipresente, a palpação precisa do sistema fascial exige um toque experiente e sensível. Na página seguinte, há três exercícios simples que podem ajudá-lo a obter uma impressão básica da fáscia e de sua relação com outras estruturas.

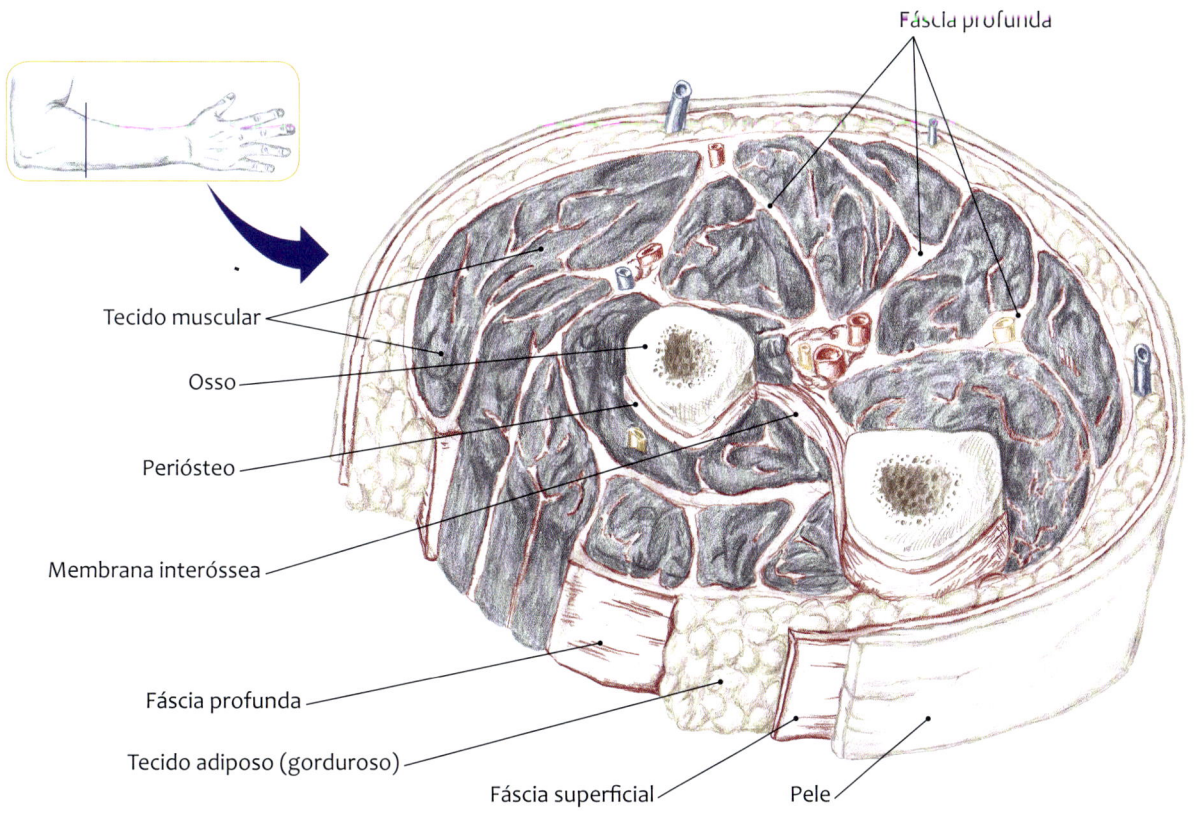

Figura 0.20 *Corte transversal do antebraço mostrando a disposição do osso, do músculo e da fáscia.*

septo   Latim, *septum.* Cerco, fechamento

Explore sua fáscia

👉 *Puxe a pele do dorso de sua mão (figura 0.21). Observe como a pele não se levanta por completo (assim como quando você puxa uma camisa apertada do corpo). Isso ocorre porque a fáscia está segurando a pele embaixo. Tente fazer isso em seu joelho e em várias outras partes do seu corpo e perceba como é mais fácil levantar a pele e a fáscia em algumas áreas e mais difícil em outras.*

👉 *Aqui está um exercício para demonstrar a onipresente, apesar de fantasmagórica, natureza da fáscia. Coloque uma luva de látex na mão de seu parceiro, seguida por uma grossa luva de lã. Se você explorar a mão de seu parceiro, detectará de imediato a textura e a grossura da luva de lã e o formato geral das mãos e dos dedos. A luva de látex (que representa a fáscia), contudo, pode ser mais desafiadora de detectar.*

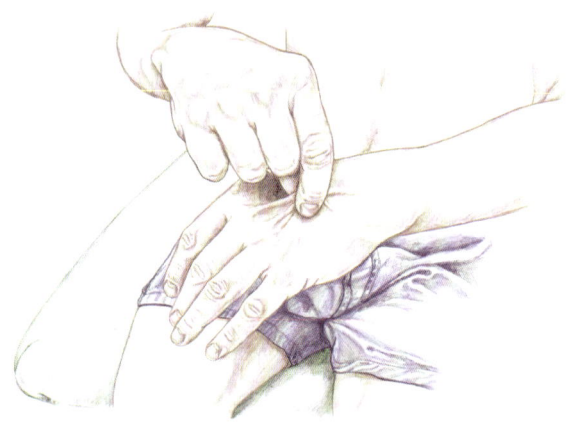
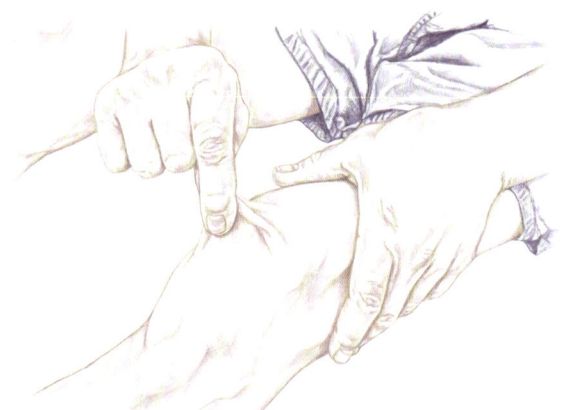

Figuras 0.21 e 0.22 Explorando a fáscia do dorso da mão (à esquerda) e no joelho (à direita).

👉 *Este exercício foi formulado para proporcionar uma noção da continuidade da camada fascial pelo corpo e de como puxar uma porção de sua camada pode afetar outra. Desenhe um pequeno "X" em seu antebraço. Posicione as "almofadas" de seus dedos a cerca de cinco centímetros do "X". Empregando uma pressão branda das "almofadas" dos dedos, movimente a pele de seu braço de modo lento e em várias direções, afastando-se da marca (figura 0.23).*

Observe como o "X" se estica e responde mais facilmente quando você puxa em determinada direção, embora possa não se movimentar com tanta facilidade quando você puxa em outro sentido. À medida que prosseguir, reposicione seus dedos mais longe do "X", de modo que, ao final, você esteja puxando a pele de sua mão.

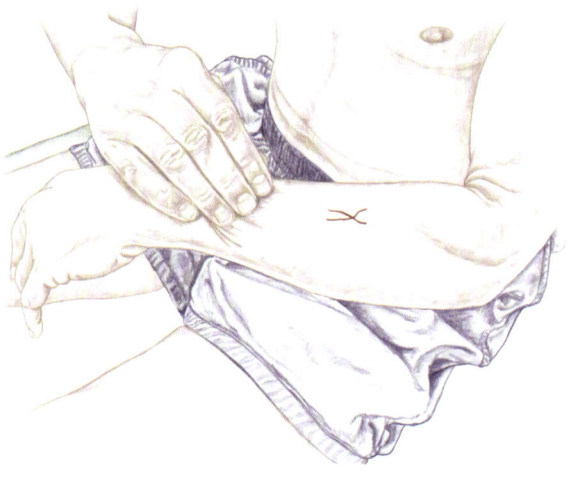

Figura 0.23 Explorando a fáscia superficial com o desenho de um "X" no antebraço

Retináculo

Um retináculo é uma estrutura que mantém um órgão ou tecido no lugar. Em relação ao tecido conjuntivo muscular, o retináculo é um engrossamento transversal da fáscia profunda, cujos tendões em tiras descem em uma determinada localização ou posição. Por exemplo, os retináculos do tornozelo estabilizam os tendões que atravessam a curva acentuada do tornozelo (figura 0.24).

A maioria dos retináculos é superficial e acessível. Um retináculo pode ser distinguido de seus tendões profundos por causa da direção diferente da fibra. Ele terá fibras transversas que correm perpendicularmente aos tendões profundos.

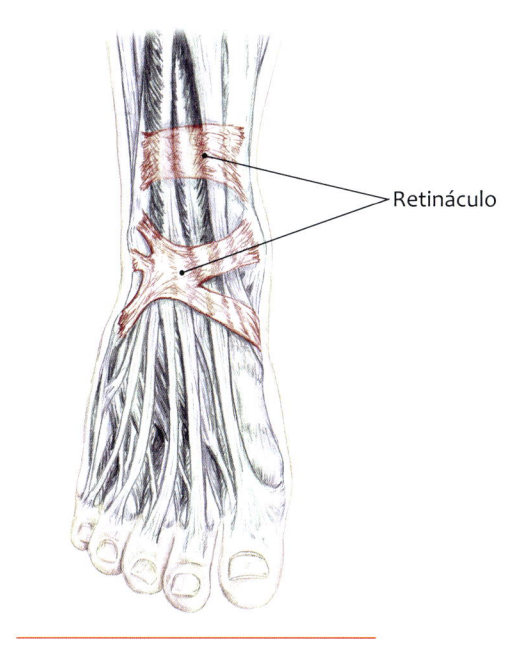

Figura 0.24
Retináculo do tornozelo

Artéria e Veia

Artérias e veias possuem aspectos distintos que podem ser apalpados. Por exemplo, a pulsação do coração pode ser sentida quando uma artéria é pressionada, mas não uma veia. As artérias estão, em geral, situadas no lado protegido de um órgão ou membro e encravadas na musculatura. Algumas veias podem ser apalpadas superficialmente e são facilmente vistas nas superfícies dorsais das mãos e dos pés.

A localização de uma artéria não é apenas necessária para determinar o pulso, mas também é importante quando outras estruturas são apalpadas. Por exemplo, na palpação do músculo esternocleidomastóideo no pescoço, é crucial que você esteja consciente da localização da artéria carótida (p. 354), o mais importante vaso sanguíneo que abastece a cabeça e o pescoço, de modo que você evite pressioná-la. Se uma artéria for ocluída por um período prolongado durante a palpação, a porção distal do membro começará a formigar e se tornará dormente.

Deixe seu braço suspenso durante um minuto, permitindo que o sangue preencha as veias superficiais de sua mão e seu antebraço. As veias incharão com o aumento da pressão e ficarão visíveis (figura 0.25). Para resultados mais drásticos, pressione suavemente seu antebraço com a mão oposta ou aplique um torniquete.

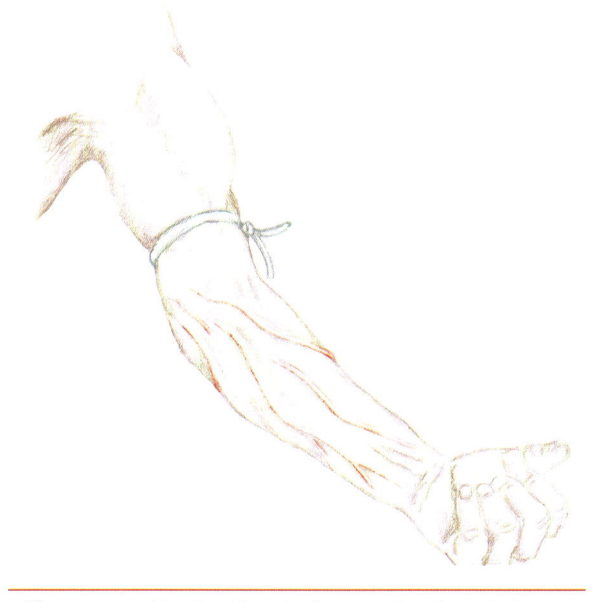

Figura 0.25 *Um torniquete faz as veias do antebraço ficarem visíveis.*

Retináculo Latim. Cabresto, faixa, corda

Bursa

A bursa é uma pequena bolsa preenchida com líquido que reduz a fricção entre duas estruturas (figura 0.26). Situada principalmente ao redor das articulações, a maior parte das 600 bursas do corpo amortecem pele, tendões, ligamentos, músculos ou órgãos do contato com as duras superfícies dos ossos. Elas também estão localizadas entre dois músculos, dois tendões, um tendão e um ligamento, ou um músculo e um ligamento.

Bursite, a inflamação da bursa, é um distúrbio comum acompanhado de sensibilidade na região e crepitação (sons de estalido e trincos) da articulação. Quando inflamadas, as bursas superficiais são facilmente palpáveis e algumas vezes visíveis. Em seu estado normal, contudo, as bursas não são frequentemente palpáveis.

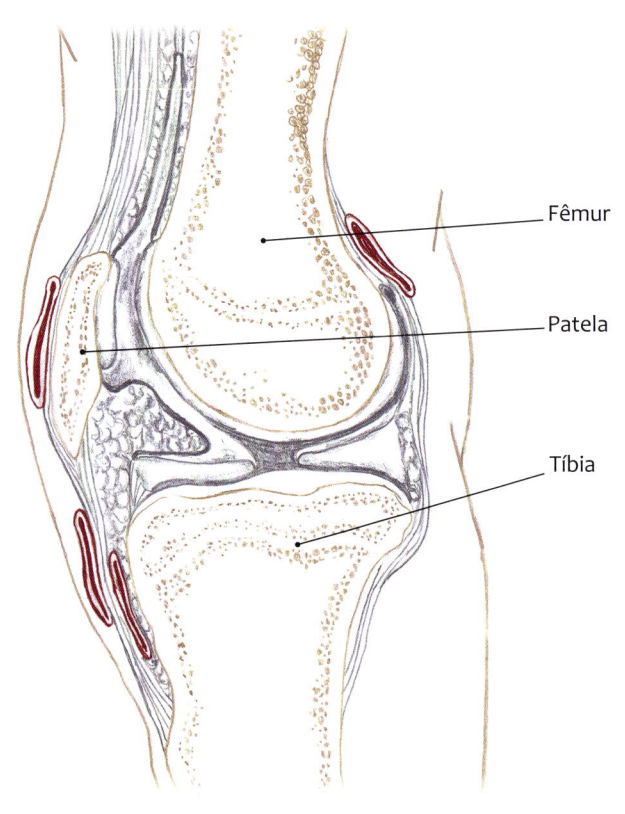

Figura 0.26 *Vista do joelho em corte transversal, com algumas das bursas destacadas em vermelho.*

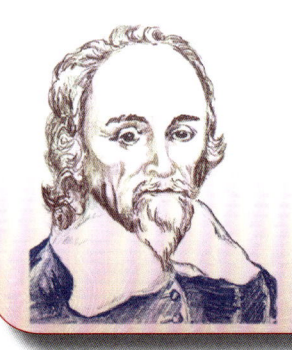

William Harvey (1578-1657), geralmente considerado o primeiro cientista experimental, descobriu que o sangue circula por todo o corpo. Com suas descrições sobre o sistema cardiovascular, ele explicou como as veias são abastecidas de válvulas que evitam que o sangue flua para trás entre os batimentos cardíacos. Para provar sua teoria, Harvey amarrou um torniquete ao redor do braço de um assistente e deixou que o sangue preenchesse as veias distais. Ele observou pequenos inchaços pelos caminhos das veias, os quais pensou que fossem válvulas. Harvey pressionou uma válvula e empurrou o sangue para fora da veia para a válvula seguinte. Enquanto mantinha seu dedo na válvula distal, a válvula proximal evitou que o sangue fluísse de volta e a veia permaneceu vazia.

Bursa	Latim.	Uma bolsa
Plexo	Latim.	Entrelaçado

Nervo

Os vasos nervosos possuem formato de tubo e são móveis e maleáveis quando comprimidos (figura 0.27). Embora as divisões dos nervos e dos plexos (feixes de nervos) possam ser acessadas por todo o corpo, devem ser evitadas. A compressão ou colisão de um nervo pode gerar uma sensação aguda e penetrante no local ou abaixo do membro correspondente.

Linfonodo

Os linfonodos coletam o fluido linfático dos vasos linfáticos. Eles possuem formato de feijão, com tamanhos variáveis entre o de uma minúscula ervilha e o de uma amêndoa. Localizam-se por toda a extensão do corpo, com grupos palpáveis encontrados nas dobras corporais, como virilha, axila e pescoço (figura 0.28). Linfonodos saudáveis são arredondados, levemente móveis e não maleáveis. Diferem de outras glândulas, as quais são, em geral, maiores e apresentam superfícies irregulares e repletas de protuberâncias.

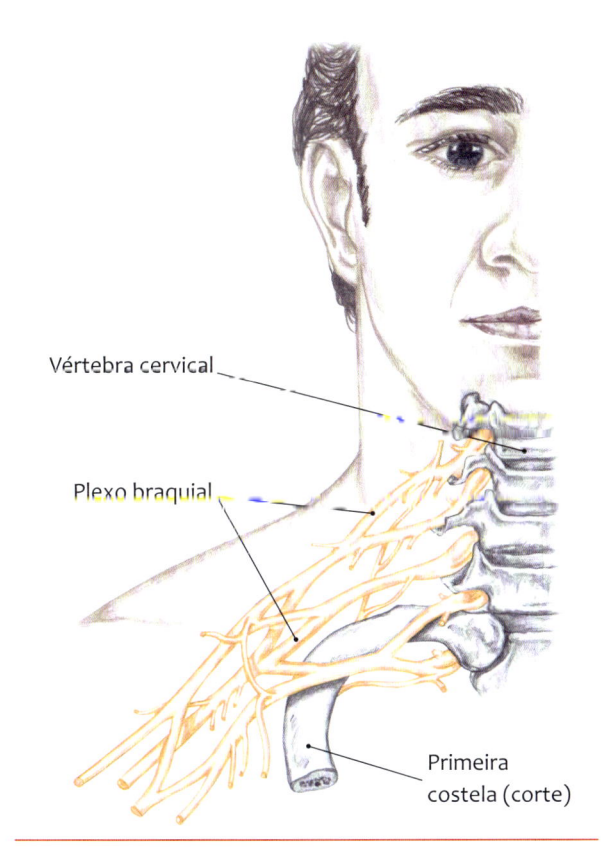

Figura 0.27 Vista anterior do plexo braquial. Os impulsos nervosos percorrem as fibras nervosas à velocidade de cerca de 340 quilômetros por hora.

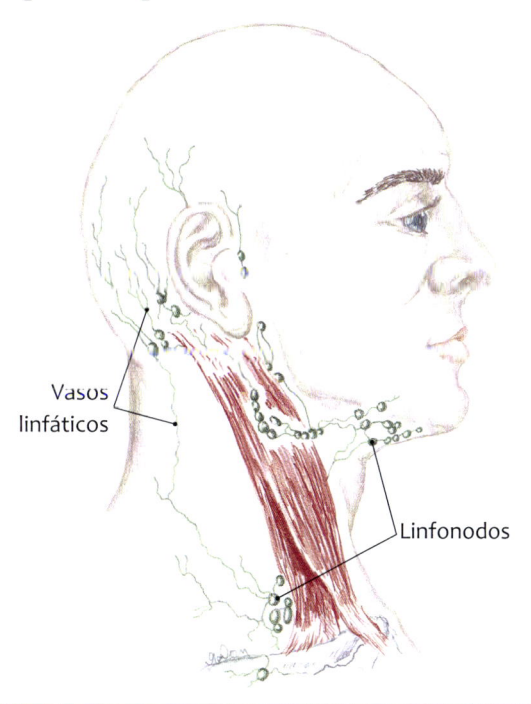

Figura 0.28 Linfonodos cervicais.

Tecido adiposo

O tecido adiposo (gorduroso) é uma forma de tecido conjuntivo frouxo. Ele está depositado em diversos níveis por todo o corpo, inclusive na medula óssea de ossos grandes, ao redor dos rins, no preenchimento ao redor das articulações e atrás dos globos oculares. É óbvio que algumas dessas áreas estão fora do alcance deste texto. O local mais palpável no que diz respeito ao tecido adiposo localiza-se na camada subcutânea do tecido, entre a pele e a fáscia superficial. No corpo, essa camada de gordura é variável em espessura e pode apresentar diferentes consistências. Em geral, a gordura possui consistência gelatinosa (semelhante à geleia), o que facilita afundar os dedos e detectar estruturas mais profundas.

Levante-se e aperte suas próprias nádegas para sentir o tecido adiposo. Sim, você pode se sentir um bobo, mas repare na camada superficial de gordura. Então, contraia os músculos de suas nádegas e sinta a diferença de textura entre a gordura e os músculos mais profundos.

Objetivos de aprendizado

Por que você está lendo o *Guia para o Reconhecimento do Corpo Humano*? Para desenvolver grandes habilidades de anatomia palpatória para sua prática? Ou porque seu professor *disse* que era para lê-lo? Bem, em qualquer um dos casos, pode ser de grande valia dar uma olhada nos objetivos de aprendizado da obra. Basicamente, estas são as metas para você – o leitor – enquanto explora o material. Todos os 11 objetivos listados a seguir se aplicam aos Capítulos 2 a 7.

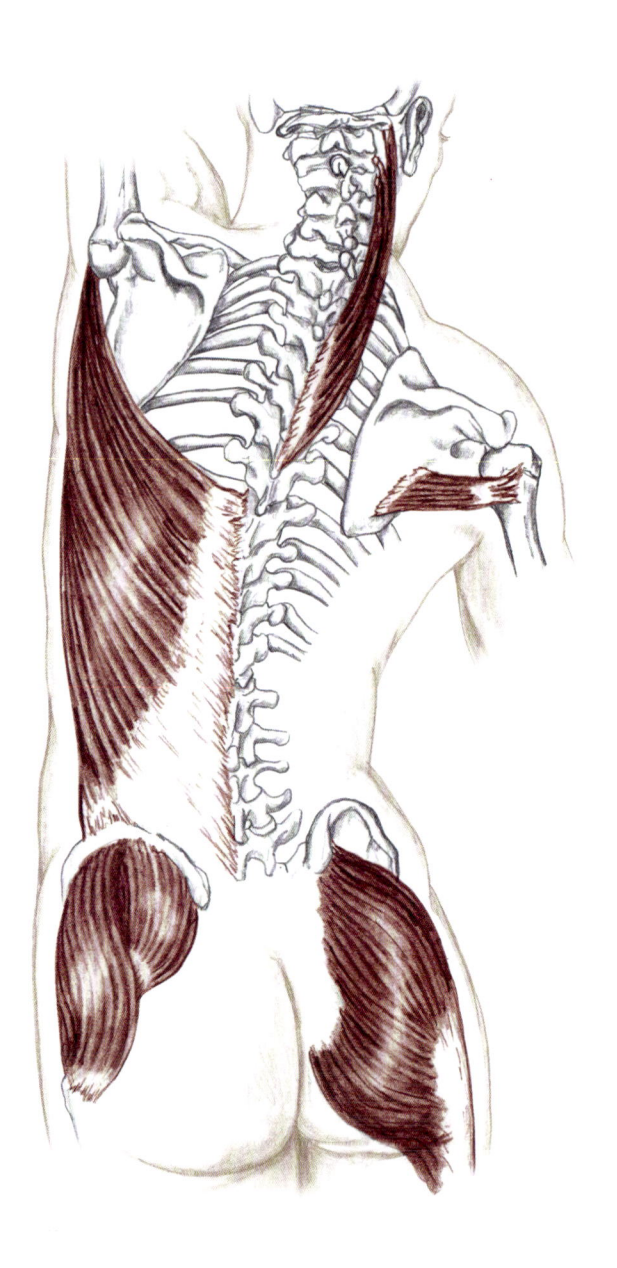

O *Guia para o Reconhecimento* irá ajudá-lo a **desenvolver suas habilidades**, de modo que você seja capaz de:

1) Observar a anatomia superficial do corpo e explorar a **pele** e as **estruturas fasciais** do corpo de modo confiante.
2) Apalpar os **ossos** e os **pontos de referência ósseos** de cada região corporal e explorar as conexões entre eles e os tecidos moles.
3) Apalpar cada **músculo**, desde sua origem até sua inserção, sentindo e descrevendo seu formato geral, extremidades e direção (ões) das fibras.
4) Apalpar as principais estruturas articulares, incluindo **ligamentos** e **bursa**, que são locais comuns de dores e lesões.
5) Apalpar os pontos de referência dentro de cada região corporal que identificam a localização de **nervos**, **vasos sanguíneos** e **linfonodos** fundamentais, com os quais deve ser cauteloso ao praticar terapia manual.

Adiposo   Latim.   Gordo, abundante

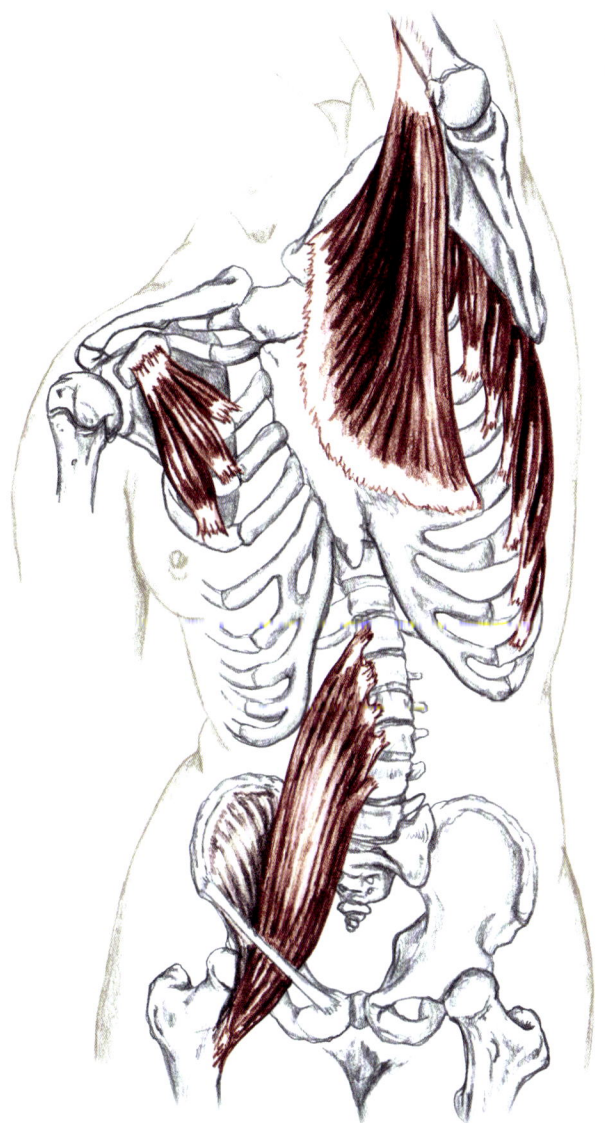

Introdução | 39

O *Guia para o Reconhecimento* irá ajudá-lo a **ampliar seus conhecimentos**, de modo que você seja capaz de:

1) Descrever as relações entre os **contornos topográficos** e as estruturas **musculoesqueléticas** fundamentais, assim como a textura, a espessura e a mobilidade da pele e das estruturas fasciais em cada região do corpo.
2) Nomear e localizar os **ossos,** os **pontos de referência ósseos** e as **articulações** de cada região corporal e descrever as ligações entre eles e os tecidos moles de cada região.
3) Nomear e localizar os **músculos** da região, inclusive suas origens e inserções específicas.
4) Listar e demonstrar a(s) **ação**(ões) de cada músculo.
5) Nomear e localizar as principais estruturas articulares, incluindo **ligamentos** e **bursa**, que são locais comuns de dores e lesões.
6) Nomear e localizar os principais **nervos, vasos sanguíneos** e **linfonodos**, com os quais deve ser cauteloso ao apalpar cada região corporal.

> Como terapeuta manual, é essencial a fluência em três linguagens anatômico-palpatórias. A primeira, **verbal**, de modo que você possa documentar suas sessões de terapia manual com precisão e comunicar-se de maneira efetiva com outros profissionais da saúde. A segunda, **visual**, para que possa observar a pele, a topografia e os contornos físicos de seus pacientes. A terceira, **palpatória**, a fim de que consiga avaliar a condição do tecido de modo confiante, e proporcionar terapia manual segura e efetiva.

Anotações

Capítulo 1
Navegando pelo Corpo Humano

A natureza deste livro exige que em nossa viagem exploremos estruturas e regiões específicas. Contudo, antes que iniciemos a jornada por entre os montes e vales do corpo, alguns preparativos estão a caminho. Este capítulo irá familiarizá-lo com importantes termos relacionados a mapeamento e navegação. Ele também mostrará a você o "grande quadro" dos sistemas corporais destacados no texto. Desse modo, quando o guia levá-lo a uma determinada direção, você saberá qual caminho seguir!

Figura 1.1 *Posição anatômica.*

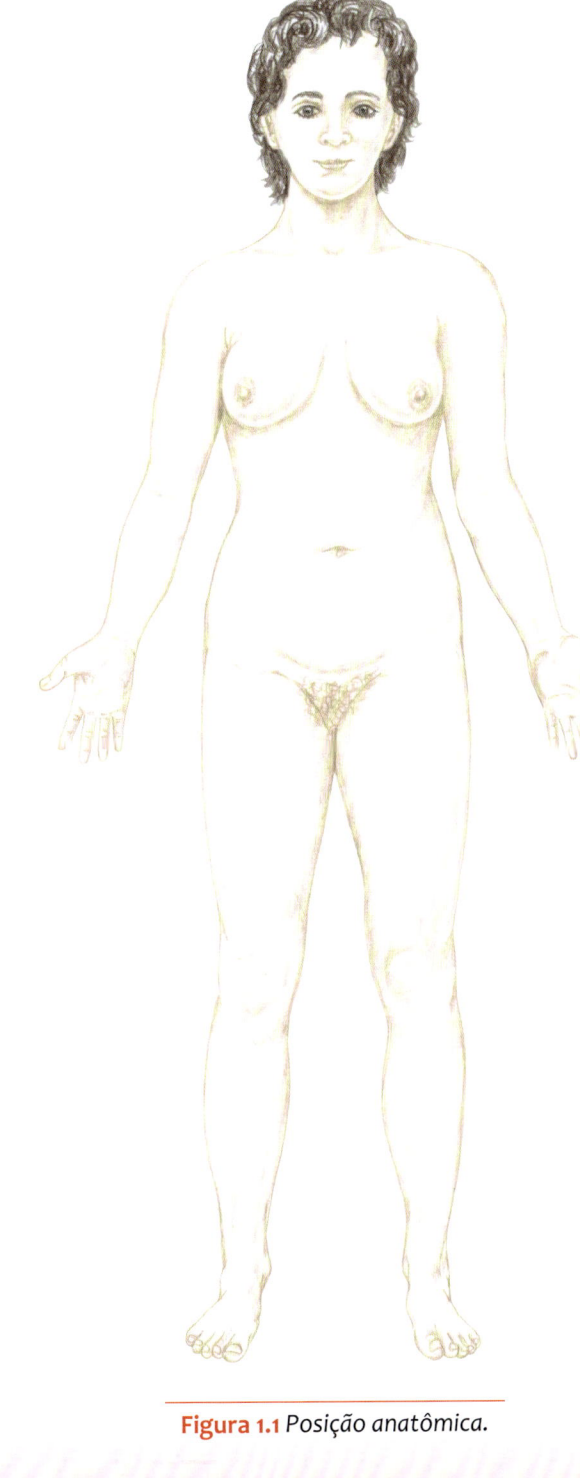

Regiões do corpo	42
Planos de movimento	44
Direções e posições	45
Movimentos do corpo	47
Movimentos do corpo	53
Coluna espinhal e tórax	53
Pescoço	53
Costela/Tórax	53
Escápula	54
Ombro	54
Cotovelo e antebraço	55
Pulso	55
Polegar	56
Dedos	56
Mandíbula	56
Pelve	57
Quadril	57
Joelho	58
Tornozelo, pé e dedos	58
Sistemas do corpo	59
O sistema esquelético	59
Tipos de articulações	61
O sistema muscular	63
O sistema fascial	66
O sistema cardiovascular	68
O sistema nervoso	70
O sistema linfático	71

Regiões do corpo

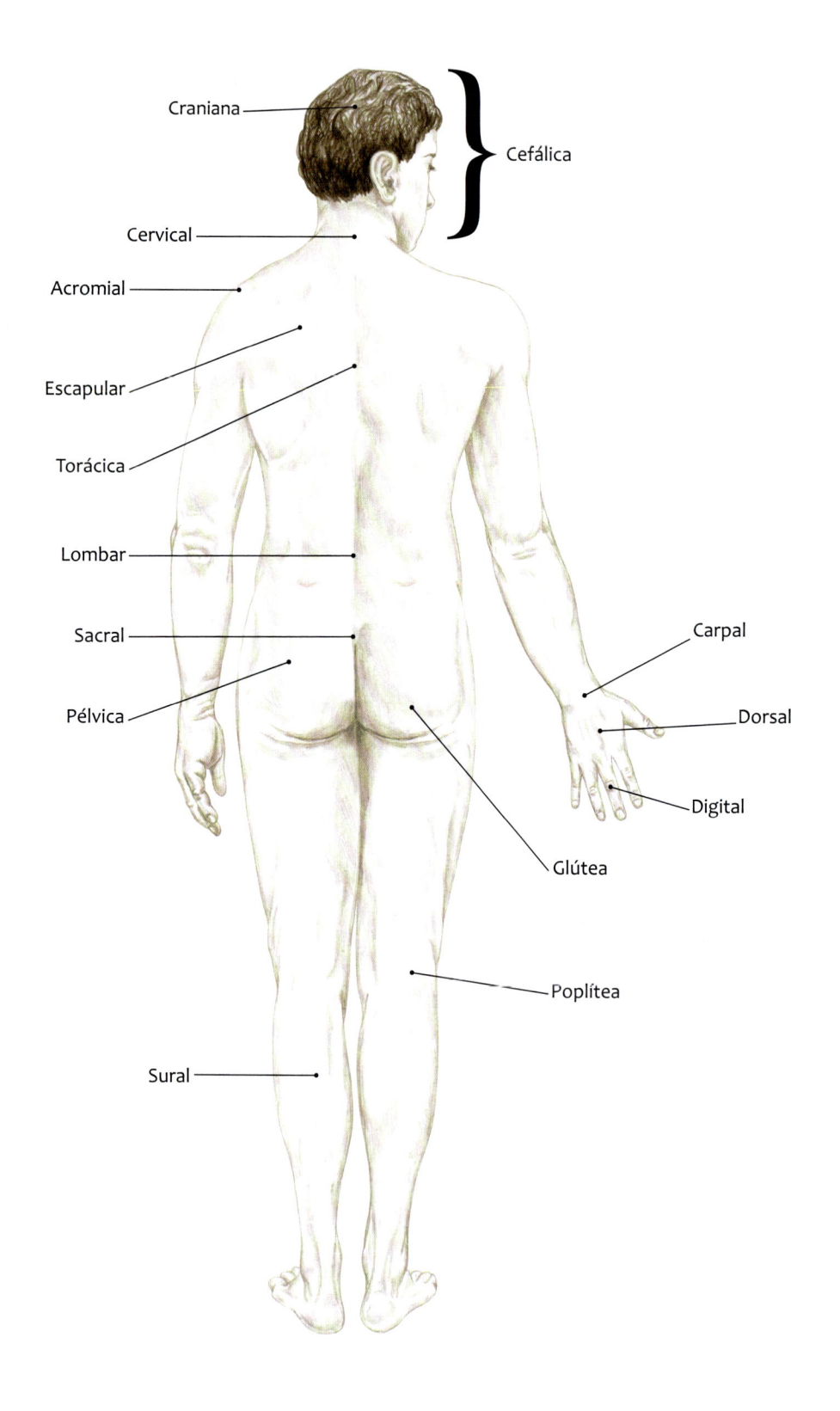

Figura 1.2 *Vista posterior.*

Navegando pelo Corpo Humano | 43

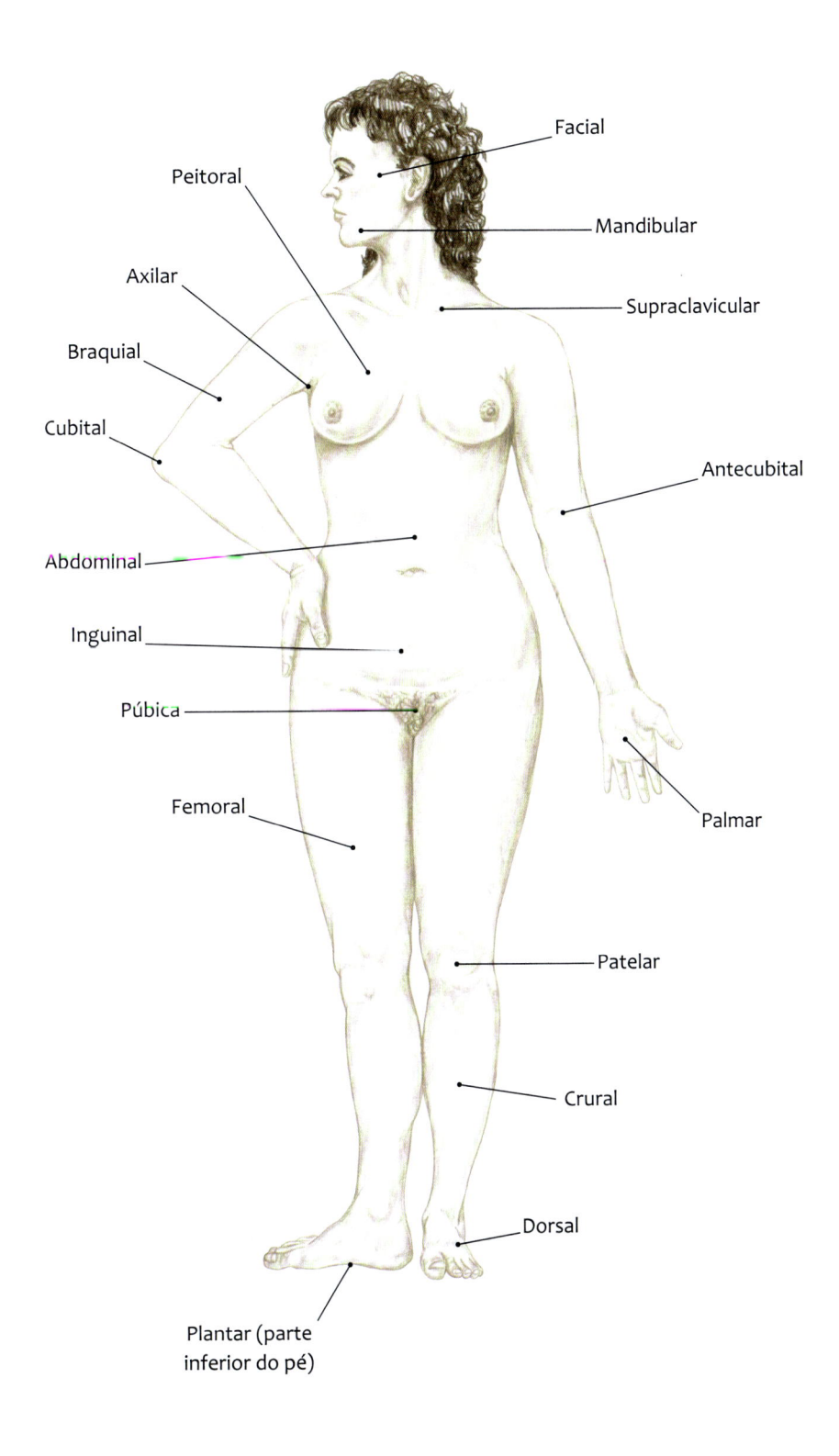

- Facial
- Peitoral
- Mandibular
- Axilar
- Supraclavicular
- Braquial
- Cubital
- Antecubital
- Abdominal
- Inguinal
- Púbica
- Femoral
- Palmar
- Patelar
- Crural
- Dorsal
- Plantar (parte inferior do pé)

Figura 1.3 *Vista anterior.*

Planos de movimento

Quando o corpo está na posição anatômica padrão, em pé e ereto com as palmas das mãos para a frente (p. 41), ele pode ser dividido em três planos imaginários (figura 1.4), que auxiliam na elucidação e no detalhamento dos movimentos.

O **plano sagital** divide o corpo em duas metades – esquerda e direita. Os termos descritivos "medial" e "lateral" estão correlacionados ao plano sagital; é nele que as ações de flexão e extensão são realizadas. A linha mediana, ou plano sagital mediano, desce em direção ao centro do corpo, dividindo o plano sagital em duas metades simétricas.

O **plano frontal** (**ou coronal**) divide o corpo em duas partes: anterior e posterior. Tais termos referem-se ao plano frontal, e é nele que acontecem as ações de adução e abdução.

Dividindo o corpo em partes superior e inferior está o **plano transverso.** Os termos "superior" e "inferior" referem-se a esse plano, e é nele que ocorre a rotação.

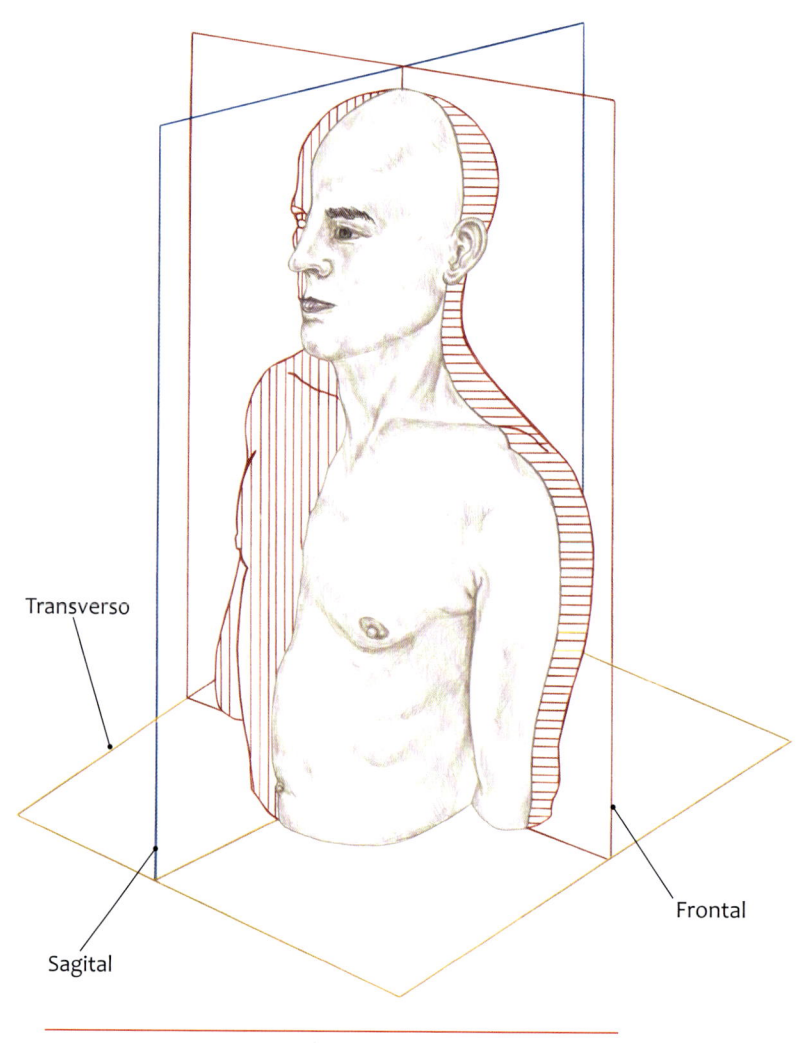

Figura 1.4 *Planos do corpo.*

Direções e posições

Termos específicos são empregados para auxiliar na comunicação do local, da direção e da posição das estruturas corporais. Esses termos substituem referências mais gerais como "lá em cima" ou "ao norte", que são menos precisas e capazes de confundir. Cada direção faz dupla com sua direção complementar.

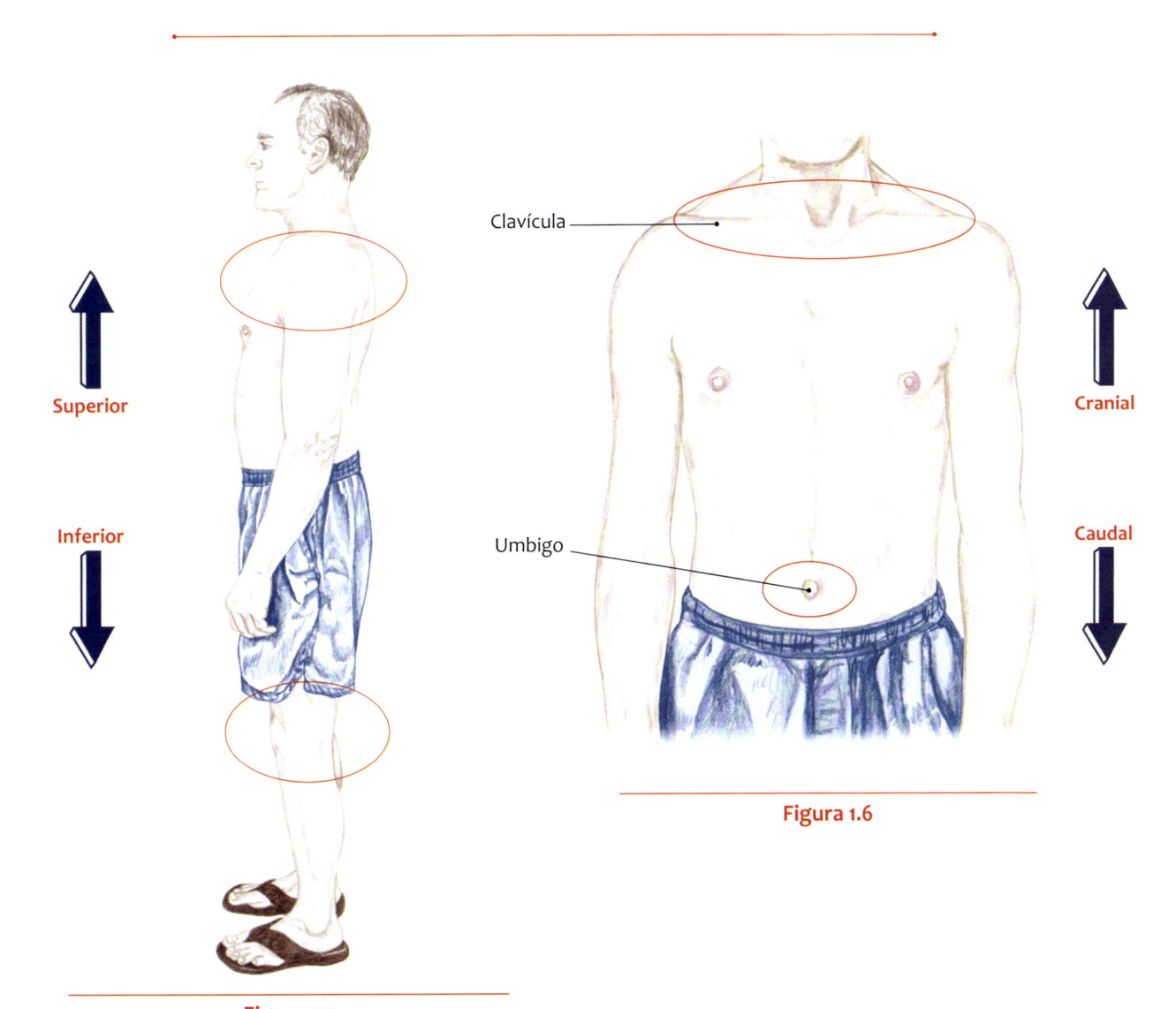

Figura 1.5

Figura 1.6

Superior refere-se à estrutura mais perto da cabeça. **Inferior** significa mais próxima dos pés. Os ombros são *superiores* em relação aos joelhos. "Os joelhos são *inferiores* em relação aos ombros" (figura 1.5).

Os termos **cranial** (próximo à cabeça) e **caudal** (próximo às nádegas) são empregados quando se referem a estruturas localizadas no tronco (figura 1.6). Por exemplo, "O umbigo é *caudal* em relação às clavículas." "As clavículas são *craniais* em relação ao umbigo."

Sagital	Latim.	Semelhante a seta
Coronal	Latim.	Semelhante a coroa
Transverso	Latim.	De um lado a outro, oblíquo

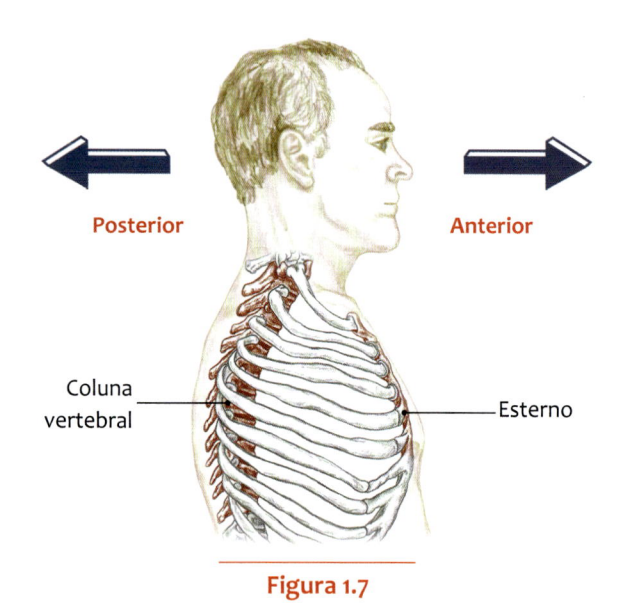

Figura 1.7

Figura 1.8

Posterior diz respeito a uma estrutura mais próxima do dorso do corpo do que qualquer outra. **Anterior** diz respeito a uma estrutura mais próxima da frente. "O esterno é *anterior* à coluna vertebral." (figura 1.7.) Essas direções também são chamadas de dorsal (posterior) e ventral (anterior).

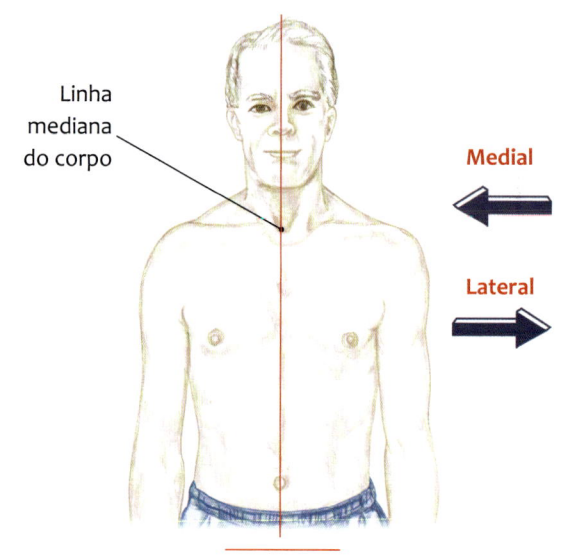

Medial diz respeito a uma estrutura mais próxima da linha mediana (ou centro) do corpo. **Lateral** refere-se a uma estrutura mais afastada da linha mediana. "O nariz é *mediano* em relação às orelhas." "As orelhas são *laterais* em relação ao nariz." (figura 1.8.)

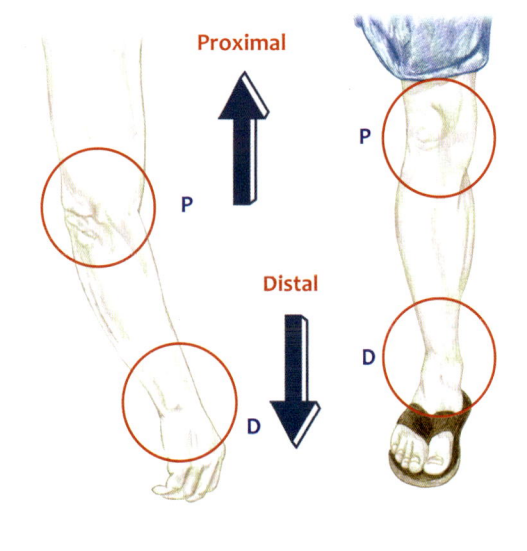

Figura 1.9

Figura 1.10

Distal significa que uma estrutura está mais afastada do tronco ou da linha mediana do corpo. **Proximal** designa uma estrutura mais próxima ao tronco. Essas direções são empregadas apenas quando se referem a braços e pernas. "O cotovelo é *proximal* em relação ao pulso." "O tornozelo é *distal* em relação ao joelho." (figura 1.9.)

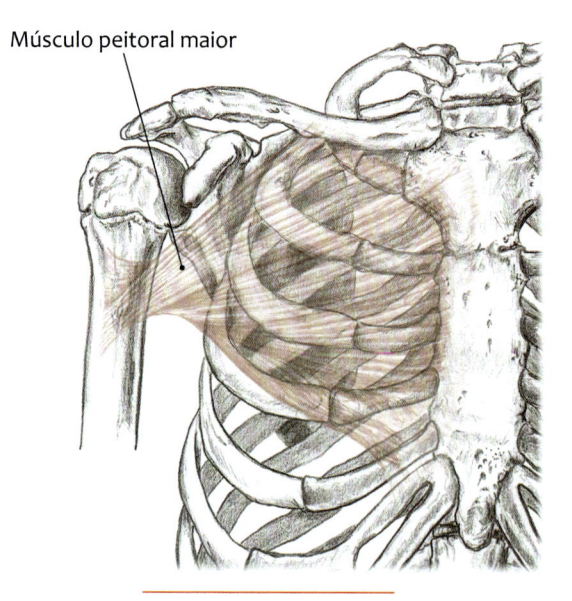

Superficial descreve uma estrutura mais próxima da superfície do corpo. **Profundo** refere-se a uma estrutura mais oculta no corpo. "O músculo peitoral maior é *superficial* em relação às costelas." "As costelas são *profundas* em relação ao músculo peitoral maior." (figura 1.10.)

Movimentos do corpo

Os movimentos do corpo ocorrem nas articulações, onde os ossos se articulam (ou se conectam). Embora afetem o posicionamento dos ossos, a terminologia do movimento sempre se refere às articulações. Dobrar o joelho chama-se "flexão do joelho". "Flexão da perna" faria com que uma ambulância fosse necessária. Veja as páginas 53-58 para uma descrição de movimentos em articulações específicas.

Extensão (figura 1.11) é o movimento que estica ou abre uma articulação. Em posição anatômica, a maioria das articulações está alongada. Quando uma articulação pode estender-se além de sua amplitude normal de movimento, ocorre uma hiperextensão. **Flexão** (figura 1.12) é o movimento que dobra uma articulação ou aproxima os ossos. Em posição fetal, a maioria das articulações está em uma posição flexionada (figura 1.17). Tanto a flexão como a extensão ocorrem no plano sagital.

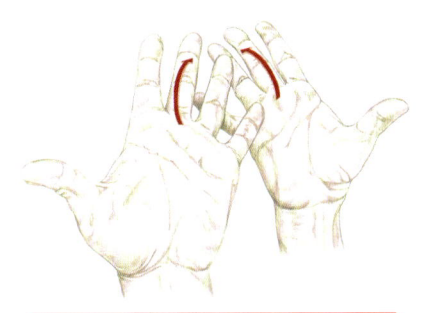

Figura 1.11 *Extensão dos dedos.*

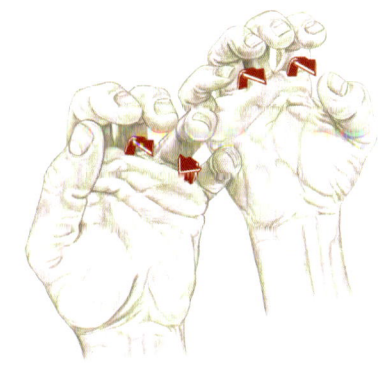

Figura 1.12 *Flexão dos dedos.*

A **adução** (figura 1.13) de uma articulação leva um membro medialmente em direção à linha mediana do corpo ("unindo-se ao corpo"). A **abdução** (figura 1.14) movimenta um membro lateralmente, afastando-se da linha mediana ("abduzir ou "levar para longe"). Essas ações ocorrem no plano frontal e se referem apenas às extremidades. Aduzir os dedos das mãos ou dos pés é uni-los; abduzir é separá-los.

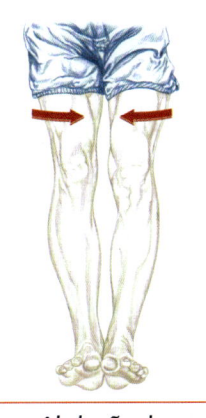

Figura 1.13 *Abdução dos quadris.*

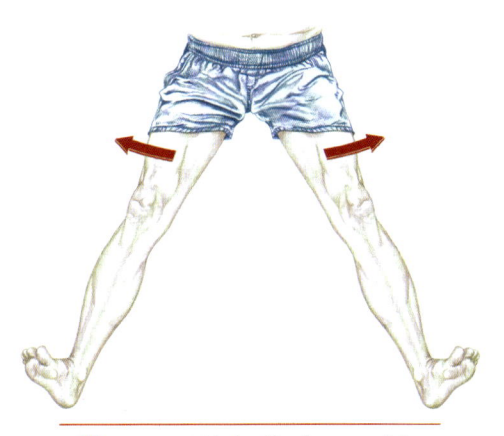

Figura 1.14 *Abdução dos quadris.*

A **rotação mediana** (figura 1.15) e a **rotação lateral** (figura 1.16), às vezes chamadas de rotações interna e externa, acontecem nas articulações do ombro e dos quadris. Quando a articulação é girada medialmente, o membro vira em direção à linha mediana. Já a rotação lateral movimenta o membro para longe da linha mediana.

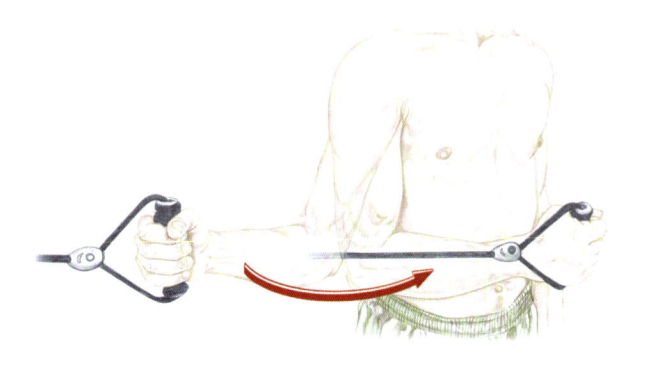

Figura 1.15 *Rotação mediana do ombro.*

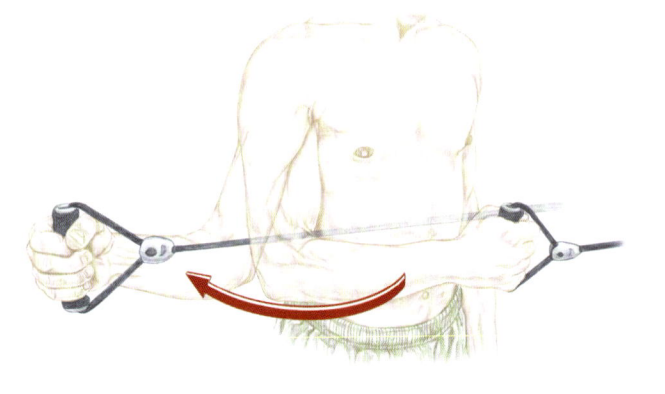

Figura 1.16 *Rotação lateral do ombro.*

A **rotação** (figura 1.18) diz respeito apenas ao esqueleto axial (p. 59), especificamente a cabeça e a coluna vertebral. A rotação da cabeça e do pescoço acontece, por exemplo, quando um motorista vira para conferir se um carro vem de trás no cruzamento seguinte. Esses movimentos ocorrem no plano transverso.

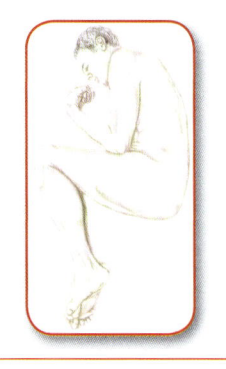

Figura 1.17 *Na posição fetal, a maioria das articulações está flexionada.*

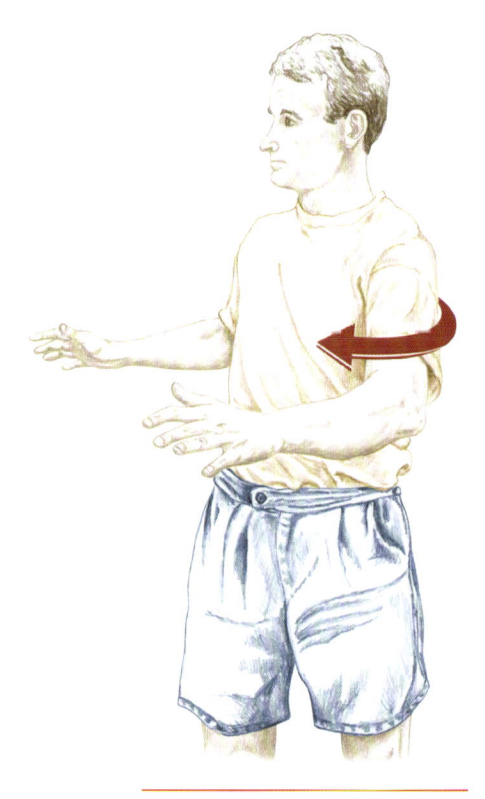

Figura 1.18 *Rotação da coluna vertebral.*

-ab (por exemplo, em *abduzir*) Latim. Longe de
ad- (por exemplo, em *aduzir*) Latim. Em direção a

Navegando pelo Corpo Humano | 49

A **circundução** (figura 1.19) é possível somente nas articulações do ombro e do quadril. Ela envolve uma combinação de flexão, extensão, adução e abdução; essas ações, juntas, produzem um movimento conoidal. O nado de costas exige a circundução na articulação do ombro.

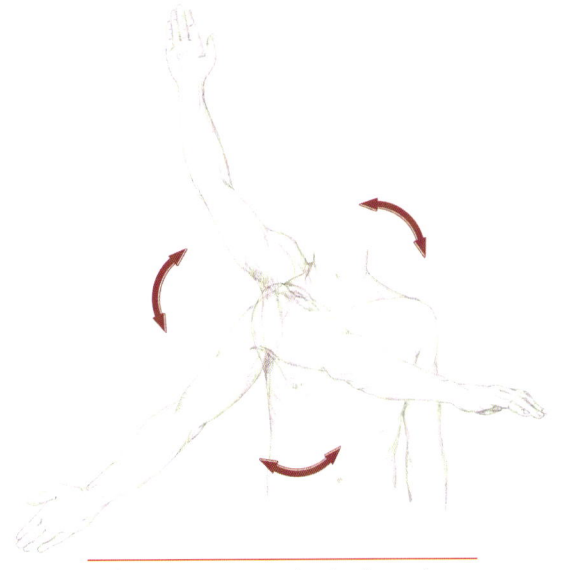

Figura 1.19 *Circundução do ombro.*

A **flexão lateral** (figura 1.20) ocorre apenas no esqueleto axial. Por exemplo, quando o pescoço ou a coluna vertebral curvam-se lateralmente.

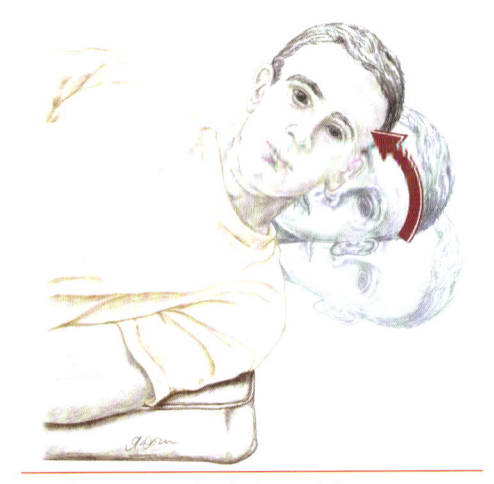

Figura 1.20 *Flexão lateral do pescoço.*

A **elevação** (figura 1.21) e a **depressão** (figura 1.22) referem-se aos movimentos da escápula e do maxilar. A elevação é o movimento superior e a depressão, o inferior.

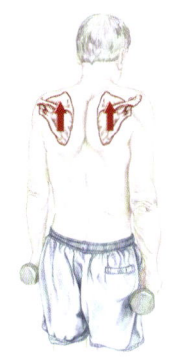

Figura 1.21 *Elevação da escápula.*

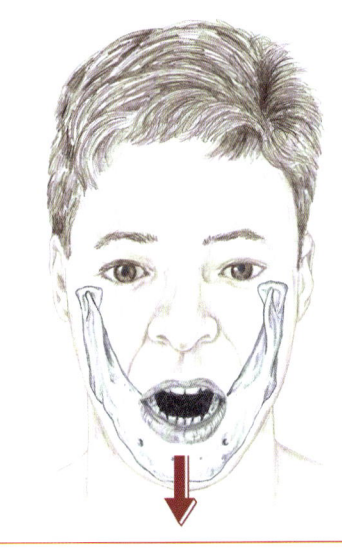

Figura 1.22 *Depressão da mandíbula.*

A **supinação** (figura 1.23) e a **pronação** (figura 1.24) descrevem a ação de girar o antebraço sobre o eixo. A supinação ("carregar uma tigela com sopa") ocorre quando o rádio e a ulna repousam paralelamente entre si. A pronação ("inclinar para despejar o líquido") ocorre quando o rádio sobrepõe-se à ulna, virando a palma da mão para baixo. Esses dois movimentos também são realizados pelos pés.

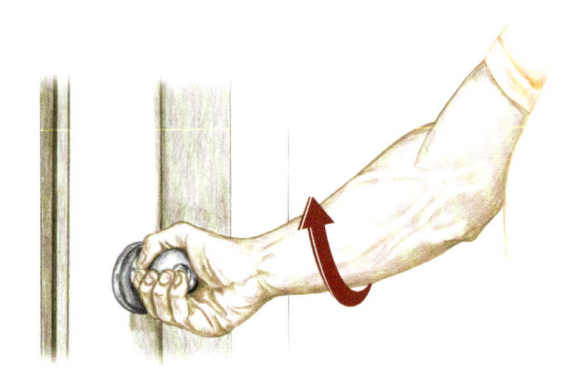

Figura 1.23 Supinação do antebraço.

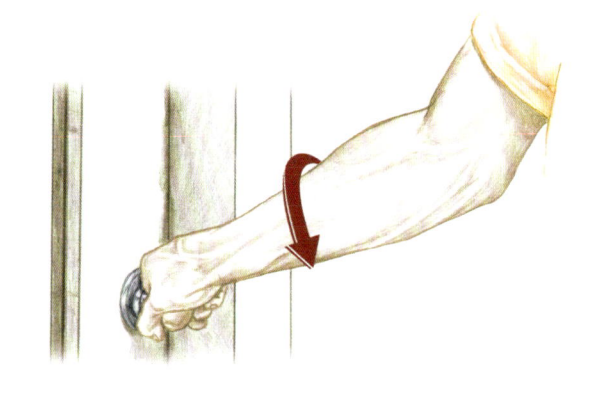

Figura 1.24 Pronação do antebraço.

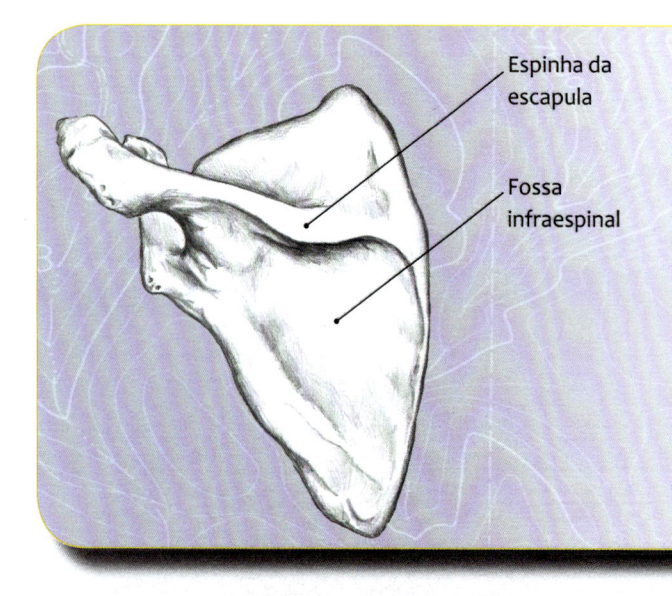

Os nomes de muitos ossos, pontos de referência ósseos e músculos podem, no início, parecer e soar estrangeiros. E são – a maioria dos termos anatômicos é proveniente do latim e do grego. Contudo, a fonte ou a história por trás dos termos pode auxiliar no esclarecimento de seus significados. Observe a expressão "fossa infraespinal da escápula". A **escápula** é um osso plano do ombro. Em latim, escápula significa "lâmina do ombro" – seu nome usual. **Fossa** é traduzida como "depressão rasa". **Infraespinal** é um termo direcional (como norte ou sudeste), cujo significado é inferior (infra) em relação à espinha da escápula (espinal). Junte tudo isso e a "fossa infraespinal da escápula" se traduz como "a depressão rasa localizada abaixo da espinha da lâmina do ombro". Fique atento às traduções na parte inferior das páginas.

- Espinha da escapula
- Fossa infraespinal

Supinar	Latim.	Curvar para trás
Pronar	Latim.	Curvar para a frente

Navegando pelo Corpo Humano | 51

Dependendo da estrutura que é apalpada, o *Guia para o Reconhecimento do Corpo Humano* solicitará que você posicione seu parceiro de algumas maneiras diferentes.

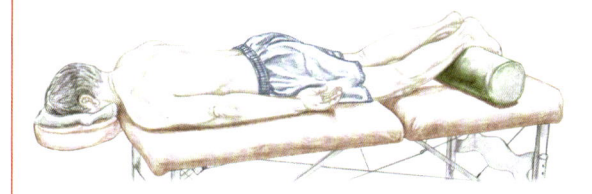

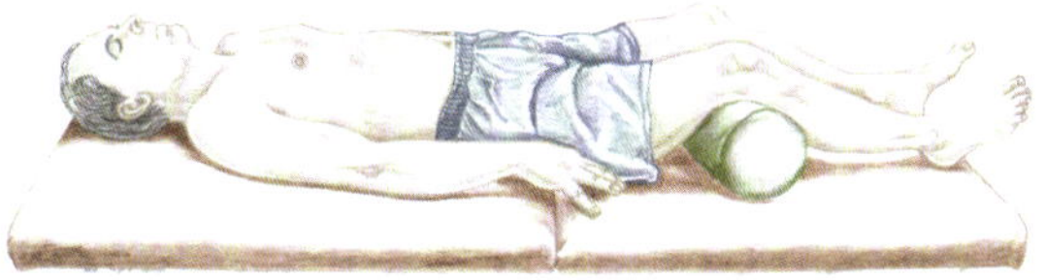

Posição supina (sobre a coluna espinal) é deitar-se com o rosto para cima. Uma almofada sob os joelhos pode deixar seu parceiro mais confortável.

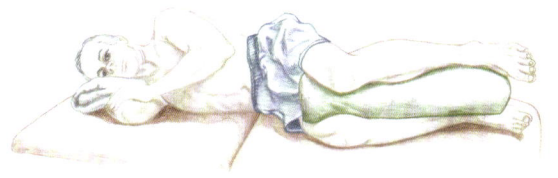

Posição prona* é deitar-se de bruços. Uma almofada sob os tornozelos é confortável nessa posição.

Para **deitado lateralmente** (decúbito lateral*), considere utilizar uma almofada entre os joelhos e um travesseiro sob a cabeça.

Figura 1.25

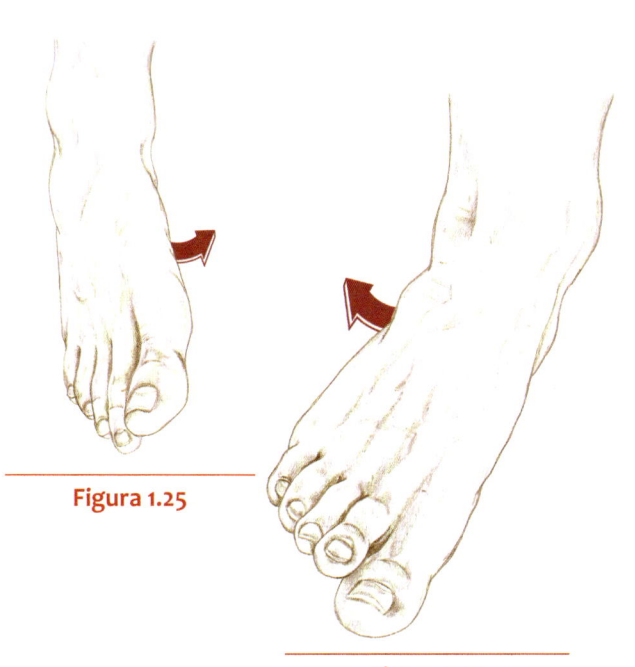

Figura 1.26

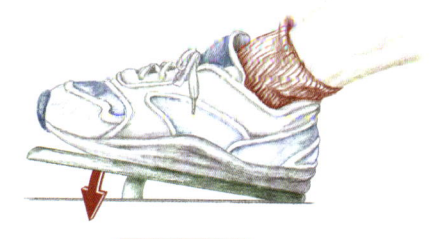

Figura 1.27

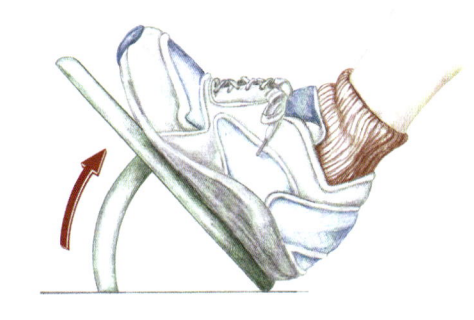

Figura 1.28

A **inversão** (figura 1.25) e a **eversão** (figura 1.26) são realizadas com a combinação de movimentos de diversas articulações dos pés. A inversão ("virar para dentro") eleva o lado mediano do pé e conduz a sola medialmente. A eversão ("virar para fora") eleva o lado externo do pé e movimenta a sola lateralmente.

A **flexão plantar** (figura 1.27) e a **dorsiflexão** (figura 1.28) referem-se apenas ao movimento do tornozelo. A flexão plantar é executada ao movimentar o tornozelo em direção ao solo ou ao pisar em um pedal do carro. A dorsiflexão é o movimento oposto, como, por exemplo, ao movimentar o tornozelo para soltar o acelerador.

*N.R.T.: Posição prona (decúbito ventral) é a posição do corpo quando o indivíduo deita de "barriga para baixo", ficando com a face para baixo ou lateralmente conforme posição da maca ou cama.

*N.R.T.: Decúbito lateral (direito ou esquerdo) é a posição em que todo o corpo é apoiado lateralmente em um dos lados..

Dorsal Latim. Das costas

A **protusão** (figura 1.29) e a **retrusão** (figura 1.30) são movimentos relacionados a escápula, clavícula, cabeça e maxilar. A protusão ("projetar") ocorre quando uma dessas estruturas se movimenta anteriormente, já a retrusão ("afastar"), quando se movimentam posteriormente.

Desvio (figura 1.31) significa sair do curso normal. O desvio lateral ocorre na mandíbula durante a fala ou a mastigação.

A **oposição** (figura 1.32) ocorre apenas na articulação carpometacarpal do polegar. Realiza-se quando a "almofada" do polegar cruza a palma da mão em direção ao último dedo (mínimo).

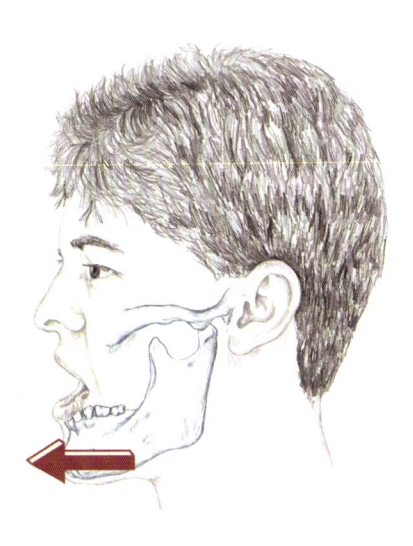

Figura 1.29 Protusão.

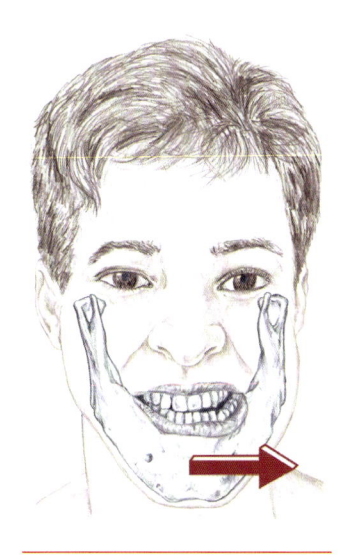

Figura 1.31 Desvio.

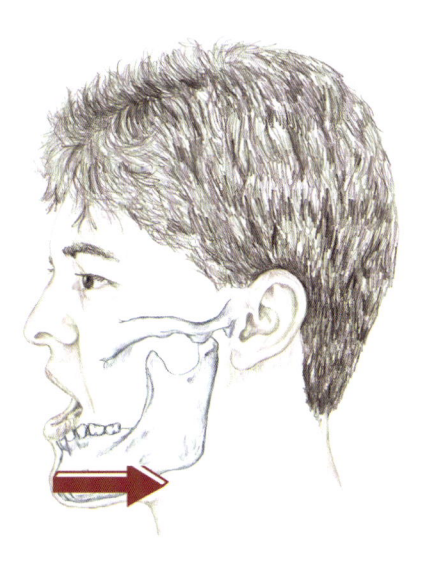

Figura 1.30 Retrusão.

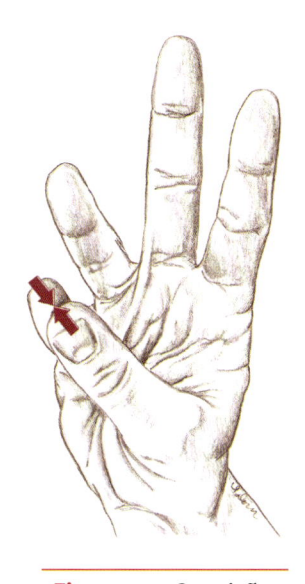

Figura 1.32 Oposição.

Plantar — Latim. A sola do pé

Movimentos do corpo

Coluna espinal e tórax
(coluna vertebral)

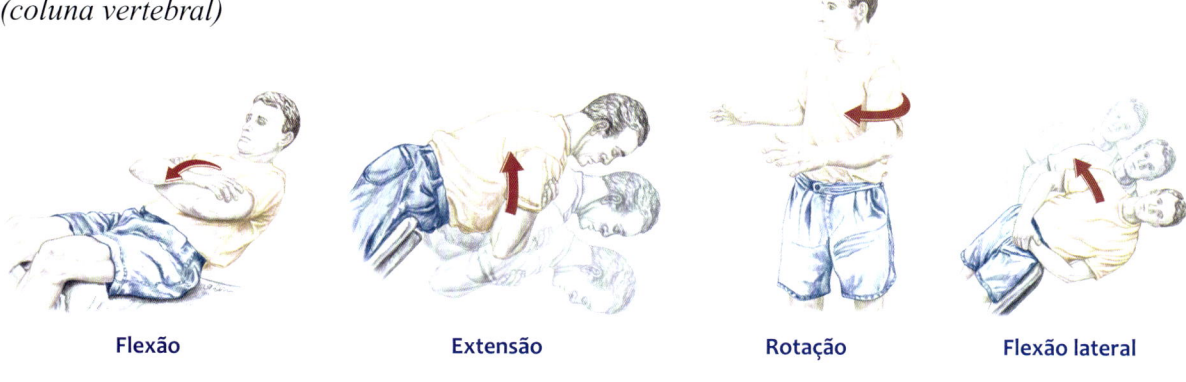

| Flexão | Extensão | Rotação | Flexão lateral |

Pescoço
(coluna cervical)

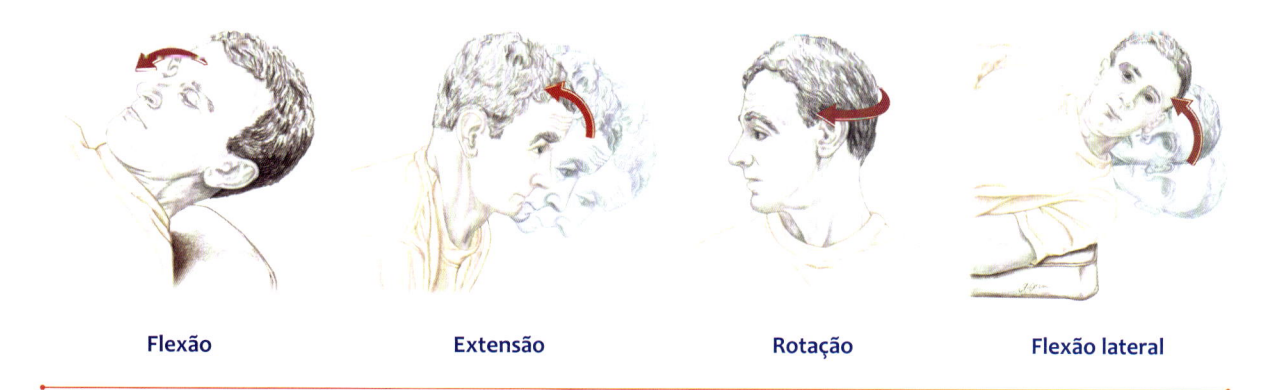

| Flexão | Extensão | Rotação | Flexão lateral |

Costelas/Tórax

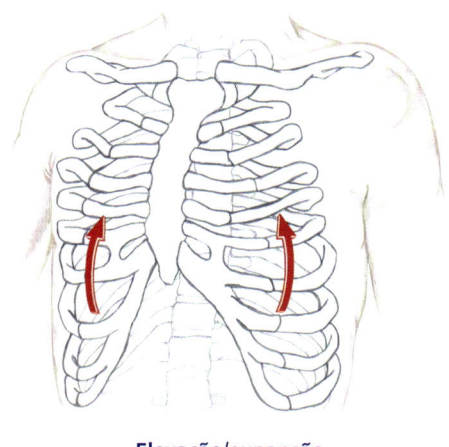

Elevação/expansão
(inspiração)

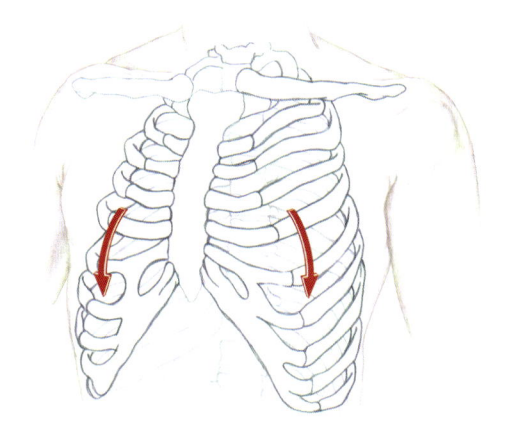

Depressão/colapso
(expiração)

Escápula
(articulação escapulotorácica)

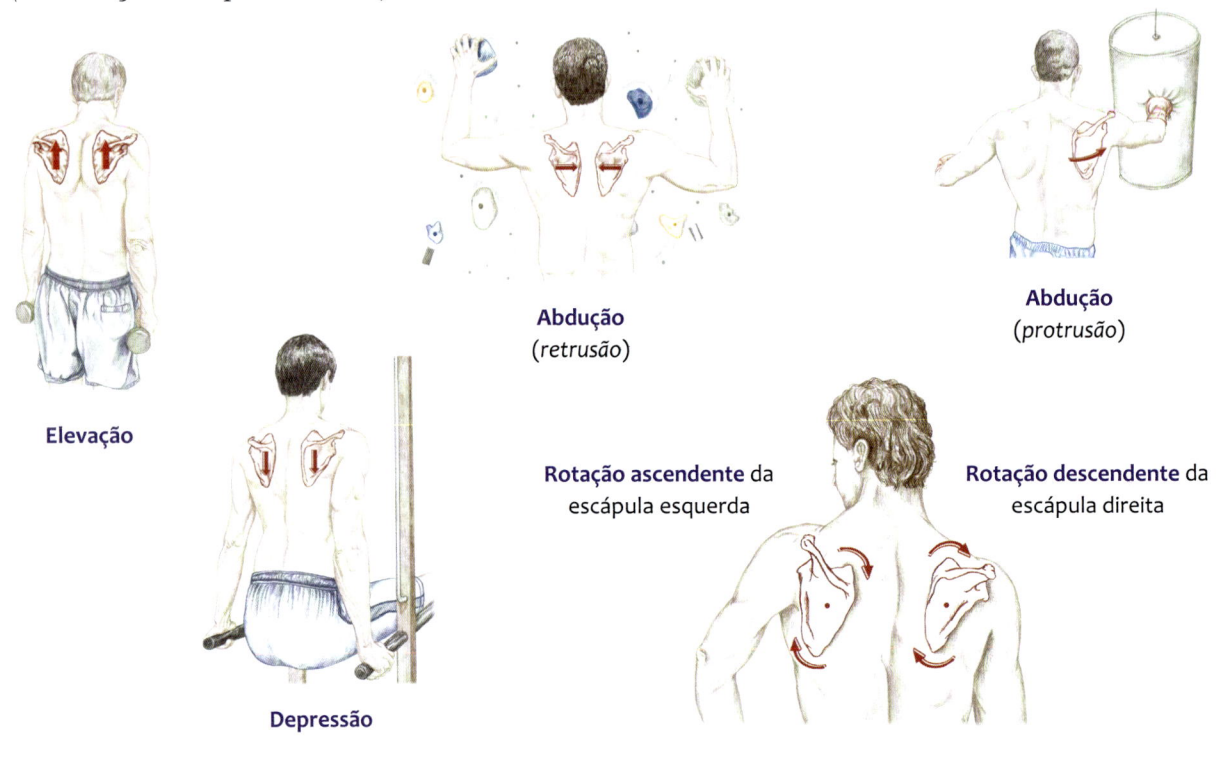

Elevação

Abdução
(retrusão)

Abdução
(protrusão)

Depressão

Rotação ascendente da escápula esquerda

Rotação descendente da escápula direita

Ombro
(articulação glenoumeral)

Flexão

Extensão

Adução

Abdução

Abdução horizontal

Adução horizontal

Rotação medial
(rotação interna)

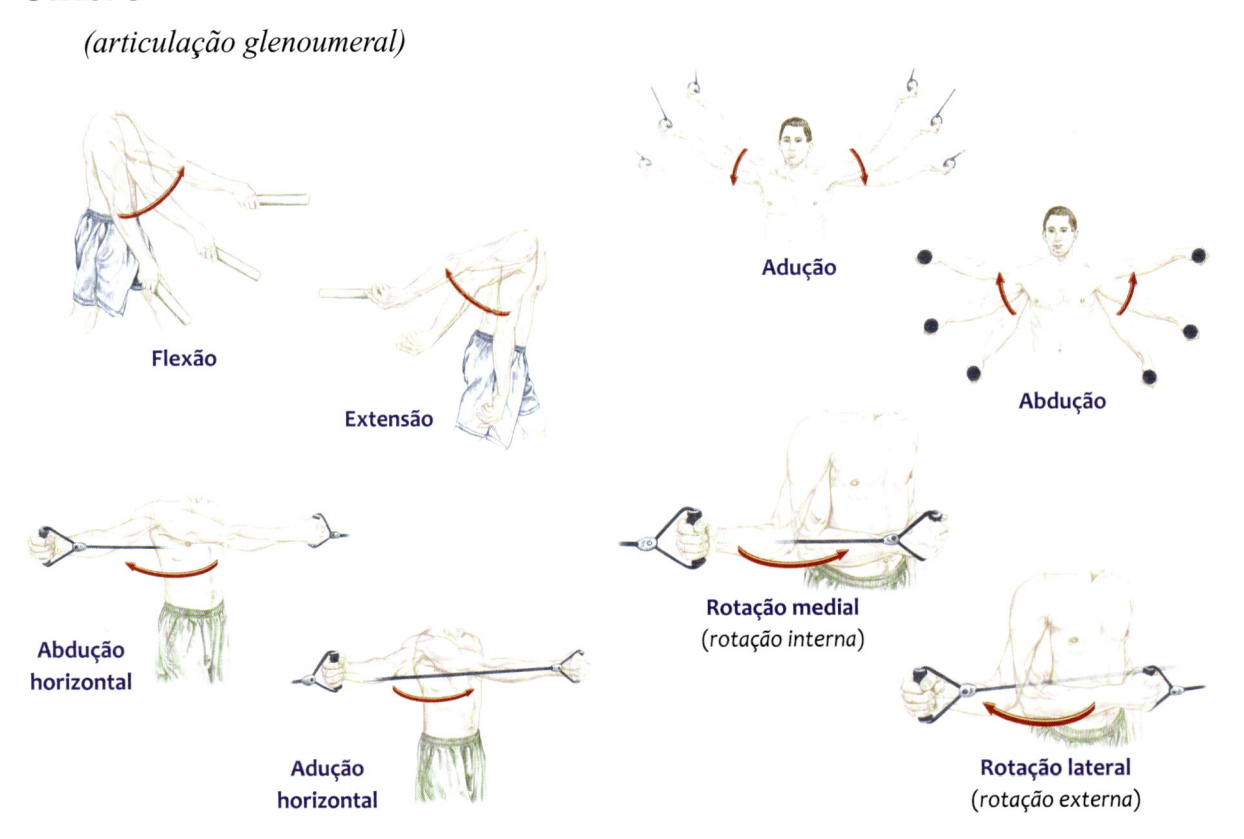

Rotação lateral
(rotação externa)

Cotovelo e antebraço

(articulações umeroulnar e umerorradial – cotovelo; articulações proximal e radioulnar distal – antebraço)

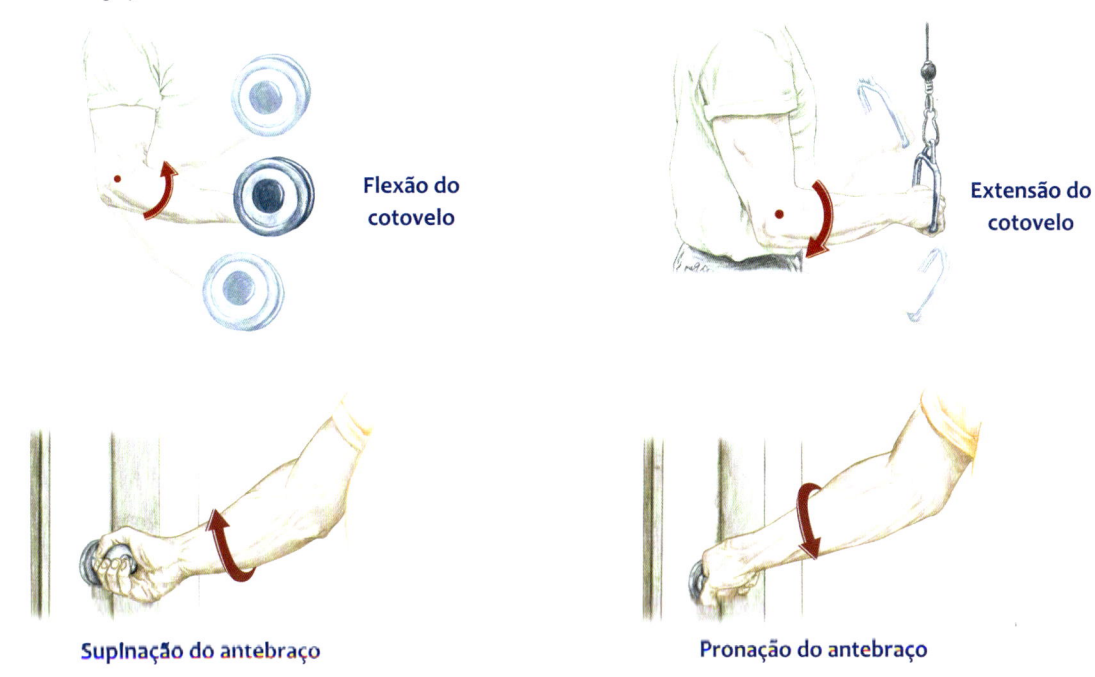

Flexão do cotovelo

Extensão do cotovelo

Supinação do antebraço

Pronação do antebraço

Pulso

(articulação radiocarpal)

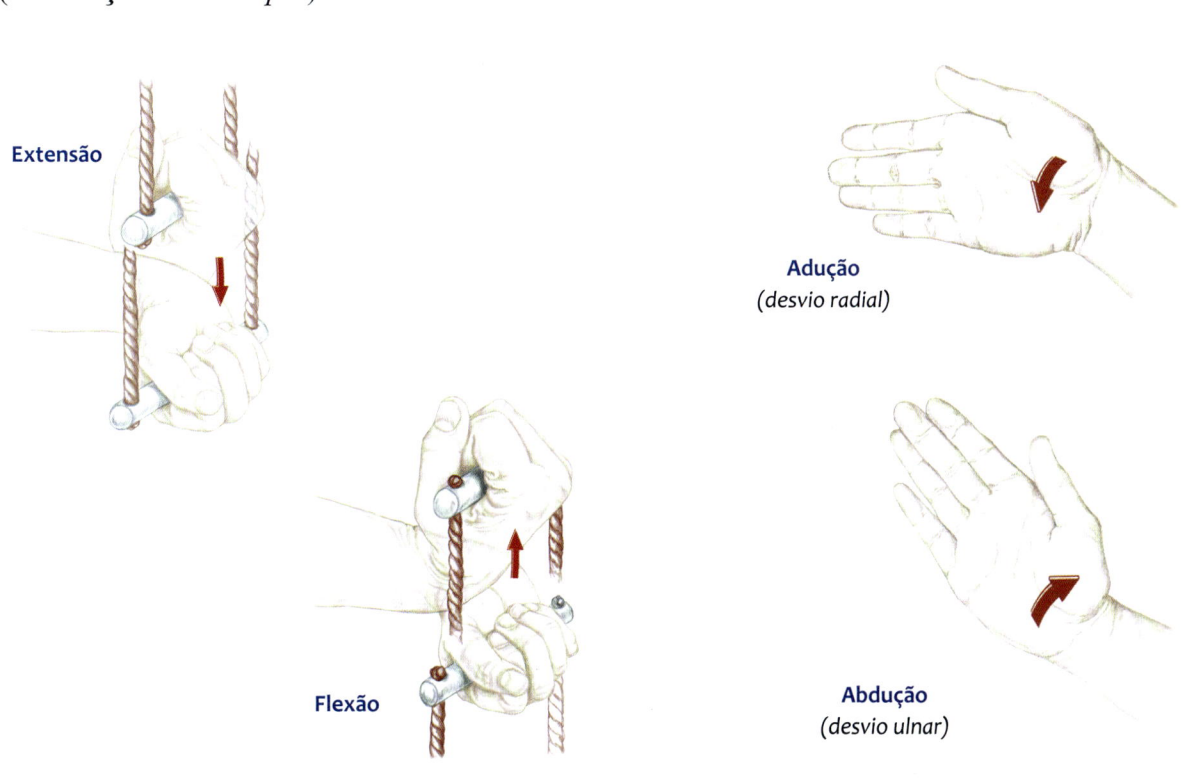

Extensão

Adução
(desvio radial)

Flexão

Abdução
(desvio ulnar)

Polegar
(primeira articulação carpometacarpal e articulação metacarpofalangeana)

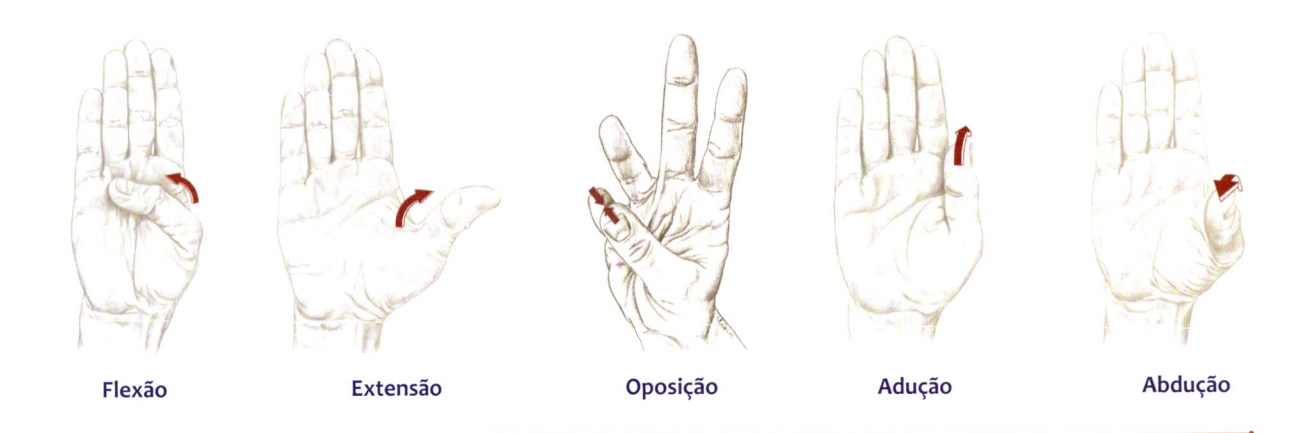

| Flexão | Extensão | Oposição | Adução | Abdução |

Dedos
(articulações metacarpofalangeana e interfalangeana proximal e distal)

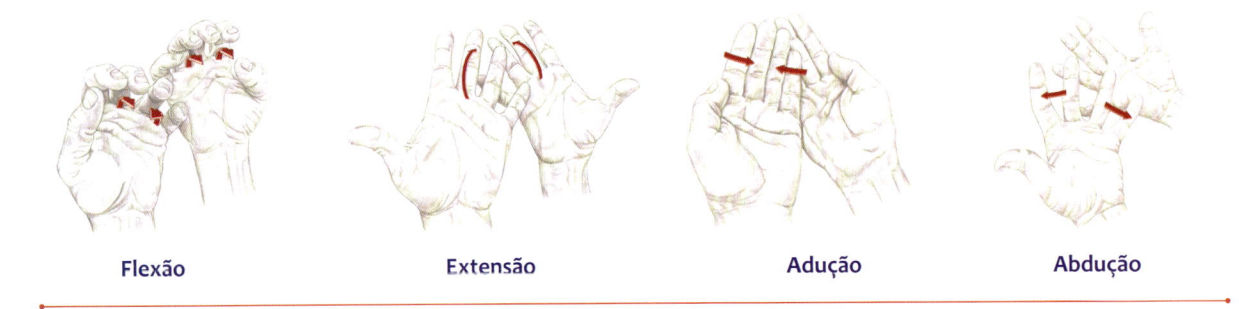

| Flexão | Extensão | Adução | Abdução |

Mandíbula
(articulação temporomandibular)

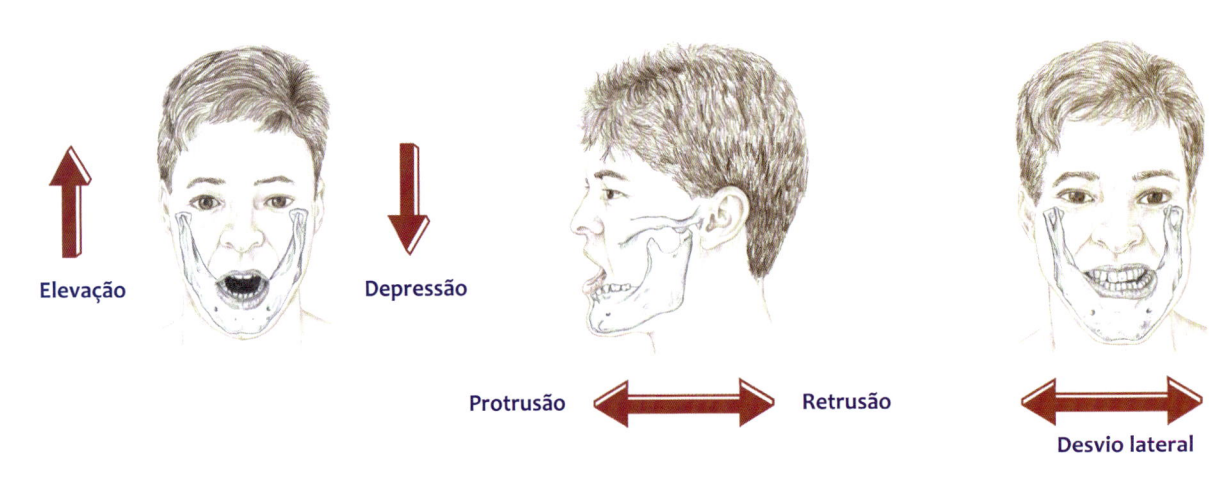

Elevação — Depressão

Protrusão ⟷ Retrusão

Desvio lateral

Navegando pelo Corpo Humano | 57

Pelve

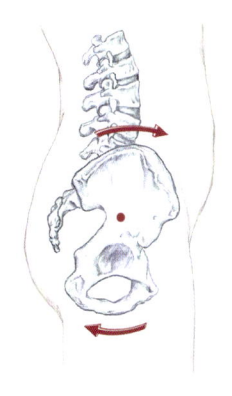

Parede pélvica anterior
(rotação descendente)

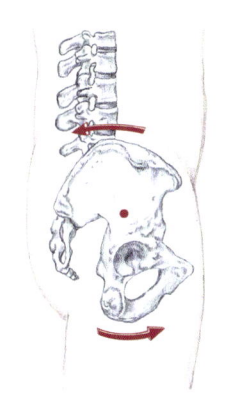

Parede pélvica posterior
(rotação ascendente)

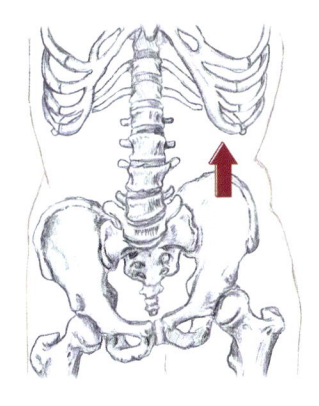

Parede pélvica lateral
(elevação)

Quadril
(articulação coxal)

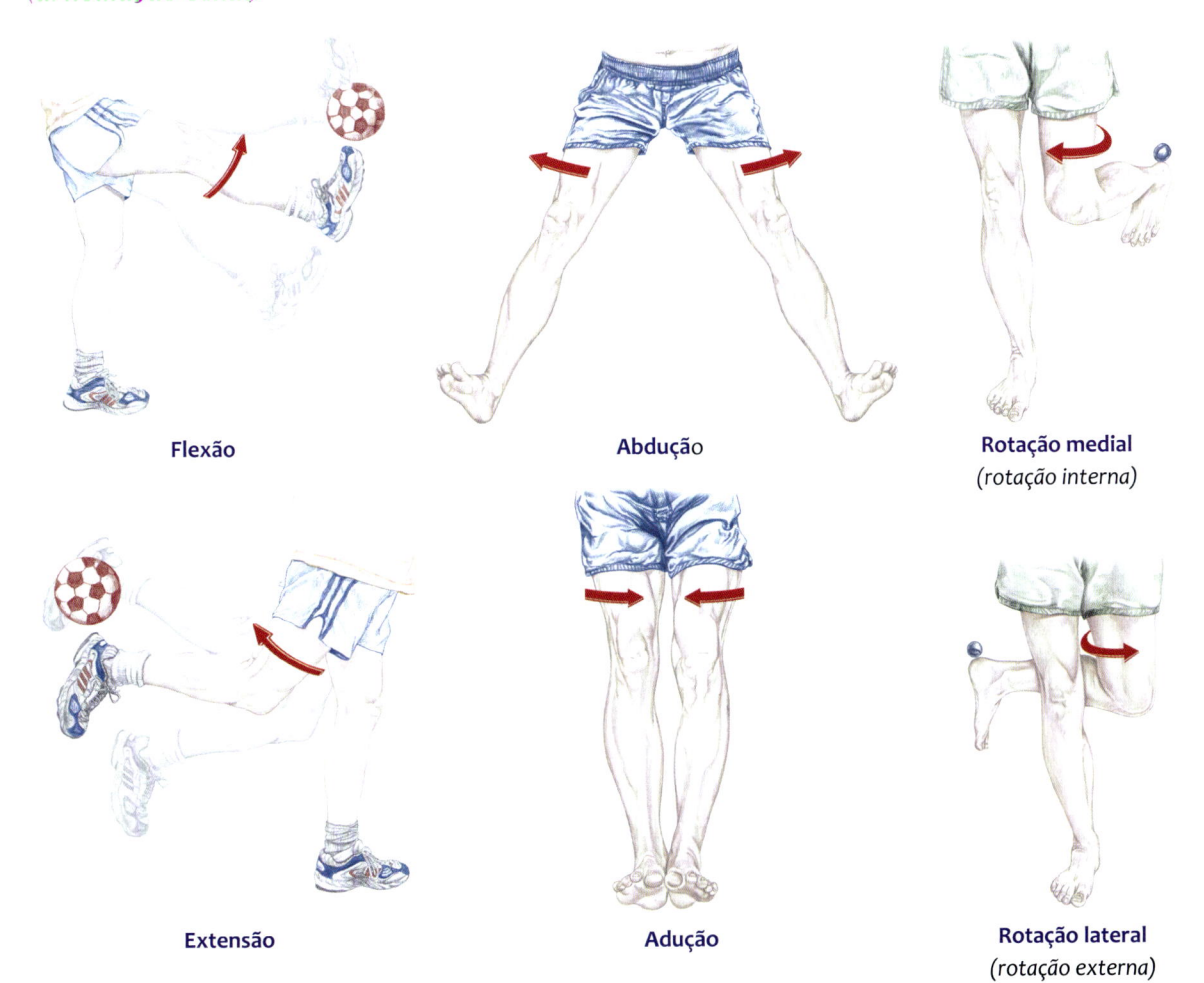

Flexão

Abdução

Rotação medial
(rotação interna)

Extensão

Adução

Rotação lateral
(rotação externa)

Joelho
(articulação tibiofemoral)

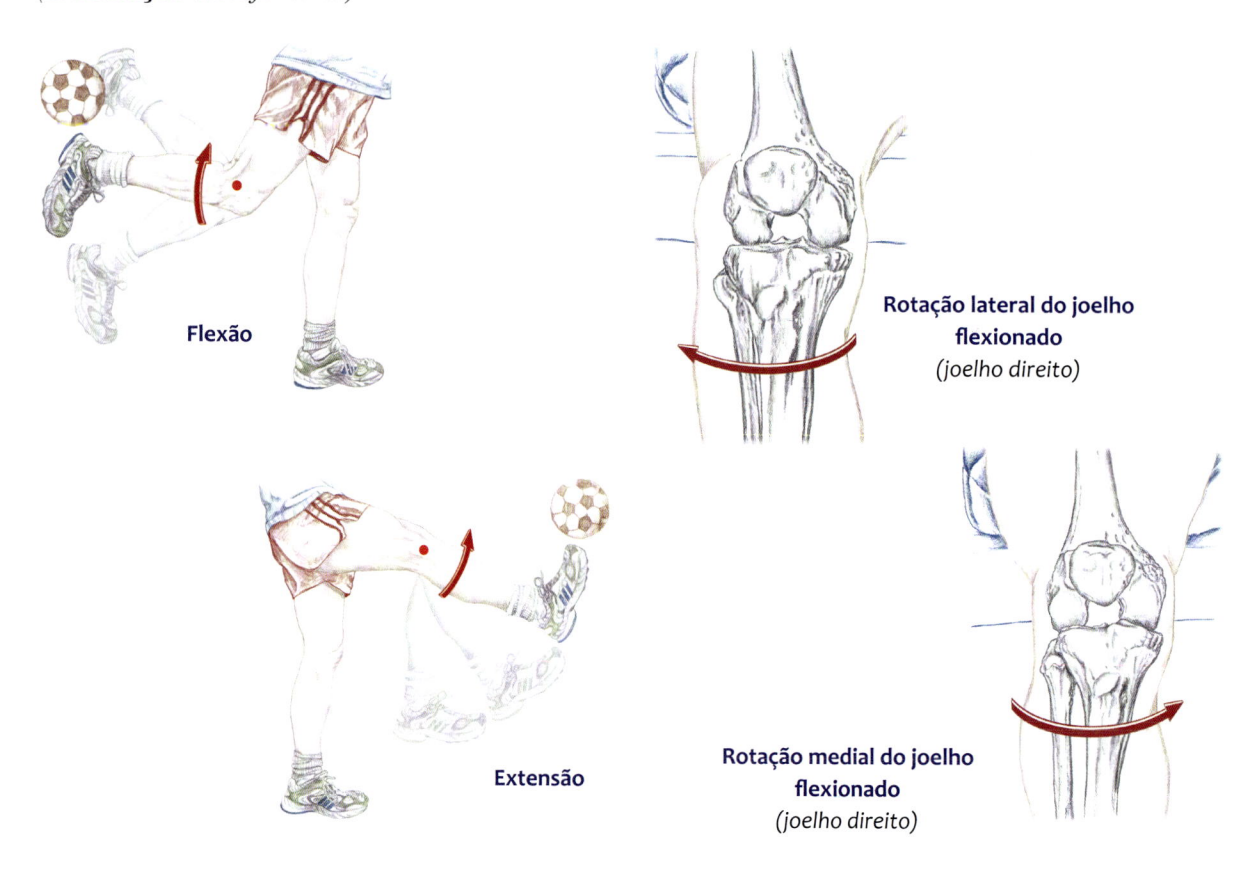

Flexão

Rotação lateral do joelho flexionado
(joelho direito)

Extensão

Rotação medial do joelho flexionado
(joelho direito)

Tornozelo, pé e dedos
(articulações talocrural, talotarsal, mediotarsiana, tarsometatarsiana, metatarsofalangeana e interfalangeal)

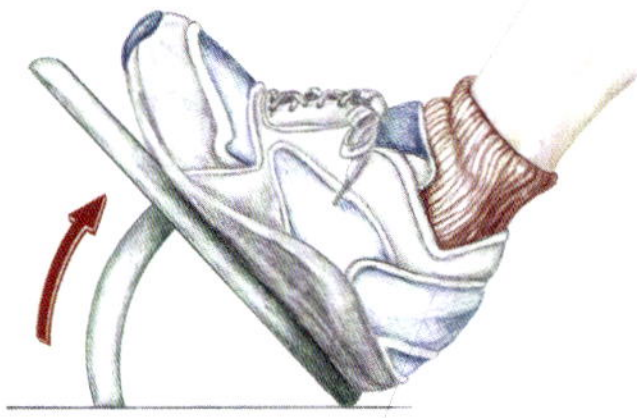

Dorsiflexão do tornozelo

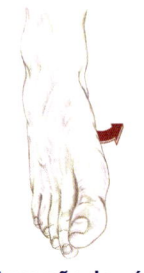

Inversão do pé

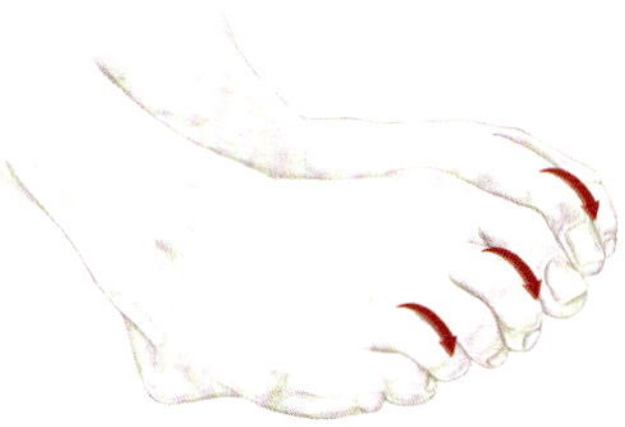

Flexão dos dedos

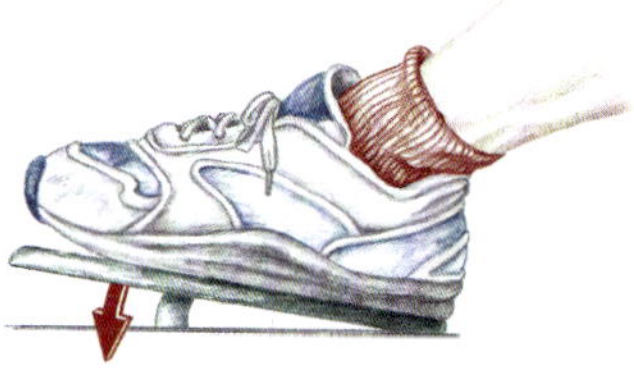

Flexão plantar do tornozelo

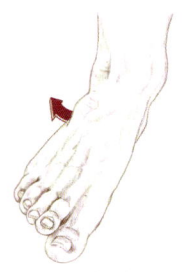

Eversão do pé

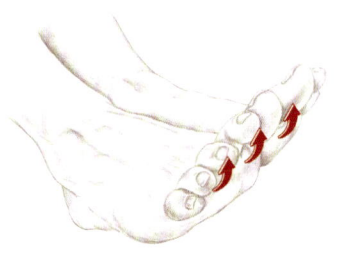

Extensão dos dedos

Sistemas do corpo

O sistema esquelético

Os ossos unem-se para formar o esqueleto. Ele é dividido em duas partes: os esqueletos axial e apendicular. O **axial** é o esqueleto central; inclui o crânio, a coluna vertebral, as costelas, o esterno e o osso hióideo. O esqueleto **apendicular** ("apêndices") é formado pelos braços e pelas pernas, incluindo a cintura peitoral (escápula e clavícula) e a cintura pélvica (quadris).

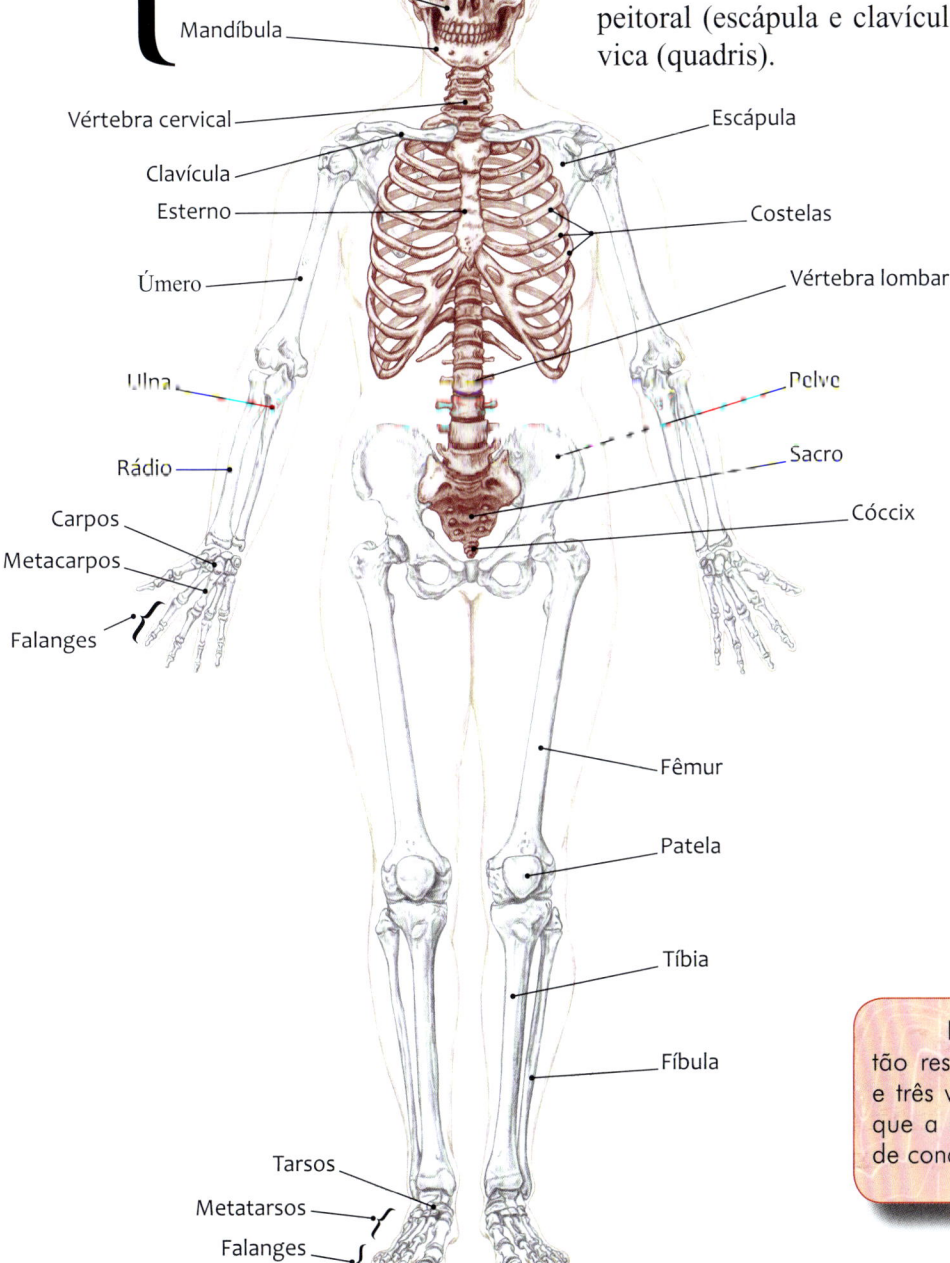

Crânio
- Porção craniana
- Porção facial
- Mandíbula

Vértebra cervical
Clavícula
Esterno
Úmero
Ulna
Rádio
Carpos
Metacarpos
Falanges

Escápula
Costelas
Vértebra lombar
Pelve
Sacro
Cóccix

Fêmur
Patela
Tíbia
Fíbula

Tarsos
Metatarsos
Falanges

Figura 1.33 *Vista anterior do esqueleto em posição anatômica; o esqueleto axial está destacado.*

No todo, o osso é tão resistente quanto aço e três vezes mais forte do que a mesma quantidade de concreto reforçado.

Apendicular Latim. Pendurado a
Axial Latim. Eixo

Esqueleto Grego. Dessecado

O sistema esquelético

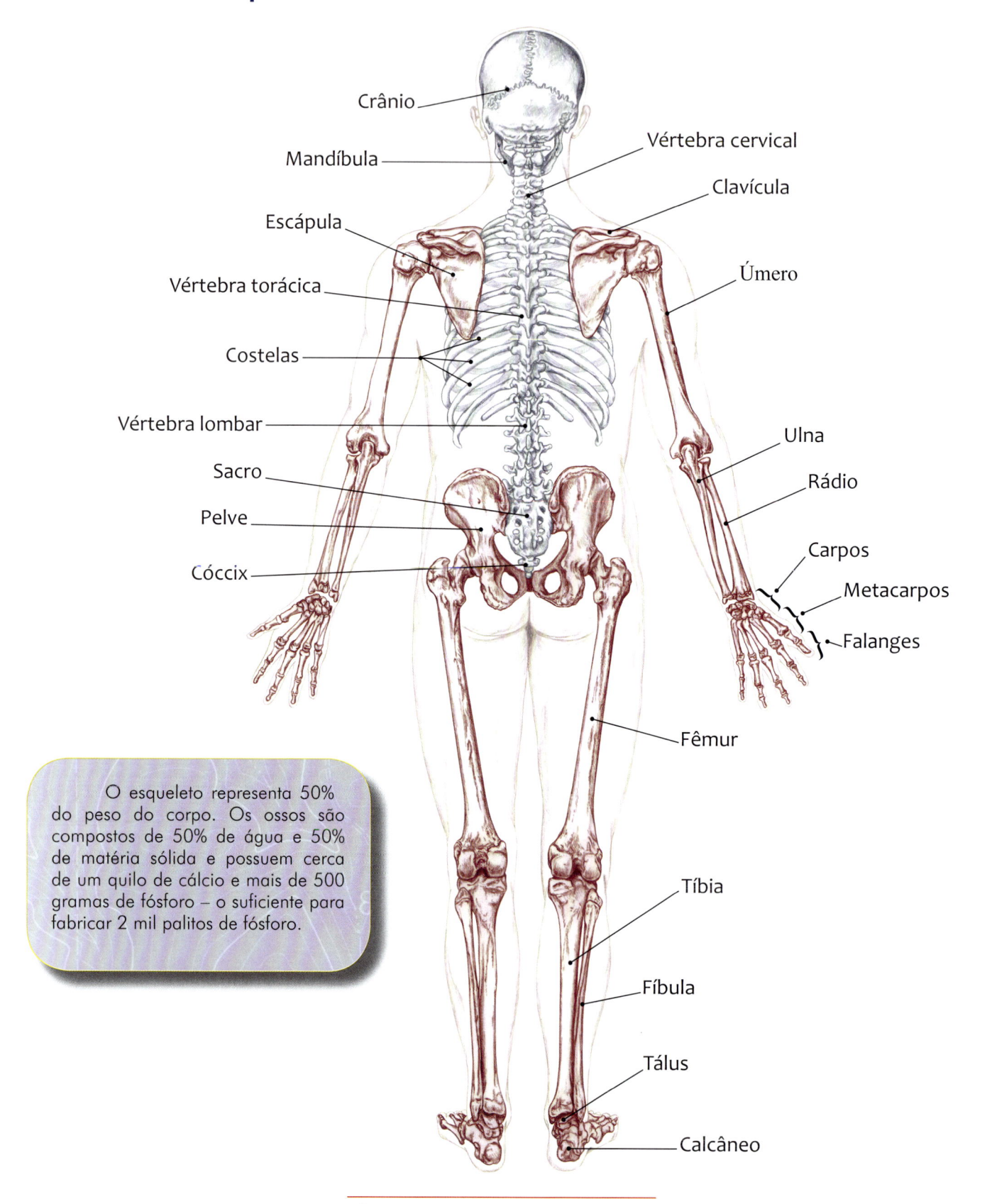

- Crânio
- Mandíbula
- Escápula
- Vértebra torácica
- Costelas
- Vértebra lombar
- Sacro
- Pelve
- Cóccix
- Vértebra cervical
- Clavícula
- Úmero
- Ulna
- Rádio
- Carpos
- Metacarpos
- Falanges
- Fêmur
- Tíbia
- Fíbula
- Tálus
- Calcâneo

> O esqueleto representa 50% do peso do corpo. Os ossos são compostos de 50% de água e 50% de matéria sólida e possuem cerca de um quilo de cálcio e mais de 500 gramas de fósforo – o suficiente para fabricar 2 mil palitos de fósforo.

Figura 1.34 *Vista posterior do esqueleto; o esqueleto apendicular está destacado.*

Tipos de articulações

Uma articulação é o ponto de contato entre os ossos. A estrutura de uma articulação **determina sua função**. Todas as articulações possuem uma estrutura fibrosa, cartilaginosa ou sinovial. Em virtude de seu formato, as articulações fibrosas e cartilaginosas apresentam pouca ou nenhuma capacidade de movimento. As **articulações sinoviais**, contudo, **possuem uma cavidade articular** (ausente nas articulações fibrosas e cartilaginosas). Esse espaço permite o movimento nas articulações sinoviais, que, embora tenham os mesmos componentes estruturais básicos, possuem diferentes capacidades de movimento. Há seis tipos de articulações sinoviais: esferoide, elipsoide, gínglimo, selar, plana e trocoide.

Na **articulação esferoide**, a superfície esférica de um osso encaixa-se na depressão em formato de prato de outro osso. Tal articulação é capaz de se movimentar em todos os planos. O ombro (ou articulação glenoumeral) é um exemplo de articulação capaz de circunduzir. (figura 1.35.)

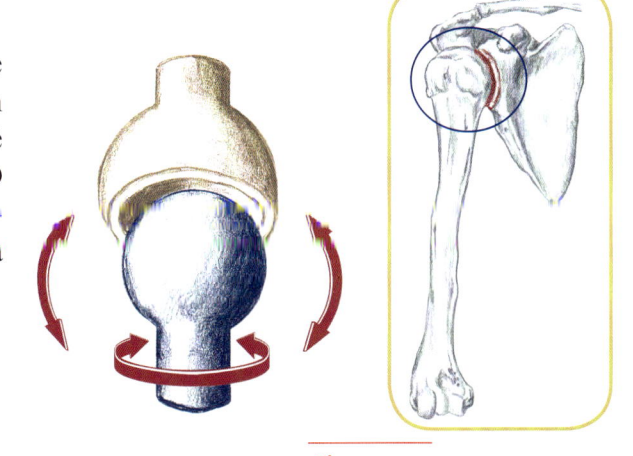

Figura 1.35

Uma **articulação elipsoide** consiste em uma extremidade em formato oval articulada com a depressão elíptica de outro osso. Ela permite a flexão/extensão e a abdução/adução, como ocorre no pulso (articulação radiocarpal). (figura 1.36.)

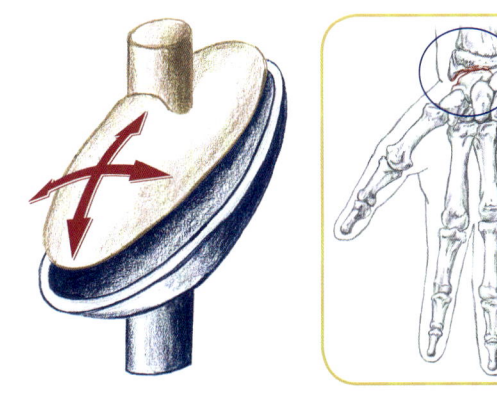

Figura 1.36

O **gínglimo** é uma articulação que permite apenas a flexão e a extensão, similar aos movimentos de uma dobradiça de porta. Um exemplo de gínglimo é a articulação umeroulnar do cotovelo. (figura 1.37.)

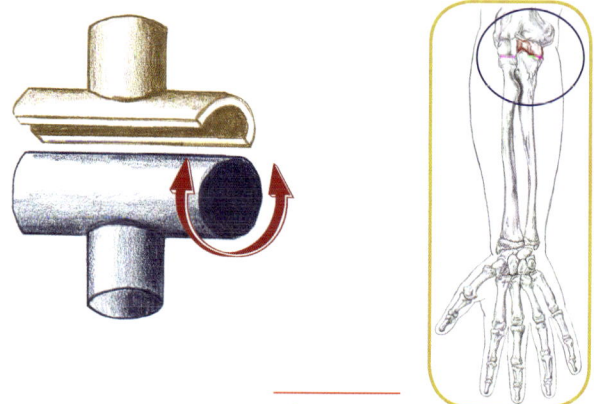

Figura 1.37

Uma **articulação selar** é uma elipsoide modificada composta de superfícies articulatórias convexas e côncavas – como duas selas. A articulação entre o trapézio (um dos pequenos ossos carpais no pulso) e os primeiros ossos metacarpais são exemplos de articulação selar. (figura 1.38.)

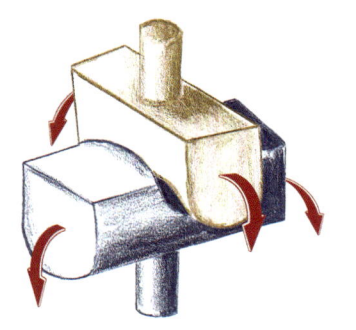

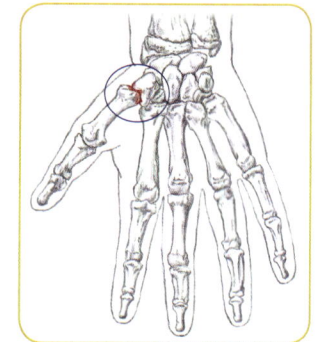

Figura 1.38

Uma **articulação plana** geralmente está entre duas superfícies achatadas e é a que permite menos movimento de todas as articulações sinoviais. Apenas pequenos movimentos de deslocamento são possíveis nessas articulações, como aqueles nos ossos carpais no pulso ou nos ossos tarsais no pé. (figura 1.39.)

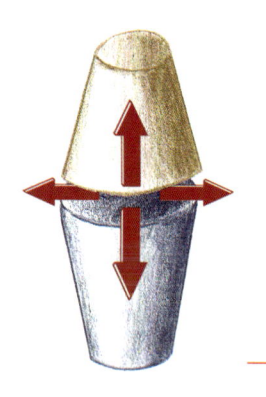

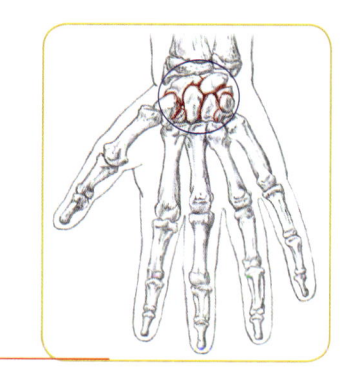

Figura 1.39

O formato da **articulação trocoide** permite que um osso gire ao redor da superfície de outro osso. Por exemplo, a rotação da cabeça acontece por causa da articulação trocoide entre a primeira e a segunda vértebras cervicais (a articulação atlantoaxial). (figura 1.40.)

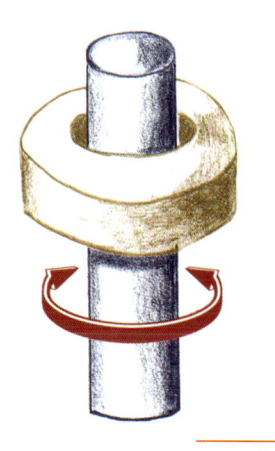

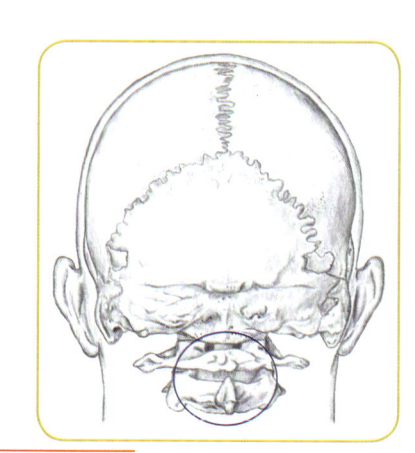

Figura 1.40

Articulação Latim. Unir
Sinovial Latim. Synovia, líquido da articulação

O sistema muscular

O nome de um músculo pode dar dicas de suas características específicas. O nome reflete tanto o formato (romboide), como a localização (temporal), a direção da fibra (oblíqua externa), a ação (adutores) ou os locais de ligação (coracobraquial) de um músculo.

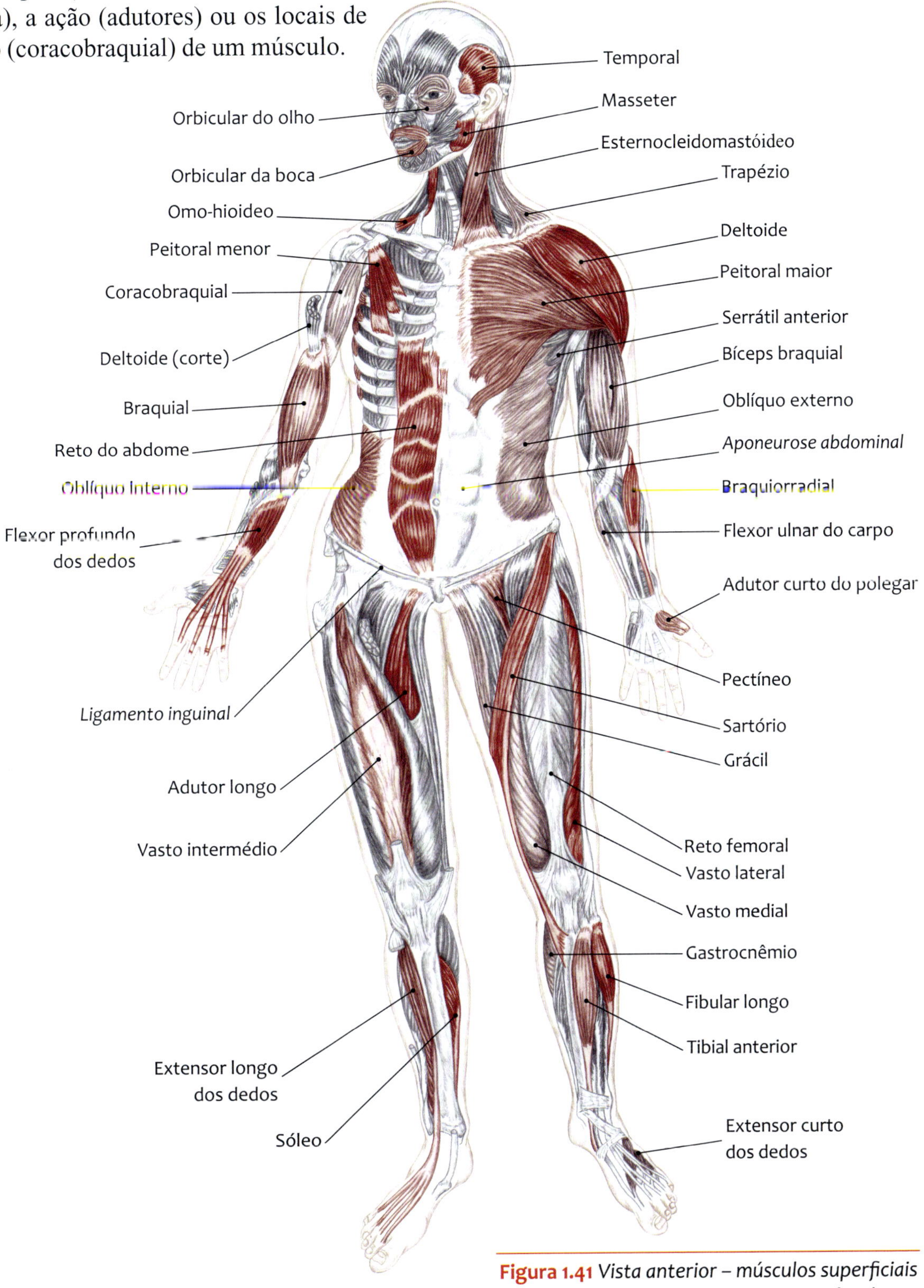

Orbicular do olho
Orbicular da boca
Omo-hioideo
Peitoral menor
Coracobraquial
Deltoide (corte)
Braquial
Reto do abdome
Oblíquo Interno
Flexor profundo dos dedos
Ligamento inguinal
Adutor longo
Vasto intermédio
Extensor longo dos dedos
Sóleo

Temporal
Masseter
Esternocleidomastóideo
Trapézio
Deltoide
Peitoral maior
Serrátil anterior
Bíceps braquial
Oblíquo externo
Aponeurose abdominal
Braquiorradial
Flexor ulnar do carpo
Adutor curto do polegar
Pectíneo
Sartório
Grácil
Reto femoral
Vasto lateral
Vasto medial
Gastrocnêmio
Fibular longo
Tibial anterior
Extensor curto dos dedos

Figura 1.41 *Vista anterior – músculos superficiais mostrados do lado esquerdo e os músculos profundos, do lado direito.*

Músculo	Latim.	*Musculus*, pequeno rato
Mio-	Grego.	Músculo
Tendão	Latim.	Esticar

Em toda extremidade de um músculo há um tendão que o liga a um osso. Cada músculo possui uma origem e uma inserção. A origem é a ligação ao osso mais imóvel, enquanto a inserção é a conexão àquele mais móvel.

Gálea aponeurótica
Occipital
Zigomático maior e menor
Esplênio da cabeça
Supraespinal
Trapézio
Deltoide
Romboide menor e maior
Latíssimo do dorso
Infraespinal
Redondo maior
Braquirradial
Extensores radial longo e curto do carpo
Tríceps braquial
Oblíquo interno
Flexor ulnar do carpo
Glúteo médio
Extensor dos dedos
Piriforme
Quadrado da coxa
Glúteo máximo (cortado e rebatido)
Glúteo máximo
Vasto lateral
Semimembranáceo
Grácil
Bíceps femoral (cabeça curta)
Bíceps femoral (cabeça longa)
Plantar delgado
Gastrocnêmio
Fibular longo
Fibular longo
Fibular curto

Figura 1.42 *Vista posterior – músculos superficiais mostrados do lado direito e os músculos profundos, do lado esquerdo.*

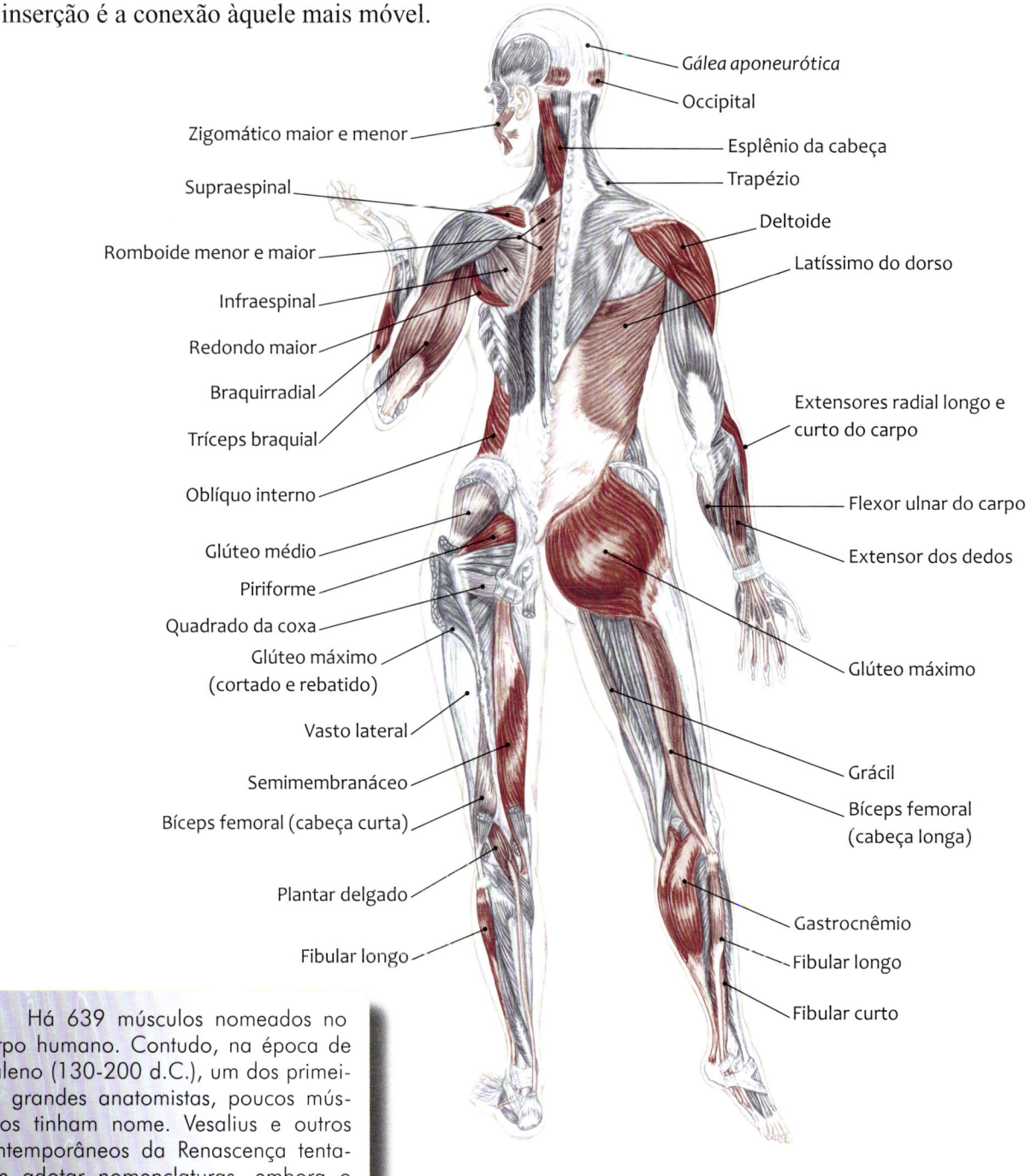

Há 639 músculos nomeados no corpo humano. Contudo, na época de Galeno (130-200 d.C.), um dos primeiros grandes anatomistas, poucos músculos tinham nome. Vesalius e outros contemporâneos da Renascença tentaram adotar nomenclaturas, embora o método de Galeno de numerar os músculos continuasse. Apenas no século XVIII, graças, sobretudo, ao anatomista britânico William Cowper e ao anatomista escocês James Douglas, a terminologia miológica específica atualmente empregada foi instituída.

Navegando pelo Corpo Humano | 65

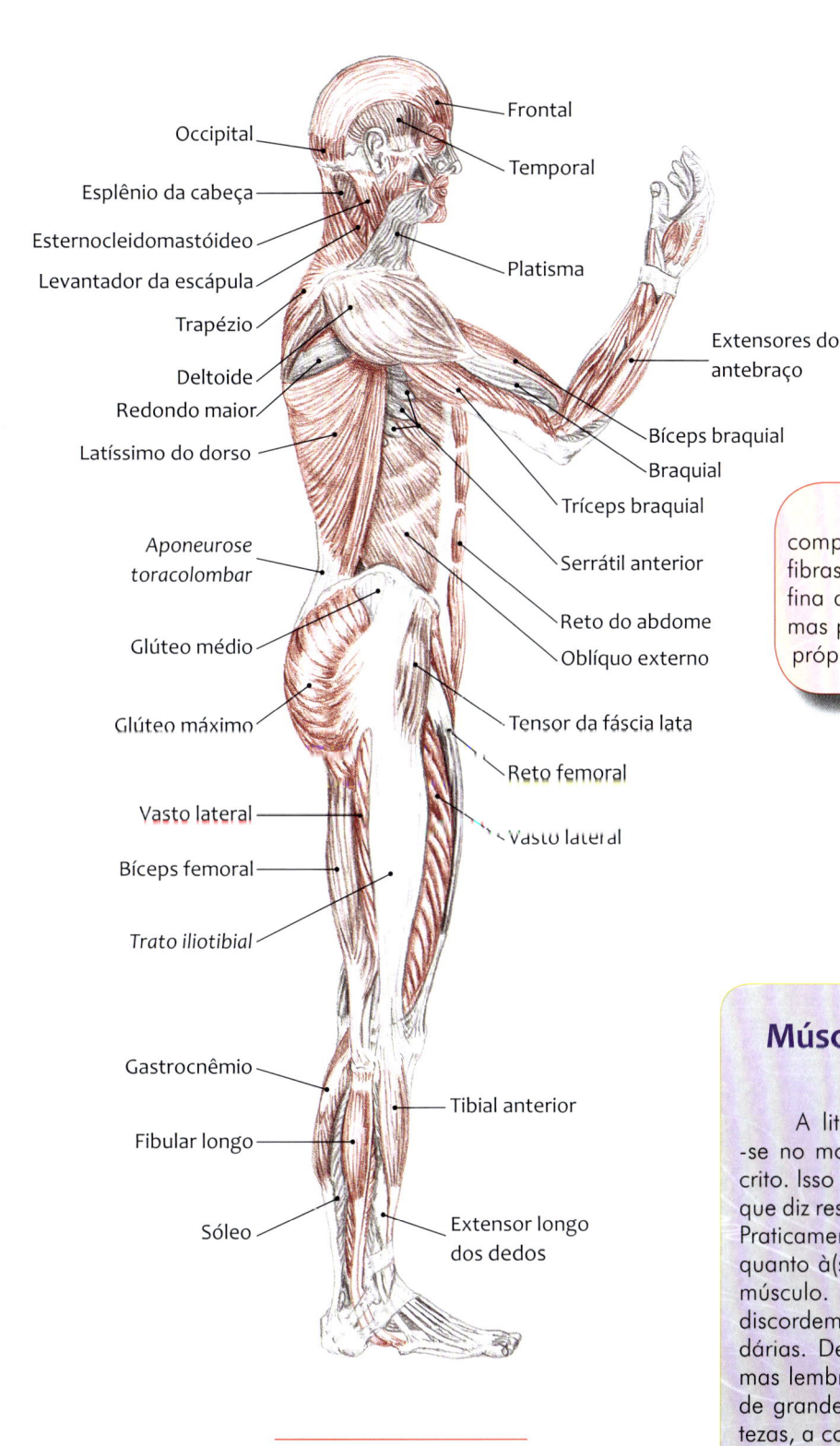

Figura 1.43 *Vista lateral*

Labels (de cima para baixo):
- Occipital
- Esplênio da cabeça
- Esternocleidomastóideo
- Levantador da escápula
- Trapézio
- Deltoide
- Redondo maior
- Latíssimo do dorso
- *Aponeurose toracolombar*
- Glúteo médio
- Glúteo máximo
- Vasto lateral
- Bíceps femoral
- *Trato iliotibial*
- Gastrocnêmio
- Fibular longo
- Sóleo
- Frontal
- Temporal
- Platisma
- Extensores do antebraço
- Bíceps braquial
- Braquial
- Tríceps braquial
- Serrátil anterior
- Reto do abdome
- Oblíquo externo
- Tensor da fáscia lata
- Reto femoral
- Vasto lateral
- Tibial anterior
- Extensor longo dos dedos

> O sistema muscular é composto de cerca de 6 trilhões de fibras musculares. Cada fibra é mais fina que um fio de cabelo humano, mas pode suportar até mil vezes seu próprio peso.

Músculos e suas ações

A literatura anatômica diferencia-se no modo pelo qual o corpo é descrito. Isso é especialmente verdadeiro no que diz respeito às ações de um músculo. Praticamente, todos os textos concordam quanto à(s) ação(ões) primária(s) de um músculo. Não é raro, no entanto, que discordem a respeito das ações secundárias. De fato, isso pode ser confuso, mas lembre-se de que mesmo nesta era de grandes avanços tecnológicos e certezas, a complexidade do corpo humano ainda deixa algumas questões abertas à discussão.

O sistema fascial

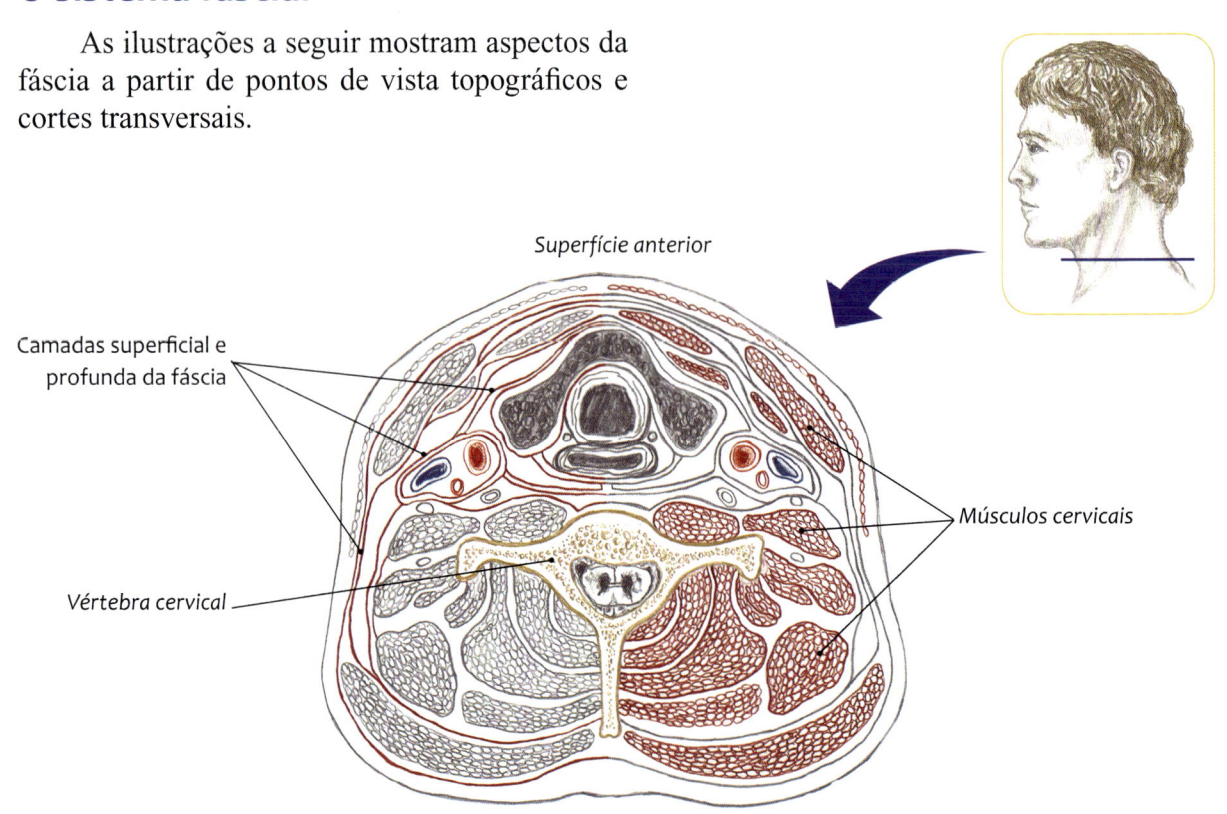

As ilustrações a seguir mostram aspectos da fáscia a partir de pontos de vista topográficos e cortes transversais.

Figura 1.44 Corte transversal do pescoço, no qual são mostrados em destaque as camadas da fáscia (à esquerda) e os músculos cervicais (à direita).

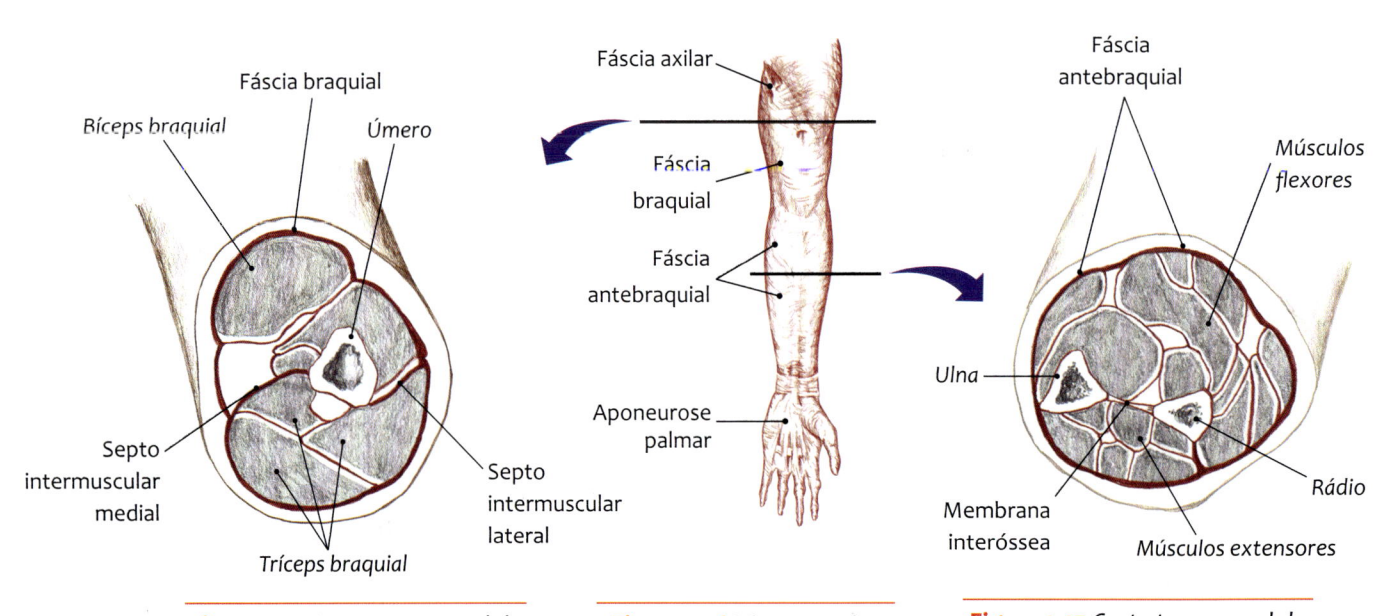

Figura 1.45 Corte transversal do braço esquerdo.

Figura 1.46 Vista anterior do braço, do antebraço e da mão esquerda, sem a pele.

Figura 1.47 Corte transversal do antebraço esquerdo.

Fáscia	Latim.	Uma tira, faixa
Retináculo	Latim.	Cabresto, tira, corda
Septo	Latim.	Cerca

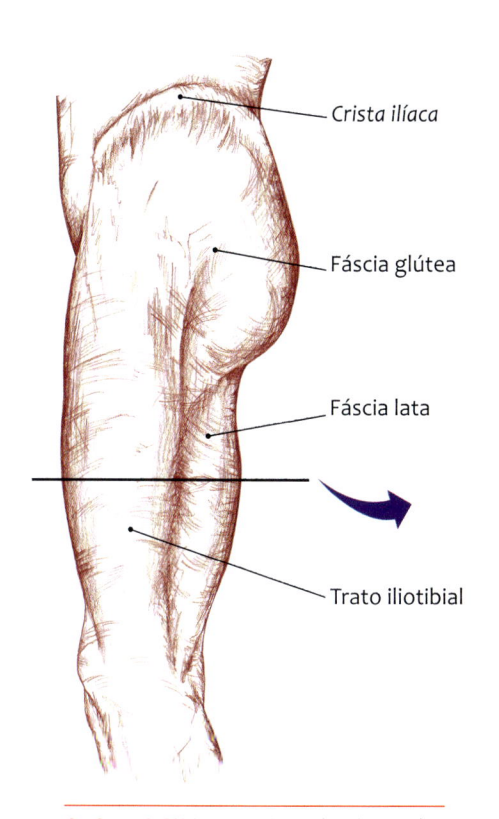

Navegando pelo Corpo Humano | 67

Figura 1.48 Fáscia da pelve lateral e da coxa, sem a pele.

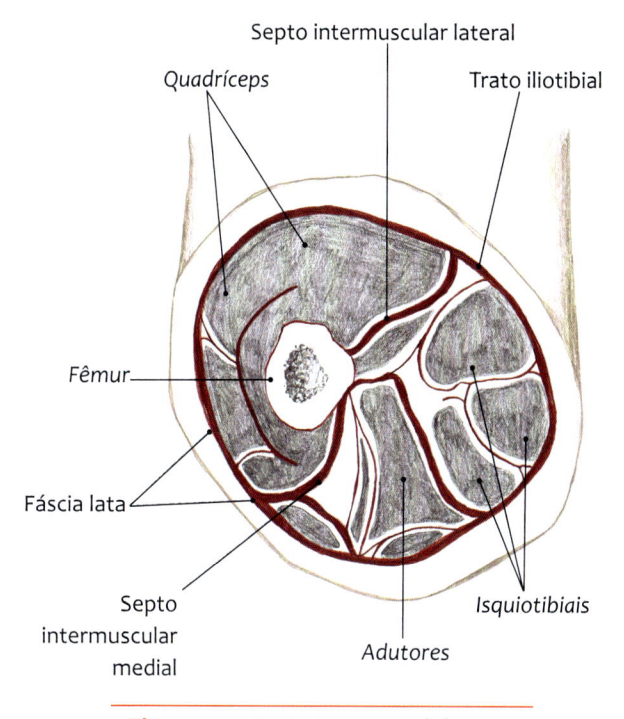

Figura 1.49 Corte transversal da coxa esquerda.

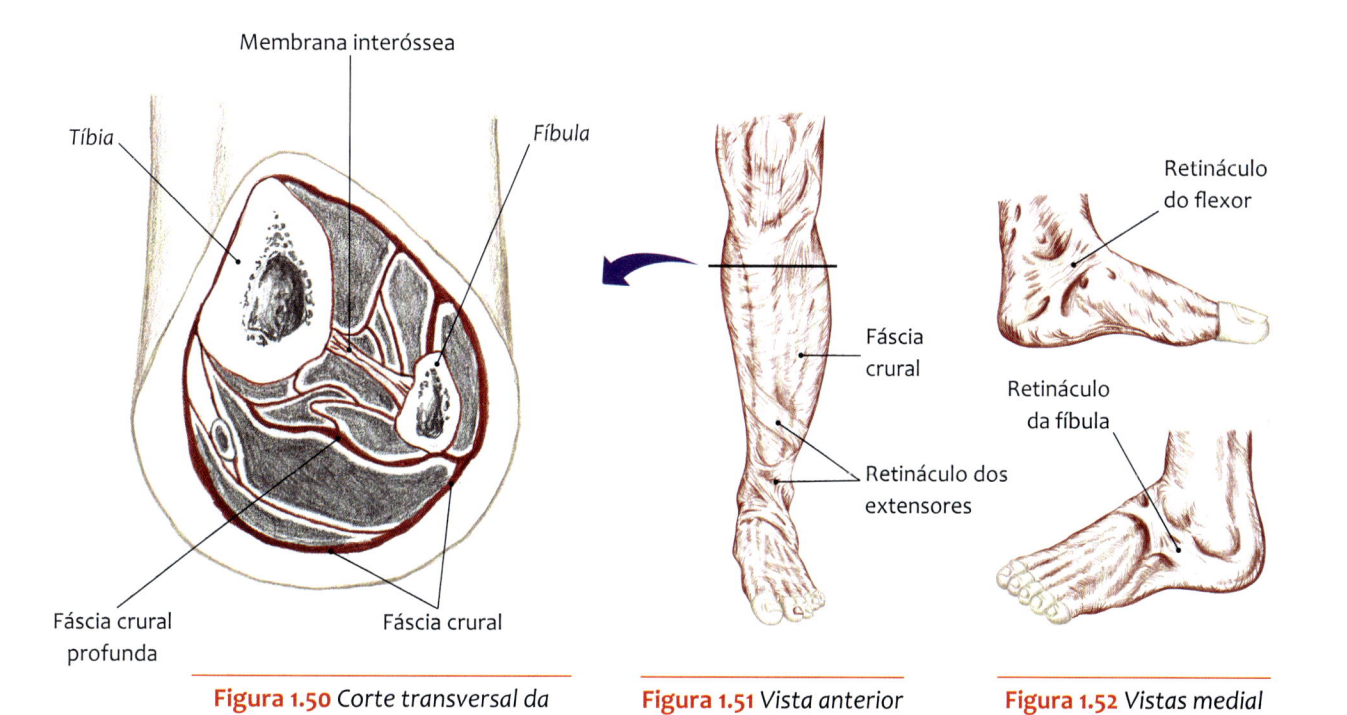

Figura 1.50 Corte transversal da perna esquerda.

Figura 1.51 Vista anterior da perna e do pé esquerdo, sem a pele

Figura 1.52 Vistas medial e lateral do pé esquerdo, sem a pele.

Aponeurose   Grego.   *Apo*, de + *neuron*, nervo ou tendão

O sistema cardiovascular

As artérias e as veias são os vasos sanguíneos do sistema cardiovascular. Elas formam uma incrível rede que transporta o sangue do coração para os tecidos corporais e depois o leva de volta para o coração novamente.

As artérias conduzem o sangue para fora do coração. Quando uma artéria sai do coração, divide-se em ramos menores, as arteríolas. Estas se dividem em milhões de vasos microscópicos chamados capilares. As paredes dos capilares servem de locais de troca de nutrientes e descarte entre os tecidos do corpo e o sangue. Os capilares então se fundem novamente, criando pequenas veias e vênulas, as quais se unem para formar as veias maiores que transportam o sangue de volta ao coração.

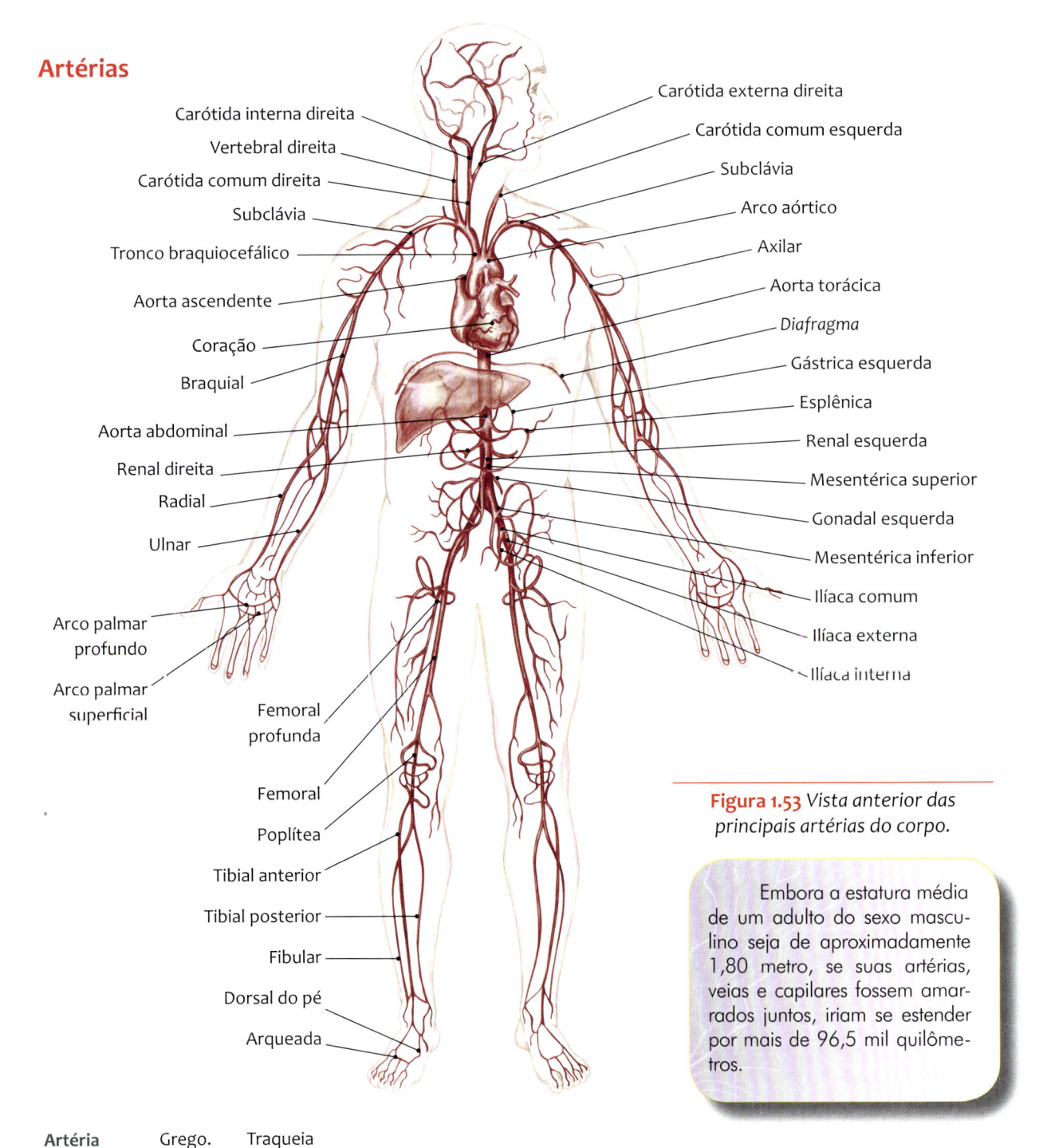

Artérias

- Carótida interna direita
- Vertebral direita
- Carótida comum direita
- Subclávia
- Tronco braquiocefálico
- Aorta ascendente
- Coração
- Braquial
- Aorta abdominal
- Renal direita
- Radial
- Ulnar
- Arco palmar profundo
- Arco palmar superficial
- Femoral profunda
- Femoral
- Poplítea
- Tibial anterior
- Tibial posterior
- Fibular
- Dorsal do pé
- Arqueada

- Carótida externa direita
- Carótida comum esquerda
- Subclávia
- Arco aórtico
- Axilar
- Aorta torácica
- *Diafragma*
- Gástrica esquerda
- Esplênica
- Renal esquerda
- Mesentérica superior
- Gonadal esquerda
- Mesentérica inferior
- Ilíaca comum
- Ilíaca externa
- Ilíaca interna

Figura 1.53 *Vista anterior das principais artérias do corpo.*

Embora a estatura média de um adulto do sexo masculino seja de aproximadamente 1,80 metro, se suas artérias, veias e capilares fossem amarrados juntos, iriam se estender por mais de 96,5 mil quilômetros.

Artéria	Grego.	Traqueia
Capilar	Latim.	Semelhante a cabelo
Veia	Latim.	Vaso

Veias

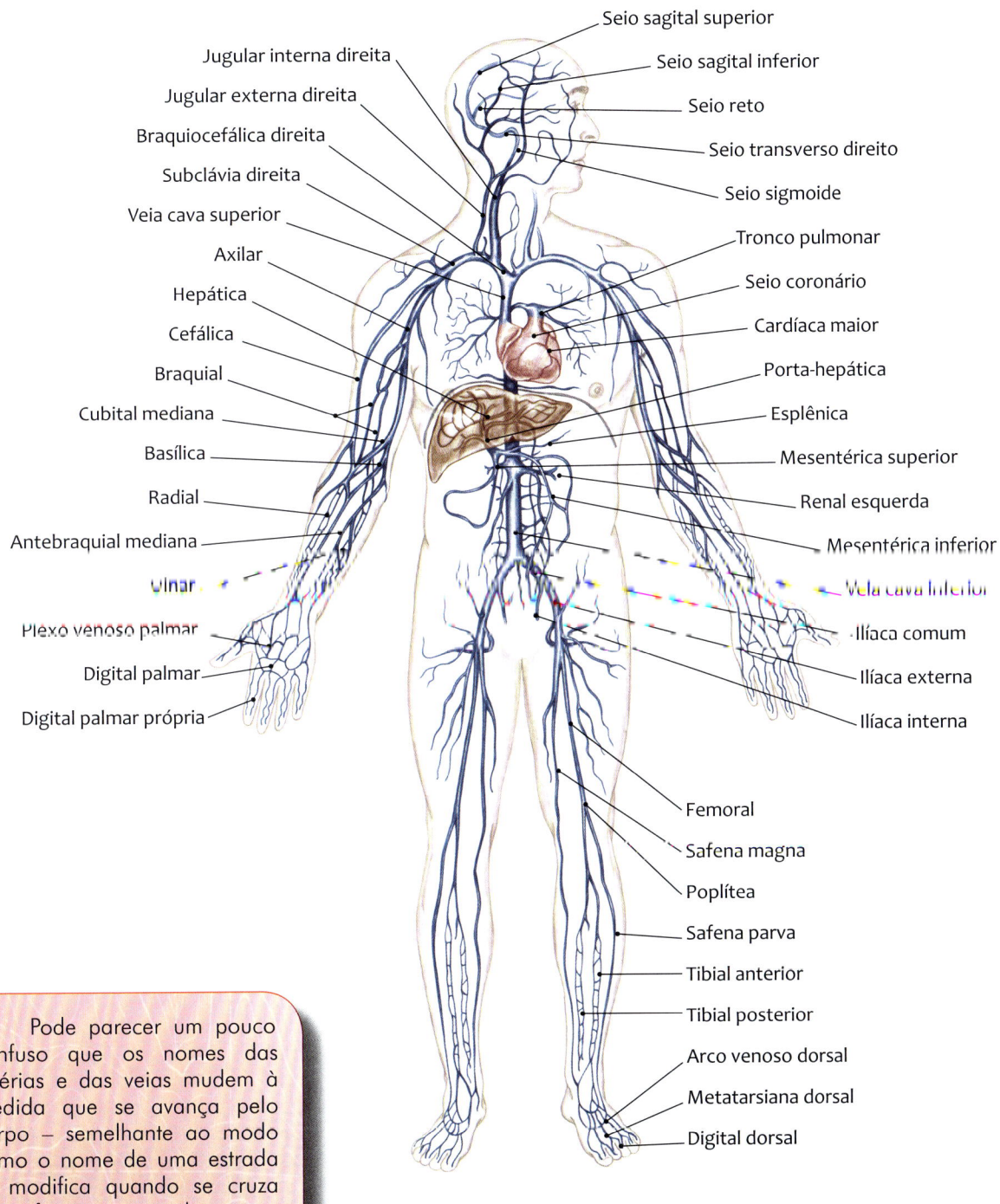

Pode parecer um pouco confuso que os nomes das artérias e das veias mudem à medida que se avança pelo corpo – semelhante ao modo como o nome de uma estrada se modifica quando se cruza uma fronteira em direção a outra cidade. Por exemplo, a artéria subclávia, a artéria axilar e a artéria braquial são o mesmo vaso; seu nome muda à medida que passa pelas diferentes regiões do corpo.

Figura 1.54 *Vista anterior das principais veias do corpo.*

Rótulos da figura:
- Jugular interna direita
- Jugular externa direita
- Braquiocefálica direita
- Subclávia direita
- Veia cava superior
- Axilar
- Hepática
- Cefálica
- Braquial
- Cubital mediana
- Basílica
- Radial
- Antebraquial mediana
- Ulnar
- Plexo venoso palmar
- Digital palmar
- Digital palmar própria
- Seio sagital superior
- Seio sagital inferior
- Seio reto
- Seio transverso direito
- Seio sigmoide
- Tronco pulmonar
- Seio coronário
- Cardíaca maior
- Porta-hepática
- Esplênica
- Mesentérica superior
- Renal esquerda
- Mesentérica inferior
- Veia cava inferior
- Ilíaca comum
- Ilíaca externa
- Ilíaca interna
- Femoral
- Safena magna
- Poplítea
- Safena parva
- Tibial anterior
- Tibial posterior
- Arco venoso dorsal
- Metatarsiana dorsal
- Digital dorsal

O sistema nervoso

O sistema nervoso é a matriz funcional do corpo. Ele sente, interpreta e responde às necessidades do corpo, a fim de manter a homeostase ou o equilíbrio. O cérebro e a medula espinal compõem o sistema nervoso central, enquanto os demais aspectos formam o sistema nervoso periférico. Muitos nervos ramificam-se na medula espinal e saem pelas laterais das vértebras. Alguns desses nervos reagrupam-se para formar um plexo. Os principais plexos são o cervical, o braquial, o lombar e o sacral. Os ramos individuais de um plexo nervoso separam-se e possuem nomes que correspondem às regiões nas quais se inervam.

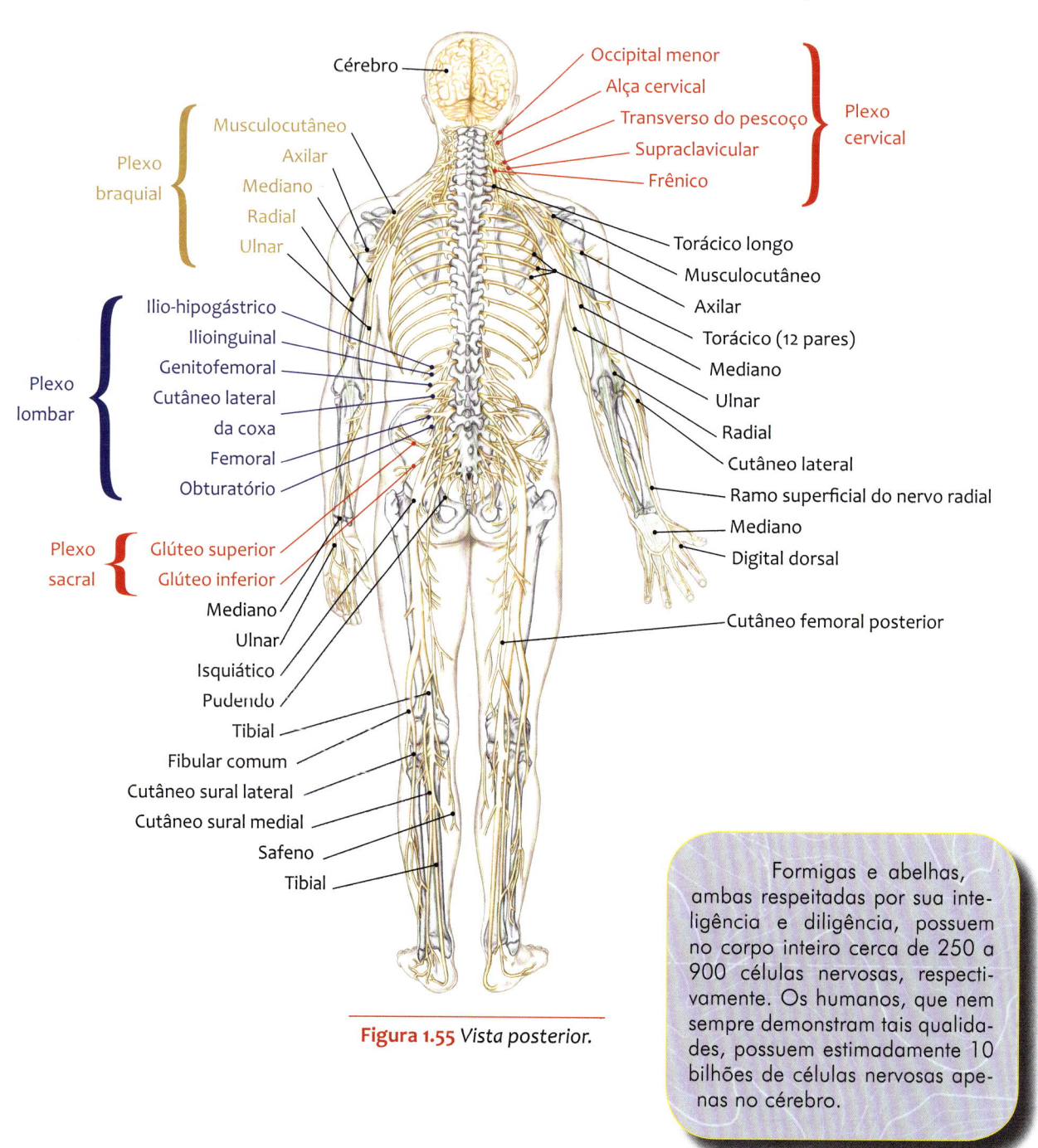

Figura 1.55 Vista posterior.

Formigas e abelhas, ambas respeitadas por sua inteligência e diligência, possuem no corpo inteiro cerca de 250 a 900 células nervosas, respectivamente. Os humanos, que nem sempre demonstram tais qualidades, possuem estimadamente 10 bilhões de células nervosas apenas no cérebro.

O sistema linfático

O sistema linfático é composto de diversos órgãos, líquido amarelo chamado linfa, pequenos vasos microscópicos, chamados de vasos linfáticos, e linfonodos. Essas estruturas executam muitas funções no corpo, como a drenagem do fluido intersticial que escapa dos capilares e seu transporte de volta ao coração. Os vasos linfáticos transportam gorduras dos intestinos para o sangue. O tecido linfático também auxilia o sistema imunológico do corpo a se defender contra células estranhas, micróbios e células cancerígenas.

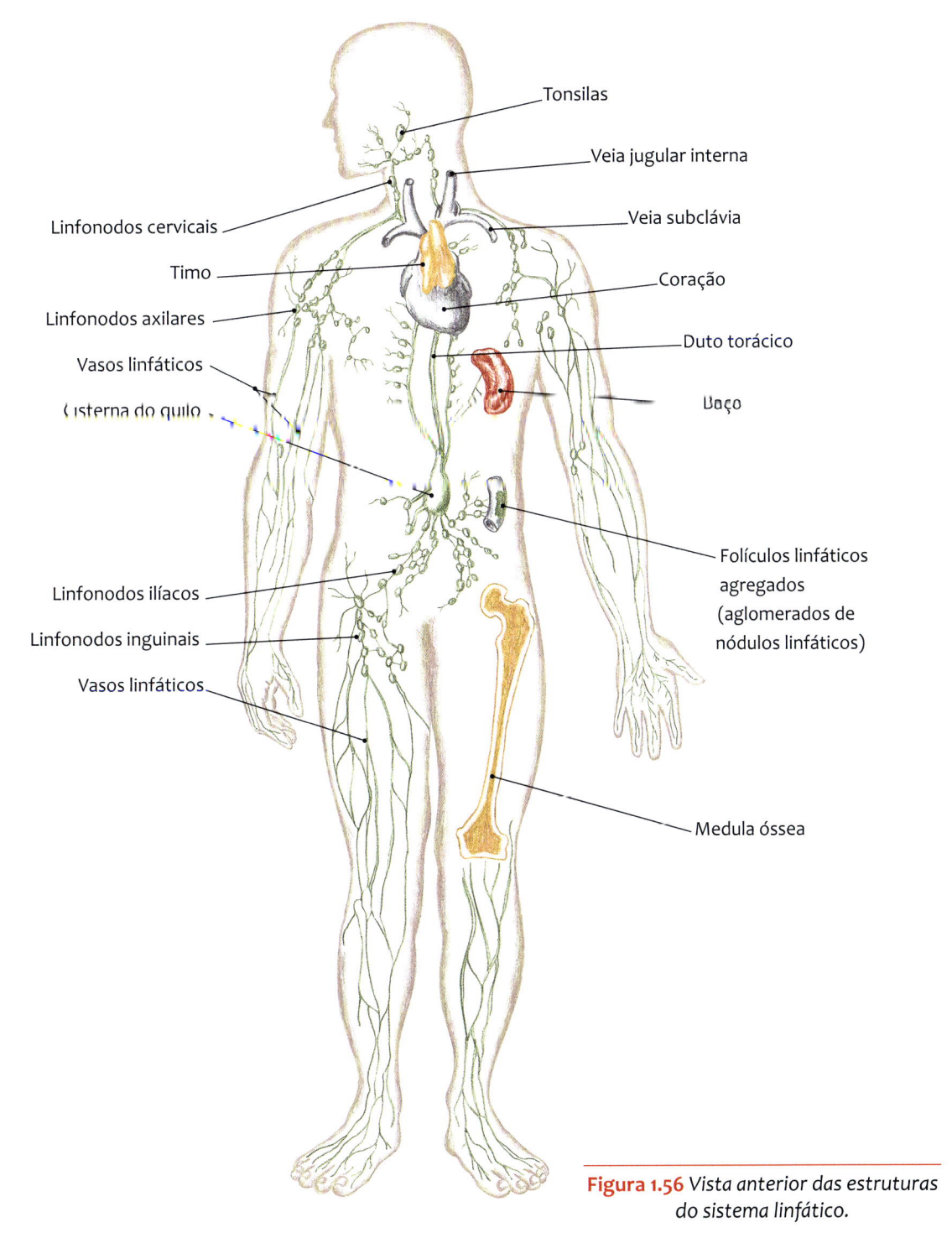

Figura 1.56 Vista anterior das estruturas do sistema linfático.

Intersticial	Latim.	Posicionado no meio
Linfa	Latim.	Água pura
Cisterna do quilo	Latim.	Reservatório + Grego, suco

Anotações

Então... quantos músculos se ligam à escápula?

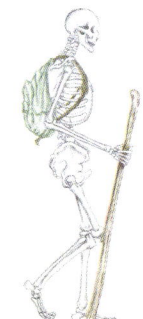

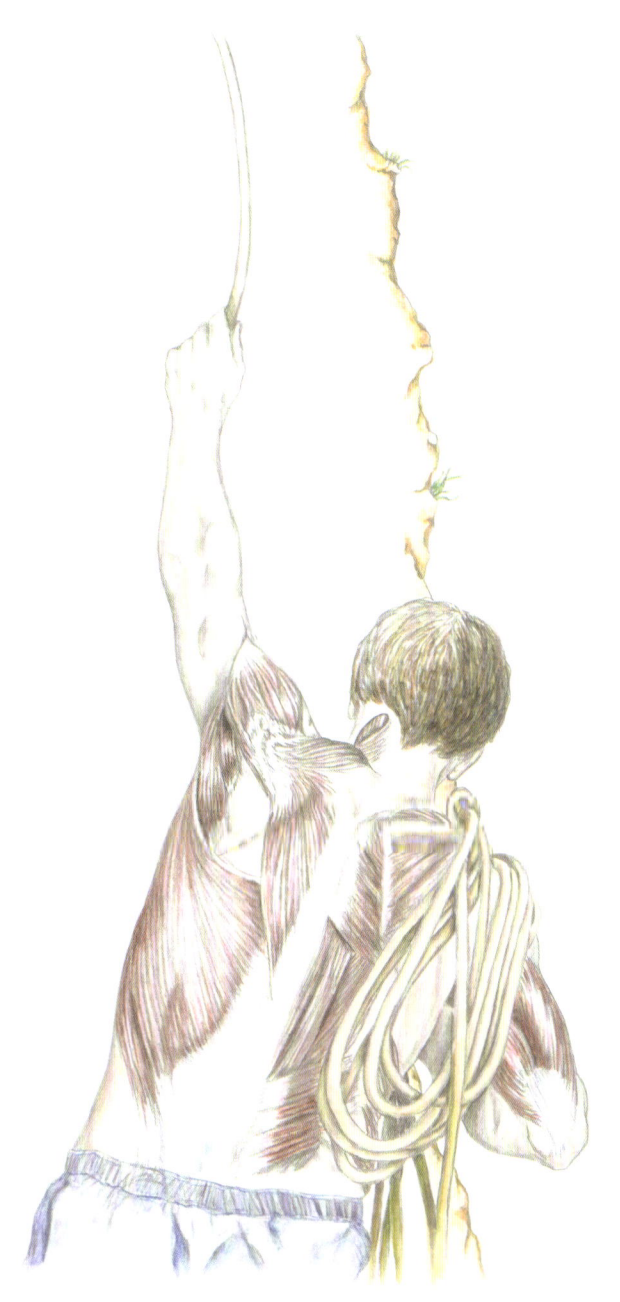

Capítulo 2
Ombro e Braço

Vistas topográficas	74
Explorando a pele e a fáscia	75
Ossos do ombro e do braço	**76**
A escápula	77
O úmero e a clavícula	78
Pistas dos pontos de referência ósseos	79
Músculos do ombro e do braço	**94**
Sinergistas – Músculos que trabalham juntos	96
Deltoide	101
Trapézio	103
Latíssimo do dorso e redondo maior	107
Músculos do manguito rotador	110
Tendões do manguito rotador	115
Romboides maior e menor	120
Levantador da escápula	122
Serrátil anterior	126
Esternal	130
Peitoral maior	130
Peitoral menor	134
Subclávio	136
Bíceps braquial	137
Tríceps braquial	140
Coracobraquial	142
Outras estruturas do ombro e do braço	**143**

Vistas topográficas

Figura 2.1 *Vista anterior.*

- Acrômio
- Trapézio
- Peitoral maior
- Clavícula
- Deltoide
- Bíceps braquial

Figura 2.2 *Vistas anterior e lateral.*

- Tríceps braquial
- Deltoide
- Axila
- Latíssimo do dorso
- Serrátil anterior

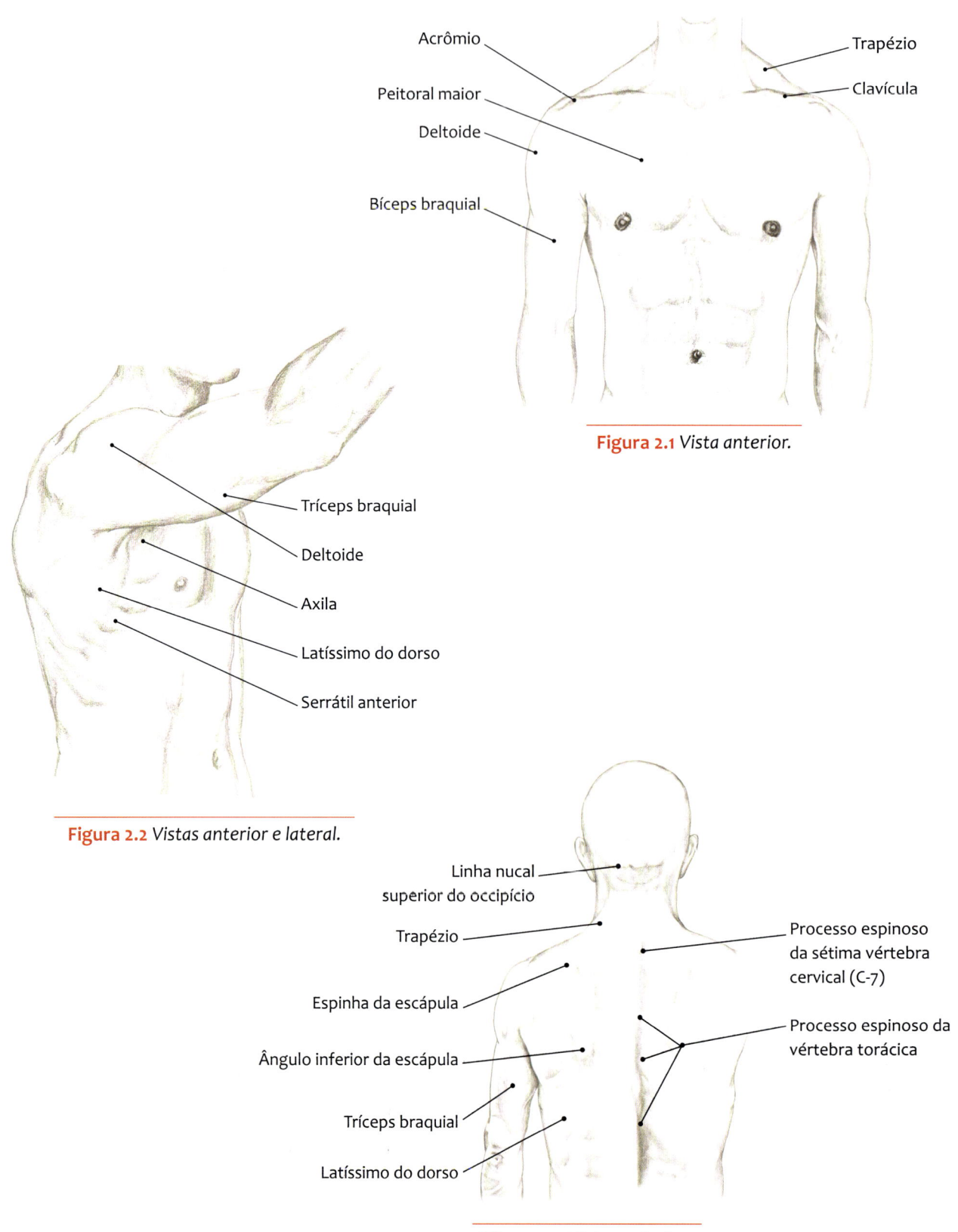

Figura 2.3 *Vista posterior.*

- Linha nucal superior do occipício
- Trapézio
- Processo espinoso da sétima vértebra cervical (C-7)
- Espinha da escápula
- Processo espinoso da vértebra torácica
- Ângulo inferior da escápula
- Tríceps braquial
- Latíssimo do dorso

Explorando a pele e a fáscia

1) Parceiro em posição prona. Inicie levantando, de maneira suave, a pele e a fáscia da parte superior das costas. Enquanto você as afasta da musculatura mais densa e profunda, torça o tecido de um lado a outro (figura 2.4). Compare as mudanças no tecido, ao mesmo tempo em que explora a parte superior dos ombros, dos braços e do tórax.
2) Faça anotações precisas acerca das mudanças no tecido quanto à espessura e à elasticidade. Por exemplo, a pele e a fáscia superficial da espinha da escápula podem estar densas e emaranhadas, enquanto o tecido na parte superior do ombro, a apenas alguns centímetros de distância, pode estar fino e móvel.

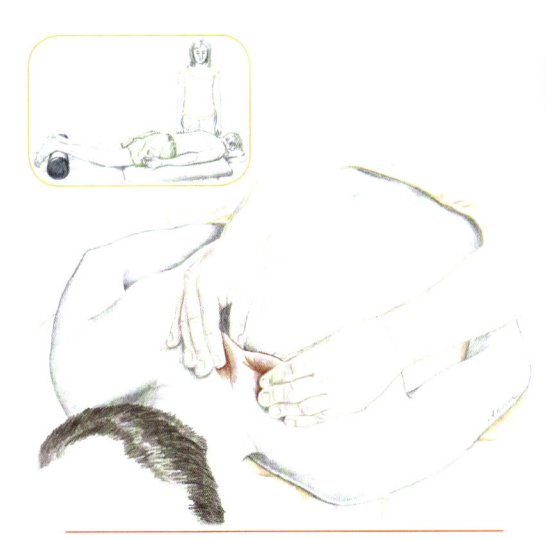

Figura 2.4 *Parceiro em posição prona.*

1) Parceiro em posição supina. Afunde gentilmente seus dedos na pele da parte superior do tórax. Depois, levante com suavidade o tecido de um lado a outro (figura 2.5). Tente movê-lo em todas as direções, sentindo sua mobilidade, resistência e temperatura.
2) Compare esse tecido com outras regiões do ombro e do braço, inclusive a axila (sovaco) e a área próxima à clavícula.

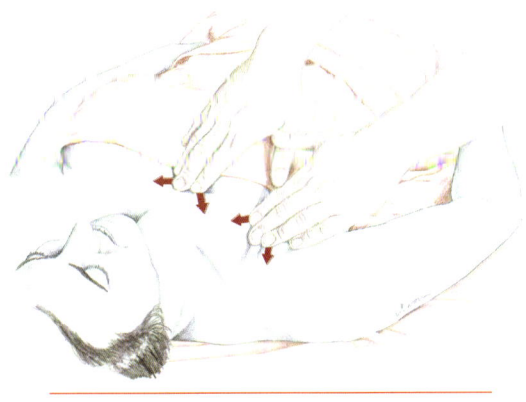

Figura 2.5 *Parceiro em posição supina.*

1) Parceiro em posição supina. Essa é uma oportunidade para sentir a pele e a fáscia encolherem-se ou esticarem-se. Segurando o braço de seu parceiro pelo pulso, comprima com suavidade o tecido da parte superior do tórax.
2) Incentive seu parceiro a relaxar o braço à medida que você o movimenta passivamente para cima e para baixo (adução e abdução horizontais). Observe as mudanças que você sente nos tecidos.
3) Tente a mesma ação enquanto comprime o tecido próximo à clavícula, ao esterno e ao latíssimo do dorso. Explore os diferentes movimentos no ombro, sentindo como praticamente toda a pele da parte superior do tórax, do ombro e do braço desloca-se para se adaptar até mesmo a uma simples ação (figura 2.6).

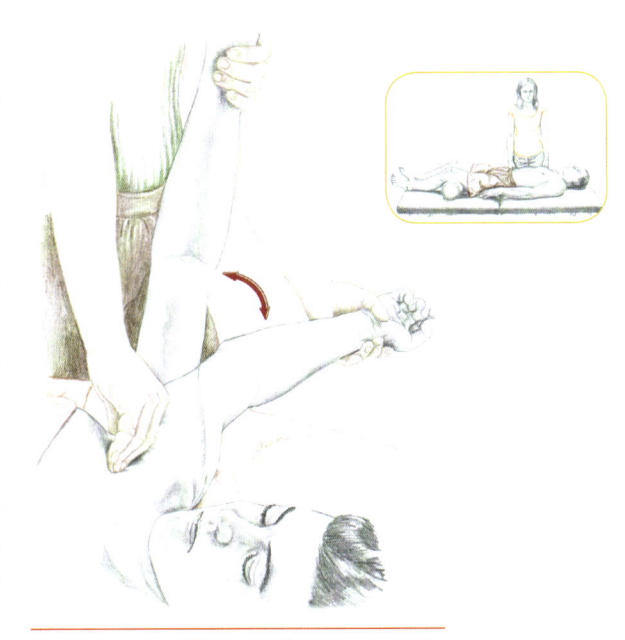

Figura 2.6

Ossos do ombro e do braço

O conjunto do ombro é composto de três ossos: a clavícula, a escápula e o úmero (figura 2.7). A **clavícula** ou "osso do colar" é superficial e se estende horizontalmente pela parte superior do tórax, na base do pescoço. Articula-se lateralmente com o acrômio da escápula (articulação acromioclavicular) e medialmente com o esterno (articulação esternoclavicular). Ambas são articulações sinoviais. A articulação esternoclavicular é o único ponto de ligação entre o esqueleto apendicular superior e o esqueleto axial.

A **escápula** é o osso em forma de triângulo da parte superior das costas. Com a clavícula, a escápula desempenha um papel vital na estabilização e movimentação do braço. A escápula possui diversas fossas, ângulos e arestas que servem de locais de fixação para 16 músculos. A escápula desliza pela superfície posterior do tórax para formar a articulação escapulotorácica. No entanto, pelo fato de essa articulação não ter nenhum dos componentes das articulações comuns, é considerada uma articulação falsa.

O **úmero** é o osso do braço. O úmero proximal articula-se com a fossa glenoide da escápula para constituir a articulação glenoumeral. Ela é sinovial e esferoide, com uma grande amplitude de movimento. O músculo deltoide e numerosos tendões cercam o úmero proximal e a articulação glenoumeral.

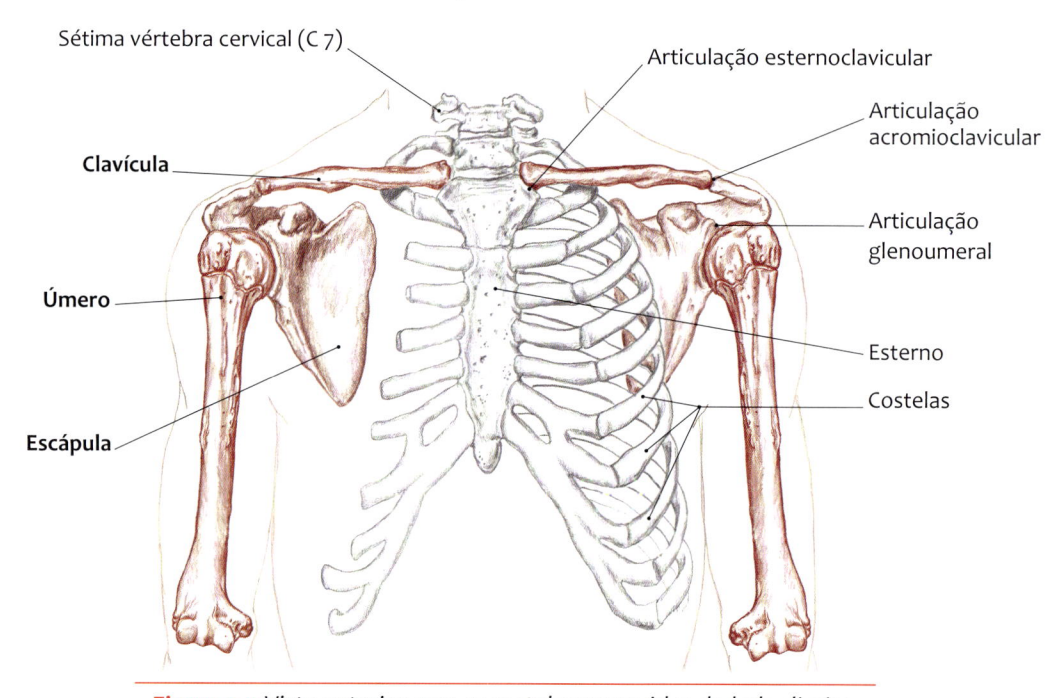

Figura 2.7 Vista anterior com as costelas removidas do lado direito.

A clavícula é o primeiro osso que começa a ossificar (endurecer) no feto humano, embora, paradoxalmente, seja o último a se desenvolver por completo – em geral, não antes do término da adolescência e início dos 20 anos. Esse fato, além de sua localização superficial, pode explicar por que a clavícula é um dos ossos quebrados com mais frequência no corpo.

Um quadrúpede, como um cão ou um gato, não tem a preocupação de quebrar a clavícula. Visto que a escápula de um quadrúpede localiza-se na lateral do tronco (em oposição à do ser humano, que se encontra na parte posterior do tronco), sua clavícula não é essencial ao movimento do conjunto do ombro. Na verdade, a clavícula dos gatos é uma fina lasca, enquanto os cães possuem apenas um pequeno pedaço de cartilagem.

As clavículas do pássaro unem-se para formar uma fúrcula. A unidade única da fúrcula age como um suporte que proporciona maior estabilidade para os maiores músculos peitorais durante o voo. A fúrcula é o osso que rompemos quando disputamos a extremidade mais longa do "osso da sorte".

Clavícula	Latim.	Pequena chave
Fúrcula	Latim.	Um garfo pequeno
Úmero	Latim.	Parte superior do braço

Ombro e Braço | 77

A escápula

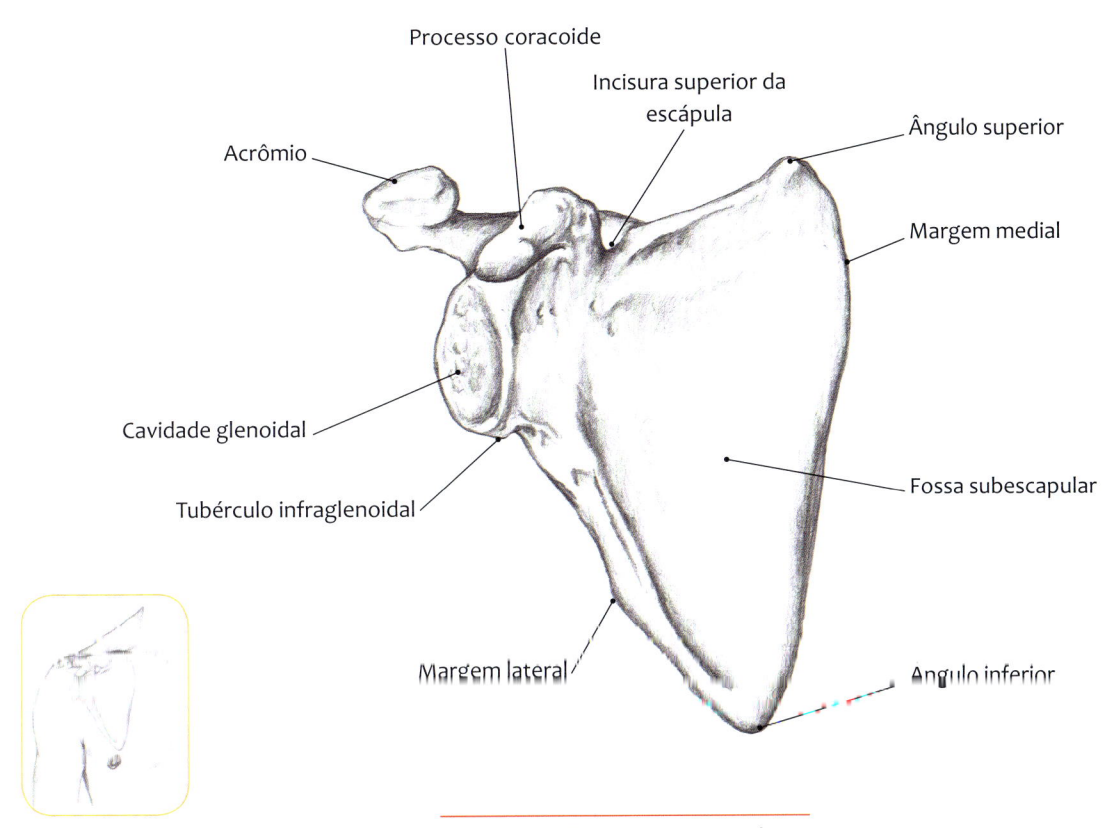

Figura 2.8 *Vista posterior da escápula direita.*

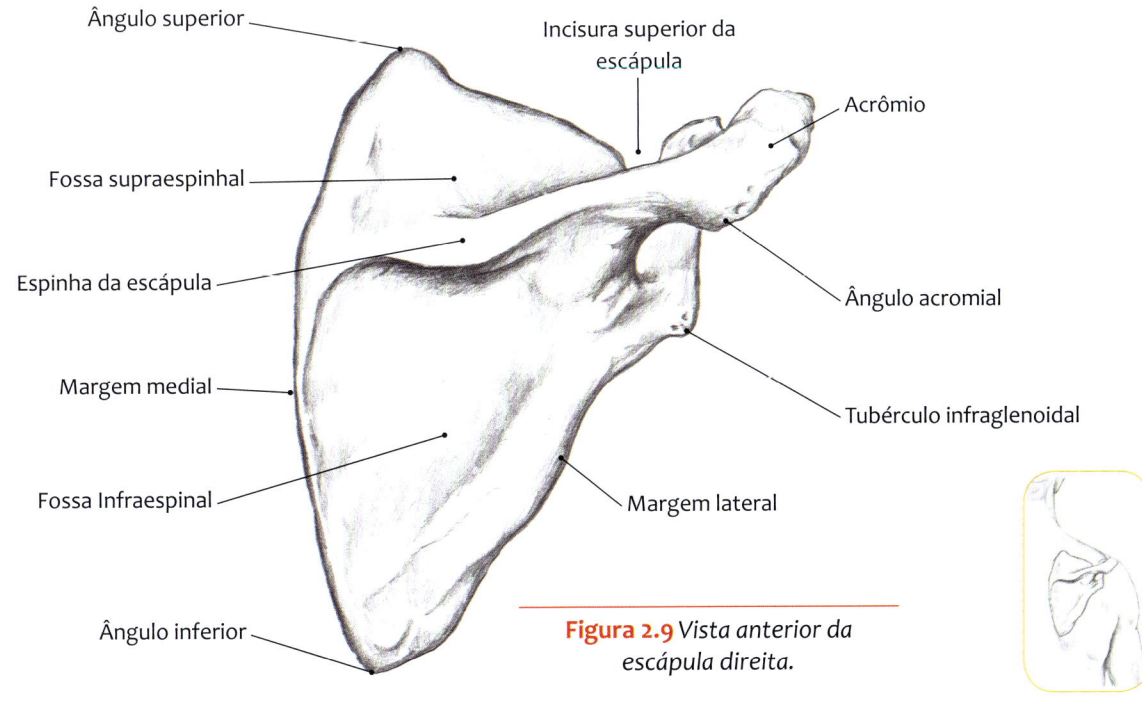

Labels: Processo coracoide; Incisura superior da escápula; Ângulo superior; Acrômio; Margem medial; Cavidade glenoidal; Fossa subescapular; Tubérculo infraglenoidal; Margem lateral; Ângulo inferior.

Figura 2.9 *Vista anterior da escápula direita.*

Labels: Ângulo superior; Incisura superior da escápula; Acrômio; Fossa supraespinhal; Espinha da escápula; Ângulo acromial; Margem medial; Tubérculo infraglenoidal; Fossa Infraespinal; Margem lateral; Ângulo inferior.

Processo	Latim.	Ir adiante
Escápula	Latim.	Ombro, lâmina

Escápulas — Plural de escápula

O úmero e a clavícula

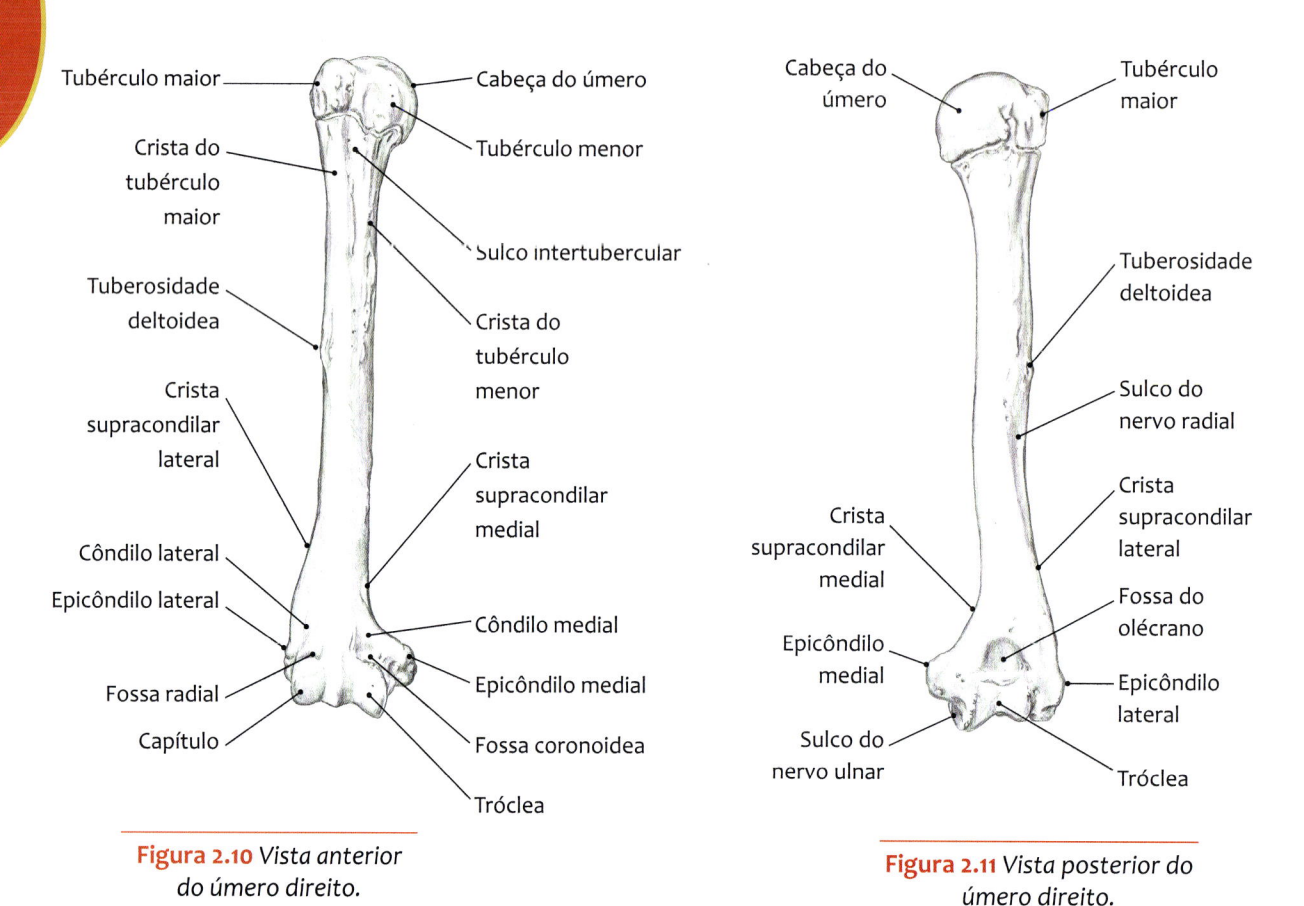

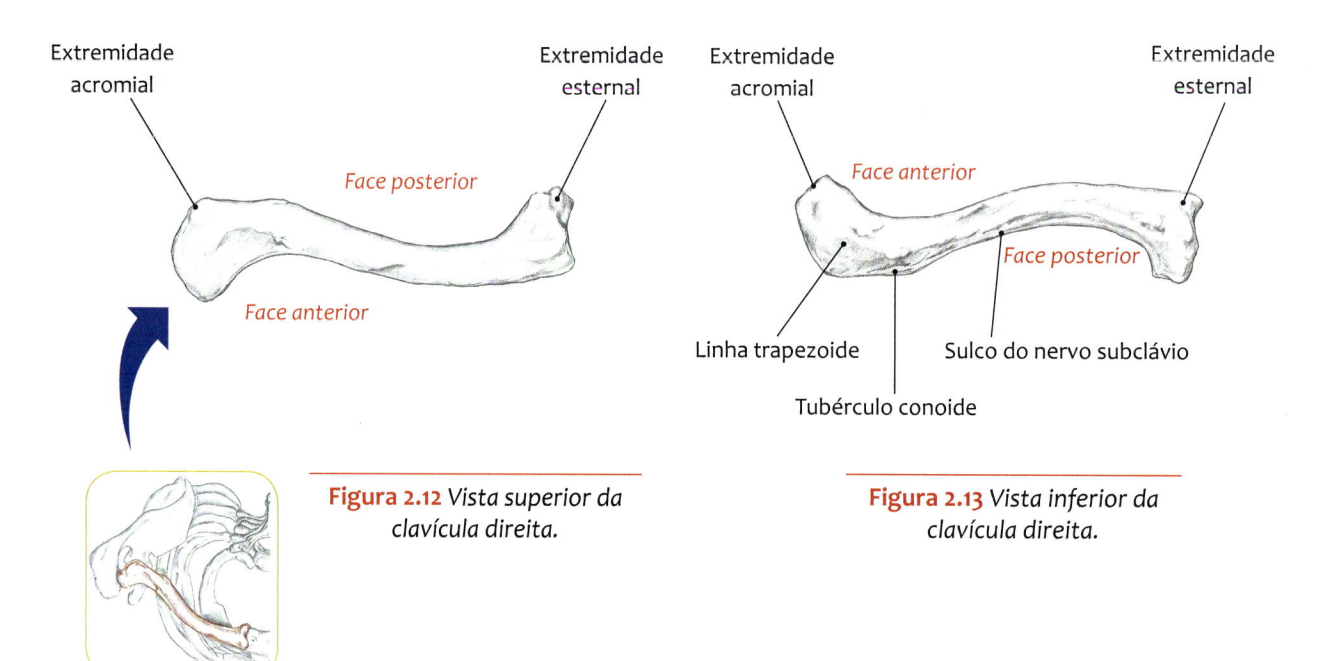

Figura 2.10 Vista anterior do úmero direito.

Labels: Tubérculo maior; Cabeça do úmero; Crista do tubérculo maior; Tubérculo menor; Sulco intertubercular; Tuberosidade deltoidea; Crista do tubérculo menor; Crista supracondilar lateral; Crista supracondilar medial; Côndilo lateral; Epicôndilo lateral; Côndilo medial; Fossa radial; Epicôndilo medial; Capítulo; Fossa coronoidea; Tróclea.

Figura 2.11 Vista posterior do úmero direito.

Labels: Cabeça do úmero; Tubérculo maior; Tuberosidade deltoidea; Sulco do nervo radial; Crista supracondilar medial; Crista supracondilar lateral; Epicôndilo medial; Fossa do olécrano; Sulco do nervo ulnar; Epicôndilo lateral; Tróclea.

Figura 2.12 Vista superior da clavícula direita.

Labels: Extremidade acromial; Extremidade esternal; Face posterior; Face anterior.

Figura 2.13 Vista inferior da clavícula direita.

Labels: Extremidade acromial; Extremidade esternal; Face anterior; Face posterior; Linha trapezoide; Tubérculo conoide; Sulco do nervo subclávio.

Pistas dos pontos de referência ósseos

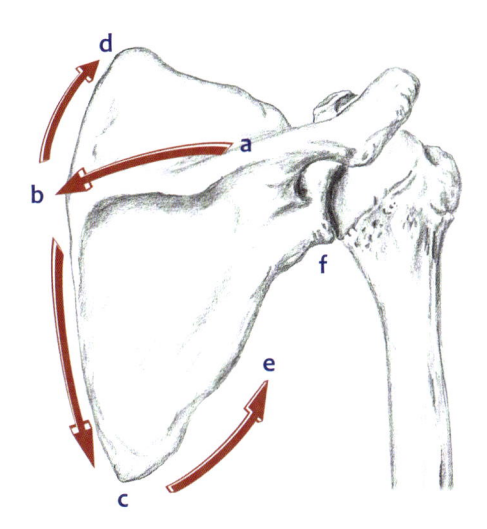

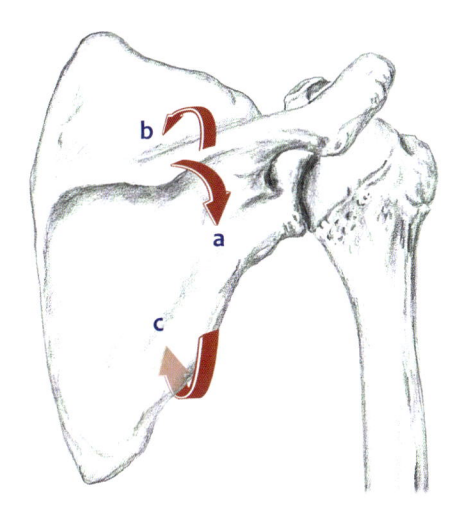

Pista 1 "Junto às extremidades": explora os lados e ângulos da escápula posterior.
    a Espinha da escápula
    b Margem medial
    c Ângulo inferior
    d Ângulo superior
    e Margem lateral
    f Tubérculo infraglenoidal

Pista 2 "Nas trincheiras": arremessa a espinha da escápula e afunda nas três depressões da escápula.
    a Fossa infraespinal
    b Fossa supraespinal
    c Fossa subescapular

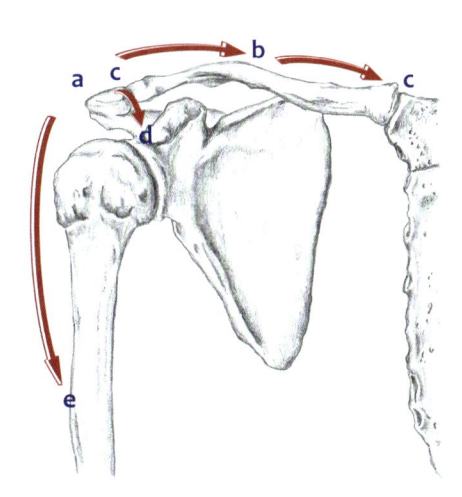

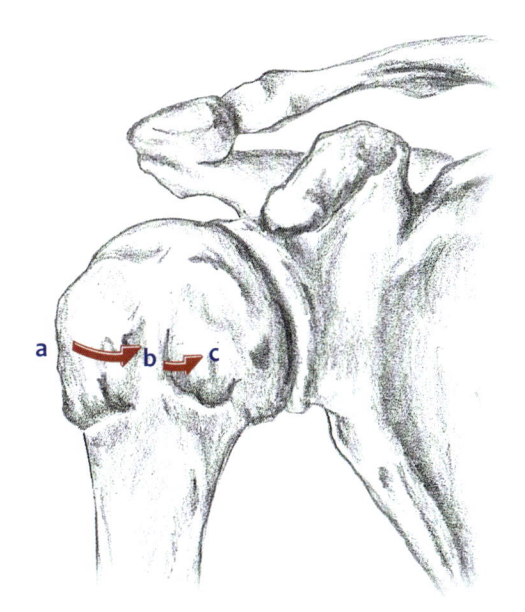

Pista 3 "Borda do trampolim": leva ao ombro anterior, utilizando o acrômio da escápula como um ponto de lançamento.
    a Acrômio
    b Clavícula
    c Articulações acromioclavicular e esternoclavicular
    d Processo coracoide
    e Tuberosidade deltoidea

Pista 4 "Duas colinas e um vale": concentra-se nos três pontos de referência ósseos localizados ao longo do úmero proximal anterior.
    a Tubérculo maior
    b Sulco intertubercular
    c Tubérculo menor

Pista 1 "Junto às extremidades"

Espinha da escápula

A espinha da escápula é uma crista superficial localizada exatamente na parte superior do ombro. Ela se estende para o corpo em um ângulo oblíquo, alcançando desde o acrômio até a margem medial. É um local de ligação do deltoide posterior (p. 101) e das fibras medianas e inferiores do trapézio (p. 103).

1) Parceiro em posição prona. Posicione sua mão transversalmente na parte superior das costas e deslize as pontas dos dedos até que eles rolem sobre a espinha superficial (figura 2.14).
2) Dedilhe a espinha verticalmente, apalpando sua extensão e margens. Explore também todo o comprimento, apalpando lateralmente em direção ao acrômio e medialmente em direção à coluna vertebral.

Enquanto dedilha a espinha, você sente um fosso de tecido macio acima e abaixo dela? Se seu parceiro elevar a escápula lentamente, a espinha também o faz?

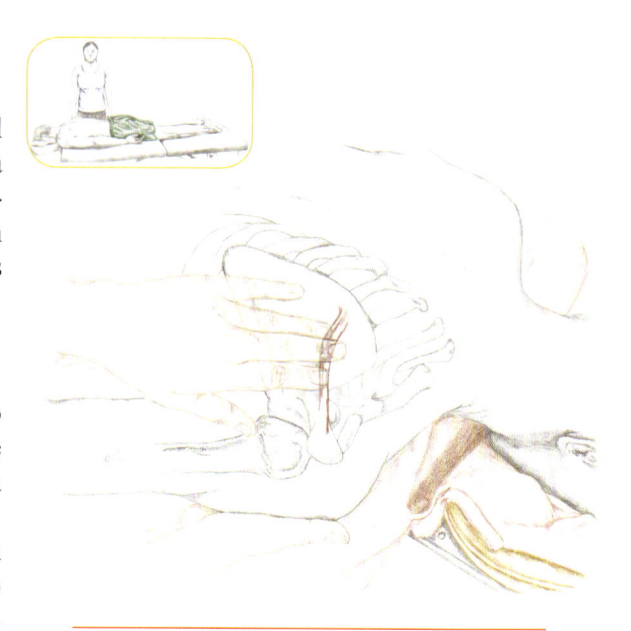

Figura 2.14 *Localização da espinha da escápula, com o parceiro em posição prona.*

Por causa de sua localização central, a espinha da escápula fornece muitas pistas para a localização de outros pontos de referência. Se você se perder ou se confundir enquanto apalpa a escápula, retorne à sua espinha.

Margem medial

A margem medial é a extremidade longa da escápula que se estende paralelamente à coluna vertebral. Dependendo do tipo físico, pode medir cerca de 12 a 18 centímetros de comprimento. A margem medial é um local de ligação para os romboides (p. 120) e o serrátil anterior (p. 128), e é profunda em relação ao trapézio.

1) Parceiro em posição prona. Posicione a mão de seu parceiro na parte baixa das costas para aumentar a margem medial das costelas. Para deixá-la mais exposta, circunde o ombro com a mão e o levante.
2) Localize a espinha da escápula e deslize as pontas dos dedos medialmente até que passem pela espinha e dirijam-se à margem medial (figura 2.15).
3) Siga a margem medial abaixo e acima; observe que ela se estende mais na parte inferior da espinha da escápula do que na parte superior.

A extremidade que você sente estende-se verticalmente?

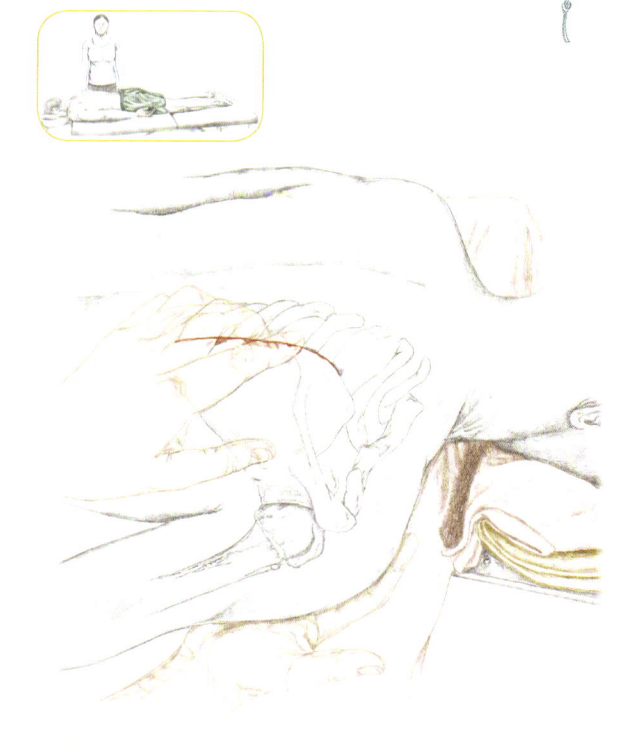

Figura 2.15 *Modelagem da margem medial*

Ângulo inferior

Há dois ângulos da escápula, um em cada extremidade da margem medial. O ângulo inferior é superficial e localiza-se na extremidade inferior da margem medial.

1) Posição prona. Posicione a mão de seu parceiro na parte baixa das costas. Deslize os dedos inferiormente, ao longo da margem medial.
2) Ao final da margem medial, a extremidade da escápula se tornará uma ponta e começará a se elevar superior e lateralmente. Esse é o ângulo inferior (figura 2.16).

Você consegue delinear o ângulo inferior e beliscá-lo com a ponta do indicador e do polegar?

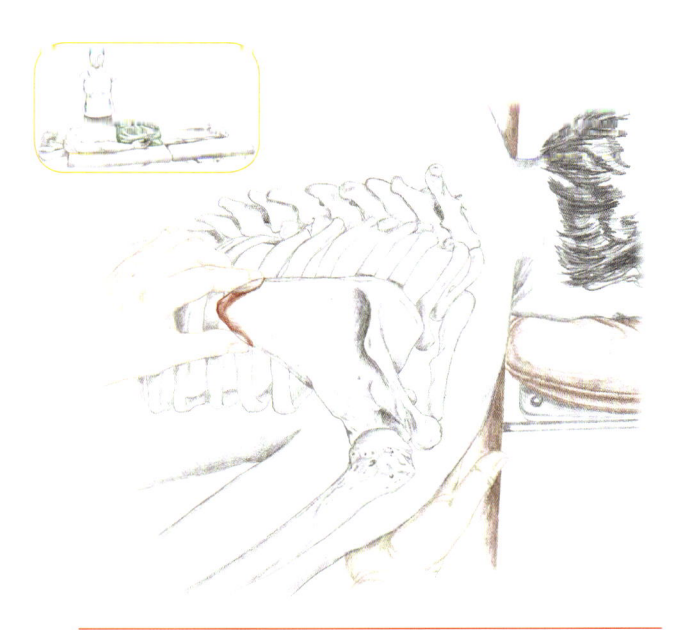

Figura 2.16 *Beliscamento do ângulo inferior com o parceiro em posição prona.*

Ângulo superior

O ângulo superior localiza-se na extremidade superior da margem medial e é o local de ligação para o músculo levantador da escápula (p. 122). Pelo fato de a localização do ângulo ser profunda em relação aos músculos do trapézio (p. 103), pode não ser fácil isolá-lo, ao contrário do ângulo inferior.

1) Posição prona. Circunde o ombro com sua mão para levantá-lo da mesa. Isso aliviará os músculos oprimidos.
2) Localize a margem medial. Deslize as pontas de seus dedos para cima, ao longo da borda, a fim de encontrar o ângulo superior (figura 2.17).
3) Talvez você precise mover cerca de 2,5 centímetros acima da espinha da escápula para alcançar o ângulo superior.

Delineie o ângulo superior e observe se ele acompanha a margem medial. Localize os ângulos inferior e superior. Observe a distância entre eles e deslize suavemente pela escápula, para cima e para baixo.

Com seu parceiro deitado de lado, eleve a escápula em direção à orelha. À medida que a escápula se afasta da caixa torácica, o ângulo superior ficará consideravelmente palpável.

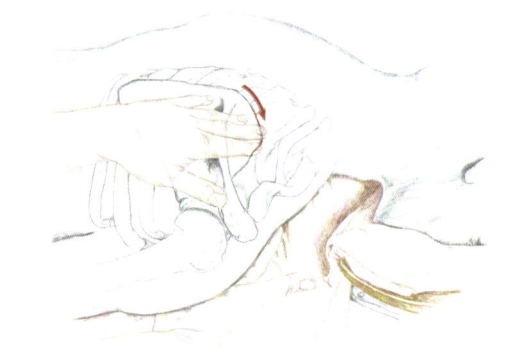

Figura 2.17 *Isolamento do ângulo superior.*

O termo "escápula alada" refere-se à condição postural na qual a margem medial se afasta da caixa torácica e, de maneira visível, projeta-se posteriormente. Indicando, em geral, a existência de um músculo serrátil anterior fraco, uma escápula alada também pode envolver os músculos que puxam a cintura escapular anteriormente, como os peitorais maior e menor.

Na verdade, um grau de escápula alada normalmente ocorre com a abdução escapular. Por exemplo, quando um pugilista desfere um soco (e abduz a escápula por completo), a fossa glenoide está virada anteriormente. Para que isso ocorra, a margem medial deve se desviar posteriormente da caixa torácica. Se esse "voo" da escápula não acontecesse, a fossa glenoide não se movimentaria anteriormente e o boxeador se estatelaria na lona no primeiro *round*.

Margem lateral

A margem lateral estende-se superior e lateralmente a partir do ângulo inferior, em direção à axila ou "sovaco". Trata-se de um local de ligação para os músculos redondo maior e menor (p. 107, 110) e, graças à espessura desses tecidos, pode não ser tão claramente definida, como ocorre com a margem medial.

1) Posição prona. Deixe os braços relaxados na lateral da mesa. Deslize o polegar pela margem lateral a partir do ângulo inferior até a parte superior.
2) Siga a margem na direção da axila. Se a musculatura for muito densa para apalpar através dela, tente curvar o polegar abaixo do tecido (figura 2.18). Isso é mais eficiente com a localização do tubérculo infraglenoidal (ver a seguir).

A extremidade do osso que você está apalpando acompanha o ângulo inferior? À medida que você segue em direção à parte superior, ela o leva para a direção da axila?

Tente realizar esse método com a mão de seu parceiro na parte baixa das costas.

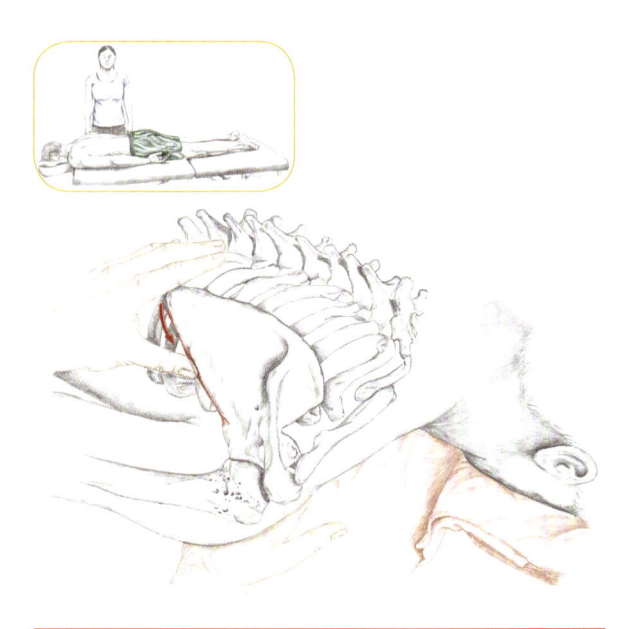

Figura 2.18 *Palpação da margem lateral com o parceiro em posição prona.*

Tubérculo infraglenoidal

O tubérculo infraglenoidal localiza-se na parte mais alta da margem lateral. Não se trata de um ponto distinguível, mas de uma pequena região que serve como local de ligação para a cabeça longa do tríceps braquial (p. 140). Encontra-se mais profundamente em relação aos músculos redondo menor e deltoide.

Explorar o tubérculo infraglenoidal geralmente deixa os tecidos adjacentes relaxados. Utilizando a extensa "almofada" do polegar, você será capaz de apalpar com mais precisão e não causará dor.

1) Posição prona. Localize a margem lateral.
2) Deslize pela margem lateral em direção à sua parte mais alta (figura 2.19). Para ter acesso ao ponto de referência de modo direto, você pode comprimir os músculos sobrejacentes ou enrolar abaixo deles.

Você está na extremidade da margem lateral? Você está na parte posterior da axila?

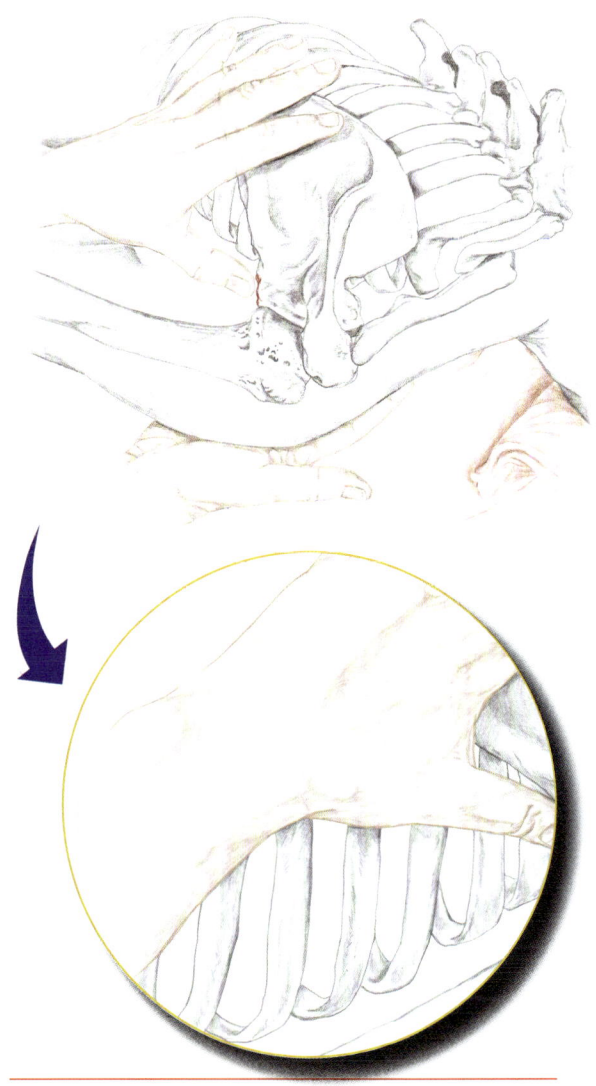

Figura 2.19 *Acesso ao tubérculo infraglenoidal com o parceiro em posição prona.*

Tubérculo   Latim.   Um pequeno inchaço

Pista 2 "Nas trincheiras"

Fossa infraespinal

A escápula possui três fossas ou depressões: a infraespinal, a supraespinal e a subescapular. Cada uma tem a função de acomodar um ventre do músculo e seus anexos tendíneos. A fossa infraespinal é a região triangular inferior à espinha da escápula preenchida com o músculo infraespinoso (p. 110).

1) Posição prona. Apalpe a espinha da escápula e suas margens medial e lateral, a fim de isolar a fossa infraespinal.

2) Cerque o ângulo inferior na teia formada entre seu dedo indicador e o polegar. Seu dedo indicador permanecerá na margem medial e seu polegar na margem lateral (figura 2.20).

3) Posicione um dedo da mão oposta na extensão da espinha da escápula. A região de formato triangular que você isolou é a fossa infraespinal.

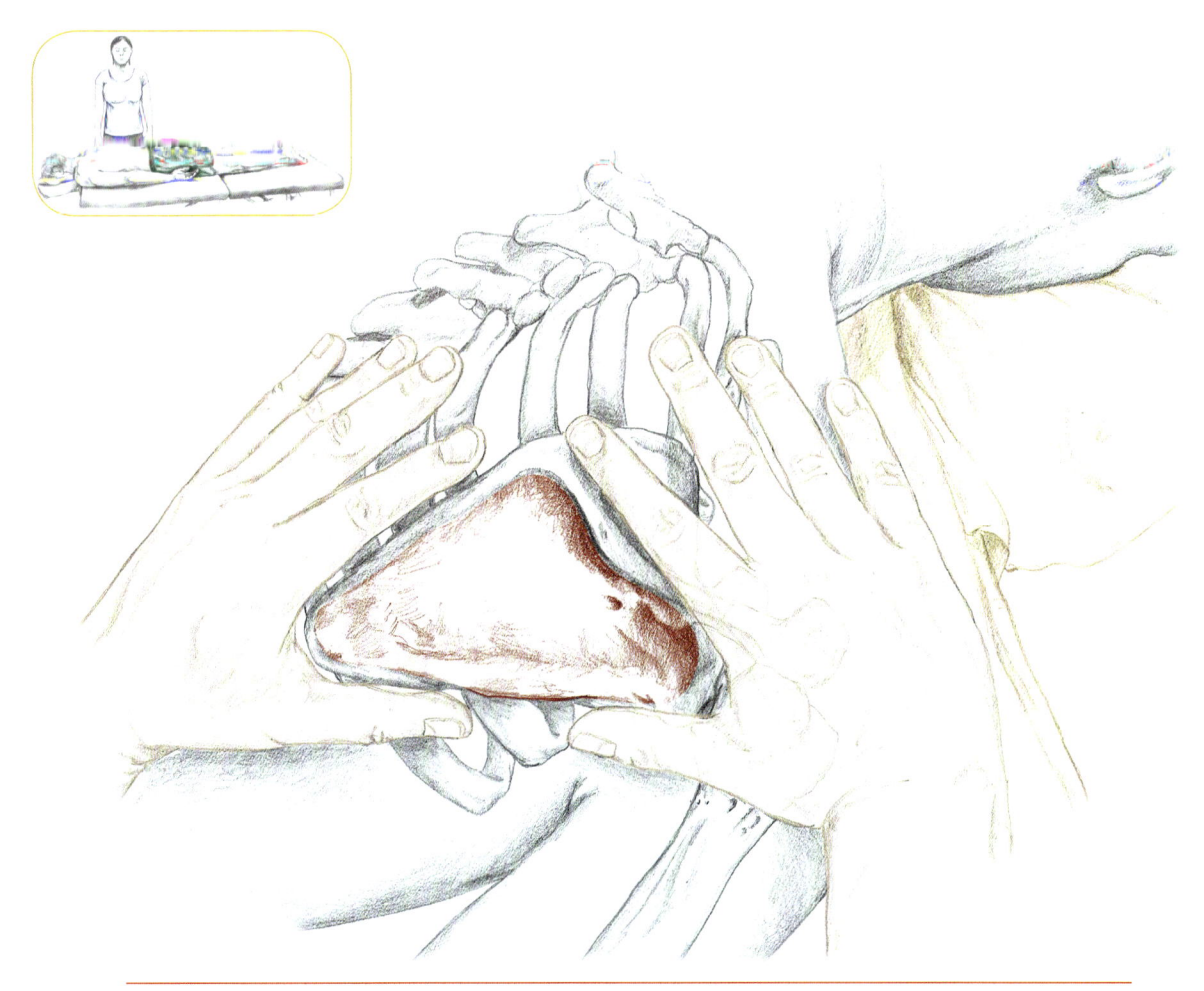

Figura 2.20 *Isolamento da fossa infraespinal com o parceiro em posição prona.*

Fossa   Latim.   Uma depressão rasa

Fossa supraespinal

A fossa supraespinal localiza-se acima da espinha da escápula. Seu tamanho é pequeno, embora seja bastante profunda. Pelo fato de o músculo supraespinoso (p. 110) ligar-se a essa base e encontrar-se nela, é difícil acessar a fossa supraespinal de maneira direta.

1) Posição prona. Deixe a ponta do polegar cair inferior e lateralmente desde o ângulo superior até a fossa, ou posicione seu polegar na espinha da escápula e eleve-o em direção à fossa.
2) Embora a fossa seja coberta pelos músculos trapézio e supraespinoso, explore tanto quanto possível seu tamanho e formato (figura 2.21).
3) Deslize seus polegares lateralmente, observando como a fossa se torna mais fina e finalmente termina na junção do acrômio com a clavícula. Na verdade, a fossa continua sob o acrômio, apesar de inacessível.

Você está acima da espinha da escápula? Se você deslizar seus polegares verticalmente, é capaz de apalpar as fibras supraespinais que se estendem horizontalmente em direção ao acrômio?

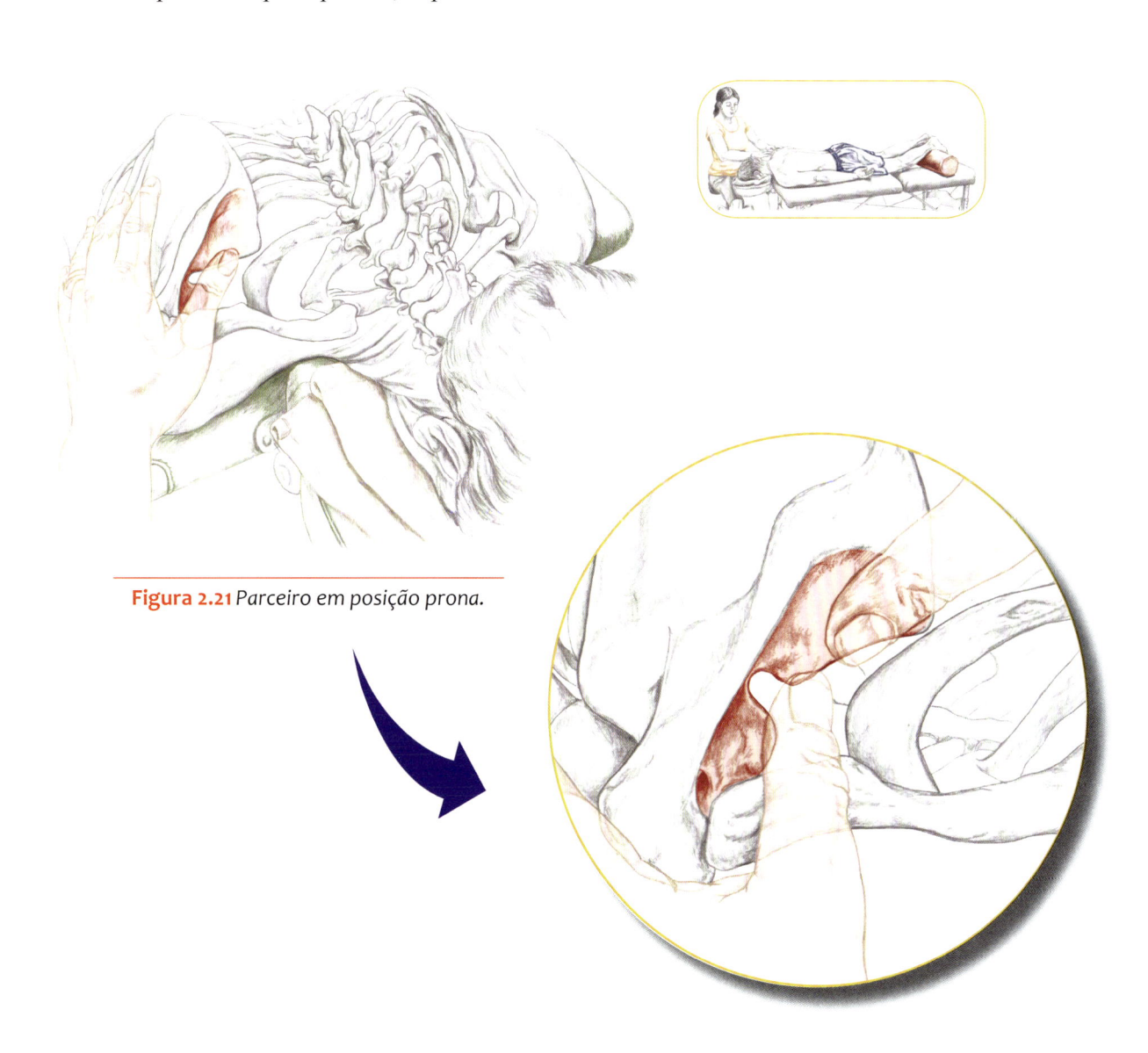

Figura 2.21 *Parceiro em posição prona.*

Fossa subescapular

A fossa subescapular localiza-se na superfície anterior (face inferior) da escápula, próxima da caixa torácica. É o local de ligação do músculo subescapular (p. 110) e o de localização do músculo serrátil anterior (p. 128).

Acessar a fossa pode ser desafiador, em virtude da grande proximidade da escápula em relação à caixa torácica e dos inúmeros ventres musculares ao redor.

1) Deitado lateralmente (decúbito lateral). Essa posição permite que a escápula deslize pela caixa torácica, a fim de facilitar o acesso (figura 2.22).
2) Posicione seu polegar no meio da margem lateral. Certifique-se de posicionar o dedo anteriormente em relação à grande massa de músculos da margem lateral.
3) Lentamente afunde e curve a "almofada" de seu polegar na superfície da fossa. Utilize sua outra mão para manobrar o braço e a escápula para uma posição que permita que seu polegar afunde melhor no tecido. Você conseguirá afundar apenas cerca de 2,5 centímetros na fossa.

Você pode sentir a caixa torácica e a superfície anterior da escápula em qualquer um dos lados de seu polegar? Tente essa mesma abordagem com seu parceiro em posição prona (figura 2.23).

Aqui está um método para apalpar a região medial da fossa subescapular. Ela pode ou não ser acessível dependendo da flexibilidade do tecido.

1) Deitado lateralmente, arqueie o ombro de seu parceiro e posicione as pontas de seus dedos na borda medial. Com a outra mão, movimente a escápula posteriormente (afastando a borda medial das costelas) (figura 2.24).
2) Curve lentamente seus dedos através dos músculos romboide e trapézio, abaixo da escápula e em direção à fossa.

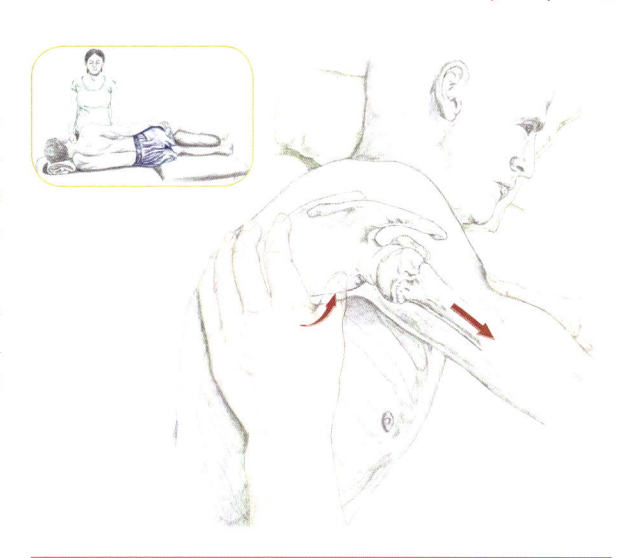

Figura 2.22 Acesso à parte lateral da fossa subescapular com o parceiro deitado de lado. A palpação dessa fossa pode ser suave, então se movimente de maneira lenta e a verifique junto de seu parceiro.

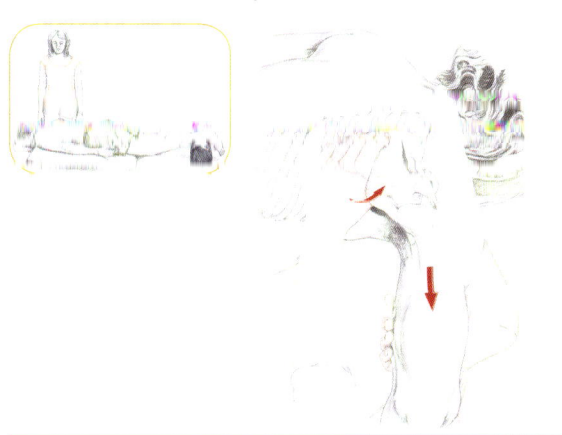

Figura 2.23 Palpação da lateral da fossa subescapular, com o parceiro em posição prona.

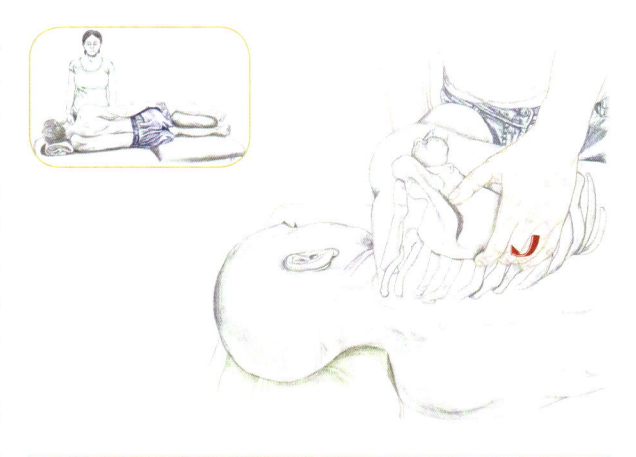

Figura 2.24 Acesso ao lado medial da fossa subescapular com o parceiro deitado lateralmente.

Acrômio   Grego.   *Akron*, alto + *omos*, ombro

Pista 3 "Borda do trampolim"

Acrômio

O acrômio é o ponto lateral da espinha da escápula e localiza-se na parte superior do ombro. Apresenta superfície plana e articula-se com a extremidade lateral da clavícula. O acrômio serve como local de ligação para os músculos trapézio e deltoide (p. 101, 103).

O ângulo acromial é o menor ponto angular que pode ser sentido ao longo do aspecto lateroposterior do acrômio (ver p. 77).

1) Sentado ou em posição supina, localize a espinha da escápula.
2) Siga a espinha à medida que ela emerge superior ou lateralmente para o alto do ombro. Utilize as "almofadas" dos dedos para explorar a superfície plana do acrômio (figura 2.25).
3) Explore e delineie todos os lados do acrômio e suas ligações com a clavícula.

O osso que você está apalpando é superficial e localiza-se diretamente na parte superior do ombro? Você consegue sentir o pequeno ponto do ângulo acromial na extremidade posterior do acrômio?

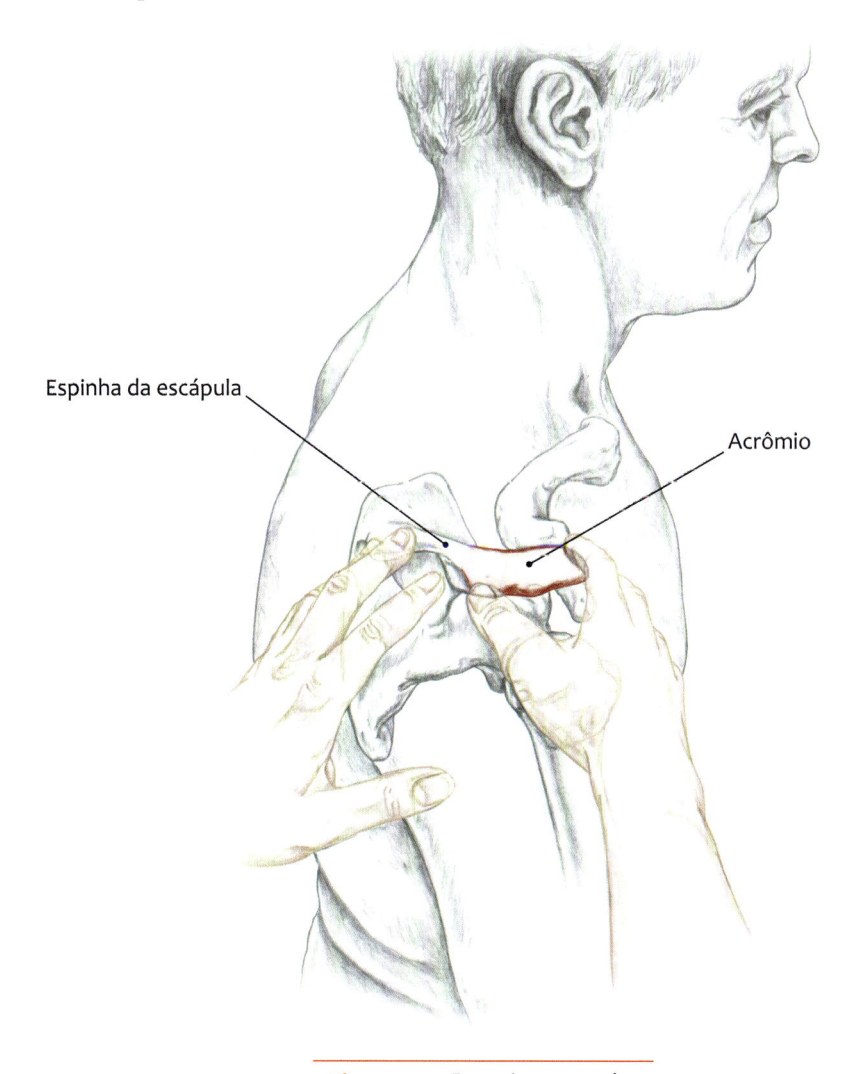

Figura 2.25 *Parceiro sentado.*

Clavícula

A clavícula superficial localiza-se horizontalmente na parte superior do tórax e possui um ligeiro formato de "S". É um local de ligação para uma infinidade de músculos. Ambas as extremidades da clavícula são superficiais e acessíveis. A extremidade lateral é relativamente plana e, em geral, eleva-se sutilmente mais do que o acrômio. A extremidade medial é arredondada e articula-se com o esterno.

1) Sentado, localize o acrômio e "ande" com seus dedos medialmente em direção ao corpo da clavícula.
2) Comprima o corpo cilíndrico da clavícula entre o polegar e o indicador e explore sua extensão, desde o acrômio até o esterno.

Observe como sua extremidade acromial eleva-se superiormente enquanto sua extremidade esternal curva-se inferiormente (figura 2.36).

Faça com que seu parceiro movimente o ombro anteriormente e o corpo da clavícula se projetará visivelmente. Você consegue localizar as extremidades medial e lateral da clavícula ao mesmo tempo?

Com seus dedos em qualquer uma das extremidades da clavícula, peça para que seu parceiro eleve e abaixe, depois aduza e abduza sua escápula. À medida que ela se movimenta, observe como as extremidades da clavícula mudam de posições.

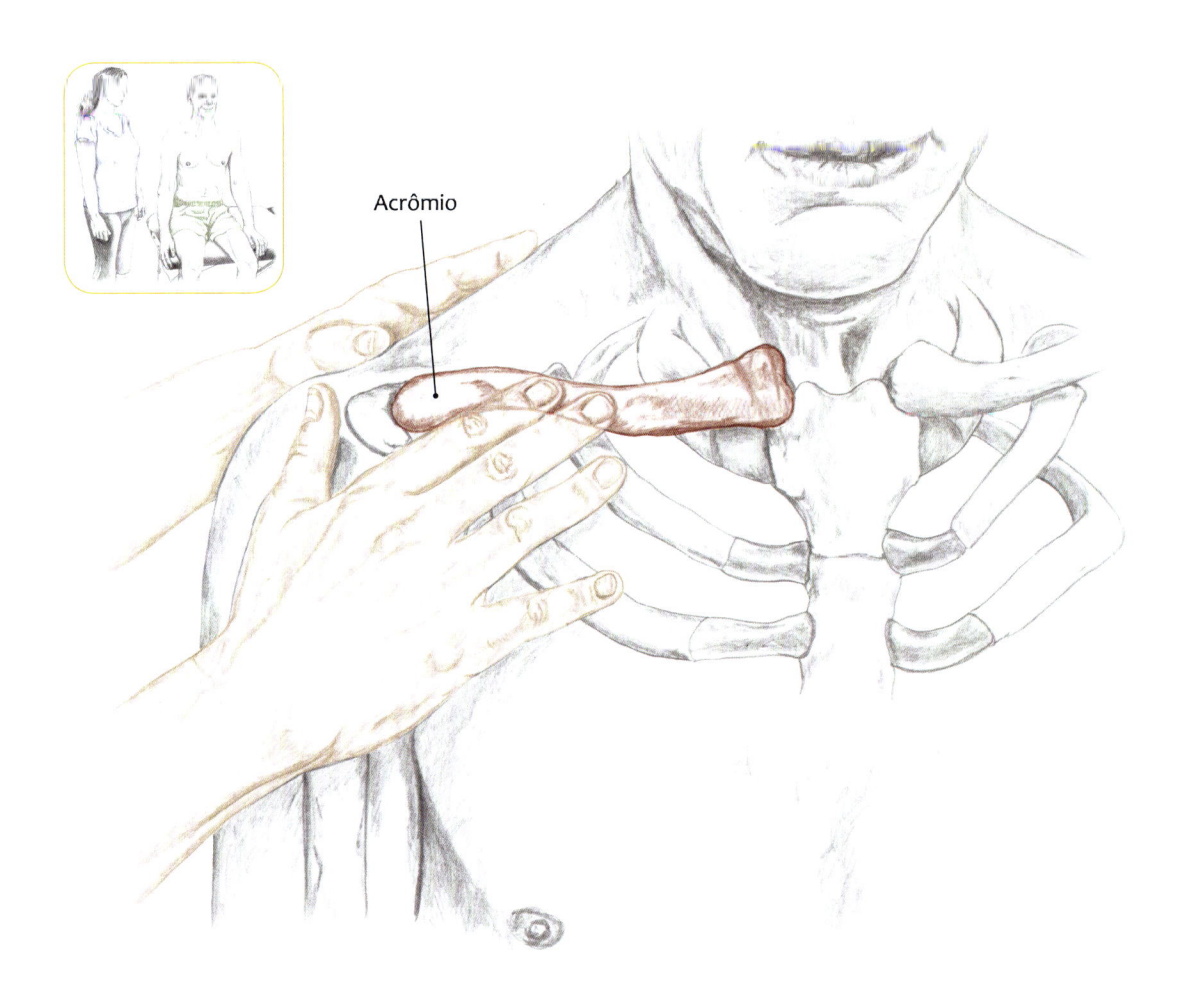

Figura 2.26 *Vista anterior com a clavícula destacada.*

Articulações acromioclavicular e esternoclavicular

A **articulação acromioclavicular** é a pequena articulação entre o acrômio da escápula e a extremidade acromial da clavícula. As superfícies anterior e superior dessa fina rachadura podem ser apalpadas diretamente.

A **articulação esternoclavicular** é aquela entre a extremidade esternal da clavícula e o esterno. Ao contrário da articulação acromioclavicular, fina e plana, a esternoclavicular apresenta formato de cunha e possui um pequeno e impalpável disco fibroso. Em repouso, apenas a região inferior da extremidade esternal entra em contato com o esterno. Quando a clavícula é elevada, a extremidade esternal gira sobre o esterno.

Articulação acromioclavicular

1) Sentado ou em posição supina, localize o acrômio.
2) Deslize medialmente em direção à clavícula. Seu dedo sentirá um pequeno "degrau" assim que você subir à superfície da clavícula.
3) Retorne suavemente. O pequeno fosso da articulação acromioclavicular estará exatamente ao lado do "degrau".

A extremidade acromial da clavícula localiza-se sutilmente mais alta do que o acrômio? Posicione um dedo onde você acredita ser a articulação acromioclavicular e peça para que seu parceiro levante e abaixe lentamente a escápula (figura 2.27). À medida que a escápula emerge, você sente o espaço da articulação ampliar-se suavemente? Enquanto ela abaixa, o espaço da articulação diminui?

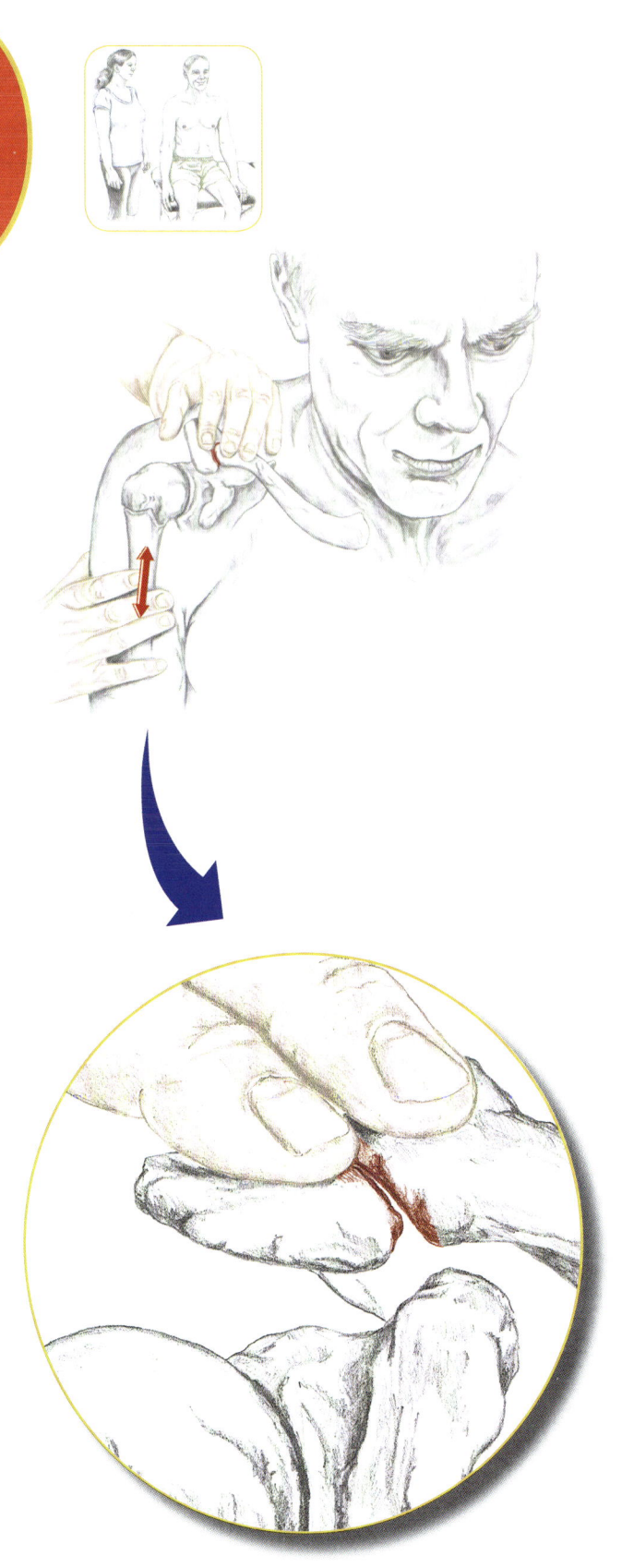

Figura 2.27 *Acesso à articulação acromioclavicular enquanto o parceiro eleva e abaixa a escápula.*

Articulação esternoclavicular

1) Sentado ou em posição supina, deslize os dedos medialmente pela haste da clavícula.
2) Exatamente ao lado da linha central do corpo, a haste se alargará para que se torne a extremidade esternal bulbosa.
3) Localize a articulação esternoclavicular deslizando seu dedo medialmente pela extremidade esternal. De maneira passiva, eleve, abaixe e abduza a escápula. Depois, explore as mudanças que ocorrem na articulação esternoclavicular.

Posicione um dedo onde você acredita ser a articulação esternoclavicular e peça para que seu parceiro eleve e abaixe lentamente a escápula (figura 2.28). Você consegue sentir o espaço da articulação se ampliar ou diminuir?

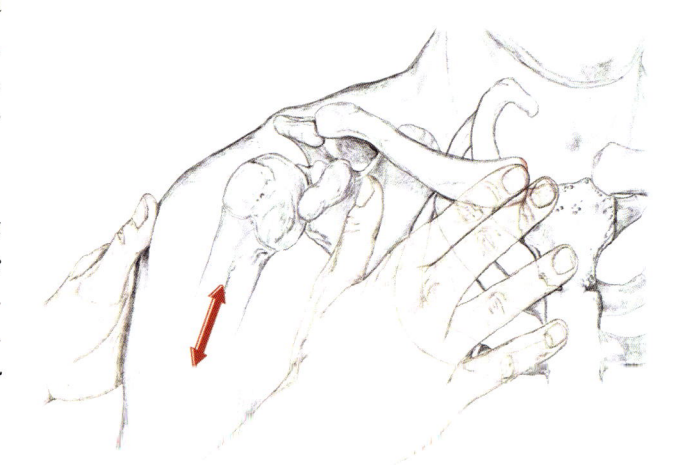

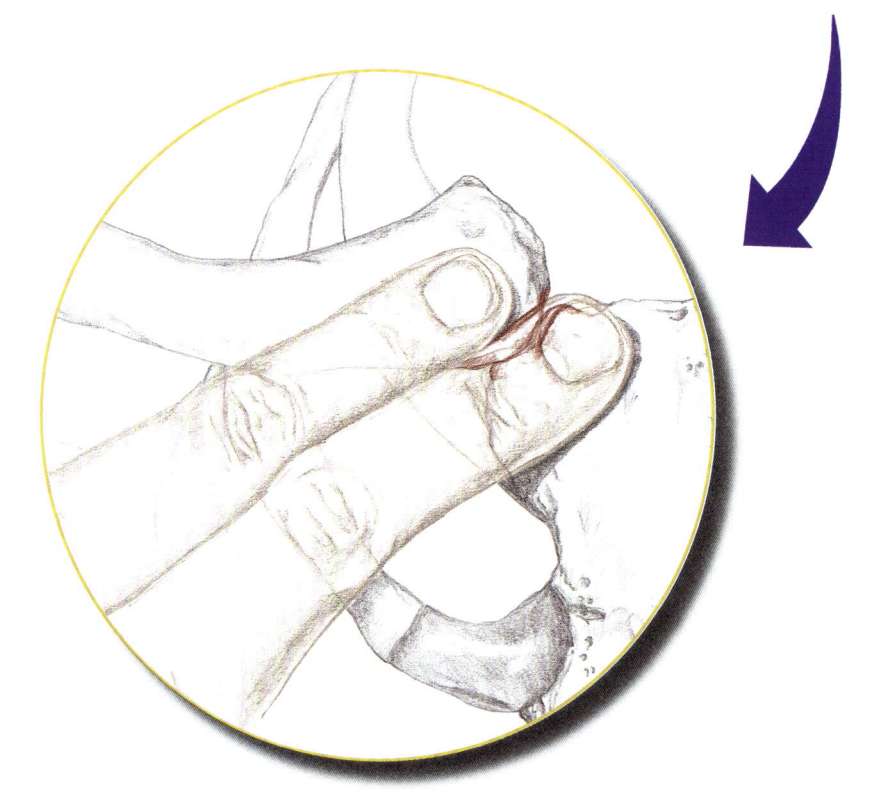

Figura 2.28 *Palpação da articulação esternoclavicular enquanto o parceiro eleva e abaixa a escápula.*

Processo coracoide

O processo coracoide é uma estrutura com formato de bico situada abaixo do eixo da clavícula. Dependendo da posição da escápula, encontra-se, em geral, no sulco deltopeitoral (p. 95), entre as fibras dos músculos deltoide e peitoral maior. Quando apalpado, o processo coracoide pode estar macio, por isso tenha cuidado.

1) Sentado ou em posição supina, posicione seu polegar no sulco lateral da clavícula.
2) Deslize para a parte inferior da clavícula não mais do que 3,5 centímetros. Localize a extremidade do processo coracoide por meio da compressão do tecido com as "almofadas" dos dedos (figura 2.29).
3) À medida que o coracoide torna-se mais visível, obtenha uma melhor compreensão de seu formato e tamanho contornando um círculo ao redor das extremidades.

✓ *Você está abaixo do sulco da clavícula? De maneira passiva, movimente a escápula com a outra mão e sinta o coracoide seguir seus movimentos.*

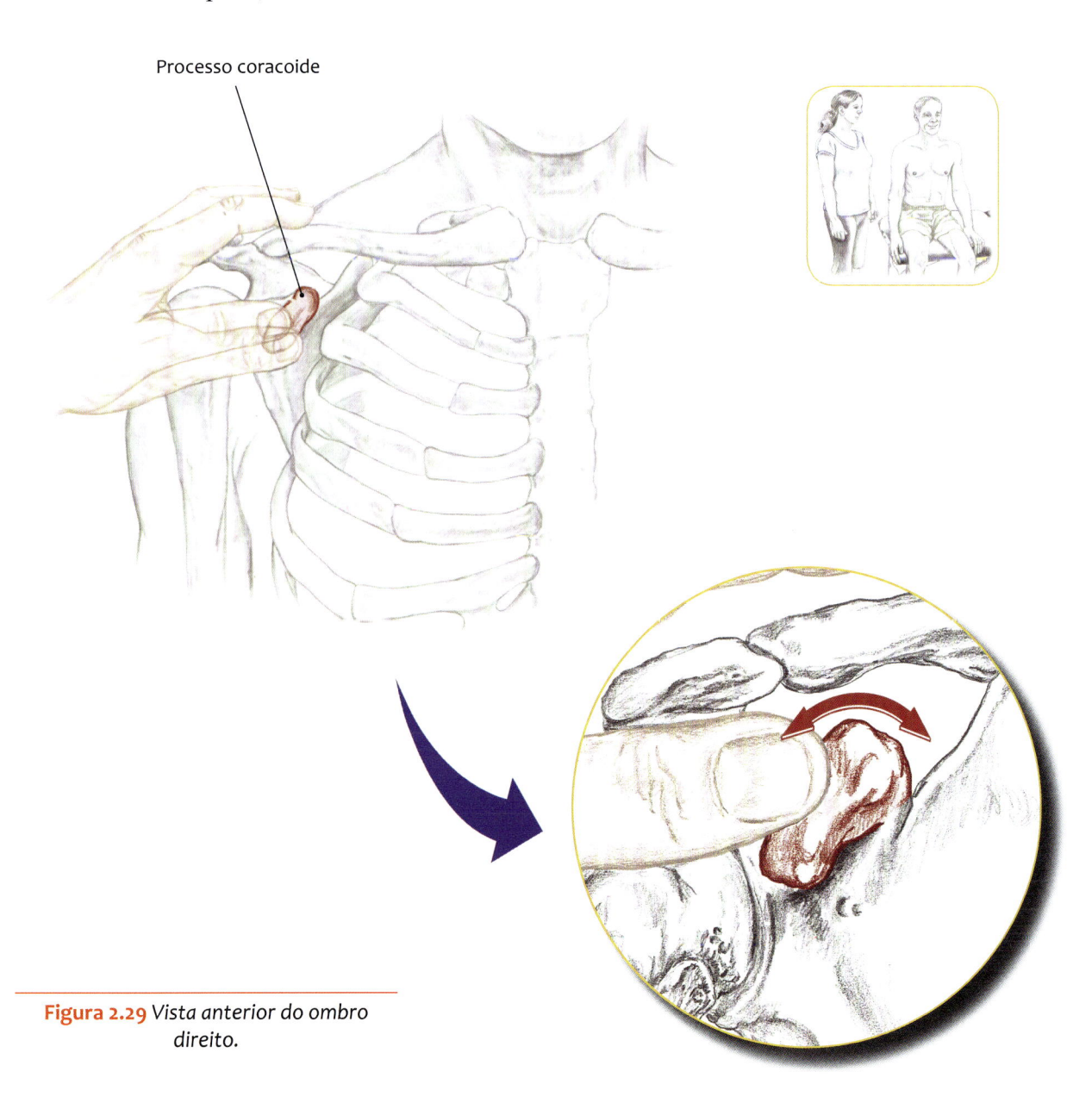

Figura 2.29 *Vista anterior do ombro direito.*

Tuberosidade deltóidea

A tuberosidade deltóidea localiza-se na lateral do sulco mesoumeral. É uma pequena protuberância que serve de local de ligação para as fibras convergentes do músculo deltoide (p. 101).

1) Sentado ou em posição supina, localize o acrômio.
2) Escorregue pelo acrômio e desça para a parte lateral do braço (figura 2.30).
3) Quando você alcançar o ponto médio entre o ombro e o cotovelo, haverá um pequeno "morro" na parte lateral do braço.

Se seu parceiro abduzir o ombro, as fibras do músculo deltoide convergem para onde você está apalpando?

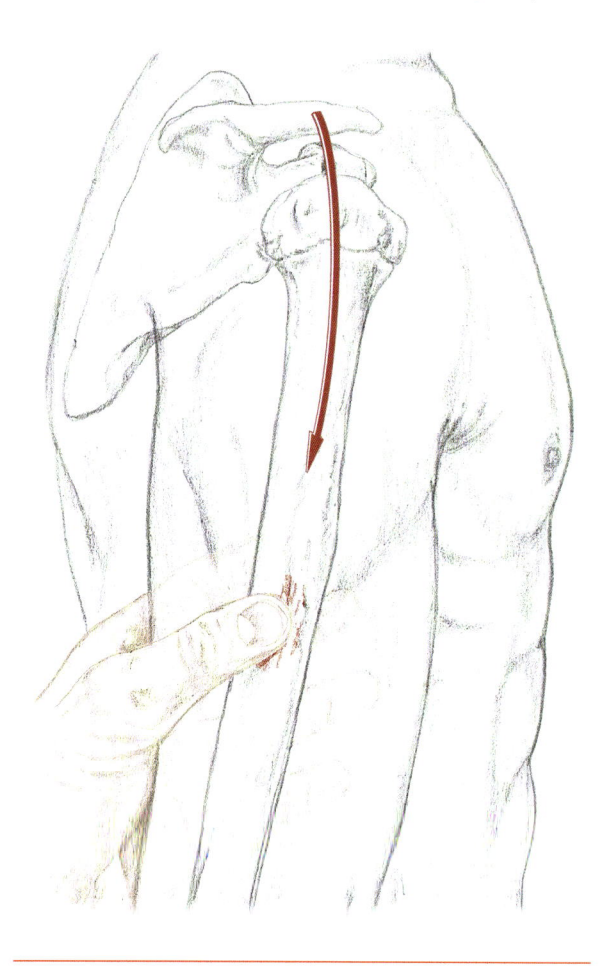

Figura 2.30 *Vista lateral, com acesso à tuberosidade deltóidea.*

O processo coracoide é um local de ligação para diversos tendões e ligamentos. A disposição dessas estruturas pode ser ilustrada de maneira semelhante aos ponteiros de um relógio. Na escápula direita, o tendão do músculo peitoral menor **(a)** conecta-se na posição de quatro horas, enquanto os tendões dos músculos coracobraquial e bíceps braquial **(b)** localizam-se na posição de sete horas. O ligamento coracoacromial **(c)** liga-se na posição de dez horas, e os ligamentos coracoclaviculares **(d)** ligam-se mais posteriormente ao processo coracoide, nas posições de 11 horas e meia-noite.

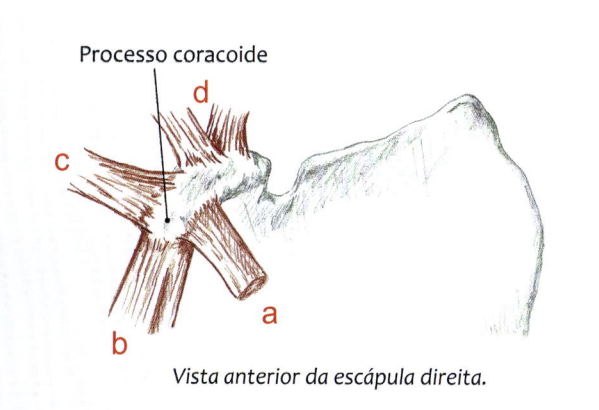

Vista anterior da escápula direita.

Coracoide Grego. Bico de corvo
Tuberosidade Latim. um inchaço

Pista 4 "Duas colinas e um vale"

Tubérculos maior e menor, sulco intertubercular

Esses três pontos de referência localizam-se no úmero proximal, sob o músculo deltoide. O **tubérculo maior** está localizado inferior e lateralmente ao acrômio. Seu formato é mais parecido com o de um pequeno monte do que com o de uma colina proeminente. O tubérculo maior é o local de ligação para três dos quatro músculos do manguito rotador – supraespinoso, infraespinoso e redondo menor (p. 110).

O **tubérculo menor** é menor do que o tubérculo maior e é o local de ligação do quarto músculo do manguito rotador – o subescapular (p. 110). O **sulco intertubercular** situa-se entre os tubérculos maior e menor e possui diâmetro aproximado ao de um lápis. Dentro do sulco está o tendão da cabeça longa do bíceps braquial, que pode estar sensível, portanto, a região deve ser apalpada com suavidade.

Tubérculo maior

1) Sentado ou em posição supina, por meio de um aperto de mão com seu parceiro, localize o acrômio.
2) Deslize cerca de 2,5 centímetros pelo acrômio, nas direções inferior e lateral (figura 2.31).

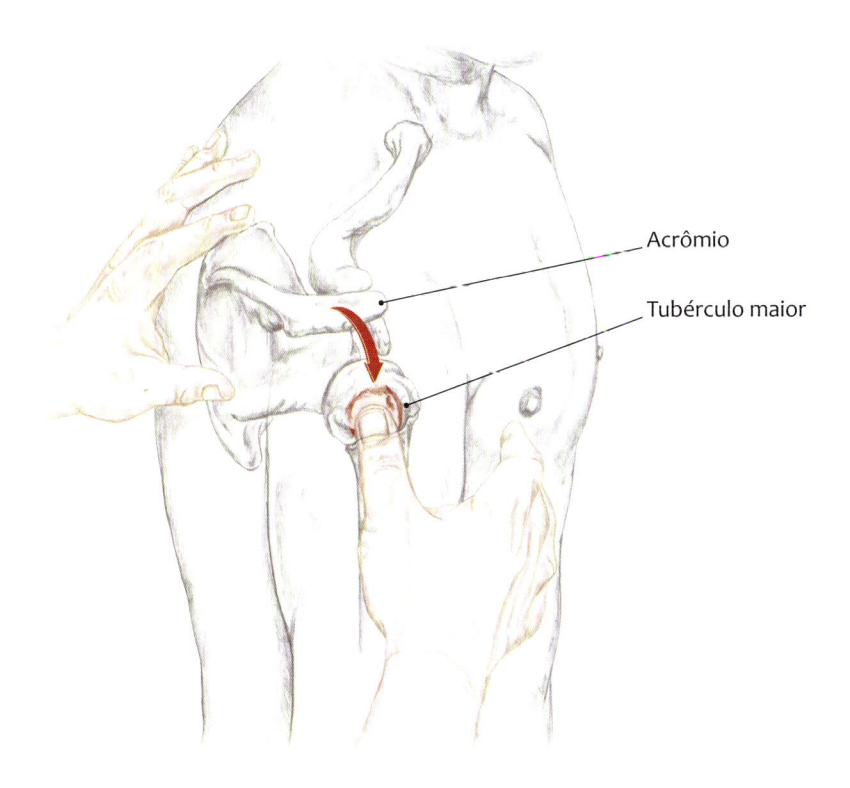

Figura 2.31 *Vista lateral do ombro direito com deslizamento a partir do acrômio até o tubérculo maior.*

3) A superfície sólida localizada sob as fibras do deltoide será o tubérculo maior. Você pode sentir uma pequena depressão entre o acrômio e o tubérculo.

Sulco intertubercular e tubérculo menor

1) Posicione o polegar no tubérculo maior (figura 2.32, a).
2) Comece a girar o braço lateralmente. À medida que o úmero roda, o tubérculo maior **(a)** sairá de sob o polegar e dará lugar ao fosso mais fino do sulco intertubercular **(b)**.
3) À medida que continuar a girar o braço lateralmente, seu polegar se levantará do sulco e irá em direção ao tubérculo menor **(c)**.

Posicione seu polegar sobre o tubérculo maior e, de maneira passiva, gire o braço nos sentidos medial e lateral. Você sente a sequência "protuberância-fosso-protuberância" quando os três pontos de referência passam embaixo do polegar? Você está posicionado horizontalmente em relação ao nível do processo coracoide?

a) Tubérculo maior   **b)** Sulco intertubercular   **c)** Tubérculo menor

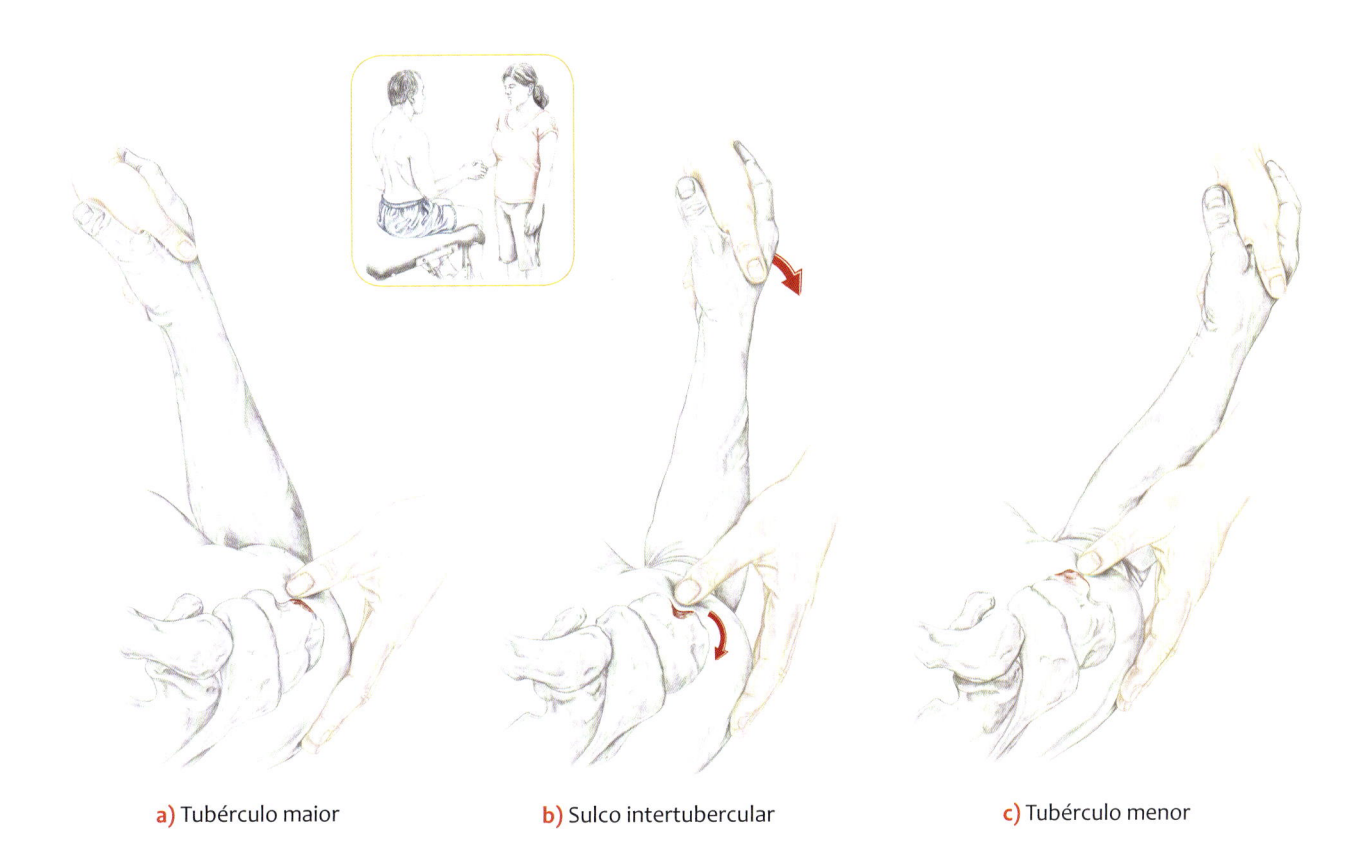

Figura 2.32 *Vista superior da rotação do úmero direito.*

Músculos do ombro e do braço

Os músculos do ombro e do braço são um grupo surpreendentemente variado. Alguns deles abrangem toda as costas e a caixa torácica, alguns se unem no crânio, enquanto outros se estendem para baixo do cotovelo. Todos esses músculos geram movimento no complexo do ombro (formado por escápula, clavícula e úmero). Alguns também elevam as costelas, alongam a cabeça e as vértebras cervicais ou dobram o cotovelo (figuras 2.33 e 2.35).

Os músculos superficiais do ombro e das costas são apresentados primeiro, seguidos pelos músculos mais profundos das costas e, por último, os músculos do braço. Alguns são apresentados juntos para melhor compreensão de seu funcionamento como grupo.

Embora as instruções sobre cada músculo ou grupo de músculos especifiquem em qual posição dispor seu parceiro (prona, supina ou sentado), a exploração em todas as posições é incentivada para uma melhor compreensão do(s) músculo(s) e das estruturas ao redor.

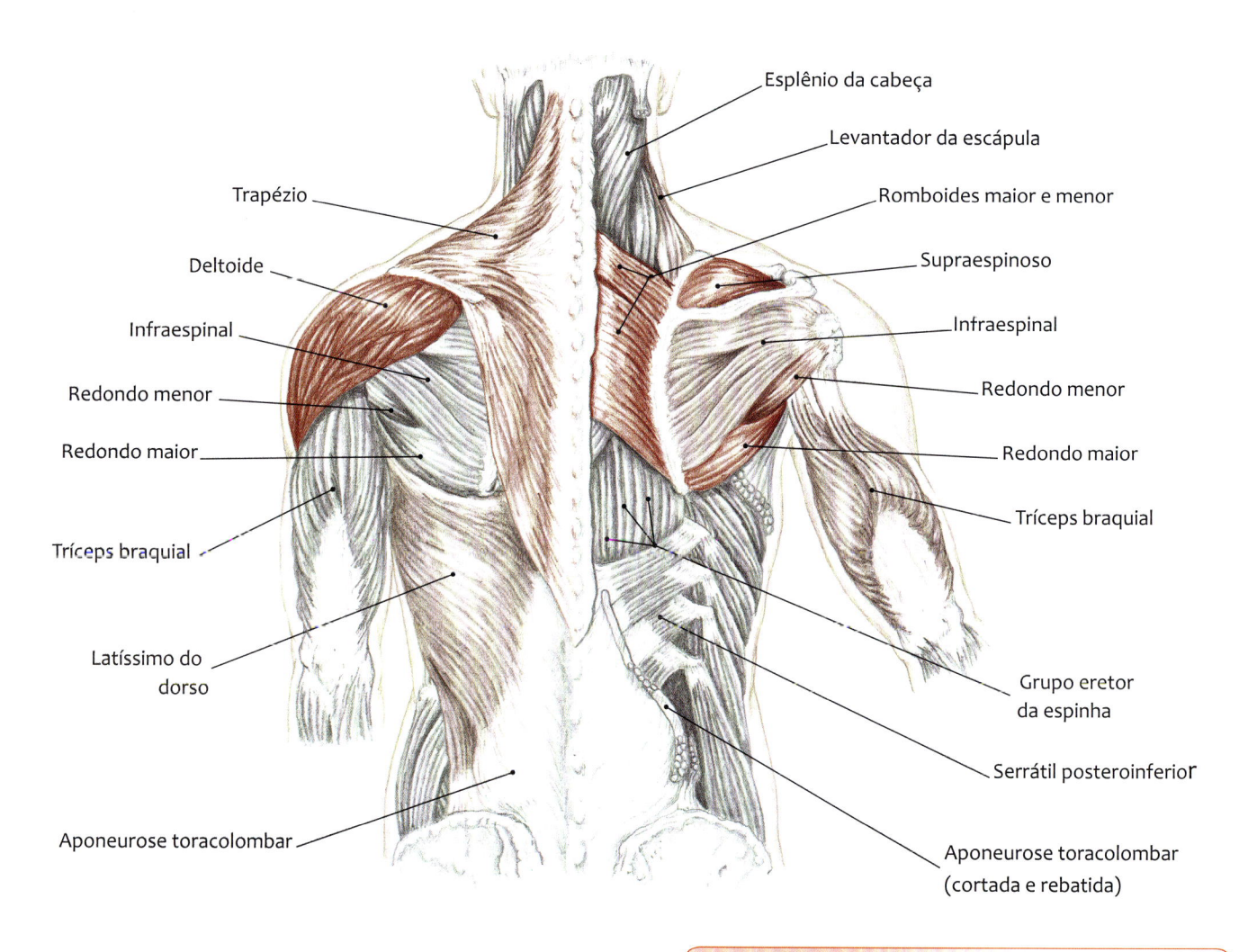

Figura 2.33 *Vista posterior do ombro e das costas. O latíssimo do dorso, o trapézio e o deltoide foram removidos no lado direito.*

> O trapézio recebeu esse nome do anatomista britânico William Cowper (c. 1700). Antes, chamava-se *musculus cucullaris* (latim, músculo capuz), visto que os dois músculos trapézio lembram um capuz de monge.

Músculos do ombro e do braço

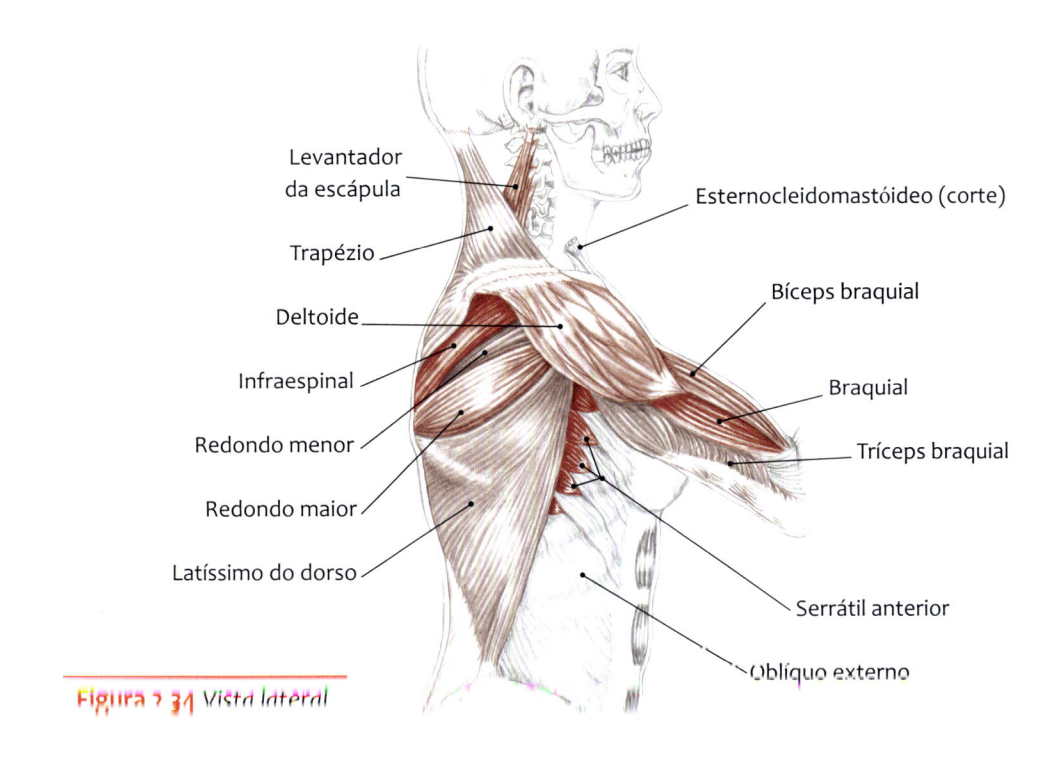

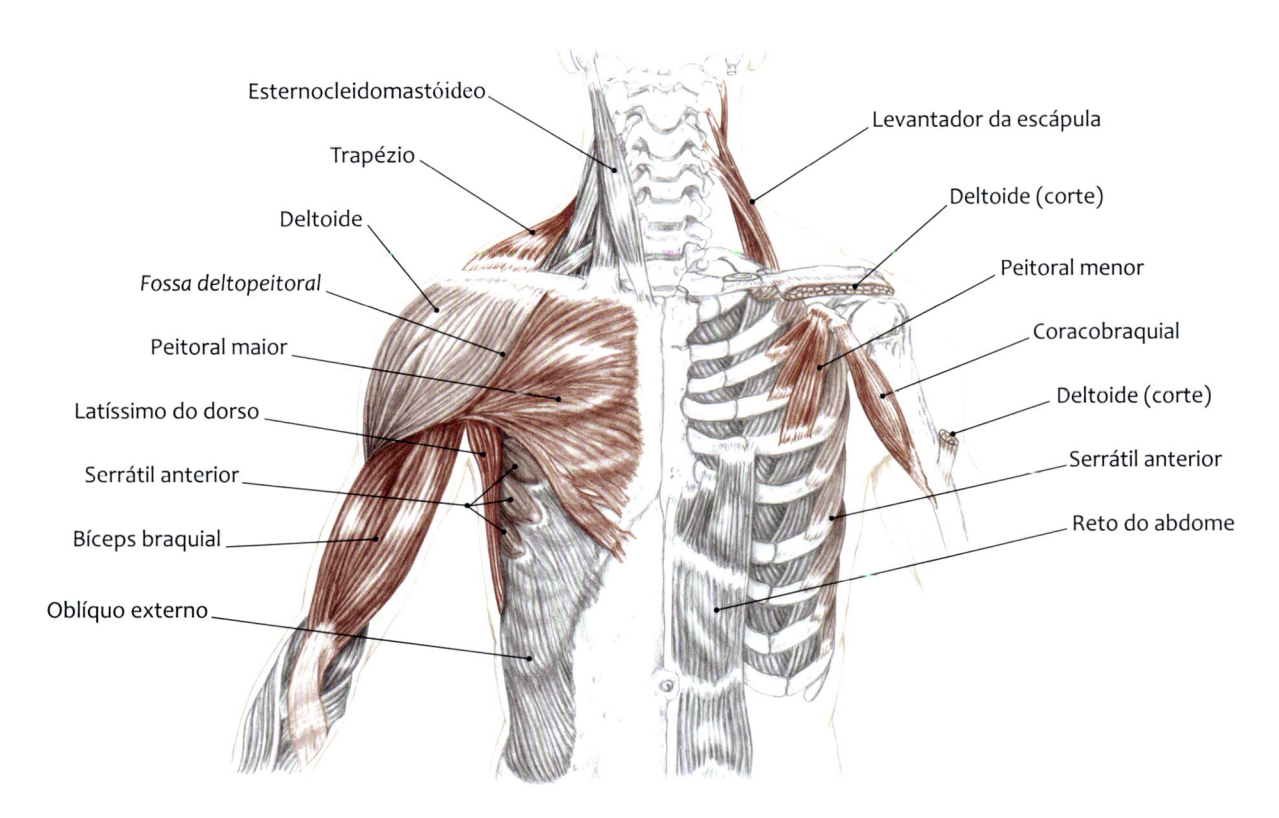

Figura 2.34 Vista lateral

Figura 2.35 *Vista anterior. O peitoral maior, o deltoide e o bíceps braquial foram removidos no lado esquerdo.*

Sinergistas – Músculos que trabalham juntos

Os músculos estão listados segundo sua habilidade em gerar movimento. O asterisco indica os músculos que não são mostrados.

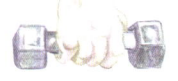

Ombro

(articulação glenoumeral)

Flexão

(antagonistas na extensão)
Deltoide (fibras anteriores)
Peitoral maior (fibras superiores)
Bíceps braquial
Coracobraquial*

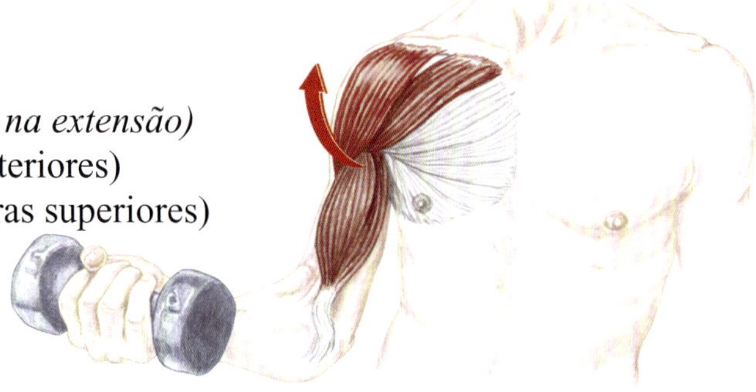

Vista anteromedial do braço direito

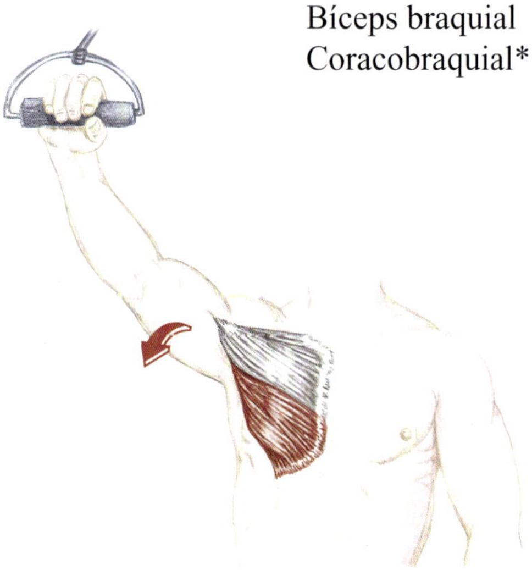

Extensão

(antagonistas na flexão)
Deltoide (fibras posteriores)
Latíssimo do dorso
Redondo maior
Peitoral maior (fibras inferiores)
Tríceps braquial (cabeça longa)

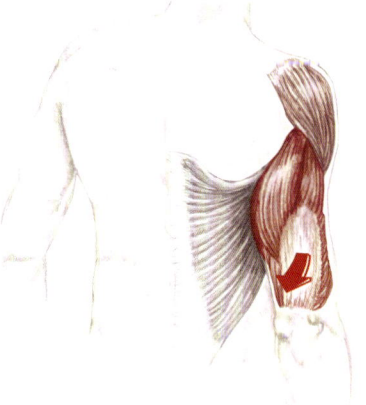

Vista anterior

Vista posterior

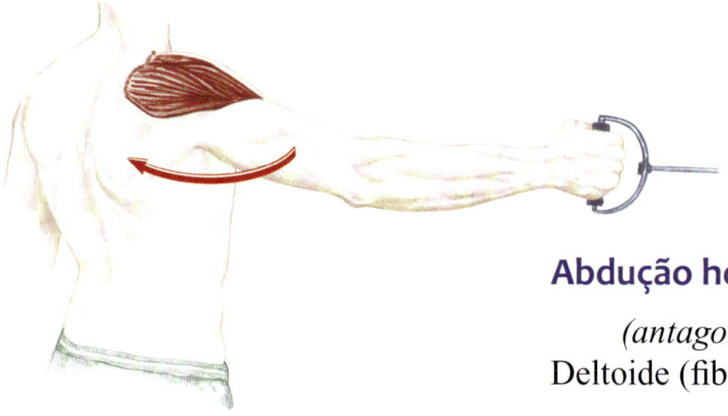

Abdução horizontal

(antagonista na adução horizontal)
Deltoide (fibras posteriores)

Vista posterolateral do braço direito

Ombro

(articulação glenoumeral)

Adução horizontal

(antagonistas na abdução horizontal)
Deltoide (fibras anteriores)
Peitoral maior (fibras superiores)

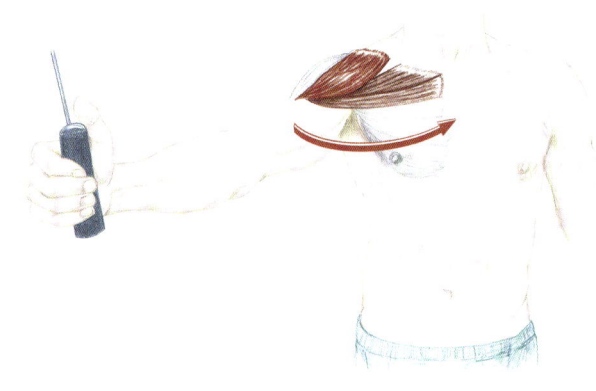

Vista anterior

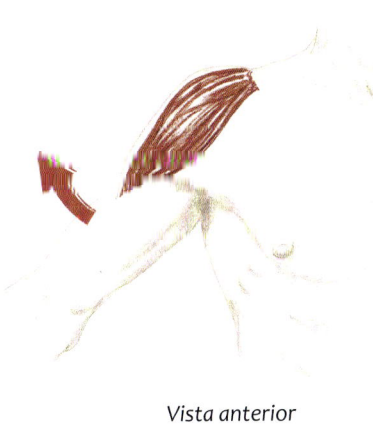

Abdução

(antagonistas na adução)
Deltoide (todas as fibras)
Supraespinoso

Vista anterior

Vista posterior

Adução

(antagonistas na abdução)
Latíssimo do dorso
Redondo maior
Infraespinoso
Redondo menor
Peitoral maior (todas as fibras)
Tríceps braquial (cabeça longa)
Coracobraquial

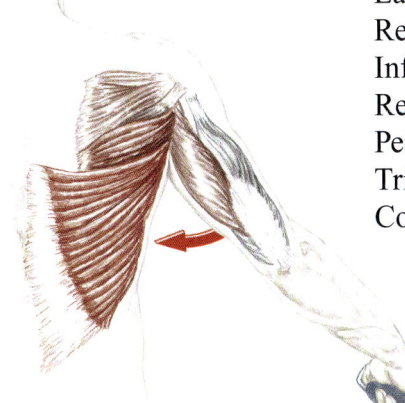

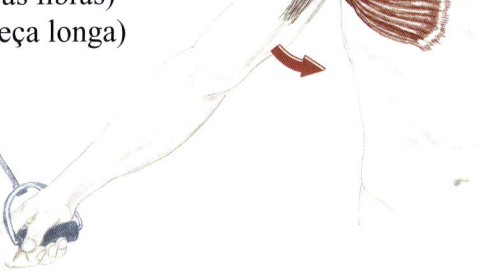

Vista posterior

Vista anterior

Ombro

(articulação glenoumeral)

Rotação lateral (rotação externa)

(antagonistas na rotação medial)
Deltoide (fibras posteriores)
Infraespinoso
Redondo menor

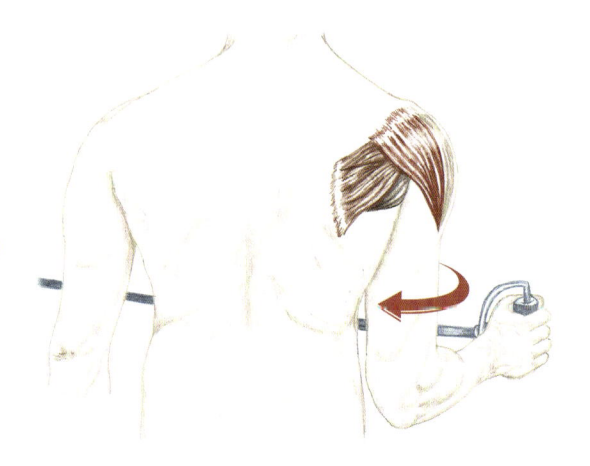

Vista posterior

Rotação medial (rotação interna)

(antagonistas na rotação lateral)
Deltoide (fibras anteriores)
Latíssimo do dorso
Redondo maior
Subescapular
Peitoral maior (todas as fibras)

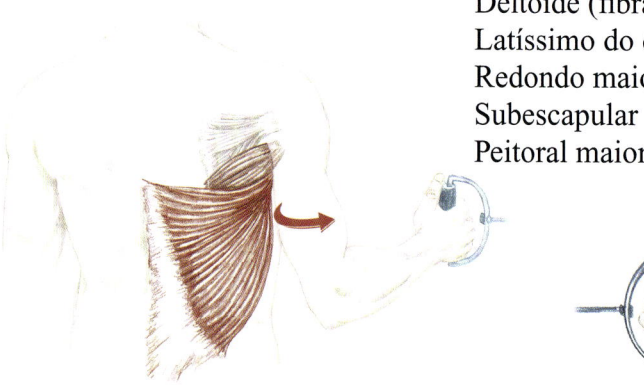

Vista posterior

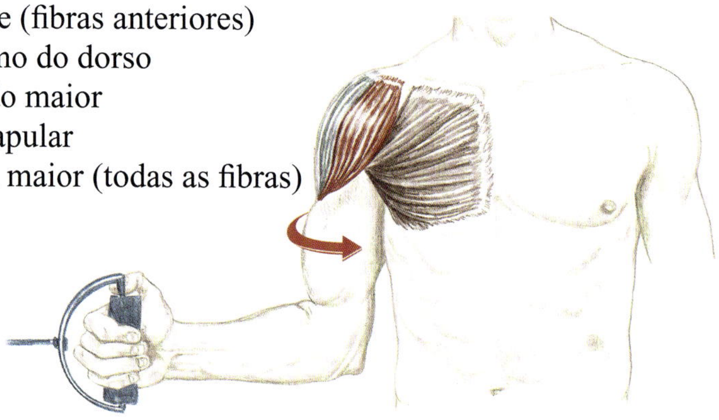

Vista anterior

Escápula

(articulação escapulotorácica)

Elevação

(antagonistas na depressão)
Trapézio (fibras superiores)
Romboide maior
Romboide menor
Levantador da escápula

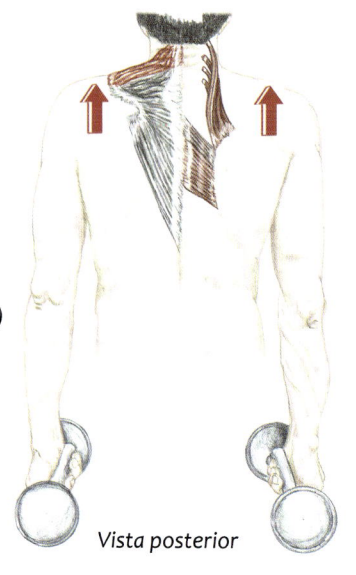

Vista posterior

Ombro e Braço | 99

Escápula
(articulação escapulotorácica)

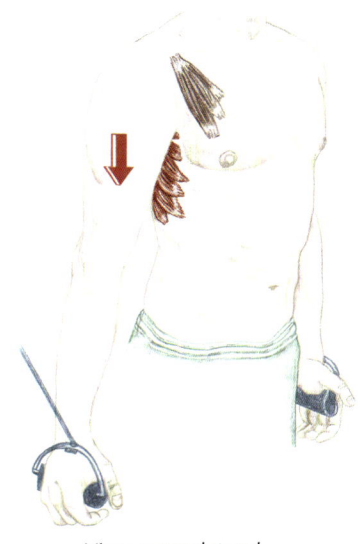

Depressão

(antagonistas na elevação)
Trapézio (fibras inferiores)
Serrátil anterior (com a origem fixa)
Peitoral menor

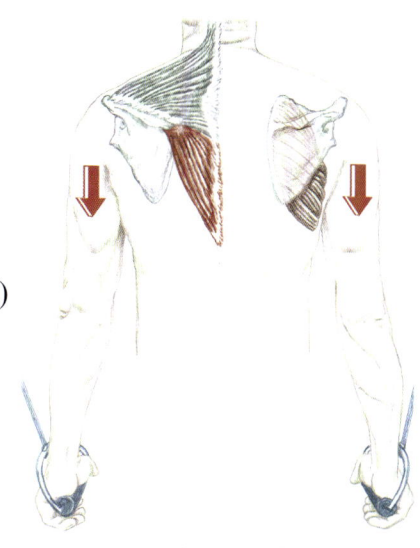

Vista anterolateral

Vista posterior

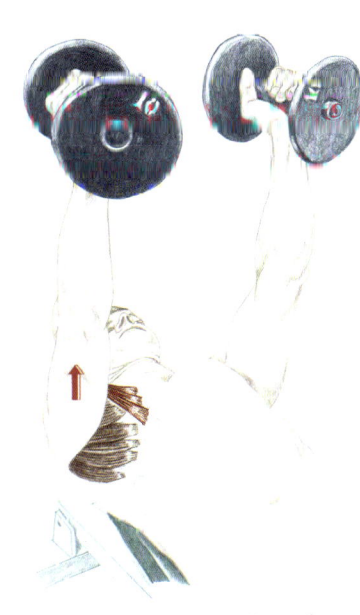

Abdução (protrusão)

(antagonistas na adução)
Serrátil anterior
(com a origem fixa)
Peitoral menor

Vista anterolateral

Adução (retração)

(antagonistas na abdução)
Trapézio (fibras mediais)
Romboide maior
Romboide menor

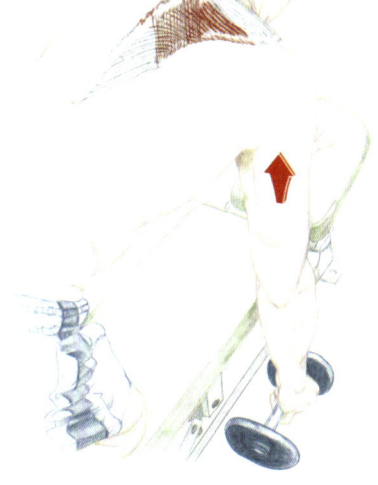

Vista posterolateral

Escápula

(articulação escapulotorácica)

Rotação ascendente da escápula

(antagonistas na rotação descendente)
Trapézio (fibras superiores e inferiores)
Serrátil anterior (com a origem fixa)

Vistas posteriores

Peitoral menor (visão posterior)

Rotação descendente da escápula

(antagonistas na rotação ascendente)
Romboide maior
Romboide menor
Levantador da escápula
Peitoral menor

Legenda das Letras

A = Ação
O = Origem
I = Inserção
N = Nervo

Deltoide

O deltoide, que possui formato de triângulo, localiza-se na cobertura do ombro. Sua origem – que é, de maneira interessante, idêntica à inserção do trapézio – curva-se ao redor da espinha da escápula e da clavícula, formando um "V". A partir dessa extensa origem, as fibras convergem na parte inferior do braço para se unirem na tuberosidade deltoidea (figura 2.36).

As fibras do deltoide podem ser divididas em três segmentos: fibras anteriores, medianas e posteriores. Todos esses grupos abduzem o úmero, mas as fibras anteriores e as posteriores são antagonistas tanto na flexão e na extensão como na rotação medial e na lateral.

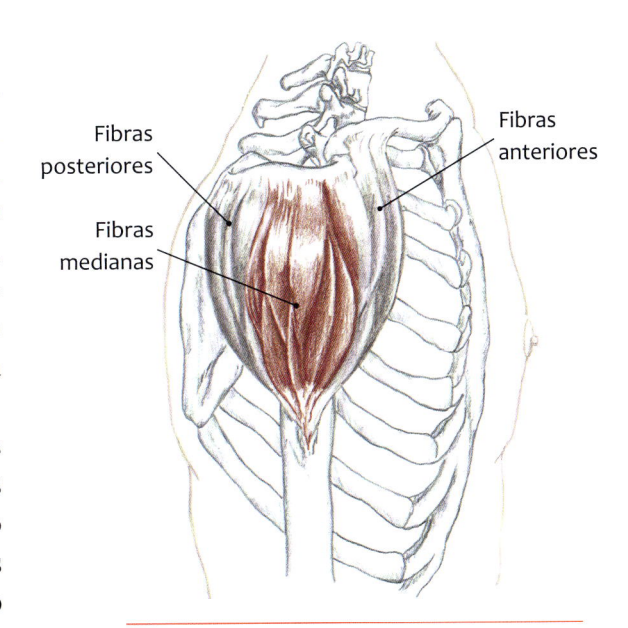

Figura 2.36 *Vista lateral do deltoide mostrando os três segmentos.*

A *Todas as fibras:*
Abduzem o ombro (articulação glenoumeral)

Fibras anteriores:
Flexionam o ombro (articulação glenoumeral)
Giram medialmente o ombro (articulação glenoumeral)
Aduzem horizontalmente o ombro (articulação glenoumeral)

Fibras posteriores:
Estendem o ombro (articulação glenoumeral)
Giram lateralmente o ombro (articulação glenoumeral)
Abduzem horizontalmente o ombro (articulação glenoumeral)

O Terço lateral da clavícula, do acrômio e da espinha da escápula

I Tuberosidade deltoide

N Axilares C**5** e C**6**

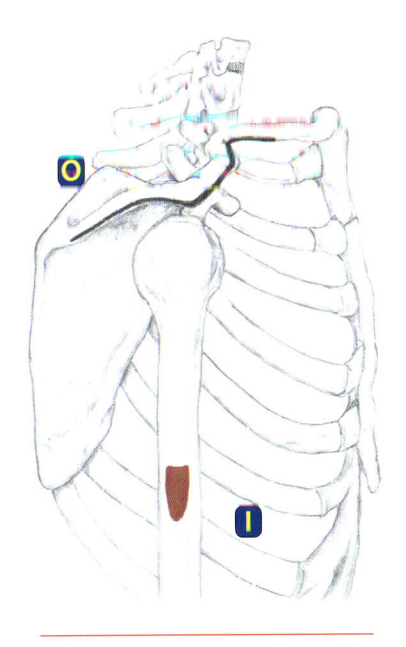

Figura 2.37 *Origem e inserção do deltoide.*

Quando você utiliza seu deltoide?
- Praticamente em todos os movimentos que envolvem o ombro;
- Ao passar os braços por dentro de um casaco;
- Ao varrer, empurrar e serrar;
- Ao remar um bote.

Deltoide Grego. *delta*, D maiúsculo (Δ) no alfabeto grego

Ventre do deltoide

1) Sentado, localize a espinha da escápula, o acrômio e o terço lateral da clavícula. Observe o "V" formado por esses pontos de referência.
2) Localize a tuberosidade deltoide.
3) Apalpe entre esses pontos de referência a fim de isolar as fibras superficiais e convergentes do deltoide. Certifique-se de explorar os aspectos mais anteriores e posteriores desse músculo.

✓ *As fibras sentidas por você são superficiais e convergem em direção à tuberosidade deltoidea? Se seu parceiro abduz e solta, alternadamente, você sente as fibras se contraírem e relaxarem (figura 2.38)?*

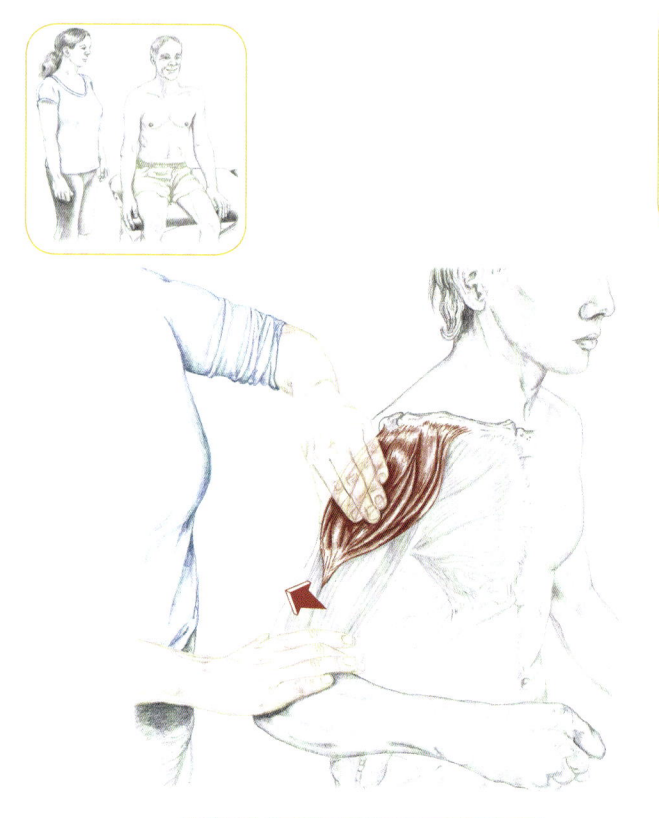

Figura 2.38 Vista anterolateral.

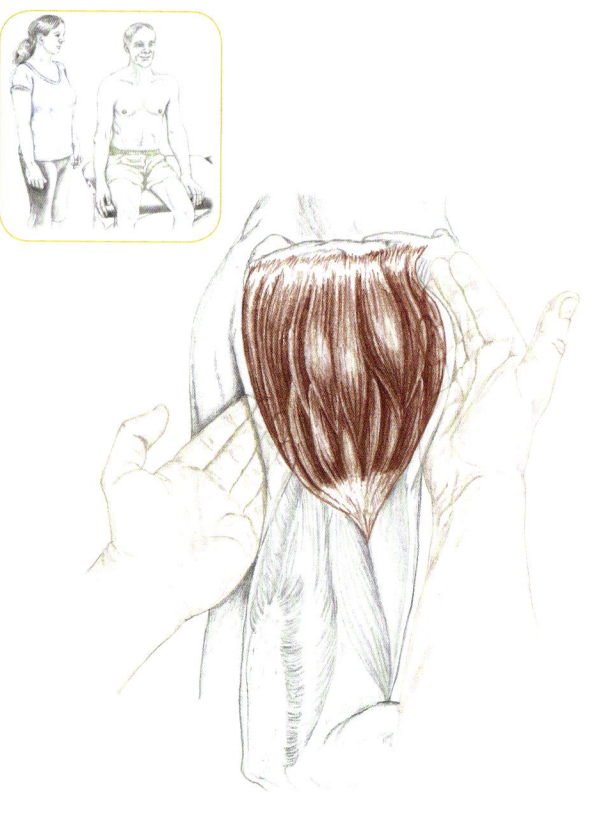

Figura 2.39 Vista lateral do ombro direito. Utilize as duas mãos para delinear as extremidades do deltoide, seguindo-as pela região inferior até a tuberosidade.

O deltoide como antagonista de si mesmo

Para sentir as habilidades antagonistas das fibras anteriores e posteriores do deltoide:
1) Dê um aperto de mão em seu parceiro e posicione sua outra mão sobre o deltoide.
2) Mantenha o cotovelo de seu parceiro próximo à lateral dele e peça-lhe que gire o braço medial e lateralmente contra sua resistência. Você consegue sentir as fibras anteriores contraindo com a rotação medial e relaxando com a rotação lateral, e vice-versa com as fibras posteriores?

Trapézio

O trapézio localiza-se superficialmente ao longo da parte superior das costas e do pescoço. Suas fibras extensas e finas cobrem os ombros, unindo-se ao occipício (o osso na base da cabeça, p. 304), à clavícula lateral, à escápula e ao processo espinoso das vértebras torácicas (figuras 2.40 e 2.42).

As fibras do trapézio podem ser divididas em três grupos: fibras superiores (descendentes), fibras medianas e fibras inferiores (ascendentes). As fibras superiores e as inferiores são antagonistas na elevação e na depressão da escápula, respectivamente. Todas as fibras do trapézio são fáceis de ser apalpadas.

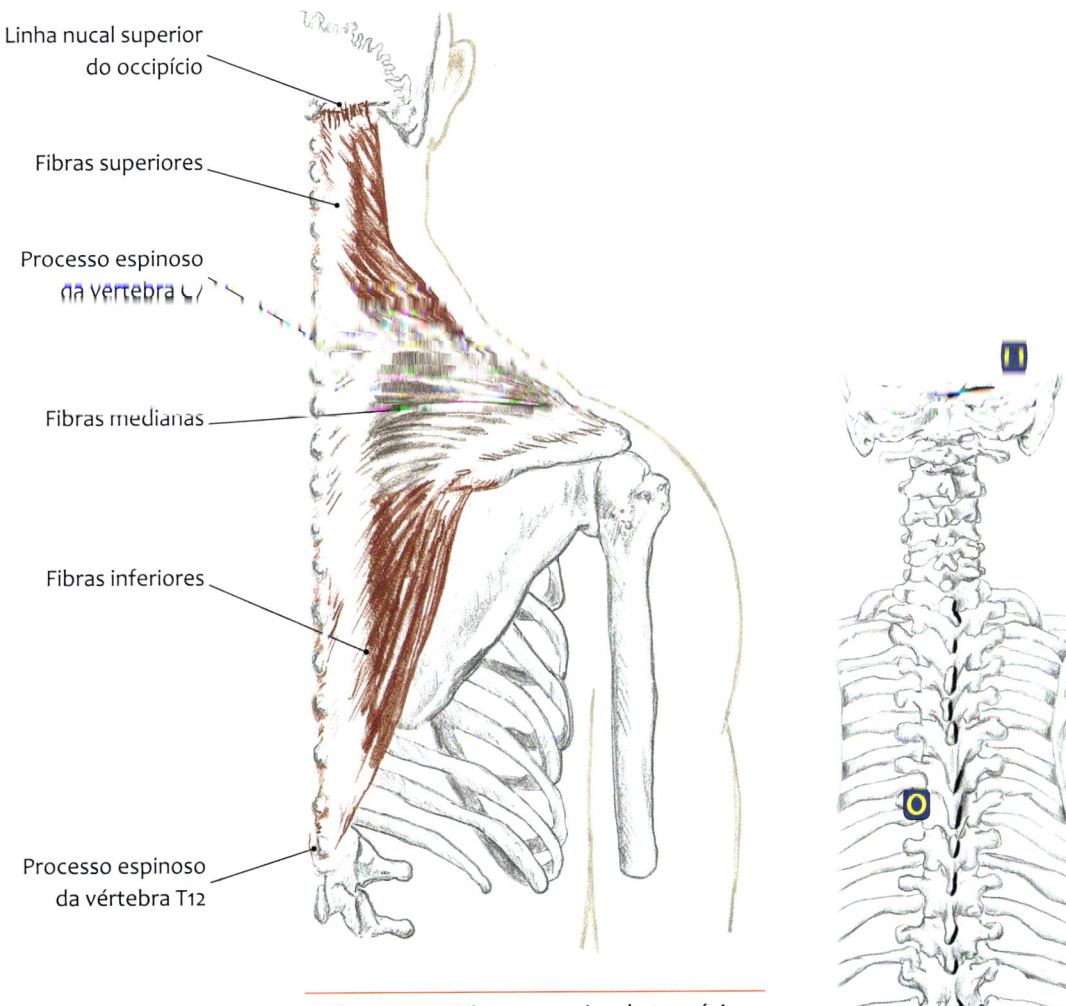

Figura 2.40 *Vista posterior do trapézio.*

Figura 2.41 *Origem e inserção do trapézio.*

A *Fibras superiores:*
Bilateralmente
   Estendem a cabeça e o pescoço

Unilateralmente
   Flexionam lateralmente a cabeça e o pescoço para o mesmo lado
   Giram a cabeça e o pescoço para o lado oposto
   Elevam a escápula (articulação escapulotorácica)
   Giram a escápula para cima (articulação escapulotorácica)

Fibras medianas:
   Aduzem a escápula (articulação escapulotorácica)
   Estabilizam a escápula (articulação escapulotorácica)

Fibras inferiores:
   Deprimem a escápula (articulação escapulotorácica)
   Giram a escápula para cima (articulação escapulotorácica)

O Protuberância occipital externa, parte mediana da linha nucal superior do occipício, ligamento nucal e processos espinosos da vértebra C7 através do nervo espinal T12*

I Terço lateral da clavícula, do acrômio e da espinha da escápula

N Parte espinal do nervo craniano XI (acessório) e ramos ventrais C2, **C3** e **C4**

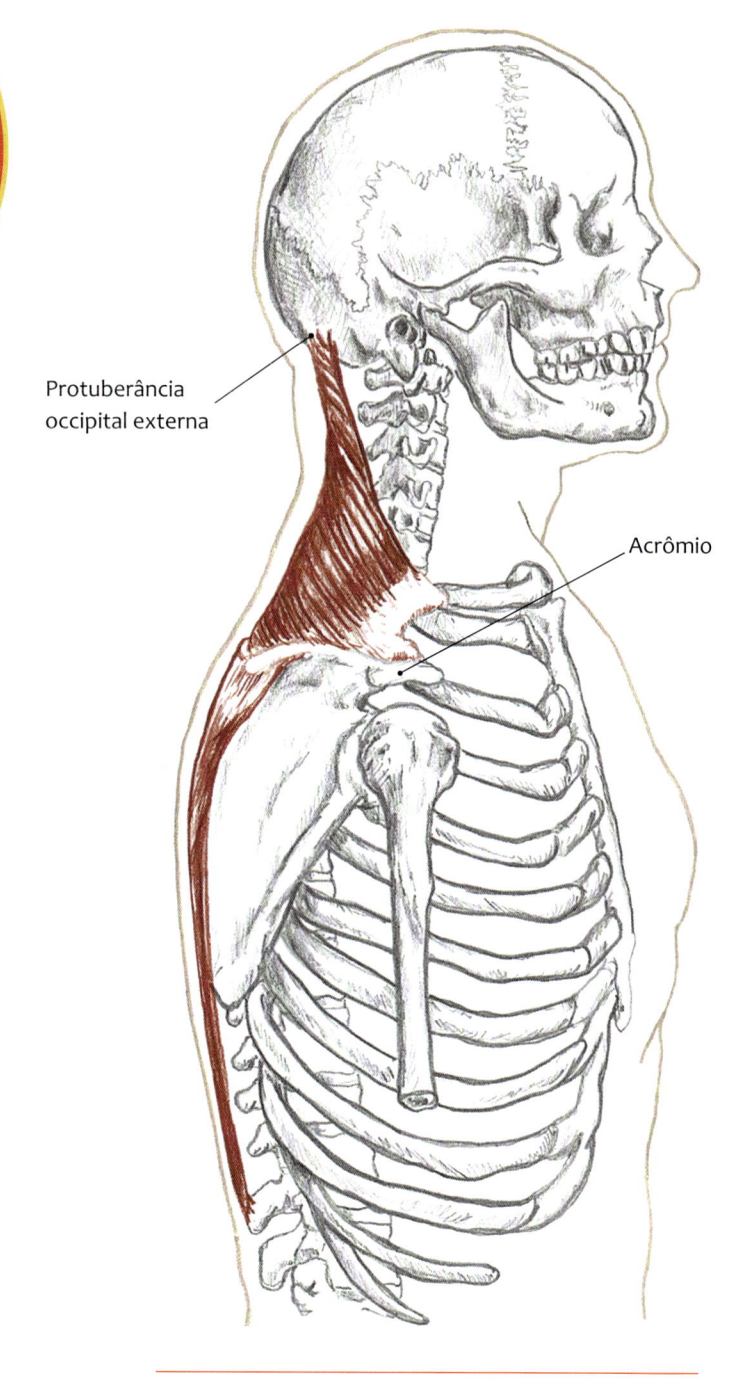

Figura 2.42 *Vista lateral do trapézio.*

---

*N.R.T.: No decorrer desta obra, o leitor vai se deparar com algumas siglas, as quais possuem o seguinte significado:
C – Cervical: composta por 7 vértebras, de C1 a C7;
T – Torácica: composta por 12 vértebras, de T1 a T12;
L – Lombar: composta por 5 vértebras, de L1 a L5;
S – Sacral: composta por 5 vértebras, de S1 a S5, fundidas entre si, em tamanho decrescente.

Fibras superiores do trapézio

1) Posição prona. Essas fibras formam a aba facilmente acessível do músculo localizado no alto do ombro. Na parte posterior do pescoço, elas são surpreendentemente delgadas, com apenas 2,5 centímetros de comprimento cada uma.
2) Comprima o tecido superficial na parte superior do ombro e sinta as fibras superiores do trapézio. Faça anotações a respeito de sua característica delgada (figura 2.43).
3) Siga as fibras superiormente em direção à base da cabeça, no occipício. Para sentir as fibras da parte posterior do pescoço se contraírem, permaneça na lateral da mesa e peça para que seu parceiro erga a cabeça a aproximadamente um centímetro do apoio. Depois, siga as fibras inferiormente em direção à clavícula lateral.

O músculo que você está comprimindo é fino e superficial? Pressione as fibras ao longo da parte superior do ombro e faça seu parceiro elevar a escápula suavemente em direção à orelha. As fibras musculares ficam esticadas?

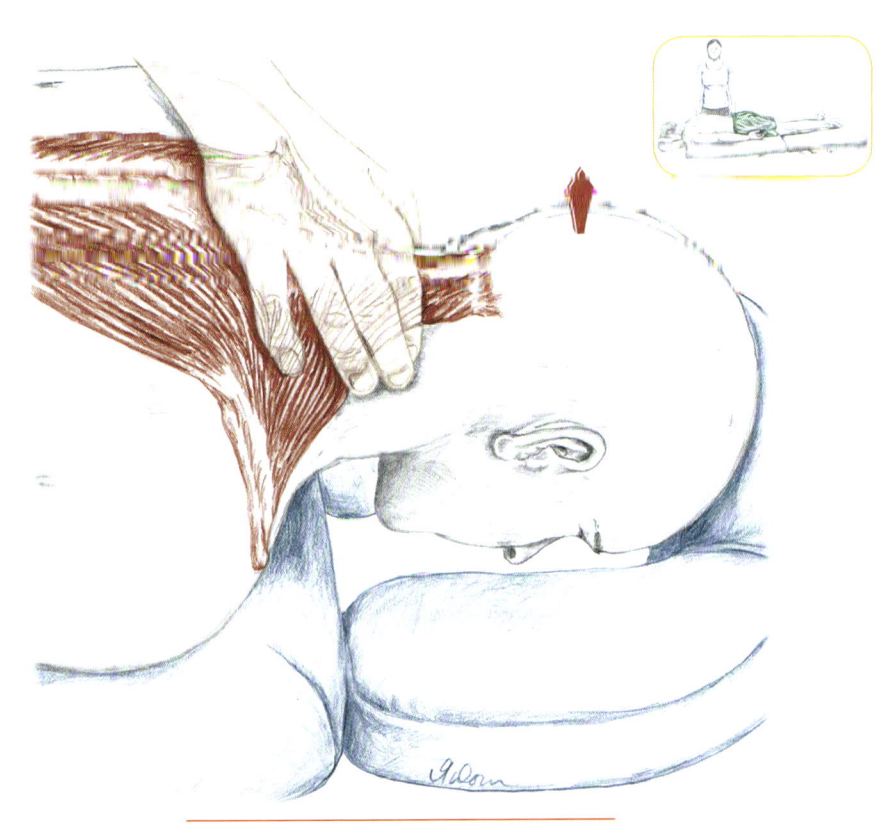

Figura 2.43 *Parceiro em posição prona.*

À medida que seu parceiro elevar a cabeça, é provável que você veja duas "lombadas" paralelas ao longo da parte posterior do pescoço. Essas protuberâncias são formadas, principalmente, pelo músculo semiespinal mais profundo da cabeça (p. 269), com os músculos trapézios cobrindo a parte de cima.

Trapézio	Grego.	Uma mesa pequena ou forma de trapézio
Nucal	Latim.	Parte posterior do pescoço
Occipício	Latim.	O dorso do crânio

Espinha da escápula

Fibras medianas do trapézio

1) Localize a espinha da escápula.
2) Deslize medialmente a partir da espinha da escápula em direção ao trapézio e movimente os dedos por suas fibras (figura 2.44). As fibras do trapézio são superficiais e finas, portanto, explore em um nível superficial e não mais profundamente nos músculos romboides ou no eretor da espinha.

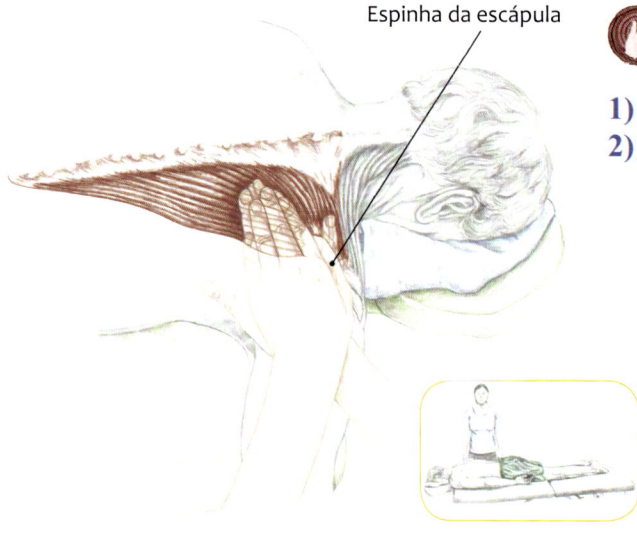

Figura 2.44 Acesso às fibras medianas e inferiores do trapézio com o parceiro em posição prona.

Fibras inferiores do trapézio

1) Localize a extremidade das fibras inferiores desenhando uma linha a partir da espinha da escápula até o processo espinoso do nervo espinal T12 (p. 240).
2) Apalpe ao longo dessa linha e empurre seus dedos em direção à extremidade das fibras inferiores. Peça ao seu parceiro que estique os braços para a frente (como o Super-Homem) e sinta as fibras superficiais do trapézio (figura 2.45).
3) Tente elevar as fibras inferiores entre seus dedos, afastando-as da musculatura subjacente.

> *Outra maneira de sentir as fibras inferiores se contraírem é pedir ao seu parceiro que deprima o ombro. As fibras inferiores correm em um ângulo suave em direção à escápula (em vez de correr paralelamente à coluna vertebral, como os músculos eretores da espinha)?*

Processo espinoso do nervo espinal T12

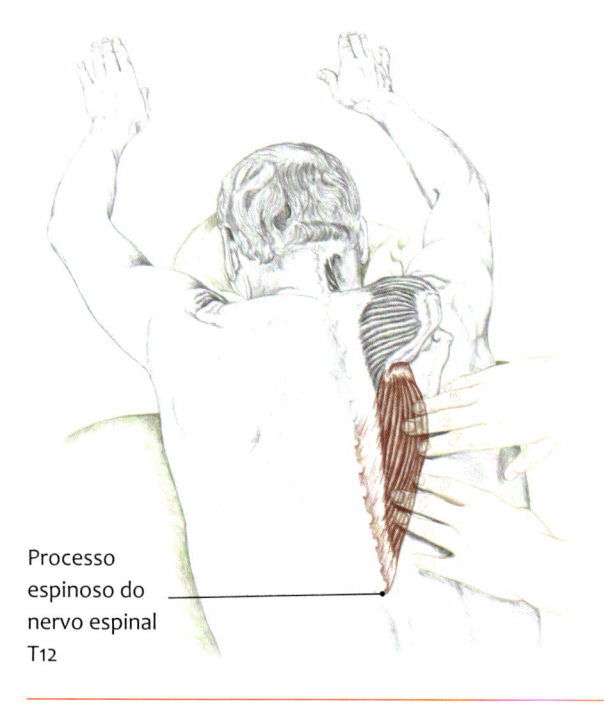

Figura 2.45 Parceiro em posição prona, com os braços esticados à frente.

Quando você utiliza seu trapézio?

- Certo, você não, mas Lance Armstrong* quando estica o pescoço para cima do guidom de sua bicicleta;
- Quando segura um telefone entre o ombro e a orelha;
- Ao carregar no ombro coisas presas por uma cinta (mala, mochila, bolsa);
- Empurrando os ombros para trás, em posição militar.

---

*N.R.T.: Lance Armstrong: antigo ciclista norte-americano.

Latíssimo do dorso e redondo maior

O **latíssimo do dorso** é o músculo mais amplo das costas. Suas fibras finas e superficiais originam-se na parte inferior das costas, ascendem pela lateral do tronco e unem-se em um feixe delgado na axila (figura 2.46). Ambas as extremidades do latíssimo do dorso são difíceis de ser isoladas; contudo, sua parte mediana, próxima à margem lateral da escápula, é fácil de ser comprimida.

O **redondo maior** é chamado de "pequeno ajudante do latíssimo" por causa de sua completa sinergia com o latíssimo do dorso (figura 2.47). É superficial e localiza-se na margem lateral da escápula, entre o latíssimo do dorso e o redondo maior. Embora dividam nomes, o redondo maior e o redondo menor giram o braço em direções opostas – o maior, medialmente, e o menor, lateralmente.

O latíssimo do dorso e o redondo menor às vezes são chamados de "músculos da algema", visto que suas ações coletivas levam os braços para a posição de "prisão"!

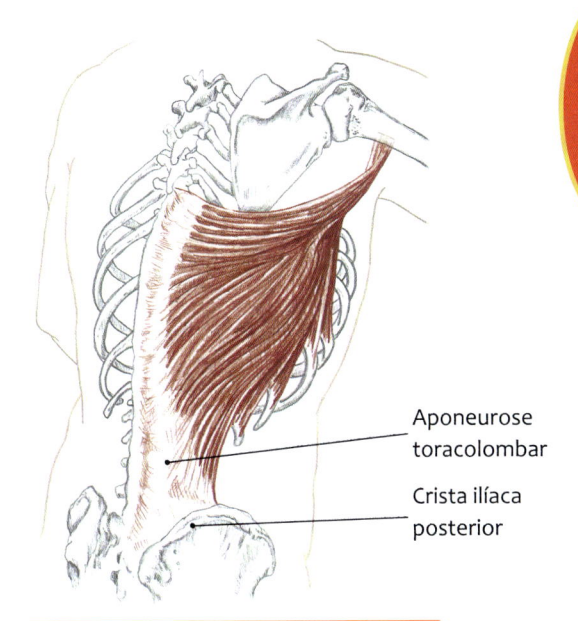

Figura 2.46 *Vista lateroposterior do latíssimo do dorso.*

Latíssimo do dorso

A **Estica** o ombro (articulação glenoumeral)
  Aduz o ombro (articulação glenoumeral)
  Gira medialmente o ombro (articulação glenoumeral)
O Ângulo inferior da escápula, processo espinoso das seis últimas vértebras torácicas, últimas três ou quatro costelas, aponeurose toracolombar e crista ilíaca posterior
I Sulco intertubercular do úmero
N Toracodorsal C**6**, C**7** e C**8**

Redondo maior

A **Estica** o ombro (articulação glenoumeral)
  Aduz o ombro (articulação glenoumeral)
  Gira medialmente o ombro (articulação glenoumeral)
O Ângulo inferior e terço inferior da margem lateral da escápula
I Crista do tubérculo menor do úmero
N Subescapulares inferiores C5, C**6** e C7

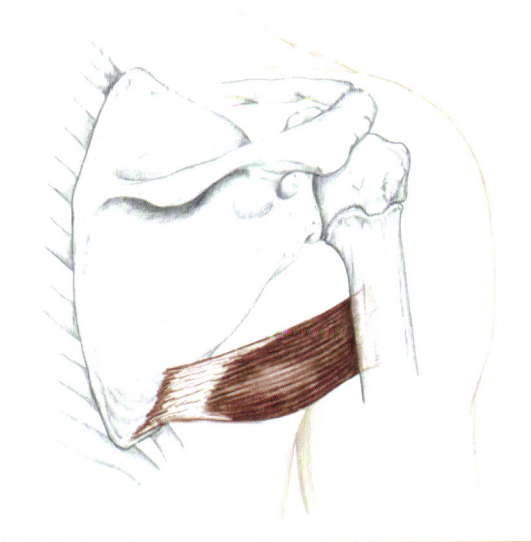

Figura 2.47 *Vista posterior do redondo maior.*

O latíssimo do dorso não apenas movimenta o braço, mas, por causa de sua origem ampla, também pode afetar o tronco e a coluna espinal. A contração do latíssimo do dorso esquerdo auxilia na flexão lateral do tronco para a esquerda. Se o braço está fixo, tal como quando pendurado em uma barra, o latíssimo do dorso auxiliará na extensão da espinha e na inclinação anterior e lateral da pelve.

Latíssimo do dorso	Latim.	Parte mais ampla das costas
Redondo	Latim.	*Teres*, arredondado, de formato delgado

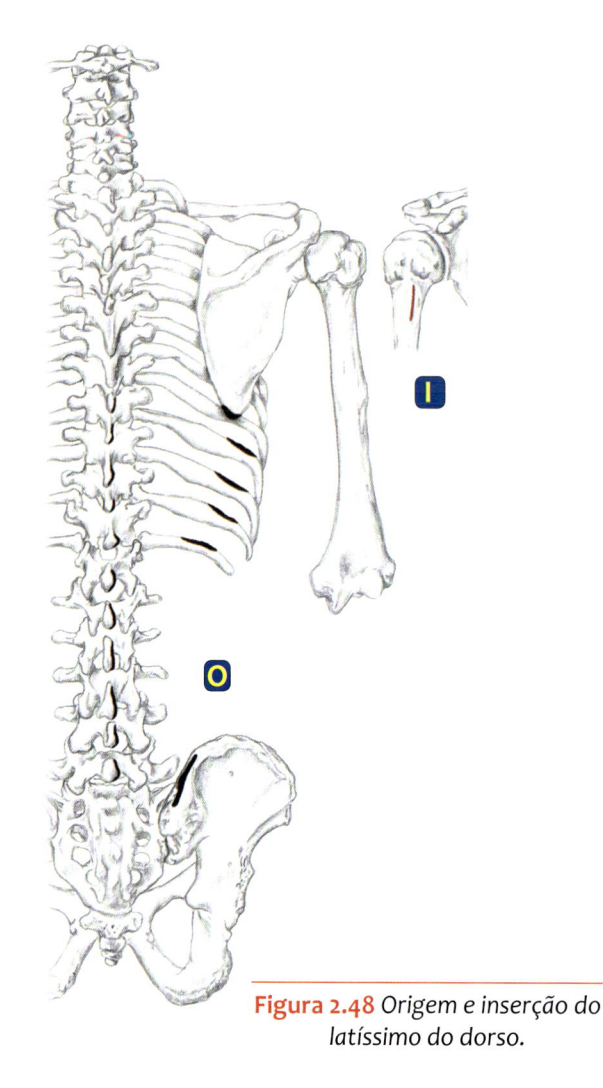

Figura 2.48 Origem e inserção do latíssimo do dorso.

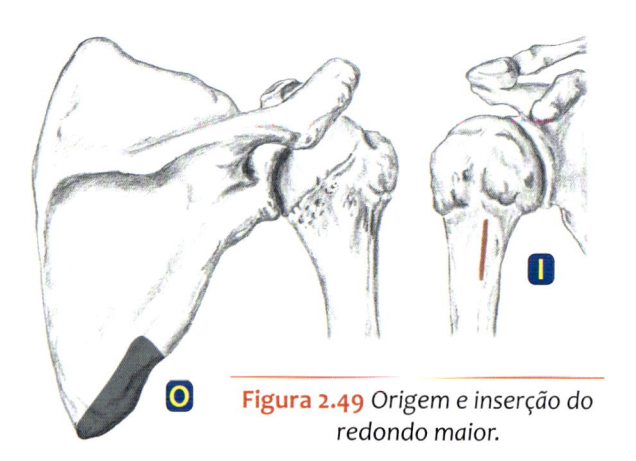

Figura 2.49 Origem e inserção do redondo maior.

Quando você utiliza seu latíssimo do dorso e redondo maior?

- Ao guiar um caiaque com um remo;
- Abrindo o zíper das costas de seu vestido;
- Quando anda com muletas;
- Ao escalar uma corda quando invade uma fortaleza.

Latíssimo do dorso

1) Posição prona com o braço na lateral da mesa. Localize a margem lateral da escápula.
2) Utilizando o polegar e os outros dedos da mão, pressione o fino chumaço de tecido muscular localizado na parte lateral da margem lateral. Esse é o latíssimo do dorso (e talvez uma parte do redondo maior). Observe como esse tecido muscular destaca-se na lateral do tronco.
3) Sinta as fibras do latíssimo do dorso se contraírem ao pedir a seu parceiro que gire medialmente o ombro contra sua resistência: "Mova sua mão em direção ao quadril". (figura 2.50.) Enquanto isso ocorre, siga as fibras do latíssimo do dorso superiormente em direção à axila e inferiormente pelas costelas.

Para assegurar que você não esteja levantando apenas pele, pressione o tecido e deixe-o escorregar lentamente por entre os dedos. Você sente a textura fibrosa dos músculos ou apenas a característica gelatinosa da pele?

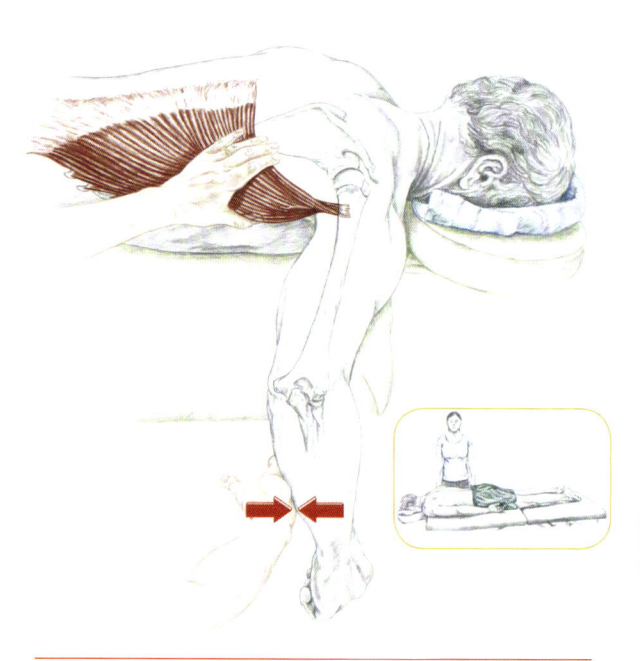

Figura 2.50 Parceiro em posição prona, com o ombro em giro medial.

Latíssimo do dorso

1) Com seu parceiro em posição supina, segure o braço em uma posição arqueada. Depois, pressione o tecido do latíssimo do dorso localizado ao lado da margem lateral.
2) Peça a seu parceiro que estique o ombro contra sua resistência: "Empurre seu cotovelo em direção ao quadril". Isso obrigará o latíssimo do dorso a se contrair (figura 2.51).

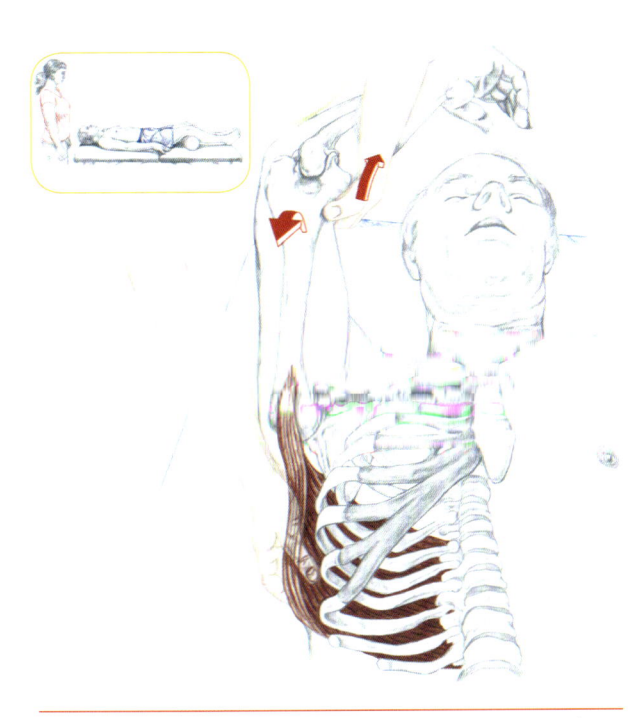

Figura 2.51 Parceiro em posição supina empurrando o cotovelo, contra sua resistência, em direção ao quadril.

Redondo maior

1) Posição prona com o braço na lateral da mesa. Localize e pressione as fibras do latíssimo do dorso entre os dedos e o polegar.
2) Movimente os dedos e o polegar medialmente para onde você sente a margem lateral da escápula. As fibras musculares localizadas medialmente ao latíssimo do dorso e unidas à margem lateral são o redondo maior.
3) Siga essas fibras em direção à axila, onde elas se misturam ao latíssimo do dorso.

Posicione seu polegar na parte inferior da margem lateral e faça seu parceiro girar medialmente a articulação do ombro, a fim de diferenciar o redondo maior do latíssimo do dorso (figura 2.52). As fibras de ambos os músculos se combinam. Aquelas que se prendem diretamente à margem lateral pertencem ao redondo maior; as fibras mais laterais pertencem ao latíssimo do dorso.

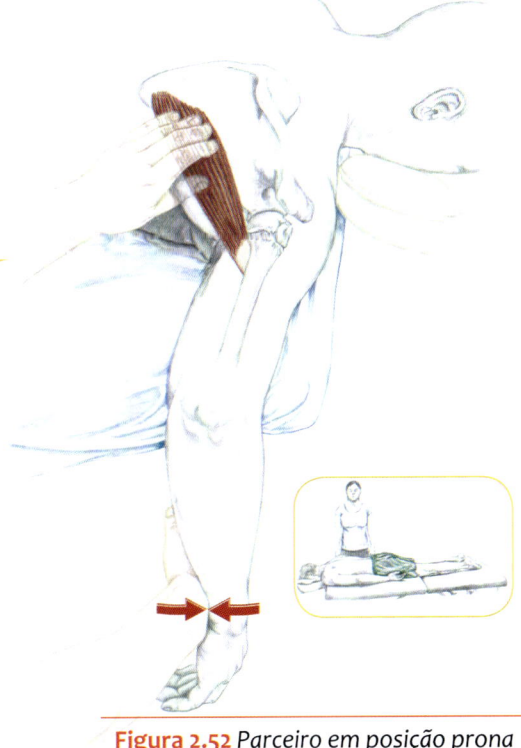

Figura 2.52 Parceiro em posição prona com o ombro em giro medial.

Músculos do manguito rotador

Supraespinoso
Infraespinoso
Redondo menor
Subescapular

O supraespinoso, o infraespinoso, o redondo menor e o subescapular são conhecidos como os músculos do manguito rotador. Juntos eles cercam e, portanto, estabilizam a articulação glenoumeral. Todos os músculos do manguito rotador são acessíveis, inclusive os tendões, que se ligam à cabeça do úmero.

O volumoso **supraespinoso** localiza-se na fossa supraespinal, em posição profunda em relação às fibras superiores do trapézio. Seu ventre corre sob o acrômio e liga-se ao tubérculo maior do úmero (figura 2.53). O supraespinoso auxilia o deltoide na abdução do ombro e é o único músculo do grupo que não se envolve na rotação do ombro.

O ventre plano e convergente do **infraespinoso** localiza-se na fossa infraespinal. A maior parte de seu ventre é superficial, com uma porção medial profunda em relação ao trapézio e uma porção lateral abaixo do deltoide (p. 101). O infraespinoso liga-se em posição imediatamente posterior ao supraespinoso no tubérculo maior (figura 2.54) e é um sinergista junto do redondo menor na rotação lateral do ombro. A característica única e densa do músculo infraespinoso deve-se às suas fibras multipenadas e à sua fáscia grossa e superficial.

O **redondo menor** é um pequeno músculo comprimido entre o infraespinoso e o redondo maior. Localiza-se no alto da axila e comprimi-lo pode ser desafiador (figura 2.55). O redondo menor e o redondo maior são antagonistas na rotação do úmero.

O profundo **subescapular** (figura 2.56), localizado na superfície anterior da escápula, está imprensado entre a fossa subescapular e o músculo serrátil anterior (p. 126). Com apenas uma parte de seu vente muscular acessível, o subescapular é o único músculo do manguito rotador que se liga ao tubérculo menor do úmero. Ele também gira o ombro medialmente.

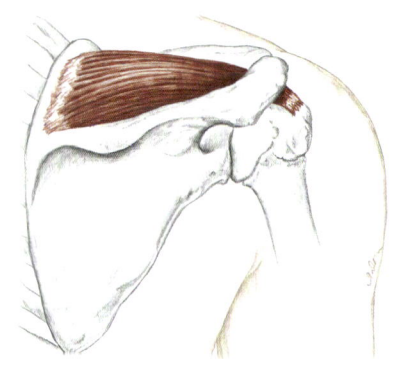

Supraespinoso

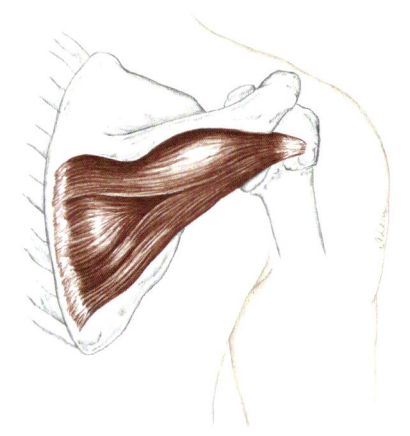

Infraespinoso

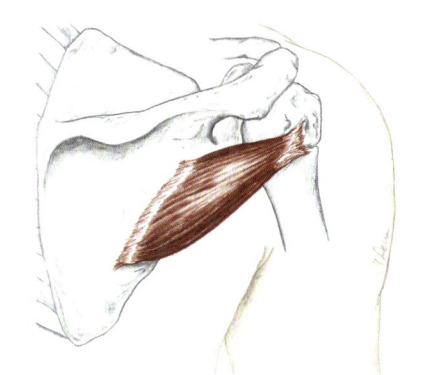

Redondo menor

Figuras 2.53, 2.54 e 2.55 *Vistas posteriores do ombro direito.*

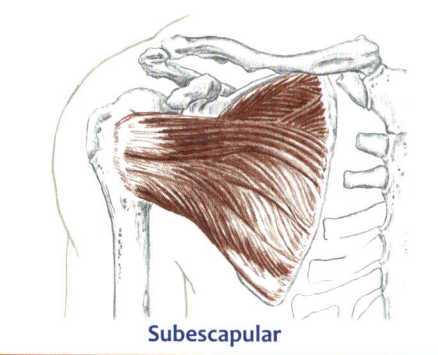

Subescapular

Figura 2.56 *Vista anterior do ombro direito, sem as costelas.*

Supraespinoso

A **Abduz** o ombro (articulação glenoumeral)
   Estabiliza a cabeça do úmero na cavidade glenoide
O Fossa supraespinal da escápula
I Tubérculo maior do úmero
N Subescapulares C4, **C5** e **C6**

Redondo menor

A **Gira lateralmente** o ombro (articulação glenoumeral)
   Aduz o ombro (articulação glenoumeral)
   Estabiliza a cabeça do úmero na cavidade glenoide
O Dois terços superiores da margem lateral da escápula
I Tubérculo maior do úmero
N Axiliares **C5** e **C6**

Infraespinoso

A **Gira lateralmente** o ombro (articulação glenoumeral)
   Aduz o ombro (articulação glenoumeral)
   Estabiliza a cabeça do úmero na cavidade glenoide
O Fossa infraespinal da escápula
I Tubérculo maior do úmero
N Supraescapulares C(4), **C5** e **C6**

Subescapular

A **Gira medialmente** o ombro (articulação glenoumeral)
   Estabiliza a cabeça do úmero na cavidade glenoide
O Fossa subescapular da escápula
I Tubérculo menor do úmero
N Subescapulares superiores e inferiores **C5**, **C6** e **C7**

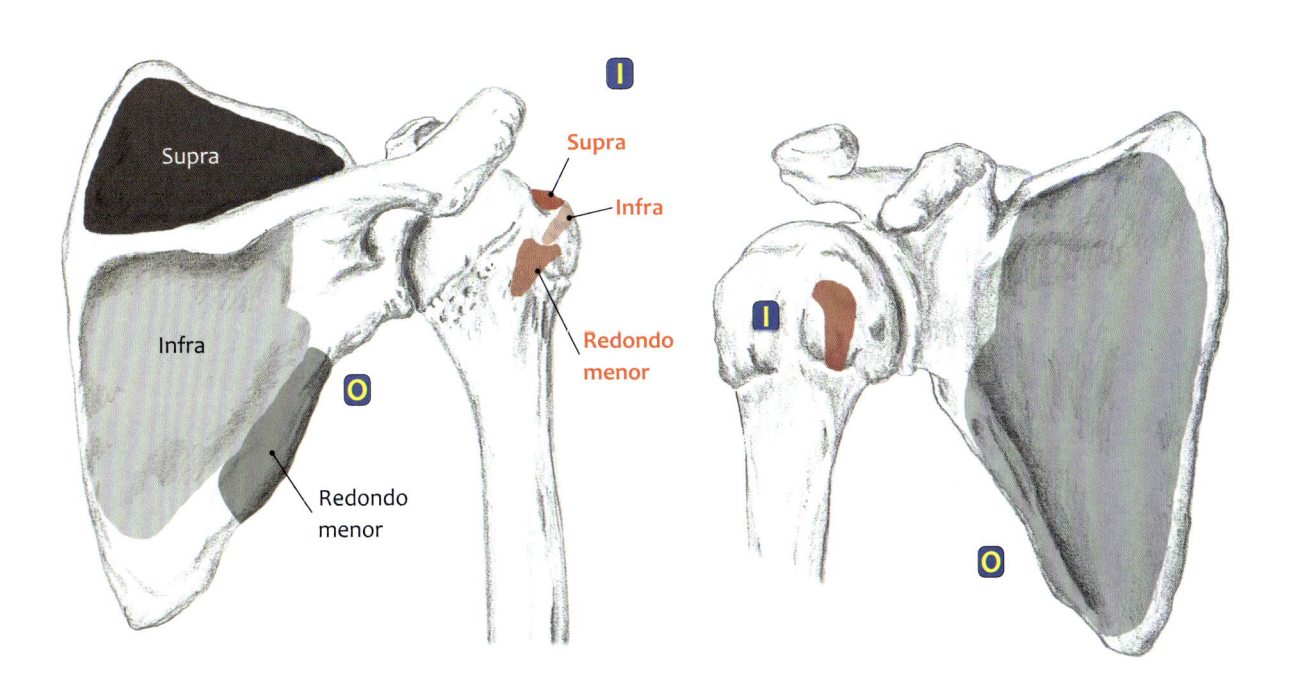

Figura 2.57 Vista posterior do ombro direito, na qual são mostradas as origens e as inserções do supraespinoso, infraespinoso e redondo menor.

Figura 2.58 Vista anterior do ombro direito, na qual é mostrada a origem e a inserção do subescapular.

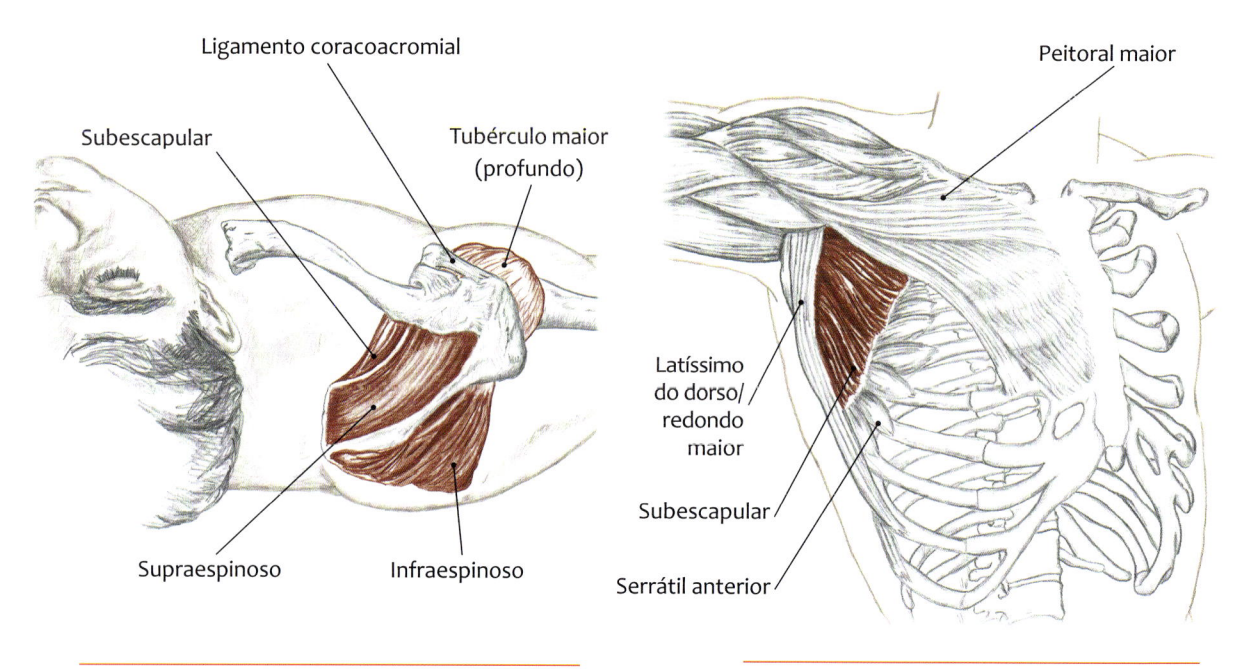

Figura 2.59 *Vista superior do ombro direito*

Figura 2.60 *Vista lateroinferior da axila*

Quando você utiliza seu manguito rotador?

Supraespinoso
- Ao conduzir uma orquestra;
- Quando instala telhas no telhado.

Infraespinoso/Redondo menor
- Ao dar corda no cortador de grama;
- Quando abana a fumaça de uma sala com os braços.

Subescapular
- Esticando a mão para coçar as costas;
- Agarrando o *Guia para o Reconhecimento do Corpo Humano* contra o peito.

Supraespinoso

1) Posição prona. Localize a espinha da escápula. Deslize os dedos em direção à fossa supraespinal.
2) Apalpe o trapézio e as fibras supraespinais. Enquanto apalpa, observe como as fibras correm paralelamente à coluna espinal.
3) Siga o ventre lateralmente até ele inserir-se sob o acrômio.

Você é capaz de diferenciar as fibras do trapézio e as do supraespinoso mais profundo? Com o braço ao longo do corpo, faça seu parceiro alternar entre a abdução suave e o relaxamento do ombro (figura 2.61). Você consegue sentir o supraespinoso contrair-se e soltar-se por debaixo do trapézio inativo?

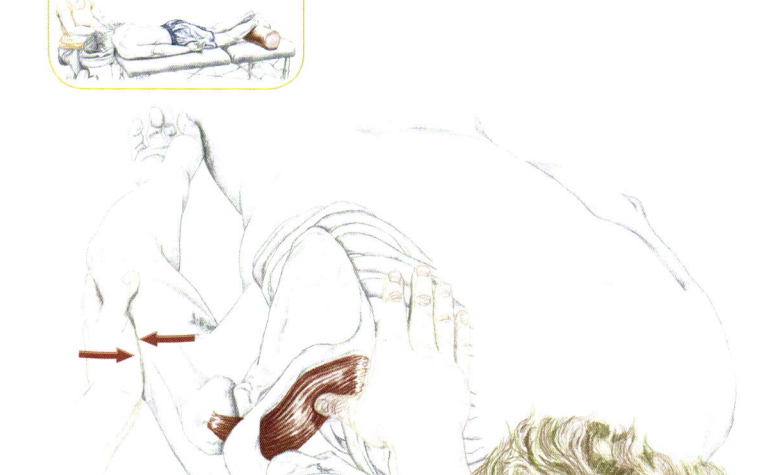

Figura 2.61 *Parceiro em posição prona, abduzindo e relaxando o ombro alternadamente para sentir a contração do supraespinoso.*

Infraespinoso

1) Posição prona com o antebraço na lateral da mesa. Localize a coluna espinal e as margens medial e lateral da escápula.
2) Forme um triângulo ao redor do infraespinoso, posicionando um dedo em cada um desses pontos de referência.
3) Apalpe o triângulo e vá dedilhando pelas fibras infraespinais. Siga-as lateralmente à medida que convergem por debaixo do deltoide para se ligar ao úmero.

✓ *Com o antebraço na lateral da mesa, peça a seu parceiro que levante o cotovelo alternadamente cerca de 2,5 centímetros em direção ao teto e então o relaxe (figura 2.62). Você sente o infraespinoso se contrair e se esticar?*

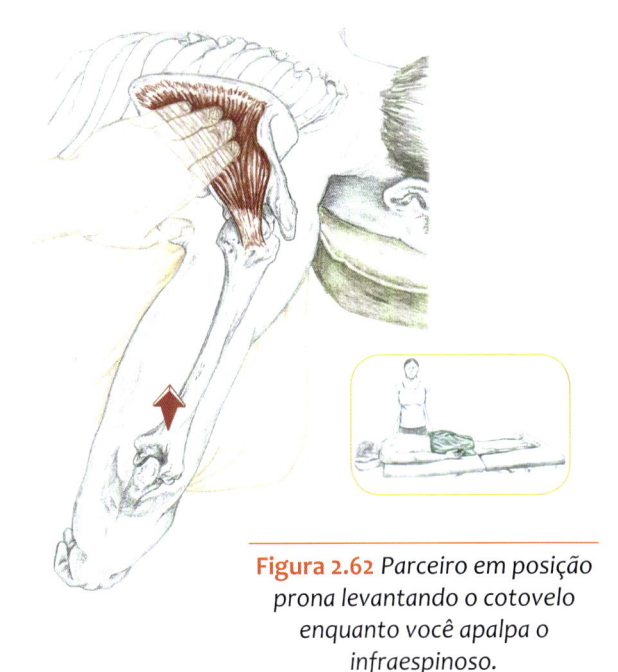

Figura 2.62 Parceiro em posição prona levantando o cotovelo enquanto você apalpa o infraespinoso.

Redondo menor

1) Posição prona com o braço na lateral da mesa. Localize a margem lateral da escápula, especificamente sua metade superior. Deslize lateralmente pela margem lateral em direção à superfície do redondo menor.
2) Comprima em cima e através do ventre com formato de tubo. Movimente-se para baixo e compare o tamanho ao do redondo maior. Além disso, estique o polegar até a axila e pressione o ventre do redondo menor, como faria com um hambúrguer (figura 2.63).
3) Peça a seu parceiro que gire o ombro lateralmente. "Movimente sua mão em direção à cabeça." Levar o cotovelo em direção ao teto também força o redondo menor a se contrair.

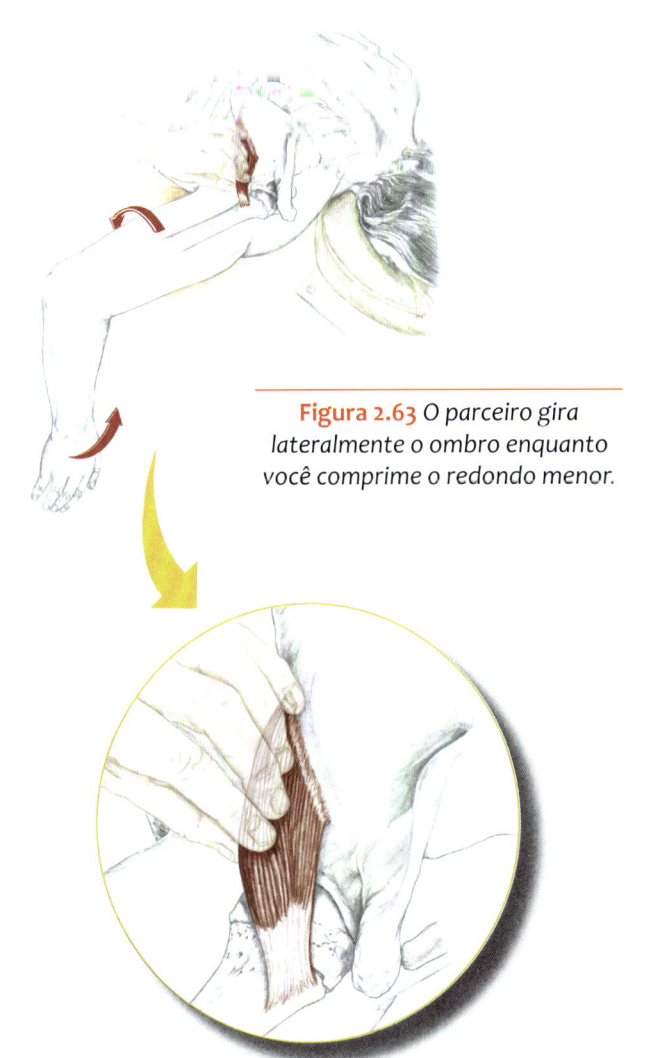

Figura 2.63 O parceiro gira lateralmente o ombro enquanto você comprime o redondo menor.

✓ *O músculo que você está apalpando une-se à metade superior da margem lateral da escápula?*

Subescapular

1) Deitado lateralmente (decúbito lateral), arqueie o ombro e puxe o braço anteriormente tanto quanto possível. Isso facilitará o acesso à superfície anterior da escápula.
2) Segure o braço com uma mão enquanto o polegar da outra localiza a margem lateral. Dica: Deslize o polegar para debaixo das fibras do latíssimo do dorso e do redondo maior, em vez de ir direto a elas (figura 2.64).
3) Curve lentamente e com suavidade o polegar sobre a fossa subescapular. Você pode não sentir as fibras subescapulares de imediato, mas, caso seu polegar esteja na superfície anterior da escápula, você acessará uma parte das fibras.

Peça a seu parceiro que gire medialmente o ombro, com suavidade. Você consegue sentir as fibras subescapulares se contraírem sob o polegar? Explore o músculo subescapular movimentando seu polegar mais para cima ou mais para baixo.

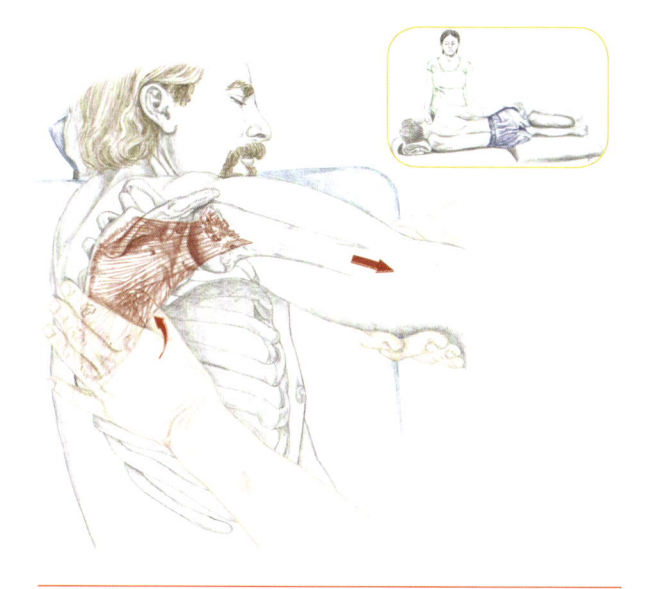

Figura 2.64 *Acesso ao músculo subescapular com o parceiro deitado lateralmente.*

Posição supina. Segure o braço em uma posição arqueada e localize a margem lateral. Lentamente, afunde a "almofada" do polegar na fossa subescapular, ajustando o braço e a escápula à medida que progredir (figura 2.65).

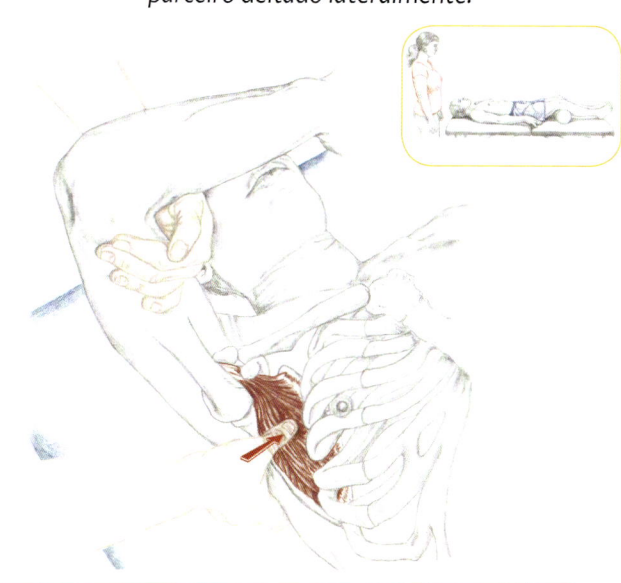

Figura 2.65 *Acesso ao músculo subescapular com o parceiro em posição supina.*

Aqui está uma maneira divertida de experimentar as capacidades rotacionais opostas dos redondos maior e menor. Com seu parceiro em posição prona, posicione sua mão nas superfícies dos redondos maior e menor. Peça a seu parceiro que gire o braço alternadamente nos sentidos lateral e medial. (Certifique-se de que ele não levanta o cotovelo, ou então ambos os músculos se contraem.)

Você sente o redondo maior se contrair enquanto o redondo menor amolece com a rotação medial, e vice-versa com a rotação lateral?

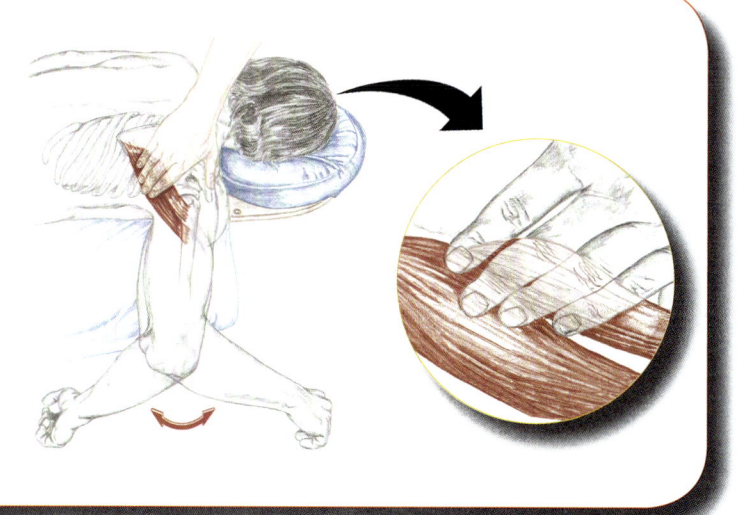

Tendões do manguito rotador

Pode ser difícil acessar os tendões dos músculos do manguito rotador na posição anatômica (figura 2.66). Os tendões supraespinosos e infraespinosos situam-se em posição mais profunda em relação ao acrômio, enquanto os tendões do subescapular e do redondo menor localizam-se em posição profunda em relação ao espesso ventre do deltoide.

Esse dilema pode, contudo, ser superado e os tendões individuais podem ser isolados com o posicionamento do úmero, como resumido a seguir. Visto que os tendões do manguito rotador localizam-se em posição oposta à superfície dos tubérculos maior e menor do úmero, eles não podem ser separados do osso subjacente.

Tendão supraespinoso

1) A ligação do tendão localiza-se em posição distal em relação ao acrômio no tubérculo maior.
2) Posição supina ou sentado, com o braço ao lado do corpo. Localize o acrômio e deslize para baixo, em direção à superfície do tubérculo maior (figura 2.67). Entre esses dois pontos de referência está uma parte palpável do tendão.
3) Afunde a ponta de seu polegar nas fibras deltóideas. Pressionando com firmeza, role o polegar sobre o pequeno monte do tendão supraespinoso.

✓ *Você está apalpando a superfície do tubérculo maior ou as fibras deltóideas superficiais?*

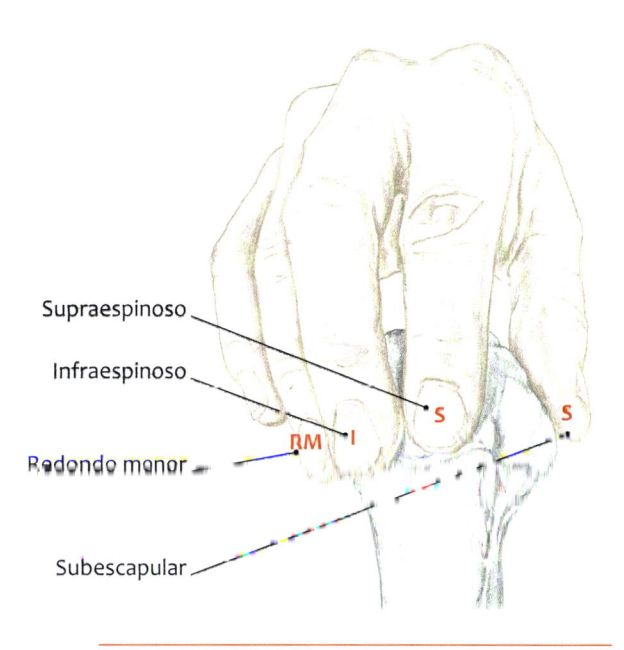

Figura 2.66 Vista anterolateral dos locais de ligação do tendão do manguito rotador.

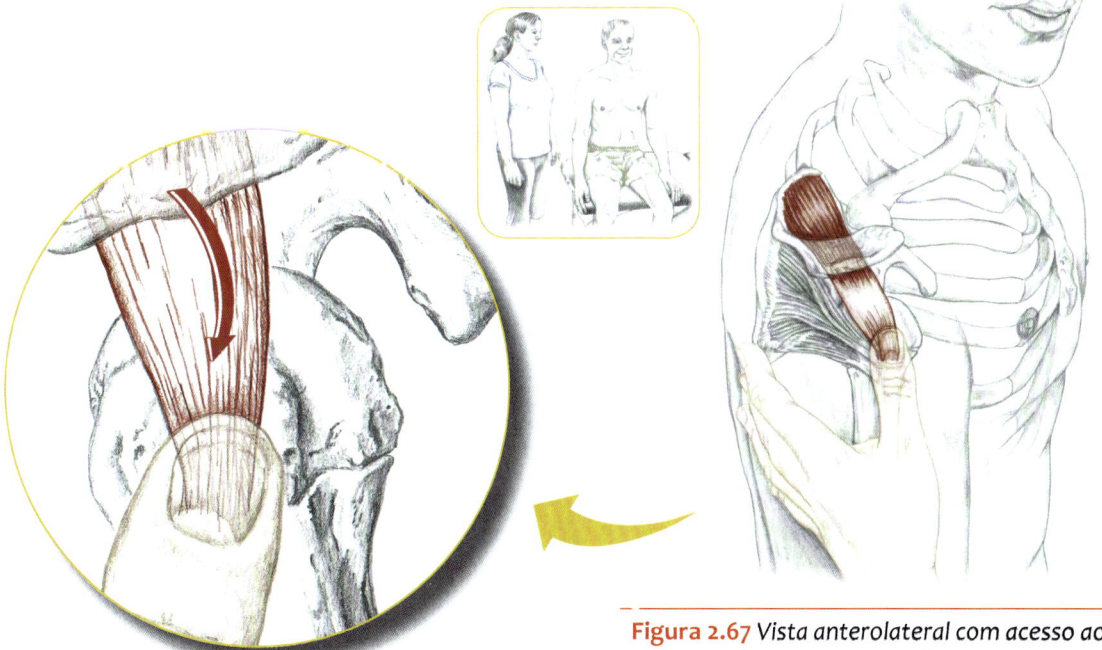

Figura 2.67 Vista anterolateral com acesso ao tendão supraespinoso.

Tendão supraespinoso

1) Sentado, posicione o braço de seu parceiro atrás das costas. Essa posição gira medialmente e estende o úmero.
2) Estique passivamente o braço de seu parceiro o tanto quanto for confortável para ele (figura 2.68). Essa posição afasta o tendão supraespinoso de sob o acrômio, deixando-o exatamente anterior e inferior à articulação acromioclavicular.

O braço é girado medialmente e estendido tanto quanto confortavelmente possível? Você está apalpando abaixo da articulação acromioclavicular?

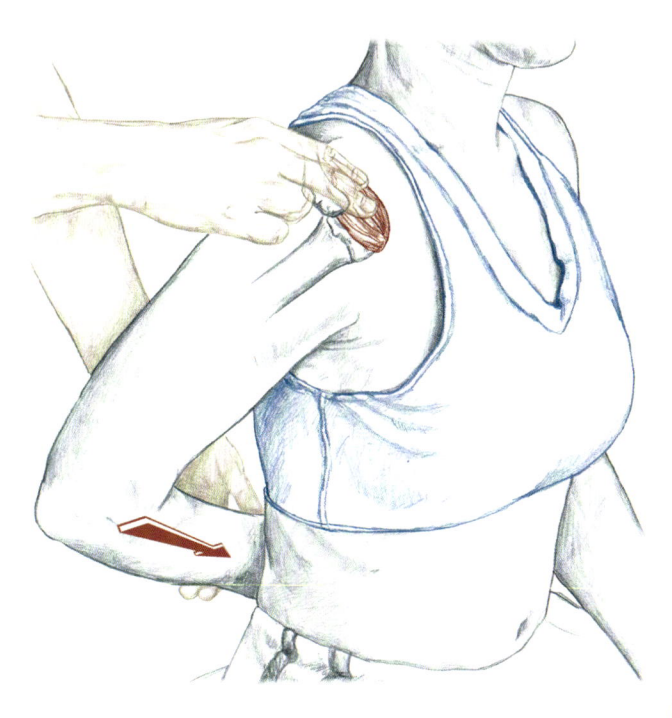

Figura 2.68 *Palpação do tendão supraespinoso com o parceiro sentado, com o antebraço atrás das costas.*

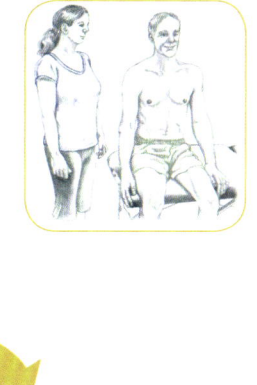

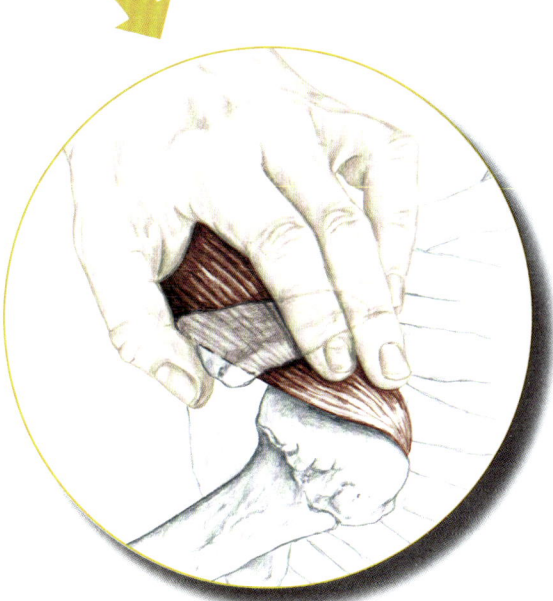

Durante muito tempo, pensou-se que o supraespinoso fosse uma mera "vela de ignição" para a abdução do ombro, iniciando o movimento antes de o deltoide, mais forte, assumir a posição. Contudo, pesquisas mostram que o supraespinoso se contrai durante o movimento completo de abdução e pode, por si só, levar o braço a um ângulo de 90 graus.

Tendões do infraespinoso e do redondo menor

1) Posição prona, com os braços na lateral da mesa. Localize os ventres desses músculos.
2) Vá dedilhando suas fibras, siga seus ventres lateralmente à medida que elas se dirigem para a parte inferior do acrômio. Apalpe o deltoide, role pelos finos ligamentos tendíneos no tubérculo maior (figura 2.69).
3) Vire seu parceiro para posição supina. Localize os ligamentos tendíneos do supraespinoso. Movimente-se posteriormente pelo tubérculo maior e sinta os pequenos ligamentos tendíneos do infraespinoso e do redondo menor.

Você está apalpando profundamente em relação às fibras deltóideas? Você sente a superfície sólida do tubérculo maior embaixo dos dedos?

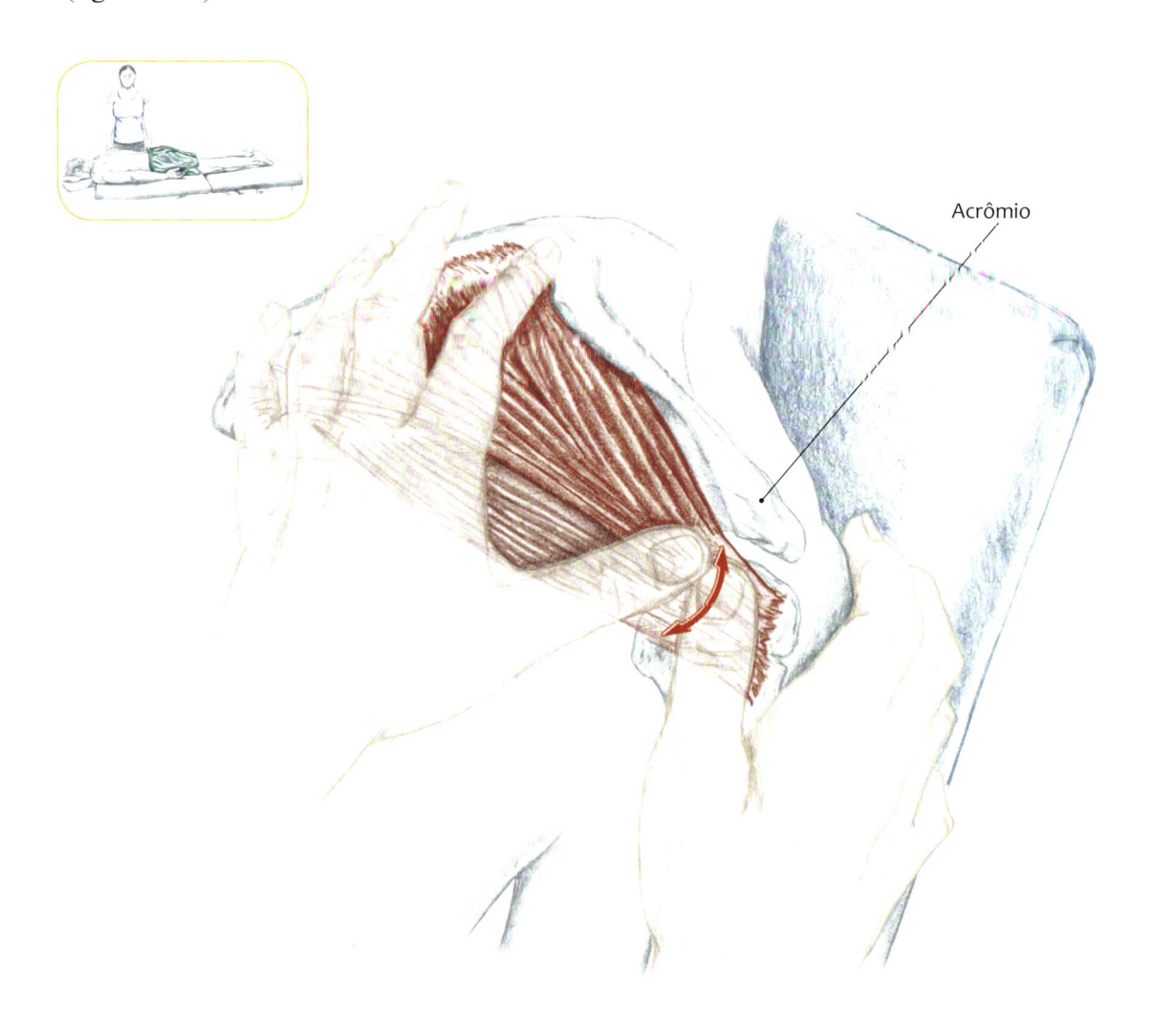

Figura 2.69 *Palpação dos músculos infraespinoso e redondo menor com o parceiro em posição prona.*

Tendões do infraespinoso e do redondo menor

1) Parceiro em posição supina ou sentado. Curve o ombro em 90 graus. Depois, aduza horizontalmente e gire lateralmente de maneira lenta (10-20 graus).
2) Embora seja profunda em relação ao deltoide posterior, essa posição faz com que o tendão infraespinoso se movimente para baixo do acrômio e fique acessível (figura 2.70).
3) Localize o ângulo acromial. Diminua o ângulo e explore essa região.

O ombro está curvado, aduzido e girado lateralmente? Você sente a superfície sólida do tubérculo maior sob seus dedos? Volte o braço a uma posição neutra e observe como o úmero posterior desliza novamente para o acrômio.

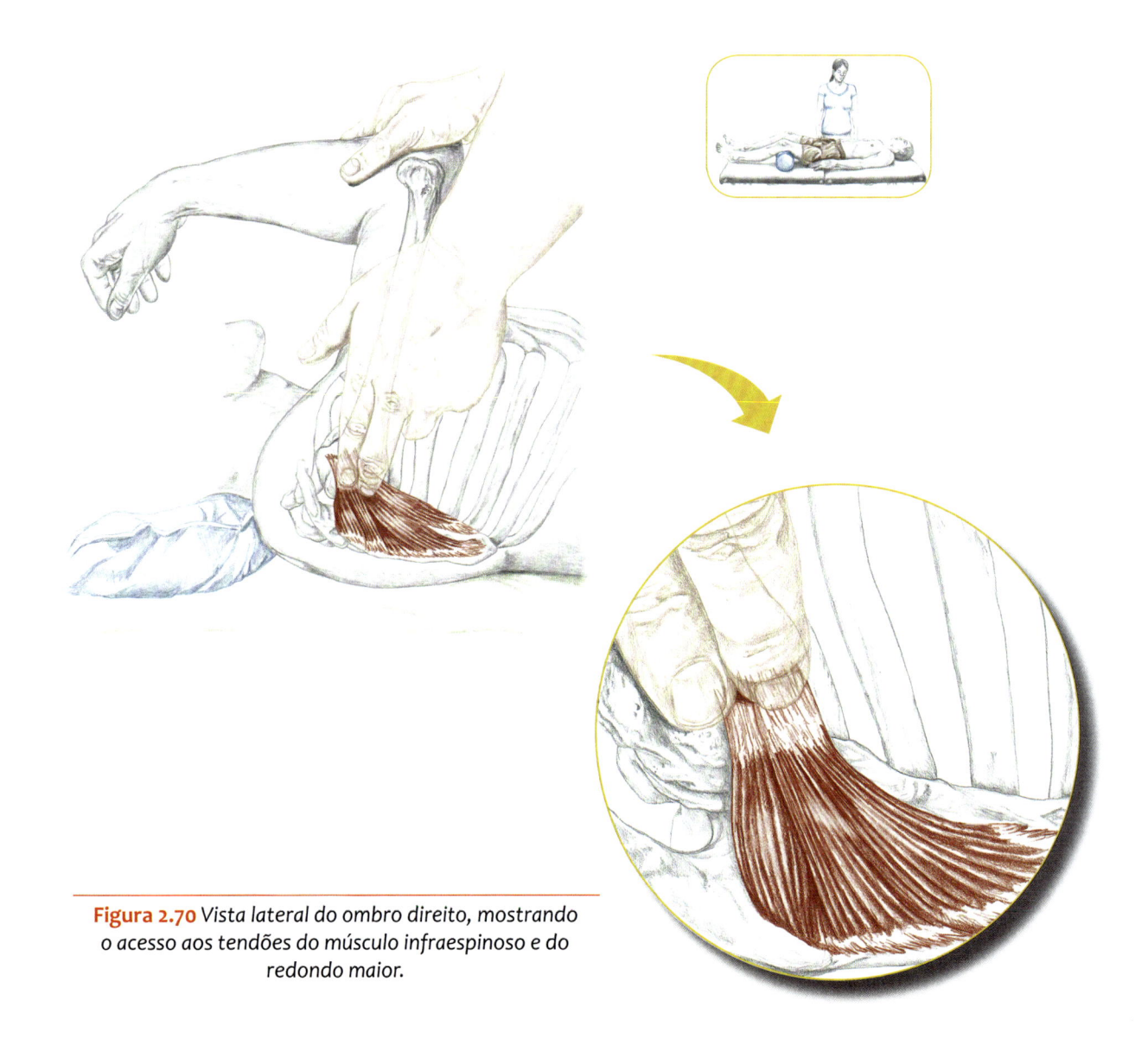

Figura 2.70 Vista lateral do ombro direito, mostrando o acesso aos tendões do músculo infraespinoso e do redondo maior.

Tendão subescapular

1) Sentado ou em posição supina, posicione o braço próximo ao tronco, em posição anatômica.
2) Localize o processo coracoide da escápula. Deslize cerca de 2,5 centímetros para baixo e para o lado, a partir do coracoide. Você estará entre os dois tendões do bíceps braquial.
3) Apalpe as fibras deltóideas, explorando o tecido mais profundo que se localiza ao longo do tubérculo menor do úmero (figura 2.71). Essa é a localização do tendão subescapular. Explore mais do tendão, movimentando na direção medial, o tubérculo menor.

O braço está posicionado próximo ao corpo? Você está apalpando profundamente em relação às fibras deltóideas? Você consegue sentir a superfície sólida do tubérculo menor?

Processo coracoide

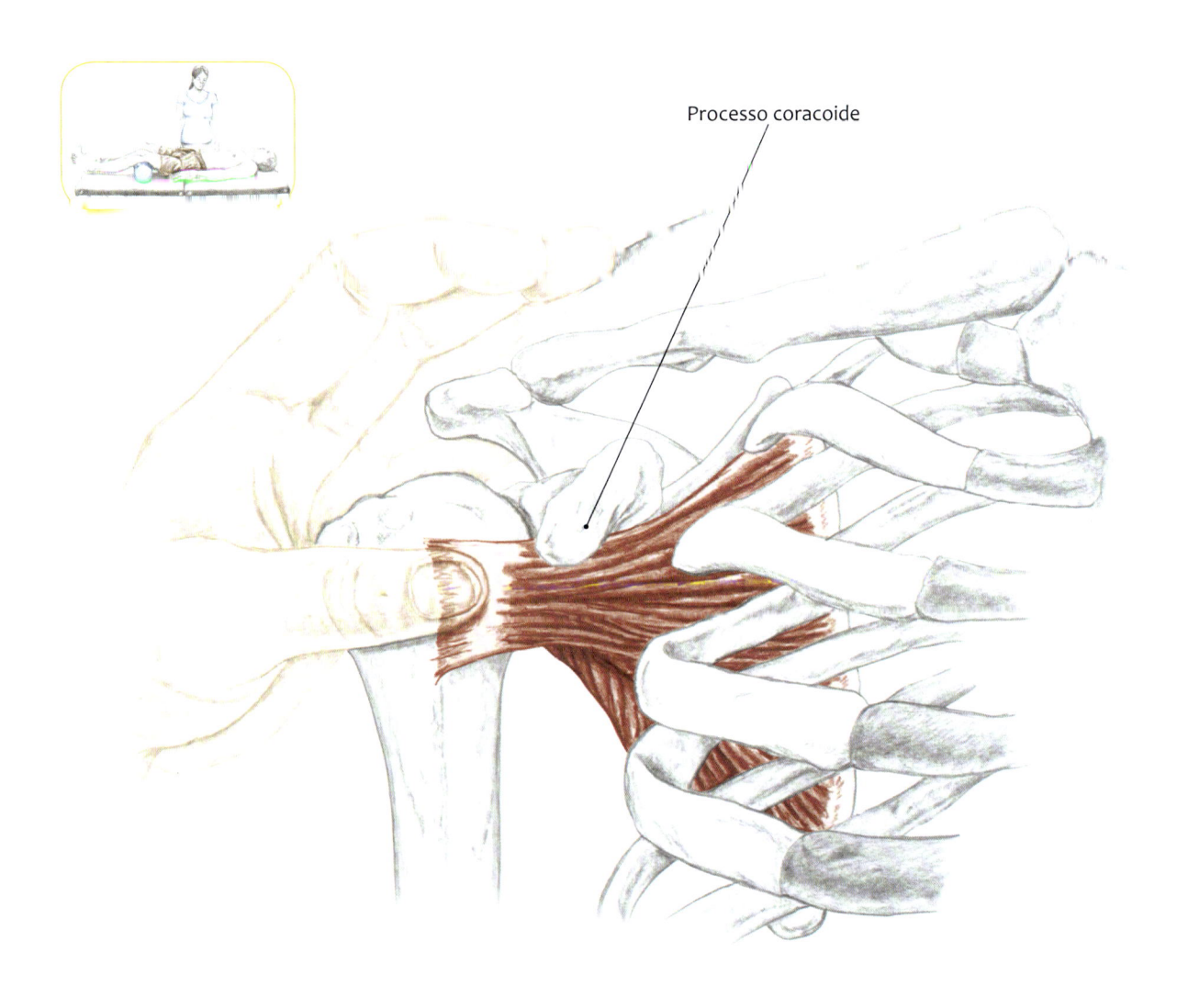

Figura 2.71 *Vista anterior do ombro direito.*

Romboides maior e menor

Os músculos romboides localizam-se entre a escápula e a coluna vertebral. Assim batizados por causa de seu formato geométrico, o romboide maior (figura 2.72) é maior do que o romboide menor (figura 2.73). É difícil distinguir individualmente esses músculos. Eles têm fibras finas localizadas profundamente em relação ao trapézio e superficialmente em relação aos músculos eretores da espinha (p. 263).

A **Aduzem** a escápula (articulação escapulotorácica)
Elevam a escápula (articulação escapulotorácica)
Giram em direção descendente à escápula (articulação escapulotorácica)

O *Maior:*
Processos espinosos dos nervos espinais T2 a T5
Menor:
Processos espinosos dos nervos espinais C7 e T1

I *Maior:*
Margem medial da escápula, entre a espinha da escápula e o ângulo inferior
Menor:
Parte superior da margem medial da escápula, oposto à espinha da escápula

N Dorsais da escápula C4 e C**5**

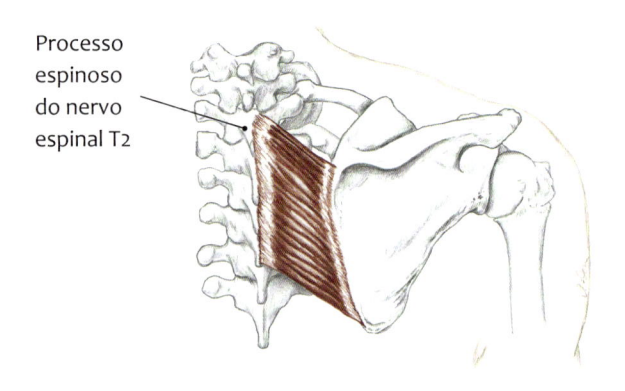

Figura 2.72 Vista posterior do romboide maior.

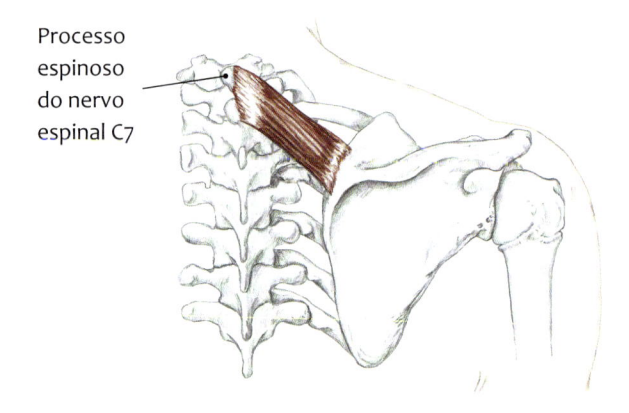

Processo espinoso do nervo espinal T2

Figura 2.73 Vista posterior do romboide menor.

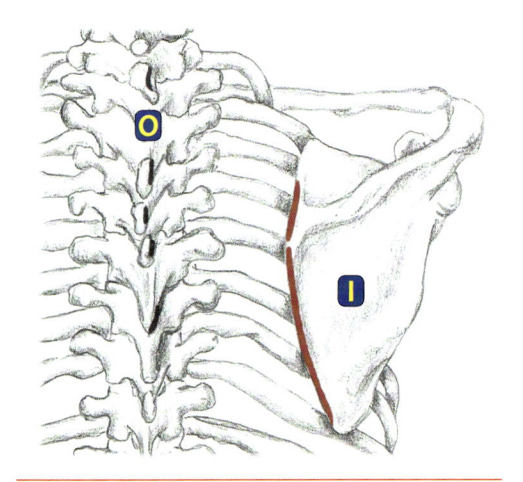

Processo espinoso do nervo espinal C7

Figura 2.74 Vista posterior do ombro direito, mostrando a origem e a inserção dos romboides.

Aqui está uma excelente oportunidade para explorar as diferentes camadas de tecido muscular entre a margem medial da escápula e os processos espinosos das vértebras torácicas.

Os músculos trapézio superficial, romboides intermediários e eretor profundo da espinha possuem fibras que seguem diferentes direções. Apalpe essa área para verificar se você é capaz de diferenciar as fibras perpendiculares do trapézio das fibras dos romboides. Tente também diferenciar as fibras diagonais dos romboides das fibras verticais do eretor da espinha.

| Romboide | Grego. | Em geometria, um paralelogramo com ângulos oblíquos e somente os lados opostos iguais |

Romboides

1) Posição prona. Localize a margem medial da escápula e os processos espinosos da C7 por meio da T5 (p. 241).
2) Apalpe o trapézio fino, explore a área que você identificou e dedilhe verticalmente pelas fibras dos romboides. Apalpe todos os lados dos romboides. Em alguns indivíduos, você pode pressionar os dedos na margem inferior do romboide maior e localizar sua extremidade.

Você está localizado profundamente em relação às fibras do trapézio? As fibras que você está apalpando correm em ângulo oblíquo? Posicione a mão de seu parceiro na parte baixa das costas e peça-lhe que levante suavemente o cotovelo em direção ao teto (figura 2.75). Embora essa ação empregue o trapézio superficial, você consegue sentir os romboides mais profundos se contraírem?

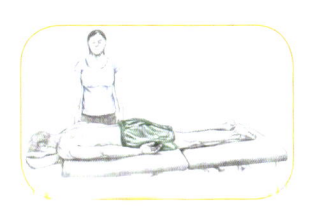

Quando você utiliza seus romboides?
- Estufando o peito (pressionando as escápulas);
- Ao encolher os ombros quando está em dúvida;
- Encolhendo-se ao entrar em uma pequena gruta;

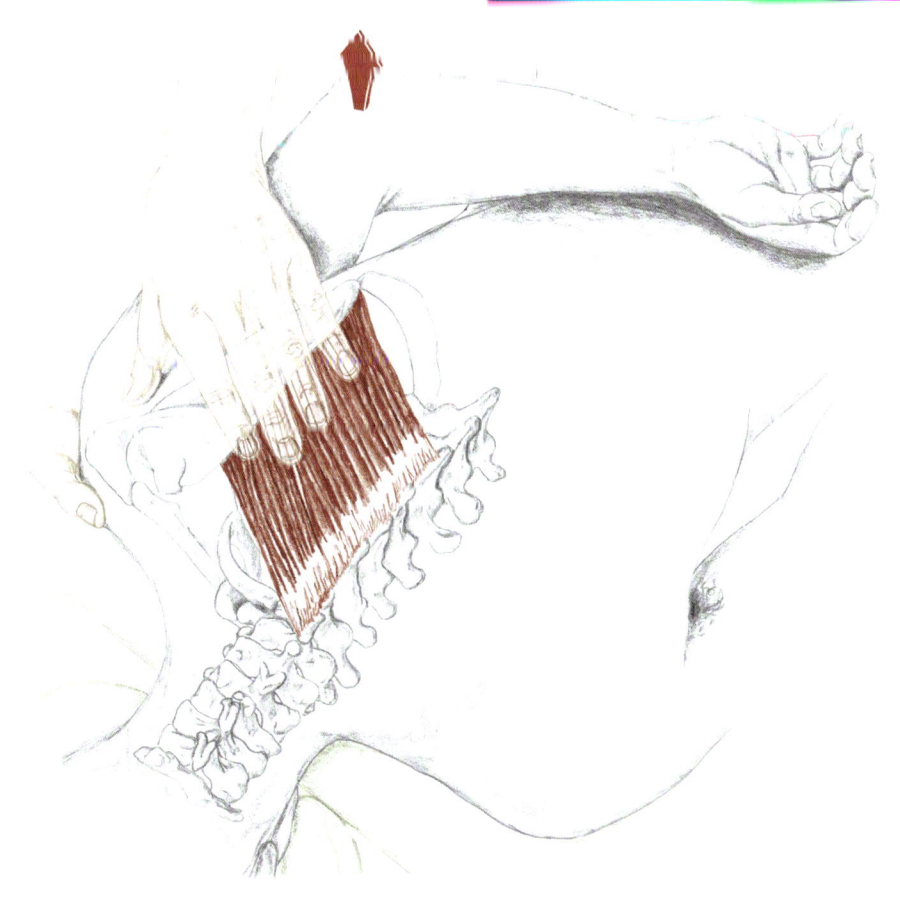

Figura 2.75 *Parceiro em posição prona, levantando o cotovelo em direção ao teto.*

Levantador da escápula

O levantador da escápula localiza-se nas partes lateral e posterior do pescoço. Sua porção inferior é profunda em relação ao trapézio superior; contudo, à medida que o levantador sobe pela lateral do pescoço, suas fibras surgem sob o trapézio e tornam-se superficiais (figura 2.77). Seu ventre possui cerca de dois dedos de extensão, com fibras que se torcem naturalmente ao redor de si mesmas (figura 2.76).

O levantador da escápula liga-se aos processos transversos das vértebras cervicais (p. 244). Localizadas na lateral do pescoço, todas essas pequenas protuberâncias se estendem lateralmente com a mesma largura aproximada, exceto os processos do C1, que são mais largos.

O plexo braquial, um grande grupo de nervos que inervam o braço, sai dos processos transversos das vértebras cervicais (ver p. 359). Ao acessar os processos para localizar a origem do levantador da escápula, comece utilizando as pontas macias de seus dedos para evitar que um nervo seja comprimido.

O levantador é totalmente acessível à palpação, seja por meio das fibras superiores do trapézio ou diretamente na lateral do pescoço.

a) Processos transversos da C1 à C4

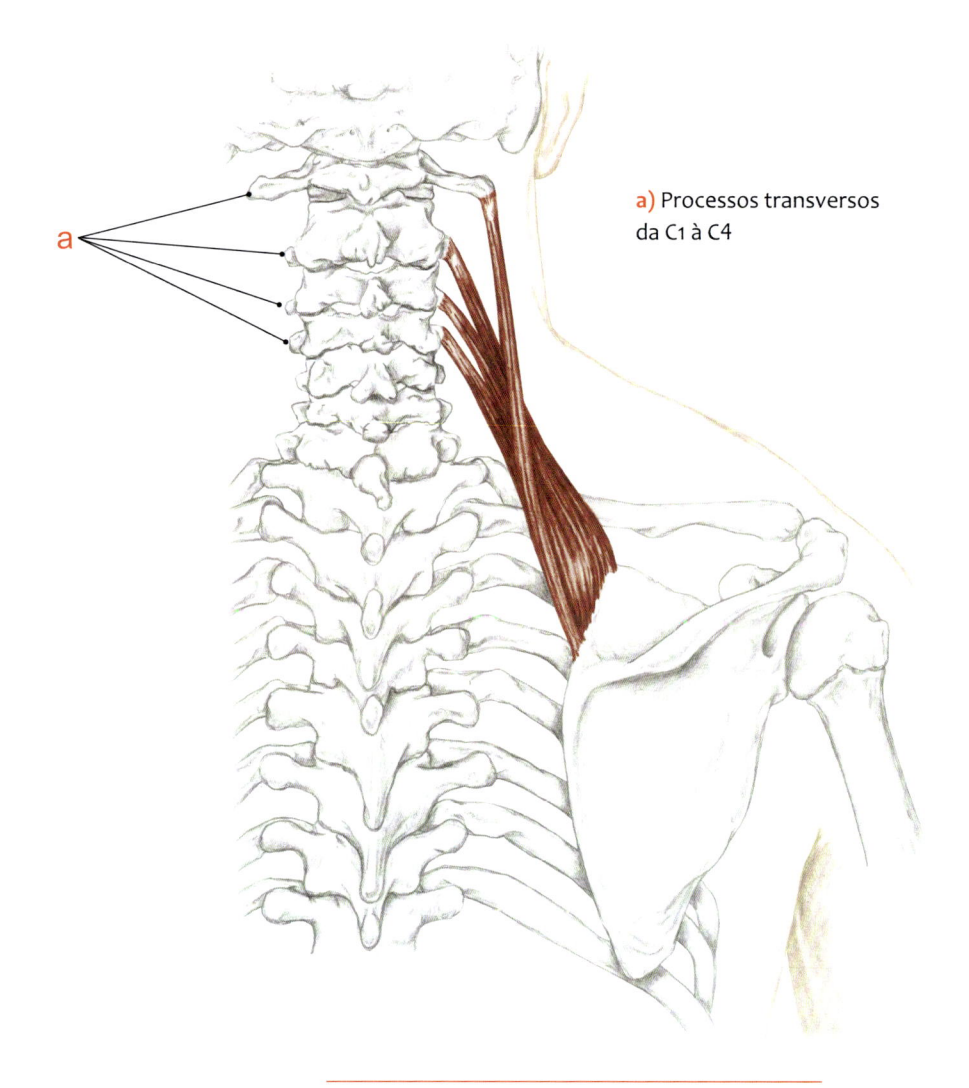

Figura 2.76 *Vista posterior do levantador da escápula.*

Levantador da escápula

A *Unilateralmente:*
Eleva a escápula (articulação escapulotorácica)
Gira em direção descendente a escápula (articulação escapulotorácica)
Flexiona lateralmente a cabeça e o pescoço
Gira a cabeça e o pescoço para o mesmo lado

Bilateralmente:
Estende a cabeça e o pescoço

O Apófises transversas da primeira à quarta vértebras cervicais

I Margem medial da escápula, entre o ângulo superior e a parte superior da espinha da escápula

N Cervical **3** e **4**, e escapular dorsal C**4** e C**5**

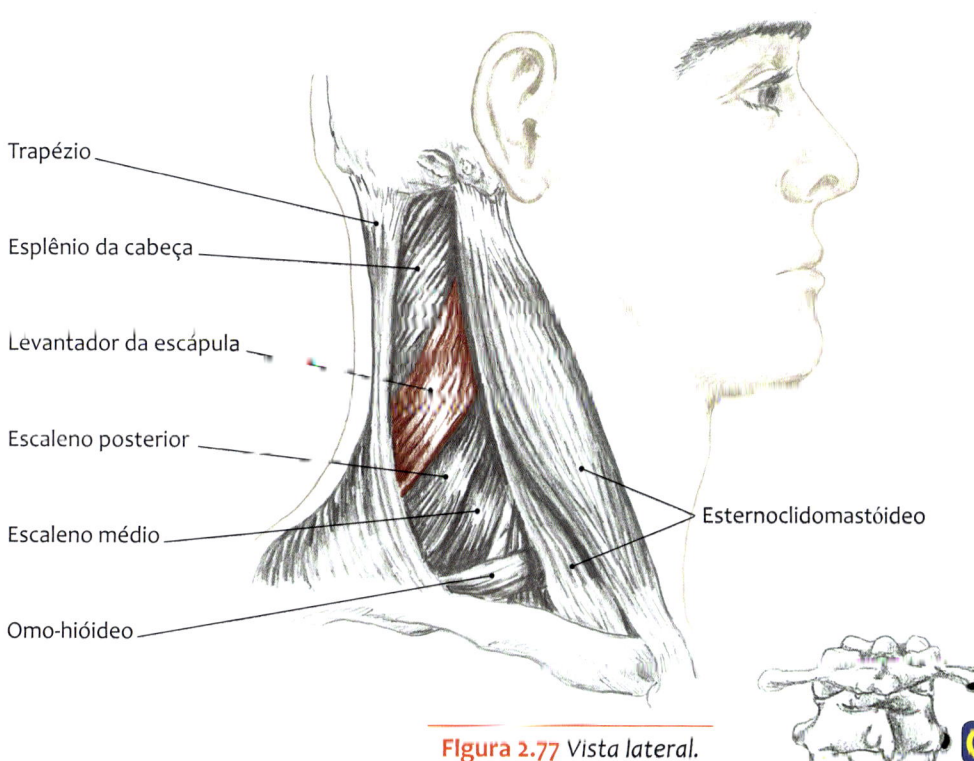

Trapézio
Esplênio da cabeça
Levantador da escápula
Escaleno posterior
Escaleno médio
Omo-hióideo
Esternoclidomastóideo

Figura 2.77 Vista lateral.

Quando você utiliza seu levantador?
- No trânsito, ao virar a cabeça quando muda de pista;
- Ao segurar um telefone entre a orelha e o ombro;
- Deitado de lado, aconchegando a cabeça no travesseiro.

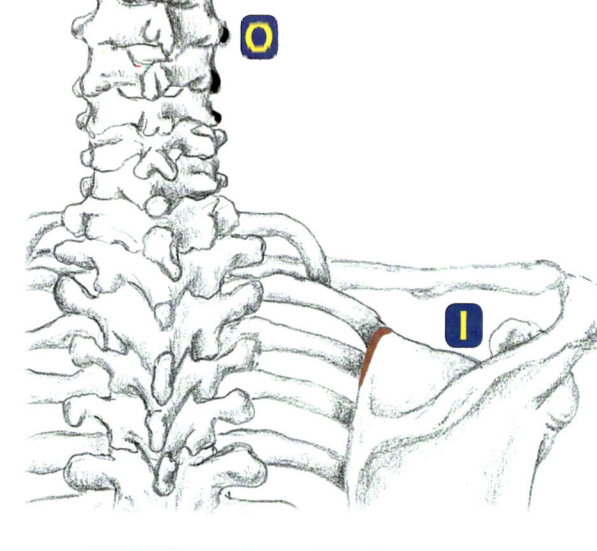

Figura 2.78 Origem e inserção do levantador da escápula.

1) Com o parceiro em posição prona, supina ou deitado lateralmente (decúbito lateral), apalpe o trapézio, localize o ângulo superior da escápula (p. 81) e a região superior da margem medial.
2) Posicione seus dedos fora do ângulo superior e dedilhe firmemente o ventre do levantador. As fibras provavelmente terão uma textura filamentosa (figura 2.79).
3) Siga essas fibras na direção superior enquanto elas se estendem para a lateral do pescoço até as apófises transversas das vértebras cervicais (p. 244).

Você consegue diferenciar as fibras do levantador das fibras do trapézio? As fibras que você está apalpando correm em direção à lateral do pescoço?

Trapézio

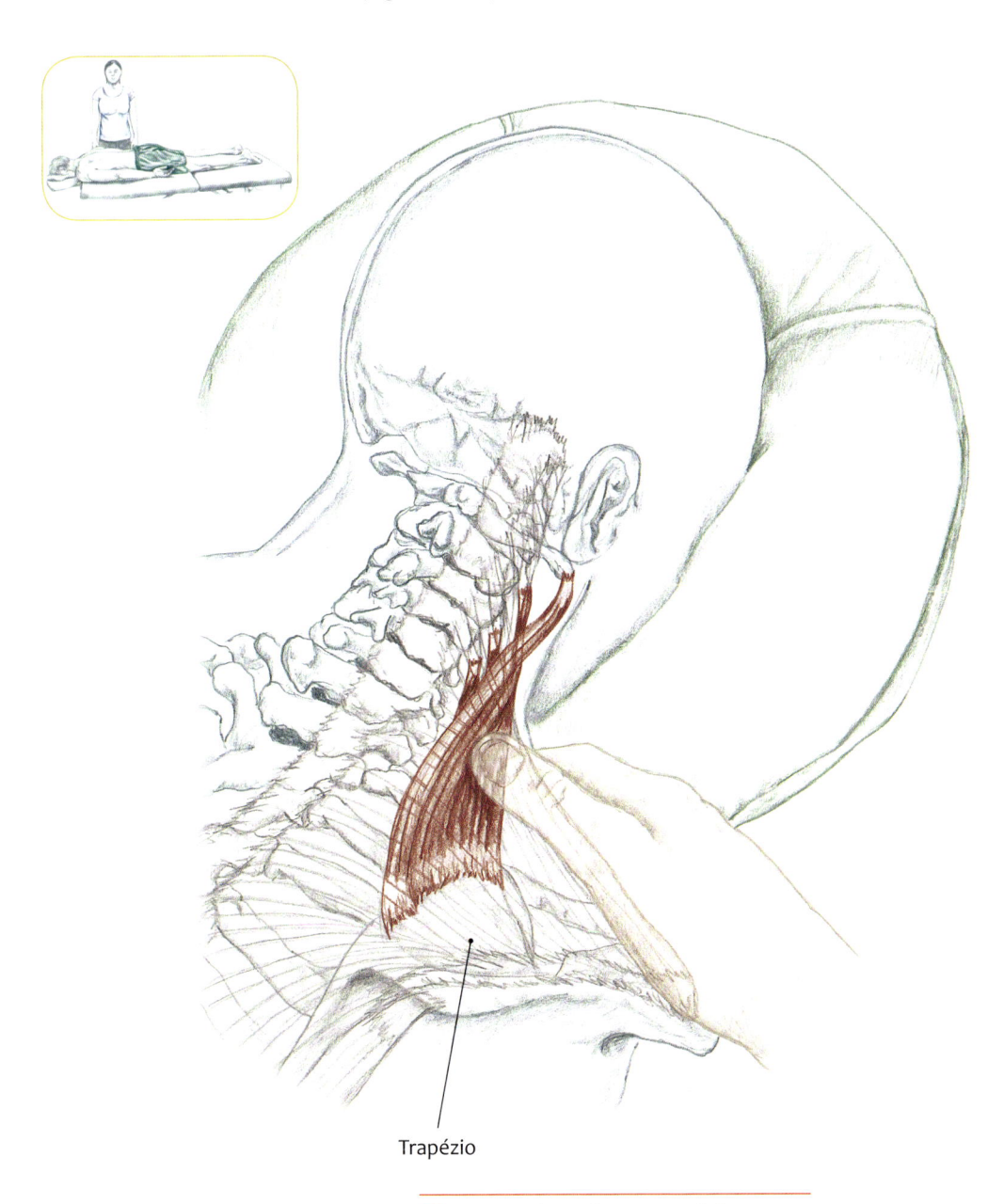

Figura 2.79 *Parceiro em posição prona.*

Ombro e Braço | 125

Aqui está uma rota alternativa para apalpar as fibras superficiais do levantador na lateral do pescoço.

1) Com o parceiro em posição prona, supina ou deitado lateralmente, localize as fibras superiores do trapézio.
2) Role dois dedos anteriormente pelo trapézio e pressione o tecido do pescoço.
3) Dedilhe com suavidade, anterior e posteriormente, as fibras do levantador (figura 2.80). Você sentirá muitas vezes uma faixa distinta de tecido que sobe em direção à lateral do pescoço e desce pelo trapézio.
4) Posicione as pontas dos dedos no levantador e peça a seu parceiro que eleve e relaxe, alternadamente, a escápula. Você sente o levantador da escápula se contrair e relaxar embaixo de seus dedos?

Trapézio

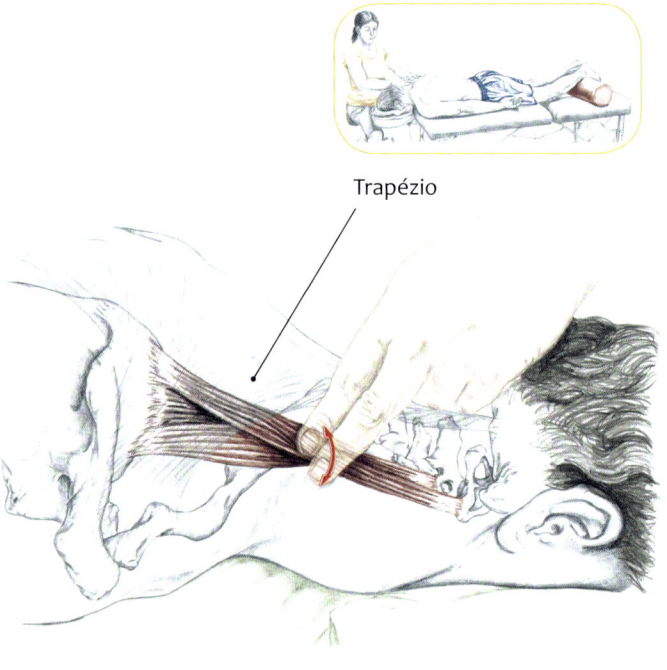

Figura 2.80 Parceiro em posição prona, vista lateral do pescoço. Dedilhamento das fibras superficiais do levantador da escápula.

O levantador da escápula localiza-se entre os músculos esplênio da cabeça e escaleno posterior, na lateral do pescoço (figura 2.77). O levantador pode ser diferenciado desses músculos vizinhos durante a palpação, pois movimenta a escápula. Nenhum outro músculo sob o trapézio superior ou ligado às vértebras cervicais laterais é capaz de fazer isso.

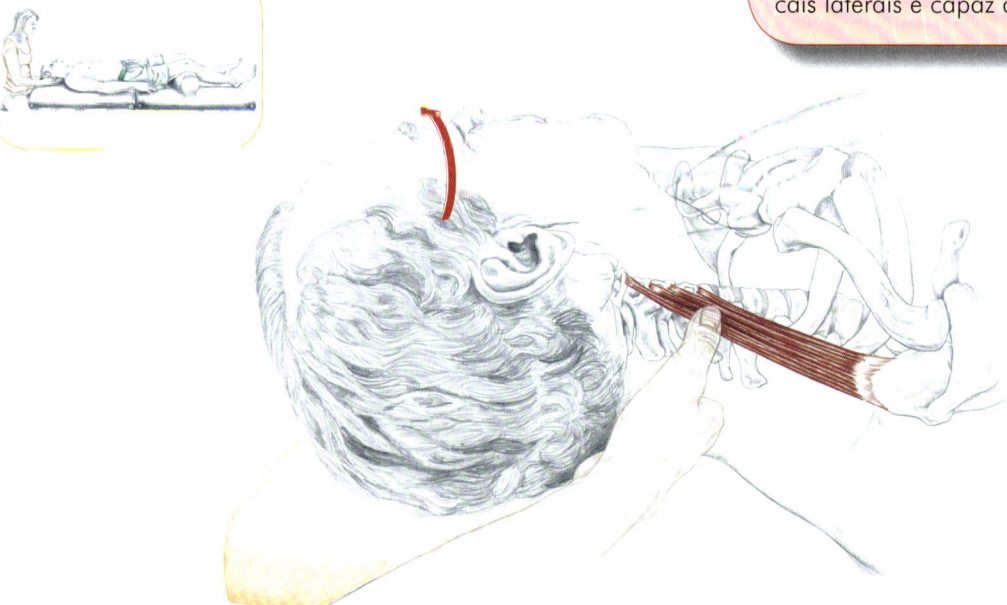

Figura 2.81 Parceiro em posição supina. Girar passivamente a cabeça a 45 graus da lateral de onde você apalpa faz com que as apófises transversas se desloquem mais anteriormente. Além disso, proporciona mais tensão palpável ao levantador da escápula. De maneira recíproca, essa posição encurta e suaviza as fibras sobrejacentes do trapézio.

Serrátil anterior

Sempre bem desenvolvido em super-heróis, o serrátil anterior localiza-se nas partes posterior e lateral da caixa torácica. Suas fibras oblíquas se estendem a partir das costelas, por debaixo da escápula, e ligam-se à sua margem medial (figura 2.82). A maior parte do serrátil anterior é profunda em relação à escápula, ao latíssimo do dorso ou ao peitoral maior; contudo, a parte do serrátil abaixo da axila (sovaco) é superficial e de fácil acesso (figura 2.84). Esse músculo é único em sua habilidade de abduzir a escápula, o que faz com que seja antagonista em relação aos romboides.

Apalpar ao longo das laterais das costelas pode fazer cócegas, então empregue pressão lenta e firme. Além disso, se você está acessando o serrátil direito, pode ser mais fácil ficar em pé do lado esquerdo da mesa.

A *Com a origem fixa:*
Abduz a escápula (articulação escapulotorácica)
Gira em sentido ascendente a escápula (articulação escapulotorácica)
Deprime a escápula (articulação escapulotorácica)
Segura a margem medial da escápula contra a caixa torácica

Com a escápula fixa:
Possivelmente age na **elevação** do tórax durante inspiração forçada

O Superfícies externas da parte superior da oitava ou nona costela

I Superfície anterior da margem medial da escápula

N Vértebras torácicas longas C**5**, C**6**, C**7** e C**8**

Fibras musculares embaixo da escápula

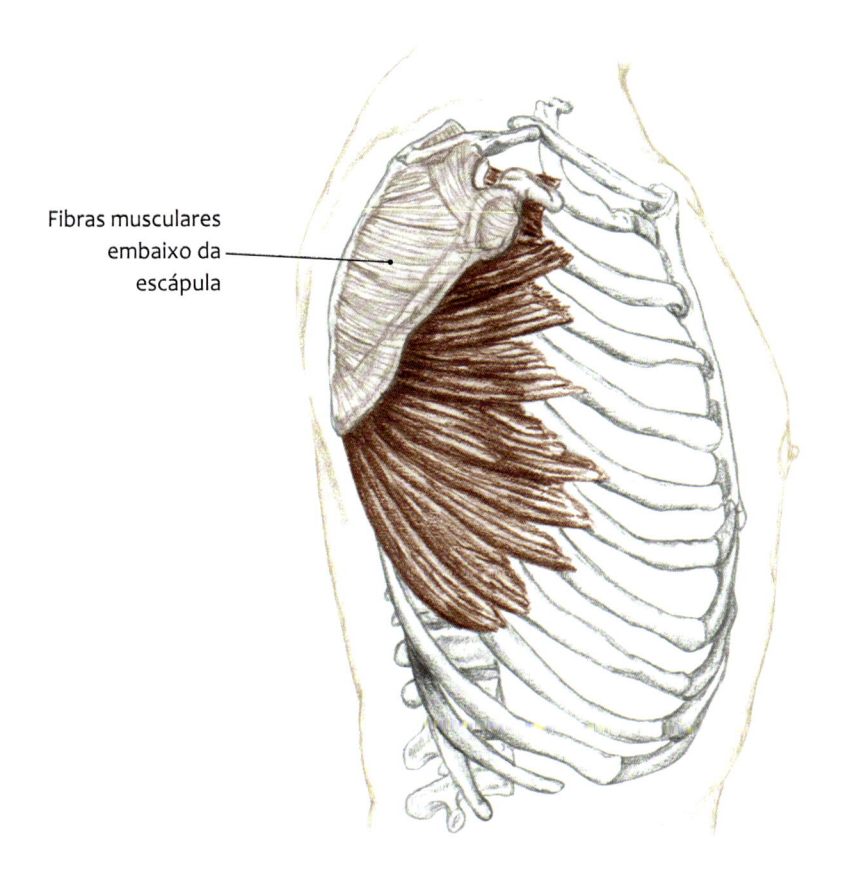

Figura 2.82 *Vista lateral do serrátil anterior.*

Serrátil Latim. Entalhado

Ombro e Braço | 127

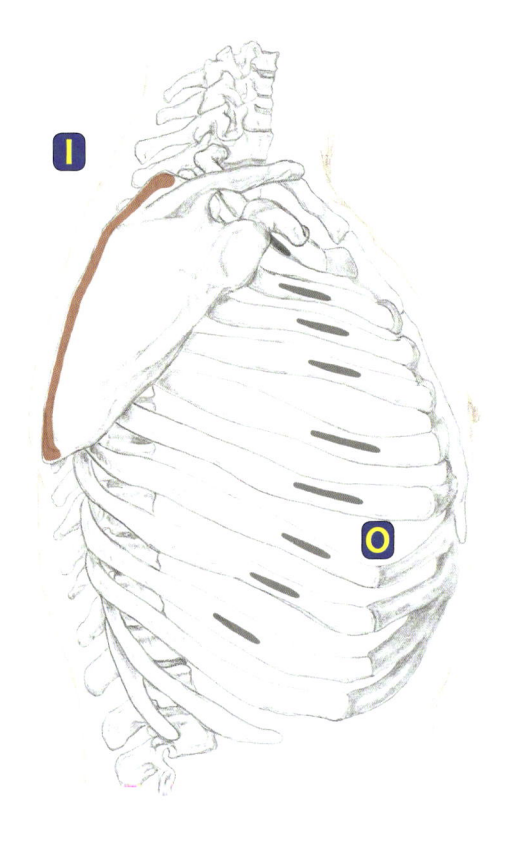

Figura 2.83 Origem e inserção do serrátil anterior.

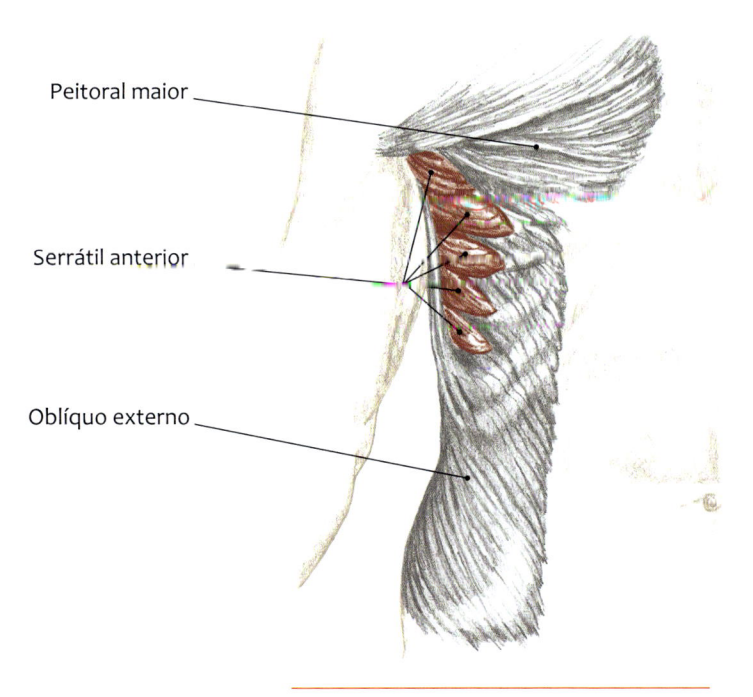

Figura 2.84 *Vista anterior com o serrátil destacado.*

Serrátil anterior

1) Posição supina. Isole o local do serrátil abduzindo o braço levemente e identificando a extremidade inferior do peitoral maior (p. 130). Então, localize a margem anterior do latíssimo do dorso.
2) Coloque as pontas dos dedos na lateral das costelas, entre o peitoral maior e o latíssimo do dorso.
3) Dedilhe as costelas e apalpe as fibras do serrátil anterior. Para diferenciar as fibras das costelas das do serrátil (ambas possuem formato de "lombada"), lembre-se de que as costelas são profundas e apresentam textura sólida, enquanto as fibras do serrátil anterior são superficiais e maleáveis.

Para sentir o serrátil anterior se contrair (figura 2.85): peça a seu parceiro que flexione o ombro, de modo que o pulso seja elevado em direção ao teto. Posicione uma mão sobre as fibras do serrátil e a outra no alto do pulso levantado. Peça a ele que abduza e relaxe a escápula alternadamente. "Estique em direção ao teto e então relaxe." Você sente as fibras do serrátil se contraírem e suavizarem? Você consegue seguir as fibras das costelas até onde elas se escondem, embaixo do latíssimo do dorso?

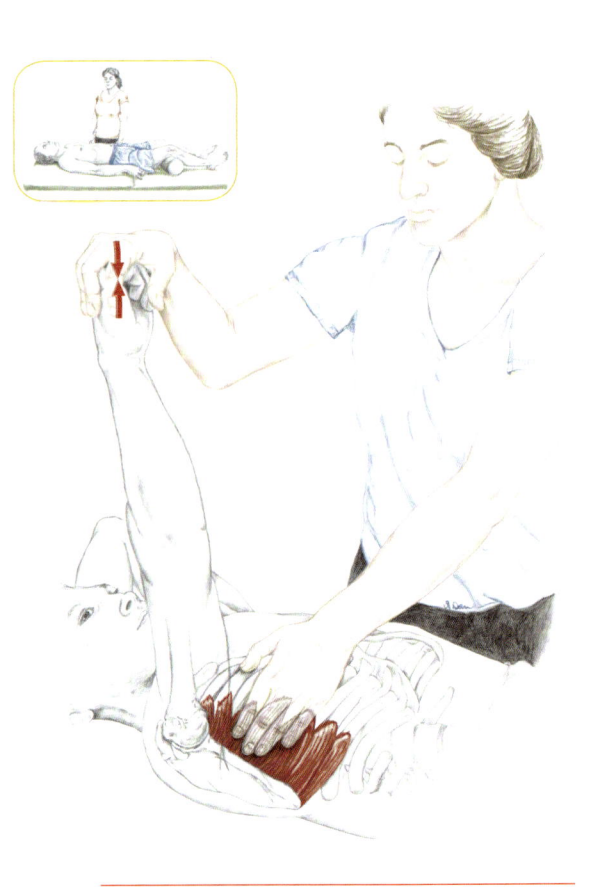

Figura 2.85 Isolando o serrátil enquanto seu parceiro estica a mão em direção ao teto.

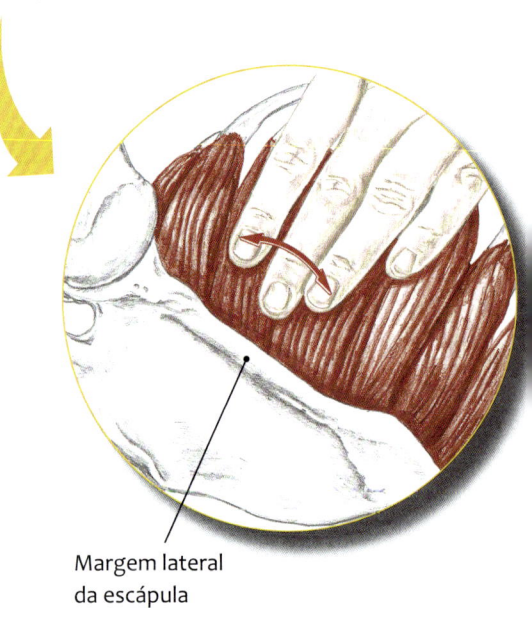

Peitoral maior

Serrátil anterior

Margem lateral da escápula

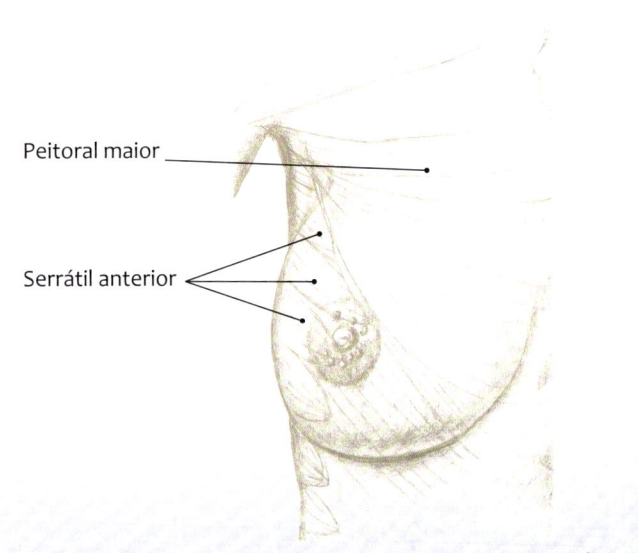

O seio é essencialmente composto de gordura subcutânea e é suportado principalmente por ligamentos suspensórios que conectam a pele à fáscia profunda sobre o peitoral maior. Embora varie muito em formato e tamanho, o seio em geral se estende inferiormente a partir da segunda costela até a sexta, medialmente até o esterno e lateralmente até à axila anterior. Cerca de dois terços do seio cobrem o peitoral maior, enquanto o aspecto inferolateral cobre o serrátil anterior.

Quando você utiliza seu serrátil?
- Fazendo uma flexão de braço;
- Desferindo um soco;
- Empurrando uma porta vaivém para abri-la.

Ombro e Braço | 129

◆ Vire seu parceiro para posição lateral deitada, com o braço ao lado. Localize a margem medial da escápula para acessar a inserção do serrátil anterior. Curve os dedos sob a margem medial (e pelas fibras do trapézio e dos romboides) em direção ao início da fossa subescapular e explore a região em que o serrátil se liga (figura 2.86).

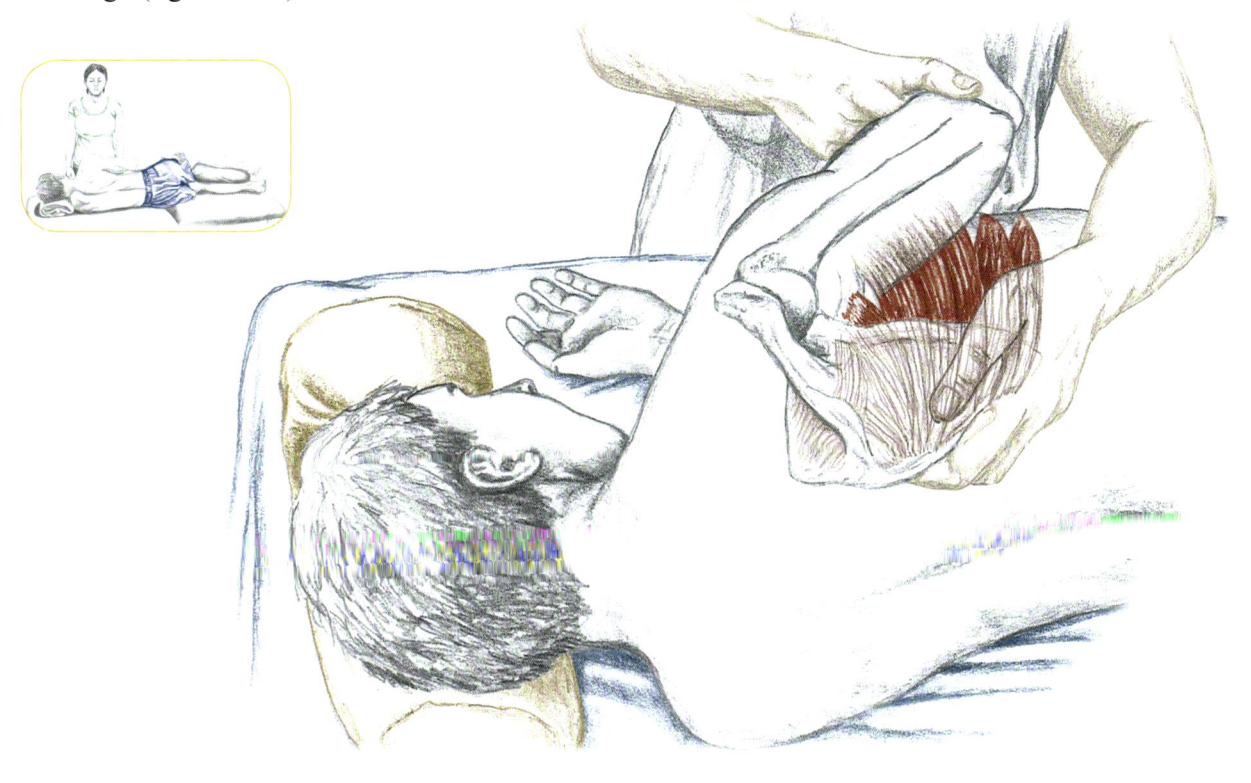

Figura 2.86 Parceiro deitado em posição lateral. Curve os dedos sob a margem medial da escápula.

O serrátil anterior desempenha um papel diferente em um quadrúpe em comparação a um humano ereto e bípede. Para nós, o serrátil é responsável, sobretudo, por abduzir a escápula ou por resistir a um empurrão contra o ombro.

Contudo, para um animal de quatro patas, como um cão (à direita, vista anterior), que carrega parte de seu peso corporal nas patas dianteiras, os músculos serráteis (serrátil ventral nos quadrúpedes) formam uma tipoia da escápula até o tórax. Isso envolve e suporta o peso do tronco e estabiliza o membro contra o tórax. Faça uma flexão de braço e você verá (e sentirá) como essa posição força os músculos de seu serrátil anterior a funcionar como os de um cão.

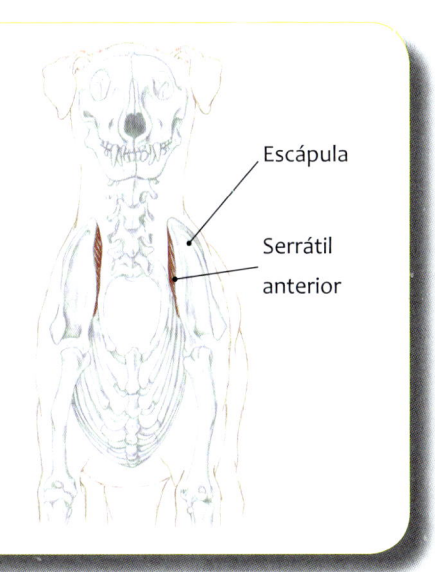

Escápula

Serrátil anterior

Esternal

Presente em aproximadamente 5% da população, o esternal é um músculo fino e superficial localizado no esterno (figura 2.87). Suas fibras verticais correm do manúbrio, descendo ao nível da sétima cartilagem costal. A função desse músculo é desconhecida. Apalpe a superfície do esterno de seu parceiro e explore o esternal.

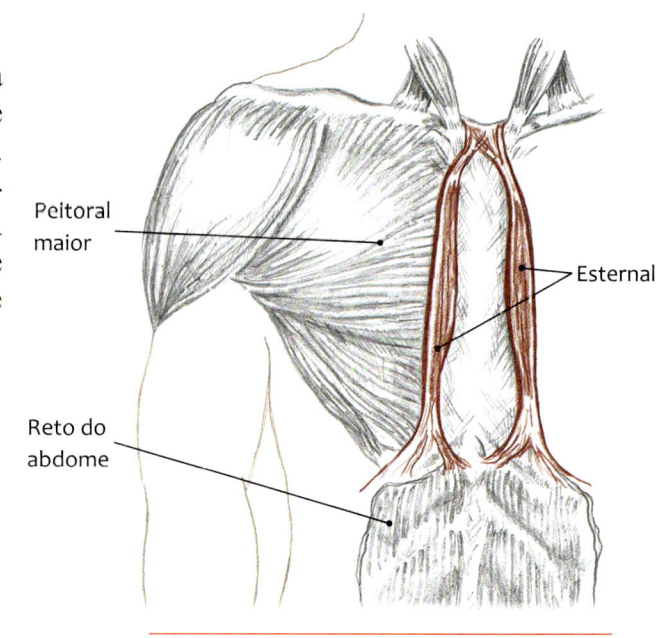

Figura 2.87 Vista anterior.

Peitoral maior

O peitoral maior é um músculo largo e forte localizado no peito. Exceto pela parte abaixo do tecido mamário, suas fibras convergentes e superficiais são acessíveis. O peitoral maior divide-se em três segmentos: as fibras claviculares, as esternais e as costais (figura 2.88). As fibras superiores e inferiores executam ações opostas na articulação do ombro – flexão e extensão, respectivamente –, o que faz desse músculo um antagonista de si mesmo.

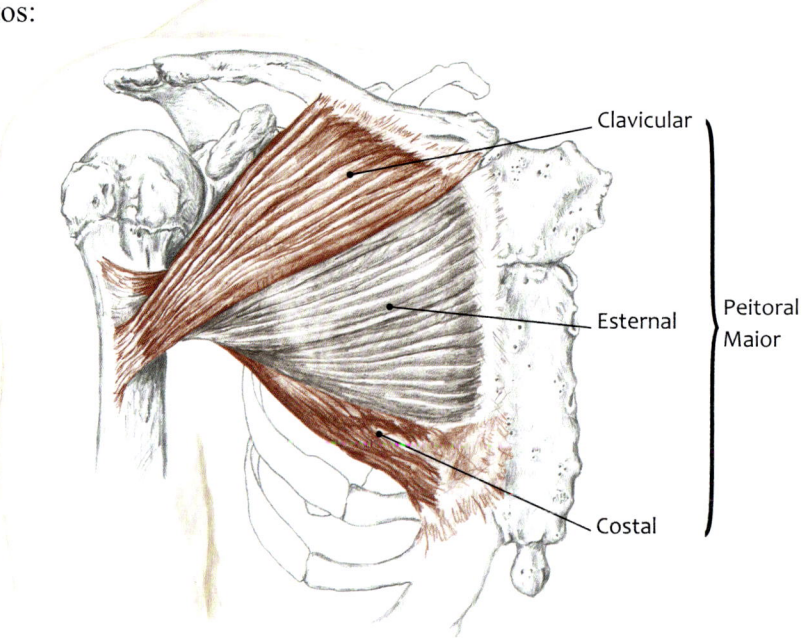

Figura 2.88 Vista anterior identificando os três segmentos do peitoral maior.

Ombro e Braço | 131

A *Todas as fibras:*
Aduzem o ombro (articulação glenoumeral)
Giram medialmente o ombro (articulação glenoumeral)
Dão assistência na **elevação** do tórax durante a inspiração forçada (com o braço fixo)

Fibras superiores:
Flexionam o ombro (articulação glenoumeral)
Aduzem horizontalmente o ombro (articulação glenoumeral)

Fibras inferiores:
Estendem o ombro (articulação glenoumeral)

O Metade medial da clavícula, esterno e cartilagem da primeira à sexta costela

I Crista do tubérculo maior do úmero

N *Fibras superiores:*
Peitorais laterais C5, C6 e C7

Fibras inferiores:
Peitorais laterais e mediais C6, C7, C8 e T1

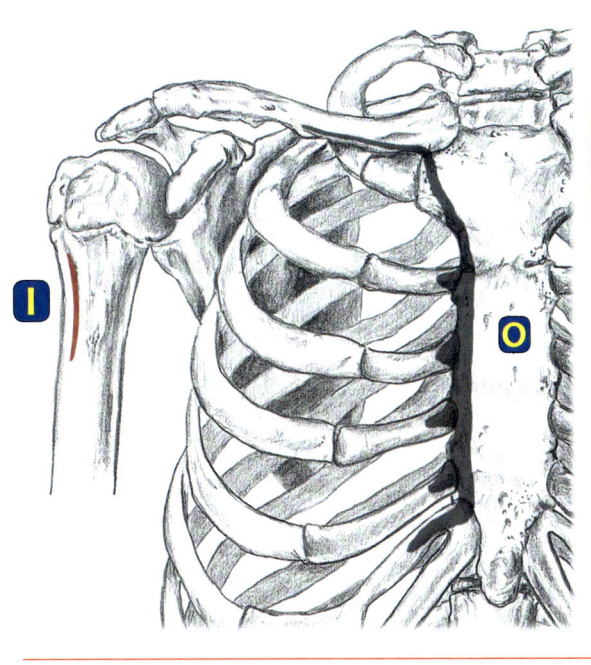

Figura 2.89 *Origem e inserção do peitoral maior.*

A diferença entre as carnes brancas e escuras de uma ave cozida deve-se a seus diferentes tecidos conjuntivos intramusculares. Todos os mamíferos têm carnes escuras e brancas, mas elas são mais perceptíveis em aves. O motivo é que a musculatura de cor mais clara é rica em fibras musculares e pobre em sarcoplasma – o tecido que envolve a fibra muscular –, enquanto a carne escura apresenta exatamente a composição oposta. E, se você é aficionado pelo "peito", engula esta: os peitorais maiores de um pássaro correspondem a 20-35% de seu peso corporal.

Ao apalpar os peitorais maior e menor, recomenda-se apalpar ao redor do tecido mamário e não diretamente sobre ele. Isso levanta a seguinte questão: "Quando apalpa uma pessoa do sexo feminino, como você acessa esses e outros músculos do peito sem entrar em contato com o tecido mamário?".

O aspecto mais importante ao apalpar próximo do tecido mamário é comunicar suas intenções à parceira. Além disso, encoraje-a a avisá-lo a qualquer momento quando ela desejar que você pare. Supondo-se que sua parceira está coberta por um lençol ou vestindo um sutiã esportivo, a chave para a palpação segura e confortável ao redor do

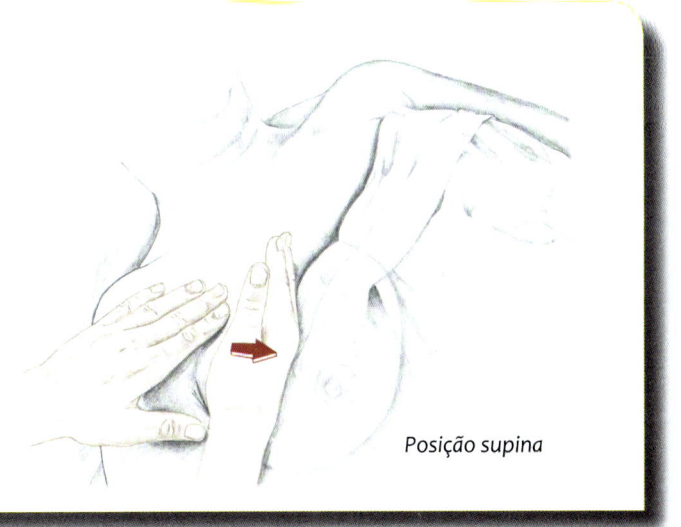

Posição supina

Peitoral   Latim.   Do peito

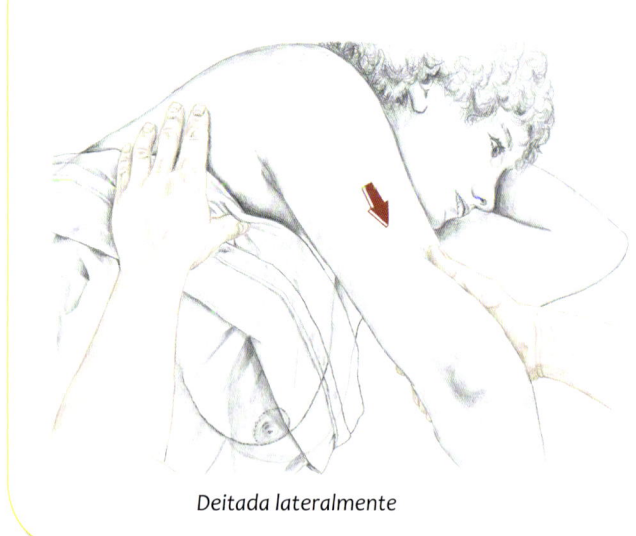

tecido mamário é posicionar sua cliente de modo que o tecido em questão naturalmente se afastará de onde você está acessando. Por exemplo, em posição supina (p. 131), o seio se deslocará lateralmente, permitindo acesso mais fácil às regiões esternal e superior do peitoral. Nessa posição, contudo, seios maiores podem obstruir a região axilar. Em tais situações, você pode tanto pedir à sua parceira que afaste e segure o seio medialmente, permitindo-o acessar a axila, ou utilizar o dorso de sua própria mão para empurrar o tecido medialmente.

Quando deitada lateralmente (à esquerda), o seio cairá medialmente, abrindo a região axilar. A axila pode ser mais aberta elevando passivamente o ombro para a posição anterior.

Deitada lateralmente

Posição supina

1) Com o ombro de seu parceiro levemente abduzido, sente-se ou fique em pé diante dele.
2) Localize a haste medial da clavícula e movimente-se inferiormente em direção às fibras da clavícula.
3) Explore a superfície do peitoral maior. Siga lateralmente as fibras à medida que elas se misturam ao deltoide e se unem no tubérculo maior.
4) Segure o ventre do peitoral, afundando seu polegar na axila. Peça a seu parceiro que gire medialmente o ombro contra sua resistência. "Pressione a mão contra sua barriga." (figura 2.90.) Observe a contração do peitoral.

✓ *As fibras claviculares correm paralelas ao deltoide anterior? À medida que segura o ventre, você sente sua espessura e como ele se estende pela caixa torácica?*

Peitoral maior

Deltoide

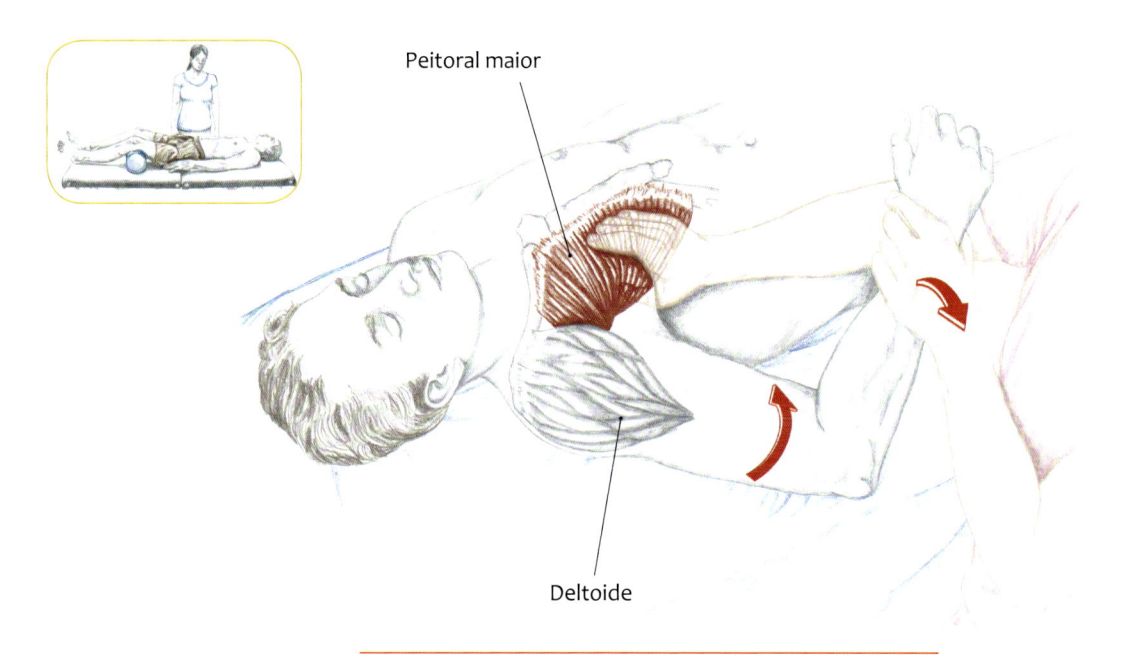

Figura 2.90 *Parceiro em posição supina, girando medialmente o ombro contra sua resistência.*

Deitado lateralmente (decúbito lateral)

1) Sustentando o peso do braço de seu parceiro, flexione o ombro e puxe-o anteriormente em sua direção. Essa posição não somente afasta o peitoral maior da parede torácica, como também permite que o tecido mamário abandone a região que você está apalpando.
2) Agarrando o peitoral maior, explore sua massa, desde as costelas até o úmero (figura 2.91). Passivamente, flexione e estenda o ombro, observando as mudanças na tensão dos tecidos.

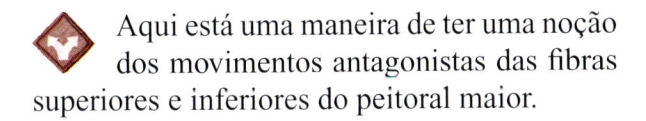

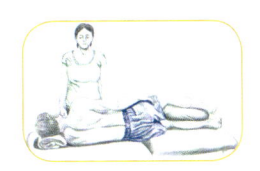

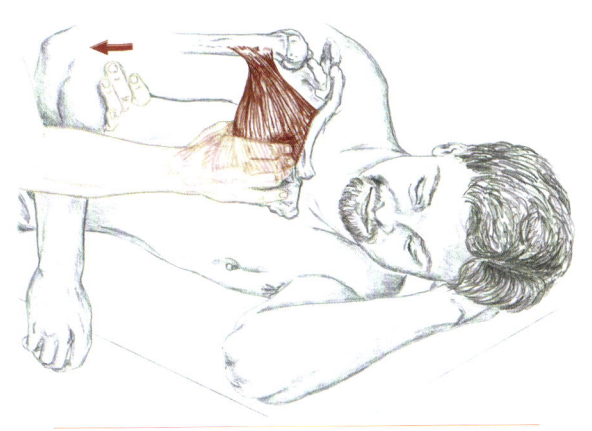

Figura 2.91 *Parceiro deitado lateralmente.*

Aqui está uma maneira de ter uma noção dos movimentos antagonistas das fibras superiores e inferiores do peitoral maior.

1) Posição supina, inicie com a mão de seu parceiro erguida em direção ao teto. À medida que você gera resistência, peça a seu parceiro que flexione o ombro. "Ao se deparar com minha resistência, tente trazer sua mão para cima de sua cabeça." As fibras superiores se contraem enquanto as fibras inferiores permanecem flácidas.
2) Peça-lhe que estique contra sua resistência. "Agora tente trazer sua mão em direção aos seus quadris." Aqui, as fibras inferiores se contraem enquanto as superiores relaxam (figura 2.92).

> **Quando você utiliza seu peitoral maior?**
> - Ao fazer uma flexão em barra fixa;
> - Desempenhando quase todos os estilos de nado já inventados;
> - Serrando um pedaço de madeira (em ambas as direções).

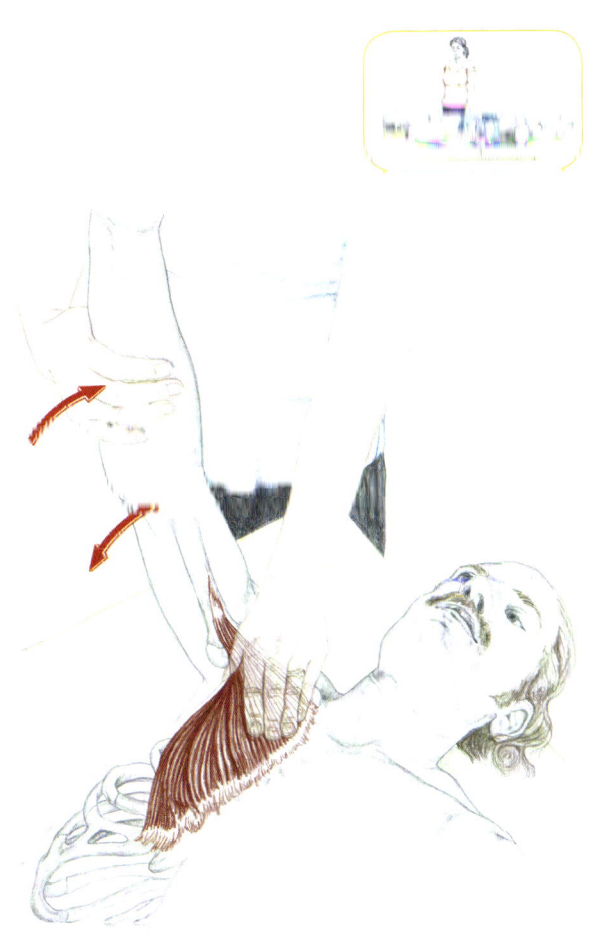

Figura 2.92 *Sentindo as fibras inferiores se contraírem com o parceiro em posição supina e o braço levantado.*

Peitoral menor

O peitoral menor localiza-se próximo à caixa torácica, profundo em relação ao peitoral maior (figura 2.93). Suas fibras correm perpendicularmente às fibras do peitoral maior, desde o processo coracoide da escápula até as costelas superiores. Durante a atividade aeróbica, o peitoral menor auxilia na elevação da caixa torácica para que a inspiração ocorra. Os vasos maiores que servem o braço – o plexo braquial, a artéria e a veia axilares – cruzam por baixo do peitoral menor, possibilitando a compressão neurovascular por esse músculo (figura 2.95).

O acesso ao peitoral menor pode ser feito tanto por meio de pressão como deslizando por debaixo do espesso peitoral maior. O segundo método é mais específico e será esboçado aqui. O peitoral menor pode ser sensível, então, apalpe lentamente, permitindo que seus dedos afundem no tecido.

A **Deprime** a escápula (articulação escapulotorácica)
Abduz a escápula (articulação escapulotorácica)
Gira em sentido descendente a escápula (articulação escapulotorácica)

Com a escápula fixa:
Dá assistência na **elevação** do tórax durante a inspiração forçada

O Terceira, quarta e quinta costelas

I Superfície medial do processo coracoide da escápula

N Peitoral medial com fibras de um feixe comunicador do peitoral lateral C(6), C**7**, C**8** e T1

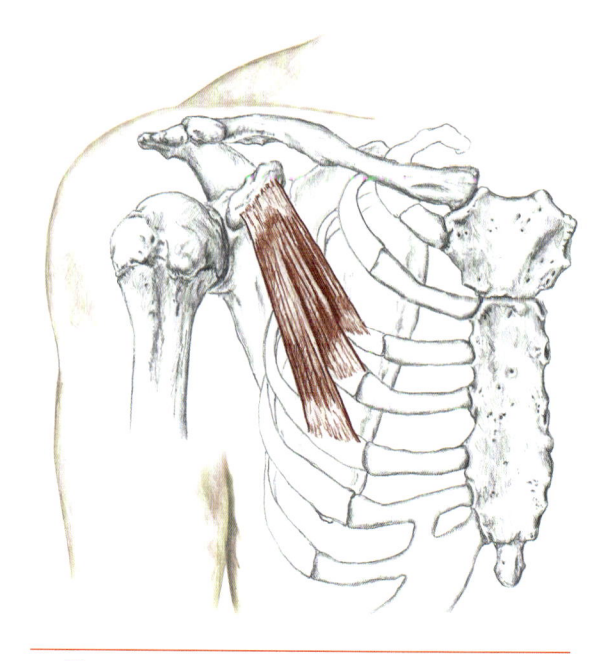

Figura 2.93 *Vista anterior do peitoral menor.*

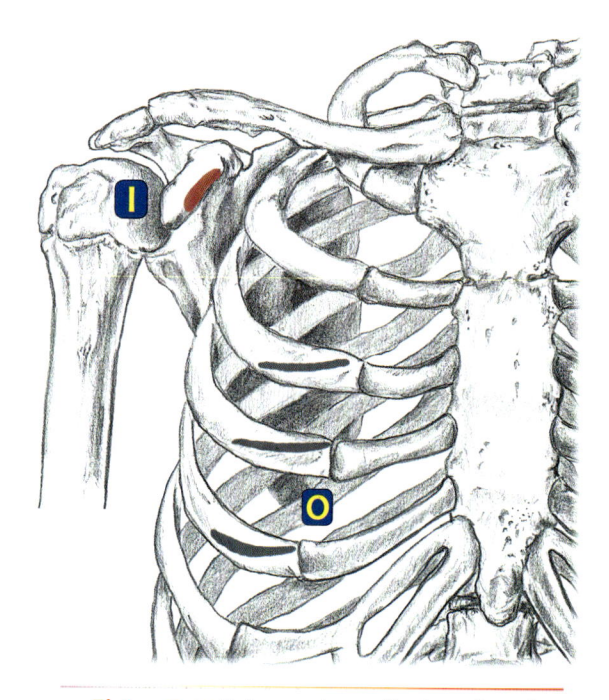

Figura 2.94 *Origem e inserção do peitoral menor.*

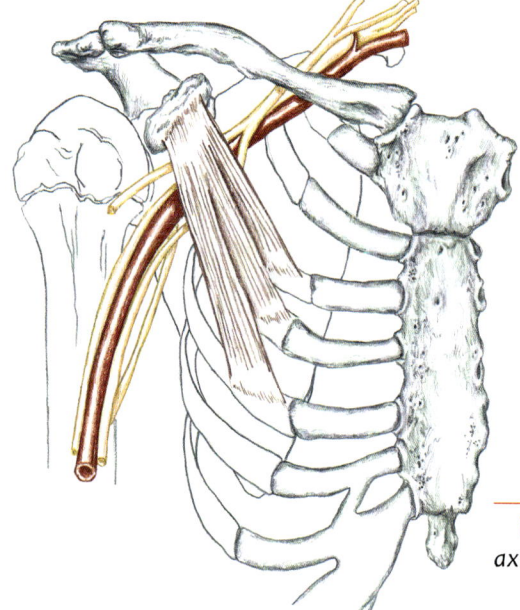

Figura 2.95 *Plexo braquial e artéria e veia axilares passando embaixo do peitoral menor.*

Ombro e Braço | 135

Posição supina

1) Abduza o braço e posicione as "almofadas" de seus dedos na extremidade lateral do peitoral maior.
2) Deslize lenta e suavemente por sob o peitoral maior, seguindo a superfície das costelas.
3) Finalmente, as pontas de seus dedos entrarão em contato com a pequena parede de músculo localizada perto das costelas (figura 2.96). Essa é a lateral do peitoral menor. Se você não sentir seu tecido, visualize sua localização próxima às costelas.

✓ *Peça a seu parceiro que deprima a escápula. "Pressione muito levemente seu ombro para baixo, em direção ao quadril." Quando ele faz esse movimento, você sente o peitoral menor se contrair? As fibras que você sente correm em direção ao processo coracoide?*

Peitoral maior

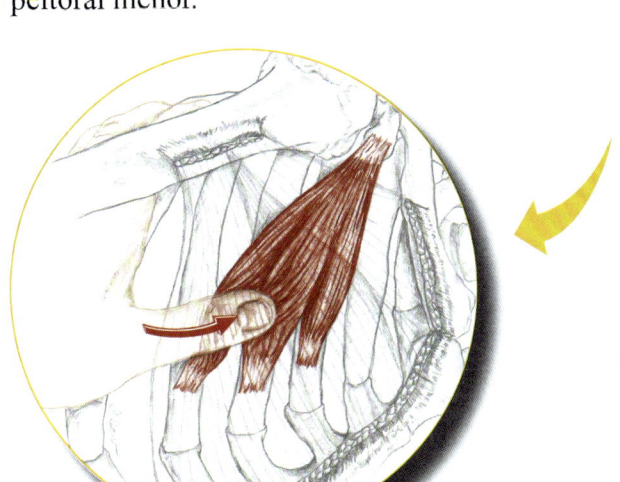

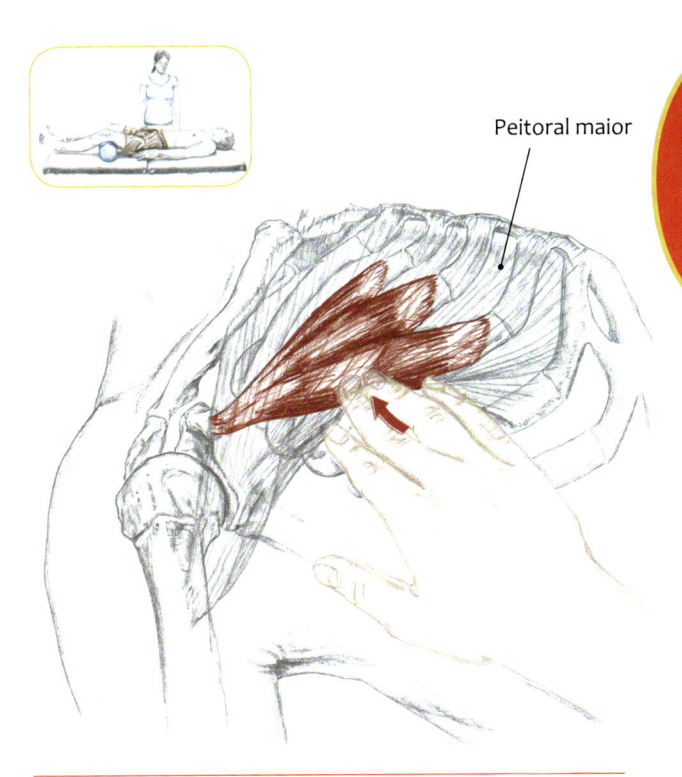

Figura 2.96 *Deslizando para baixo do peitoral maior para acessar o peitoral menor com o parceiro em posição supina.*

Deitado lateralmente (decúbito lateral)

1) Sustente o braço em uma posição flexionada e puxe-o anteriormente. Isso afasta o peitoral maior da parede torácica e permite que o tecido mamário deixe a região que você está apalpando.
2) Deslize lentamente seu polegar para baixo do peitoral maior, acompanhando a superfície das costelas (figura 2.97). O polegar pressionará a lateral e a superfície do peitoral menor. Então, peça a seu parceiro que deprima suavemente a escápula enquanto você sente a contração do peitoral menor.

Quando você utiliza seu peitoral menor?
- Desferindo um soco;
- Ao alcançar um bolso frontal profundo;
- Quando inspira profundante.

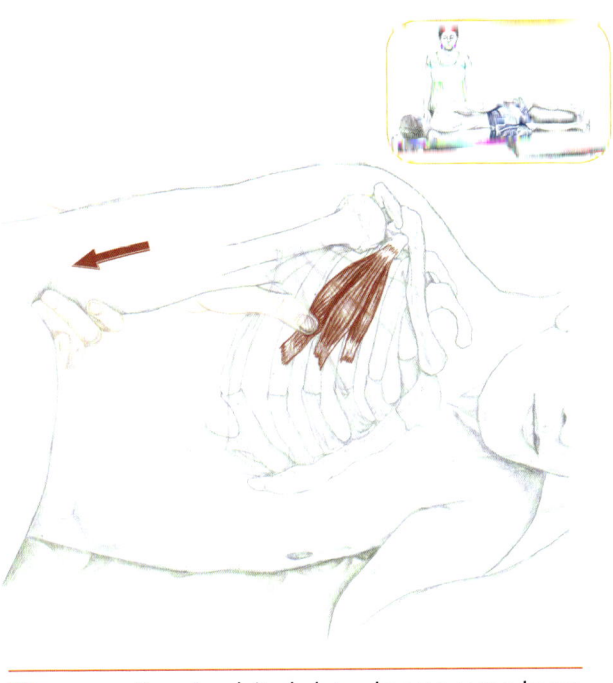

Figura 2.97 *Parceiro deitado lateralmente com o braço em posição flexionada.*

Subclávio

Como seu nome sugere, o subclávio localiza-se embaixo da clavícula. Suas fibras correm paralelamente à clavícula, profundas em relação ao peitoral maior, e pode ser desafiador isolá-lo de fato (figura 2.98).

Em quadrúpedes (animais com quatro patas), o subclávio é bem grande e desempenha um importante papel na estabilização da clavícula e da cintura do ombro durante a locomoção. O subclávio humano, em contrapartida, é um músculo pequeno e secundário.

A **Deprime** a clavícula e a puxa lateralmente
Eleva a primeira costela (assistente durante a inspiração)
Estabiliza a articulação esternoclavicular

O Primeira costela e cartilagem

I Superfície inferior de um terço médio da clavícula

N Subclávios C**5** e C**6**

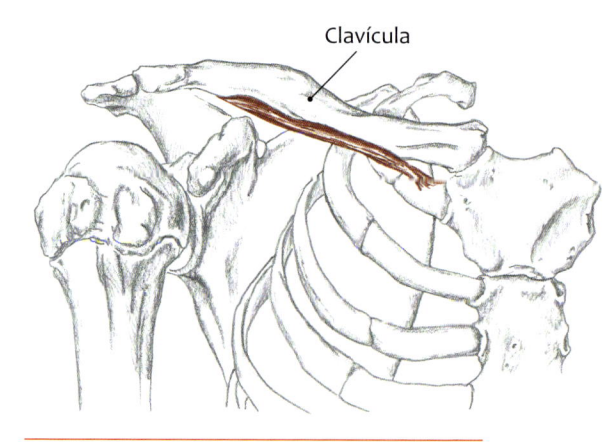

Figura 2.98 Vista anterior do subclávio.

1) Deitado lateralmente. Sustente o braço em uma posição flexionada e puxe-o anteriormente. Essa posição afasta a clavícula e o peitoral maior da caixa torácica e permite que seu polegar se curve ainda mais ao redor da clavícula.
2) Posicione seu polegar e demais dedos no centro da clavícula. Curve lentamente seu polegar ao redor da parte inferior dela, tentando acessar o subclávio (figura 2.99). Talvez você não consiga acessar um ventre muscular, mas pode, em vez disso, sentir um tecido um pouco mais espesso comprimido sob a clavícula.
3) Tente realizar esse método com seu parceiro em posição supina.

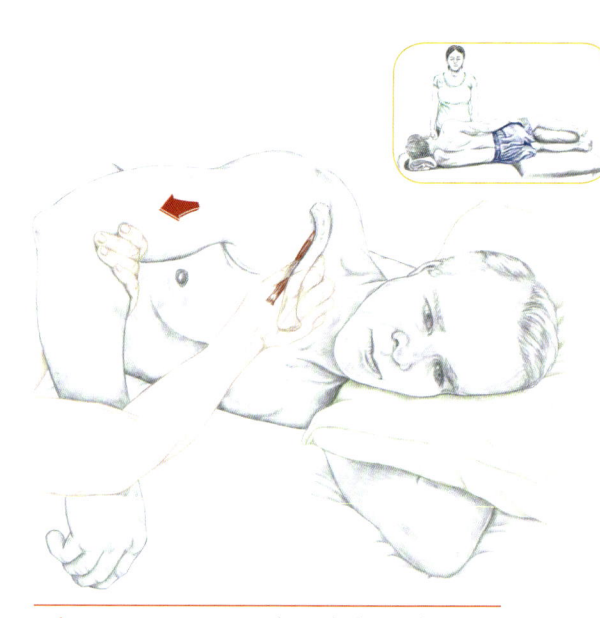

Figura 2.99 Parceiro deitado lateralmente com o braço flexionado.

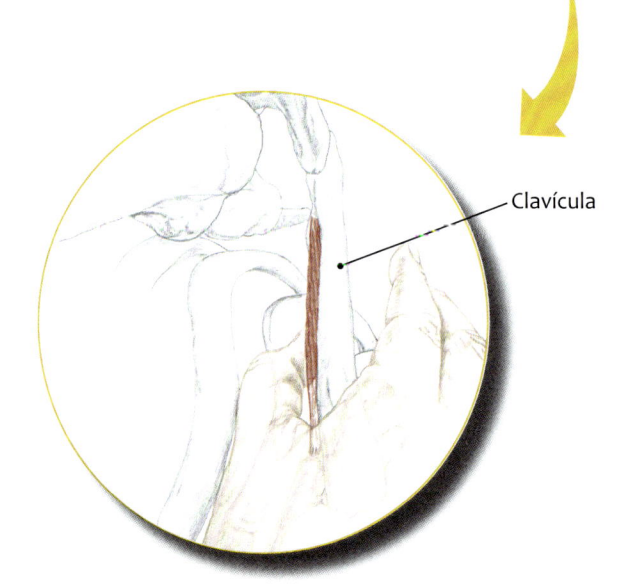

Você consegue detectar uma fina tira de tecido profundo em relação à clavícula? É capaz de distinguir entre as fibras superficiais do peitoral maior (em direção à axila) e as fibras subclávias (paralelas à clavícula)?

Bíceps braquial

O bíceps braquial localiza-se superficialmente na parte anterior do braço. Possui uma cabeça longa e uma curta que se fundem para formar um ventre comprido e oval. O tendão da cabeça longa passa pelo sulco intertubercular do úmero (p. 93). Esse sulco auxilia na estabilização do tendão quando ele se eleva para a parte superior do ombro (figura 2.100).

O tendão distal do bíceps mergulha no espaço antecubital (parte interna do cotovelo) para se ligar ao rádio, permitindo que este seja o músculo principal da supinação do antebraço. A maior parte do bíceps braquial é facilmente palpável.

A **Flexiona** o cotovelo (articulação umeroulnar)
Supina o antebraço (articulação radioulnar)
Flexiona o ombro (articulação umeroulnar)

O *Cabeça curta:*
Processo coracoide da escápula

Cabeça longa:
Tubérculo supraglenoidal da escápula

I Tuberosidade radial e aponeurose do bíceps braquial

N Musculocutâneos C**5** e C**6**

1) Parceiro em posição supina ou sentado. Dobre o cotovelo e dê um aperto de mão em seu parceiro.
2) Peça-lhe que dobre o cotovelo contra sua resistência. Apalpe a superfície anterior do braço e localize o ventre rígido e arredondado do bíceps (figura 2.102).

> Além das cabeças longa e curta, o bíceps pode ter uma outra que se liga ao úmero. Encontrada em menos de 10% da população, essa cabeça extra tem origem no úmero medial, próximo ao músculo coracobraquial, antes de se unir à cabeça curta.

3) Siga o ventre distalmente até a parte interna do cotovelo. Observe como o ventre muscular se afina, tornando-se um tendão sólido e eminente. Então, siga o bíceps proximalmente até onde ele se insere, embaixo das fibras anteriores do deltoide.

> *Peça a seu parceiro que dobre o cotovelo e veja se você consegue distinguir o tendão distal do bíceps e diferenciá-lo do bíceps braquial anterior, mais profundo (p. 185). Além disso, dê um aperto de mão em seu parceiro e peça a ele que prone e supine, alternadamente, o cotovelo contra sua resistência. Você sente o ventre muscular e o tendão se contraírem na supinação?*

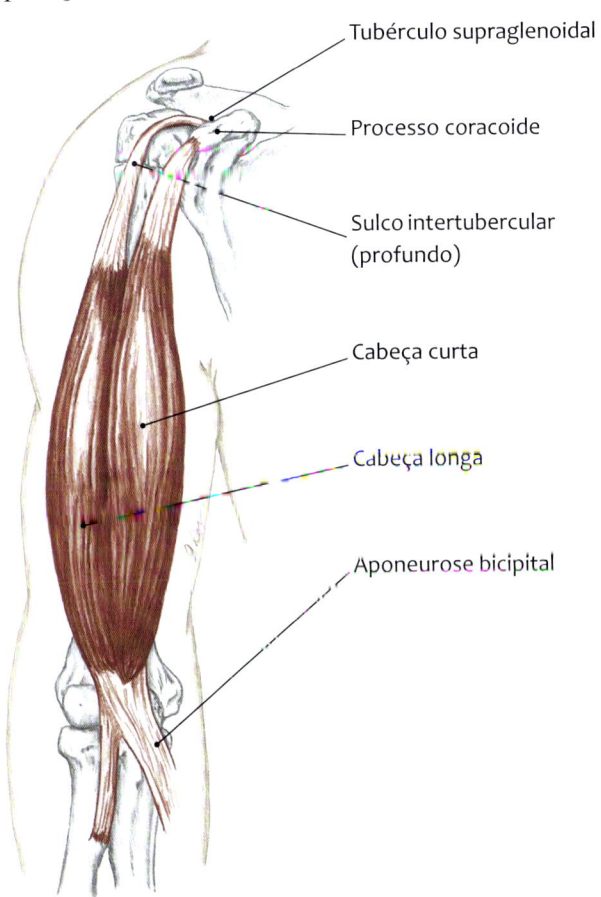

Figura 2.100 Vista anterior do bíceps braquial.

Bíceps braquial   Latim.   Músculo de duas cabeças localizado no braço

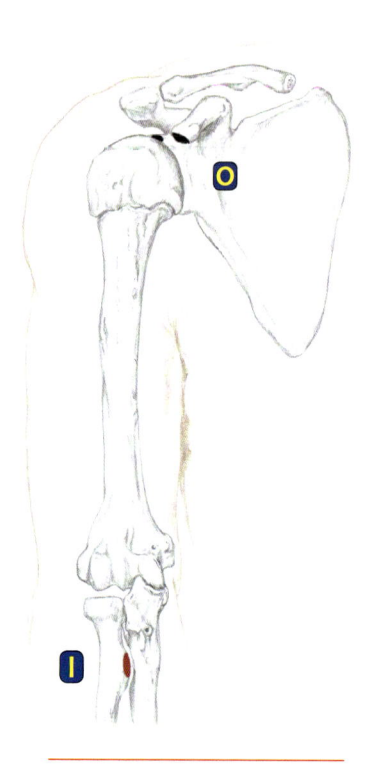

Figura 2.101 Origem e inserção do bíceps braquial.

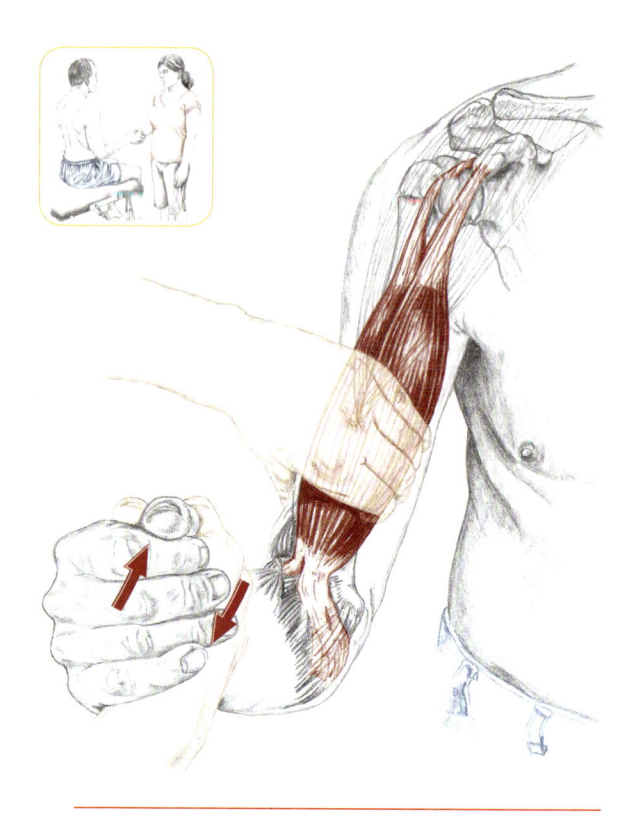

Figura 2.102 Sentindo o bíceps se contrair enquanto seu parceiro tenta dobrar o cotovelo.

Ao explorar o tendão distal do bíceps, você pode observar uma faixa menor, semelhante a um tendão, que se expande medialmente. Trata-se da aponeurose bicipital, uma fina lâmina de fáscia que se curva ao redor dos flexores do antebraço e se mistura à fáscia antebraquial. Ela estabiliza a ulna durante a flexão e a supinação, além de sustentar os flexores do antebraço – semelhante a uma braçadeira para prática de tênis.

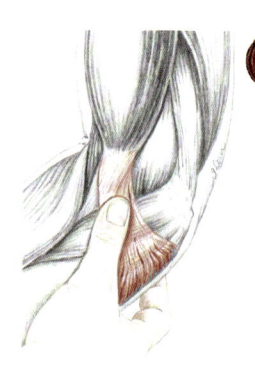

Vista medial do cotovelo direito

1) Com o cotovelo dobrado, aperte a mão de seu parceiro. Enquanto localiza o tendão distal do bíceps, peça a seu parceiro que dobre o cotovelo contra sua resistência, fazendo o tendão ficar mais perceptível.
2) Deslize para a parte medial do tendão e explore a aponeurose. Quando o bíceps se contrai, às vezes ela fica visível. Siga essa tira fascial pelo antebraço medial tanto quanto possível.

O tendão da cabeça longa do bíceps braquial

Pelo fato de o tendão do bíceps localizar-se no sulco intertubercular do úmero e correr paralelamente às fibras superficiais do deltoide, pode ser difícil isolá-lo efetivamente.

1) Localize o sulco intertubercular (p. 93). Girar lateralmente o braço pode facilitar a localização do tendão (figura 2.103).
2) Peça a seu parceiro que dobre suavemente o cotovelo contra sua resistência, a fim de sentir o tendão do bíceps enrijecer no sulco intertubercular. Certifique-se de que as fibras anteriores do deltoide também se contrairão durante a flexão do ombro.

> **Quando você utiliza seu bíceps braquial?**
> - Ao segurar um pesado hinário enquanto canta no coral da igreja;
> - Com seu braço direito, utilizando uma chave de fenda para apertar um parafuso;
> - Quando embala uma criança em seus braços.

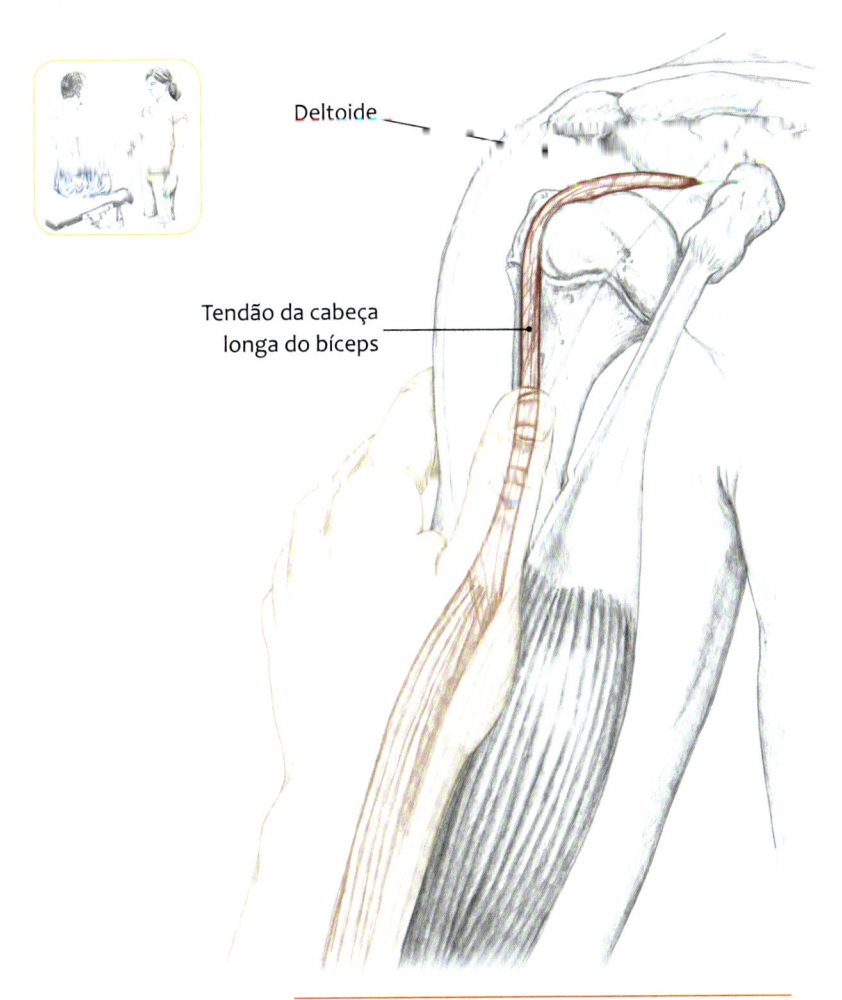

Figura 2.103 *Vista anterior do ombro direito.*

Tríceps braquial

O tríceps braquial é o único músculo localizado na parte posterior do braço. Ao alongar o cotovelo e o ombro, é um antagonista do bíceps braquial em ambas as articulações.

O tríceps possui três cabeças: longa, lateral e medial (figuras 2.104 e 2.105). A cabeça longa se estende pelo tubérculo infraglenoidal da escápula (p. 82), trançando-se entre os redondos maior e menor. A cabeça lateral localiza-se superficialmente ao lado do deltoide, enquanto a cabeça medial localiza-se, em grande parte, embaixo da cabeça longa. Todas as três cabeças convergem em um tendão fino e distal, proximal em relação ao cotovelo.

Com exceção de sua parte proximal, que é profunda em relação ao deltoide, o tríceps é superficial e facilmente acessível.

A *Todas as cabeças:*
Estendem o cotovelo (articulação umeroulnar)

Cabeça longa:
Estende o ombro (articulação glenoumeral)
Aduz o ombro (articulação glenoumeral)

O *Cabeça longa:*
Tubérculo infraglenoidal da escápula
Cabeça lateral:
Superfície posterior da metade proximal do úmero
Cabeça medial:
Superfície posterior da metade distal do úmero

I Olécrano da ulna

N Radiais C6, **C7**, **C8** e T1

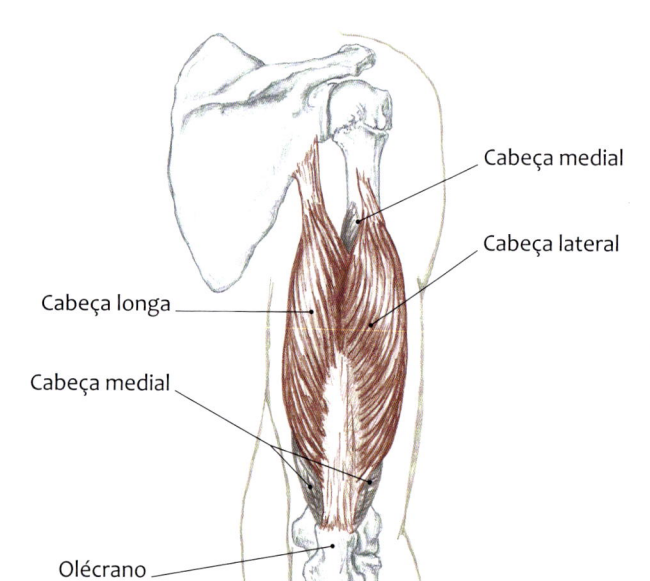

Figura 2.104 Vista posterior do tríceps braquial.

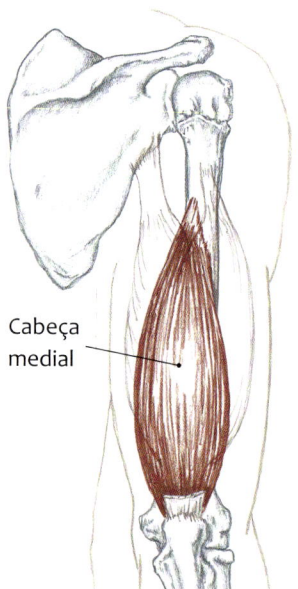

Figura 2.105 Vista posterior da cabeça medial do tríceps braquial, profundo em relação às cabeças lateral e longa.

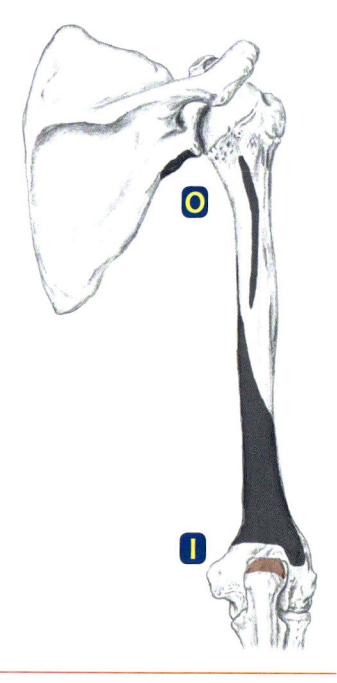

Figura 2.106 Origem e inserção do tríceps braquial.

Quando você utiliza seu tríceps braquial?

- Ao bater o porta-malas de um carro com força;
- Quando bate grandes pregos com uma marreta;
- Ao elevar seu corpo durante uma flexão de braço;
- Ao driblar um jogador de basquete.

Tríceps braquial   Latim.   Músculos de três cabeças localizado no braço

1) Posição prona. Puxe o braço para fora da lateral da mesa e apalpe sua parte posterior. Contorne a extremidade do deltoide posterior e depois explore o tamanho e o formato do tríceps.
2) Localize o olécrano para delinear o tendão distal do tríceps. Então, peça a seu parceiro que estique o cotovelo enquanto você aplica resistência no antebraço dele (figura 2.107). Deslize sua outra mão pelo olécrano, proximalmente e em direção ao largo tendão do tríceps.
3) Com seu parceiro ainda contraindo, alargue os dedos e apalpe as cabeças medial e lateral de ambos os lados do tendão.

O músculo se contrai quando seu parceiro estica o cotovelo? Você consegue sentir as cabeças medial e lateral do tríceps ficarem salientes em ambos os lados do tendão distal?

O tendão da cabeça longa do tríceps braquial

Uma dica útil para localizar a cabeça longa do tríceps é o fato de que ela é a única faixa de músculos na parte posterior do braço que corre superiormente ao longo das partes proximal e medial do braço. As fibras do deltoide correm em uma direção mais diagonal do que a cabeça longa do tríceps.

1) Posição prona. Posicione uma mão na parte proximal do cotovelo e peça a seu parceiro que leve o cotovelo em direção ao teto, contra sua resistência. Isso contrairá a cabeça longa do tríceps.
2) Localize seu vente nas partes proximal e medial do braço. Siga o músculo proximalmente, dedilhando pelo ventre. Observe como ele desaparece embaixo do deltoide posterior, em direção ao tubérculo infraglenoidal.
3) Com o braço relaxado, pressione o deltoide posterior e dedilhe seu delgado tendão enquanto ele se liga ao tubérculo infraglenoidal.

A cabeça longa do tríceps cruza por cima do redondo maior e por baixo do redondo menor (figura 2.108). Você consegue seguir a cabeça longa até a divisão dos músculos redondos? Faça seu parceiro girar o ombro medial e lateralmente para diferenciar os músculos redondos (p. 107, 110).

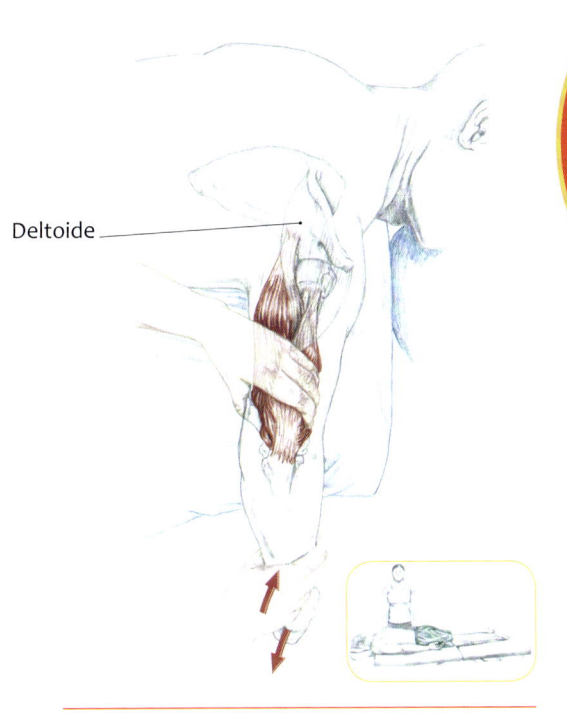

Figura 2.107 Com o parceiro em posição prona, sinta o tríceps se contrair enquanto seu parceiro tenta esticar o cotovelo.

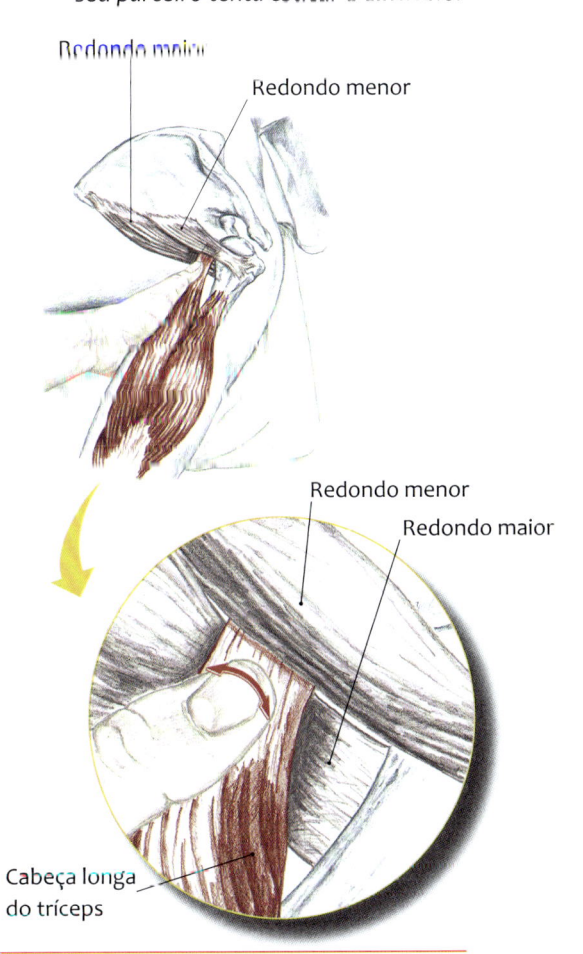

Figura 2.108 Isolamento do tendão da cabeça longa com o parceiro em posição prona.

Coracobraquial

O coracobraquial é um músculo pequeno e tubular localizado na axila (figura 2.109). Algumas vezes chamado de o músculo do "sovaco", é um flexor e abdutor secundário do ombro. Em posição anatômica, o coracobraquial é profundo em relação ao peitoral maior e ao deltoide anterior e localiza-se em posição anterior à artéria axilar e ao plexo braquial. Abduzir o ombro (abrir a axila) leva o ventre do coracobraquial para uma posição superficial e palpável.

A **Flexiona** o ombro (articulação glenoumeral)
Aduz o ombro (articulação glenoumeral)

O Processo coracoide da escápula

I Superfície medial da haste medioumeral

N Musculocutâneos C**6** e C**7**

1) Posição supina. Gire o ombro lateralmente e o abduza a 45 graus. Localize as fibras do peitoral maior. Esse tecido forma a parede anterior da axila e será um ponto de referência para a localização do coracobraquial.
2) Posicione uma mão no lado medial do braço e movimente as "almofadas" dos dedos em direção à axila.
3) Faça seu parceiro aduzir horizontalmente contra sua resistência, de maneira suave (figura 2.111). Isole a extremidade sólida do peitoral maior, depois deslize por suas fibras, na direção posterior (para a axila) e explore o ventre fino e contraente do coracobraquial. Seu ventre pode ficar visível com a adução.

✓ *O músculo que você está apalpando localiza-se no lado medial da parte superior do braço? Seu ventre localiza-se posteriormente à aba subjacente do peitoral maior? Você consegue dedilhar por seu ventre cilíndrico?*

Quando você utiliza seu coracobraquial?
- Ao alcançar o outro lado do seu rosto para coçar a orelha;
- Quando levanta peso – exercício de supino;
- Em artes marciais – um bloqueio com o antebraço em frente ao seu peito.

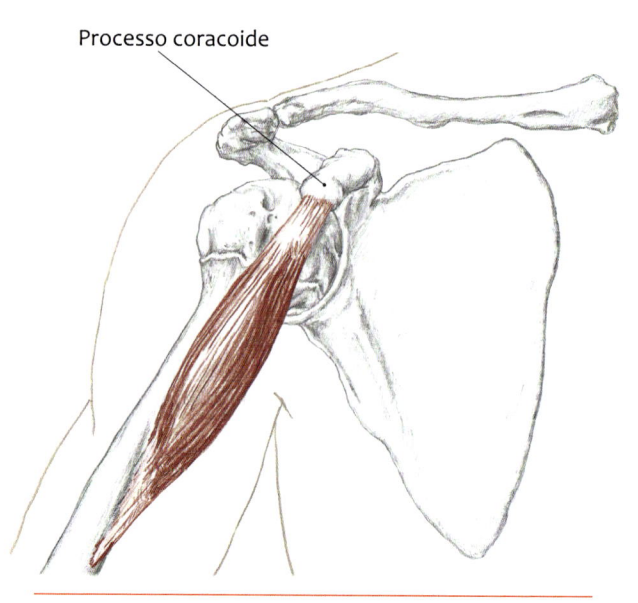

Figura 2.109 *Vista anterior do coracobraquial.*

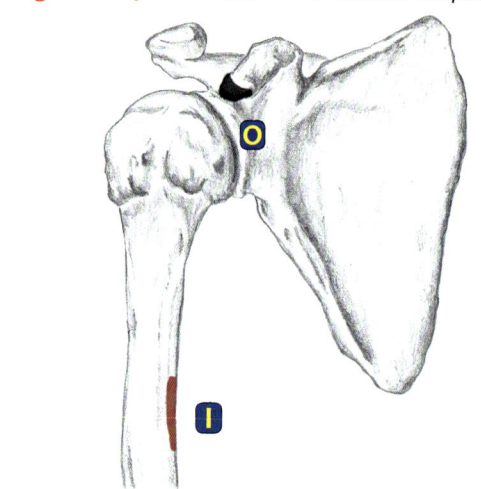

Figura 2.110 *Origem e inserção do coracobraquial.*

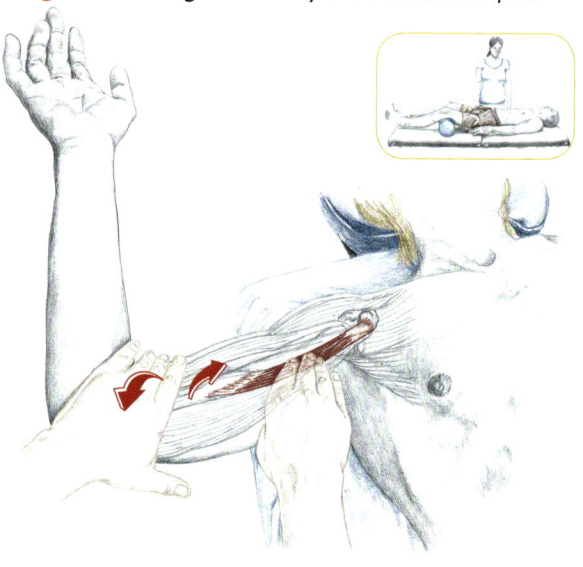

Figura 2.111 *Parceiro em posição supina, com o coracobraquial sendo apalpado enquanto seu parceiro aduz horizontalmente contra sua resistência.*

Outras estruturas do ombro e do braço

Axila

A axila é a região em formato de cone comumente chamada de sovaco (figura 2.112). É formada por quatro paredes: **(a)** a lateral (bíceps braquial e coracobraquial), **(b)** a posterior (subescapular e latíssimo do dorso), **(c)** a anterior (peitoral maior) e **(d)** a medial (caixa torácica e serrátil anterior). Há diversos vasos importantes que passam pela região axilar (figura 2.113), incluindo a artéria braquial e o plexo braquial (nervos).

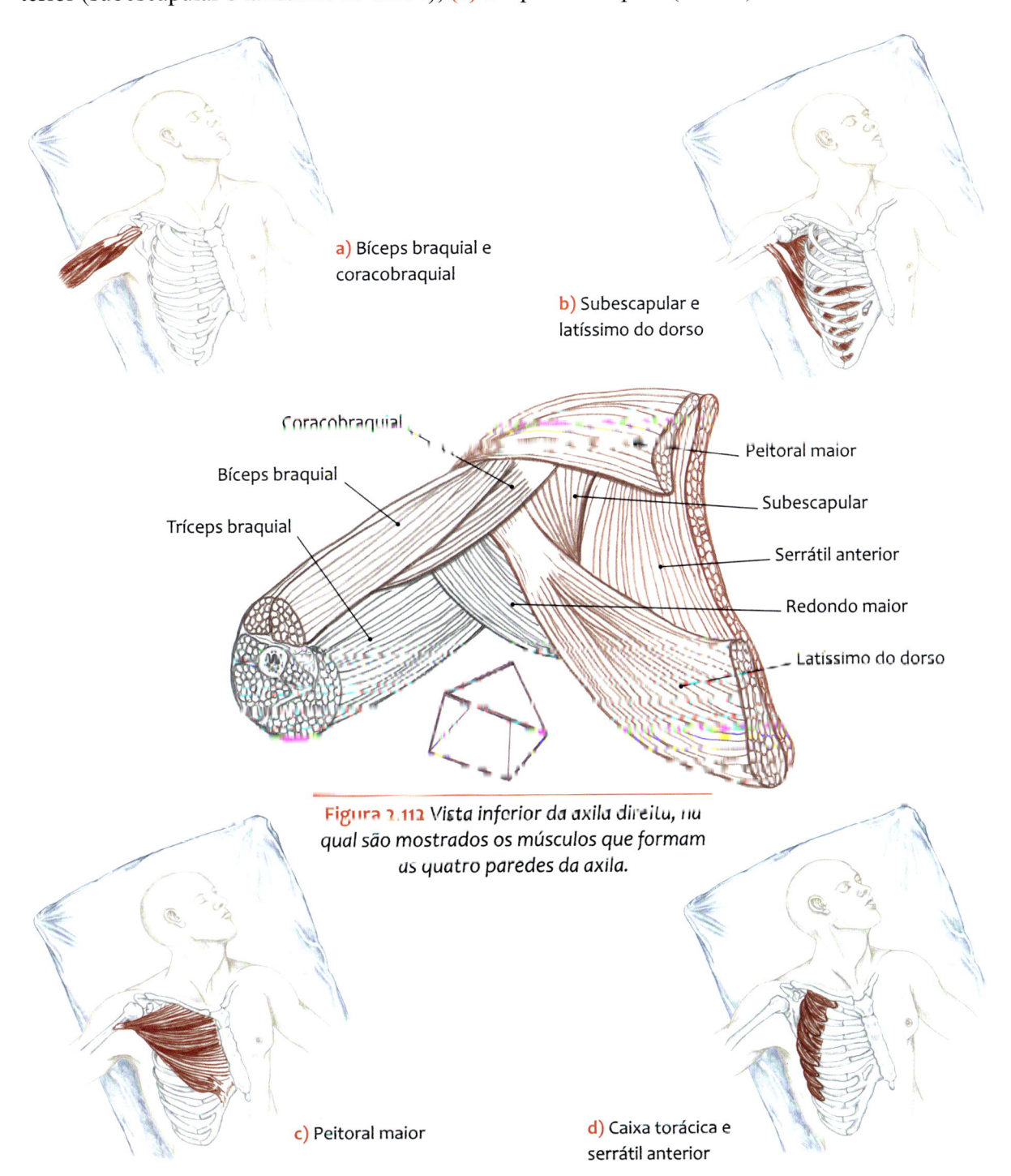

a) Bíceps braquial e coracobraquial

b) Subescapular e latíssimo do dorso

Figura 2.112 Vista inferior da axila direita, na qual são mostrados os músculos que formam as quatro paredes da axila.

c) Peitoral maior

d) Caixa torácica e serrátil anterior

144 | Guia para o Reconhecimento do Corpo Humano

A compressão ou a colisão do plexo braquial ou um de seus nervos pode gerar uma sensação aguda e penetrante embaixo do braço. Se isso ocorrer, imediatamente solte e ajuste sua posição posteriormente. Além disso, peça a seu parceiro que lhe dê um posicionamento.

Axila

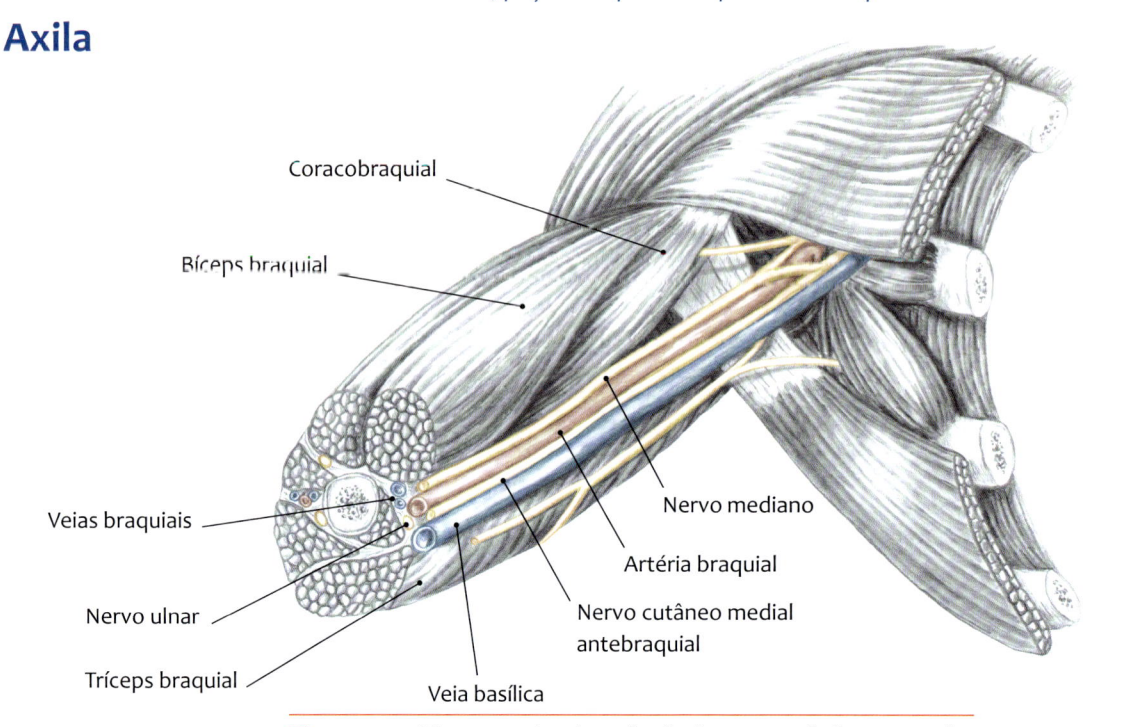

Figura 2.113 Vista anterior da axila direita, na qual são mostrados vasos que passam pela região axilar.

Articulação esternoclavicular

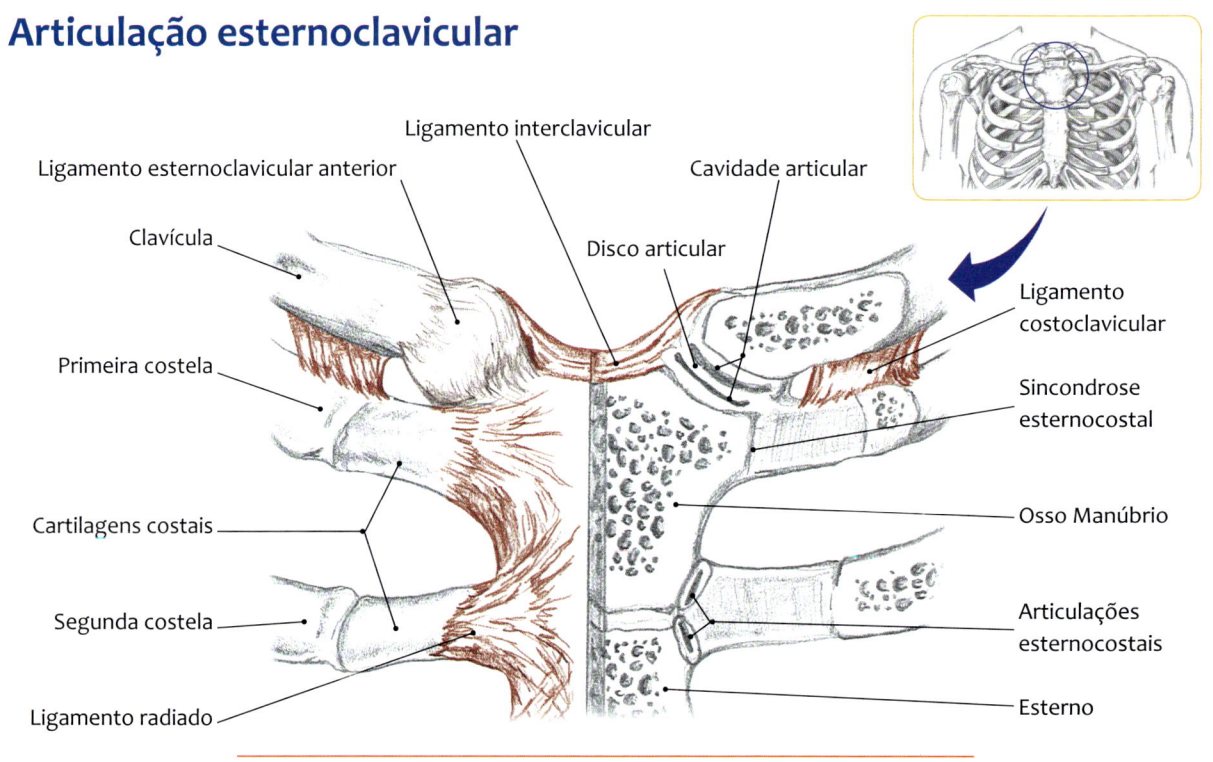

Figura 2.114 Vista anterior da parte superior do esterno, com o lado direito mostrado em seção coronal.

Braquial Latim. Relativo ao braço
Glândula Latim. Bolota

Ombro e Braço | 145

Ligamentos do ombro e da articulação glenoumeral

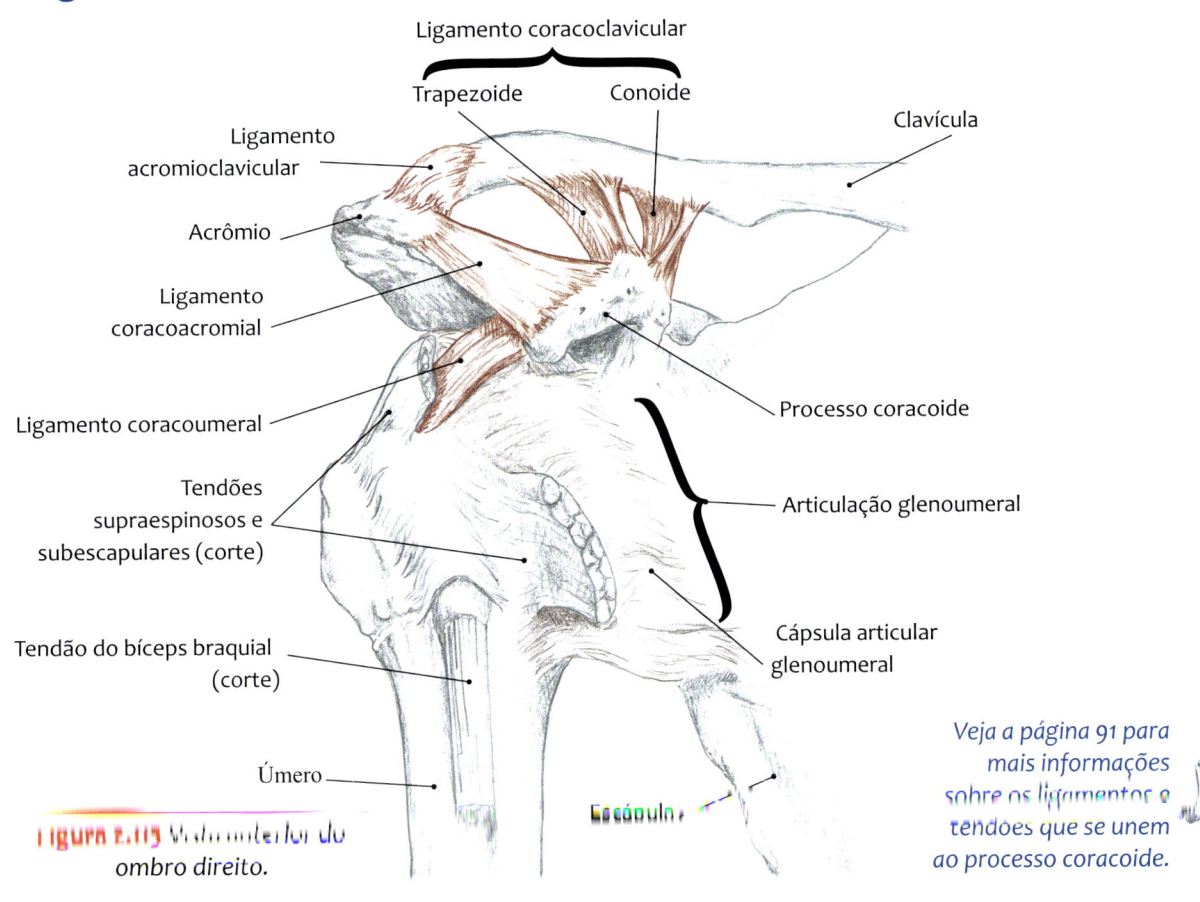

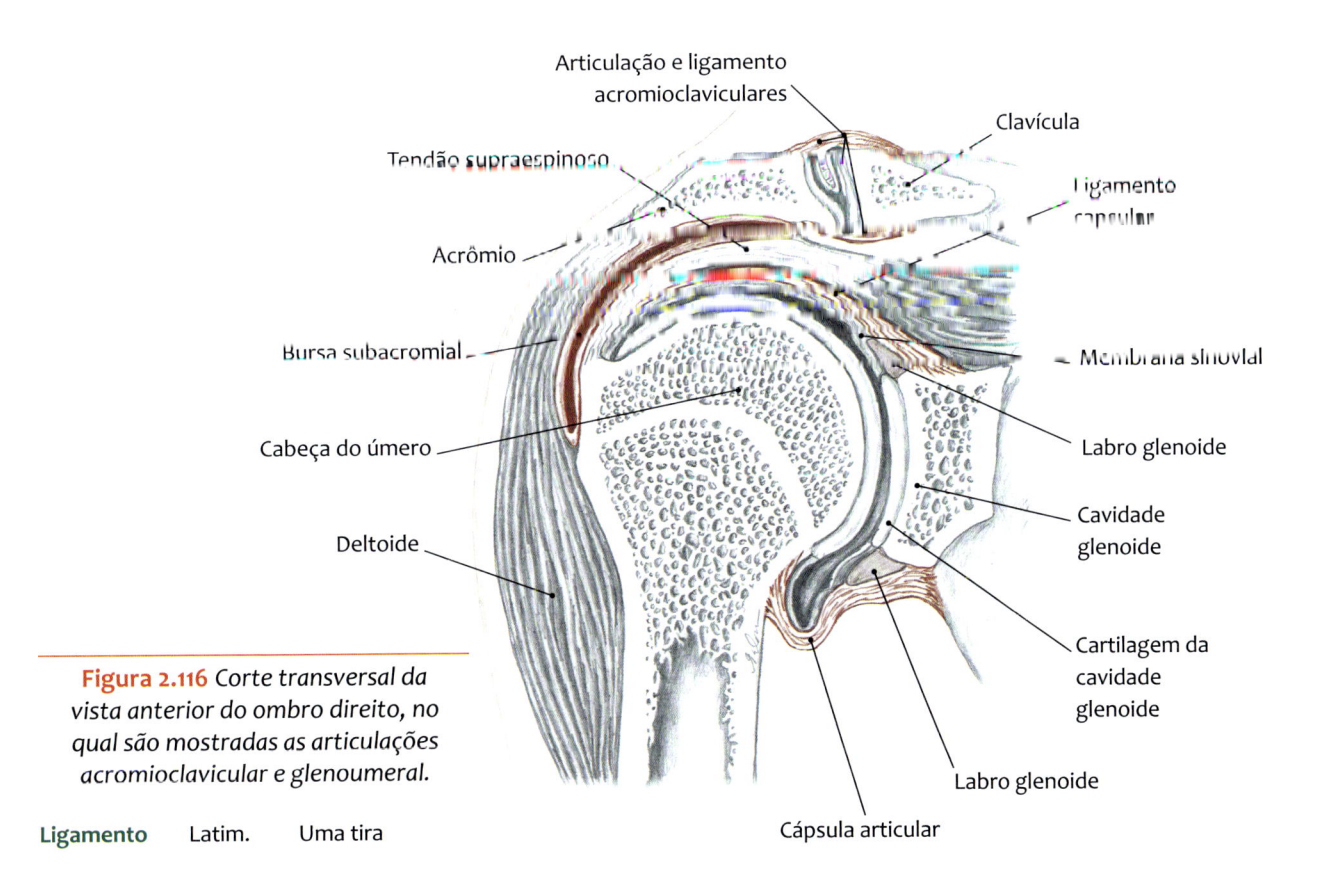

Ligamento coracoclavicular
- Trapezoide
- Conoide

Clavícula

Ligamento acromioclavicular

Acrômio

Ligamento coracoacromial

Ligamento coracoumeral

Tendões supraespinosos e subescapulares (corte)

Tendão do bíceps braquial (corte)

Úmero

Processo coracoide

Articulação glenoumeral

Cápsula articular glenoumeral

Escápula

Veja a página 91 para mais informações sobre os ligamentos e tendões que se unem ao processo coracoide.

Figura 2.115 Vista anterior do ombro direito.

Articulação e ligamento acromioclaviculares

Clavícula

Tendão supraespinoso

Ligamento capsular

Acrômio

Bursa subacromial

Membrana sinovial

Cabeça do úmero

Labro glenoide

Deltoide

Cavidade glenoide

Cartilagem da cavidade glenoide

Labro glenoide

Cápsula articular

Figura 2.116 Corte transversal da vista anterior do ombro direito, no qual são mostradas as articulações acromioclavicular e glenoumeral.

Ligamento   Latim.   Uma tira

Articulação glenoumeral

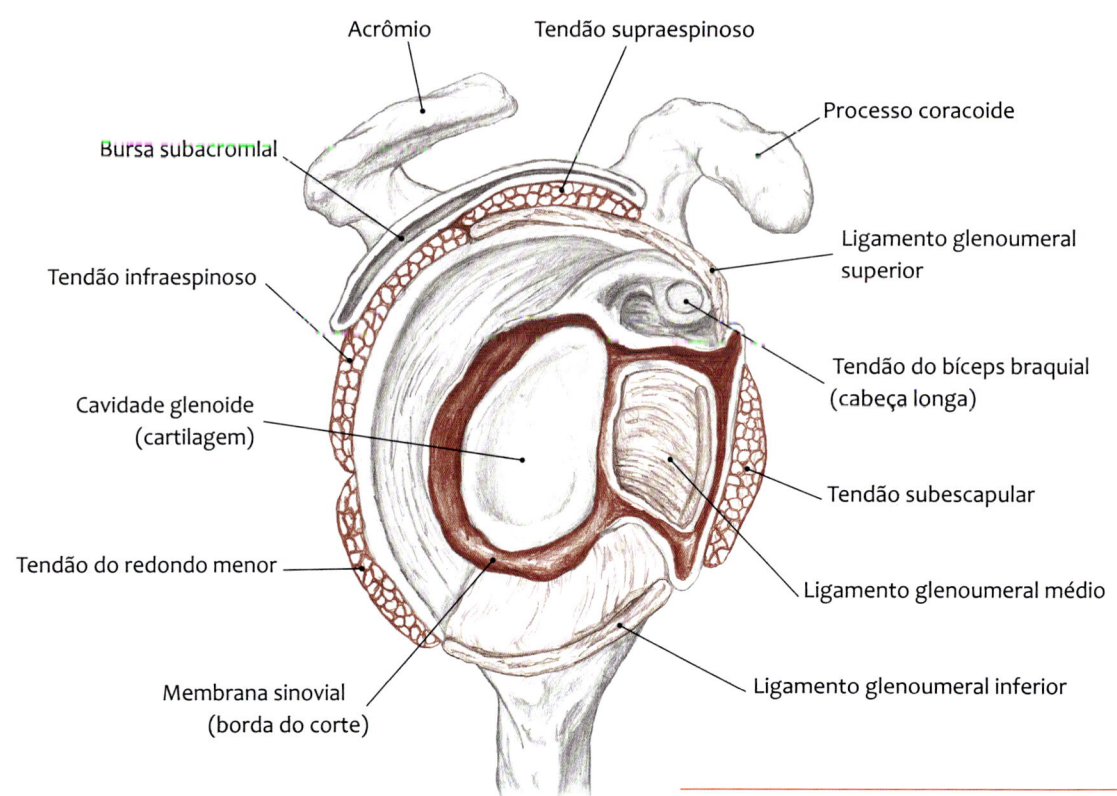

Figura 2.117 Vista lateral do ombro direito, com a articulação aberta e o úmero removidos.

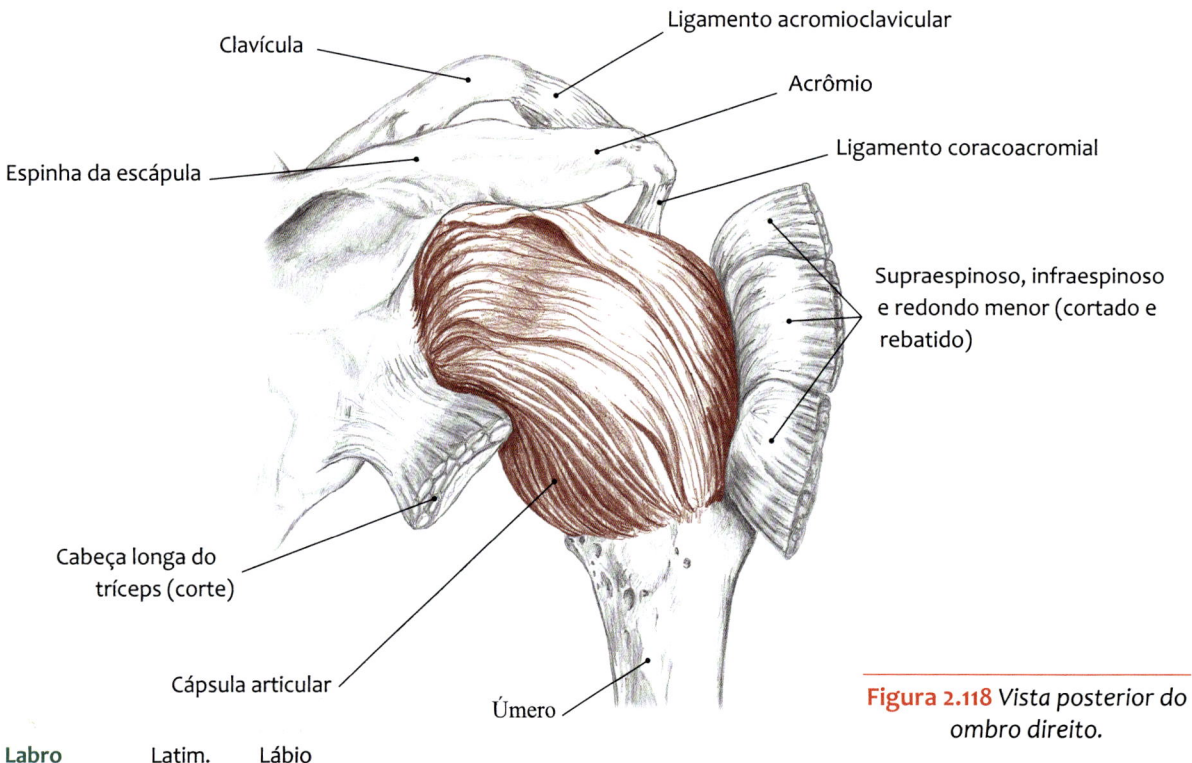

Figura 2.118 Vista posterior do ombro direito.

Labro Latim. Lábio
Conoide Grego. Formato de cone

Ligamento coracoclavicular

O ligamento coracoclavicular é composto de dois ligamentos menores: o trapezoide e o conoide. Ambos se estendem desde o processo coracoide da escápula até a superfície inferior da clavícula (figura 2.115). Juntos eles proporcionam estabilidade para a articulação acromioclavicular e formam uma forte ponte entre a escápula e a clavícula.

O ligamento coracoclaviclar pode ser acessado pela palpação entre a clavícula e o processo coracoide, ou torcendo embaixo da parte anterior da clavícula.

1) Sentado ou em posição supina, abduza e gire medialmente o ombro. Essa posição traz os ligamentos para mais perto da superfície.
2) Localize o processo coracoide da escápula e a haste da clavícula.
3) Apalpe o espaço entre esses pontos de referência. Role as pontas dos dedos por suas fibras (figura 2.119). Ao contrário das fibras superficiais do peitoral maior, a sensação dos ligamentos será como tiras sólidas e esticadas.

De maneira passiva, movimente a cintura do ombro em várias direções e veja se uma posição específica permite maior acesso aos ligamentos.

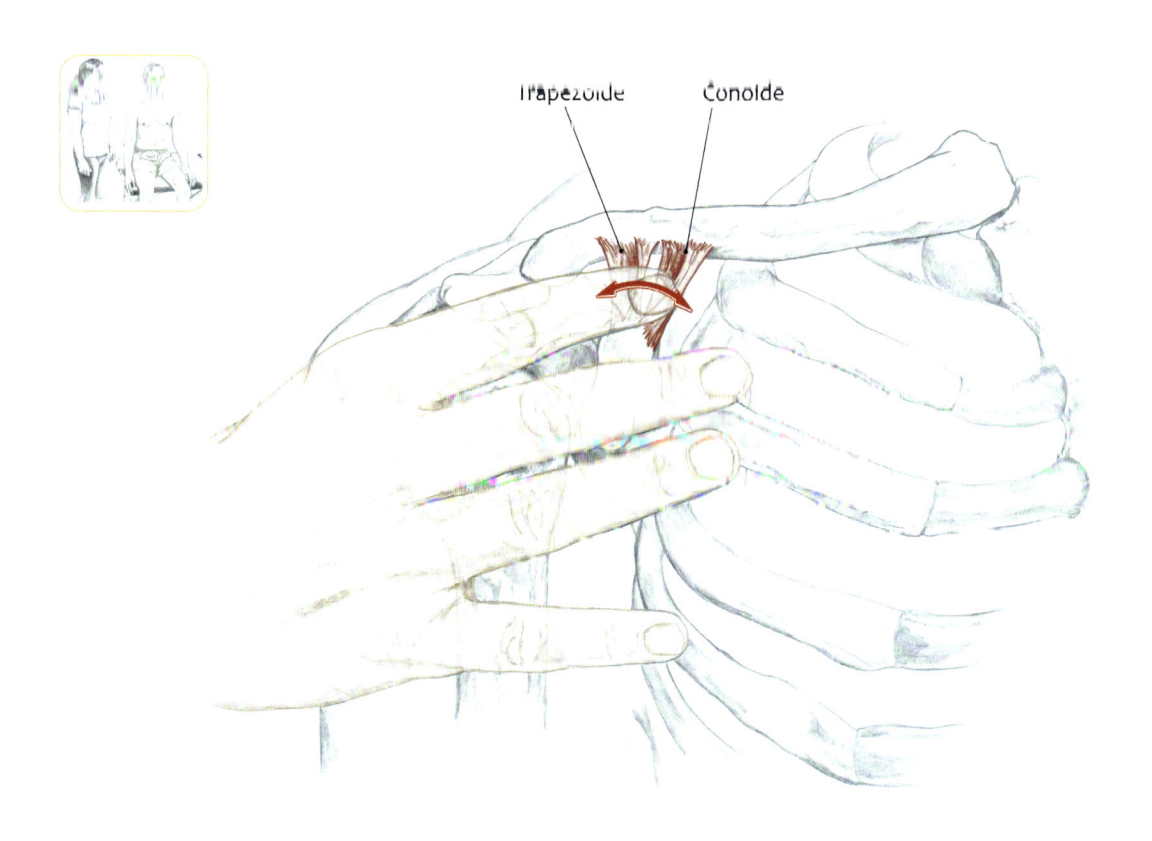

Figura 2.119 *Vista anterior do ombro direito, com palpação do ligamento coracoclavicular.*

Ligamento coracoacromial

Diferentemente da maioria dos ligamentos que seguram dois ossos juntos, o ligamento coracoacromial une o processo coracoide da escápula a seu acrômio (figura 2.120). Com o acrômio, esse ligamento forma o arco coracoacromial na parte superior do ombro. Esse arco auxilia na proteção dos tendões do manguito rotador e da bursa subacromial contra traumas diretos do acrômio. A faixa ampla do ligamento coracoacromial localiza-se profundamente em relação ao deltoide, mas ainda é acessível.

1) Parceiro em posição supina ou sentado. Localize o processo coracoide. Então, identifique a extremidade anterior do acrômio.

2) Apalpe profundamente em relação às fibras deltóideas, explore entre esses pontos de referência a fim de localizar a extensa faixa do ligamento coracroacromial. Dedilhe suas fibras (figura 2.120).

3) Para trazer o ligamento para mais perto da superfície, tente esticar o braço. Essa posição deslizará a cabeça do úmero anteriormente e pressionará o ligamento para a frente.

Você está entre o acrômio e o processo coracoide? Coloque um dedo no ligamento e movimente passivamente a cintura do ombro em diversas posições. Você consegue sentir como o ligamento se relaciona com os tecidos que o circundam à medida que a posição do ombro muda?

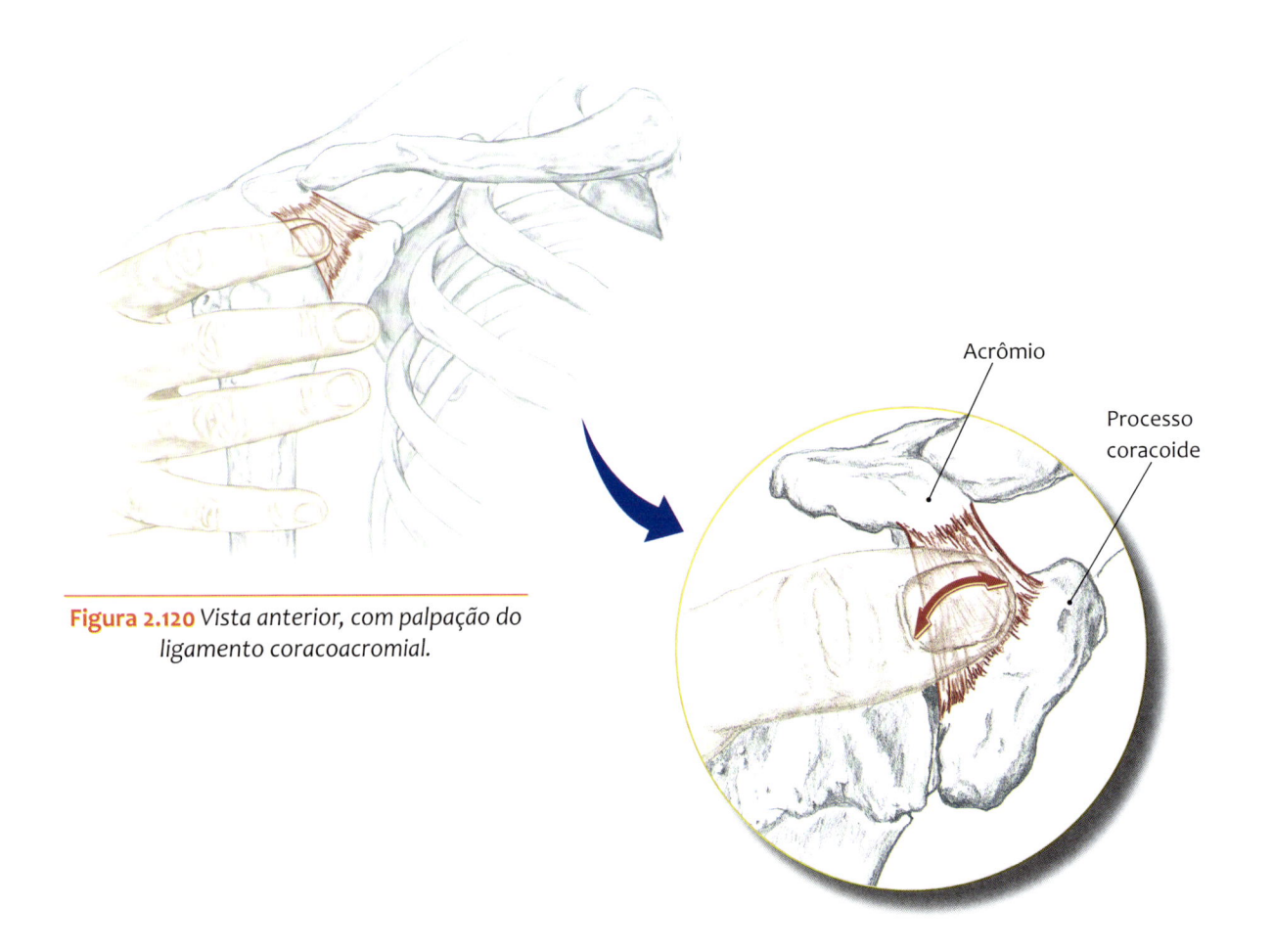

Figura 2.120 *Vista anterior, com palpação do ligamento coracoacromial.*

Bursa subacromial

Também conhecida como bursa subdeltóidea, essa bolsa de fluido com tamanho considerável possui duas partes maiores (figura 2.121). A parte lateral cria uma superfície lisa para o acrômio e o deltoide deslizarem sobre a cabeça do úmero e sobre os tendões do manguito rotador. A parte medial amortece o choque do ligamento coracoacromial com o tendão supraespinoso.

Com o braço na lateral, a maior parte da bursa fica embaixo do acrômio e inacessível. Esticar a articulação do ombro, contudo, leva a bursa para a frente. Uma vez que a abdução do ombro comprime a bursa, essa ação (quando acompanhada de dor e sensibilidade) pode ser usada como um indicativo de bursite subacromial.

1) Fique em pé atrás de seu parceiro, que deve estar sentado, e localize o acrômio.
2) Desça os dedos pela extremidade anterior do acrômio. Então, com sua outra mão, estique lentamente o ombro, puxando o cotovelo posteriormente; isso vai tirar a bursa de sob o acrômio. Você apalpará o vão entre o deltoide e os tendões do manguito rotador (figura 2.122).
3) Uma dica: apalpe com suavidade. As bursas são estruturas delicadas e são mais bem acessadas com toque suave. Se estiver inflamada, estará profundamente sensível.

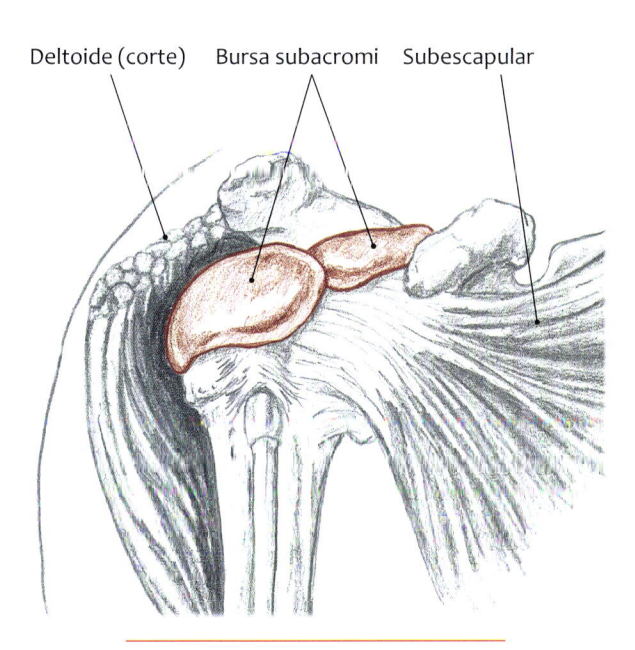

Deltoide (corte)   Bursa subacromi   Subescapular

Figura 2.121 *Vista anterior do ombro direito.*

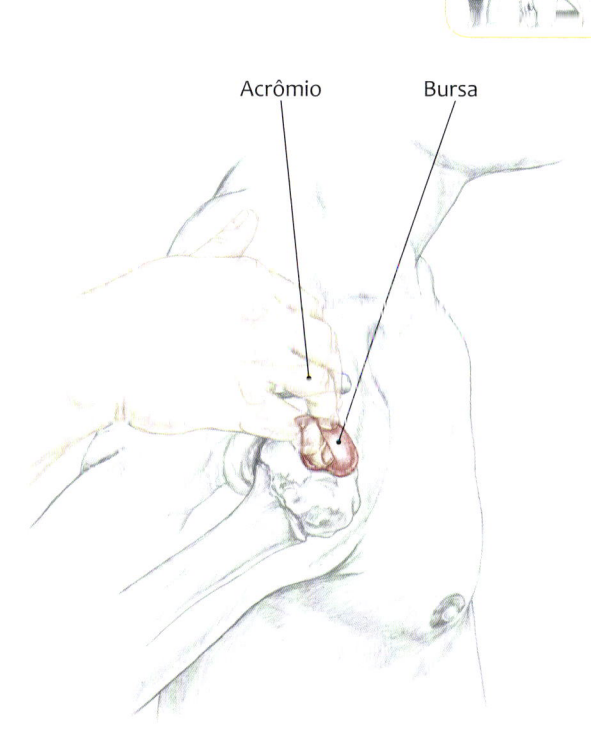

Acrômio   Bursa

Figura 2.122 *Vista lateral do ombro direito esticado, com palpação da bursa subacromial.*

Linfonodos axilares

Os linfonodos axilares localizam-se na axila. Quando apalpar a região axilar, toque com cuidado e suavidade para evitar que seu parceiro sinta cócegas. Além disso, faça movimentos lentos, aplicando pressão suave para evitar que as artérias e os nervos sejam atingidos.

1) Parceiro em posição supina ou sentado. Abduza o braço e lentamente afunde dois dedos na axila. Então, leve o braço de volta para a lateral do corpo para soltar ainda mais o tecido axilar.
2) Deslize os dedos para o alto da axila e depois medialmente em direção à caixa torácica. Frequentemente há alguns linfonodos localizados contra as costelas (figura 2.123).
3) Mova-se para a lateral da axila e aplique pressão branda contra o úmero para localizar o forte pulso da artéria braquial. A veia estará posicionada entre o filamentoso coracobraquial e a cabeça longa do músculo tríceps braquial.

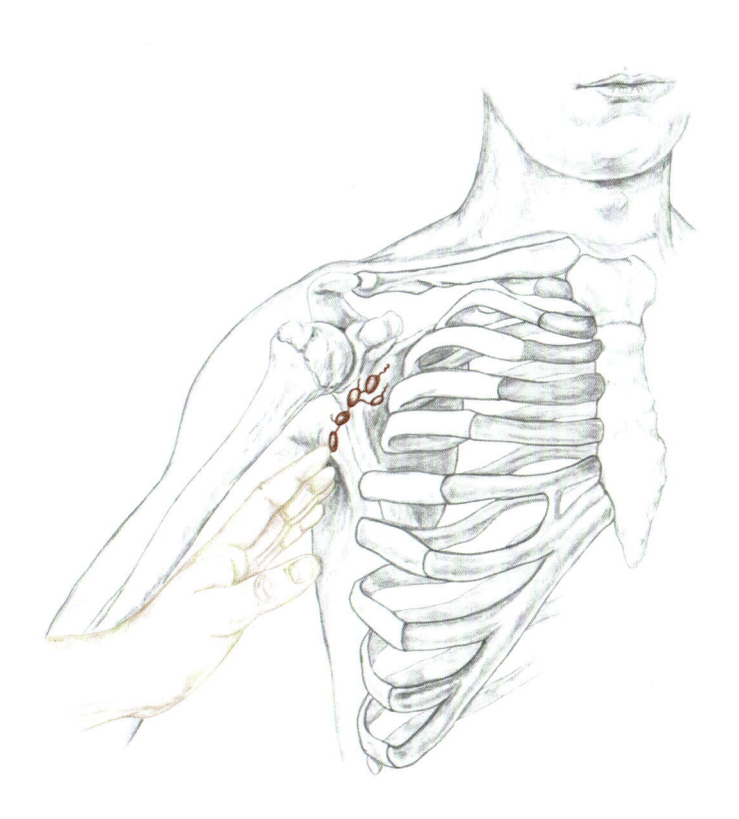

Figura 2.123 *Vista anterior do ombro direito, com acesso aos nodos.*

Artéria braquial

A artéria braquial é uma continuação da artéria axilar e passa por entre o bíceps e o tríceps braquial. Seu pulso pode ser sentido entre esses músculos, no lado medial do braço (ver p. 144). Antes de a artéria braquial se ramificar nas artérias radial e ulnar, seu pulso pode ser sentido no cotovelo, em posição medial ao tendão do bíceps braquial.

1) Parceiro em posição supina ou sentado. Abduza o braço e posicione as "almofadas" dos dedos na parte medial do braço. Um guia útil é o raso declive formado entre o bíceps e o tríceps (figura 2.124).
2) Pressione gentilmente seus dedos contra a haste do úmero para sentir o pulso braquial.
3) O pulso braquial também pode ser detectado em posição medial ao tendão distal do bíceps braquial.

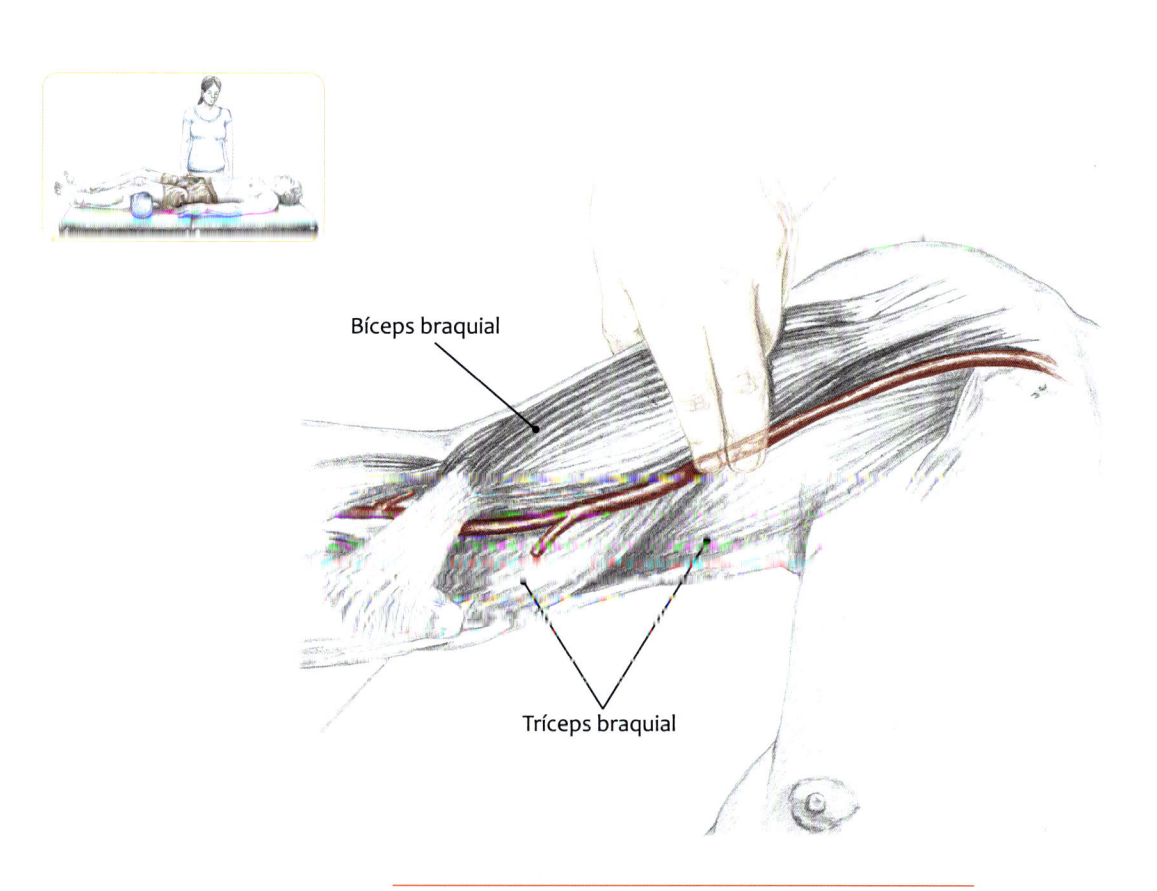

Figura 2.124 *Vista anteromedial, com palpação do pulso braquial entre o bíceps e o tríceps braquial.*

Anotações

No antebraço e na mão encontraremos flexores, extensores e uma fossa radial.

Capítulo 3
Antebraço e Mão

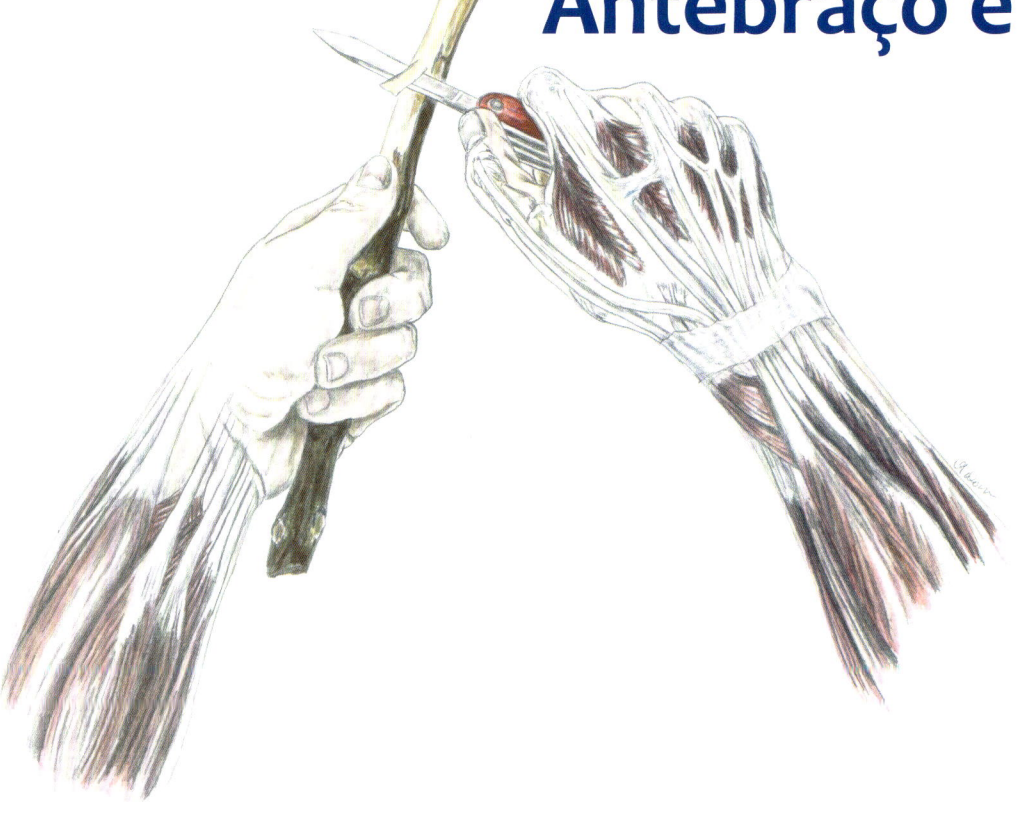

Vistas topográficas 154	Extensores do pulso e dos dedos..................... 190
Explorando a pele e a fáscia........................... 155	Ancôneo 195
Ossos do antebraço e da mão **157**	Extensor do indicador 195
Pontos de referência ósseos............................ 158	Flexores do pulso e dos dedos 196
A ulna e o rádio.. 160	Pronador redondo... 202
Pistas dos pontos de referência ósseos 161	Pronador quadrado 204
Músculos do antebraço e da mão................. **179**	Supinador 205
Sinergistas – músculos que trabalham juntos... 182	Músculos do polegar e da mão....................... 206
Braquial.. 185	Músculos longos do polegar 208
Braquiorradial 187	**Outras estruturas do antebraço e da mão** **218**
Diferenças entre os grupos flexor e extensor do antebraço 189	

Vistas topográficas

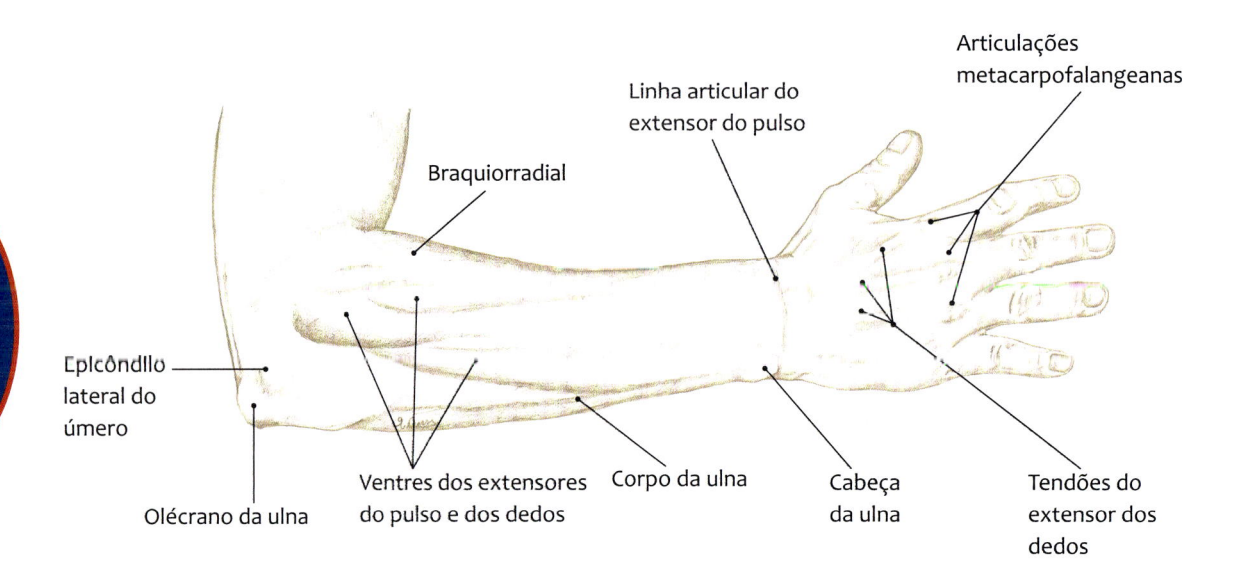

Figura 3.1 Vista lateral do antebraço direito e da mão.

Labels: Articulações metacarpofalangeanas; Linha articular do extensor do pulso; Braquiorradial; Epicôndilo lateral do úmero; Olécrano da ulna; Ventres dos extensores do pulso e dos dedos; Corpo da ulna; Cabeça da ulna; Tendões do extensor dos dedos.

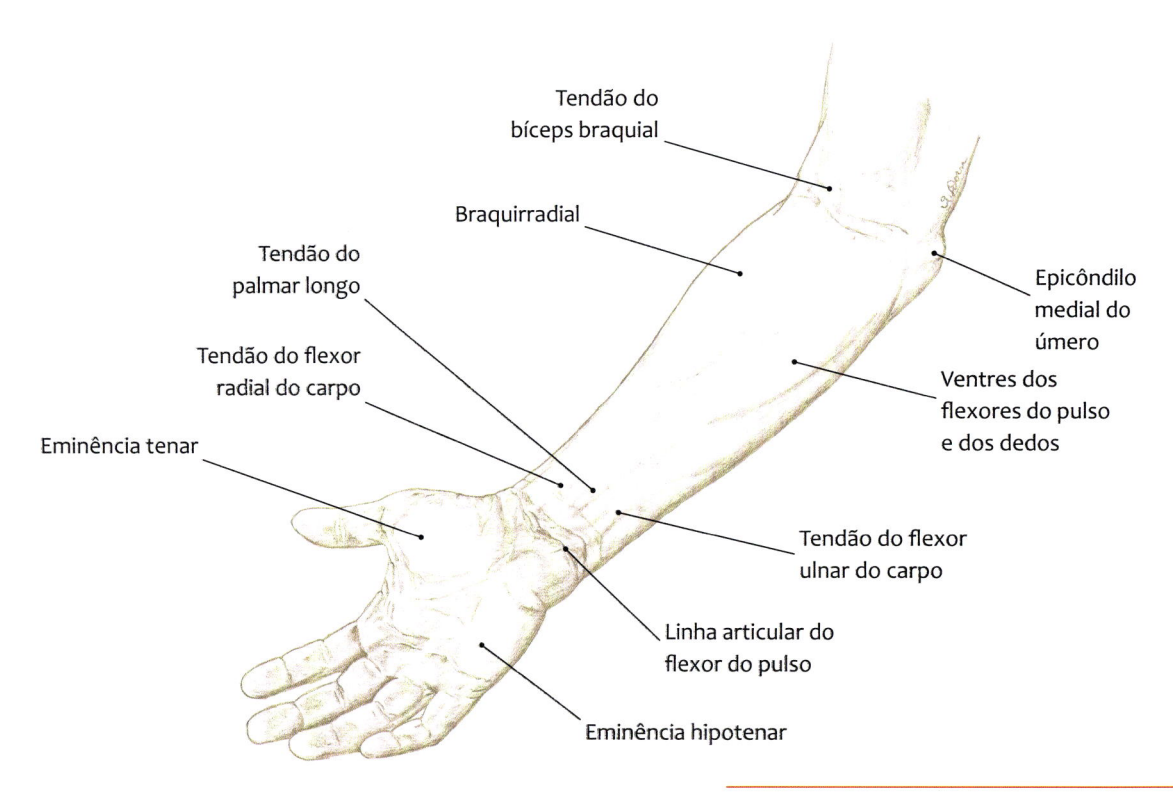

Figura 3.2 Vista anterior do antebraço direito e da mão.

Labels: Tendão do bíceps braquial; Braquirradial; Tendão do palmar longo; Tendão do flexor radial do carpo; Eminência tenar; Epicôndilo medial do úmero; Ventres dos flexores do pulso e dos dedos; Tendão do flexor ulnar do carpo; Linha articular do flexor do pulso; Eminência hipotenar.

> No linguajar cotidiano, "braço" refere-se, em geral, à região entre o ombro e o pulso. Como um termo anatômico, "braço" refere-se à região entre o ombro e o cotovelo. A parte entre o cotovelo e o pulso chama-se "antebraço".

Tenar Grego. Palma, parte plana da mão
Hipotenar Grego. *Hipo*, debaixo de ou abaixo de

Explorando a pele e a fáscia

1) Parceiro sentado. Inicie levantando suavemente a pele e a fáscia* do antebraço. Compare a espessura e a elasticidade do lado posterior (com pelos) com o lado anterior (sem pelos) (figura 3.3).
2) Explore a extensão do antebraço. Observe como pode ser mais desafiador segurar o tecido ao longo da haste do que o das regiões do pulso e do cotovelo.

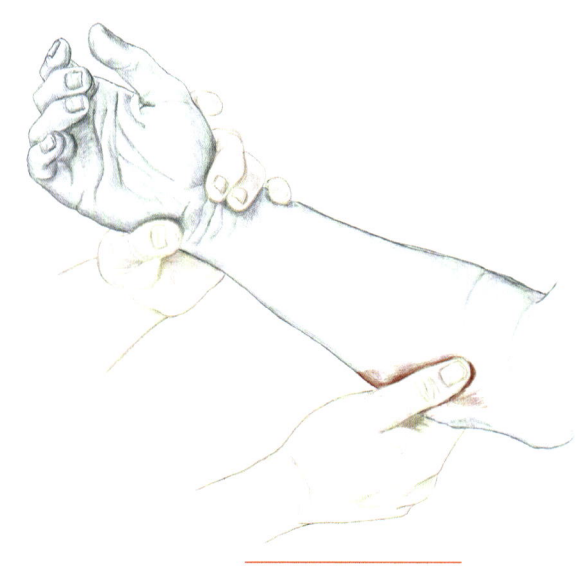

Figura 3.3

1) Utilizando uma mão para estabilizar o cotovelo, empregue a outra mão para torcer suavemente a pele e a fáscia do corpo do antebraço (figura 3.4).
2) Agora tente puxar a pele para cima e para baixo. O tecido geralmente tem mais elasticidade na direção horizontal (ao redor do corpo do antebraço) do que na direção vertical.

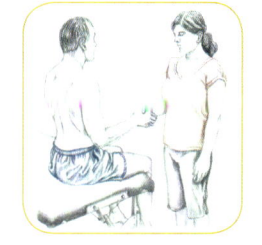

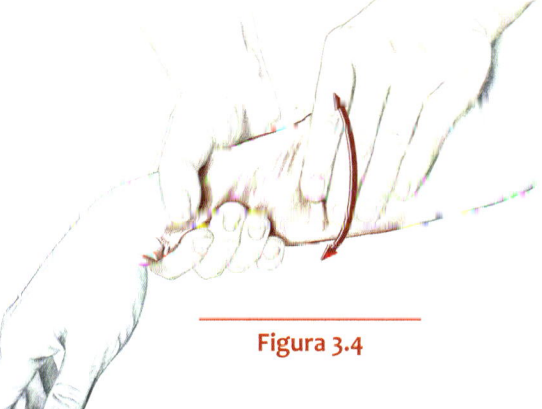

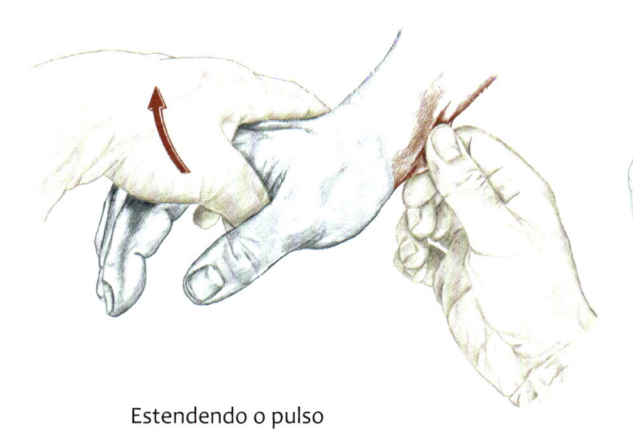

Figura 3.4

Estendendo o pulso

---
*N.R.T.: Fáscia muscular é uma lâmina de tecido conjuntivo de cada músculo.

1) Aqui está uma oportunidade para sentir a pele e a fáscia de seu parceiro esticar durante o movimento passivo. Segure o tecido próximo ao pulso e flexione e estique, de modo passivo, a articulação do pulso (figura 3.5). Sinta como o tecido é maleável e abundante quando o pulso é flexionado. À medida que o pulso é esticado, contudo, a pele deve ser puxada de entre seus dedos.

2) Continue a movimentar o pulso enquanto segura o tecido em todos os lados do antebraço. Supine e prone o antebraço, sentindo como essas ações fazem o tecido se movimentar de maneiras diferentes.

3) Peça a seu parceiro que movimente ativamente o pulso e os dedos enquanto você agarra a pele e a fáscia. Solicite que os movimente lentamente. Proceda com ações específicas isoladas – por exemplo, extensão do pulso em oposição à extensão dos dedos – para sentir os tecidos se deslocarem com diferentes ações.

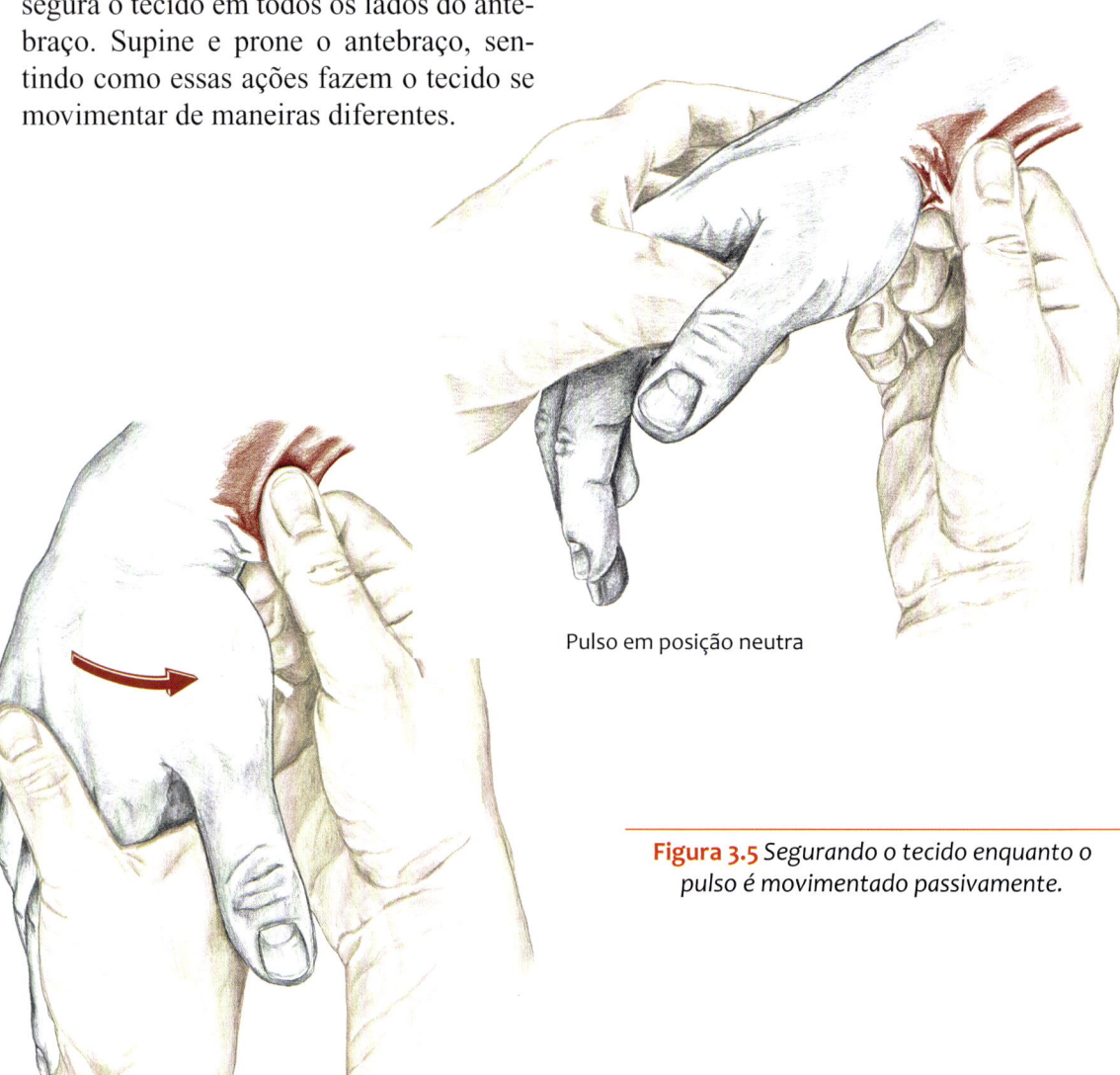

Pulso em posição neutra

Figura 3.5 *Segurando o tecido enquanto o pulso é movimentado passivamente.*

Flexionando o pulso

Ossos do antebraço e da mão

O **úmero** é o osso do braço. Sua extremidade proximal articula-se com a escápula para formar a articulação glenoumeral. Sua extremidade distal une-se à ulna e ao rádio no cotovelo. O cotovelo possui duas articulações: a umeroulnar e a umerorradial.

O **rádio** e a **ulna** constituem os ossos do antebraço (figura 3.6). A ulna é superficial e possui uma extremidade palpável que se estende do cotovelo ao pulso. O rádio ("no lado do polegar") é lateral à ulna e parcialmente encoberto por músculo. A pronação e a supinação do antebraço são originadas pelo rádio girando ao redor da ulna nas articulações radioulnares proximal e distal.

Os três grupos de ossos do pulso e da mão são os carpais, os metacarpais e as falanges. Os **carpais** são oito ossos do tamanho de pequenos

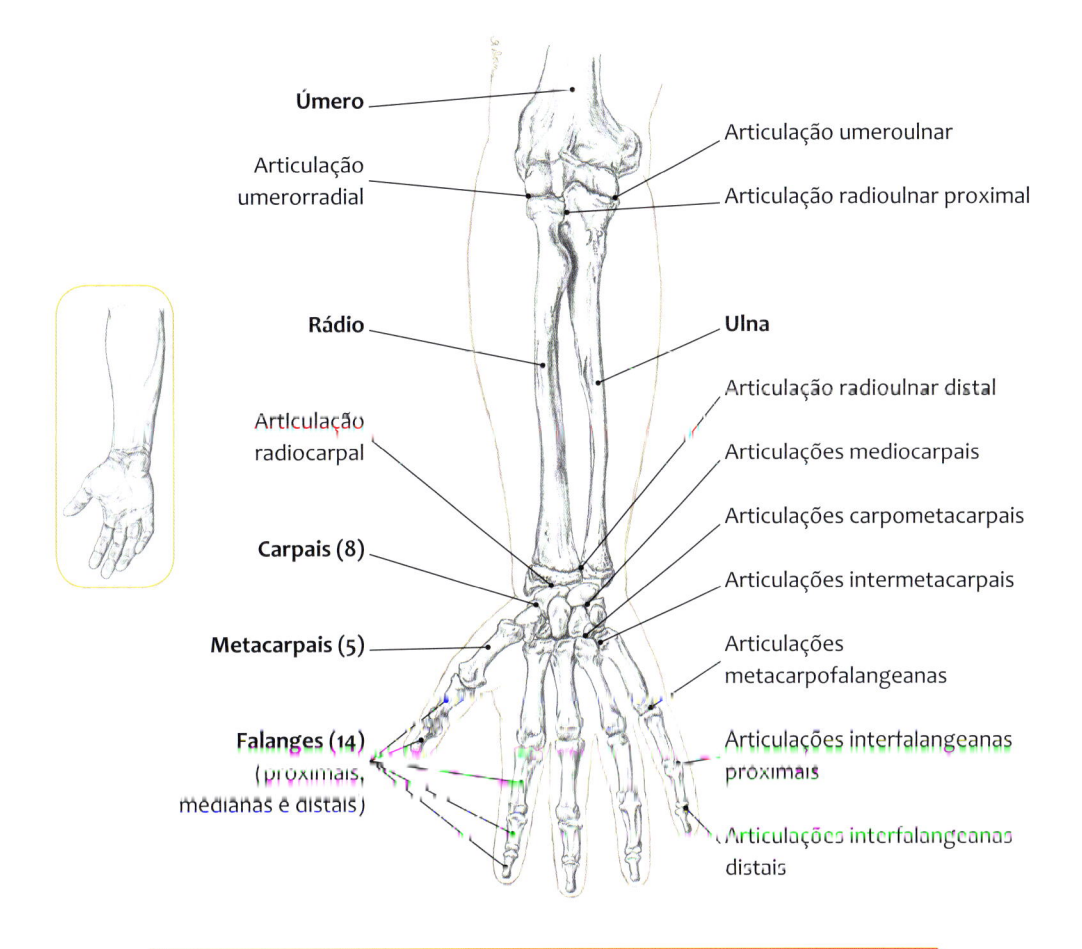

Figura 3.6 Vista anterior (palmar) do antebraço direito e da mão.

Vamos falar de articulações! A articulação **radiocarpal** (pulso), formada pelo rádio e pelos carpais proximais, é uma articulação elipsoide. As articulações deslizantes na **mediocarpal** e a segunda à quinta articulações **carpometacarpais** permitem apenas movimentos pequenos e variáveis.

A primeira articulação **carpometacarpal** do polegar é do tipo elipsoide em formato de sela. As articulações **metacarpofalangeanas**, os extensos "nós" das mãos, também são articulações elipsoides. As articulações **interfalangeanas** dos dedos são articulações do tipo gínglimo.

Úmero	Latim.	Parte superior do braço
Rádio	Latim.	Bastão, rádio de roda
Ulna	Latim.	Cotovelo, braço

cristais que formam duas fileiras (proximal e distal), cada uma contendo quatro ossos carpais (figura 3.9). Localizados em posição distal em relação à "dobra do flexor" do pulso, os carpais são acessíveis de todos os lados – as superfícies palmar, dorsal, radial e ulnar da mão.

Os **metacarpais** são cinco ossos extensos que se estendem pela palma da mão. A extremidade proximal dos metacarpais é a base, a extensa região mediana é a haste e a extremidade distal é a cabeça (figura 3.7). Os metacarpais são facilmente apalpados na superfície dorsal da mão. Eles são profundos em relação aos músculos no lado palmar.

As **falanges** são os ossos dos dedos. O polegar possui dois ossos falangeanos e os outros dedos possuem três. Todos os lados das falanges são acessíveis (figura 3.8).

Pontos de referência ósseos

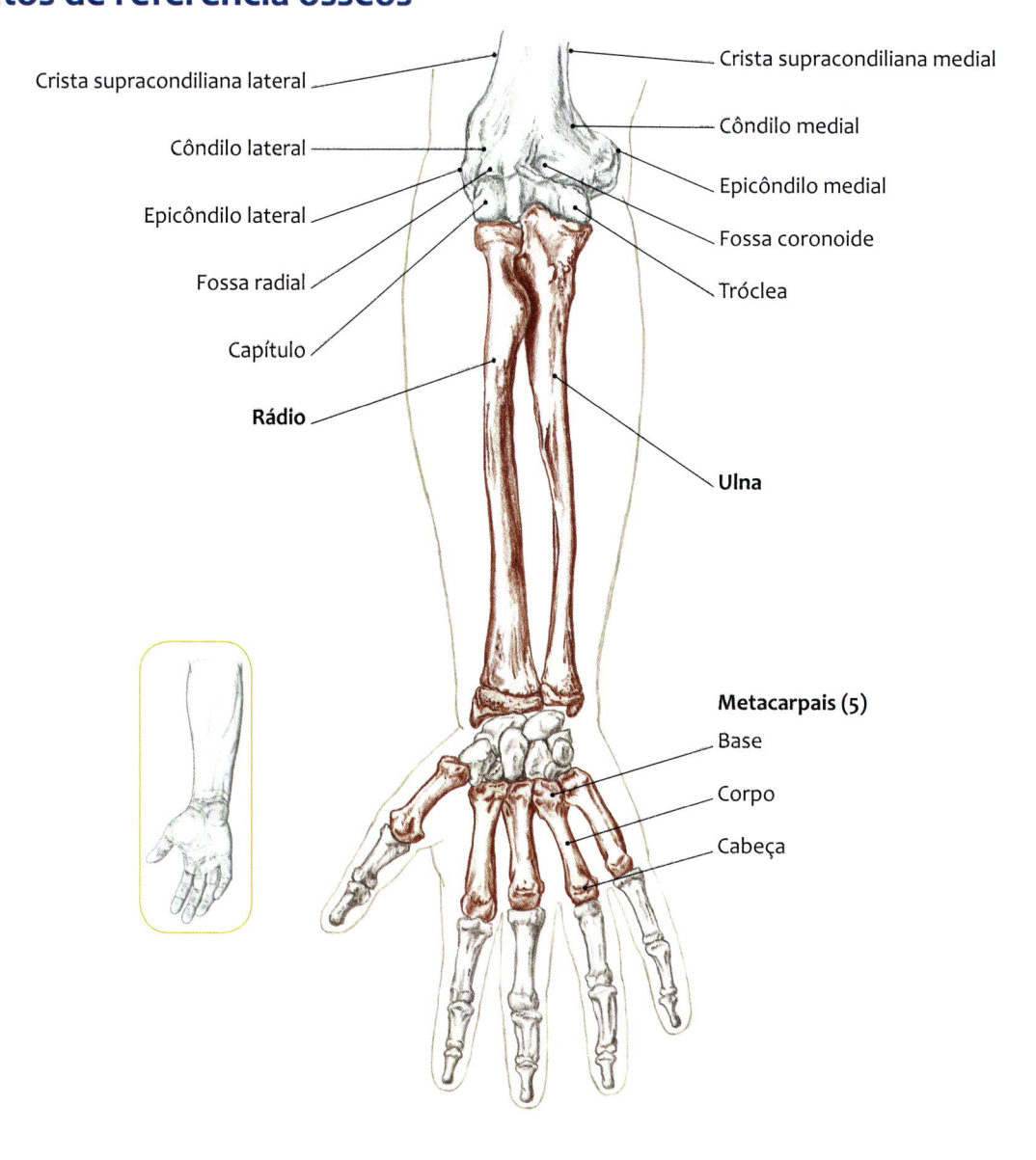

Figura 3.7 *Vista anterior (palmar) do antebraço e da mão direita.*

Antebraço e Mão | 159

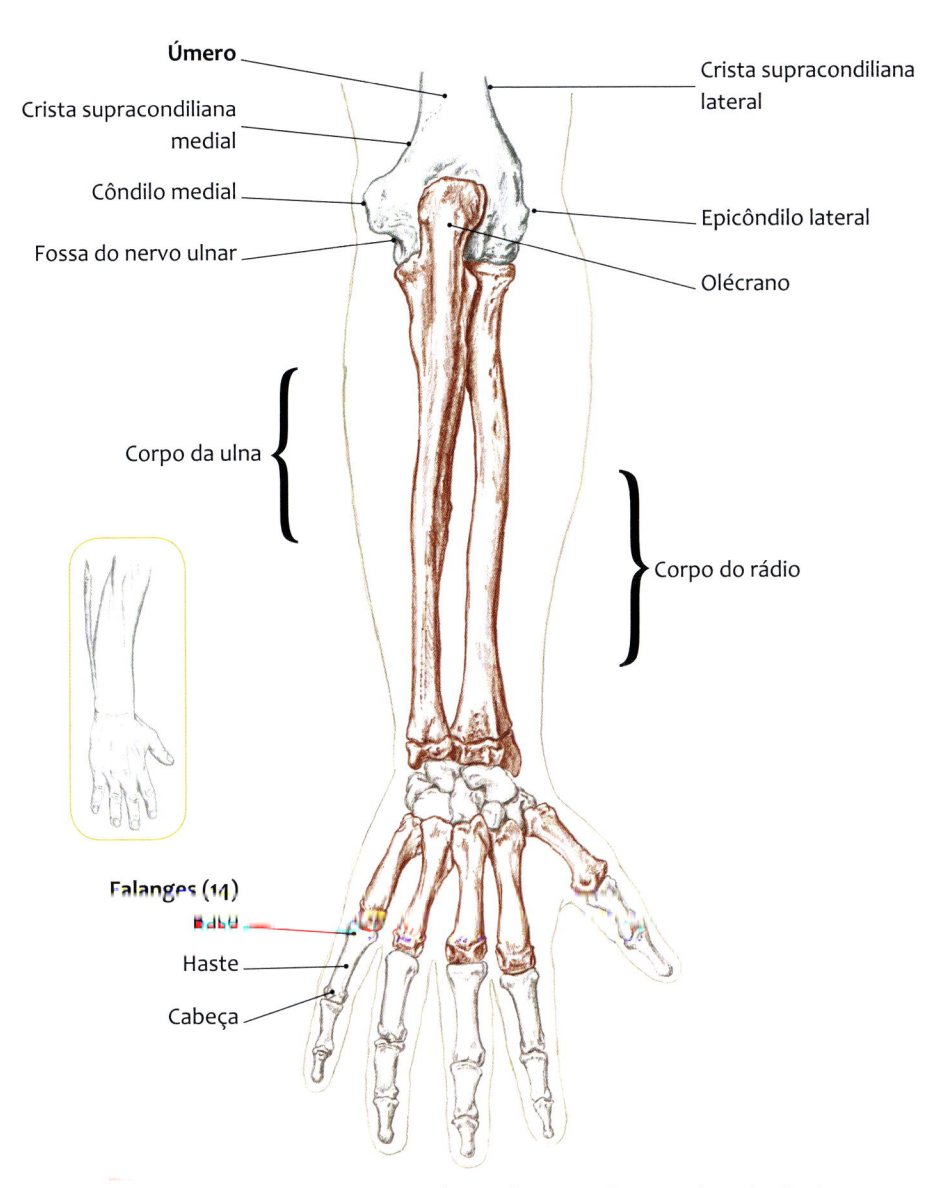

Figura 3.8 Vista posterior (dorsal) do antebraço e da mão direita.

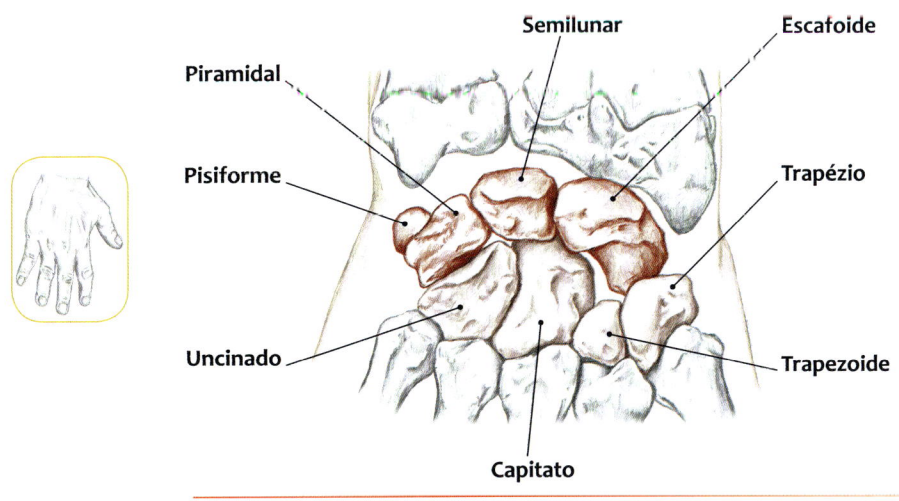

Figura 3.9 Os oito carpais, vista posterior (dorsal) do pulso direito.

Carpal   Grego.   Relativo ao pulso
Metacarpal Grego.   *Meta*, depois, além

A ulna e o rádio

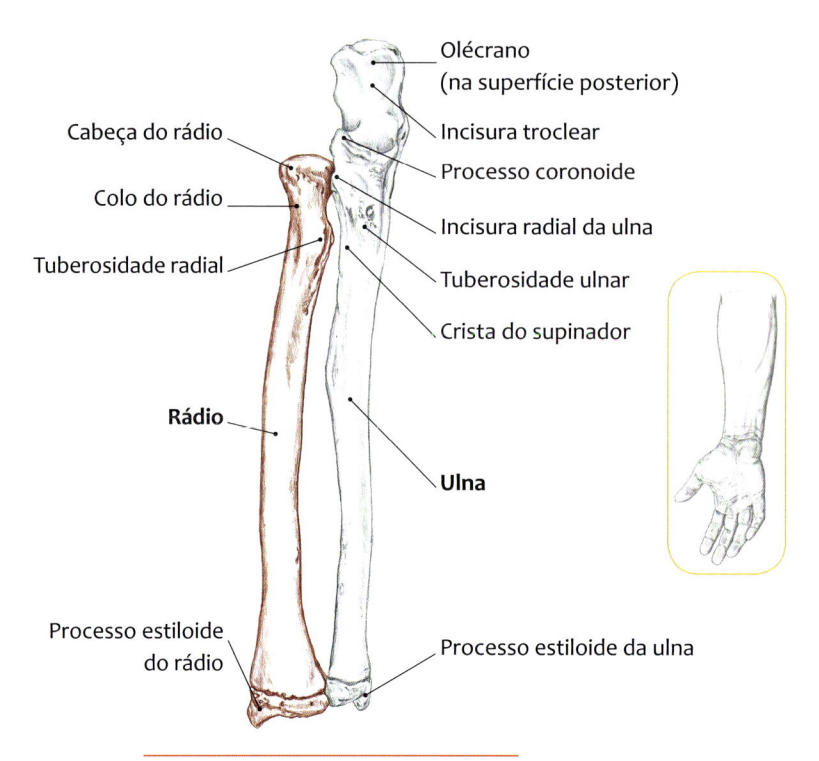

Figura 3.10 Vista anterior do rádio e da ulna do lado direito.

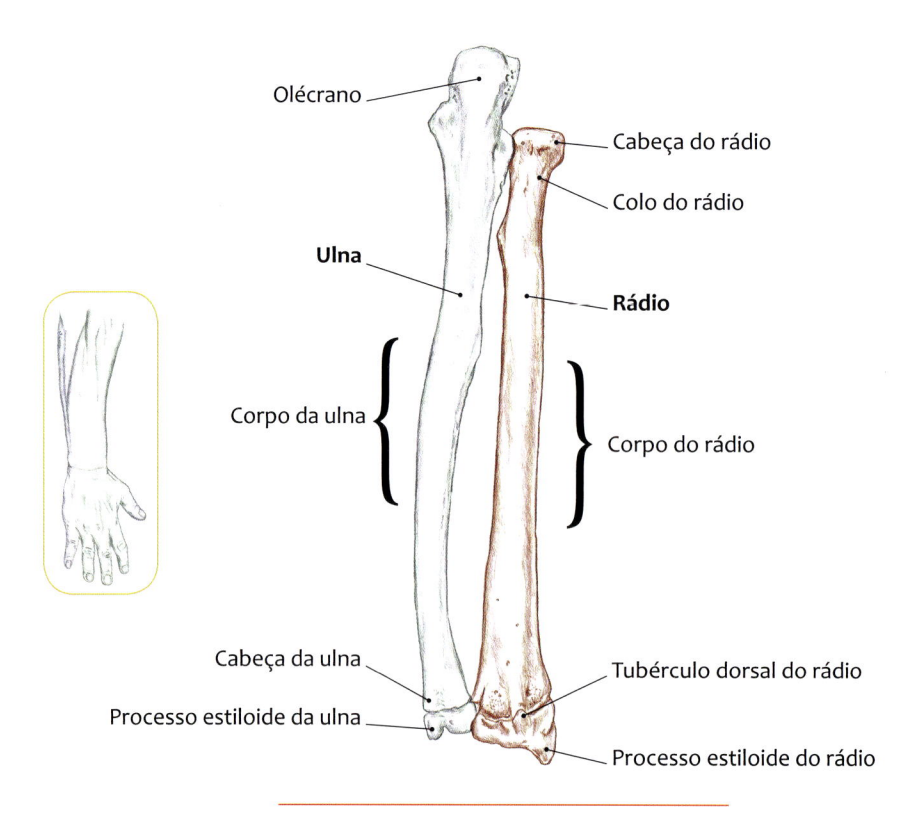

Figura 3.11 Vista posterior do rádio e da ulna do lado direito.

Pistas dos pontos de referência ósseos

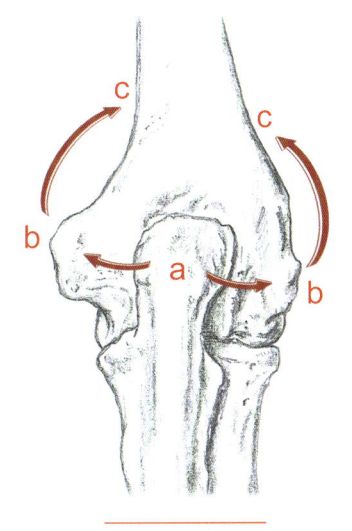

Pista 1 "Calombo": explora o cotovelo e o úmero distal
    a Olécrano e fossa
    b Epicôndilos do úmero
    c Cristas supracondilianas do úmero

Pista 1

Pista 2 "Fio da navalha": percorre a extensão da ulna superficial
    a Olécrano
    b Corpo da ulna
    c Cabeça da ulna
    d Processo estiloide da ulna

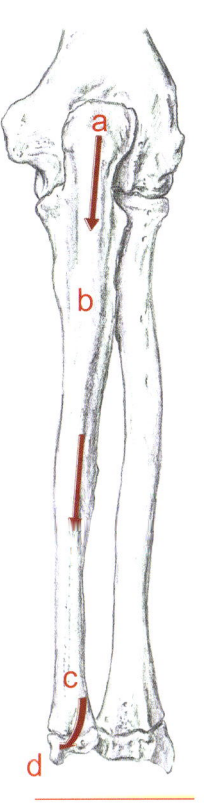

Pista 3 "Passagem do pivô": percorre a extensão do rádio, o osso que origina a ação de girar o antebraço.
    a Epicôndilo lateral do úmero
    b Cabeça do rádio
    c Corpo do rádio
    d Processo estiloide do rádio
    e Tubérculo dorsal do rádio

Pista 2

Pista 4 "Andando sobre as mãos": explora os pequenos ossos carpais do pulso, assim como os ossos e as articulações da mão.

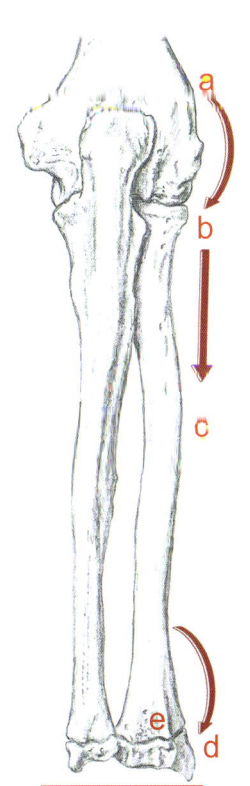

Pista 3

Algumas traduções de nomes de ossos podem fazê-lo coçar a cabeça e se perguntar em que os primeiros anatomistas estavam pensando. Os carpais, felizmente, não causam nenhuma perplexidade.

Capitato	Latim.	Formato de cabeça
Uncinado	Latim.	Curvo
Semilunar	Latim.	Formato de meia-lua
Pisiforme	Latim.	Formato de ervilha
Escafoide	Latim.	Formato de barco
Trapézio	Grego.	Pequena mesa
Trapezoide	Grego.	Formato de mesa
Piramidal	Latim.	Com três cantos

Pista 1 "Calombo"

Olécrano e fossa

O olécrano (ou cotovelo) localiza-se na extremidade proximal da ulna e articula-se com o úmero distal. Sua superfície extensa é o local de ligação para o músculo tríceps braquial. Ele forma a "ponta" do cotovelo e é facilmente localizável.

A fossa olécrana é uma cavidade larga na extremidade distal posterior do úmero cuja função é acomodar o olécrano quando o cotovelo é esticado. Localizada profundamente em relação ao tendão do tríceps braquial, a fossa é apenas parcialmente acessível.

Olécrano

1) Parceiro sentado. Dê um aperto de mão em seu parceiro e explore a protuberância extensa e superficial no cotovelo. Apalpe e explore sua superfície angular e seus lados.
2) Passivamente, dobre e estique o cotovelo, prestando atenção em como o olécrano é sentido em diversas posições (figura 3.12).

Fossa olécrana

1) Dobre o cotovelo e localize o olécrano.
2) Deslize o dedo proximalmente ao redor da parte superior do processo, pressionando o tendão do tríceps e a fossa.
3) Por causa da presença do tendão do tríceps braquial e da proximidade do olécrano, apenas uma pequena vala em formato de meia-lua será acessível (figura 3.13).

> *Ao localizar a fossa, você está em posição proximal em relação à extremidade do olécrano? Se dobrar e estender o cotovelo levemente, você sente uma mudança no formato e no tamanho da fossa?*

Epicôndilos do úmero

À medida que o úmero se estende pelo braço, sua extremidade distal se amplia medial e lateralmente. Diretamente medial em relação ao olécrano está o epicôndilo medial. Ele é superficial e possui formato ressaltado e esférico, destinado a acomodar os tendões do pulso e os flexores dos dedos.

Fossa	Latim.	Uma depressão rasa
Olécrano	Grego.	Cotovelo
Processo	Latim.	Aquilo que prossegue

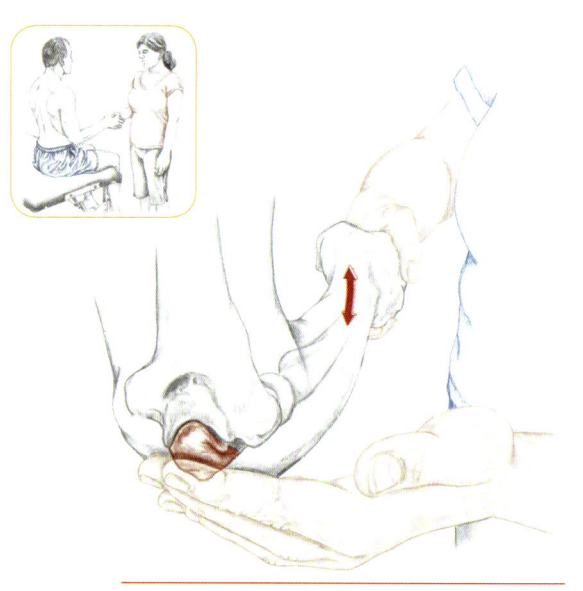

Figura 3.12 *Palpação do olécrano.*

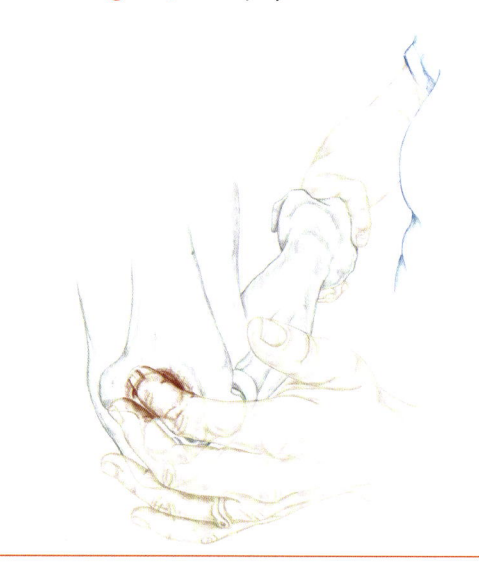

Figura 3.13 *Vista posterior do cotovelo direito, com a fossa olécrana sendo localizada.*

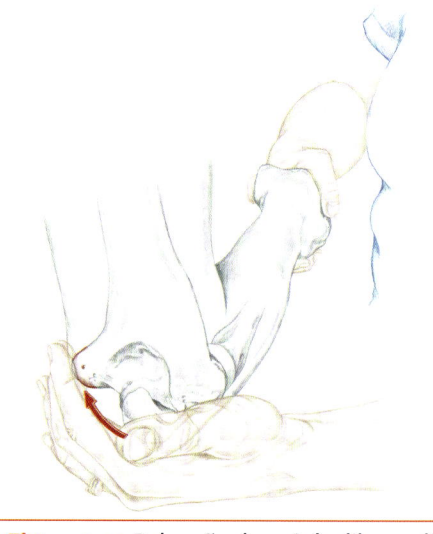

Figura 3.14 *Palpação do epicôndilo medial.*

O epicôndilo lateral é menor do que sua contraparte medial e localiza-se em posição lateral em relação ao processo olécrano. É um local de ligação para os tendões do pulso e para os extensores dos dedos.

Epicôndilos do úmero

1) Com seu parceiro sentado, aperte sua mão e localize o processo olécrano.
2) Deslize seus dedos medialmente pelo olécrano. Você encontrará uma pequena vala antes de subir em direção ao grande e superficial epicôndilo medial. Explore seu formato bulboso (figura 3.14).
3) Retorne ao olécrano. Deslize lateralmente para o epicôndilo lateral. Observe que ele é menor do que o epicôndilo medial (figura 3.15).

Coloque um dedo em cada epicôndilo e dobre e estique o cotovelo lentamente. O tecido muscular circundante pode se mover, mas os epicôndilos devem permanecer imóveis. Isso acontece?

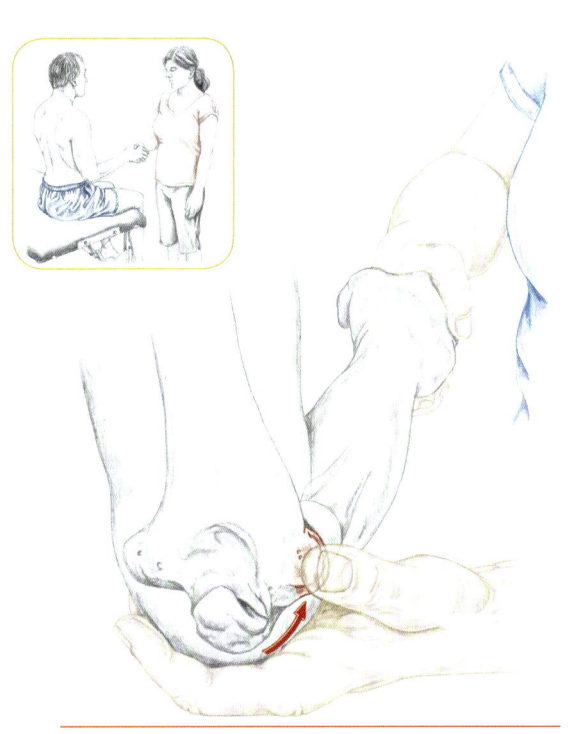

Figura 3.15 Vista posterior do cotovelo direito, com palpação do epicôndilo lateral.

Cristas supracondilianas do úmero

Essas duas cristas se estendem proximalmente a partir dos respectivos epicôndilos do úmero. Ambas servem de locais de ligação para os músculos do antebraço. A crista supracondiliana lateral localiza-se superficialmente, enquanto a crista medial se afunda no braço e situa-se próxima ao nervo ulnar.

1) Com seu parceiro sentado, de um aperto de mão e localize o epicôndilo medial.
2) Movimente-se proximalmente a partir do epicôndilo medial. A crista óssea que se estende desde o epicôndilo é a crista supracondiliana medial (figura 3.16). Deslize os dedos na crista, para trás e para a frente, para sentir sua extremidade distinta.
3) Explore a crista supracondiliana lateral.

Você consegue seguir as cristas proximalmente alguns centímetros antes de elas desaparecerem embaixo dos músculos do braço?

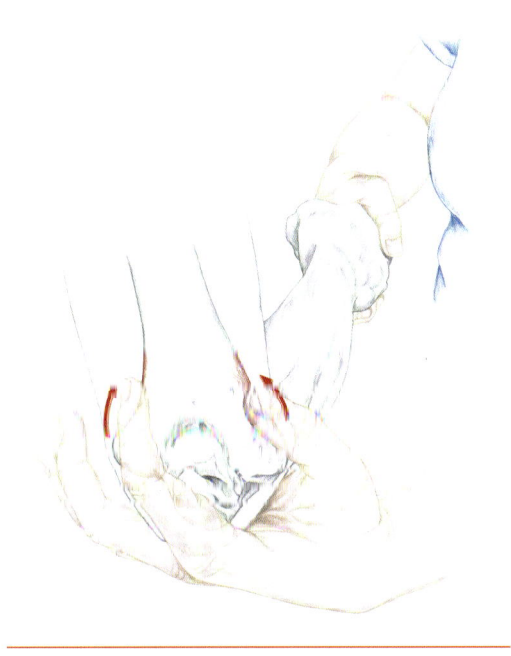

Figura 3.16 Explorando as cristas supracondilianas.

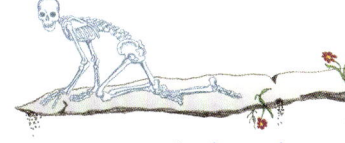

O nervo ulnar (p. 220), que gera a sensação chamada de "osso engraçado" quando atingido, corre entre o epicôndilo medial e o processo olécrano.

Condilar	Grego.	Articular
Epi-	Grego.	Acima, sobre
Lateral	Latim.	Para o lado

Pista 2 "Fio da navalha"

Corpo da ulna

O corpo longo e reto da ulna se estende do olécrano à cabeça da ulna. Embora vários músculos se localizem próximos ao corpo, ele possui uma extremidade superficial e palpável que percorre a parte posteromedial do antebraço.

1) Dê um aperto de mão em seu parceiro e localize o olécrano. Deslize seus dedos distalmente pelo corpo.
2) Para definir seu formato e localização, deslize os dedos por sua extremidade. Siga-a pela extensão do antebraço.

O osso que você está apalpando é superficial? Ele se estende pelo comprimento do antebraço (figura 3.17)?

Cabeça da ulna

O corpo da ulna dilata-se para formar a cabeça da ulna. A cabeça é a protuberância palpável ao longo do lado posteromedial do pulso que pode atrapalhar a colocação de uma pulseira.

1) Deslize seus dedos distalmente pelo corpo ulnar.
2) Exatamente na parte proximal do pulso, o corpo ficará saliente para se tornar a cabeça da ulna. Apalpe todos os lados da cabeça bulbosa (figura 3.18).

A protuberância que você está apalpando conecta-se ao corpo da ulna? Em posição neutra, ela está no lado posteromedial do antebraço?

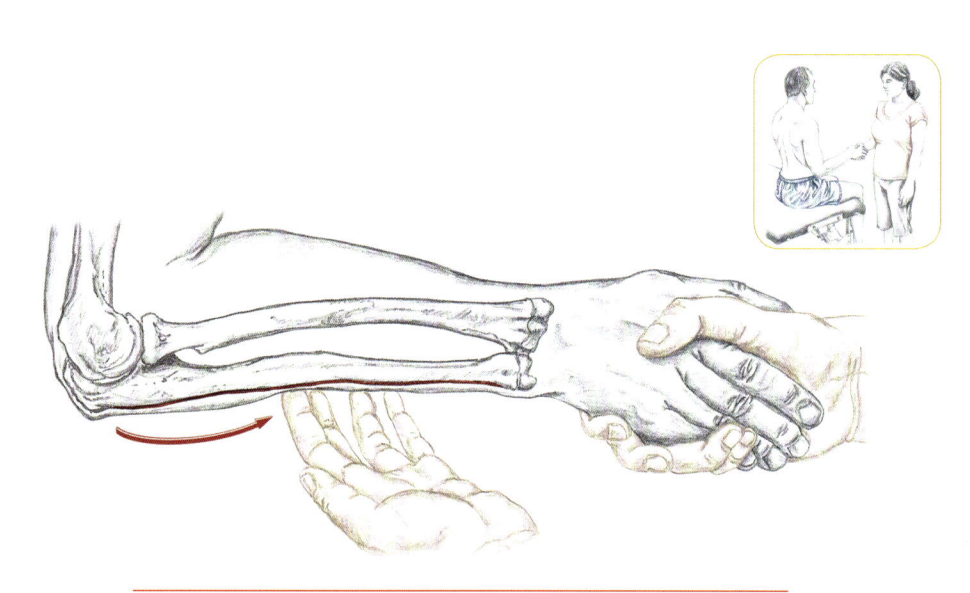

Figura 3.17 *Vista lateral do antebraço direito, com palpação da haste da ulna.*

Processo estiloide da ulna

Tanto a ulna como o rádio possuem processos estiloides em suas extremidades distais. O processo estiloide do rádio (p. 167) é maior e se estende mais distalmente. O processo estiloide da ulna é mais pontiagudo e pronunciado. É uma projeção semelhante a um dente apontando distalmente para fora da cabeça da ulna. Localiza-se no lado posteromedial do pulso. Ambos os processos estiloides são superficiais e os tendões dos músculos do antebraço passam próximo a eles.

1) Dê um aperto de mão em seu parceiro. Aduza passivamente o pulso para amolecer os tendões circundantes.

2) Utilize seu polegar para localizar o aspecto posterior da cabeça ulnar. Deslize distalmente pela cabeça e apalpe a pequena ponta do processo estiloide (figura 3.19).

O osso que você está apalpando se conecta à cabeça ulnar (como se oposto a um osso carpal separado)? Se você dobra e estica lentamente o pulso, ele permanece imóvel?

Figura 3.18

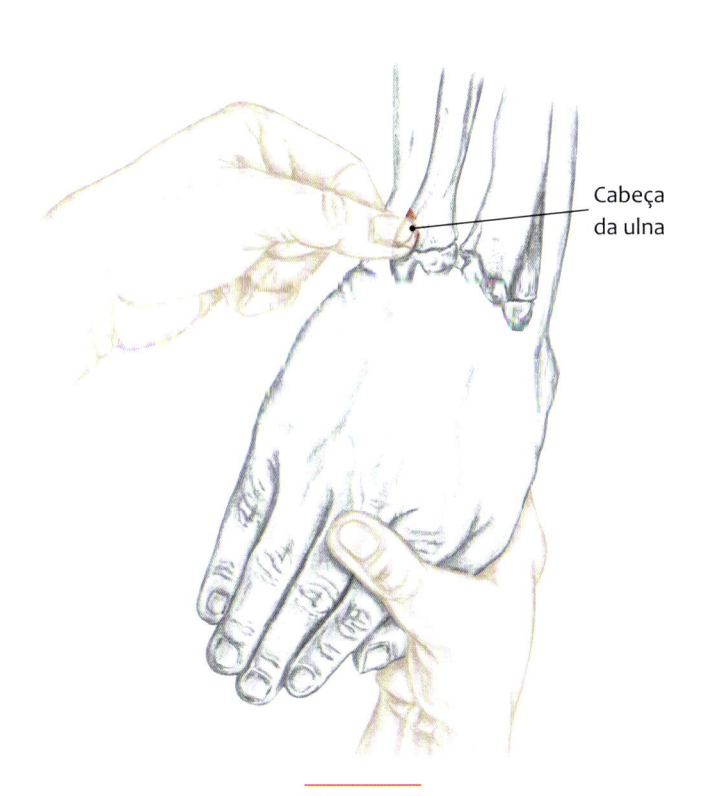

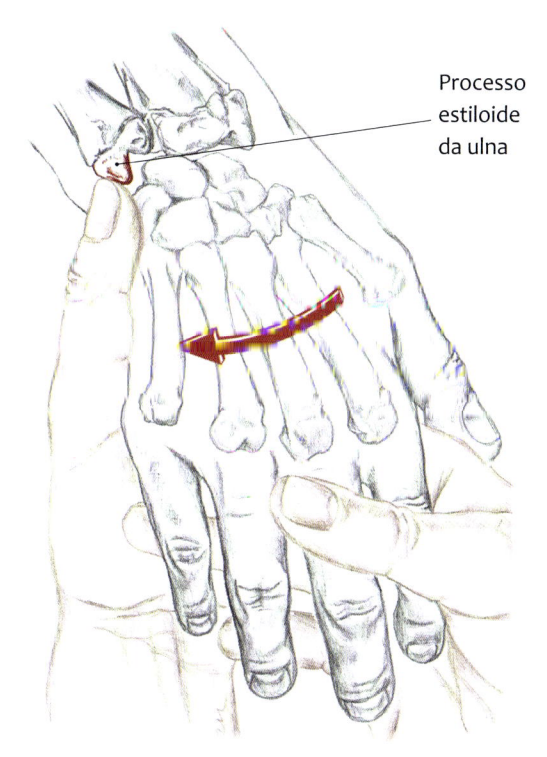

Figura 3.19

Pista 3 "Passagem do pivô"

Cabeça do rádio

A cabeça do rádio é distal ao epicôndilo lateral do úmero. Ela constitui a extremidade proximal do rádio e possui formato circular, como de um sino. A cabeça é estabilizada pelo ligamento anular (p. 219) e é um ponto de giro para a supinação e para a pronação do antebraço. Embora seja profunda em relação aos músculos supinador e extensor, os aspectos posterior e lateral da cabeça podem ser acessados.

1) Dê um aperto de mão em seu parceiro e localize o epicôndilo lateral.
2) Deslize distalmente para fora do epicôndilo lateral, pelo pequeno vão entre o úmero e o rádio e em direção à cabeça do rádio (figura 3.20).
3) A cabeça do rádio é a única estrutura óssea nesses arredores. Explore sua superfície em formato de sino.

Você está em posição distal em relação ao epicôndilo lateral? Posicione o polegar na cabeça e, com a outra mão, faça movimentos lentos de supinação e pronação com o antebraço (Fig. 3.21). Você sente o movimento de rotação da cabeça sob seu polegar?

Figura 3.20

Corpo do rádio

O corpo do rádio localiza-se na lateral (lado do polegar) do antebraço. Ao contrário da extremidade superficial do corpo ulnar, a maior parte do corpo do rádio está encoberta por músculos do antebraço. Sua parte distal, contudo, é superficial e pode ser acessada diretamente.

1) Dobre o cotovelo a 90 graus e coloque o antebraço em uma posição neutra de "aperto de mão".
2) Localize a cabeça do rádio. Deslize distalmente pela cabeça, observando como o rádio se afunda por entre os músculos do antebraço. Continue a descer pelo antebraço e sinta o rádio tornando-se superficial próximo ao pulso (figura 3.22).
3) Ao longo do antebraço distal, explore todos os lados do corpo superficial do rádio.

O osso que você está apalpando localiza-se na lateral do antebraço? Posicione uma mão sobre o corpo radial, enquanto a outra lentamente supina e prona o antebraço. Você sente o corpo do rádio girar ao redor do corpo da ulna?

Figura 3.21 Supinação e pronação do antebraço direito.

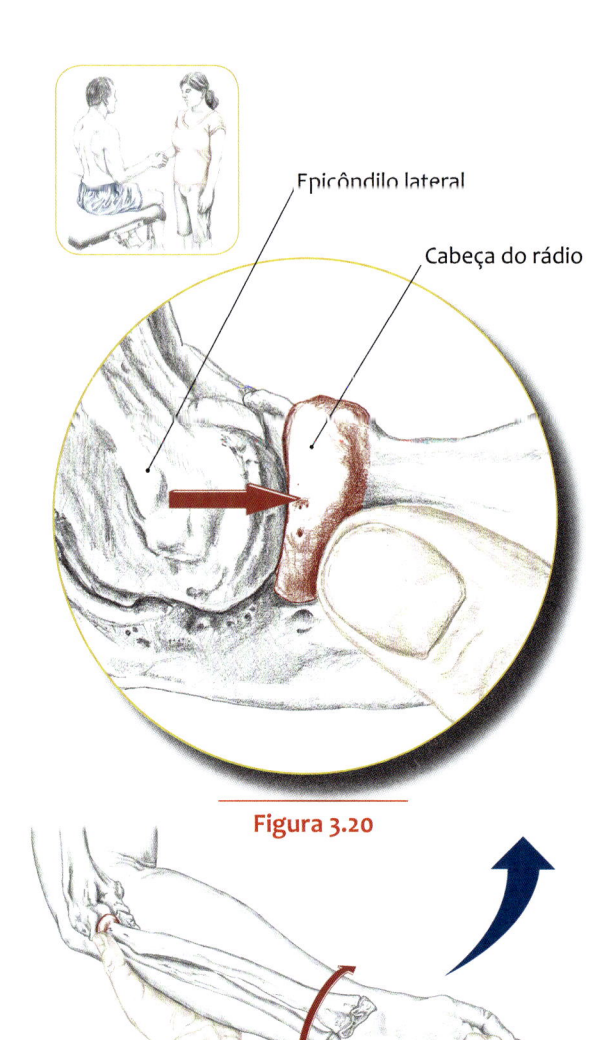

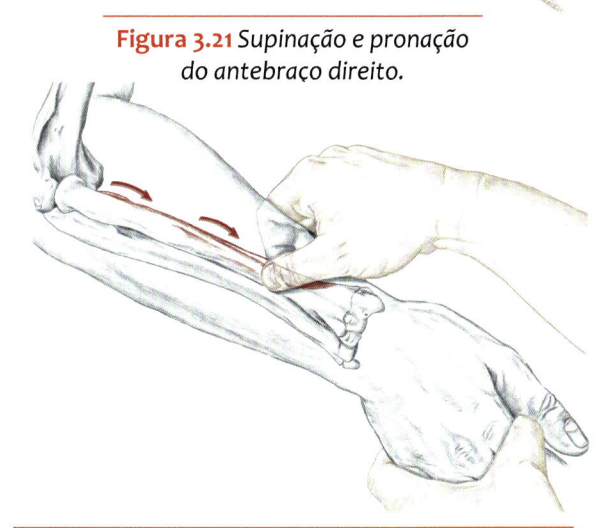

Figura 3.22 Vista anterolateral da superfície posterior do antebraço direito.

Processo estiloide do rádio

O processo estiloide do braço, comparando-se ao processo estiloide da ulna, semelhante a um dente, é um montículo ósseo mais amplo e substancial. Localizado na lateral do rádio, o processo estiloide é cercado pelos tendões extensores e é o local de ligação para o braquiorradial (p. 187).

1) Inicie segurando o corpo radial distal entre o polegar e o indicador. Deslize distalmente, observando como o rádio se estende em todas as direções.
2) Apalpe a lateral (lado do polegar) do rádio até a ponta do processo estiloide (figura 3.23).

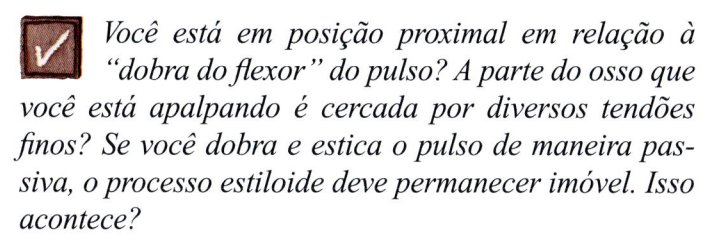

Você está em posição proximal em relação à "dobra do flexor" do pulso? A parte do osso que você está apalpando é cercada por diversos tendões finos? Se você dobra e estica o pulso de maneira passiva, o processo estiloide deve permanecer imóvel. Isso acontece?

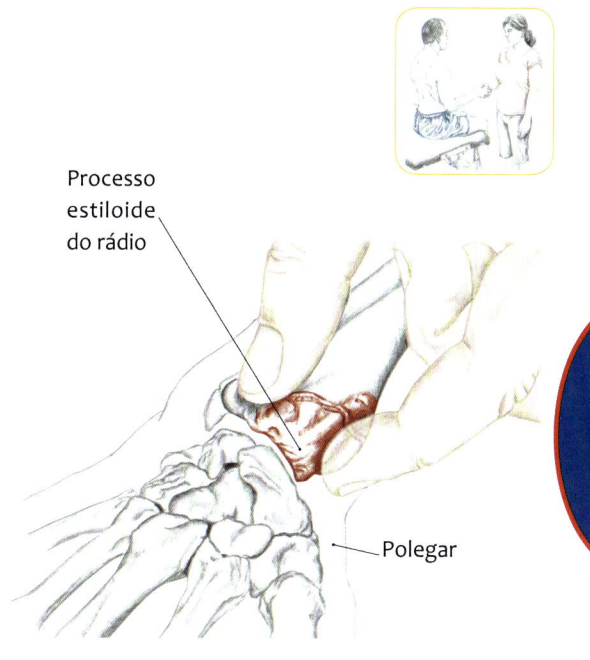

Figura 3.23 Vista dorsomedial do pulso direito.

Tubérculo dorsal do rádio

Batizado no passado como Tubérculo de Lister, em honra ao pai da cirurgia antisséptica moderna, Joseph Lister, essa protuberância superficial localiza-se na superfície dorsal do processo estiloide radial. Com seu formato oblongo, o tubérculo dorsal do rádio age como um gancho para o tendão extensor longo do polegar (p. 208). Para nossos propósitos, contudo, servirá como uma referência para encontrar dois dos carpais – o Semilunar e o capitato.

1) Utilizando o polegar, localize a superfície dorsal do processo estiloide do rádio.
2) Deslize seu polegar na direção da cabeça da ulna e explore a protuberância oblonga do tubérculo dorsal do rádio.
3) O tubérculo será sentido diretamente do lado oposto à cabeça da ulna – talvez a 2,5 centímetros de distância.

Você está na superfície dorsal do rádio? O inchaço que você sente é superficial, oval e do lado oposto à cabeça da ulna? Se você dobrar e esticar o pulso passivamente, o tecido sobre o tubérculo deve se mover, ainda que o próprio tubérculo permaneça imóvel. Isso acontece?

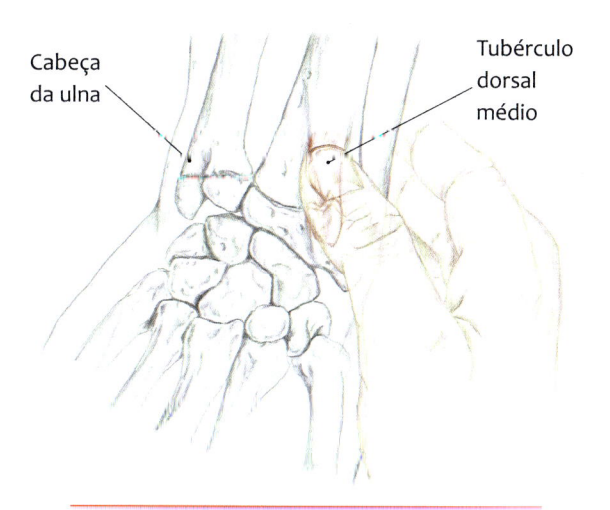

Figura 3.24 Vista dorsal do pulso direito.

Os processos estiloides do rádio e da ulna servem como importantes pontos de partida para a localiza dos carpais. Localize ambos os processos e determine se o processo estiloide radial se estende mais distalmente do que o ulnar. (Isso deve ocorrer.) Então, explore a parte distal aos processos, observando como seus dedos naturalmente afundam no tecido do pulso. Essa é a localização geral da fileira proximal de carpais.

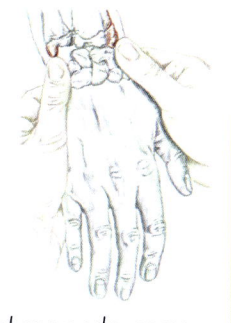

Pista 4 "Andando sobre as mãos"

Carpais

Existem oito ossos carpais localizados no pulso. De formato pequeno e exclusivo, os carpais são presos juntos entre o rádio e a ulna distais e entre os metacarpais. Os carpais formam duas fileiras, cada uma composta de quatro ossos (figura 3.27).

Localizados em posição distal à dobra do flexor, no pulso, abaixo da parte inferior da mão, os carpais situam-se profundamente em relação aos numerosos tendões flexores e extensores. Esses tendões adjacentes, combinados com a disposição compacta dos carpais, fazem dos ossos individualmente isolados um desafio.

As próximas páginas apresentam os carpais em pares. Começaremos explorando os carpais como um grande grupo. Então acessaremos o pisiforme, o piramidal e o uncinado, visto que esses são, possivelmente, os mais fáceis de isolar.

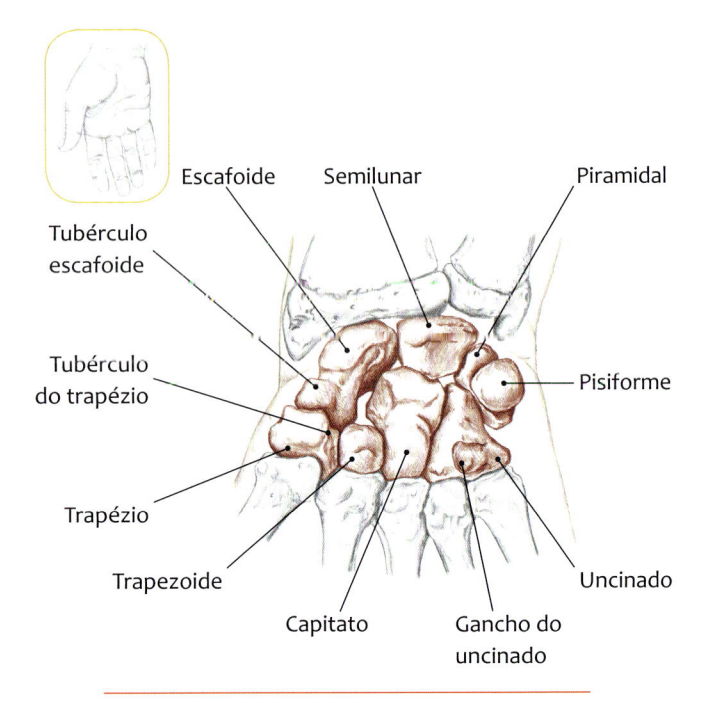

Figura 3.25 *Vista posterior do pulso direito.*

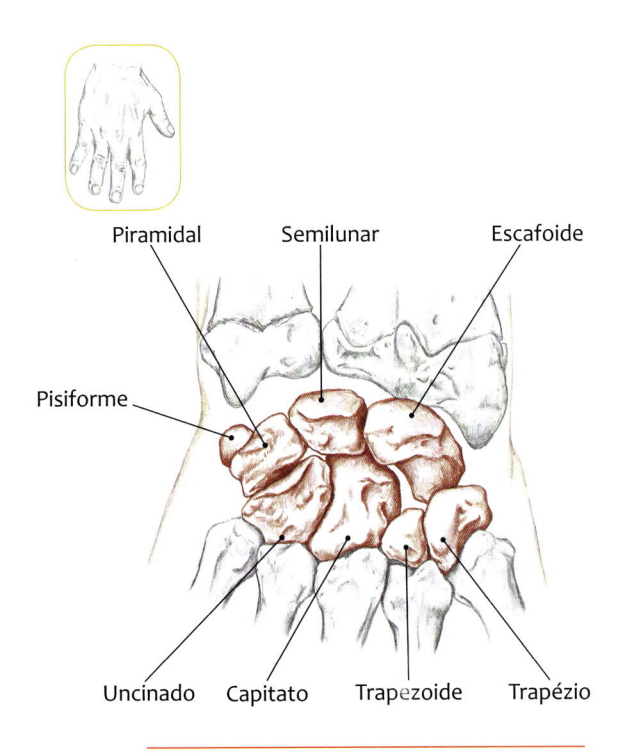

Figura 3.26 *Vista dorsal do pulso direito.*

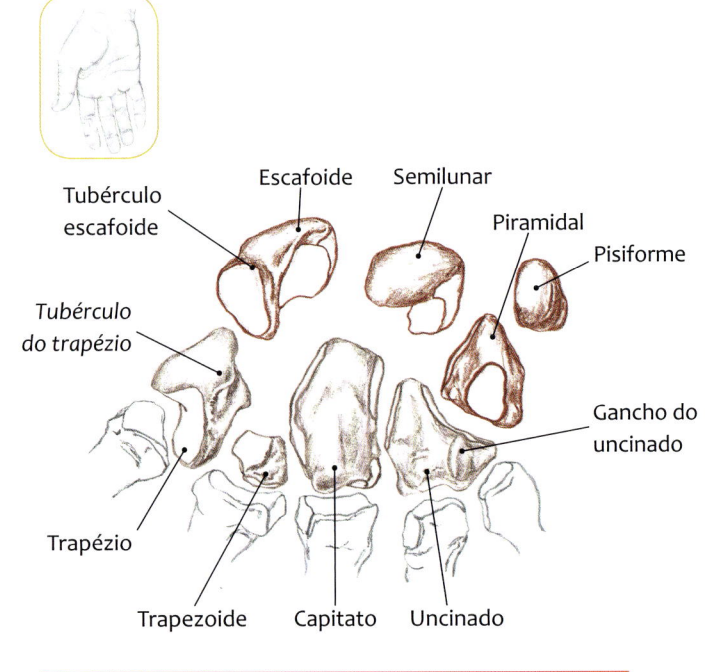

Figura 3.27 *Os carpais expandidos – vista palmar da mão direita. O escafoide, o semilunar, o piramidal e o pisiforme constituem a fileira proximal, enquanto o trapézio, o trapezoide, o capitato e o uncinado formam a fileira distal.*

Vista ulnar/dorsal do pulso direito   *Vista radial/palmar do pulso direito*

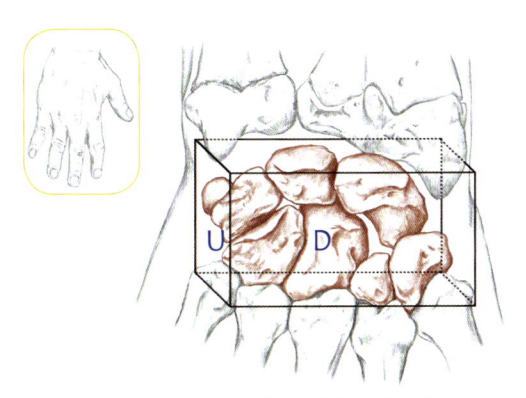

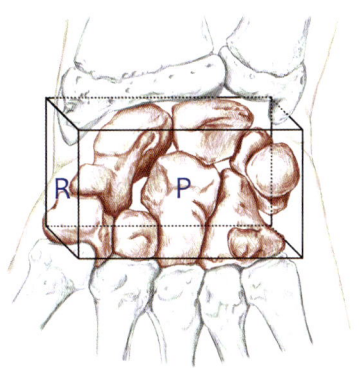

Figura 3.28 *Felizmente, o pulso apresenta quatro superfícies a partir das quais explorar – os lados **p**almar, **d**orsal, **r**adial e **u**lnar. Alguns carpais são acessíveis de um determinado lado do pulso, enquanto outros podem ser explorados de alguns lados. Em todo caso, explorar todas as superfícies do pulso permitirá que você sinta pelo menos uma parte de cada carpal.*

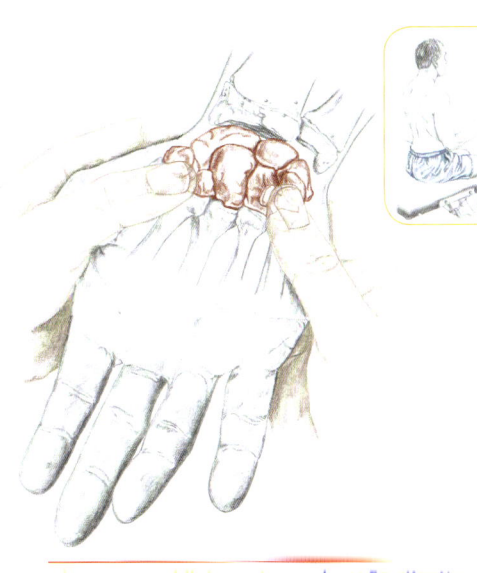

Figura 3.29 *Vista palmar da mão direita.*

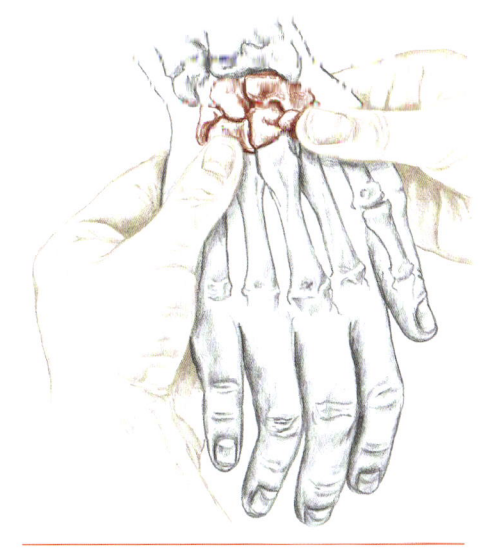

Figura 3.30 *Vista dorsal da mão direita.*

Carpais como um grupo

1) Posicione a mão com a palma para cima e localize os processos estiloides da ulna e do rádio.
2) Deslizando distalmente desde os processos estiloides, explore a superfície palmar dos carpais.
3) Descanse as "almofadas" dos dedos na parte inferior da mão e então, passivamente, movimente o pulso em todas as direções (figura 3.29). Observe como os carpais deslizam e ondulam levemente, como pequenas pedras em uma bolsa. Vire a mão e explore a superfície dorsal (figura 3.30).

✓ *Você está em posição distal em relação à dobra do flexor do pulso? Quando o pulso é dobrado, você consegue sentir como os carpais se pressionam na palma da mão? Quando o pulso é estendido, você consegue sentir os carpais deslizarem e ficarem mais salientes na superfície dorsal da mão?*

Pisiforme

O nodoso pisiforme é um local de ligação para o flexor ulnar do carpo (p. 196). Ressaltado ao longo da superfície ulnar/palmar do pulso, o pisiforme está em posição exatamente distal em relação à "dobra" do flexor.

1) Localize a "dobra" do flexor do pulso de seu parceiro. Então, deslize para o lado do dedo mínimo da dobra.
2) De modo suave, mova-se distalmente até a dobra, deslizando a "almofada" do polegar em pequenos círculos. Explore sob o fino tecido da palma da mão para encontrar o redondo pisiforme.

Flexione o pulso de modo passivo e perceba como o pisiforme pode ser manuseado de um lado a outro (figura 3.32). Estique o pulso e note como ele se torna imóvel. (Essa imobilidade deve-se à tensão gerada pelo tendão do flexor ulnar do carpo.) Então, peça a seu parceiro que aduza o pulso de modo ativo. Você consegue sentir o tendão do flexor ulnar do carpo à medida que ele desce pela parte medial do pulso e se liga ao pisiforme?

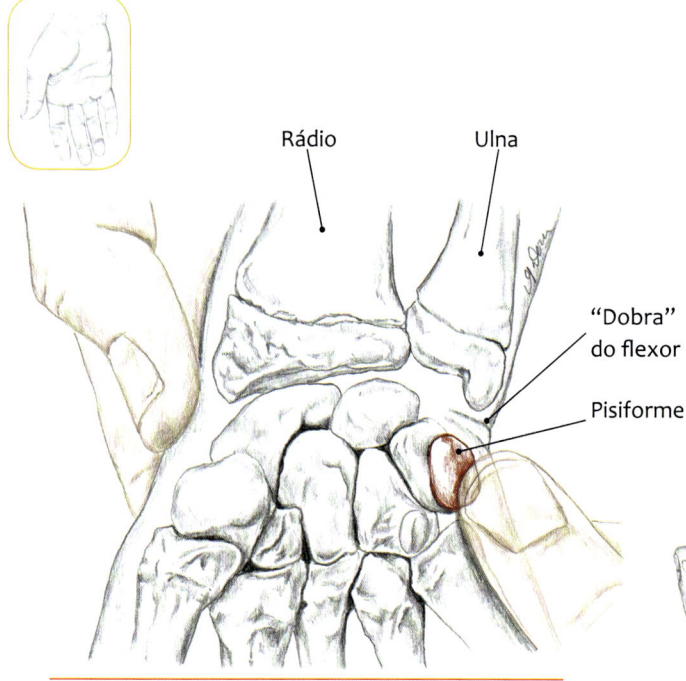

Figura 3.31 *Superfície palmar da mão direita.*

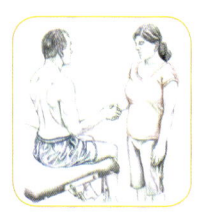

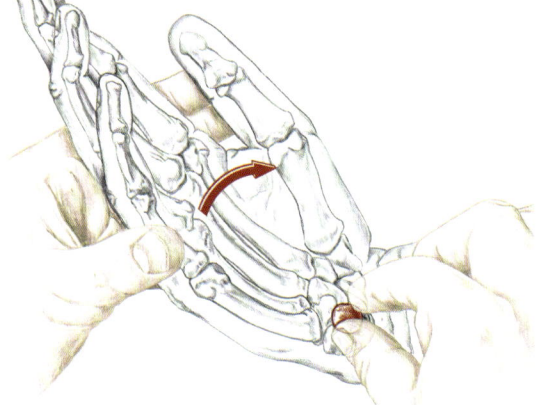

Figura 3.32 *Vista posterior da mão direita, com isolamento do pisiforme.*

Piramidal

O osso em formato de pirâmide localiza-se na superfície dorsal do pisiforme, exatamente em posição distal ao processo estiloide da ulna. Em uma posição neutra, apenas a superfície dorsal do piramidal é palpável; contudo, a abdução desloca o piramidal, portanto ele é acessível na superfície ulnar do pulso.

1) Com a palma da mão de seu parceiro virada para baixo, localize o processo estiloide da ulna. Deslize distalmente, prestando atenção a uma pequena vala antes de subir para a superfície do piramidal (figura 3.33).
2) Mantendo seu dedo parado, abduza o pulso e observe como o piramidal se projeta para o lado (figura 3.34). Aduza e sinta o osso desaparecer dentro do pulso.

Você sente o piramidal se projetar e depois desaparecer durante a abdução e adução? Localize o pisiforme na superfície palmar do pulso. Você consegue localizar o piramidal iniciando no pisiforme e lentamente deslizando pelo lado ulnar do pulso?

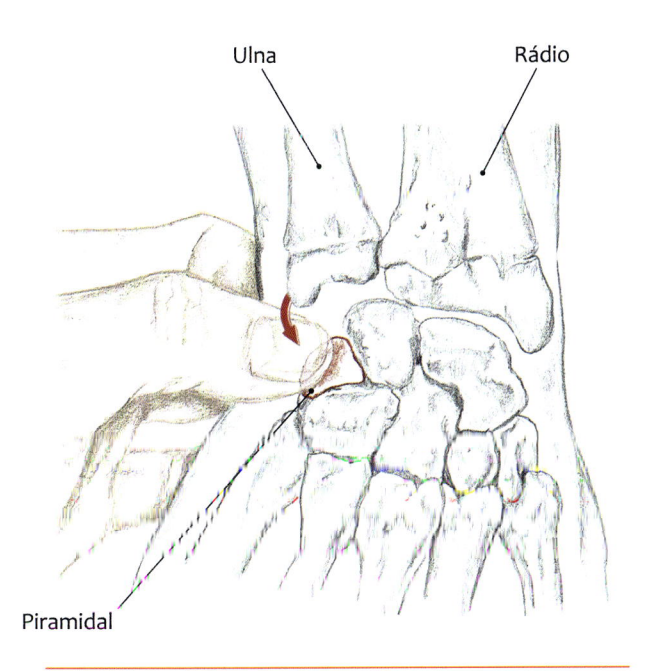

Figura 3.33 *Vista dorsal da mão direita com o pulso em posição neutra e acessando o piramidal.*

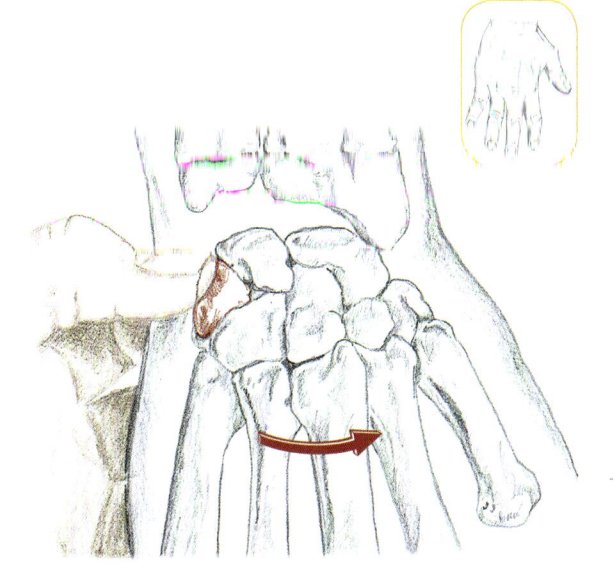

Figura 3.34 *Vista dorsal da mão direita com o pulso aduzido e apalpando o piramidal.*

Uncinado

Localizado em posição distal ao pisiforme, o uncinado possui uma pequena protuberância ou "gancho" palpável na superfície palmar da mão. O pisiforme e o "gancho" do uncinado servem como locais mediais de ligação para o retináculo do flexor, a faixa de tecido conjuntivo que forma o "teto" do túnel do carpo. A superfície plana do corpo do uncinado é acessível na superfície dorsal da mão, onde as bases do quarto e quinto metacarpais se fundem. Quando apalpado, o "gancho" é geralmente sensível.

1) Localize o pisiforme de seu parceiro. Desenhe uma linha imaginária do pisiforme à base do dedo indicador (figura 3.35).
2) Com a "almofada" de seu polegar, deslize pelo pisiforme seguindo essa linha imaginária. A cerca de 1,5 centímetro do pisiforme, explore para encontrar esse monte sutil abaixo da parte acolchoada da mão (figura 3.36).

Você está entre o pisiforme e a base do dedo indicador? Aplicando pressão suave, você consegue sentir uma pequena vala entre o pisiforme e o gancho do uncinado?

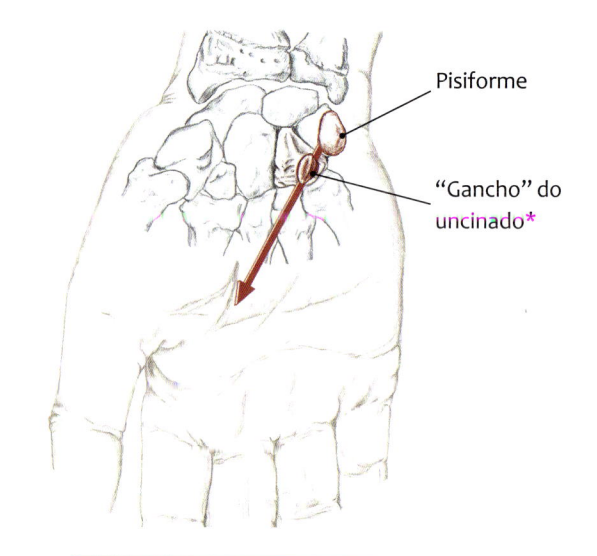

Figura 3.35 Vista palmar da mão direita.

Manter a "almofada" de seu polegar no lugar e deslizá-la suavemente ao redor do "gancho" proporcionará uma noção melhor de seu formato e de sua localização!

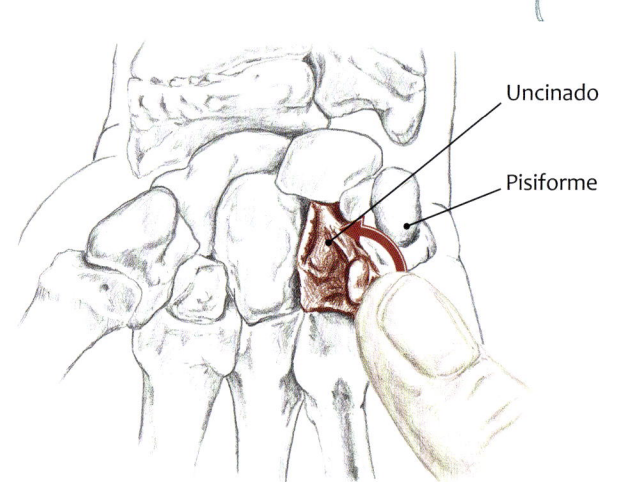

Figura 3.36 Vista palmar do pulso direito, circundando o "gancho" do uncinado.

O pisiforme e o "gancho" do uncinado formam um pequeno canal chamado túnel ulnar. O nervo e a artéria ulnares passam através dele, sob proteção de seu teto – o ligamento piso-uncinado (p. 224). O nervo ulnar é particularmente vulnerável a lesões por compressão nas adjacências do túnel ulnar. Atividades repetitivas, como o uso de britadeira ou segurar o guidão durante longas pedaladas podem colocar pressão crônica sobre o nervo.

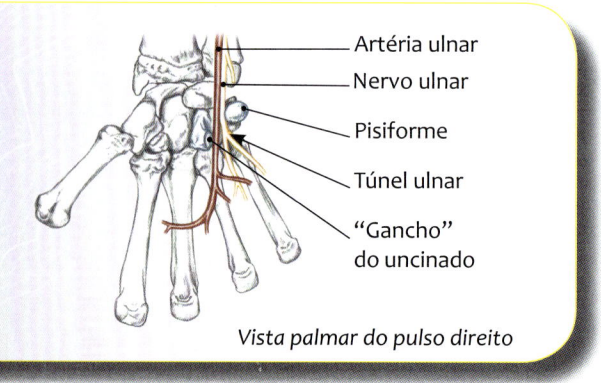

Vista palmar do pulso direito

---

*N.R.T.: "Gancho" do uncinado = Hâmulo do uncinado.

Escafoide

O escafoide, com formato de amendoim, é o carpal mais comumente fraturado. Localiza-se no lado radial da mão, distal em relação ao processo estiloide do rádio. Embora o escafoide constitua o chão da fossa radial (p. 210), ainda é acessível pelos lados dorsal, palmar e radial do pulso.

1) Iniciando na superfície radial do pulso, localize o processo estiloide do rádio. Deslize seu polegar distalmente para fora do processo, caindo entre os tendões superficiais e dentro da vala natural onde se encontra o escafoide (figura 3.37).

2) Mantenha sua posição e, de modo passivo, aduza o pulso. À medida que o faz, sinta o escafoide ficar saliente em seu polegar (figura 3.38). Agora abduza o pulso e sinta como o escafoide desaparece novamente dentro do pulso.

3) A partir daqui, explore as superfícies dorsal e palmar do escafoide. Na superfície palmar, ao longo da vala do flexor, está o tubérculo escafoide (p. 174).

Você está em posição distal em relação ao final do processo estiloide do rádio? Durante a adução e a abdução, você sente o escafoide projetar-se e depois desaparecer?

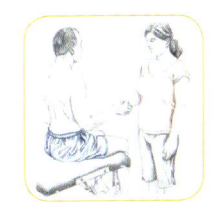

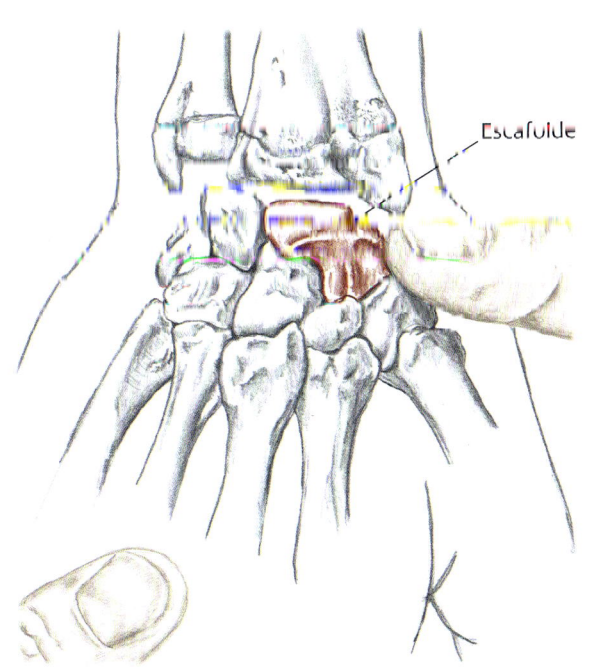

Figura 3.37 *Vista dorsal da mão direita, com o pulso em posição neutra.*

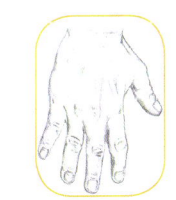

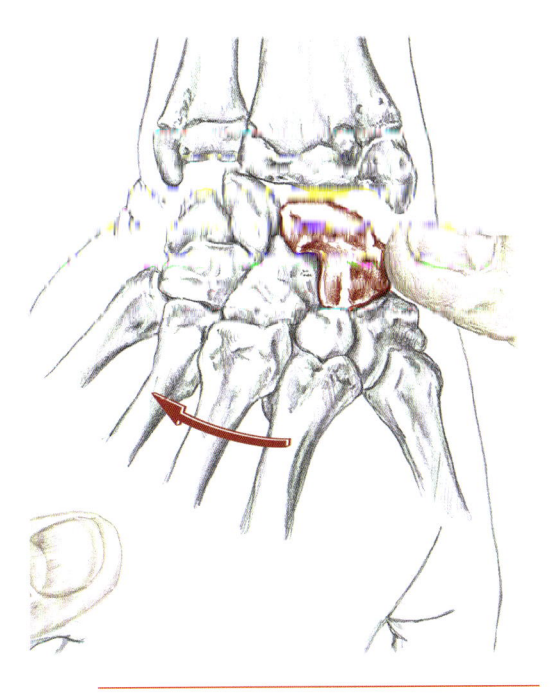

Figura 3.38 *Vista dorsal da mão direita, com o pulso aduzido.*

Trapézio

Localizado distalmente em relação ao escafoide, o pequeno trapézio articula-se com a base do primeiro metacarpal. Essa articulação, a primeira carpometacarpal, é a fonte dos movimentos únicos do polegar.

O trapézio é mais acessível em seus lados radial ou dorsal, e pode ser isolado tanto distalmente em relação ao escafoide como proximalmente do primeiro metacarpal.

1) Localize o escafoide por meio da palpação do lado radial/dorsal da mão. Então, deslize distalmente (figura 3.39).
2) Você pode, acidentalmente, passar pelo trapézio e se dirigir para a base do primeiro metacarpal. Se isso ocorrer, simplesmente deslize para trás, em direção proximal ao trapézio.

Para certificar-se de que você de fato está sentindo a base do primeiro metacarpal em vez do trapézio, peça a seu parceiro que dobre e estique o polegar lentamente. Com essa ação, a base do primeiro metacarpal deve se mover visivelmente. Para confirmar se localizou o trapézio: você está em posição distal ao escafoide e proximal à base do primeiro metacarpal?

Tubérculos escafoide e do trapézio

Os tubérculos escafoide e do trapézio servem como locais de ligação laterais para o retináculo do flexor (p. 221), a faixa de tecido conjuntivo que forma o "teto" do túnel carpal (figura 3.40). Ambos os tubérculos localizam-se na superfície palmar do pulso, próximos à "dobra" do flexor. Muitas vezes, os tubérculos situam-se tão próximos um do outro que é difícil distingui-los individualmente. Os dois, contudo, são palpáveis, seja separados ou juntos.

1) Localize a superfície radial do escafoide, na "dobra" do flexor. Depois, desloque o polegar pelo lado palmar do escafoide.
2) Com a "almofada" de seu polegar, explore a parte distal em relação à "dobra" do flexor para encontrar um calombo protuberante e ósseo (figura 3.41).
3) Flexione o pulso suavemente para relaxar o tecido circundante (figura 3.42).

Você está em posição distal em relação ao final do processo estiloide do rádio?

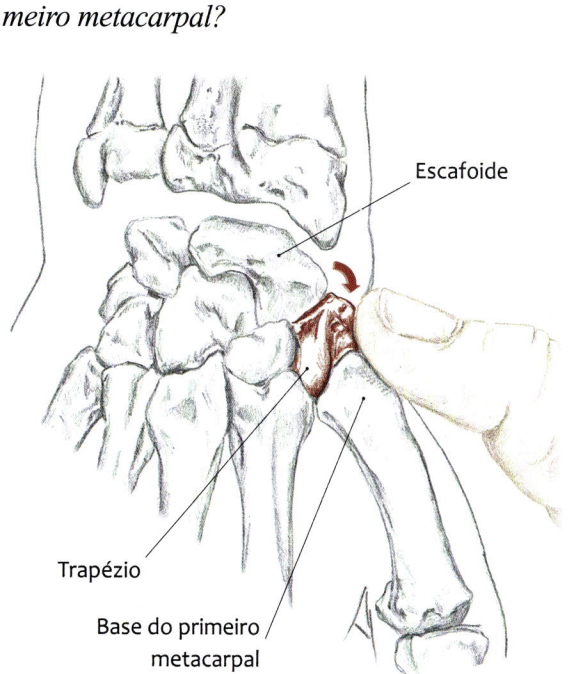

Figura 3.39 Vista dorsal da mão direita.

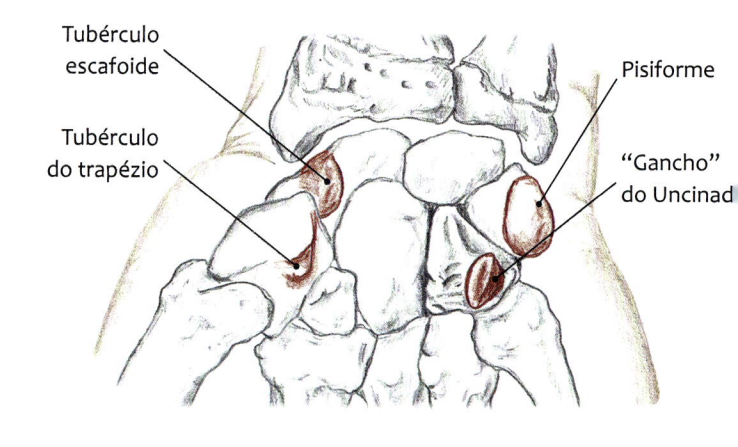

Figura 3.40 Vista palmar do pulso direito, mostrando os quatro locais de ligação do retináculo do flexor.

Tubérculo escafoide
Tubérculo do trapézio

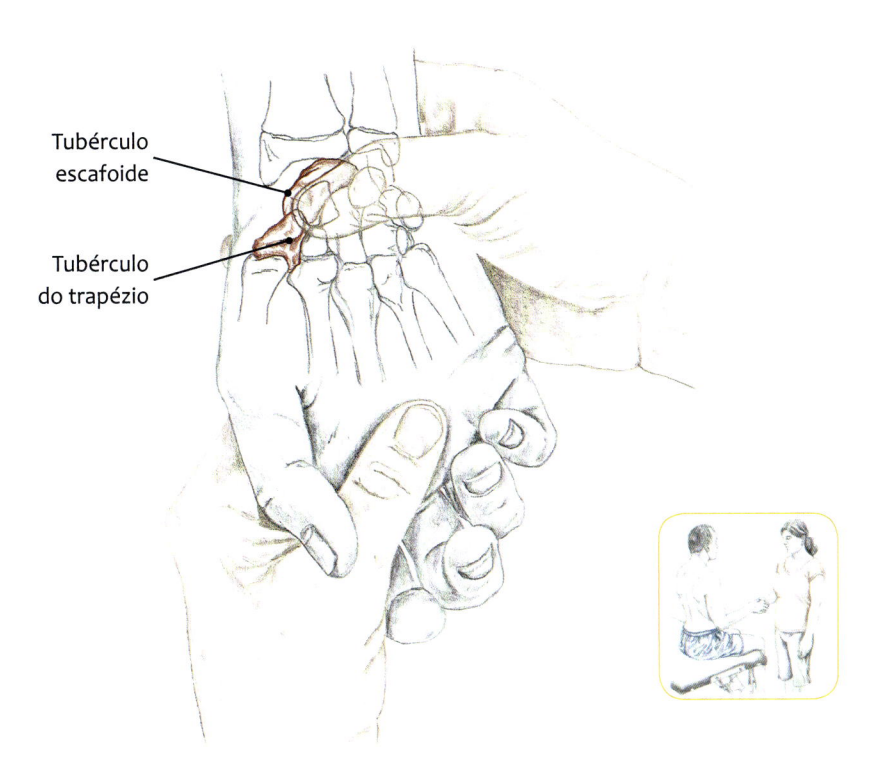

Figura 3.41 *Vista palmar, com os tubérculos acessados.*

Escafoide   Trapézio

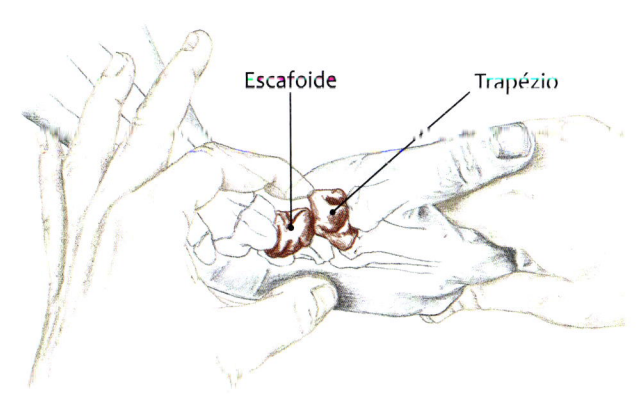

Figura 3.42 *Vista radial da mão direita, com o pulso flexionado.*

O pisiforme é muito maior em quadrúpedes como cachorros (à direita), nos quais se projeta posteriormente sobre o calcanhar da pata dianteira. Essa disposição garante ao músculo flexor ulnar do carpo, que se liga ao pisiforme, melhor alavancagem e mais força para dobrar o pulso ao correr com os quatro membros. Um pisiforme humano é apenas uma protuberância do tamanho de uma ervilha. Apesar disso, ainda é útil para sovar a massa do pão.

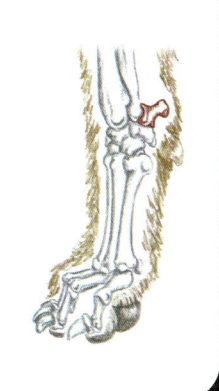

Semilunar e capitato

O **semilunar** é o carpal deslocado com mais frequência. Localizado distal e medialmente ao tubérculo dorsal do rádio (p. 167), é relativamente inacessível quando o pulso está em posição neutra; ao flexionar o pulso, contudo, o Semilunar deslizará para a superfície dorsal.

O **capitato** é o maior dos carpais e localiza-se em posição distal ao semilunar. Possui uma vala rasa em sua superfície dorsal que pode ser facilmente apalpada.

Embora a localização do semilunar e do capitato seja profunda aos tendões extensores, ambos os carpais são acessíveis em suas superfícies dorsais e podem ser isolados entre o tubérculo dorsal do rádio e o corpo do terceiro metacarpal (figura 3.43).

1) Localize o tubérculo dorsal do rádio e a base do terceiro metacarpal. Com o pulso levemente esticado, posicione seu polegar entre esses pontos e observe como ele cai em uma pequena cavidade. Essa é a localização do semilunar e do capitato (figura 3.44).

2) Posicione seu polegar na extremidade proximal dessa cavidade. Depois, flexione o pulso e sinta a pressão do semilunar contra seu dedo (figura 3.45). Em seguida, estique o pulso e sinta esse carpal desaparecer de volta no pulso.

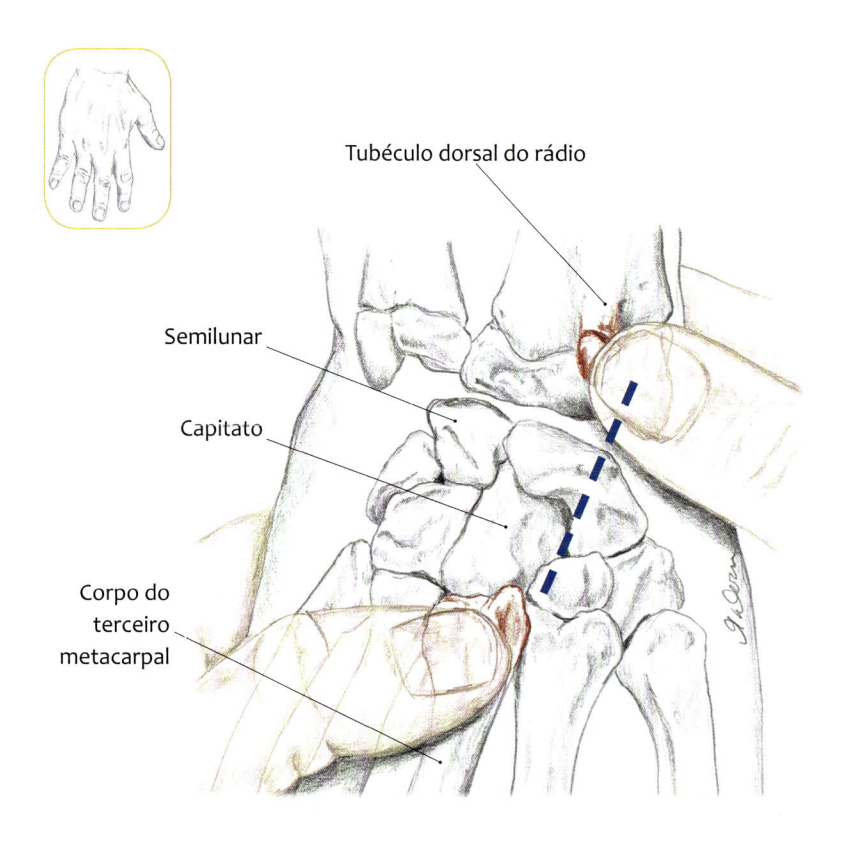

Figura 3.43 *Vista dorsal do pulso direito. Com o pulso em posição neutra, desenhe uma linha imaginária entre o tubérculo dorsal do rádio e a base do terceiro metacarpal, assinalando a localização do capitato.*

Capitato	Latim.	Formato de cabeça
Semilunar	Latim.	Formato de meia-lua

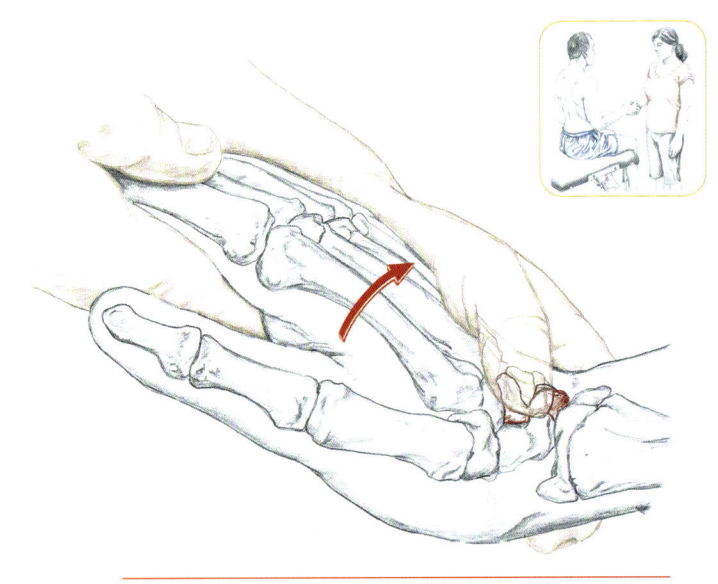

Figura 3.44 Vista radial da mão direita, com o pulso esticado.

3) Desloque seu polegar para a extremidade distal da cavidade e observe como ele colide com a base do terceiro metacarpal. De modo passivo, flexione o pulso, observando como o capitato desliza por seu dedo, "preenchendo" sua própria cavidade.

✓ *Você está entre o tubérculo dorsal do rádio e o corpo do terceiro metacarpal? Quando isola o semilunar, você está em posição distal e lateral em relação à extremidade do tubérculo dorsal do rádio? Você sente a pressão de uma pequena protuberância contra seu polegar na flexão?*

Capitato | Semilunar

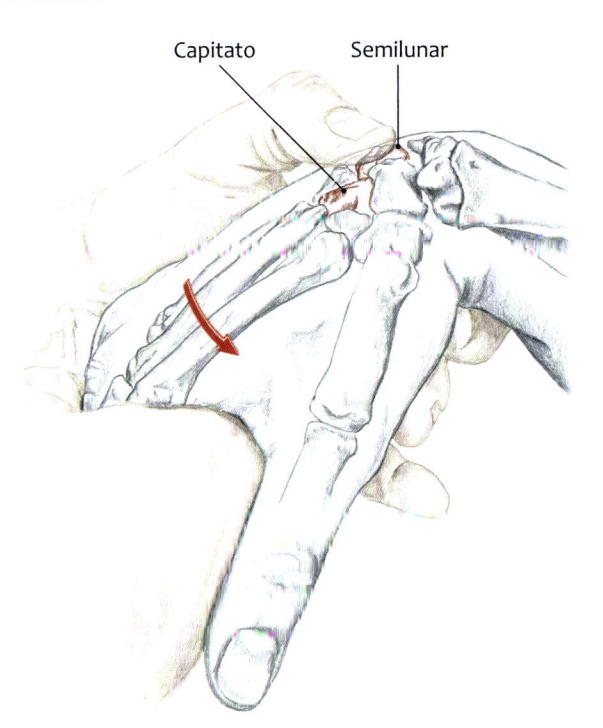

Figura 3.45 Vista radial da mão direita, com o pulso flexionado.

Para localizar as articulações carpometacarpais (direita), peça a seu parceiro que flexione os dedos e o pulso. No pulso, a aproximadamente 2,5 a 5 centímetros da dobra extensora, haverá uma série de protuberâncias na superfície dorsal da mão. Essas protuberâncias são as bases dos metacarpais, as quais se articulam com os carpais para formar as articulações carpometacarpais.

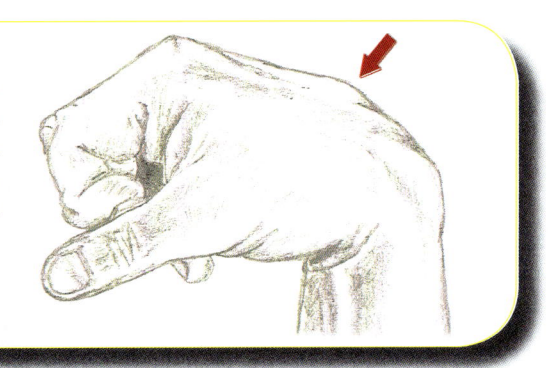

Metacarpais e falanges

Os dedos não possuem músculos, apenas tendões dos músculos extensores e fortes ligamentos que unem as falanges de cada dedo.

1) Apalpe a superfície dorsal da mão de seu parceiro e sinta os corpos metacarpais superficiais. Explore o espaço entre os metacarpais para encontrar os músculos interósseos (p. 214). Então, ondule suavemente os metacarpais para cima e para baixo (figura 3.46).
2) Vire a palma da mão para cima e explore os metacarpais e as falanges da superfície palmar, observando como eles têm localização profunda em relação aos tecidos da palma (figura 3.47).
3) Movimente-se distalmente e explore o ponto em que as cabeças dos metacarpais se unem com as falanges para formar as grandes e "nodosas" articulações metacarpofalangeanas (figura 3.48). Flexione de modo passivo uma articulação metacarpofalangeana e faça a distinção entre a cabeça do metacarpo e a base da falange proximal.
4) Mova-se distalmente para as falanges e isole os finos tendões, ligamentos e tecido conjuntivo dos dedos. Observe também a ausência de qualquer tecido muscular.

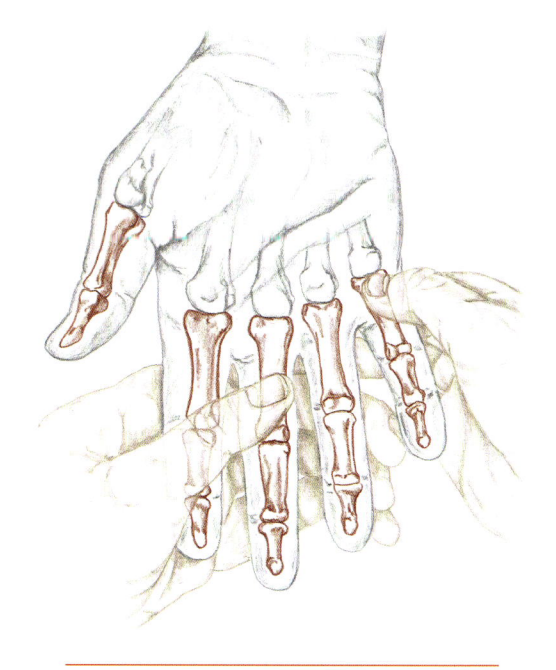

Figura 3.47 Vista palmar da mão direita.

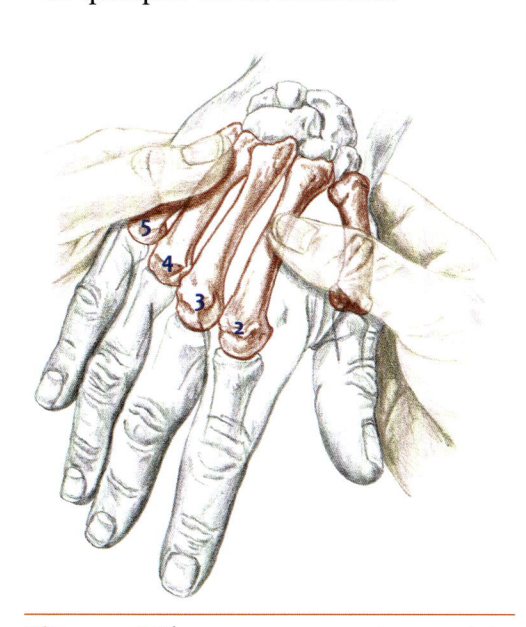

Figura 3.46 Observe como o quarto e o quinto metacarpais permitem mais movimentos entre si do que o segundo e o terceiro metacarpais.

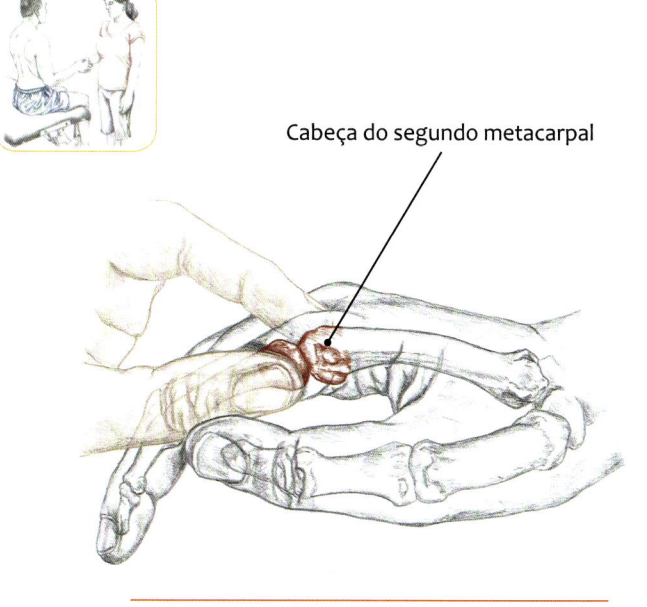

Cabeça do segundo metacarpal

Figura 3.48 Vista radial do segundo dedo.

Músculos do antebraço e da mão

Os músculos do antebraço geram, sobretudo, movimento no pulso e nos dedos. Muitos possuem ventres pequenos e fusiformes que se conectam aos tendões, cujos espaços são eficientemente preenchidos, na parte inferior do antebraço. Esses tendões se estendem distalmente para dentro do pulso, da mão e dos dedos. Pode ser desafiador isolar os comprimidos ventres musculares e tendões do antebraço. Por motivo de simplificação, os músculos deste capítulo foram divididos em quatro grupos primários:

a) Músculos que agem principalmente no **cotovelo:**
   Braquial
   Braquiorradial

b) Músculos que movimentam o **pulso e/ou os dedos** (músculos do *carpo*, *extensores* e *palmares*). Esse grupo ainda pode ser subdividido em quatro grupos menores:
   Extensores do pulso e dos dedos
   Flexores do pulso e dos dedos
   Adutores do pulso
   Abdutores do pulso

(Alguns músculos que agem no pulso podem, na verdade, movimentá-lo em duas direções. O flexor ulnar do carpo, por exemplo, flexiona e aduz o pulso.)

c) Músculos que originam a ação de girar sobre o eixo entre o **rádio** e a **ulna**:
   Pronador redondo
   Pronador quadrado
   Supinador

d) Músculos curto e longo que manobram o **polegar** (músculos *adutores* do polegar).

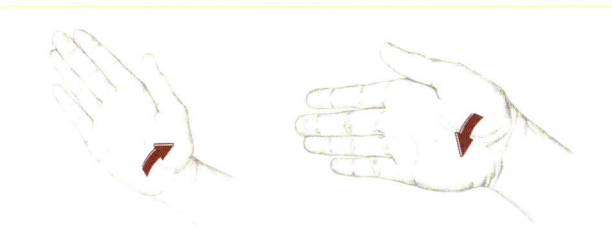

Diferenciar a abdução (acima, à esquerda) da adução (acima, à direita) do pulso pode ser confuso se o antebraço estiver pronado ou supinado. Por exemplo, se você prona o antebraço (palma da mão virada para o chão) e então aduz o pulso, sua mão se afastará da linha central de seu corpo e parecerá que você abduziu seu pulso.
   Não é assim: tanto a adução como a abdução permanecem as mesmas independentemente da posição do antebraço.

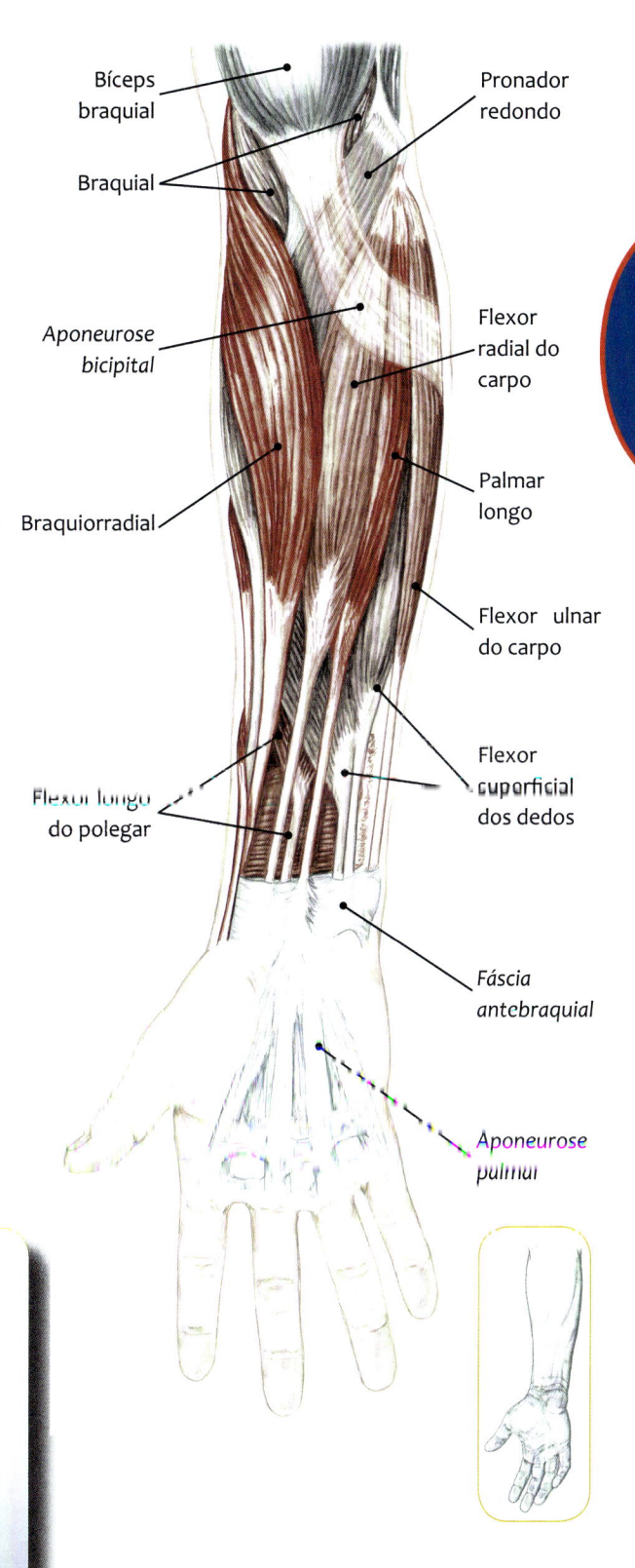

Figura 3.49 Vista anterior do antebraço e da mão direita com a pele removida a partir da palma.

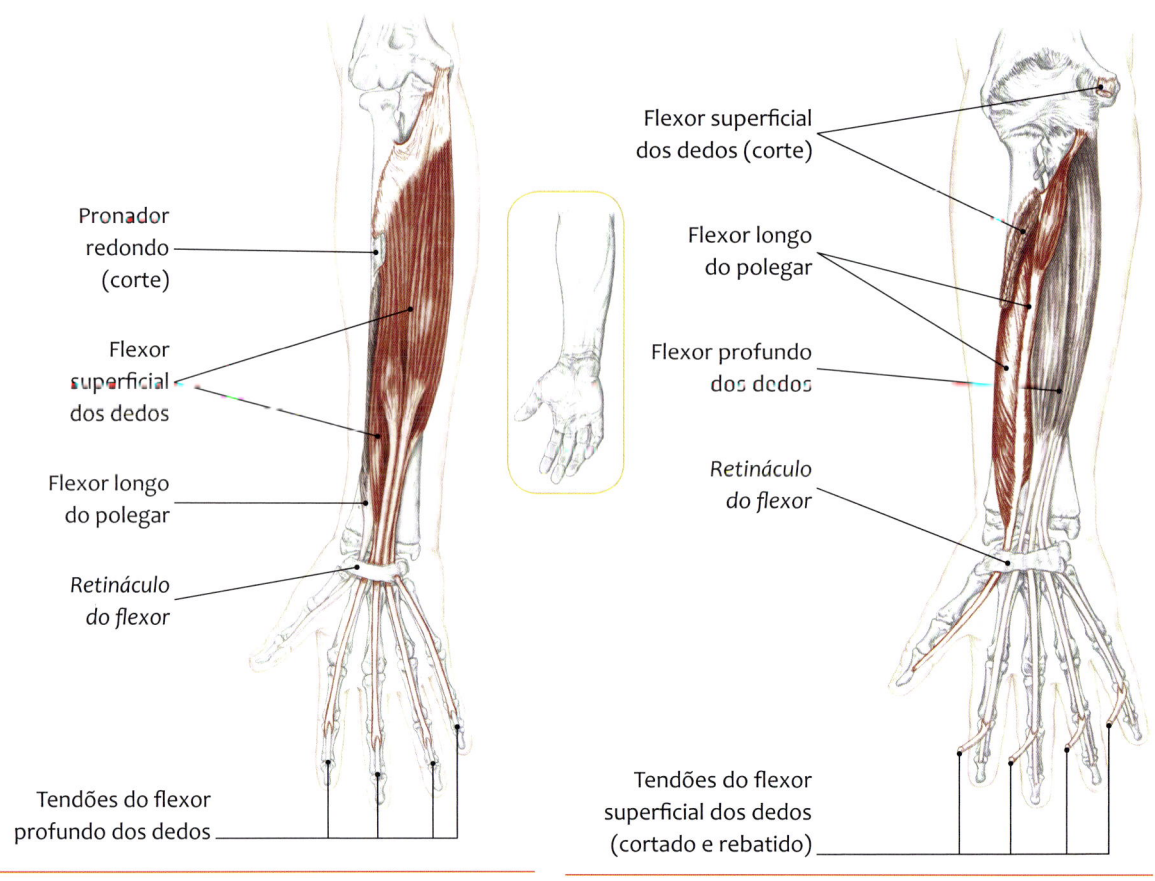

Figura 3.50 Vista anterior do antebraço e da mão direita, mostrando a camada intermediária de músculos.

Labels (Figura 3.50):
- Pronador redondo (corte)
- Flexor superficial dos dedos
- Flexor longo do polegar
- Retináculo do flexor
- Tendões do flexor profundo dos dedos

Figura 3.51 Vista anterior do antebraço e da mão direita, mostrando a camada profunda de músculos.

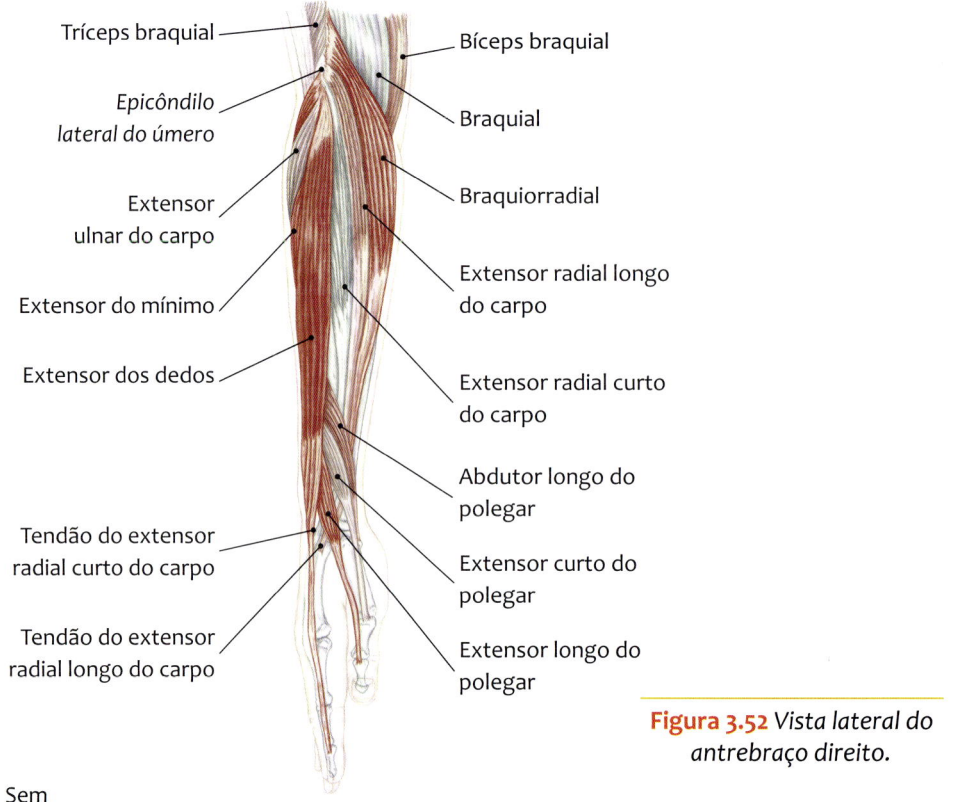

Labels (Figura 3.51):
- Flexor superficial dos dedos (corte)
- Flexor longo do polegar
- Flexor profundo dos dedos
- Retináculo do flexor
- Tendões do flexor superficial dos dedos (cortado e rebatido)

Figura 3.52 Vista lateral do antebraço direito.

Labels (Figura 3.52):
- Tríceps braquial
- Epicôndilo lateral do úmero
- Extensor ulnar do carpo
- Extensor do mínimo
- Extensor dos dedos
- Tendão do extensor radial curto do carpo
- Tendão do extensor radial longo do carpo
- Bíceps braquial
- Braquial
- Braquiorradial
- Extensor radial longo do carpo
- Extensor radial curto do carpo
- Abdutor longo do polegar
- Extensor curto do polegar
- Extensor longo do polegar

Extrínseco	Latim.	Sem
Intrínseco	Latim.	Dentro

Antebraço e Mão | 181

Tríceps braquial
Ancôneo
Flexor ulnar do carpo
Extensor ulnar do carpo
Extensor do mínimo (parte do extensor dos dedos)
Retináculo do extensor

Braquiorradial
Extensor radial longo do carpo
Extensor radial curto do carpo
Extensor dos dedos
Abdutor longo do polegar
Extensor curto do polegar
Extensor longo do polegar
Extensor do indicador

Pode ser difícil pronunciar os nomes dos músculos do antebraço. Todavia, esses mesmos nomes podem ser muito úteis quando se trata de compreender a função, a localização e outros aspectos de um músculo. Por exemplo, o músculo **extensor radial longo do carpo.** O que esse nome revela?

1) Ele é descrito como um extensor, portanto ele estende. Isso também indica que existe um flexor radial do carpo.
2) "Do carpo" significa que ele estende os carpais (articulação do pulso). Isso indica que também há um músculo diferente que movimenta os dedos – extensor dos dedos.
3) Ele percorre o lado radial do antebraço. Isso indica que também há um extensor ulnar do carpo no lado ulnar.
4) Se há um músculo longo, também deve haver um curto – extensor radial curto do carpo.

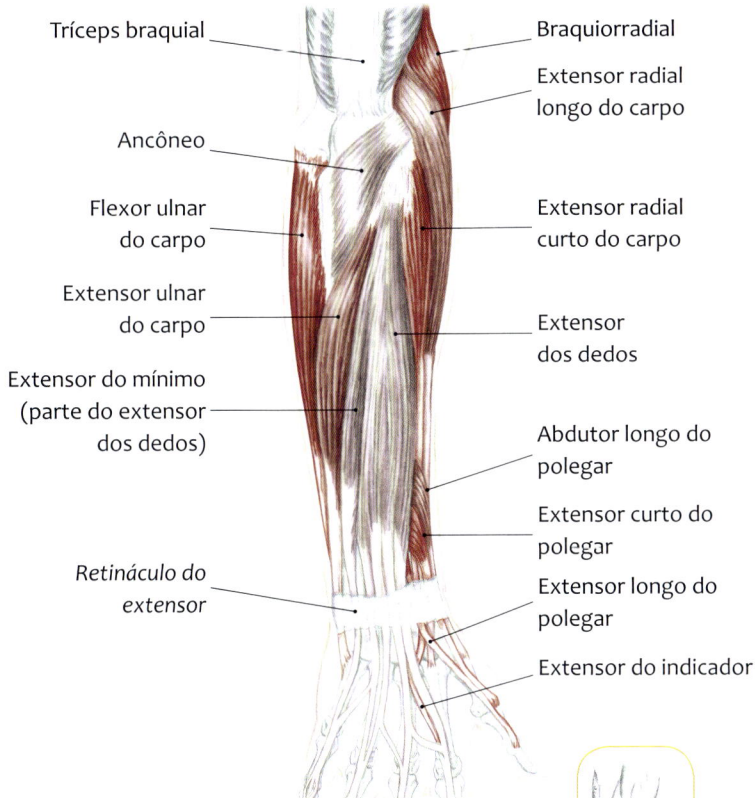

Figura 3.53 Vista posterior do antebraço e da mão direita, mostrando a cama superficial de músculos.

Na próxima vez em que um beberrão de botequim ameaçar socá-lo no nariz, pegue-o desprevenido e pergunte: "Você me golpeará com seus músculos **extrínsecos** ou **intrínsecos**?". Os músculos longos com ventres no antebraço são os extrínsecos, ao passo que os músculos curtos com ventres no corpo da mão são intrínsecos (p. 214).

Enquanto o desordeiro reflete sobre sua pergunta (a resposta correta seria "ambos"), você esperançosamente terá utilizado os músculos extrínsecos e intrínsecos de suas pernas e de seus pés – a mesma relação se aplica a eles – para sair de fininho do bar, em direção à rua.

Epicôndilo medial do úmero
Olécrano
Supinador
Extensor longo do polegar
Extensor do indicador
Extensor radial longo do carpo (tendão)
Extensor radial curto do carpo (tendão)

Braquiorradial
Extensor radial longo do carpo (corte)
Extensor radial curto do carpo (corte)
Extensor radial longo do carpo (corte)
Abdutor longo do polegar
Extensor curto do polegar

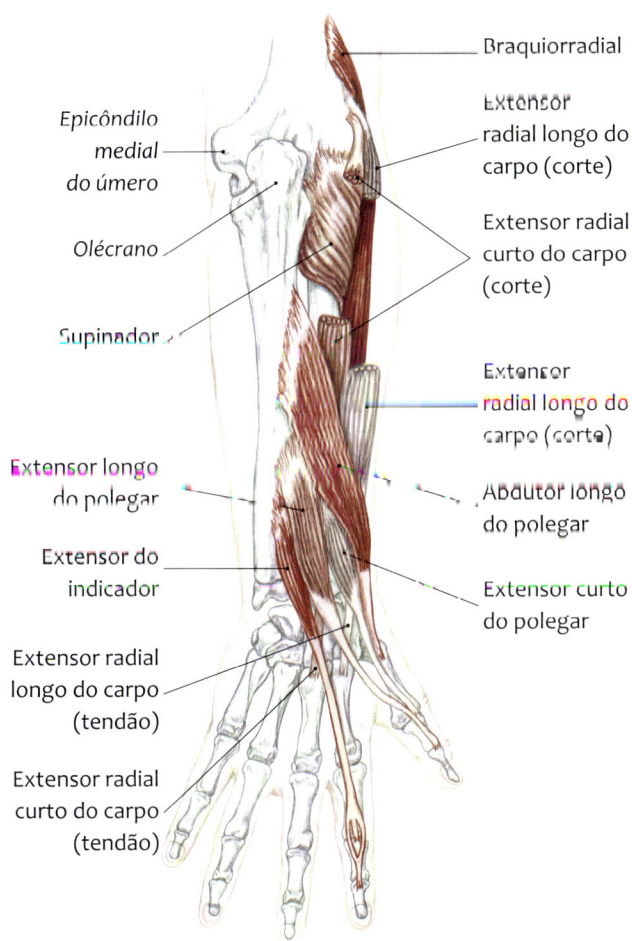

Figura 3.54 Vista posterior do antebraço e da mão direita, mostrando a camada profunda de músculos.

Sinergistas – músculos que trabalham juntos

Os músculos estão listados segundo a ordem de sua habilidade em gerar movimento. O asterisco indica os músculos que não são mostrados.

Cotovelo

(articulações umeroulnar e umerorradial)

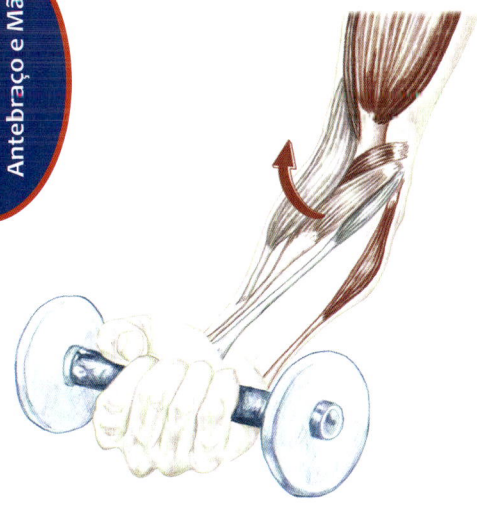

Flexão
(antagonistas na extensão)
Bíceps braquial
Braquial
Braquiorradial
Flexor radial do carpo (assistente)
Flexor ulnar do carpo (assistente)
Palmar longo (assistente)
Pronador redondo (assistente)
Extensor radial longo do carpo (assistente)*
Extensor radial curto do carpo (assistente)*

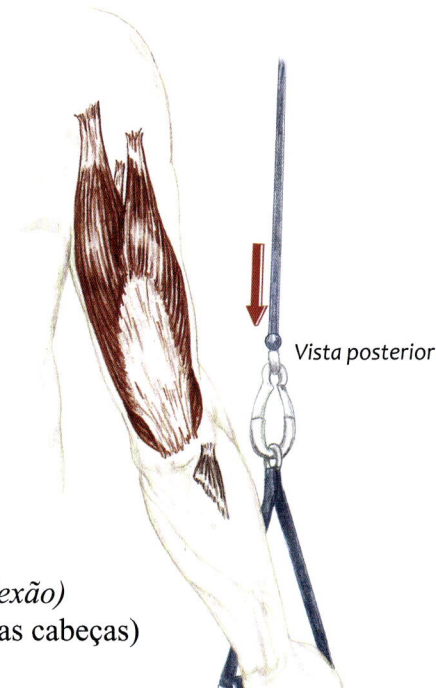

Vista anteromedial

Extensão
(antagonistas na flexão)
Tríceps braquial (todas as cabeças)
Ancôneo

Vista posterior

Antebraço

(articulações radioulnares proximal e distal)

Supinação
(antagonistas na pronação)
Bíceps braquial
Supinador
Braquiorradial (assistente)

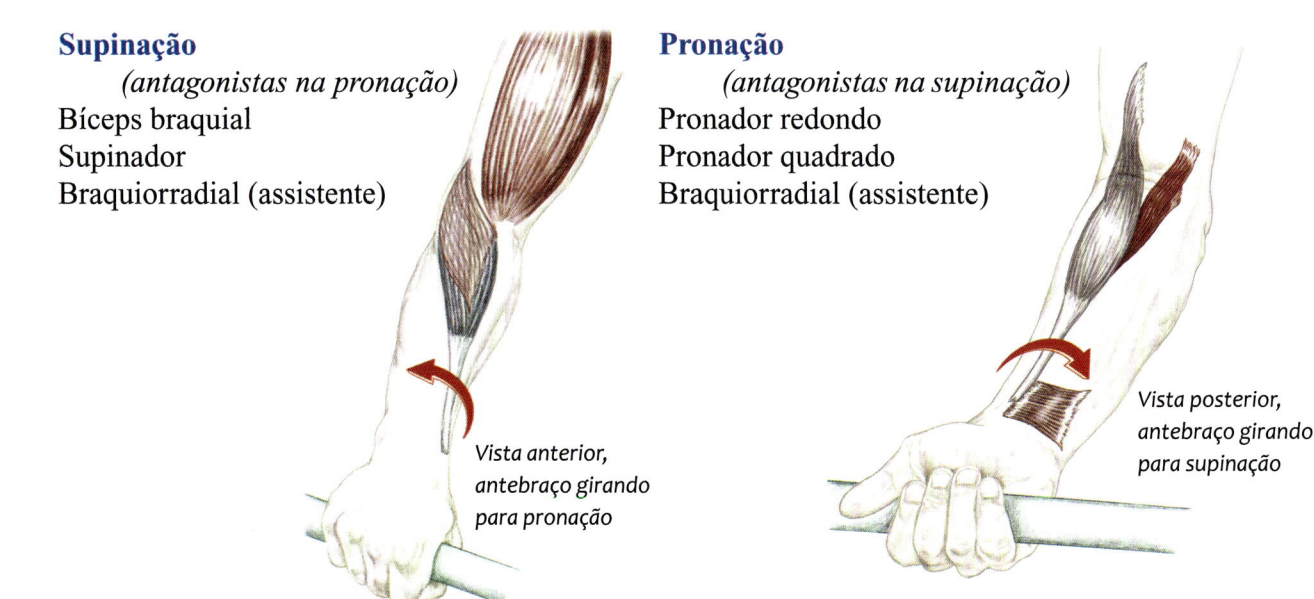

Vista anterior, antebraço girando para pronação

Pronação
(antagonistas na supinação)
Pronador redondo
Pronador quadrado
Braquiorradial (assistente)

Vista posterior, antebraço girando para supinação

Pulso

(articulação radiocarpal)

Flexão
(antagonistas na extensão)
Flexor radial do carpo
Flexor ulnar do carpo
Palmar longo
Flexor superficial dos dedos
Flexor profundo dos dedos (assistente)*
Flexor longo do polegar (assistente)*

Vista anteromedial

Extensão
(antagonistas na flexão)
Extensor radial longo do carpo
Extensor radial curto do carpo
Extensor ulnar do carpo
Extensor dos dedos (assistente)
Extensor do indicador (assistente)

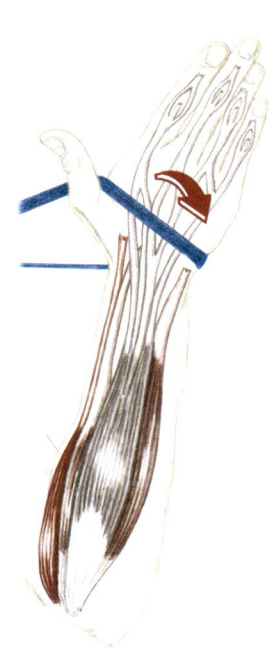

Vista posterior

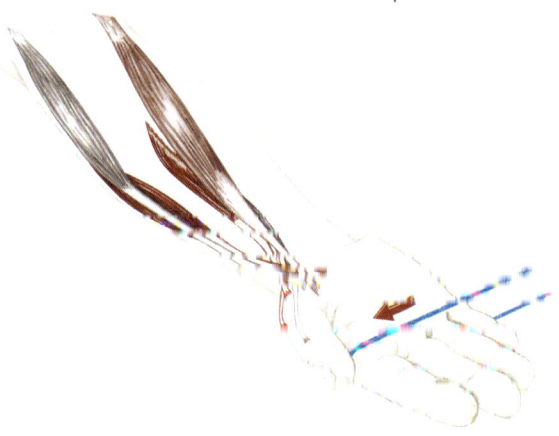

Adução (desvio ulnar)
(antagonistas na abdução)
Extensor ulnar do carpo
Flexor ulnar do carpo

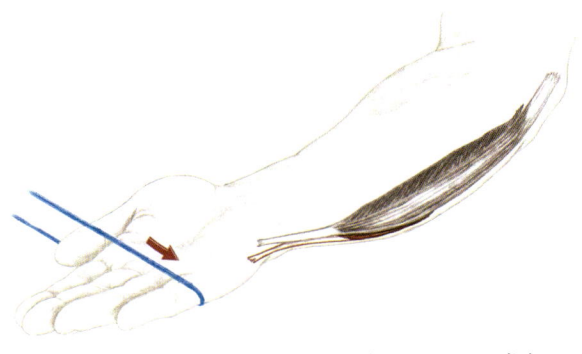

Vista anterolateral

Abdução (desvio radial)
(antagonistas na adução)
Extensor radial longo do carpo
Extensor radial curto do carpo
Extensor longo do polegar
Extensor curto do polegar
Flexor radial do carpo
Abdutor longo do polegar

Vista anteromedial

Mão e dedos

(articulações metacarpofalangeanas e interfalangeanas proximal e distal)

Extensão do segundo ao quinto dedo

(antagonistas na flexão)
Extensor dos dedos
Lumbricais
Interósseos dorsais (2º-4º, assistentes)
Interósseos palmares (2º, 4º e 5º, assistentes)
Extensor do indicador (2º)*

Flexão do segundo ao quinto dedo

(antagonistas na extensão)
Flexor superficial dos dedos
Flexor profundo dos dedos
Flexor curto do mínimo (5º)*
Lumbricais
Interósseos dorsais (2º-4º, assistentes)
Interósseos palmares (2º, 4º e 5º, assistentes)

Vista posterior

Vista anterior

Polegar

(primeiras articulações corpometacarpal e metacarpofalangeana)

Oposição
Oponente do polegar
Flexor curto do polegar (assistente)*
Abdutor curto do polegar (assistente)*

Flexão

(antagonistas na extensão)
Flexor longo do polegar
Flexor curto do polegar*
Adutor do polegar (assistente)
Interósseo palmar (1º, assistente)

Extensão

(antagonistas na extensão)
Extensor longo do polegar
Extensor curto do polegar
Abdutor longo do polegar
Interósseo palmar (1º, assistente)

Vista anterior

Vista posterolateral

Veja na página 518 uma lista completa dos sinergistas para os dedos da mão.

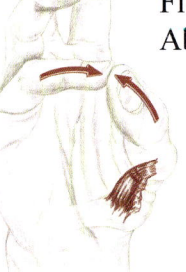

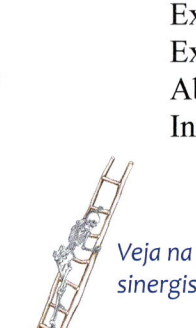

Braquial

O braquial é um forte flexor do cotovelo que se localiza profundamente em relação ao bíceps braquial (p. 137), na parte anterior do braço. Possui um ventre liso, porém grosso (figura 3.55). Contudo, de maneira irônica, a circunferência do braquial apenas auxilia o bíceps a se projetar para mais longe do braço, o que faz do braquial o melhor amigo do bíceps.

Embora sua localização seja embaixo do bíceps, partes do braquial são acessíveis. Sua extremidade lateral, prensada entre o bíceps e o tríceps braquial, é superficial e palpável. A parte distal do braquial também é acessível quando percorre qualquer um dos lados do tendão do bíceps.

A **Flexiona** o cotovelo (articulação umeroulnar)

O Metade distal da superfície anterior do úmero

I Tuberosidade e processo coronoide da ulna

N Musculocutâneos, pequeno ramo a partir dos radiais C5 e C6

1) Dê um aperto de mão em seu parceiro e dobre o cotovelo a 90 graus. É importante fazer a diferenciação entre o tecido muscular do bíceps braquial e o do braquial. Peça a seu parceiro que dobre o cotovelo contra sua resistência e isole as extremidades do ventre arredondado do bíceps braquial.
2) Com o braço relaxado, deslize lateralmente cerca de 1,5 centímetro, afastando-se do bíceps distal. A margem do braquial pode ser detectada deslizando os dedos por sua superfície. À medida que dedilhar sua margem sólida, você sentirá uma "pancada" pronunciada (figura 3.57).
3) Continue a passar os dedos pela margem, siga distalmente para onde ela desaparece, dentro do cotovelo.
4) Localize o tendão distal do bíceps. Apalpe todos os lados do tendão para localizar partes do braquial profundo (figura 3.58).

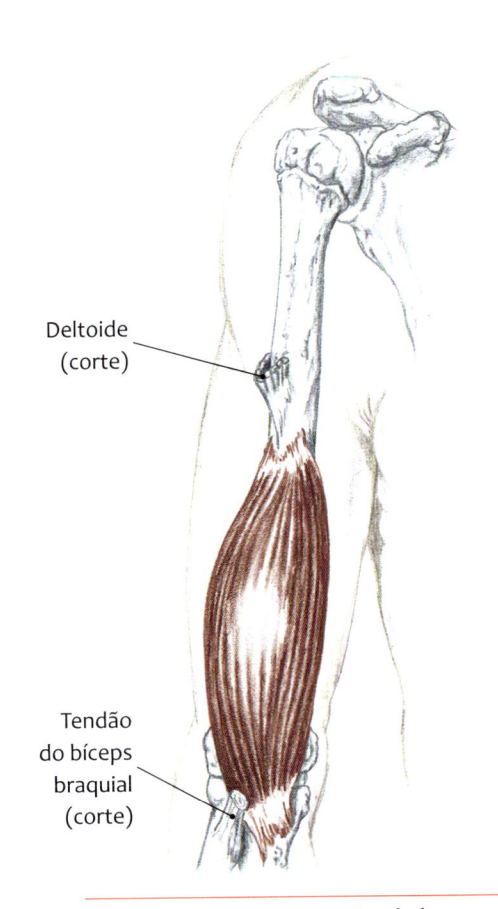

Braquial   Latim.   Relativo a braço

Figura 3.55 *Vista anterior do braço direito, mostrando o braquial.*

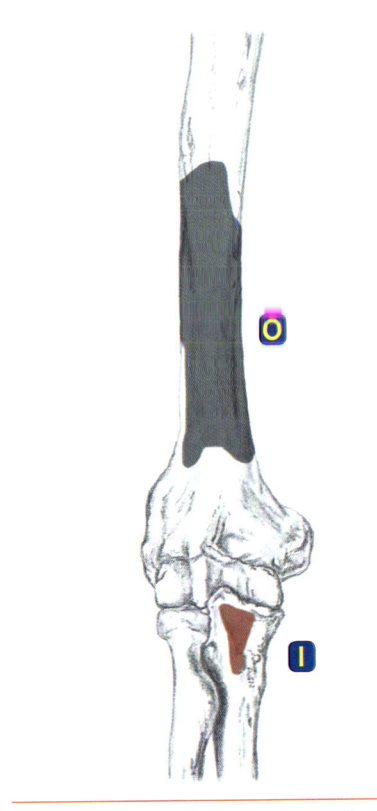

Figura 3.56 *Origem e inserção.*

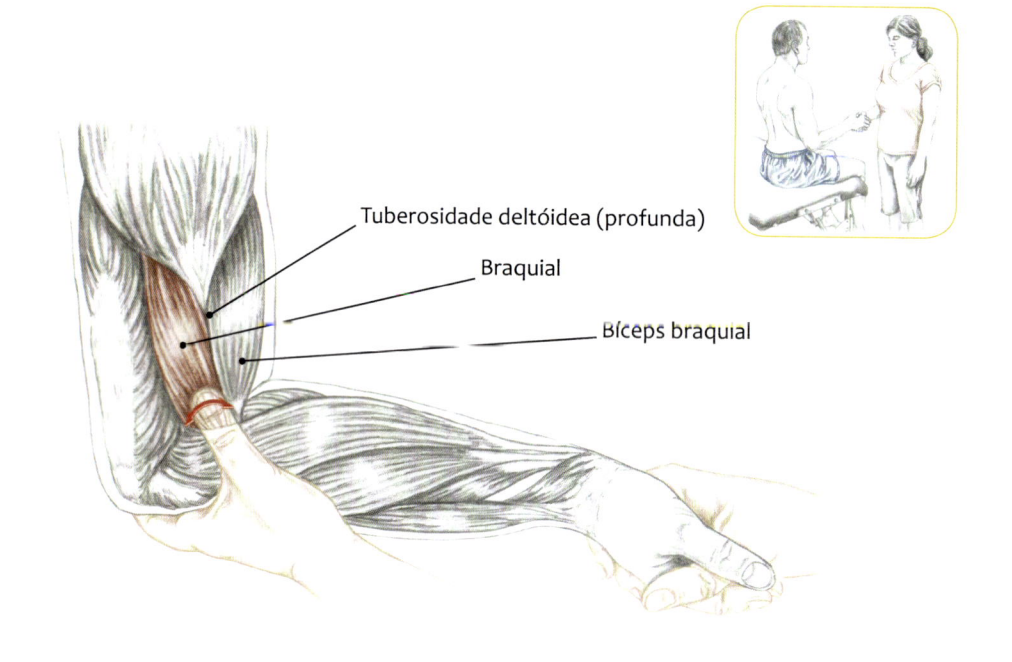

Figura 3.57 *Vista lateral do antebraço direito, com dedilhamento pela margem do braquial.*

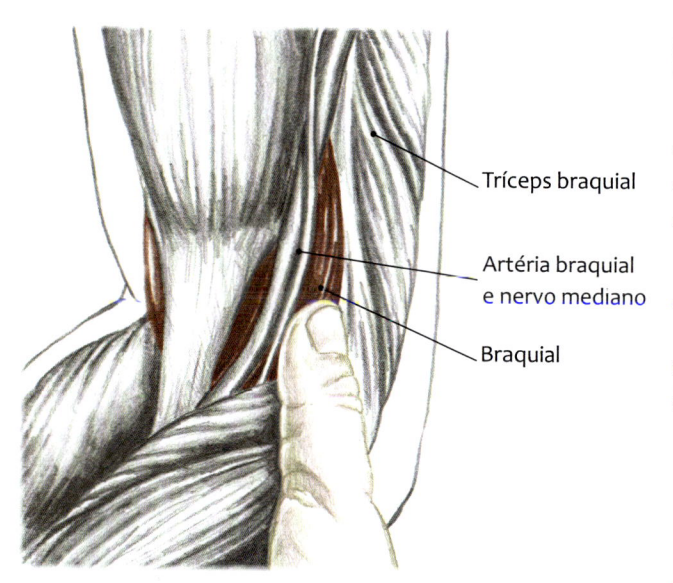

Figura 3.58 *Vista anteromedial do cotovelo direito.*

> Você consegue deslizar por um maço de músculos distinto na lateral do braço? Você consegue segui-lo distalmente em direção à parte interna do cotovelo? Localize o tríceps e o bíceps braquial. As fibras do braquial estão entre eles, na lateral do braço?

> Localize a tuberosidade deltóidea. Deslize distalmente para baixo, na lateral do braço, e explore para localizar a margem do braquial.

Quando você utiliza seu braquial?
- Quando leva comida do prato até sua boca;
- Ao pegar uma pilha de livros de anatomia;
- Quando carrega uma cadeirinha de bebê.

Braquiorradial

O braquiorradial é superficial na lateral do antebraço. Possui um ventre comprido e oval que forma uma útil linha divisória entre os flexores e extensores do pulso e dos dedos. Seu ventre muscular torna-se tendíneo na metade do caminho para o antebraço. É o único músculo que percorre a extensão do antebraço, mas não cruza a articulação do pulso (figura 3.59). A flexão do cotovelo, quando há resistência, faz com que o braquiorradial visivelmente se projete no antebraço e fique prontamente palpável.

A **Flexiona** o cotovelo (articulação umeroulnar) Dá assistência para **pronar** e **supinar** o antebraço quando esses movimentos são realizados sob resistência
O Dois terços proximais da crista supracondiliana lateral do úmero
I Processo estiloide do rádio
N Radiais C**5** e C**6**

1) Dê um aperto de mão em seu parceiro e dobre o cotovelo a 90 graus. Com o antebraço em posição neutra (polegar virado para o teto), peça a seu parceiro que dobre o cotovelo contra sua resistência.
2) Procure pelo braquiorradial, que está ficando saliente na lateral do cotovelo. Se ele não estiver visível, localize a crista supracondiliana lateral do úmero e deslize distalmente.
3) Com seu parceiro ainda contraindo, utilize sua outra mão para apalpar o ventre tubular superficial (figura 3.62). Tente beliscar o ventre com os dedos e se afaste o mais distalmente possível. À medida que se tornar mais tendíneo, dedilhe o tendão distal, em direção ao processo estiloide do rádio.

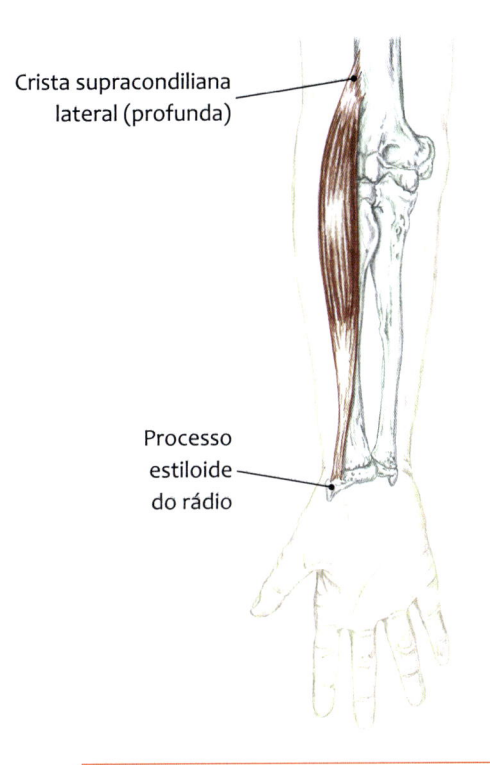

Figura 3.59 *Vista anterior do antebraço direito, mostrando o braquiorradial.*

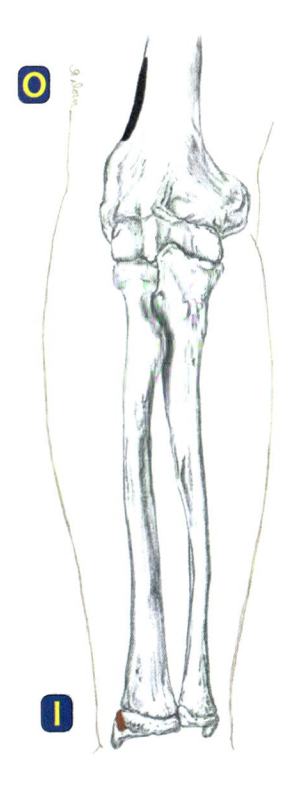

Figura 3.60 *Origem e inserção.*

> O ventre que você está apalpando se contrai e se torna saliente quando o cotovelo é dobrado sob resistência? Ele é superficial? Ele se estende para fora da crista supracondiliana lateral do úmero?

Quando você o utiliza?

- Quando gira uma maçaneta de porta ou uma chave de fenda;
- Ao levar uma caneca de cerveja até a boca;
- Mexendo uma mistura em uma vasilha;
- Acenando como a rainha Elizabeth II.

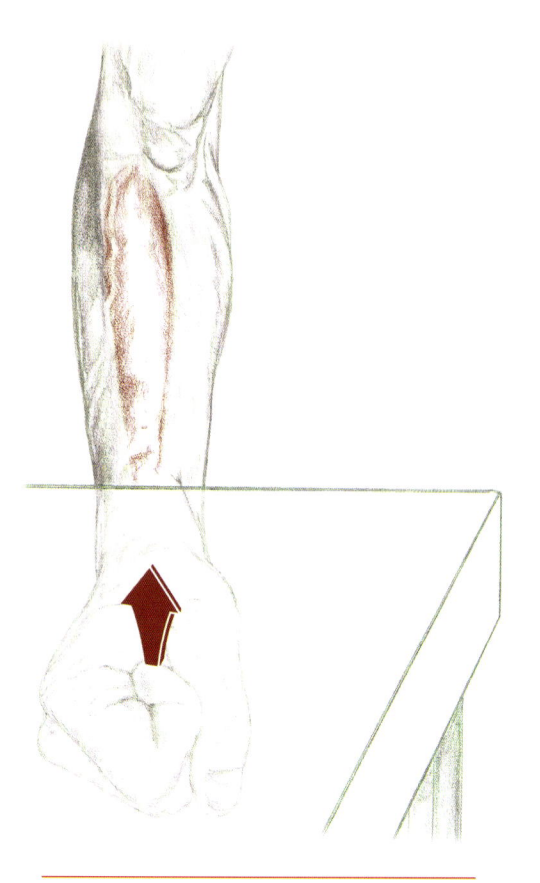

Figura 3.61 Pressionar seu punho contra uma mesa é uma ótima maneira de fazer com que o braquiorradial fique saliente.

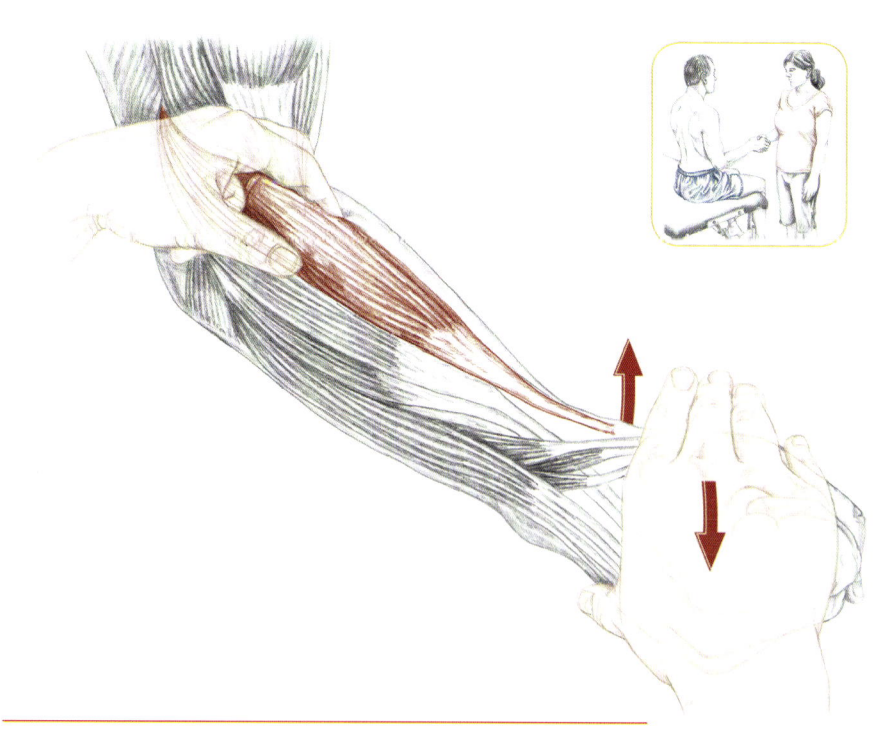

Figura 3.62 Vista anterolateral do antebraço direito com o parceiro flexionando o cotovelo contra sua resistência.

Diferenças entre os grupos flexor e extensor do antebraço

Antes de isolarmos flexores e extensores específicos, primeiro determinaremos a localização desses dois grupos de músculos. Os flexores e os extensores da mão e do pulso localizam-se no antebraço. Em posição anatômica, os flexores localizam-se no lado anteromedial (sem pelos) do antebraço, enquanto os extensores estão posicionados no lado posterolateral (com pelos).

O braquiorradial e a haste da ulna podem ser utilizados como claras linhas divisórias entre esses grupos musculares (figura 3.63). Ambas as estruturas percorrem superficialmente os lados opostos do antebraço, separando os flexores e os extensores.

1) Dê um aperto de mão em seu parceiro e dobre o cotovelo a 90 graus. Localize o braquiorradial e o corpo da ulna (p. 164). Apalpe a extensão dessas estruturas, observando como elas dividem o antebraço em duas metades.
2) Mova-se medialmente a partir do corpo da ulna para os flexores do antebraço. Explore essa metade do antebraço, prestando atenção à circunferência desses músculos.
3) Peça a seu parceiro que dobre suavemente o pulso contra sua resistência (figura 3.64). Observe a contração dos flexores.
4) Mova-se para a lateral do corpo da ulna e explore os ventres do extensor (figura 3.65). Observe como eles são menores e mais duros do que os ventres do flexor. Peça a seu parceiro que estique o pulso contra sua resistência, sentindo os extensores se contraírem.

✓ *Quando seu parceiro curva (dobra) o pulso, os músculos da parte sem pelos do antebraço se contraem? Os extensores se contraem quando a mão se movimenta na direção contrária (extensão)?*

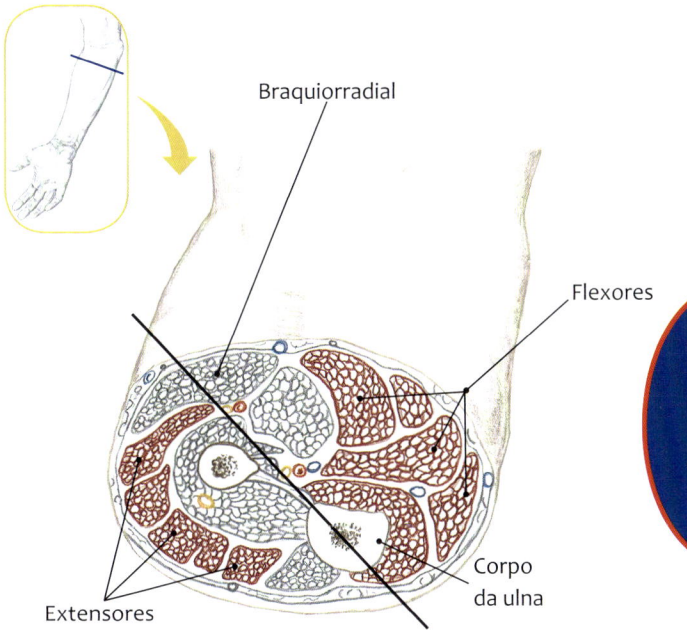

Figura 3.63 Corte transversal do antebraço direito, com a linha diagonal dividindo os flexores e os extensores.

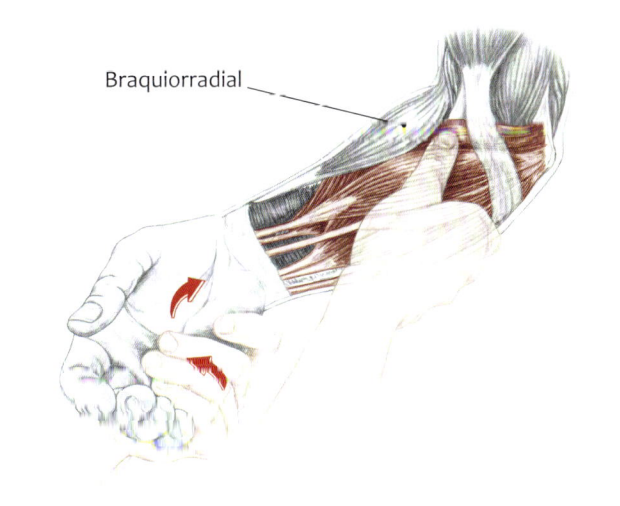

Figura 3.64 Vista anteromedial do antebraço direito, com os flexores destacados.

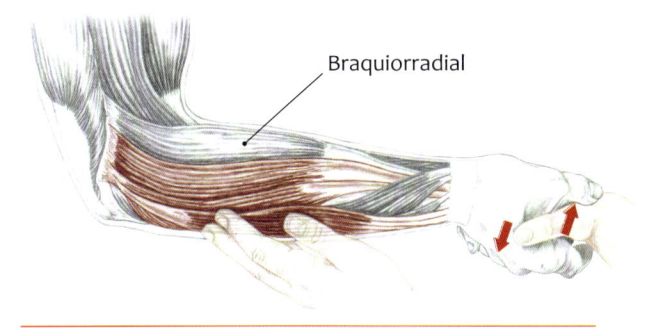

Figura 3.65 Vista lateral do antebraço direito, com os extensores destacados.

Extensores do pulso e dos dedos

Extensor radial longo do carpo
Extensor radial curto do carpo
Extensor ulnar do carpo
Extensor dos dedos

Os quatro extensores geram extensão principalmente no pulso e nos dedos. Eles situam-se entre o braquiorradial e a haste da ulna, ao longo da superfície lateroposterior do antebraço. Todos esses músculos são superficiais e acessíveis, embora seja desafiador isolá-los efetivamente. Com origem na lateral do úmero, os ventres dos extensores se tornam tendíneos quando estão cerca de cinco centímetros proximais da articulação do pulso (figura 3.66). Como um grupo, eles são menores e mais resistentes que os flexores do antebraço.

Os **extensores radiais longo** e **curto do carpo** são lateroposteriores ao braquiorradial (figuras 3.67 e 3.68). O **extensor ulnar do carpo**, como o nome sugere, localiza-se próximo do corpo da ulna (figura 3.69). O **extensor dos dedos** está localizado entre esses músculos e possui quatro tendões longos e superficiais que se estendem pela superfície dorsal da mão e dos dedos (figura 3.70). O extensor do mínimo às vezes é classificado como um músculo separado, mas, na verdade, é apenas a parte mais medial do extensor dos dedos, com um tendão que se liga ao quinto dedo.

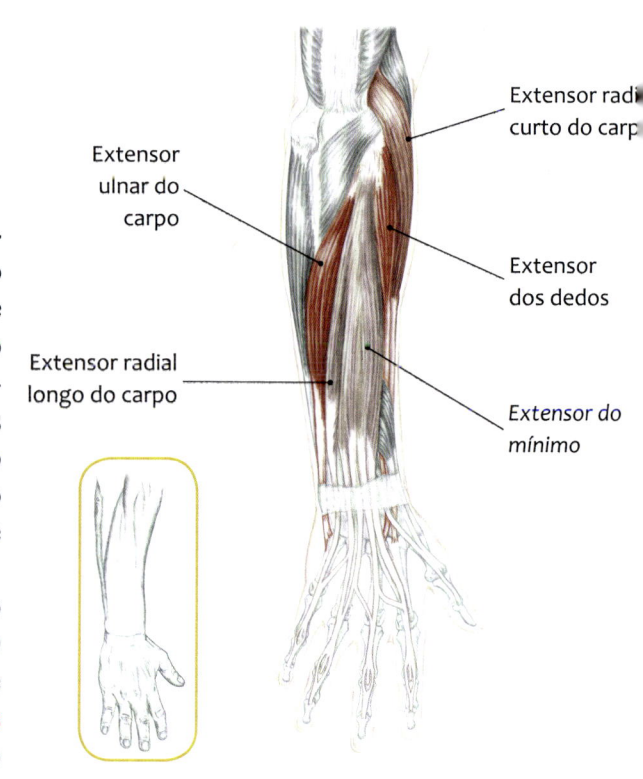

Figura 3.66 *Vista posterior do antebraço direito.*

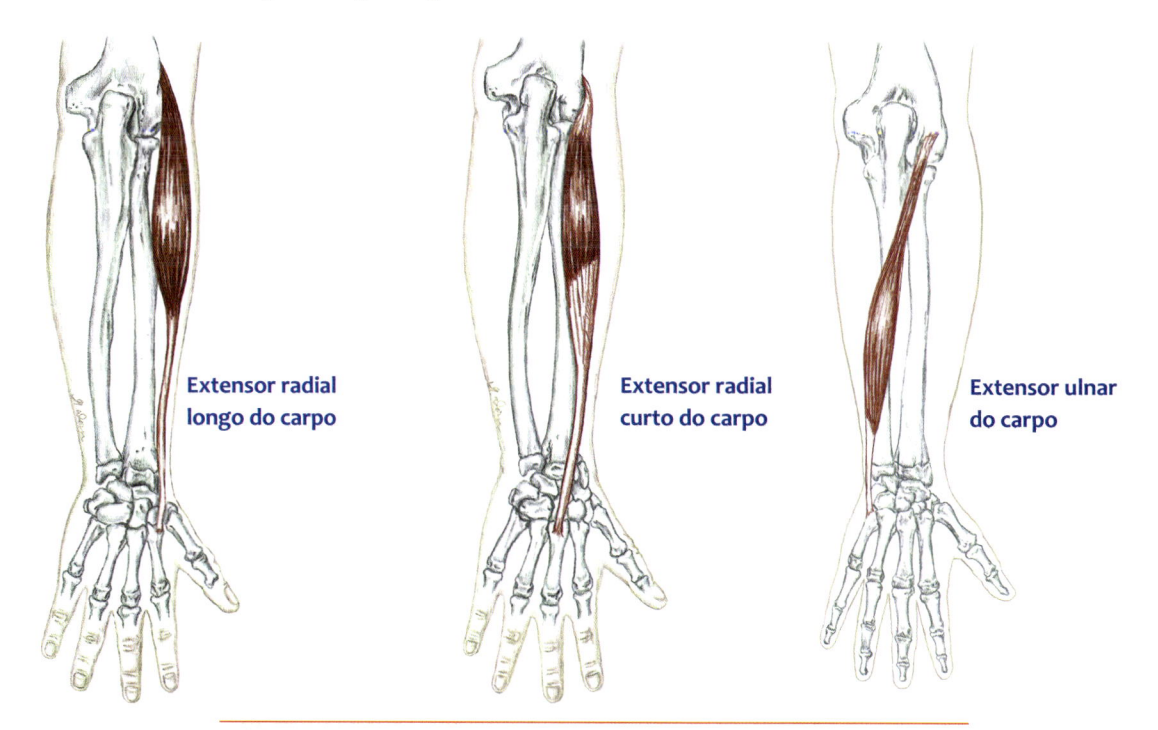

figuras 3.67, 3.68 e 3.69 *Vistas posteriores do antebraço direito.*

Carpo   Latim.   Do pulso

Antebraço e Mão | 191

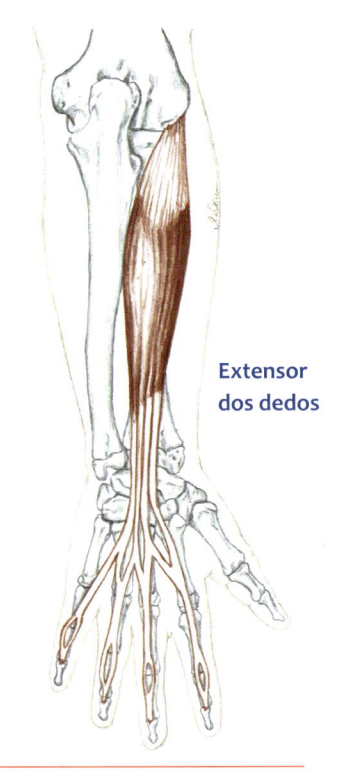

Figura 3.70 Vista posterior do antebraço direito.

Extensor dos dedos

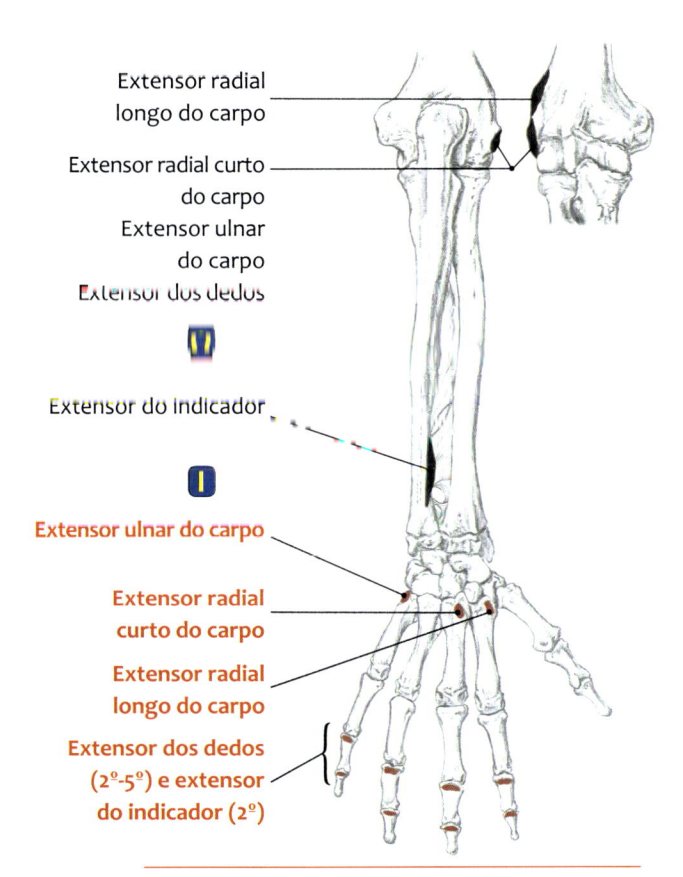

Figura 3.71 Origens e inserções dos extensores.

- Extensor radial longo do carpo
- Extensor radial curto do carpo
- Extensor ulnar do carpo
- Extensor dos dedos
- Extensor do indicador
- Extensor ulnar do carpo
- Extensor radial curto do carpo
- Extensor radial longo do carpo
- Extensor dos dedos (2º-5º) e extensor do indicador (2º)

Extensores radiais longo e curto do carpo

A **Estendem** o pulso (articulação radiocarpal)
Abduzem o pulso (articulação radiocarpal)
Dão assistência na **flexão** do cotovelo (articulação umeroulnar)

O *Longo*:
Um terço distal da crista supracondiliana lateral do úmero
Curto:
Tendão extensor comum da crista supracondiliana lateral do úmero

I *Longo*:
Base do segundo metacarpal
Curto:
Base do terceiro metacarpal

N *Longo*:
Radiais C5, C**6**, C**7** e C**8**
Curto:
Radiais C**6**, C**7** e C**8**

Extensor ulnar do carpo

A **Estende** o pulso (articulação radiocarpal)
Aduz o pulso (articulação radiocarpal)

O Tendão extensor comum da crista supracondiliana lateral do úmero

I Base do quinto metacarpal

N Radiais C6, C**7** e C**8**

Extensor dos dedos

A **Estendem** do segundo ao quinto dedo (articulações metacarpofalangeana e interfalangeana)
Dá assistência na **extensão** do pulso (articulação radiocarpal)

O Tendão extensor comum da crista supracondiliana lateral do úmero

I Bases das falanges mediais e distais do segundo ao quinto dedo

N Radial C**6**, C**7** e C**8**

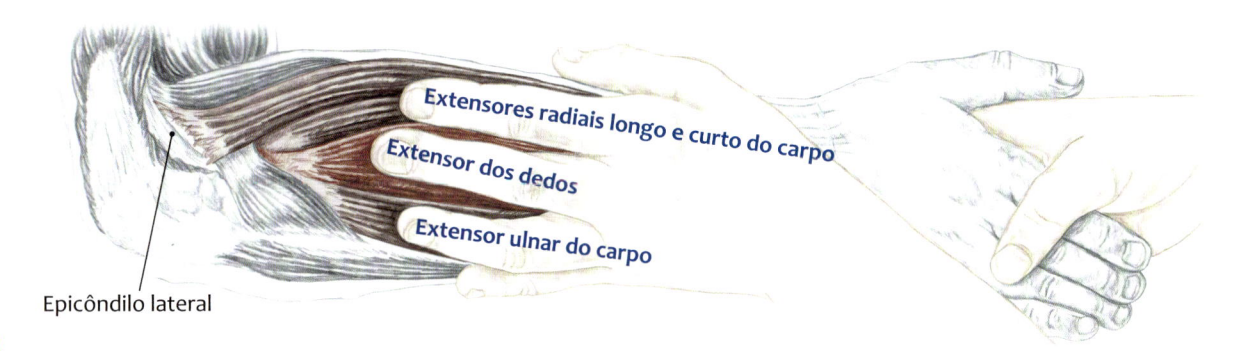

Figura 3.72 Vista lateral do antebraço direito com os dedos mostrando a ordem dos extensores.

Labels: Extensores radiais longo e curto do carpo; Extensor dos dedos; Extensor ulnar do carpo; Epicôndilo lateral

Grupo extensor

1) Dê um aperto de mão e dobre o cotovelo a 90 graus. Localize o braquiorradial e o corpo da ulna.
2) Posicione a parte plana da mão entre esses pontos de referência e peça a seu parceiro que estique e relaxe alternadamente o pulso contra sua resistência (ver p. 188).
3) Explore as fibras finas e resistentes desses músculos e observe como elas se contraem sob extensão. Acesse sua origem no epicôndilo lateral (figura 3.73).

✓ *Você está entre o braquiorradial e o corpo ulnar? Os músculos se contraem com a extensão do pulso?*

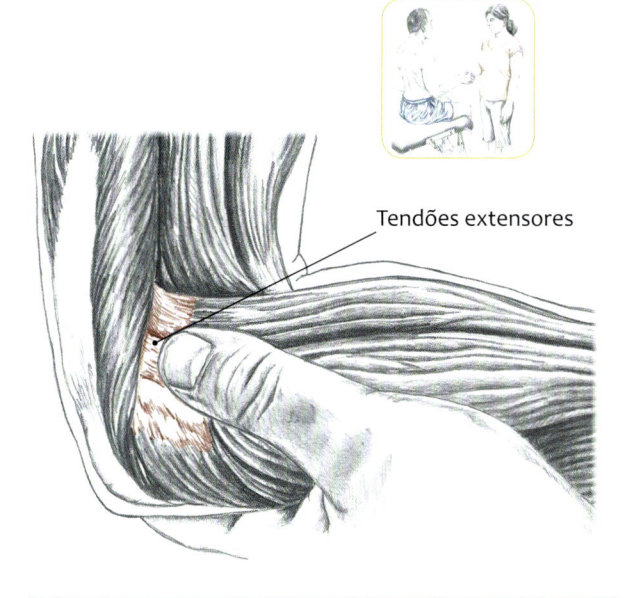

Figura 3.73 Vista lateral do cotovelo direito com palpação do tendão extensor comum localizado no epicôndilo lateral.

Label: Tendões extensores

Quando você utiliza seus extensores?

Extensor radial do carpo
- Quando estabiliza o pulso enquanto pega ou abre um pote;
- Ao lavar louça;
- Ao fechar uma torneira.

Extensor ulnar do carpo
- Quando modela argila para um trabalho de arte;
- Ao puxar um livro de uma prateleira alta;
- Para alcançar o assento traseiro de seu carro.

Extensor dos dedos
- Ao tocar piano ou trompete;
- Quando segura a mão ao alto para fazer a saudação dos vulcanianos (extensão do pulso e dos dedos);
- Ao soltar um aperto de mão.

Extensores radiais longo e curto do carpo

1) Dê um aperto de mão e dobre o cotovelo a 90 graus. Localize o braquiorradial. Deslize lateralmente por seu ventre, em direção às fibras do extensor radial do carpo.
2) Peça a seu parceiro que abduza e relaxe, alternadamente, o pulso contra sua resistência. Sinta como as fibras se contraem com esse movimento (figura 3.74).
3) Siga suas fibras musculares distalmente tanto quanto possível para onde elas se tornam tendíneas.

Diferencie os músculos extensores radiais do carpo e o braquiorradial pedindo a seu parceiro que abduza e relaxe o pulso alternadamente contra sua resistência. O braquiorradial, que não cruza a articulação do pulso, permanecerá solto com essa ação, enquanto os músculos extensores radiais do carpo se contrairão.

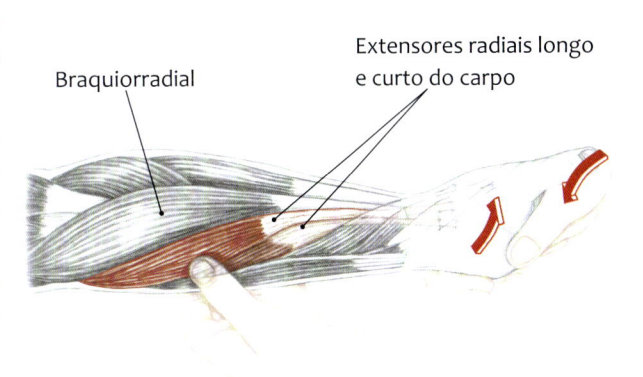

Figura 3.74 Vista lateral do antebraço direito.

Extensor dos dedos

1) Dê um aperto de mão em seu parceiro e dobre seu cotovelo a 90 graus. Deslize lateralmente pelas fibras do extensor radial do carpo.
2) À medida que se movimenta pelo antebraço, apalpe a superfície lisa do extensor do dedo e deslize por suas fibras.
3) Isole seu ventre, solicitando ao parceiro que estique o pulso e os dedos. Siga o ventre distalmente à medida que ele se transforma em tendões. Os tendões serão palpáveis assim que passarem embaixo do retináculo do extensor e continuarem ao longo da superfície dorsal da mão.

Peça a seu parceiro que movimente os dedos como se estivesse digitando (figura 3.75). Você sente uma contração ondulatória do extensor dos dedos?

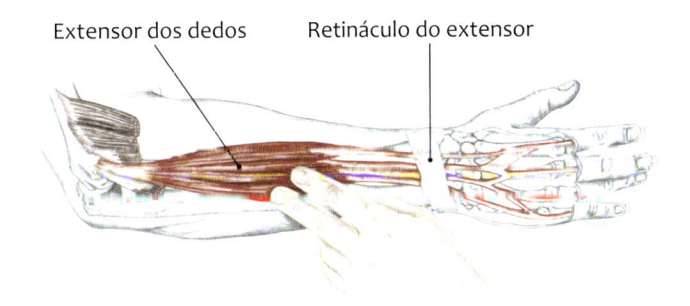

Figura 3.75 Vista lateral da superfície posterior do antebraço direito, com o parceiro movimentando os dedos.

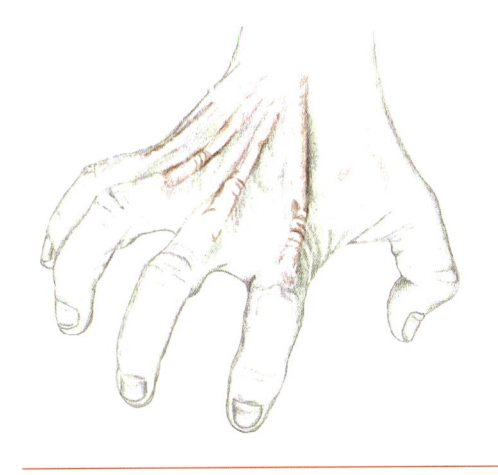

Figura 3.76 Fazer o infame gesto de "garra mortal" leva os tendões do extensor dos dedos para a superfície.

Extensor ulnar do carpo

1) Dê um aperto de mão em seu parceiro e dobre o cotovelo a 90 graus. Localize o corpo da ulna.
2) Deslize lateralmente pelo corpo, em direção ao ventre fino do extensor ulnar do carpo.
3) Peça a seu parceiro que aduza o pulso contra sua resistência (figura 3.77). Observe como o tecido diretamente lateral à ulna se contrai com esse movimento.
4) Siga o tendão distalmente, passando pela cabeça da ulna.

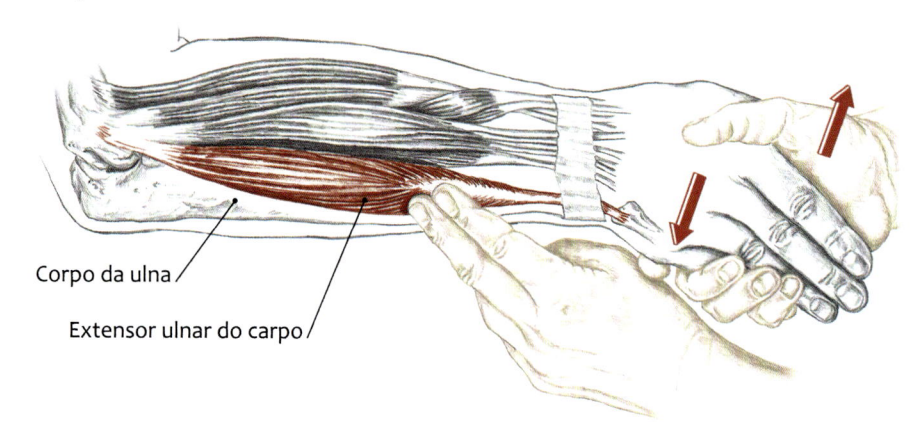

Figura 3.77 *Vista lateral da superfície posterior do antebraço direito.*

O braquiorradial e os extensores radiais longo e curto do carpo às vezes são, em conjunto, chamados de "maço de três". Juntos eles formam uma extensa massa muscular que se estende distalmente a partir da crista supracondiliana lateral do úmero.

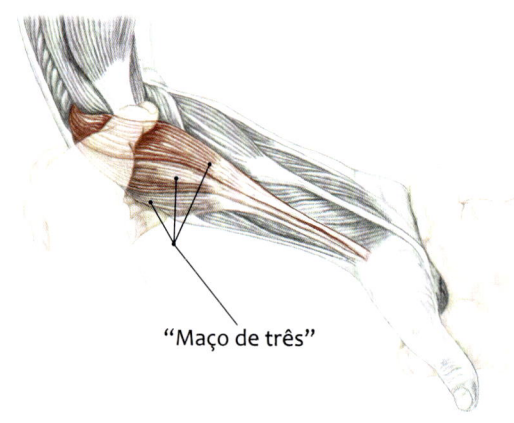

"Maço de três"

Para localizar o maço, dê um aperto de mão em seu parceiro e apalpe exatamente na lateral da parte interna do cotovelo. O maço será o tecido grosso e móvel que pode ser facilmente agarrado entre os dedos e o polegar. Percorra-o distalmente tanto quanto possível.

Ancôneo

O ancôneo é um extensor fraco do cotovelo localizado lateralmente ao olécrano. De formato triangular, sua origem é no epicôndilo lateral do úmero e espalha-se para se ligar ao corpo da ulna (figura 3.78). O ancôneo é superficial, embora possa ser difícil distingui-lo dos extensores adjacentes.

A **Estende** o cotovelo (articulação umeroulnar)
O Epicôndilo lateral do úmero
I Olécrano e superfície posterior e proximal da ulna
N Radiais C**7** e C**8**

1) Localize o processo olécrano, a haste proximal da ulna e o epicôndilo lateral do úmero.
2) Depois, posicione seu dedo indicador na ulna proximal e a ponta do dedo médio sobre o epicôndilo lateral. O "V" formado por seus dedos é o contorno do ancôneo (figura 3.79).

Figura 3.78 Vista posterior do cotovelo direito, mostrando o ancôneo.

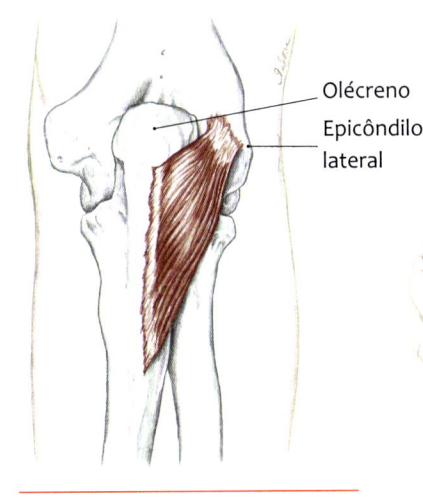

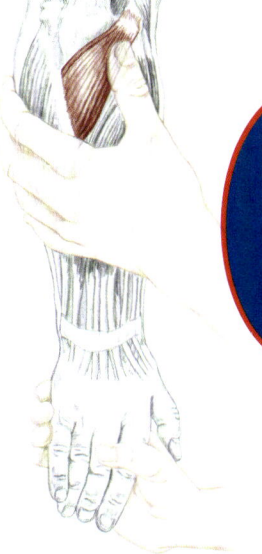

Figura 3.79 Dedilhando o polegar sobre o ventre.

Extensor do indicador

Localizado profundamente ao extensor dos dedos e ao extensor ulnar do carpo, esse músculo pequeno, porém crucial, dá assistência específica ao extensor dos dedos na extensão do dedo indicador. Seu tendão corre diagonalmente pelo pulso e pela mão, revestido pelo tendão do extensor dos dedos (figura 3.80). Se você estica seu dedo indicador na articulação metacarpofalangeana, deverá ver dois tendões lado a lado passando pela parte superior dos nós (figura 3.81). O tendão medial (próximo ao dedo médio) é o tendão do extensor do indicador.

A **Estende** o segundo dedo (articulação metacarpofalangeana)
   Aduz o segundo dedo
   Possivelmente dá assistência na **extensão** do pulso (articulação radiocarpal)
O Face posterior da haste distal da ulna e membranas interósseas
I Tendão do extensor dos dedos no nível do segundo metacarpal
N Radiais C6, **7** e C**8**

Figura 3.80 Vista dorsal da mão direita, mostrando o extensor do indicador.

Tendão do extensor do indicador
Tendão do extensor dos dedos

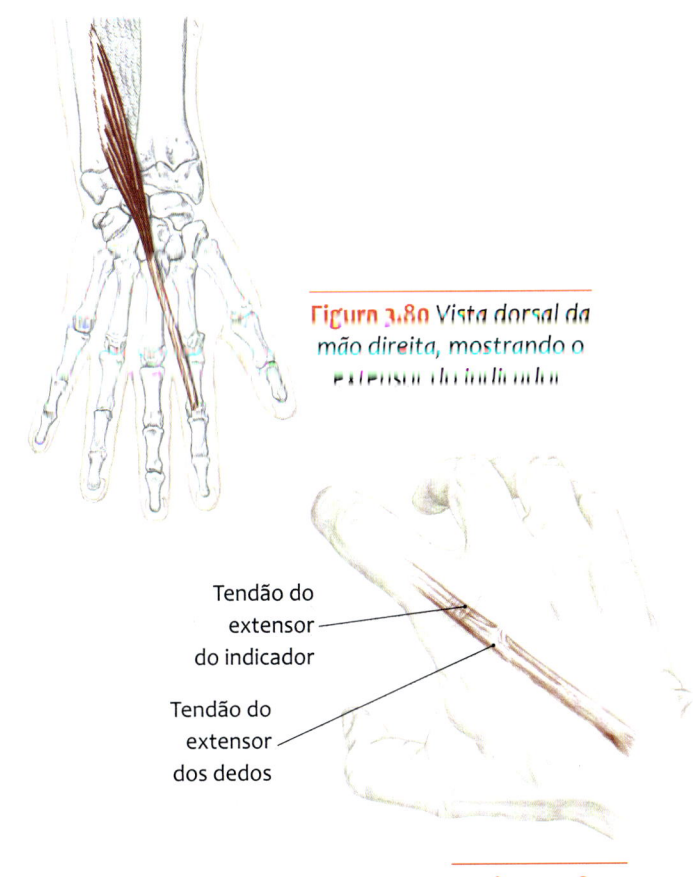

Figura 3.81

Ancôneo   Grego,   cotovelo

Flexores do pulso e dos dedos

Flexor radial do carpo
Palmar longo
Flexor ulnar do carpo
Flexor superficial dos dedos
Flexor profundo dos dedos

Os cinco flexores incluídos nesta seção geram flexão principalmente no pulso e nos dedos (figura 3.82). Eles se localizam na superfície anteromedial do antebraço, entre o braquiorradial e o corpo ulnar. A maioria dos flexores origina-se como uma massa a partir do tendão flexor comum no epicôndilo medial do úmero (figura 3.84). Os ventres dos flexores se estendem inferiormente pelo antebraço, tornando-se finos tendões a cerca de cinco centímetros proximais do pulso.

Como um grupo, os flexores são mais grossos e maleáveis do que os extensores. Embora os flexores sejam facilmente acessados em grupo, isolar ventres musculares específicos pode ser desafiador.

Os flexores são dispostos em três camadas. A camada superficial é formada pelos extensos ventres do flexor radial do carpo, do palmar longo e do flexor ulnar do carpo (figura 3.83). O **flexor radial do carpo** é medial ao pronador redondo e ao braquiorradial (figura 3.85). O **flexor ulnar do carpo** localiza-se próximo do corpo ulnar e possui um tendão distinto que se une ao pisiforme (figura 3.87). O **palmar longo** (figura 3.86), que às vezes está ausente, corre entre o flexor radial do carpo e o flexor ulnar do carpo e se liga à aponeurose palmar (p. 221). Partes de todos os três músculos podem ser isoladas para propósitos palpatórios.

As camadas mediana e profunda contêm os ventres largos do **flexor superficial dos dedos** e do **flexor profundo dos dedos**, respectivamente (figura 3.89 e 3.90). Cada músculo dos dedos possui quatro finos tendões que passam pelo túnel carpal (p. 221) e se unem nas falanges. Os ventres dos dedos são difíceis de acessar diretamente, mas sua densidade pode ser sentida embaixo dos flexores superficiais.

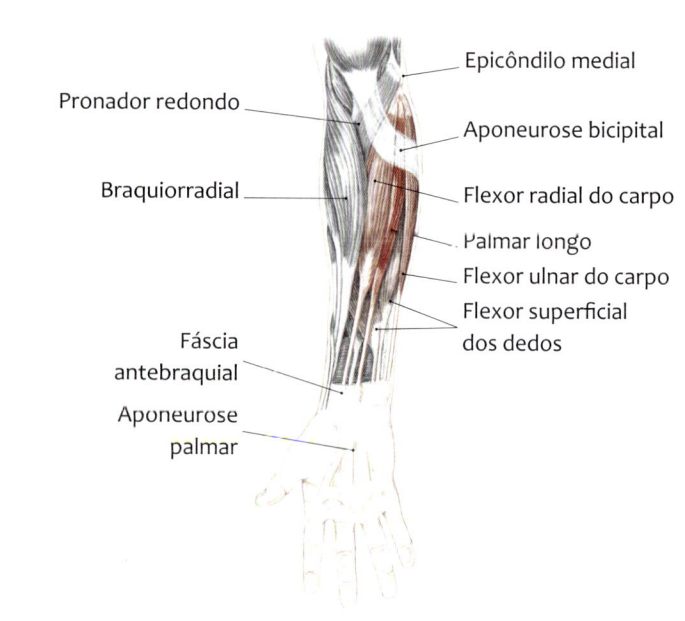

Figura 3.82 Vista anterior do antebraço direito.

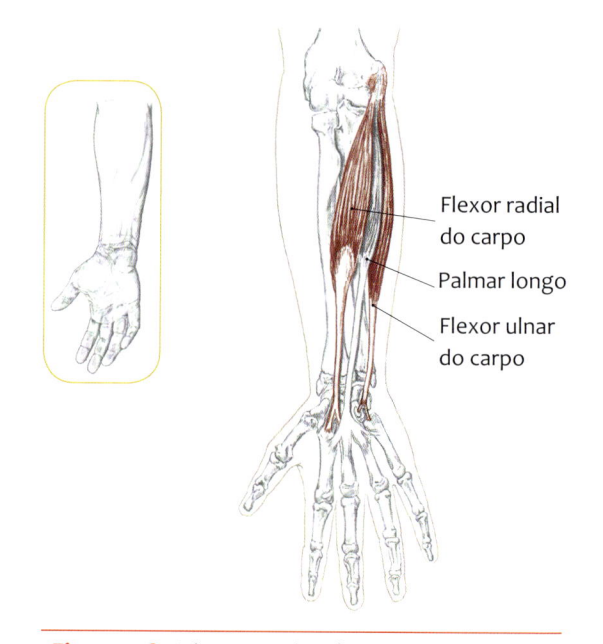

Figura 3.83 Vista anterior do antebraço direito, mostrando a camada superficial dos flexores.

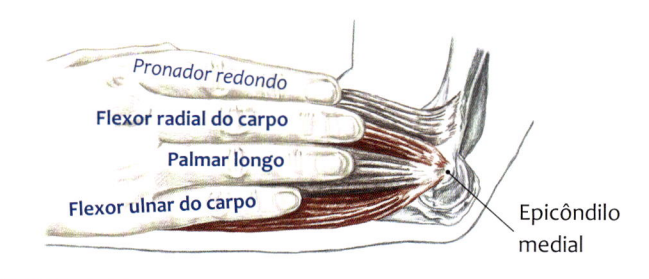

Figura 3.84 Vista medial do antebraço direito, com os dedos mostrando a ordem dos músculos.

Superficial   Latim.   Na superfície

Antebraço e Mão | 197

figuras 3.85, 3.86 e 3.87 Vistas anteriores do antebraço direito.

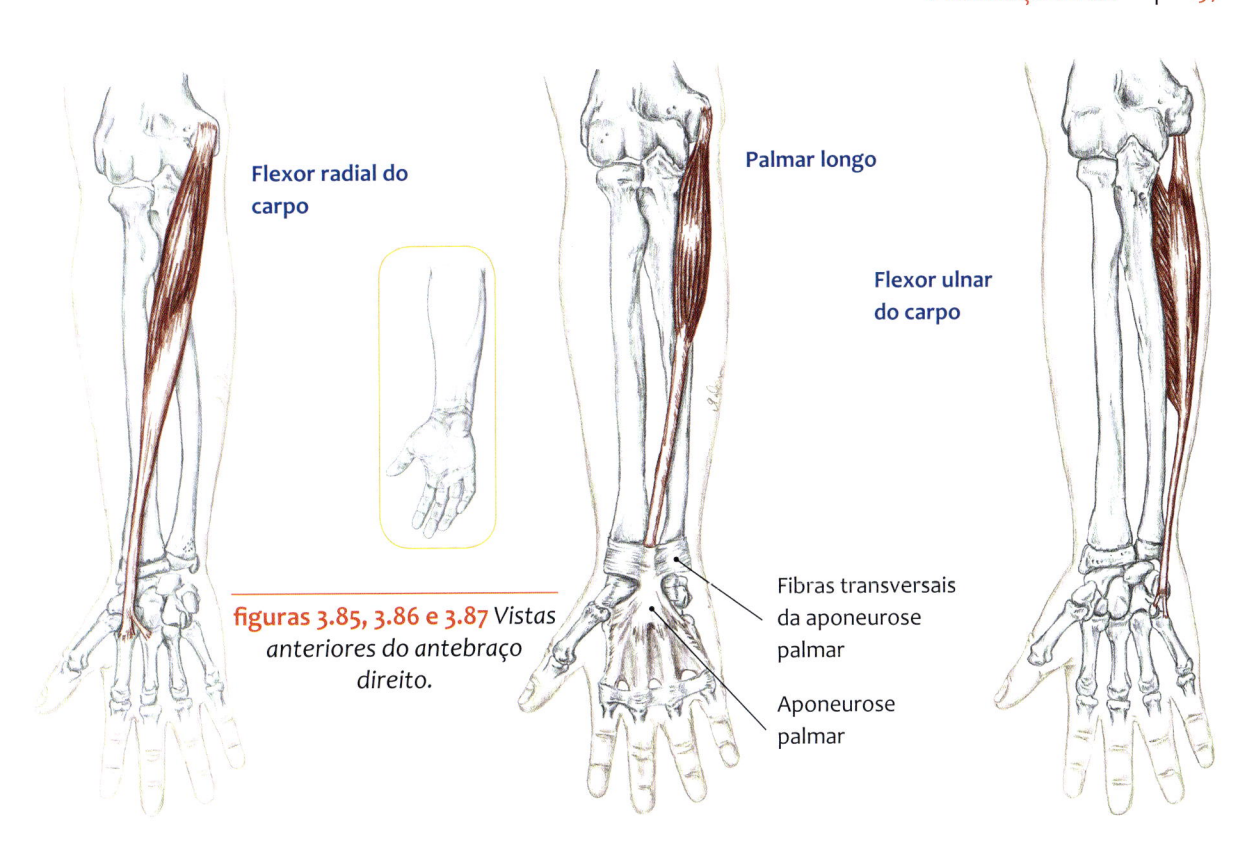

Flexor radial do carpo

A **Flexiona** o pulso (articulação radiocarpal)

Abduz o pulso (articulação radiocarpal)

Possivelmente dá assistência na **flexão** do cotovelo (articulação umeroulnar)

O Tendão flexor comum a partir do epicôndilo medial do úmero

I Bases do segundo e terceiro metacarpais

N Medianos C6, C7 e C8

Palmar longo

A **Tensiona** a fáscia palmar

Flexiona o pulso (articulação radiocarpal)

Possivelmente dá assistência na **flexão** do cotovelo (articulação umeroulnar)

O Tendão flexor comum a partir do epicôndilo medial do úmero

I Retináculo do flexor e aponeurose palmar

N Medianos C(6), C7, C8, T1

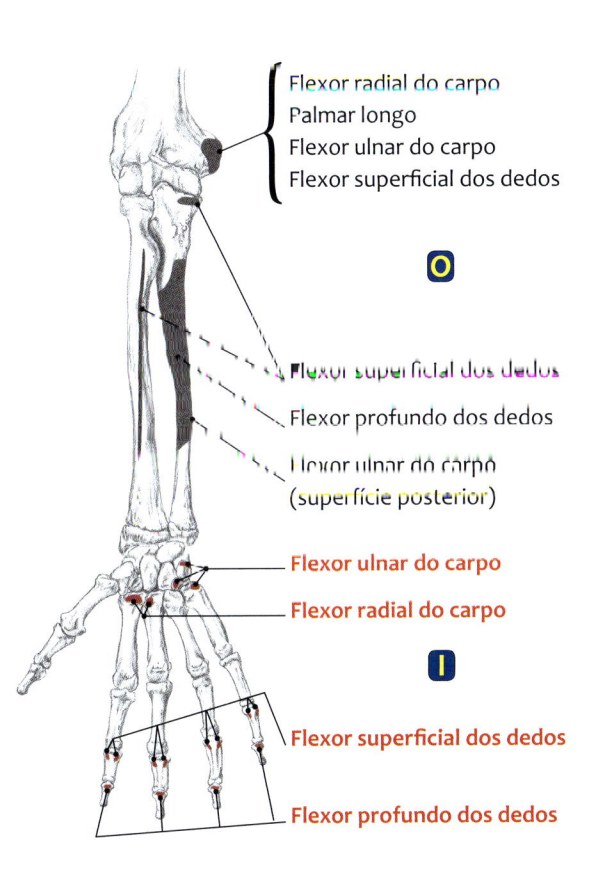

Figura 3.88 Origens e inserções dos flexores, vista anterior.

Flexor ulnar do carpo

A **Flexiona** o pulso (articulação radiocarpal)

Aduz o pulso (articulação radiocarpal)

Dá assistência na **flexão** do cotovelo (articulação umeroulnar)

O *Cabeça umeral:*
Tendão flexor comum a partir do epicôndilo medial do úmero

Cabeça ulnar:
Superfície posterior de dois terços proximais da ulna

I Pisiforme, "gancho" do uncinado e base do quinto metacarpal

N Ulnar C7, **C8** e T1

Flexor superficial dos dedos

A **Flexiona** do segundo ao quinto dedo (articulações metacarpofalangeana e interfalangeana proximal)

Flexiona o pulso (articulação radiocarpal)

O Tendão flexor comum a partir do epicôndilo medial do úmero, ligamento colateral ulnar, processo coronoide da ulna, membranas interósseas e corpo proximal do rádio

I Lados das falanges medianas do segundo ao quinto dedo

N Medianos C7, **C8**, T1

Flexor profundo dos dedos

A **Flexiona** do segundo ao quinto dedo (articulações metacarpofalangeana e interfalangeana distal)

Dá assistência na **flexão** do pulso (articulação radiocarpal)

O Superfícies anterior e medial de três quartos proximais da ulna

I Bases das falanges distais, superfície palmar do segundo ao quinto dedo

N *Primeiro e segundo*: Medianos C7, **C8** e T1
Terceiro e quarto: Ulnares C7, **C8** e T1

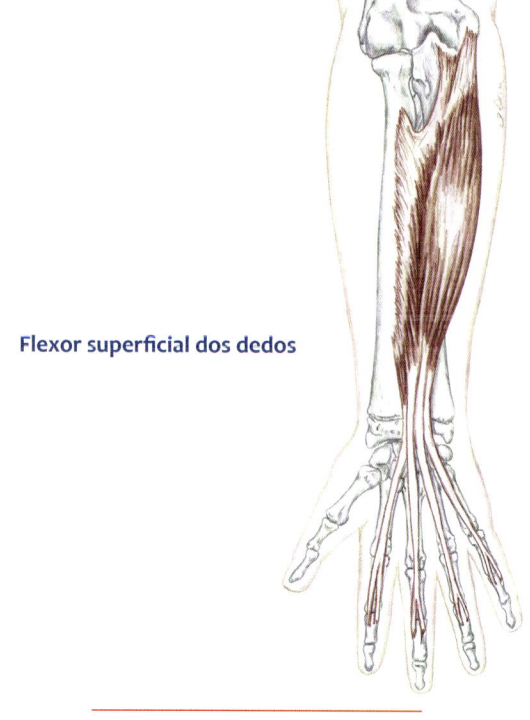

Figura 3.89 *Vista anterior do antebraço direito.*

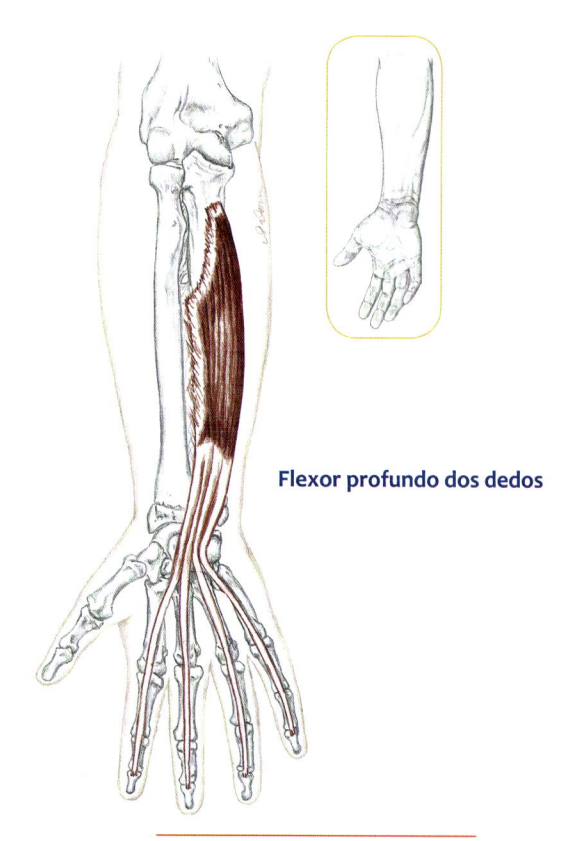

Figura 3.90 *Vista anterior do antebraço direito.*

Grupo flexor

1) Dê um aperto de mão em seu parceiro e dobre o cotovelo a 90 graus. Localize o braquiorradial e ao corpo da ulna (ver p. 164).
2) Posicione a parte plana de sua mão entre esses pontos de referência, na superfície anterior do antebraço, e peça a seu parceiro que flexione e relaxe alternadamente o pulso contra sua resistência (ver p. 188).
3) Explore os ventres redondos desde sua origem, no epicôndilo medial, até seus tendões distais, no pulso (figura 3.91).

✓ Você está entre o braquiorradial e o corpo ulnar? Os músculos se contraem na flexão do pulso?

Flexor radial do carpo e palmar longo

1) Dobre o cotovelo de seu parceiro a 90 graus e supine o antebraço. Comece nos tendões distais. Peça a seu parceiro que flexione o pulso contra sua resistência.
2) No centro do pulso estarão dois tendões superficiais – o do flexor radial do carpo e o do palmar longo (figura 3.92). O do palmar longo pode estar ausente, mas, se ambos os tendões estiverem presentes, o do palmar será o mais medial.
3) Enquanto seu parceiro contrai, deslize pelos tendões e siga-os proximalmente à medida que eles se expandem em ventres musculares (figura 3.93). Peça a seu parceiro que abduza e relaxe o pulso alternadamente para gerar uma contração distinta do flexor radial do carpo (figura 3.94).

✓ Os tendões/ventres musculares são superficiais? Se você apalpa o ventre do flexor radial do carpo, ele é superficial e medial ao pronador redondo (p. 202)? O palmar longo é medial em relação ao flexor radial do carpo? Siga os ventres em direção ao cotovelo. Eles se fundem no epicôndilo medial do úmero?

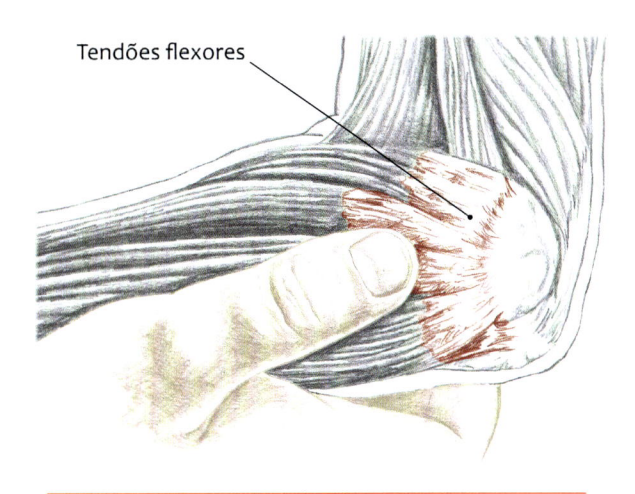

Figura 3.91 Vista medial do cotovelo direito com palpação do tendão flexor comum localizado no epicôndilo medial.

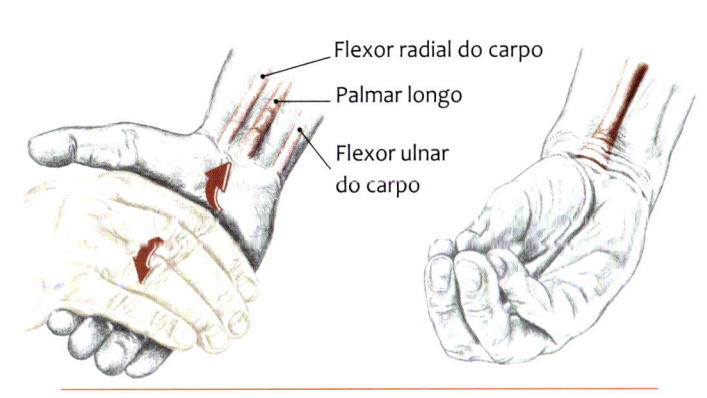

Figura 3.92 A flexão do pulso, sob resistência, leva os tendões flexores para a superfície, enquanto a união dos dedos geralmente ressalta o palmar longo.

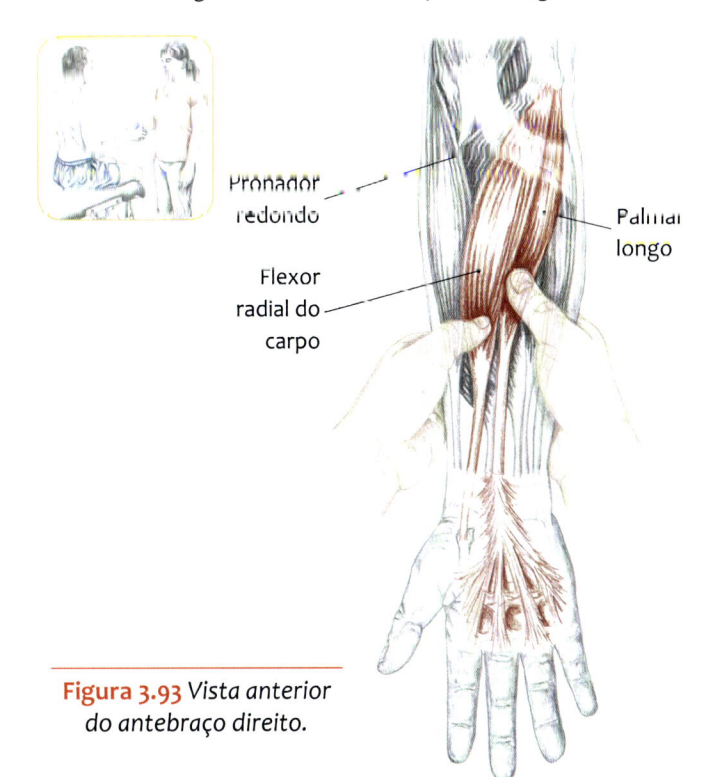

Figura 3.93 Vista anterior do antebraço direito.

Quando você os utiliza?

Flexor radial do carpo
- Ao apertar a alça de mão para se segurar em um trem que se movimenta em velocidade;
- Ao girar uma válvula de água;
- Quando segura um aparelho de celular.

Palmar longo
- Quando manuseia uma toranja grande;
- Ao fazer flexões com as pontas dos dedos;
- Quando faz uma bola de neve.

Flexor ulnar do carpo
- Quando utiliza a mão para surrupiar comida da mesa da cozinha;
- Abrindo um pote de tampa apertada;
- Quando aplica um golpe incrível de judô.

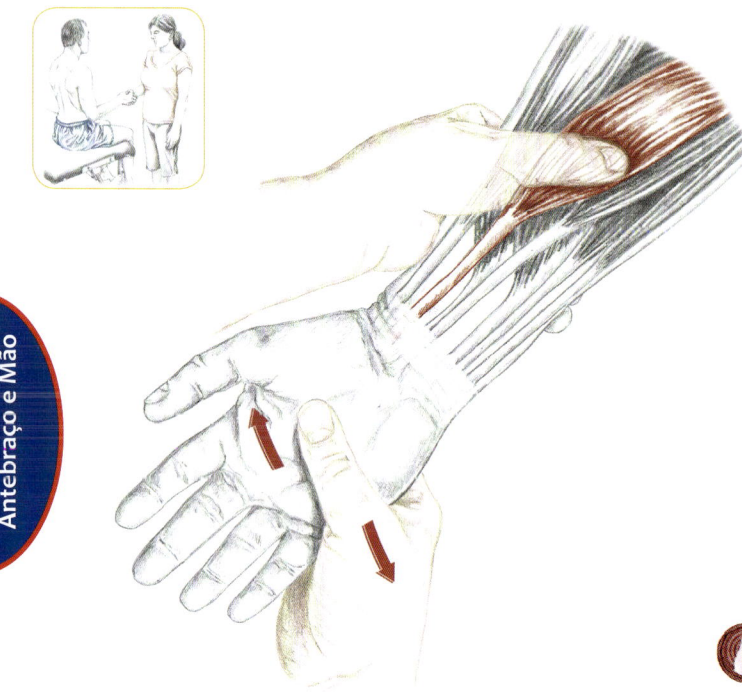

Figura 3.94 Sentindo o flexor radial do carpo por meio da abdução sob resistência do pulso direito.

Flexor ulnar do carpo

1) Dê um aperto de mão em seu parceiro, dobre o cotovelo a 90 graus e supine o antebraço. Inicie no tendão distal, localizando o pisiforme (p. 170).
2) Deslize proximalmente pelo pisiforme até o tendão delgado e superficial do flexor ulnar do carpo (figura 3.96).
3) Enquanto seu parceiro aduz e relaxa alternadamente o pulso contra sua resistência, siga o tendão proximalmente, dedilhando sua superfície (figura 3.95). Sinta como ele se dilata em um ventre muscular e segue em direção ao epicôndilo medial. (Observação: Ao contrário do extensor ulnar do carpo, o flexor ulnar do carpo localiza-se aproximadamente na distância da largura de um dedo do corpo da ulna.)

Você sente o músculo se contrair na adução? O tendão/ventre muscular é superficial e percorre a superfície anteromedial do antebraço? É medial em relação ao palmar longo?

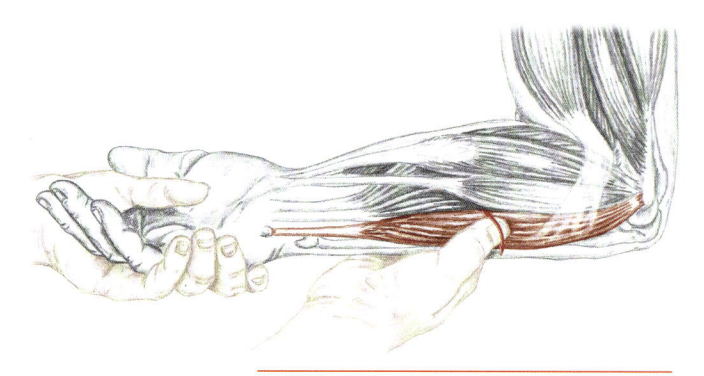

Figura 3.95 Vista medial do antebraço direito com dedilhamento do flexor ulnar do carpo.

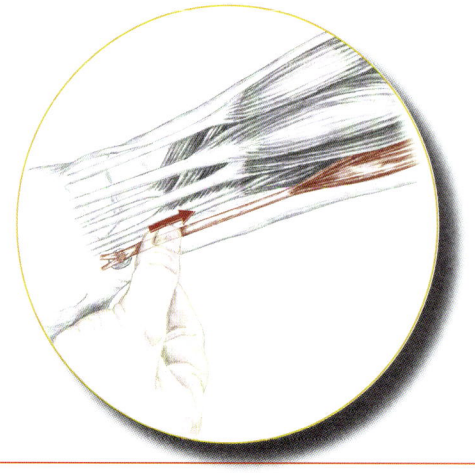

Figura 3.96 Vista palmar – deslizando pelo pisiforme para o tendão do flexor ulnar do carpo.

O palmar longo está ausente em cerca de 11% da população. A aponeurose palmar, contudo, está sempre presente. O palmar longo pode variar de uma simples tira tendínea a um ventre muscular distal com um tendão comprido e proximal. Às vezes, pode haver dois músculos palmares longos. O local de inserção também varia. Pode unir-se à fáscia do antebraço, ao tendão do flexor ulnar do carpo, ao retináculo do flexor, ao pisiforme ou ao escafoide.

Flexor superficial e flexor profundo dos dedos

1) Iniciando no pulso, localize os tendões dos flexores superficiais (ulnar do carpo, radial do carpo e palmar longo). A flexão passiva do pulso amolecerá os tendões e permitirá acesso mais fácil.
2) Lentamente, trabalhe com seu polegar entre os tendões superficiais para localizar os tendões mais profundos dos dedos e seus ventres (figura 3.97).

✓ *O tecido que você está acessando é profundo em relação à primeira camada de flexores? Se seu parceiro movimentar as pontas dos dedos, você consegue detectar alguma pequena contração ondulatória no antebraço?*

1) Embora os músculos dos dedos sejam profundos, suas contrações são palpáveis ao longo do lado medial do corpo ulnar. Peça a seu parceiro que dobre o cotovelo e o pulso a 90 graus, simultaneamente.
2) Localize o corpo ulnar, deslizando por sua extremidade até os flexores. Peça a seu parceiro que aperte a ponta do dedo mínimo com a ponta do polegar e depois relaxe. Você deve sentir a contração pequena, porém distinta, dos músculos dos dedos à medida que eles ficam salientes entre seus dedos (figura 3.98).
3) Tente apertar juntos os dedos anelar, médio e indicador com o polegar. Observe como isso modifica a contração.

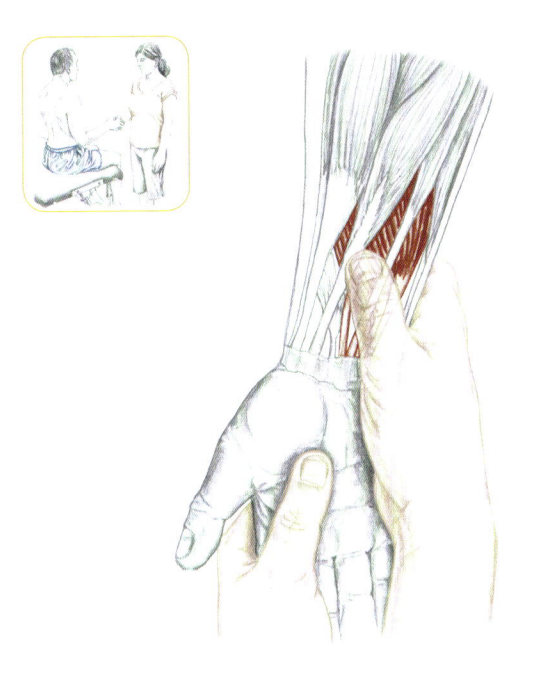

Figura 3.97 Palpação entre os flexores superficiais para localizar os músculos flexores dos dedos.

> **Quando você os utiliza?**
> **Flexor superficial e flexor profundo dos dedos**
> • Ao pegar pequenos objetos, como migalhas, agulhas ou moedas;
> • Quando toca guitarra ou digita uma carta;
> • Ao amarrar os cadarços do sapato;
> • Quando abotoa sua camisa.

Flexor superficial dos dedos
Ulna (profunda)*
Rádio

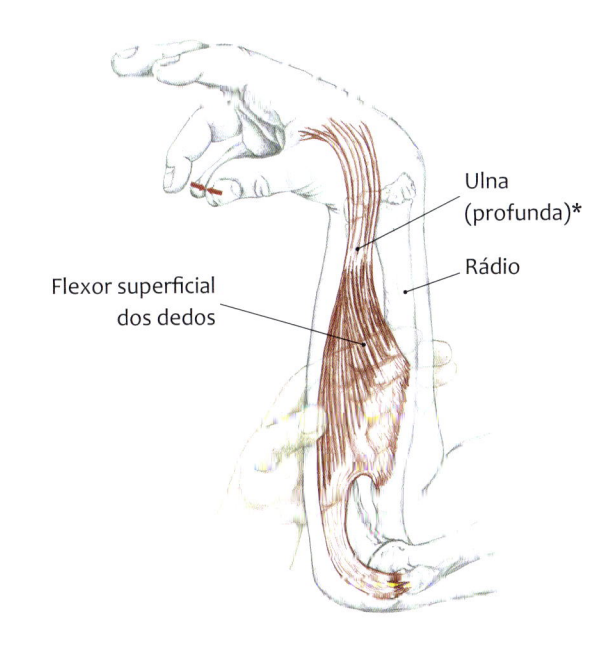

Figura 3.98 Vista medial do antebraço direito, com o parceiro pressionando o dedo mínimo com o polegar.

Existem dois supinadores principais (bíceps braquial e supinador) e dois pronadores principais (pronador redondo e pronador quadrado). Você pode tomar por certo que essa simetria estrutural significa um equilíbrio de força entre os pranadores e os supinadores, mas, na verdade, o tamanho e a força do bíceps braquial fazem a balança se inclinar a favor dos supinadores.

A expressão "para apertar, vire à direita, para afrouxar, à esquerda" não é apenas um lembrete sobre a direção na qual girar um parafuso, mas também se aplica à mão que segura a chave de fenda. Nós temos mais força para supinar do que para pronar, e o mundo é dominado por indivíduos destros, então, parafusos foram feitos para ser apertados por meio de supinação do antebraço direito. Isso, sem dúvida, faz com que os canhotos os apertem tanto com pronadores fracos como com supinadores subdesenvolvidos do antebraço direito.

---
*N.R.T.: Ulna (profunda): osso abaixo do flexor superficial dos dedos.

Pronador redondo

Localizado na superfície anterior do antebraço, o pronador redondo está comprimido entre o braquiorradial e os flexores do antebraço (p. 196). Ele é parcialmente superficial e é o único músculo nessa adjacência com fibras oblíquas (figura 3.99). O pronador redondo é um antagonista aos músculos bíceps braquial e supinador ("carregar uma tigela de sopa") e gera pronação do antebraço ("inclinar para despejar o líquido"). O tendão distal do bíceps braquial, situado lateralmente ao pronador redondo, é um bom ponto de referência para localizar suas fibras.

A **Prona** o antebraço (articulação radioulnar)
Dá assistência na **flexão** do cotovelo (articulação umeroulnar)

O Tendão flexor comum do epicôndilo medial do úmero e processo coronoide da ulna

I Meio da superfície lateral do rádio

N Medianos C**6** e C**7**

1) Dê um aperto de mão em seu parceiro e dobre o cotovelo a 90 graus. Localize o tendão distal do bíceps braquial. Para ajudar, peça a seu parceiro que dobre o cotovelo contra sua resistência.
2) Deslize distalmente pelo tendão até o vale entre o braquiorradial e os flexores do antebraço. Afunde seu polegar nesse espaço.
3) Explore para localizar o amplo ventre do pronador do dedo que percorre obliquamente desde o cotovelo medial até o rádio. Dedilhe suas fibras oblíquas (figura 3.102).

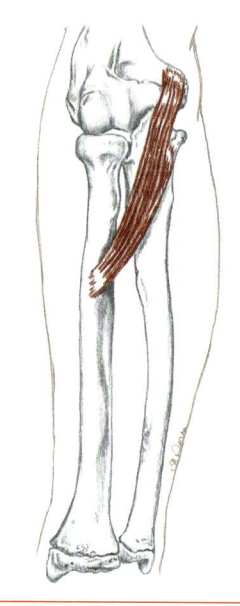

Figura 3.99 *Vista anterior do antebraço direito, mostrando o pronador redondo.*

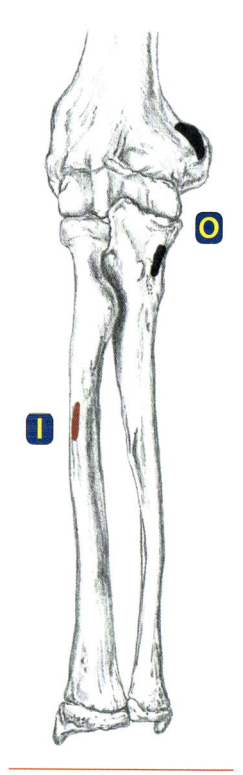

Figura 3.100 *Origem e inserção.*

4) Siga em direção ao epicôndilo medial (observe como ele se mistura aos outros flexores) e à parte mediana do rádio (sinta como ele se insere embaixo do braquiorradial).

> Dê um aperto de mão em seu parceiro e peça-lhe que prone contra sua resistência (figura 3.101). O ventre do músculo que você está apalpando forma uma contração sólida? As fibras que você está apalpando correm diagonalmente em direção ao meio do rádio?

Quando você utiliza seu pronador?
- Ao girar uma maçaneta;
- Arrumando xícaras em uma lava-louças;
- Quando nada em estilo peito (antebraços pronados).

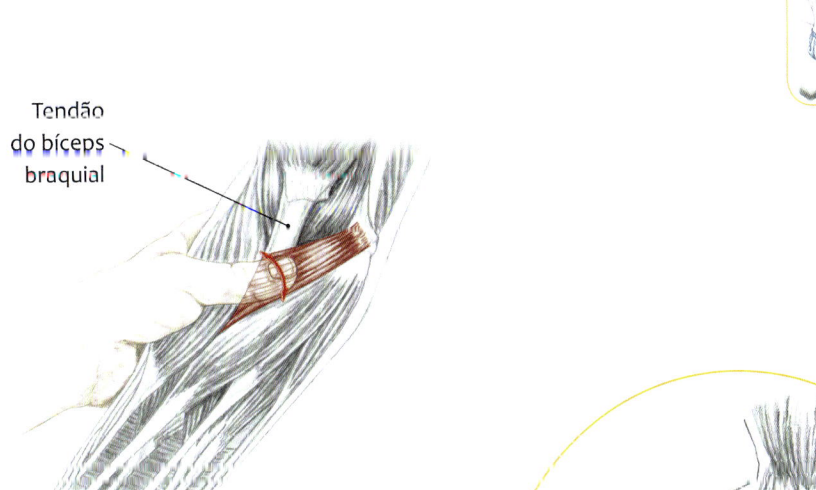

Figura 3.101 Vista anterior do antebraço direito.

Figura 3.102 Vista anteromedial do cotovelo direito, com dedilhamento do ventre pronador.

Pronar   Latim.   Curvar para a frente

Pronador quadrado

Embora não tenha a força e a velocidade do pronador redondo, o pequeno quadrado ainda é um pronador capaz. Ele possui fibras transversas que se localizam profundamente em relação aos tendões flexores, ao nervo maior e aos vasos sanguíneos do antebraço anterior (figura 3.103). A maior parte do músculo é inacessível, exceto por sua porção mais lateral. Essa pequena janela palpatória, contudo, é também a localização da artéria radial – então, explore com delicadeza.

A **Prona** o antebraço (articulação radioulnar)
O Superfície medial e anterior da ulna distal
I Superfície lateral e anterior do rádio distal
N Medianos C7, **C8** e **T1**

1) Dê um aperto de mão em seu parceiro. Primeiro, isole o pulso da artéria radial (p. 223). Depois, localize o processo estiloide do rádio deslizando por sua superfície anterior.
2) Antes de acessar o quadrado, flexione e prone o pulso levemente, amolecendo os tendões flexores adjacentes. Então, utilize seu polegar para explorar a fina faixa de tecido entre o rádio e os tendões (figura 3.105).
3) Você pode não sentir as fibras especificamente, mas, se pedir a seu parceiro que prone com mais suavidade ainda, pode induzir uma pequena contração.

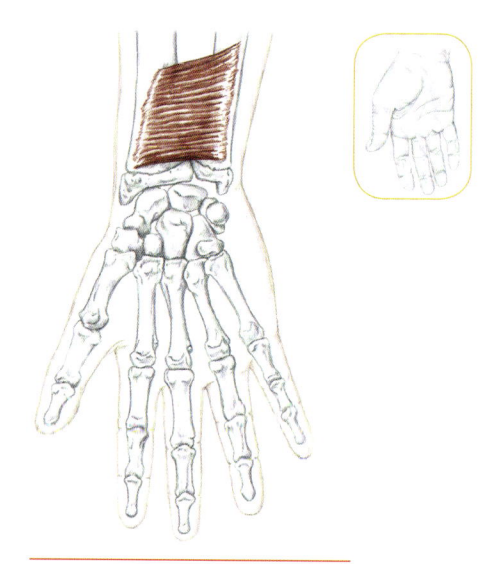

Figura 3.103 *Vista palmar da mão direita, mostrando o pronador quadrado.*

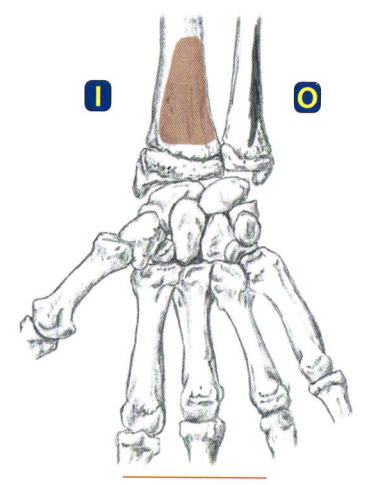

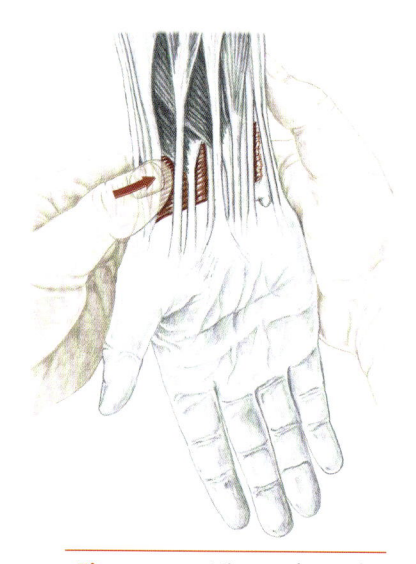

Figura 3.104

Figura 3.105 *Vista palmar da mão e do pulso direito.*

Supinador

Localizado na lateral do cotovelo, o curto supinador é profundo em relação aos extensores do antebraço e superficial à cabeça do rádio (figuras 3.106 e 3.107). Como seu nome sugere, ele supina o antebraço e é um antagonista ao pronador redondo. Possui um ventre muscular delgado que pode ser difícil de isolar efetivamente.

A **Supina** o antebraço (articulações radioulnares)

O Epicôndilo lateral do úmero, ligamento colateral radial, ligamento anular e crista supinadora da ulna

I Superfície anterior e lateral, proximal a um terço da haste radial

N Radiais C5, C**6** e (7)

1) Dê um aperto de mão em seu parceiro e dobre o cotovelo a 90 graus. Localize o epicôndilo lateral do úmero e o corpo proximal do rádio.
2) Posicione as "almofadas" de seus dedos entre esses pontos de referência e apalpe as fibras extensoras para localizar o ventre supinador profundo (figura 3.110).
3) Peça a seu parceiro que supine e relaxe alternadamente o antebraço contra sua resistência. O braquiorradial pode se contrair com esse movimento, mas será sentido superficialmente, enquanto o supinador é profundo em relação aos extensores.

Quando você utiliza seu supinador?
- Cavando uma grande concha de sorvete;
- Ao fazer redemoinhos na água de uma banheira;
- Quando dobra suas roupas.

O ramo profundo do nervo radial penetra no ventre do supinador e pode provocar uma sensação aguda e penetrante embaixo do antebraço quando comprimido.

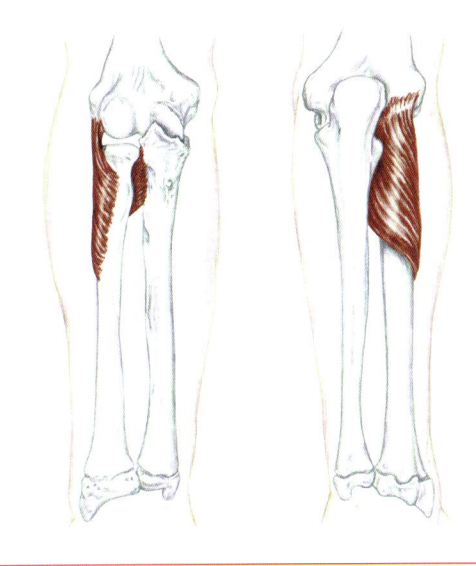

figuras 3.106 e 3.107 Vistas anterior (esquerda) e posterior (direita) mostrando o supinador.

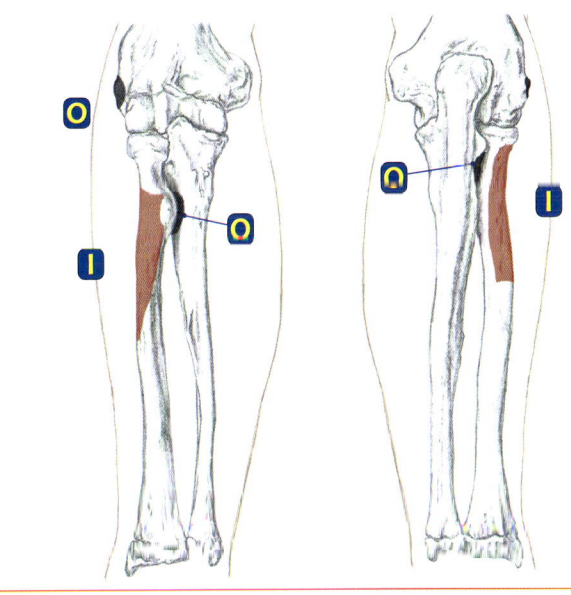

figuras 3.108 e 3.109 Vista anterior (esquerda) e posterior (direita) da origem e da inserção do supinador.

Extensores superficiais (corte)

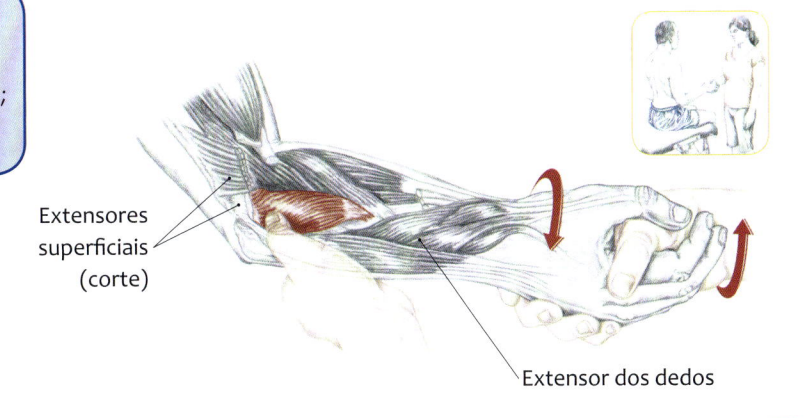

Extensor dos dedos

Figura 3.110 Vista lateral do antebraço direito, mostrando o acesso ao supinador enquanto o parceiro supina contra resistência.

Supinar — Latim. Dobrar para trás

Músculos do polegar e da mão

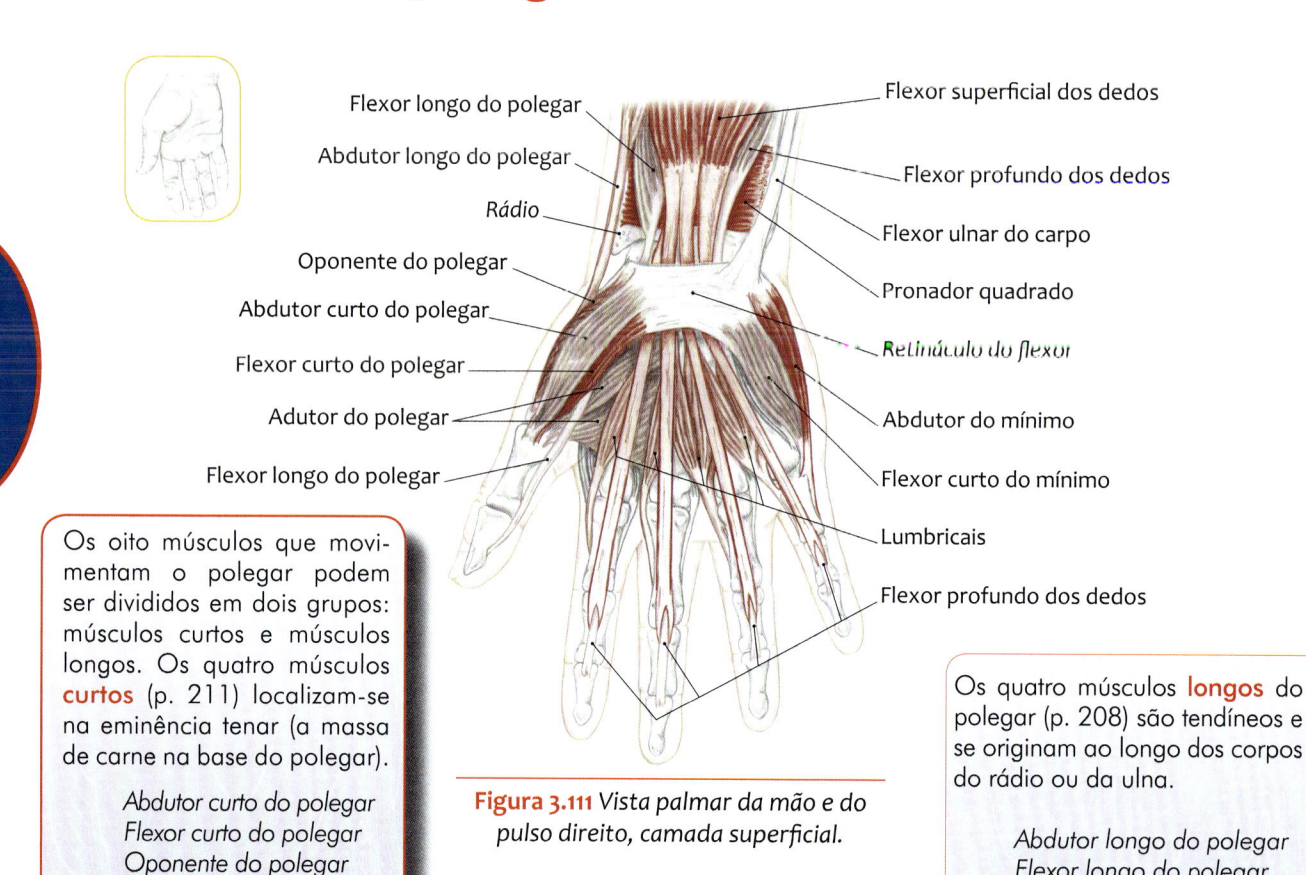

Figura 3.111 Vista palmar da mão e do pulso direito, camada superficial.

Rótulos:
- Flexor longo do polegar
- Abdutor longo do polegar
- Rádio
- Oponente do polegar
- Abdutor curto do polegar
- Flexor curto do polegar
- Adutor do polegar
- Flexor longo do polegar
- Flexor superficial dos dedos
- Flexor profundo dos dedos
- Flexor ulnar do carpo
- Pronador quadrado
- Retináculo do flexor
- Abdutor do mínimo
- Flexor curto do mínimo
- Lumbricais
- Flexor profundo dos dedos

Os oito músculos que movimentam o polegar podem ser divididos em dois grupos: músculos curtos e músculos longos. Os quatro músculos **curtos** (p. 211) localizam-se na eminência tenar (a massa de carne na base do polegar).

Abdutor curto do polegar
Flexor curto do polegar
Oponente do polegar
Adutor do polegar

Os quatro músculos **longos** do polegar (p. 208) são tendíneos e se originam ao longo dos corpos do rádio ou da ulna.

Abdutor longo do polegar
Flexor longo do polegar
Extensor longo do polegar
Extensor curto do polegar

Figura 3.112 Vista palmar da mão e do pulso direito, camada intermediária.

Rótulos:
- Flexor longo do polegar
- Abdutor longo do polegar
- Retináculo do flexor (corte)
- Abdutor curto do polegar e flexor curto do polegar (corte)
- Oponente do polegar
- Abdutor curto do polegar e flexor curto do polegar (corte)
- Adutor do polegar
- Primeiro interósseo dorsal
- 3º e 4º interósseos dorsais
- Flexor profundo dos dedos
- Flexor ulnar do carpo
- Pronador quadrado
- Abdutor do mínimo e flexor curto do mínimo (corte)
- Oponente do mínimo
- Lumbricais
- Abdutor do mínimo e flexor curto do mínimo (corte)

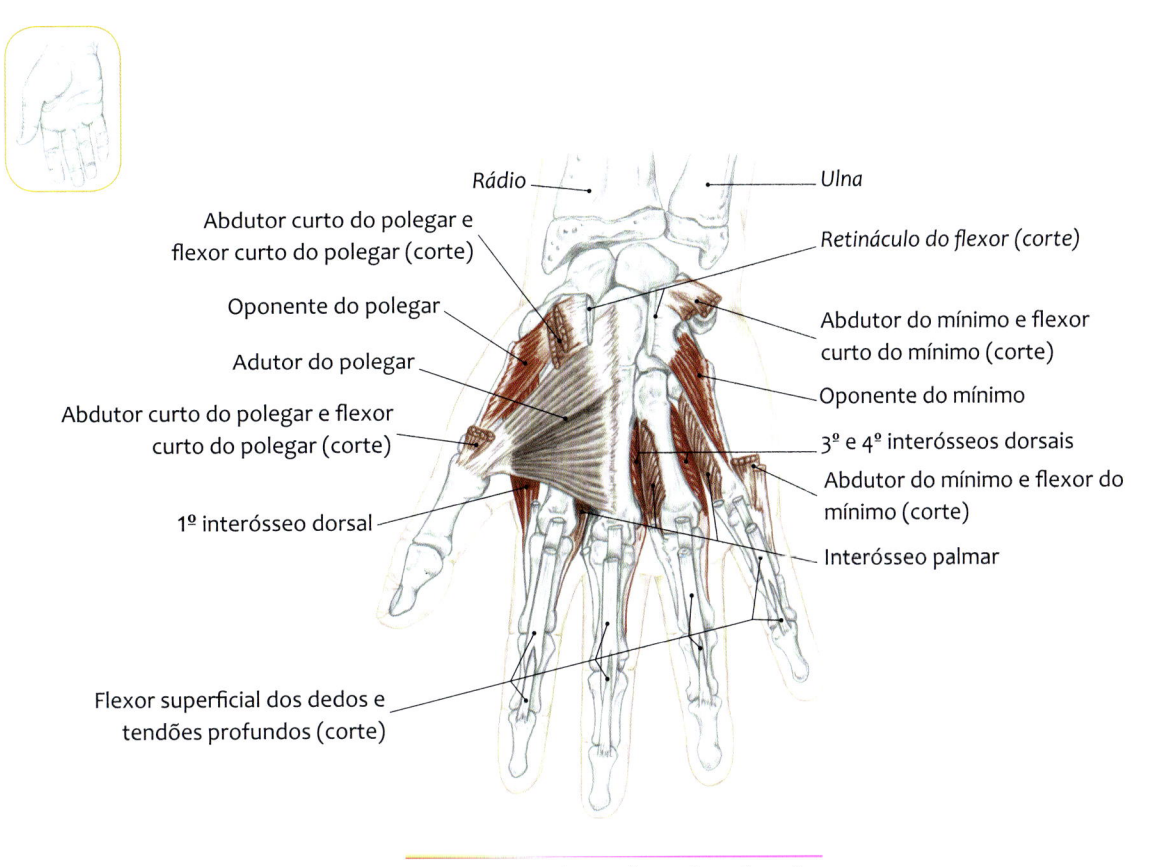

Figura 3.113 Vista palmar da mão e do pulso direito, camada profunda.

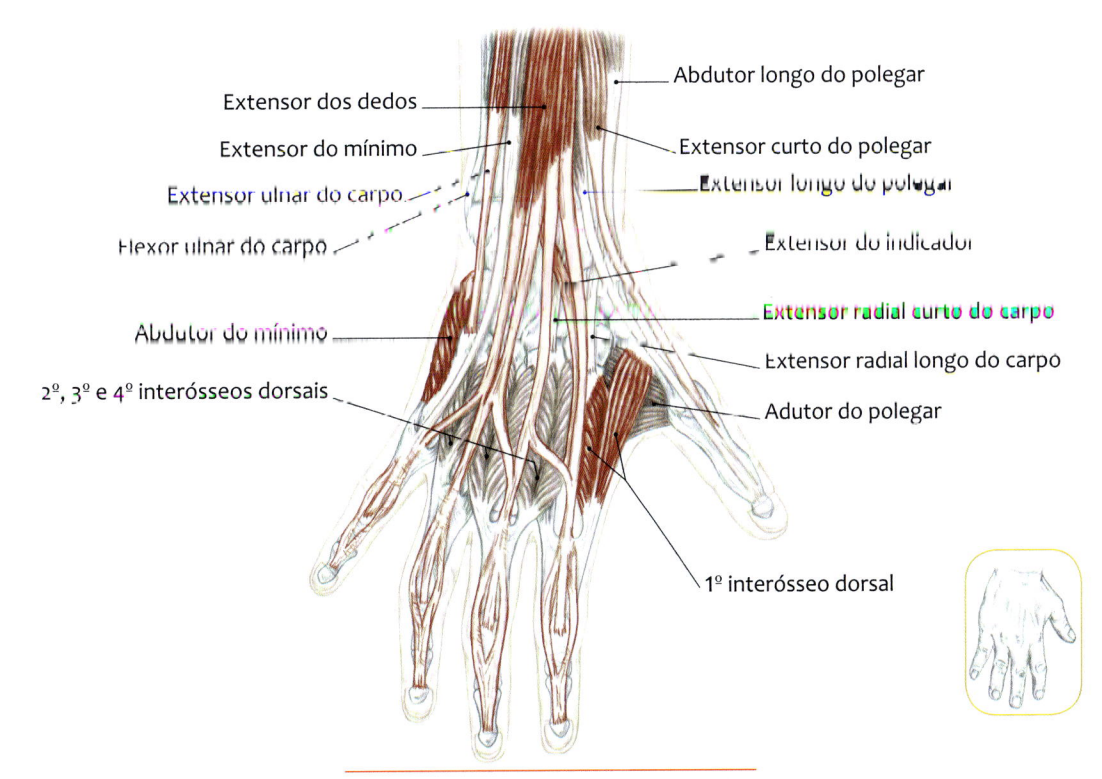

- Rádio
- Ulna
- Abdutor curto do polegar e flexor curto do polegar (corte)
- Retináculo do flexor (corte)
- Oponente do polegar
- Abdutor do mínimo e flexor curto do mínimo (corte)
- Adutor do polegar
- Oponente do mínimo
- Abdutor curto do polegar e flexor curto do polegar (corte)
- 3º e 4º interósseos dorsais
- Abdutor do mínimo e flexor do mínimo (corte)
- 1º interósseo dorsal
- Interósseo palmar
- Flexor superficial dos dedos e tendões profundos (corte)

Figura 3.114 Vista dorsal da mão e do pulso direito.

- Extensor dos dedos
- Abdutor longo do polegar
- Extensor do mínimo
- Extensor curto do polegar
- Extensor ulnar do carpo
- Extensor longo do polegar
- Flexor ulnar do carpo
- Extensor do indicador
- Extensor radial curto do carpo
- Abdutor do mínimo
- Extensor radial longo do carpo
- 2º, 3º e 4º interósseos dorsais
- Adutor do polegar
- 1º interósseo dorsal

Músculos longos do polegar

Os ventres do **abdutor longo do polegar** e dos **extensores longo e curto do polegar** localizam-se na parte posterior do antebraço, profundos em relação aos extensores do pulso (figuras 3.115-3.117). Seus tendões distais, no entanto, são superficiais e formam a fossa radial. Utilizada historicamente como uma plataforma para inalação de várias substâncias, essa pequena cavidade localiza-se na superfície dorsal da mão, distalmente ao processo estiloide do rádio.

O ventre do **flexor longo do polegar** localiza-se na superfície anterior do antebraço, profundo em relação aos flexores do pulso, e é inacessível. Seu tendão comprido e distal percorre o túnel carpal entre os músculos da eminência tenar até a falange distal do polegar (figura 3.120).

Abdutor longo do polegar

A **Abduz** o polegar (articulação carpometacarpal)

Estende o polegar (articulação carpometacarpal)

Abduz o pulso (articulação radiocarpal)

O Superfície posterior do rádio e da ulna e membrana interóssea

I Base do primeiro metacarpal

N Radiais C6, **C7** e **C8**

Extensores longo e curto do polegar

A **Estendem** o polegar (articulação interfalangeana)

Estendem o polegar (articulações metacarpofalangeana e carpometacarpal)

Abduzem o pulso (articulação radiocarpal)

O *Longo:* Superfície posterior da ulna e membrana interóssea

Curto: Superfície posterior do rádio e membrana interóssea

I *Longo:* Base da falange distal do polegar

Curto: Base da falange proximal do polegar

N Radiais C6, **C7** e **C8**

Abdutor longo do polegar

Extensor longo do polegar

Extensor curto do polegar

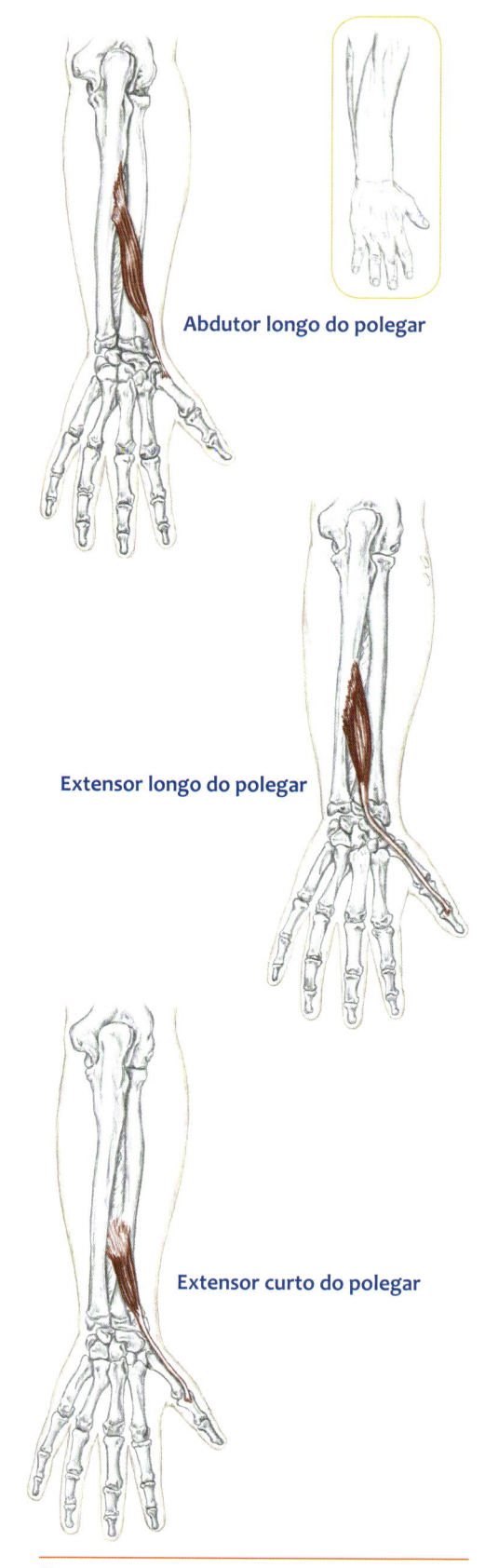

figuras 3.115, 3.116 e 3.117 *Vistas posteriores do antebraço e da mão direita.*

Antebraço e Mão | 209

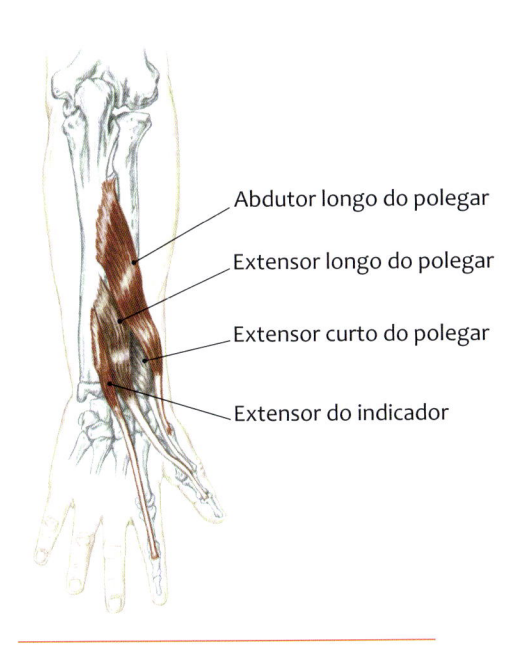

Figura 3.118 Vista posterior do antebraço e da mão direita.

- Abdutor longo do polegar
- Extensor longo do polegar
- Extensor curto do polegar
- Extensor do indicador

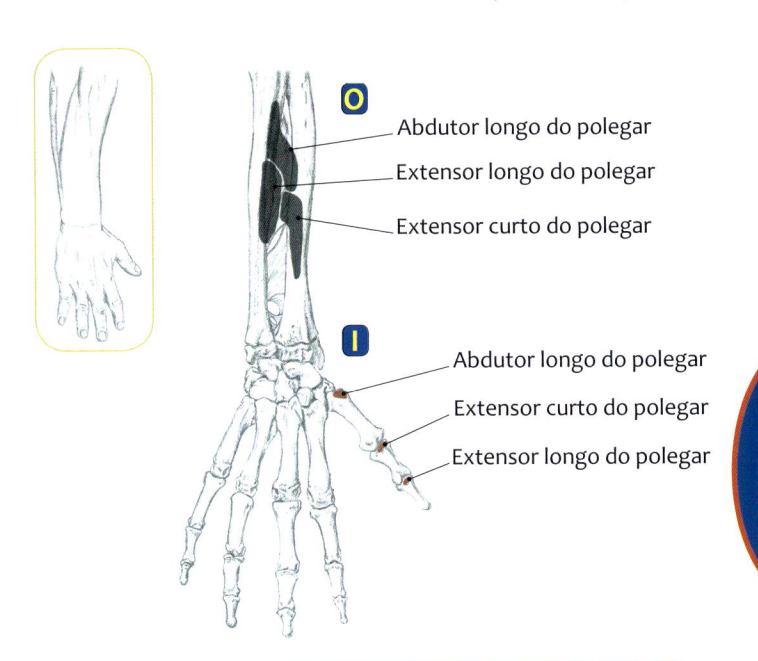

Figura 3.119 Vista posterior do antebraço e da mão direita mostrando as origens e as inserções.

O
- Abdutor longo do polegar
- Extensor longo do polegar
- Extensor curto do polegar

I
- Abdutor longo do polegar
- Extensor curto do polegar
- Extensor longo do polegar

Flexor longo do polegar

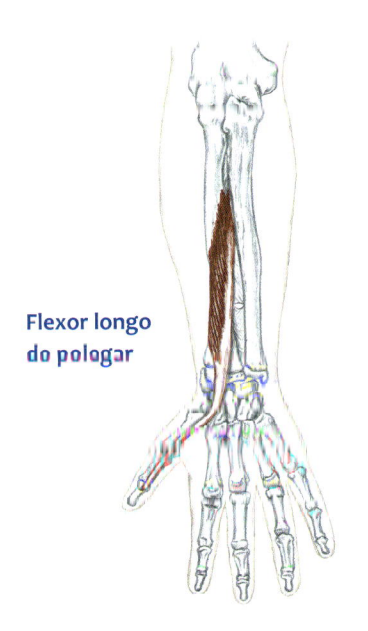

Figura 3.120 Vista anterior do antebraço e da mão direita.

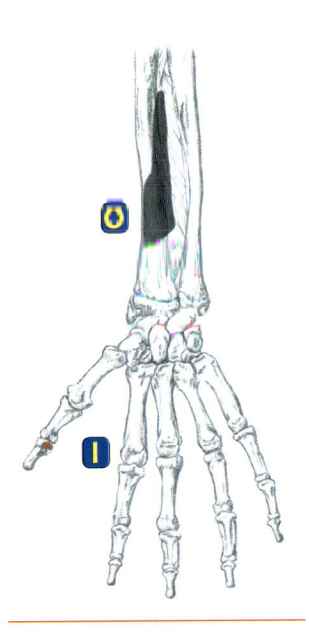

Figura 3.121 Vista anterior do antebraço e da mão direita mostrando a origem e a inserção do flexor longo do polegar.

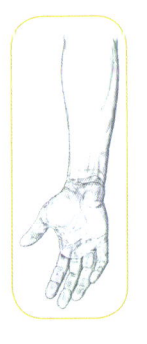

Flexor longo do polegar

A **Flexiona** o polegar (articulação interfalangeana)

Flexiona o polegar (articulações metacarpofalangeana e carpometacarpal)

Dá assistência na **flexão** do pulso (articulação radiocarpal)

O Superfície anterior do rádio e membrana interóssea

I Base da falange distal do polegar

N Medianos C(6), C7, C**8** e T**1**

Fossa radial e músculos longos do polegar

1) Com o pulso de seu parceiro em posição neutra, peça-lhe que estique o polegar. "Traga a unha do polegar em direção à parte interna do cotovelo." (figura 3.122)
2) Em posição distal ao processo estiloide do rádio haverá uma pequena depressão formada pelos tendões adjacentes. Essa é a fossa radial. Se não encontrá-la imediatamente, mude o ângulo do polegar.
3) Siga os tendões que formam a fossa radial (extensores longo e curto do polegar e abdutor do polegar) proximalmente, à medida que eles deslizam sobre a superfície posterior do rádio. Posicione seus dedos na superfície posterior do rádio enquanto seu parceiro executa "circundução" do polegar a fim de sentir uma parte desses músculos se contrair (figura 3.123).

Quando você os utiliza?

- Ao digitar, jogar videogame e escrever uma mensagem de texto no celular;
- Ao pintar com um pincel pequeno;
- Quando lança uma bola;
- Ao segurar um lápis durante a escrita;
- Segurando a asa de uma xícara de chá;
- Destrancando uma porta com a chave;
- Quando cerra os punhos;
- Quando faz o gesto de "positivo";
- Ao pedir carona;
- E, claro, quando ordenha uma cabra!

Fossa radial

Tendão do extensor longo do polegar

Tendões do extensor curto do polegar e do abdutor longo do polegar

Figura 3.122

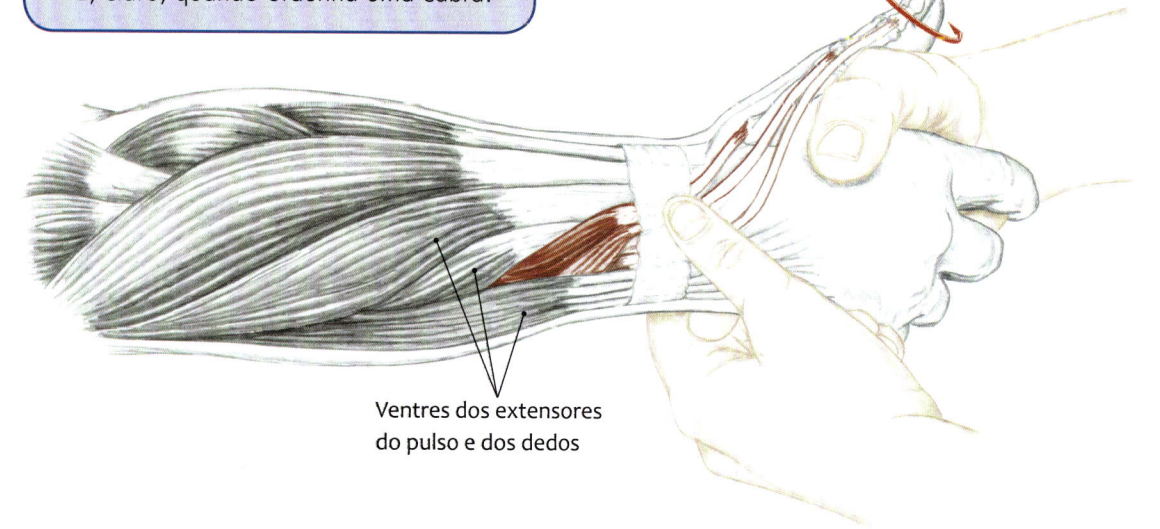

Ventres dos extensores do pulso e dos dedos

Figura 3.123 *Vista lateral do antebraço direito. Exploração dos ventres dos músculos do polegar, profundos em relação ao grupo extensor, enquanto o parceiro executa circundução do polegar.*

Músculos curtos do polegar

O **abdutor curto do polegar** e o **flexor curto do polegar** (figuras 3.124 e 3.125) são os músculos superficiais e intermediários da eminência tenar (a partir da vista palmar). Como seus nomes sugerem, eles são músculos curtos e intrínsecos que auxiliam na abdução e na flexão do polegar.

Profundo em relação a esses músculos está o **oponente do polegar** (figura 3.126). Ele desempenha o importante papel de puxar o polegar pela palma, em oposição. A massa desses três músculos pode ser facilmente sentida na eminência tenar, mas seus ventres específicos são difíceis de isolar em particular.

O maior dos músculos curtos do polegar é o forte **adutor do polegar** (figura 3.127). Ele se localiza na superfície palmar e conduz o polegar em direção aos dedos indicador e médio (adução). Pode, às vezes, ser sentido na teia da mão, entre o polegar e o primeiro dedo.

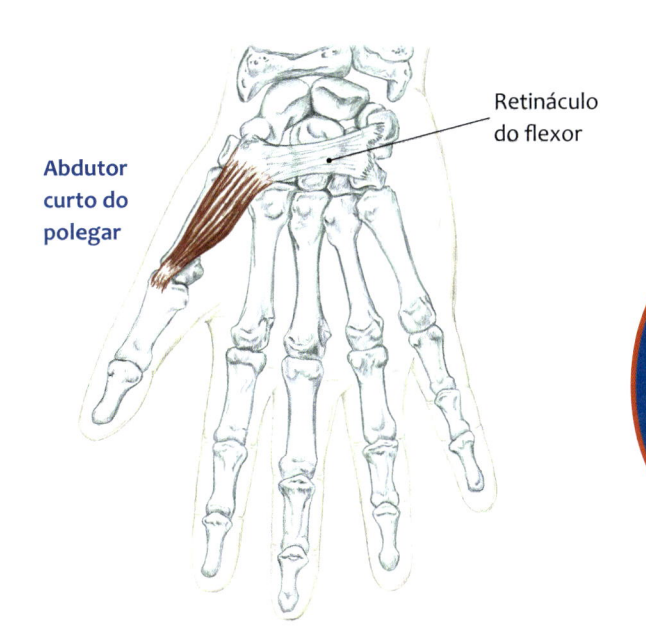

Figura 3.124 Vista palmar da mão direita.

Abdutor curto do polegar

A **Abduz** o polegar (articulações carpometacarpal e metacarpofalangeana)

Dá assistência na **oposição** do polegar

O Retináculo do flexor, tubérculos do trapézio e escafoide

I Base da falange proximal do polegar

N Medianos C6, C7, C8 e T1

Flexor curto do polegar

A **Flexiona** o polegar (articulações carpometacarpal e metacarpofalangeana)

Dá assistência na **oposição** do polegar

O *Cabeça superficial:* Retináculo do flexor

Cabeça profunda: Trapézio, trapezoide e capitato

I Base da falange proximal do polegar

N *Cabeça superficial:* Medianos C6, C7, C8 e T1

Cabeça profunda: Ulnar C**8**, T**1**

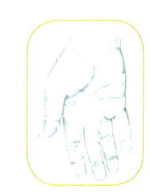

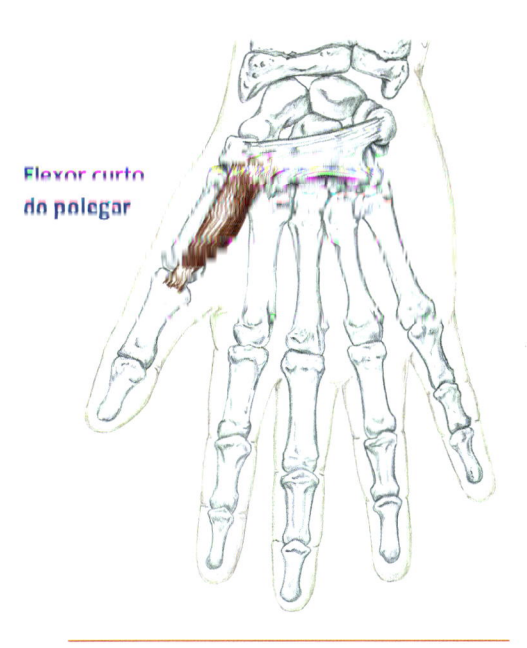

Figura 3.125 Vista palmar da mão direita.

Oponente	Latim.	Oposto
Polegar	Latim	Dedo polegar

Oponente do polegar

A **Oposição** do polegar na articulação carpometacarpal (une as "almofadas" do polegar e do dedo mínimo)

O Retináculo do flexor e tubérculo do trapézio

I Toda a extensão do primeiro osso metacarpal, superfície radial

N Medianos C6, C7, C8 e T1

Adutor do polegar

A **Aduz** o polegar (articulações carpometacarpal e metacarpofalangeana)

Dá assistência na **flexão** do polegar (articulação metacarpofalangeana)

O Capitado, segundo e terceiro metacarpais

I Base da falange proximal do polegar

N Ulnares C**8** e T**1**

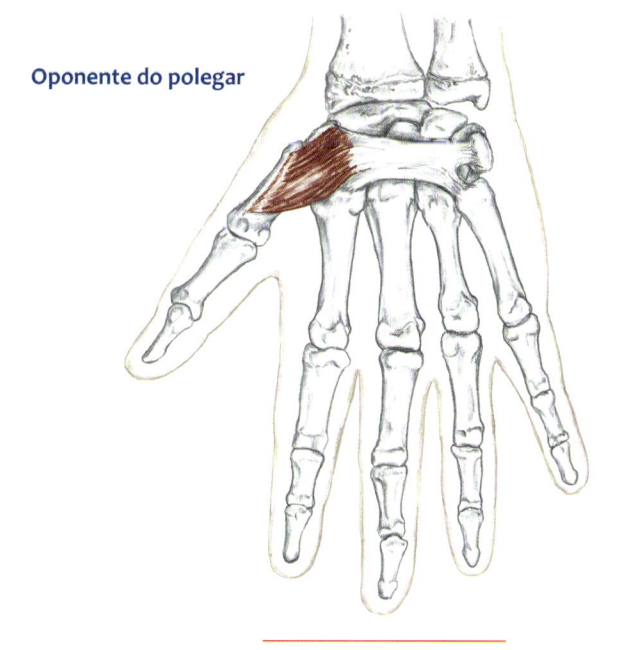

Figura 3.126 Vista palmar da mão direita.

Figura 3.127 Vista palmar da mão direita.

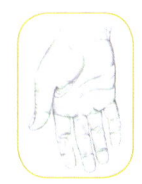

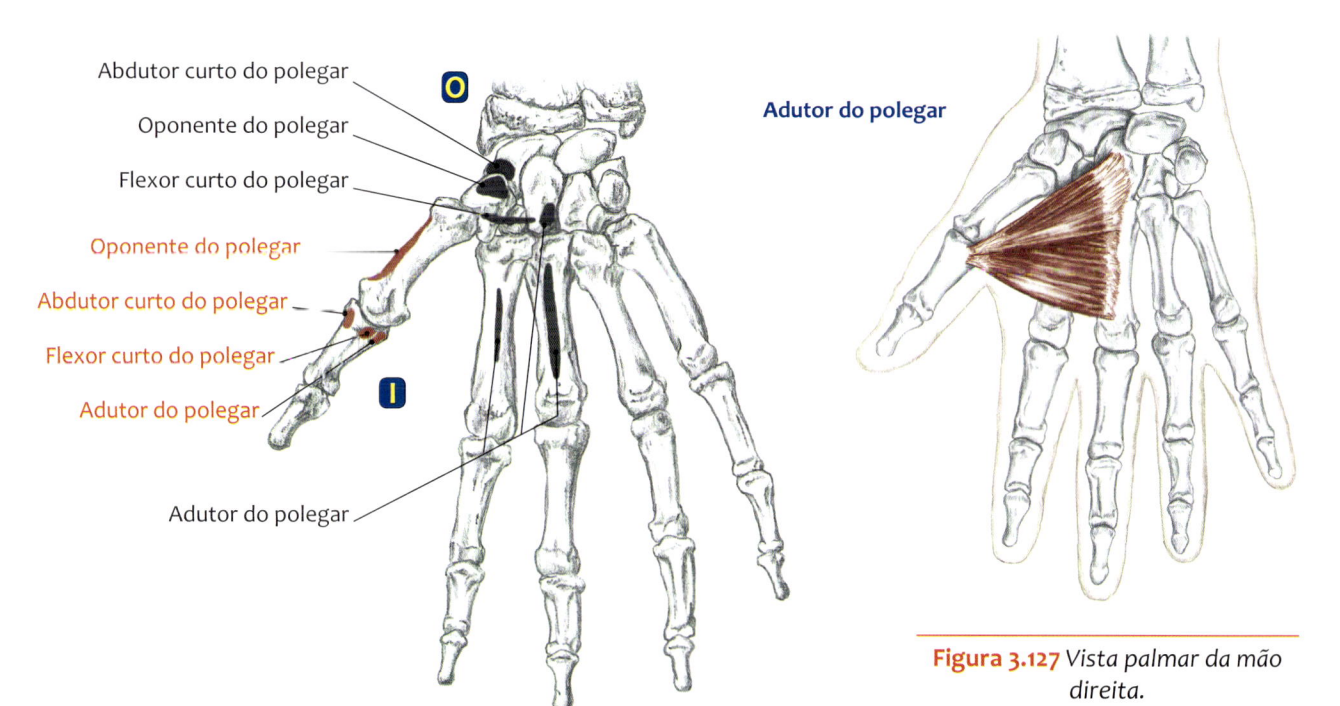

Figura 3.128 Vista palmar da mão direita mostrando as origens e as inserções.

Tenar   Grego.   Palma, superfície da mão

Músculos curtos do polegar

1) Localize a base do polegar de seu parceiro e explore todos os lados do tecido grosso e móvel da eminência tenar. Apalpe do corpo do primeiro metacarpal à tira entre o polegar e o dedo (figura 3.129).

2) Peça a seu parceiro que aperte juntos o polegar e o dedo mínimo suavemente. Observe como a eminência tenar se torna densa e compacta (figura 3.130).

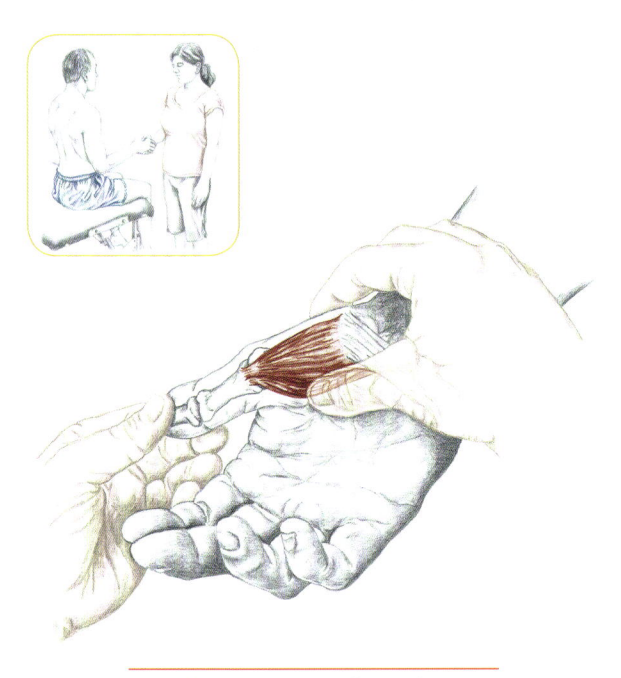

Figura 3.129 *Explorando a eminência tenar.*

Quando seu parceiro executar uma ação com o polegar, certifique-se de que as contrações sejam pequenas e repetitivas. Contrações mais fortes comprimirão todos os músculos adjacentes.

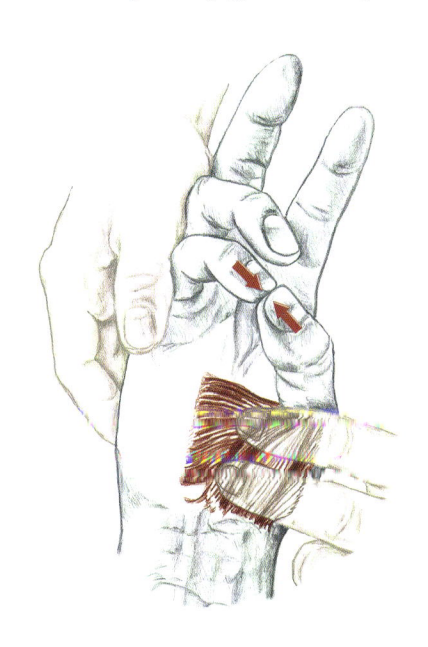

Figura 3.130 *Sentindo os músculos tenares se contraírem durante a oposição.*

O polegar humano apresenta diversas qualidades únicas que o distingue dos polegares de outros primatas. Uma característica que *não* é manifestadamente humana é a articulação selar da primeira articulação carpometacarpal. O formato da articulação permite a oposição do polegar e dos dedos, uma habilidade compartilhada por muitos primatas desenvolvidos, incluindo chimpanzés, orangotangos e gorilas.

Um motivo para a destreza do polegar humano é a separação entre os músculos flexor longo do polegar e flexor profundo dos dedos. Em outros primatas, esses músculos são unidos, o que restringe a habilidade dos dedos e do polegar de se movimentarem de forma independente.

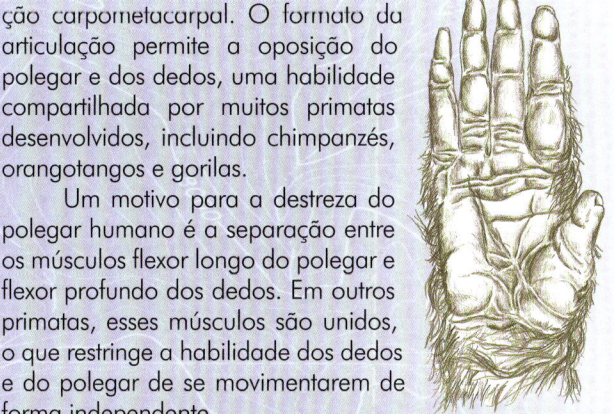

Orangotango

Chimpanzé

Um humano também é capaz de utilizar uma pegada forte e precisa com o polegar e as pontas dos dedos, como quando aperta a tampa de um pote. Um polegar humano é relativamente comprido em relação aos outros dedos, enquanto os polegares de muitos primatas são muito mais curtos do que os dedos. Além disso, os músculos em uma eminência tenar humana são maiores do que aqueles em uma "almofada" tenar de um primata, que é tipicamente achatada e possui escassa musculatura grossa.

Chimpanzés, gorilas e outros primatas conseguem agarrar um objeto com força impressionante ao curvar os dedos ao seu redor, mas opor o polegar e o dedo para uma tarefa específica e detalhada é algo que somente os humanos são capazes de fazer.

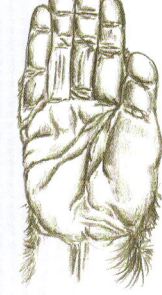

Músculos da mão

Lumbricais e interósseos

Os **lumbricais** brotam das laterais dos tendões do flexor profundo dos dedos, no lado palmar da mão (figura 3.131). Profundos em relação aos lumbricais, os **interósseos palmares** (figura 3.132) localizam-se entre os metacarpais e, por isso, são difíceis de acessar. Os **dorsais interósseos** (figura 3.133), contudo, são acessíveis entre os metacarpais, a partir da superfície dorsal da mão (figura 3.134).

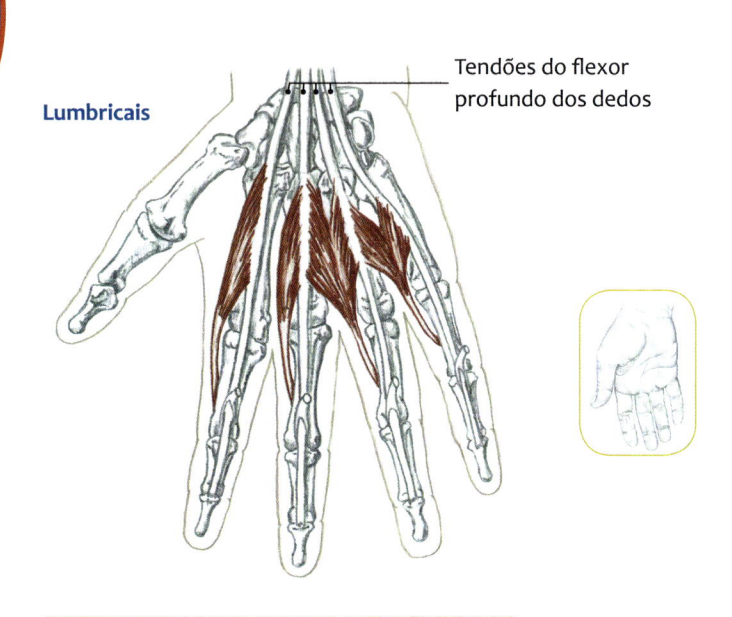

Figura 3.131 Vista palmar da mão direita.

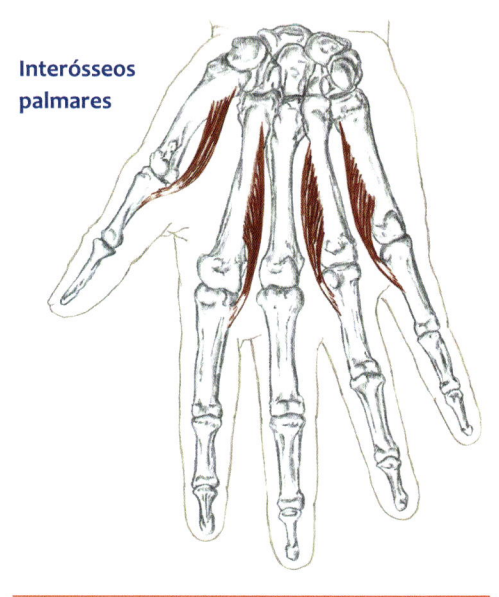

Figura 3.132 Vista palmar da mão direita.

Lumbricais da mão

A **Estendem** do segundo ao quinto dedo, nas articulações interfalangeanas

Flexionam do segundo ao quinto dedo, nas articulações metacarpofalangeanas

O Superfícies dos tendões do flexor profundo dos dedos

I Aponeurose extensora, na superfície dorsal das falanges

N *Segundo e terceiro dedo*: Medianos C(6), C7, **C8** e **T1**

Quarto e quinto dedo: Ulnares C(7), **C8** e **T1**

Interósseos dorsais

A **Abduzem** o segundo, terceiro e quarto dedo nas articulações metacarpofalangeanas

Dão assistência na **flexão** do segundo, terceiro e quarto dedo nas articulações metacarpofalangeanas

Dão assistência na **extensão** do segundo, terceiro e quarto dedo nas articulações interfalangeanas

O Lados adjacentes de todos os metacarpais

I Base da falange proximal do segundo, terceiro e quarto dedo, e aponeurose extensora

N Ulnares **C8**, **T1**

Interósseos palmares

A **Aduzem** o polegar, segundo, quarto e quinto dedo em direção ao terceiro dedo

Dão assistência na **flexão** do polegar, segundo, quarto e quinto dedo nas articulações metacarpofalangeanas

Dão assistência na **extensão** do polegar, segundo, quarto e quinto dedo nas articulações interfalangeanas

O Base do primeiro, segundo, quarto e quinto metacarpais

I Base da falange proximal do dedo relacionado e da aponeurose extensora

N Ulnares C**8** e T**1**

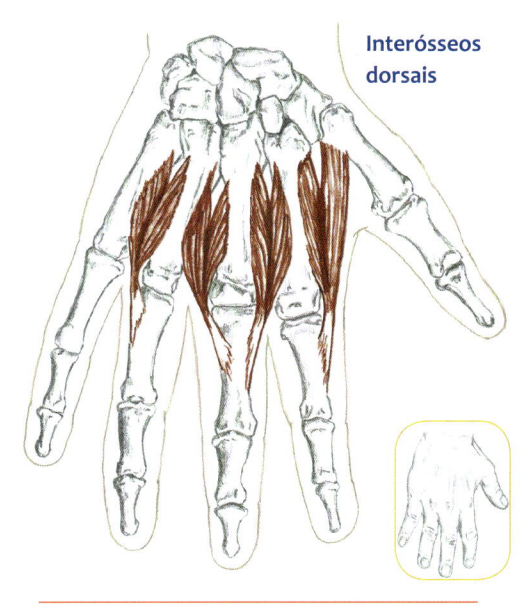

Figura 3.133 Vista dorsal da mão direita.

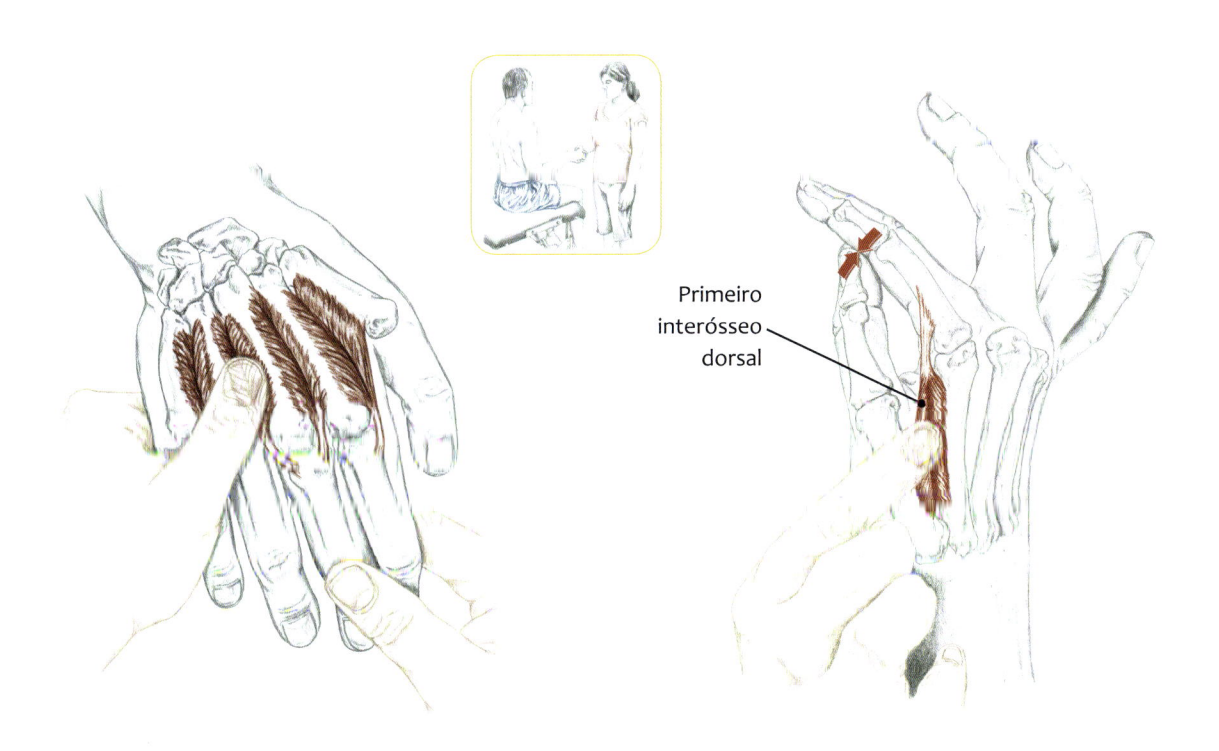

Figura 3.134 Vista dorsal da mão direita, explorando entre os metacarpais e os interósseos dorsais.

Figura 3.135 Vista dorsorradial da mão direita. Peça a seu parceiro que aduza o polegar. "Pressione a lateral de seu polegar em direção à lateral de seu dedo indicador." Observe como os músculos da eminência tenar podem amolecer, enquanto os músculos da teia da mão (adutor do polegar e primeiro interósseo dorsal) ficam tensos.

| **Lumbrical** | Latim. | Minhoca |
| **Interósseo** | Latim. | Entre ossos |

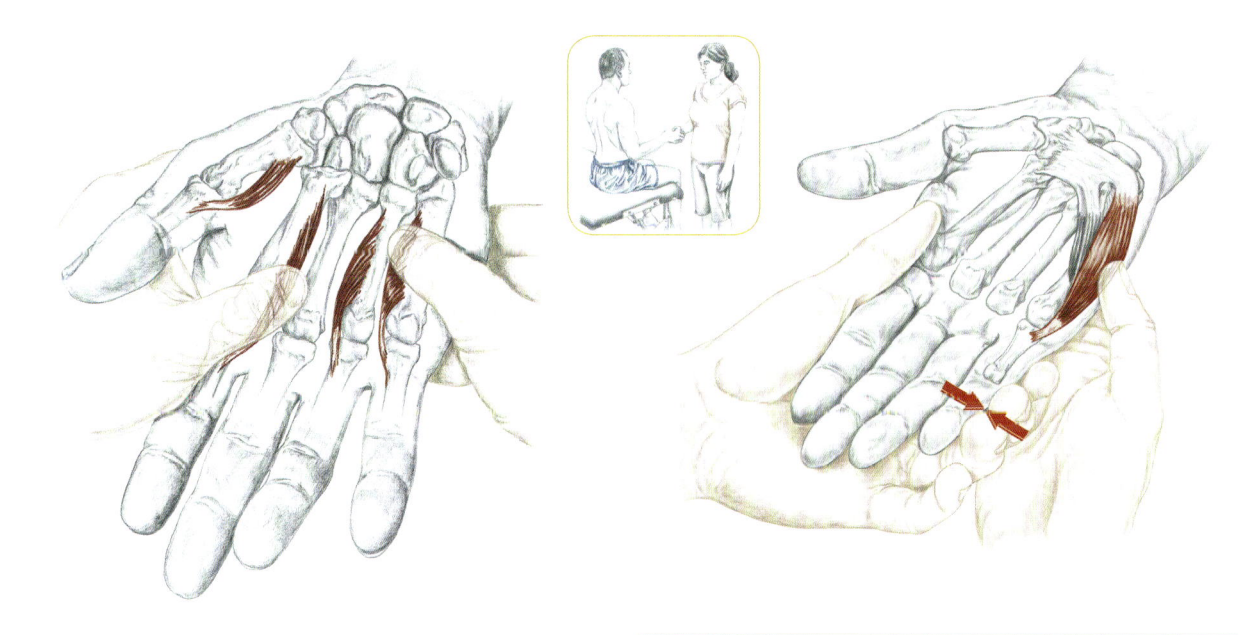

Figura 3.136 *Vista palmar da mão direita, acessando os músculos interósseos palmares.*

Figura 3.137 *Sinta os músculos hipotenares se contraírem quando seu parceiro abduz o quinto dedo contra sua resistência*

Eminência hipotenar

Oposta à eminência tenar, ao longo do lado ulnar da palma da mão, está a eminência hipotenar. Esse monte de carne oblongo é composto de três músculos curtos: **abdutor do mínimo, flexor curto do mínimo** e **oponentes do mínimo** (figuras 3.138-3.140).

O abdutor do mínimo é superficial e se estende do pisiforme à base do quinto dedo. Para isolá-lo, peça a seu parceiro que abduza o dedo mínimo enquanto você aplica uma pequena resistência. O ventre sólido do dedo mínimo ficará imediatamente visível perto do corpo do quinto metacarpal (figura 3.137).

Abdutor do mínimo

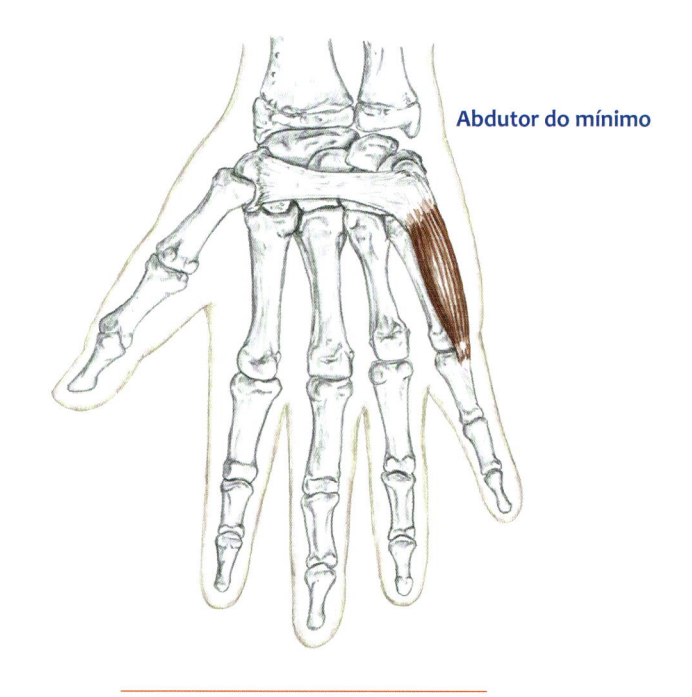

Figuras 3.138 *Vistas palmares da mão direita.*

Hiponetar Grego.   *Hypo*, embaixo ou a seguir
              Grego.   *Thenar*, palma, parte lisa da mão

Abdutor do mínimo

A **Abduz** o quinto dedo (articulação metacarpofalangeana)

Dá assistência na **oposição** do quinto dedo em direção ao polegar (articulação metacarpofalangeana)

O Pisiforme e tendão do flexor ulnar do carpo

I Base da falange proximal do quinto dedo, superfície ulnar

N Ulnares C(7), C**8** e T**1**

Flexor curto do mínimo

A **Flexiona** o quinto dedo (articulação metacarpofalangeana)

Dá assistência na **oposição** do quinto dedo em direção ao polegar

O Gancho do uncinado e retináculo do flexor

I Base da falange proximal do quinto dedo, superfície palmar

N Ulnares C(7), C**8** e T**1**

Oponente do mínimo

A **Oposição** do quinto dedo na articulação carpometacarpal

O Gancho do Uncinado e retináculo do flexor

I Corpo do quinto metacarpal, superfície ulnar

N Ulnares C(7), C**8** e T**1**

Flexor curto do mínimo (profundo ao abdutor do mínimo)

Figuras 3.139

Oponente do mínimo (profundo ao flexor curto do mínimo)

Figuras 3.140

Abdutor do mínimo
Flexor curto do mínimo
Oponente do mínimo
Oponente do mínimo
Abdutor do mínimo
Flexor curto do mínimo

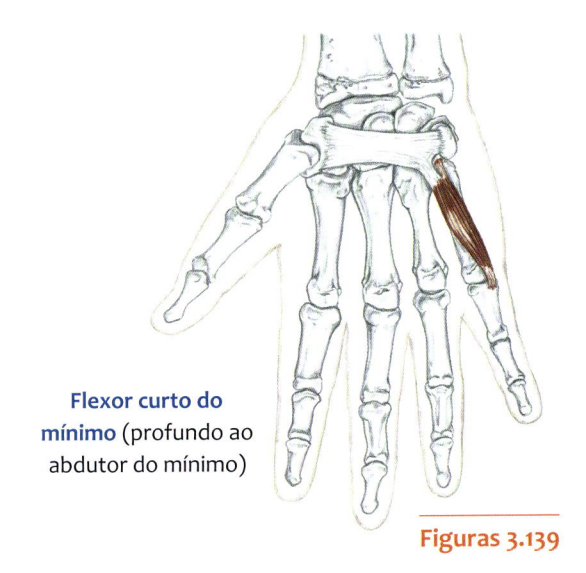

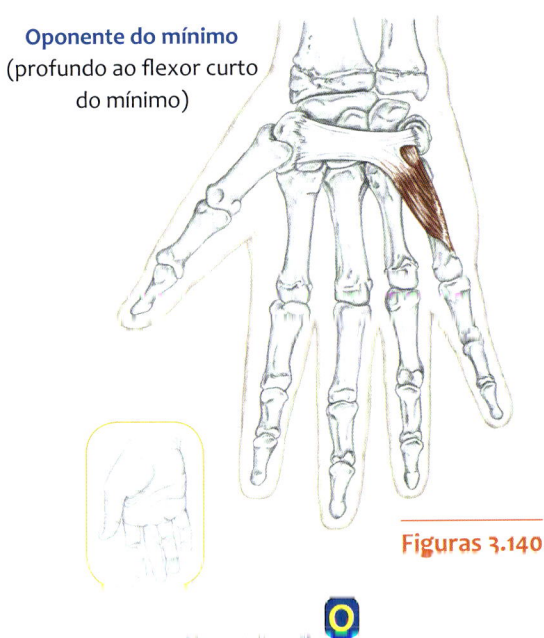

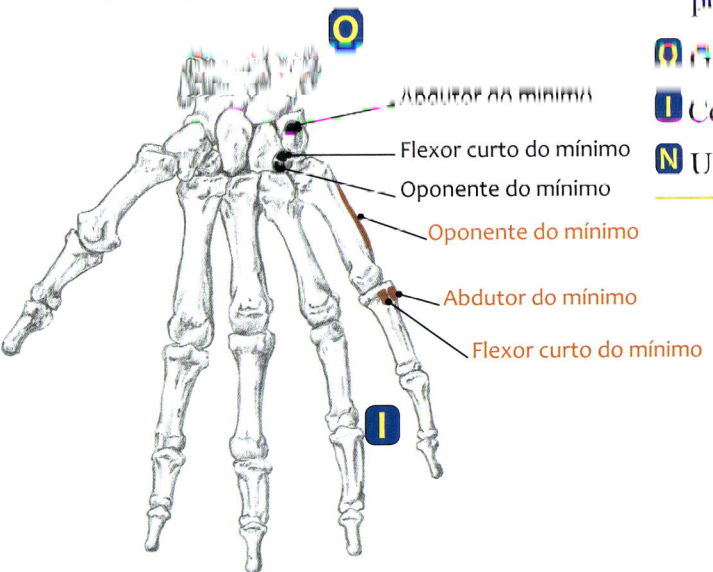

Figura 3.141 Vista palmar da mão direita mostrando as origens e as inserções.

Outras estruturas do antebraço e da mão

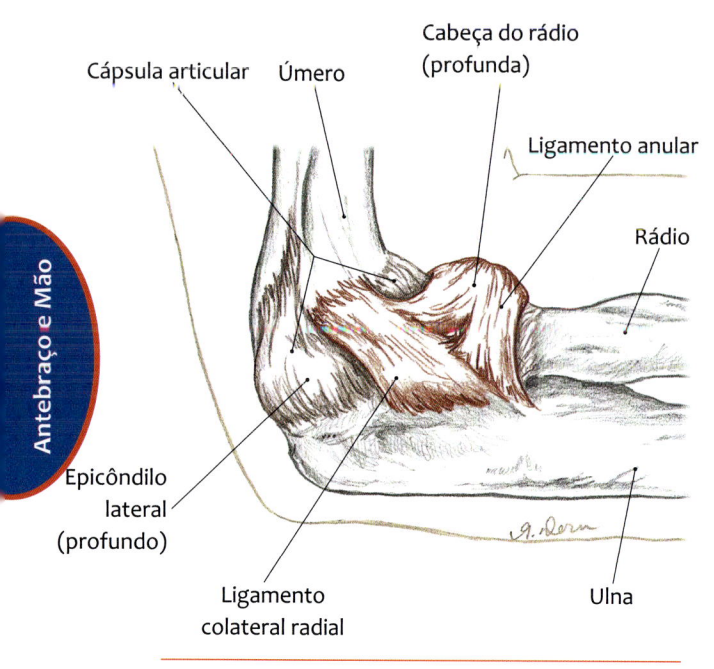

Figura 3.142 Vista lateral do cotovelo direito mostrando as articulações umeroulnar e radioulnar proximal.

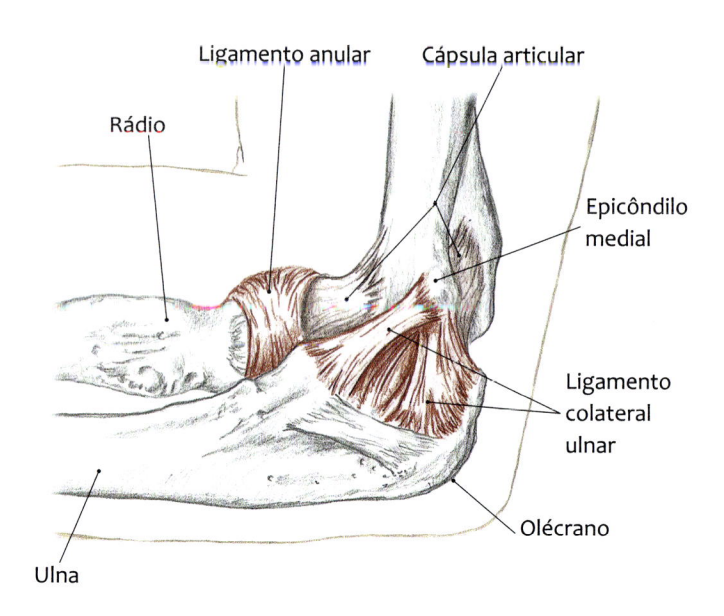

Figura 3.143 Vista medial do cotovelo direito mostrando as articulações umeroulnar e radioulnar proximal.

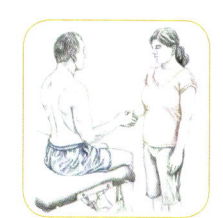

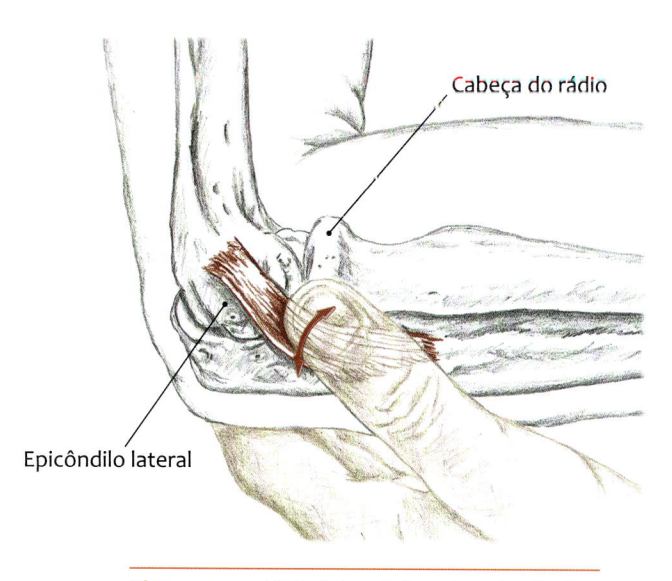

Figura 3.144 Vista lateral do cotovelo direito.

Ligamento colateral radial

O ligamento colateral radial é uma tira semelhante a um cordão que se estende do epicôndilo lateral do úmero ao ligamento anular e à lateral da ulna (figura 3.142). O ligamento é profundo em relação ao supinador e aos extensores do antebraço.

1) Dê um aperto de mão em seu parceiro e localize o epicôndilo lateral do úmero e a cabeça do rádio.
2) Haverá uma pequena vala entre esses pontos de referência. Coloque as pontas dos dedos nesse espaço. Visualize o ligamento estendendo-se pela vala e deslize suavemente seu dedo pela superfície delgada do ligamento. A sensação pode ser de uma fina tira de fita adesiva (figura 3.144).

Você está entre a cabeça do rádio e o epicôndilo lateral? Com o cotovelo flexionado, as fibras do ligamento correm paralelamente ao antebraço?

Ligamento anular

O ligamento anular envolve a cabeça e o pescoço do rádio, estabilizando o rádio proximal contra a ulna durante a pronação e a supinação (figura 1.143). Localiza-se profundamente em relação ao supinador e aos músculos extensores do antebraço. Embora o ligamento anular não possa ser apalpado separadamente, sua localização pode ser isolada.

1) Com o cotovelo de seu parceiro dobrado, posicione a "almofada" de seu polegar na cabeça do rádio.
2) Enquanto prona e supina o antebraço passivamente, permita que a cabeça e o pescoço do rádio girem no eixo, sob seu polegar (figuras 3.145, 3.146). Você pode não sentir o ligamento anular separadamente, mas visualize-o estabilizando a cabeça do rádio à ulna.

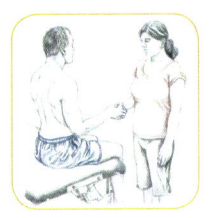

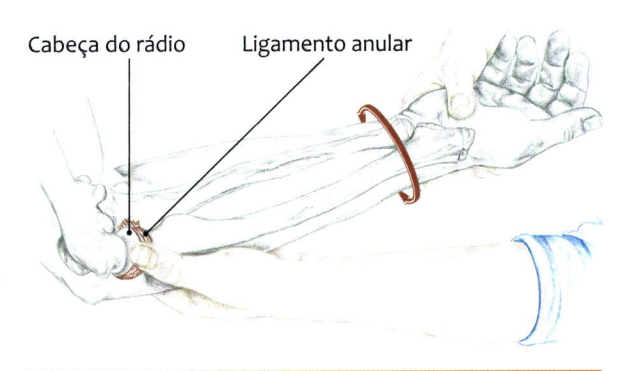

Figura 3.145 Vista posterolateral do antebraço direito.

Ligamento colateral ulnar

O colateral ulnar é um ligamento forte e em formato triangular que se origina no epicôndilo medial do úmero (figura 3.143). Suas fibras se espalham e ligam-se ao processo coronoide da ulna e ao processo olécrano. O ligamento colateral é profundo ao tendor flexor comum, mas superficial ao nervo ulnar.

1) Com o cotovelo dobrado, localize o epicôndilo medial do úmero e a parte medial do olécrano.
2) Posicione seu polegar entre esses pontos de referência.
3) Apalpando o tecido muscular adjacente, explore as fibras finas do ligamento que correm transversalmente para as fibras dos músculos (figura 3.147). Você pode não sentir algo aparente, mas, se estiver entre os pontos de referência mencionados, está na localização correta.

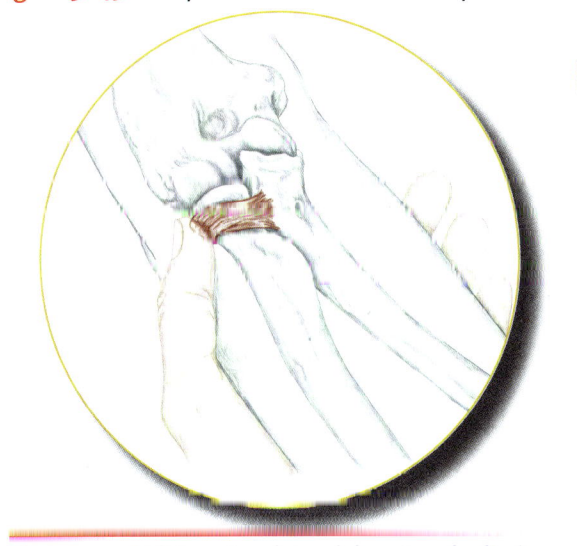

Figura 3.146 Vista anterolateral do cotovelo direito.

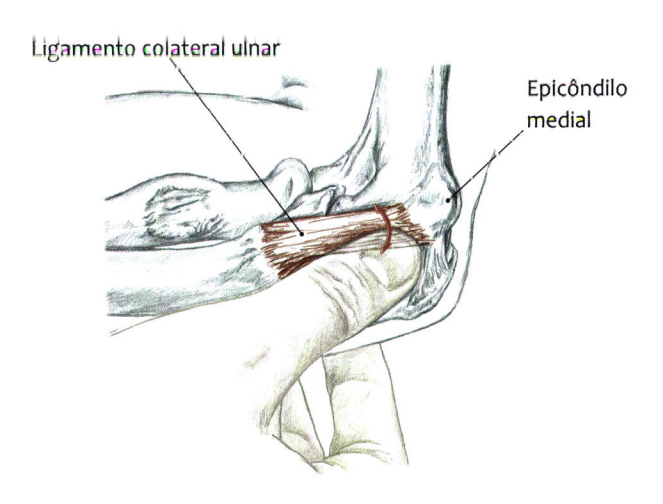

Figura 3.147 Vista medial do cotovelo direito.

| Anular | Latim. | Semelhante a um anel |
| Colateral | Latim. | De ambos os lados |

Nervo ulnar

O nervo ulnar passa entre o epicôndilo medial e o olécrano à medida que se estende pelo antebraço. Entre esses dois pontos de referência, o nervo é superficial e facilmente acessível. Por essa razão, bater o cotovelo pode irritar o nervo ulnar e gerar a sensação perturbadora do "osso engraçado" embaixo do antebraço.

Nervo ulnar

1) Com o cotovelo dobrado, localize o epicôndilo medial e o olécrano. Com pressão suave, deslize o dedo para dentro do espaço entre esses pontos de referência e apalpe o nervo em formato de tubo (figura 3.148).
2) Explore sua localização em relação ao tendão do tríceps braquial e ao tendão flexor comum.

A estrutura que você sente é macia e maleável? Você está apalpando o nervo ulnar ou o tendão fibroso do tríceps braquial? Peça a seu parceiro que estique o cotovelo. O tendão se contrai e o nervo "desaparece" dentro do tecido?

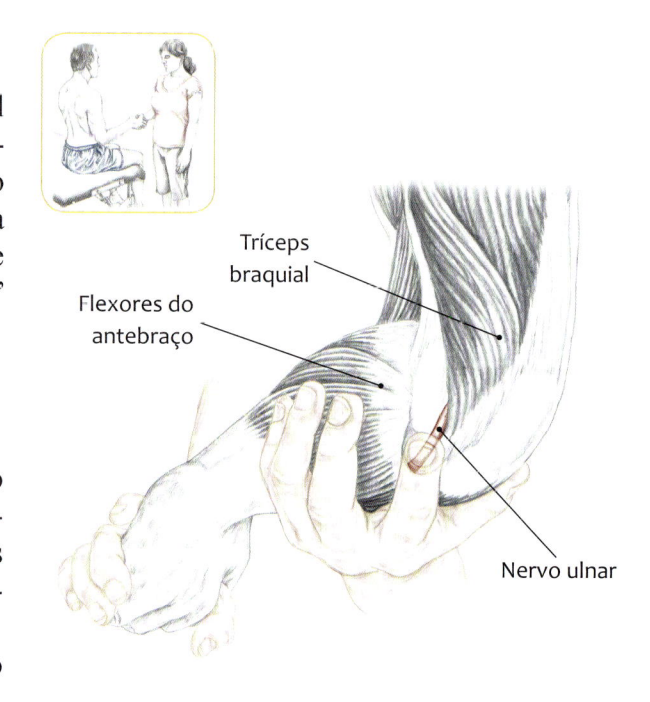

Figura 3.148 Vista posteromedial do cotovelo direito.

Quando apalpar, certifique-se de não pressionar com muita força e colidir com o nervo ulnar, o que pode provocar formigamento ou dormência no antebraço ou na mão.

Bursa olécrana

Exatamente distal ao tendão do tríceps braquial, essa pequena bursa preenche o espaço entre o olécrano e a pele do cotovelo (figura 3.149). Por causa de sua localização, a bursa pode se inflamar quando o cotovelo é irritado ou acertado por um objeto externo. Essa condição, a bursite olécrana – ou "cotovelo de estudante" –, é prontamente observável pelo distinto formato de balão do cotovelo.

1) Dobre o cotovelo a 90 graus e localize o olécrano.
2) Apalpando distalmente ao olécrano, explore delicadamente o tecido fino e maleável do cotovelo. Então, deixe o cotovelo esticar e observe como a pele e a fáscia ficam mais frouxas.
3) Se a bursa estiver inflamada, o cotovelo apresentará um grande inchaço com sensibilidade localizada. Em um estado saudável, a bursa não é palpável.

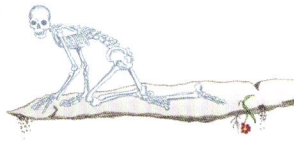

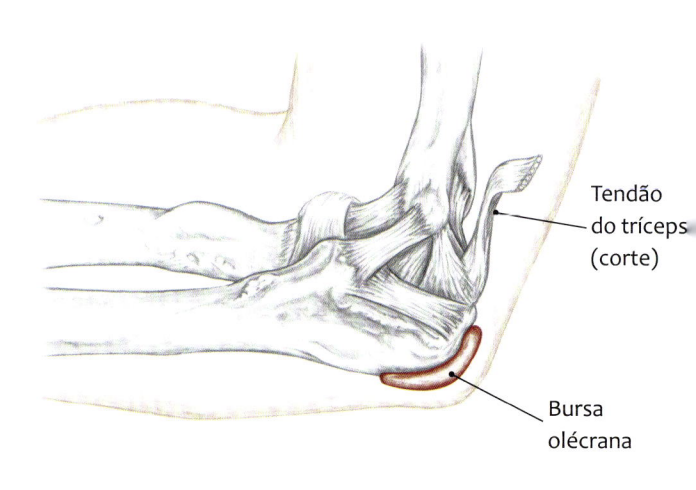

Figura 3.149 Vista medial do cotovelo direito.

Membrana interóssea

Essa superfície fina, porém forte e fibrosa, mantém os ossos do antebraço unidos e serve como local de ligação para diversos músculos (figura 3.150). Seu cordão oblíquo reforça a extremidade proximal da membrana. Durante estresse, não é raro que os ossos se fraturem antes de a membrana interóssea se romper.

Por causa de sua localização profunda, a membrana não é diretamente acessível. A exploração entre os ossos, na metade distal do antebraço, contudo, pode proporcionar uma noção de sua presença e solidez elástica.

Retináculo do pulso e aponeurose palmar

O **retináculo do flexor** localiza-se na superfície palmar do pulso, em posição distal à dobra do flexor. Suas fibras transversas situam-se profundamente ao tendão do palmar longo e superficialmente a outros tendões flexores e ao nervo mediano. O retináculo do flexor e os ossos carpais formam o túnel carpal, por onde passam os tendões do flexor e o nervo mediano (figura 3.151).

Isolar o fino retináculo flexor pode ser difícil, mas suas fibras transversas (perpendiculares aos tendões mais profundos) auxiliam em sua distinção. Além disso, se o retináculo estiver "firme", o tecido do pulso anterior pode apresentar-se inflexível ao toque.

A espessa **aponeurose palmar** é uma continuação da fáscia antebraquial que se estende superficialmente pela palma da mão e é um local de ligação para o tendão do palmar longo. Seu formato é similar ao da aponeurose plantar (p. 512), na sola do pé. Mesmo que não seja de fácil palpação, contudo, assim como o retináculo do flexor, sua característica elástica pode ser sentida.

O **retináculo do extensor** é superficial e localiza-se na região posterior do pulso. A exemplo do retináculo do flexor, é um engrossamento da fáscia que possui fibras transversas estendendo-se pelo pulso para se ligar aos ossos adjacentes. Estabiliza o pulso e os extensores do polegar, tem cerca de dois centímetros de extensão e localiza-se distalmente à cabeça da ulna e ao processo estiloide do rádio.

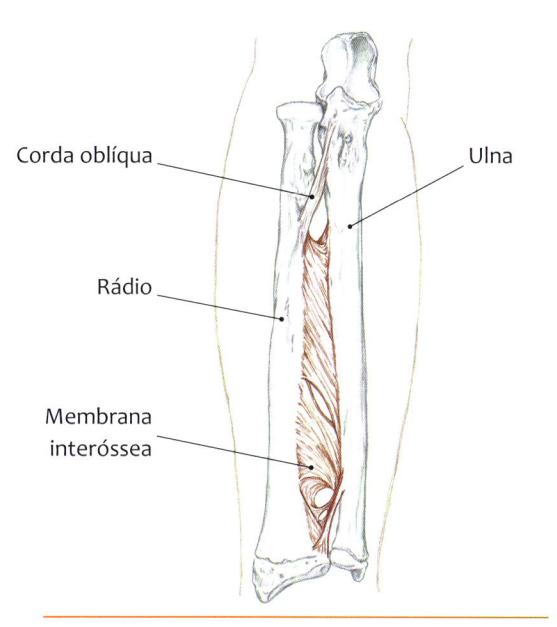

Figura 3.150 Vista anterior do antebraço direito.

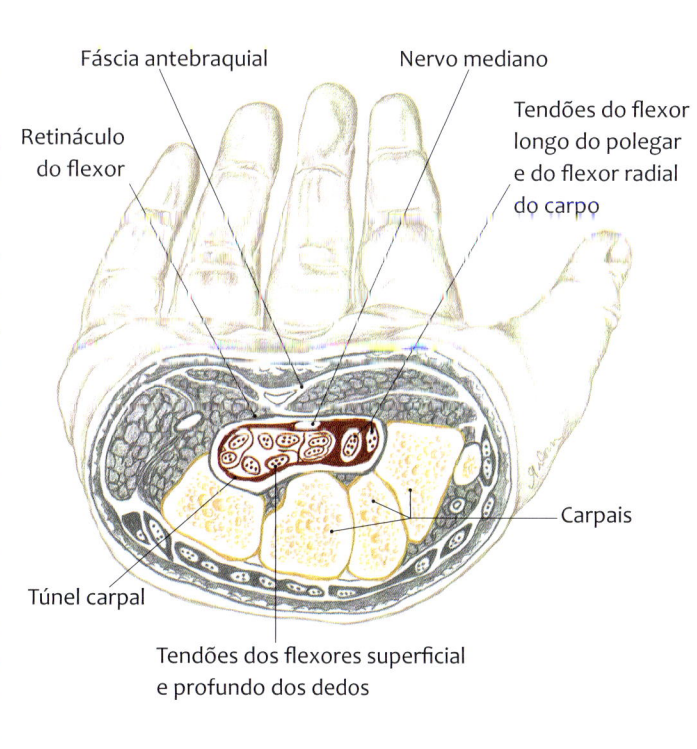

Figura 3.151 Corte transversal do pulso direito.

Retináculo do flexor e aponeurose palmar

1) Segure a mão de seu parceiro de modo que a "almofada" de seu polegar esteja na dobra do flexor do pulso. Deslize cerca de 2,5 centímetros distalmente à dobra e afunde nos tecidos espessos do "calcanhar" da mão (figura 3.152).
2) Enquanto explora o espaço carpal, visualize o retináculo estender-se pelos carpais. De modo passivo, dobre e estique o pulso e sinta a tensão no retináculo mudar.
3) Deslize distalmente em direção à palma da mão e apalpe a fim de localizar a espessa e superficial aponeurose palmar.

Quando apalpa o retináculo do flexor, você está em posição distal ao nível do pisiforme (p. 170)? Para destacar a aponeurose palmar, peça a seu parceiro que aperte a mão como se estivesse "batendo uma bola de basquete" (figura 3.153). Observe como essa ação também traz o palmar longo à vista.

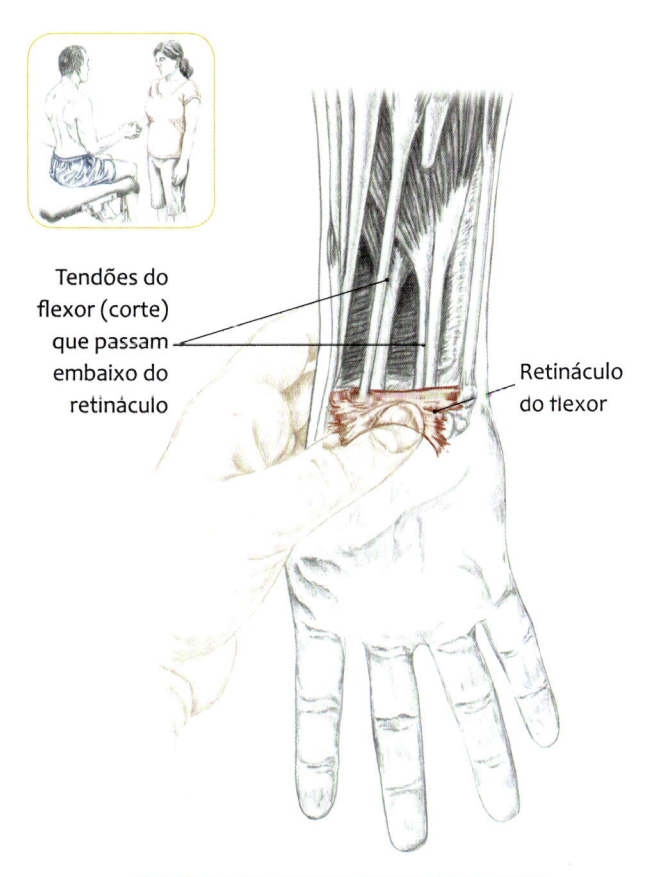

Figura 3.152 Vista palmar da mão e do pulso direito.

Retináculo do extensor

1) Peça a seu parceiro que estique os dedos e o pulso. A pressão dos protuberantes tendões do extensor fará com que o retináculo fique mais notável.
2) Localize a cabeça da ulna e o processo estiloide do rádio.
3) Apalpe distalmente esses pontos de referência, deslizando pelas fibras transversas do fino retináculo (figura 3.154).

Você está em posição distal à cabeça da ulna e ao processo estiloide do rádio? Você consegue distinguir as fibras superficiais e transversas?

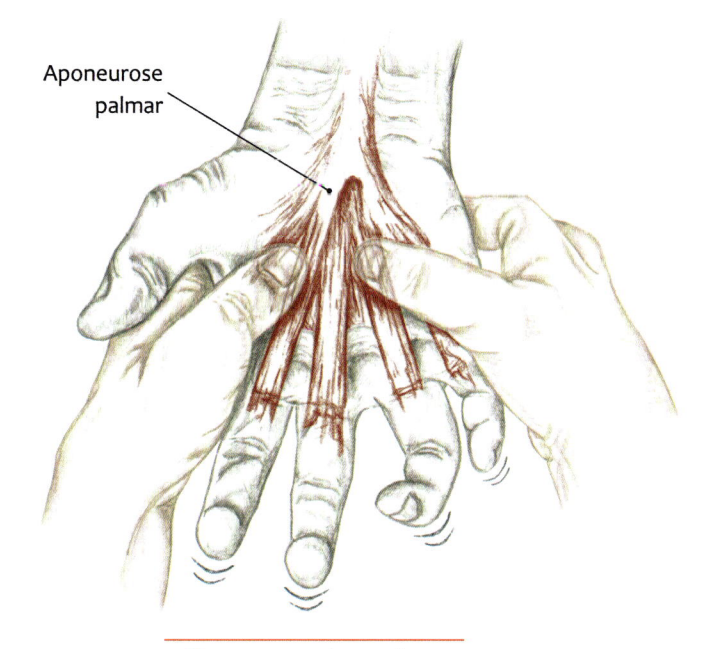

Figura 3.153 Vista palmar.

Retináculo	Latim.	Cabresto, tira, corda
Aponeurose	Grego.	Apo, de + *neuron*, nervo ou tendão

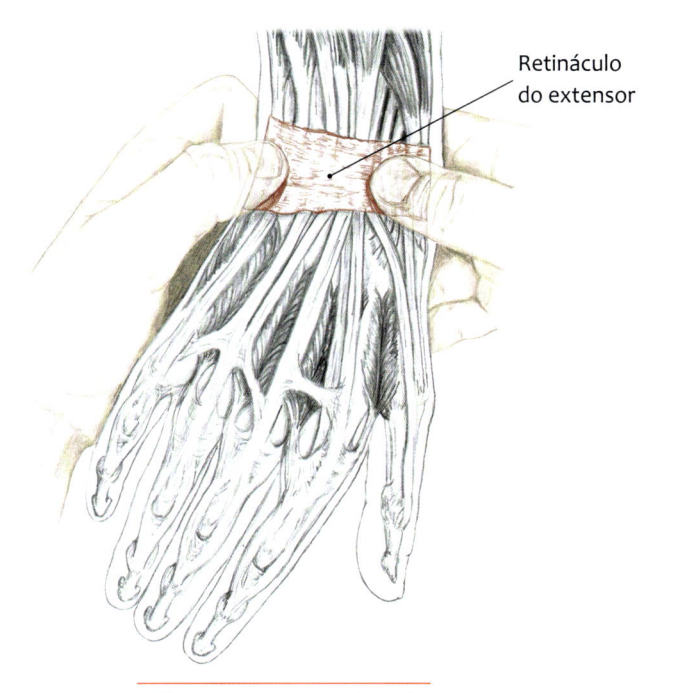

Figura 3.154 *Vista dorsal.*

Artérias radial e ulnar

As artérias radial e ulnar ramificam-se da artéria braquial e descem pelo antebraço até a mão. A **artéria radial** é geralmente utilizada para tomar o pulso. É detectável na parte anterior do antebraço, entre o tendão do flexor radial do carpo e o corpo do rádio.

A **artéria ulnar** encontra-se em posição proximal ao pisiforme e medial ao tendão do palmar longo. Seu pulso pode não ser acessado tão facilmente como o do radial.

1) Localize o pulso radial posicionando duas "almofadas" dos dedos no lado flexor do pulso. Movimente-se lateralmente e pressione suavemente para sentir a pulsação (figura 3.155).
2) Localize o pulso ulnar movimentando as "almofadas" de seus dedos para o lado medial da superfície do flexor (figura 3.156).

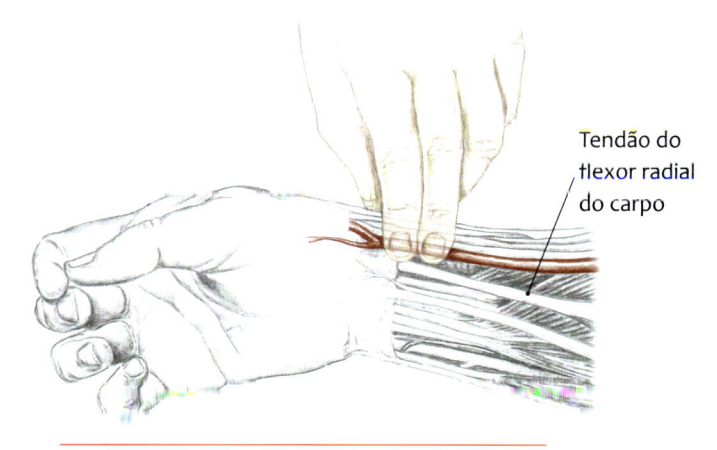

Figura 3.155 *Sentindo o pulso da artéria radial.*

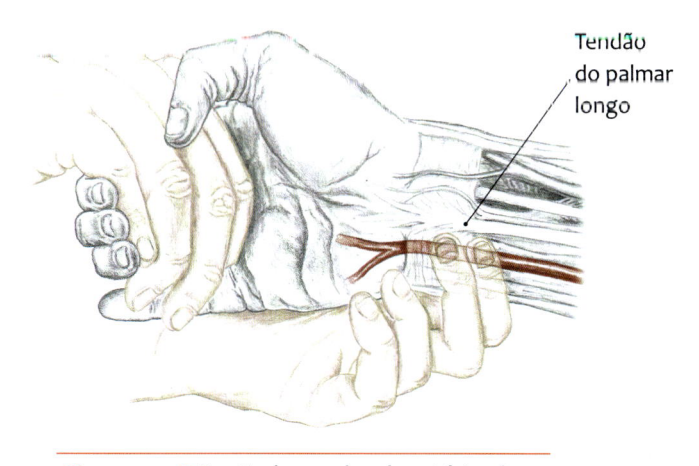

Figura 3.156 *Sentindo o pulso da artéria ulnar.*

Ligamentos do pulso, da mão e dos dedos

Ligamento radiocarpal palmar:
- Parte radioescafolunar
- Parte radiopiramidal
- Parte radiocapital

Ligamento radioulnar
Rádio
Ulna

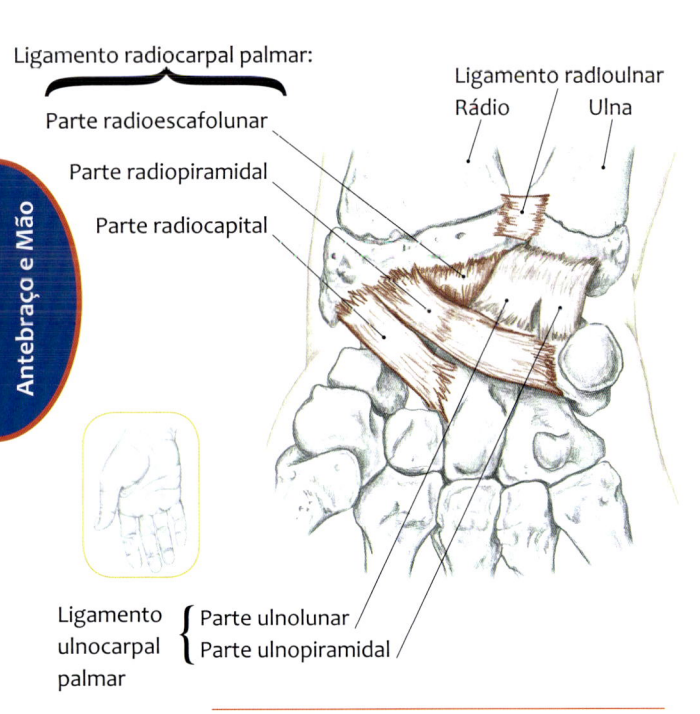

Ligamento ulnocarpal palmar:
- Parte ulnolunar
- Parte ulnopiramidal

Figura 3.157 Vista palmar do pulso direito mostrando os ligamentos das articulações radiocarpais.

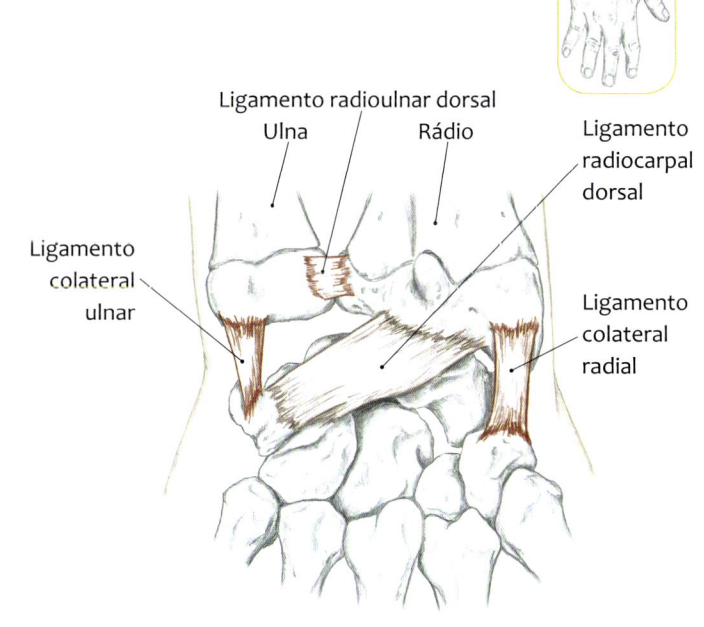

Ligamento radioulnar dorsal
Ulna
Rádio
Ligamento radiocarpal dorsal
Ligamento colateral ulnar
Ligamento colateral radial

Figura 3.158 Vista dorsal do pulso direito mostrando os ligamentos das articulações radiocarpais.

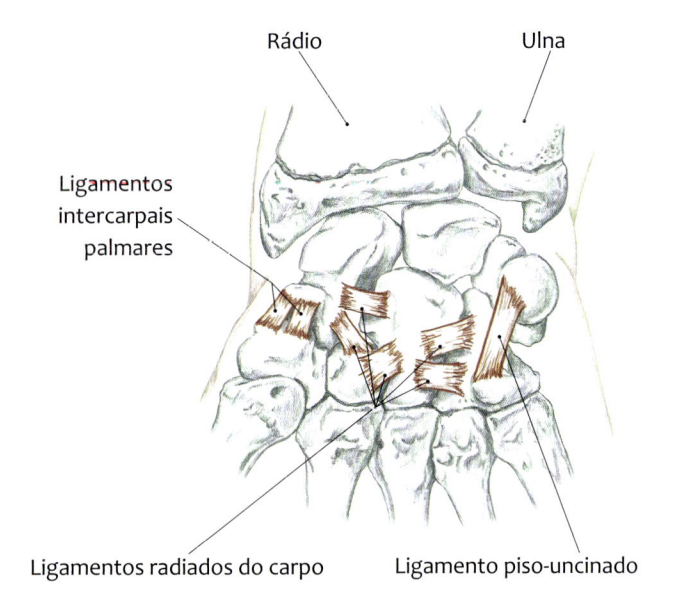

Rádio
Ulna
Ligamentos intercarpais palmares
Ligamentos radiados do carpo
Ligamento piso-uncinado

Figura 3.159 Vista palmar do pulso direito mostrando os ligamentos das articulações intercarpais.

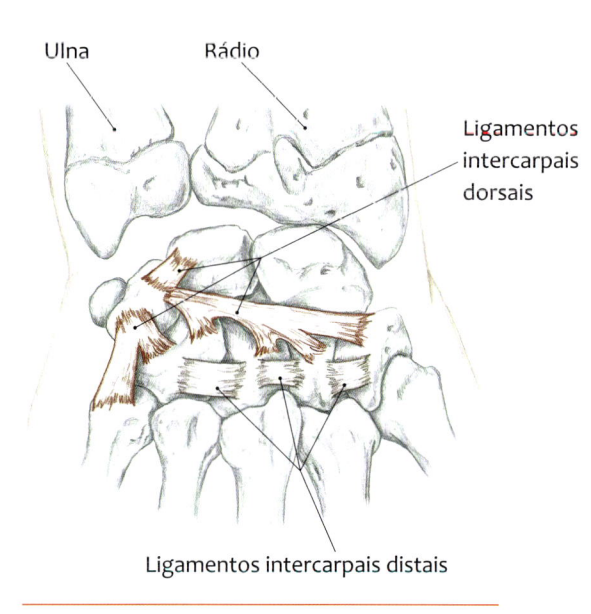

Ulna
Rádio
Ligamentos intercarpais dorsais
Ligamentos intercarpais distais

Figura 3.160 Vista dorsal do pulso direito mostrando os ligamentos das articulações intercarpais.

Antebraço e Mão | 225

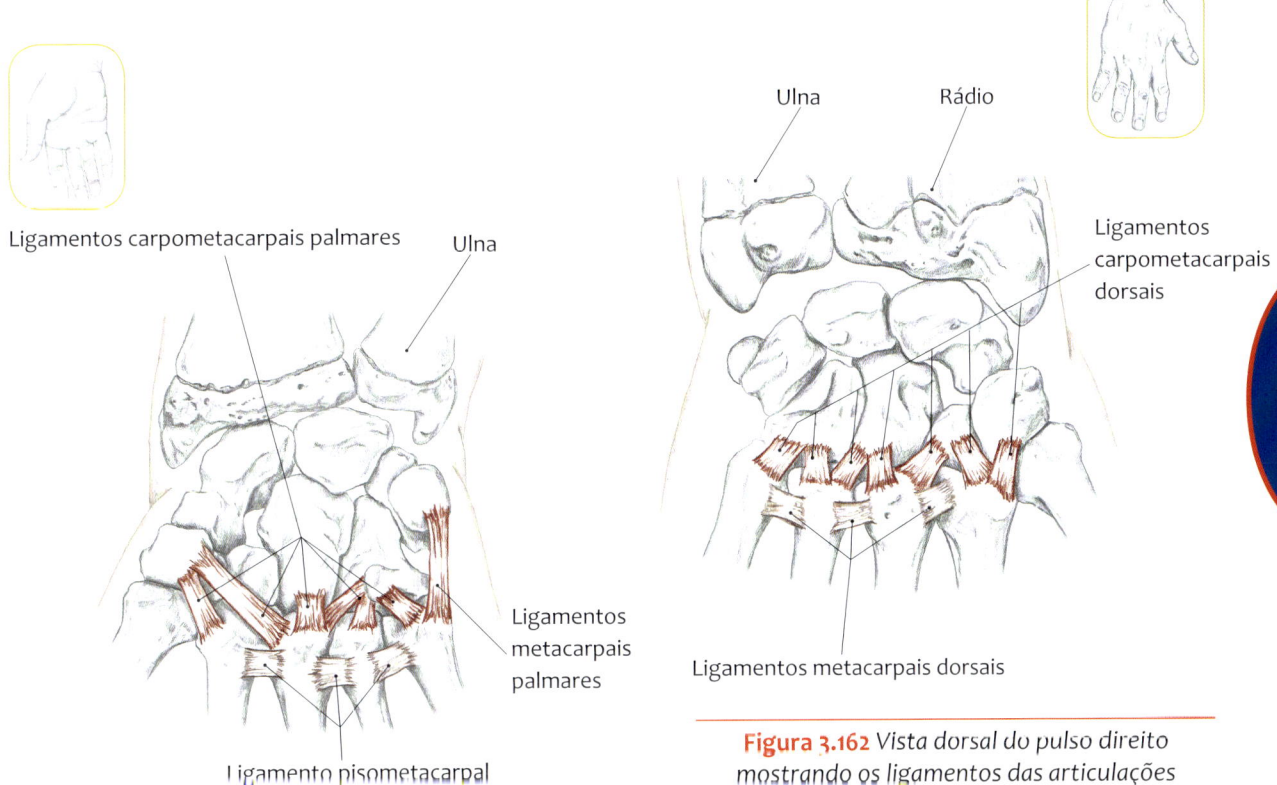

Figura 3.161 Vista palmar do pulso direito mostrando os ligamentos das articulações carpometacarpais e metacarpais.

Labels: Ligamentos carpometacarpais palmares; Ulna; Ligamentos metacarpais palmares; Ligamento pisometacarpal

Figura 3.162 Vista dorsal do pulso direito mostrando os ligamentos das articulações carpometacarpais e metacarpais.

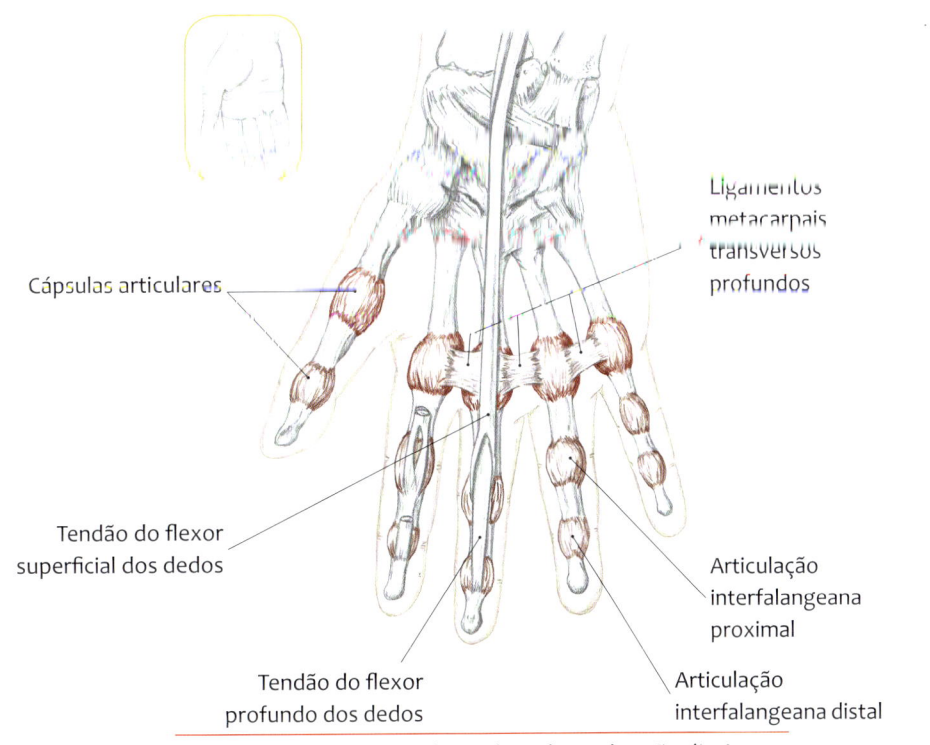

Labels: Ulna; Rádio; Ligamentos carpometacarpais dorsais; Ligamentos metacarpais dorsais

Figura 3.163 Vista palmar do pulso e da mão direita mostrando as articulações interfalangeanas.

Labels: Cápsulas articulares; Tendão do flexor superficial dos dedos; Ligamentos metacarpais transversos profundos; Articulação interfalangeana proximal; Tendão do flexor profundo dos dedos; Articulação interfalangeana distal

Anotações

Capítulo 4
Coluna Vertebral e Tórax

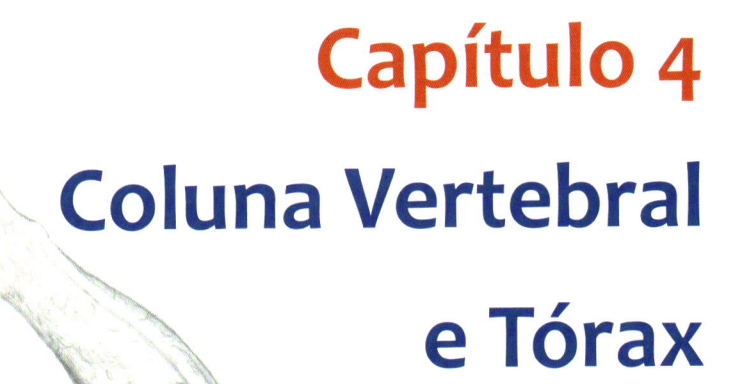

Vistas topográficas 228	Suboccipitais 273
Explorando a pele e a fáscia.................... 229	Quadrado lombar 276
Ossos da coluna vertebral e do tórax **231**	Abdominais 278
Pontos de referência ósseos..................... 232	Diafragma 282
Pistas dos pontos de referência ósseos 235	Intercostais 284
Músculos da coluna vertebral e do tórax **255**	Serrátil posterossuperior e serrátil posteroinferior.. 286
Sinergistas – músculos que trabalham juntos...................................... 261	Intertransversais 287
Grupo eretor da espinha 263	Interespinais 287
Esplênios da cabeça e do pescoço........... 271	**Outras estruturas da coluna vertebral e do tórax** **288**

Vistas topográficas

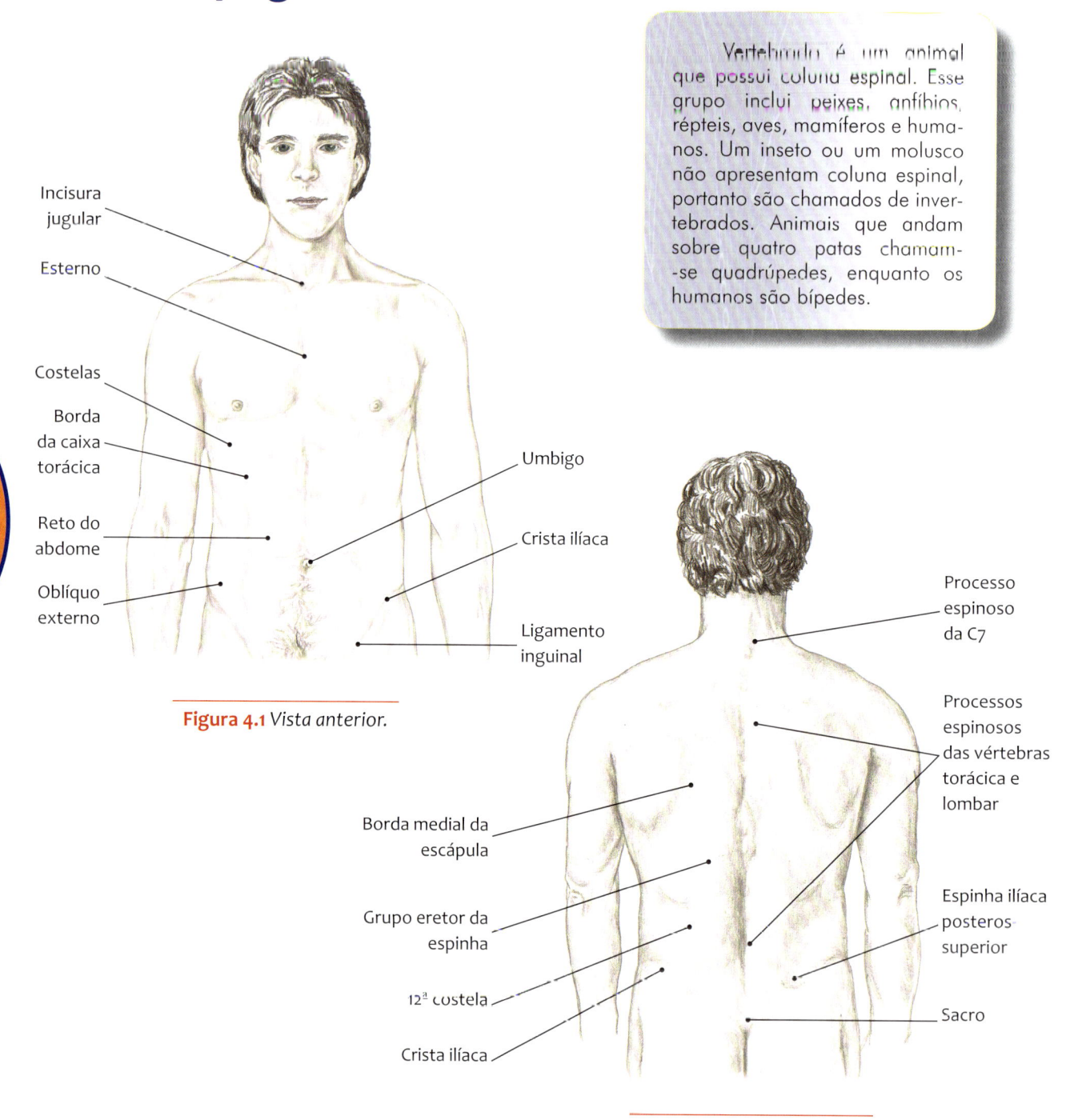

Coluna vertebral e tórax

Labels (Figura 4.1 - Vista anterior):
- Incisura jugular
- Esterno
- Costelas
- Borda da caixa torácica
- Reto do abdome
- Oblíquo externo
- Umbigo
- Crista ilíaca
- Ligamento inguinal

Figura 4.1 *Vista anterior.*

> Vertebrado é um animal que possui coluna espinal. Esse grupo inclui peixes, anfíbios, répteis, aves, mamíferos e humanos. Um inseto ou um molusco não apresentam coluna espinal, portanto são chamados de invertebrados. Animais que andam sobre quatro patas chamam-se quadrúpedes, enquanto os humanos são bípedes.

Labels (Figura 4.2 - Vista posterior):
- Processo espinoso da C7
- Processos espinosos das vértebras torácica e lombar
- Borda medial da escápula
- Grupo eretor da espinha
- 12ª costela
- Crista ilíaca
- Espinha ilíaca pósteros-superior
- Sacro

Figura 4.2 *Vista posterior.*

As vértebras, o esterno e a pelve de uma ave são geralmente preenchidos com ar ou "pneumáticos". Acredita-se que um osso se torne "pneumático" quando sua superfície entra em contato com uma bolsa de ar. O tecido ósseo que se apoia na bolsa de ar torna-se fino antes de desaparecer por completo, deixando para trás uma cavidade que é então penetrada pela bolsa de ar. Dessa forma, as minúsculas protuberâncias repletas de ar ou sacos que se expandem pelos pulmões de uma ave preenchem seus ossos e cavidades corporais, reduzindo, assim, o peso total de seu corpo.

Explorando a pele e a fáscia

1) Parceiro em posição prona. Inicie posicionando as mãos nas partes mediana e inferior das costas de seu parceiro e sentindo a temperatura do tecido. Explore também as laterais do torso.
2) Comece a levantar suavemente a pele e a fáscia superficiais à coluna vertebral, na região inferior das costas (figura 4.3). Muitas vezes esse tecido pode estar bastante denso e impalpável. Mova-se lateralmente por alguns centímetros e compare-o com o tecido superficial aos grandes músculos eretores.
3) Continue mais lateralmente para os lados do tronco (entre a axila e a pelve). À medida que movimenta mais lateralmente, você consegue perceber alguma diferença na elasticidade ou na espessura do tecido?

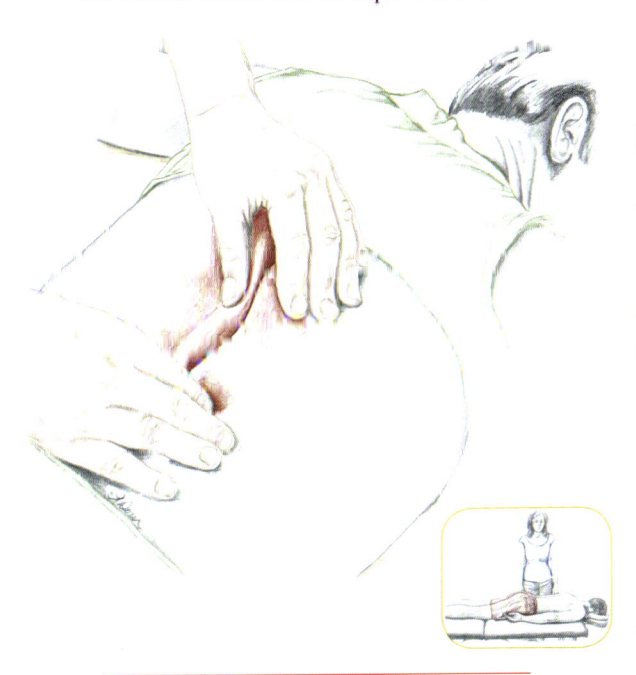

Figura 4.3 *Parceiro em posição prona.*

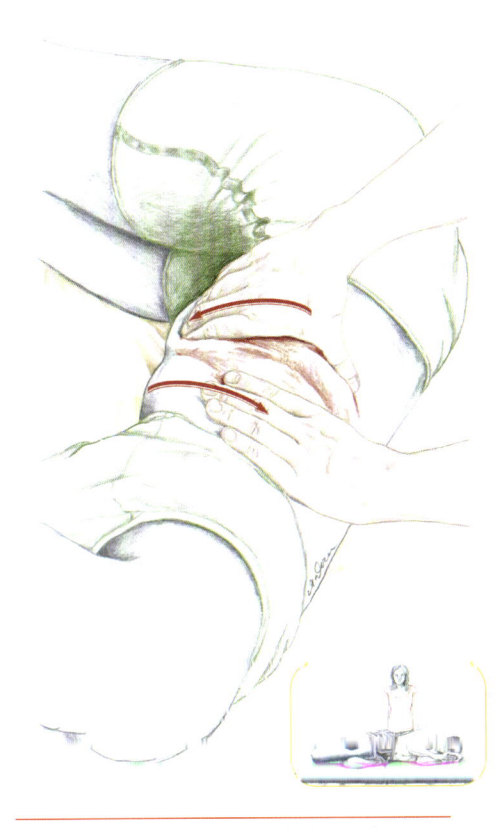

Figura 4.4 *Parceiro deitado lateralmente.*

Quando se pensa em tórax (o tronco do corpo), muitos de nós consideramos as superfícies "da barriga e das costas" e negligenciamos as laterais. A posição em que o parceiro deita-se lateralmente permite que você veja que os lados do tórax unem a "barriga e as costas" e que o tórax é, na verdade, uma unidade tridimensional.

1) Parceiro deitado lateralmente. Posicione ambas as mãos na lateral do tórax. Veja e sinta como os lados anterior, lateral e posterior do tórax formam uma superfície contínua.
2) Suavemente, torça suas mãos em sentidos opostos (figura 4.4), sentindo a maleabilidade ou a resistência do tecido. Tente movimentar em todas as direções.

O abdome pode ser sensível a cócegas ou dor quando apalpado. Certifique-se de movimentar lenta e suavemente, prestando atenção em seu parceiro.

1) Parceiro em posição supina. Inicie com suas mãos nos lados do abdome para sentir a temperatura do tecido. Então, explore em direção ao centro do abdome, até a borda das costelas e exatamente abaixo do umbigo.
2) Comece a levantar suavemente a pele e a fáscia da lateral do abdome e continue em direção à linha mediana do corpo (figura 4.5). Se algumas regiões forem particularmente desafiadoras para agarrar, pode ser um indício de que a ação não é bem-vinda pelo corpo naquele momento.
3) Enquanto segura uma parte do tecido, peça a seu parceiro que "encolha" um pouco a barriga. Assim que os músculos mais profundos do abdome se contraírem, observe como o tecido escapará de entre seus dedos.

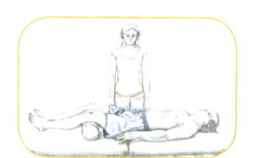

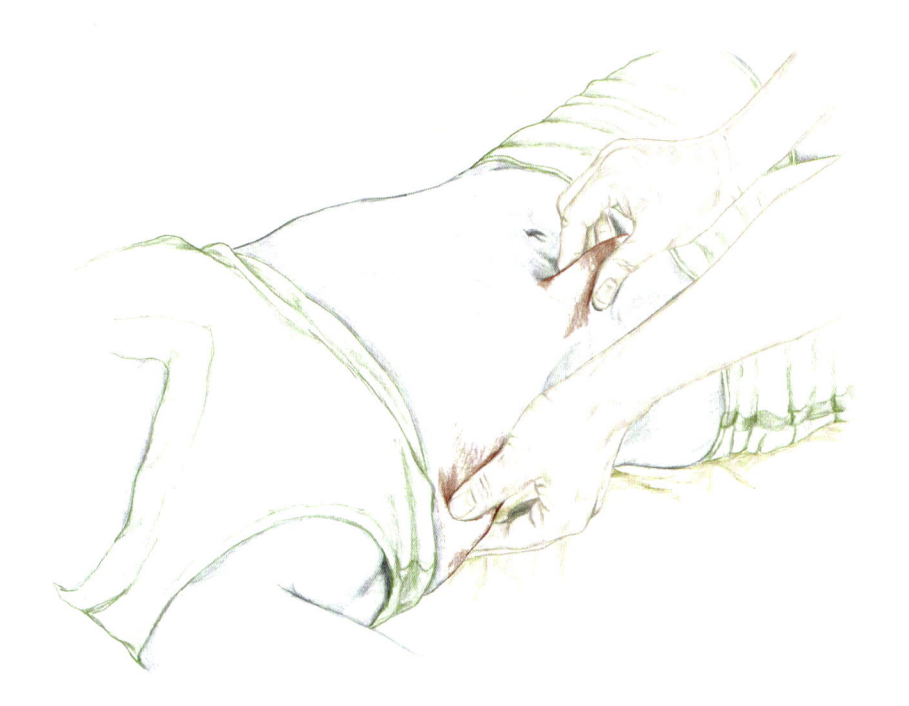

Figura 4.5 *Parceiro em posição supina*

Ossos da coluna vertebral e do tórax

A **coluna vertebral** (ou espinha) consiste em 24 vértebras: sete **cervicais** no pescoço, 12 **torácicas** do tórax e cinco **lombares** na parte inferior (figura 4.6). O sacro e o cóccix são vértebras compostas ou fundidas, também consideradas parte da coluna vertebral. Para propósitos de palpação e clareza, o sacro e o cóccix estão incluídos no Capítulo 6, Pelve e Coxa.

As **vértebras cervicais** são os mais móveis e acessíveis dos 24 ossos espinais. As 12 **vértebras torácicas** articulam-se com os 12 pares de costelas. Destinadas a movimentos mínimos, elas auxiliam na estabilização da região torácica e protegem os órgãos internos. Em contraste, as maiores e mais sólidas **vértebras lombares**, localizadas entre a 12ª costela e a crista ilíaca posterior, têm a função de suportar o peso da parte superior do corpo.

À medida que você apalpar as costas, todas as 24 vértebras estarão profundas em relação às camadas de tecido muscular. No entanto, os processos espinosos e transversos se projetam de cada vértebra e podem ser pontos de localização úteis.

O **tórax** inclui o esterno e a caixa torácica. O **esterno** localiza-se ao longo da linha mediana do peito. A **caixa torácica** é constituída pela cartilagem costal e por 12 pares de costelas. A cartilagem costal é idêntica em formato e tamanho às costelas e serve como uma ponte entre elas e o esterno.

As costelas de 1 a 7 são conhecidas como "costelas verdadeiras", pois se ligam diretamente ao esterno. As costelas de 8 a 12 são referidas como "costelas falsas", uma vez que se ligam indiretamente ao esterno por meio da cartilagem costal. Além de ser "costelas falsas", a 11ª e 12ª costelas também são consideradas "costelas flutuantes", visto que não se ligam ao esterno ou à cartilagem costal.

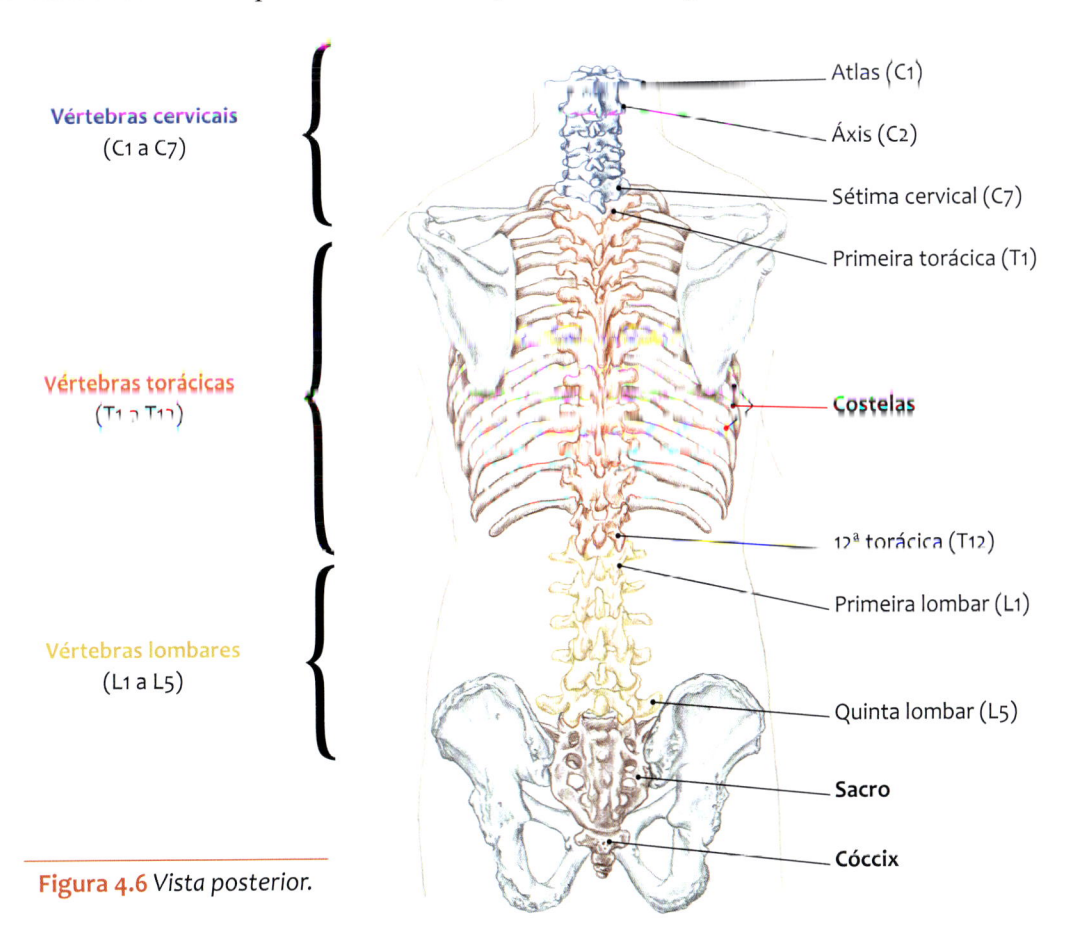

Figura 4.6 *Vista posterior.*

Cervical	Latim.	Referente ao pescoço
Peito	Anglo-Saxão.	Caixa
Lombar	Latim.	Quadril

Pontos de referência ósseos

Clavícula
Articulação esternomanubrial
Articulações esternocostais
Articulações costocondrais
Costelas
Cartilagem costal
Articulação sacroilíaca

Incisura jugular
Primeira costela
Manúbrio
Ângulo esternal
Esterno (corpo do)
Processo xifoide
Discos invertebrais

Figura 4.7 Vista anterior.

Coluna vertebral e tórax

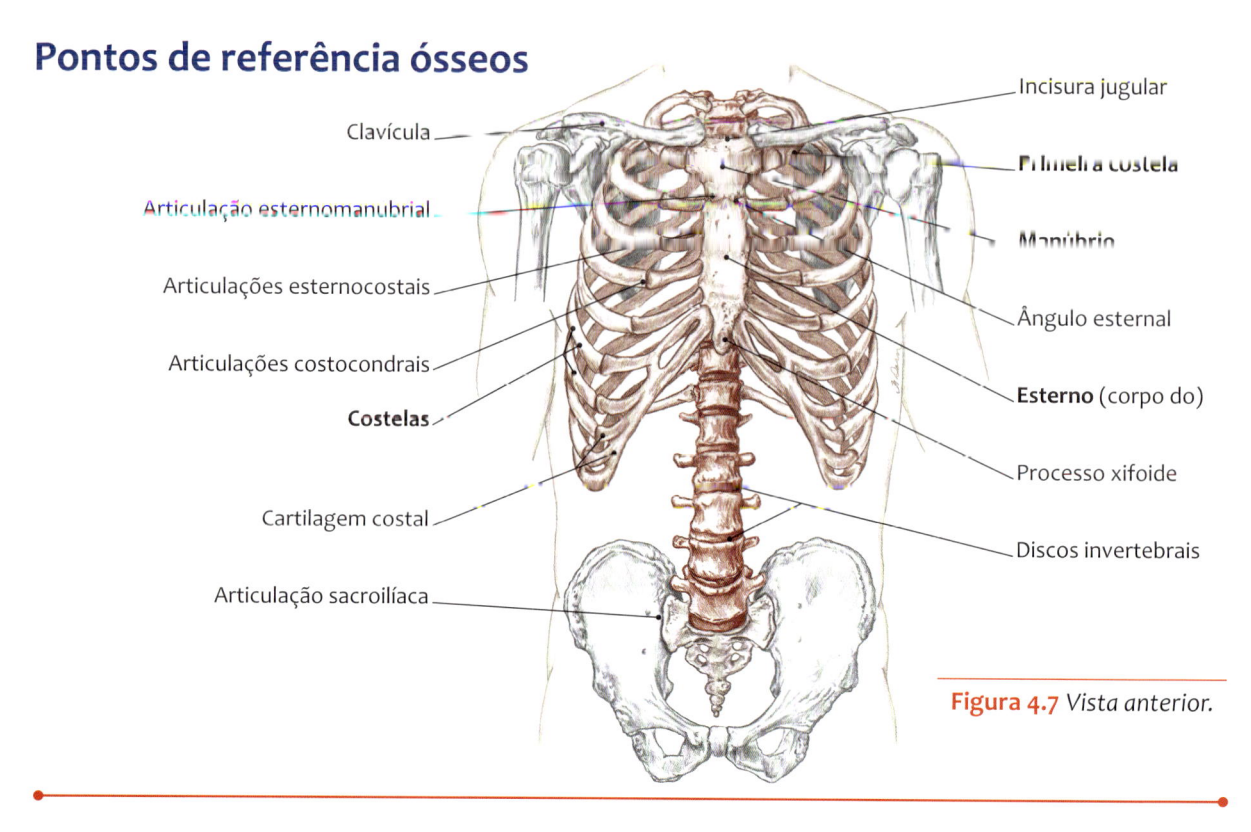

Atlas (C1)

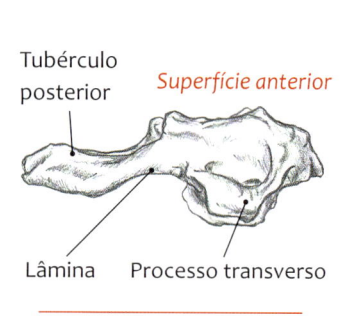

Tubérculo posterior
Superfície anterior
Lâmina
Processo transverso

Figura 4.8 Vista lateral

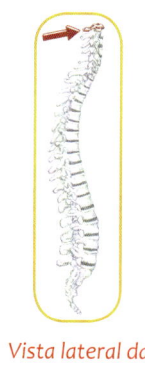

Vista lateral da coluna vertebral

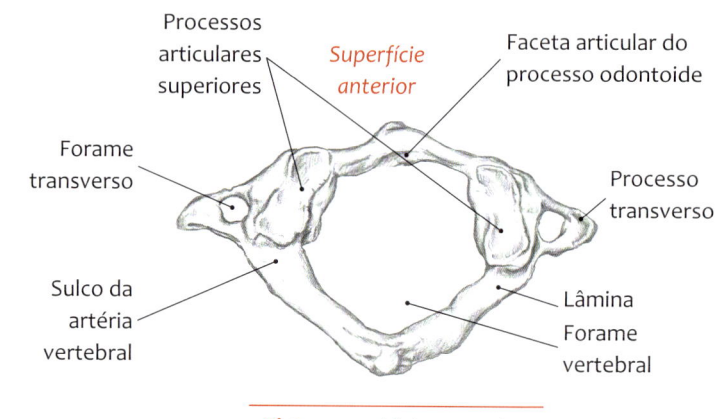

Processos articulares superiores
Superfície anterior
Faceta articular do processo odontoide
Forame transverso
Processo transverso
Sulco da artéria vertebral
Lâmina
Forame vertebral

Figura 4.9 Vista superior.

Áxis (C2)

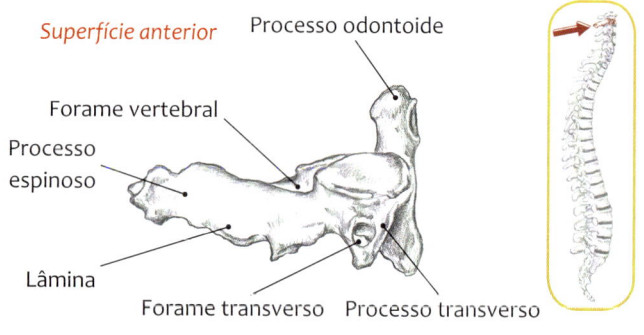

Superfície anterior
Processo odontoide
Forame vertebral
Processo espinoso
Lâmina
Forame transverso
Processo transverso

Figura 4.10 Vista lateral.

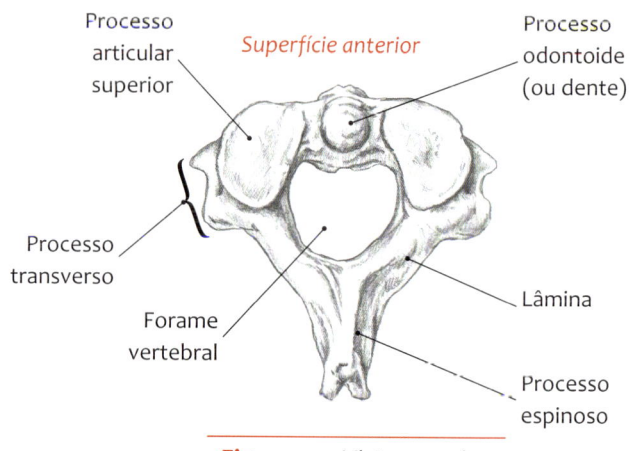

Processo articular superior
Superfície anterior
Processo odontoide (ou dente)
Processo transverso
Forame vertebral
Lâmina
Processo espinoso

Figura 4.11 Vista superior.

Espinha	Latim.	Espinheiro
Torácico	Grego.	Peito
Vértebra	Latim.	Articulação

Coluna Vertebral e Tórax | 233

Cervicais

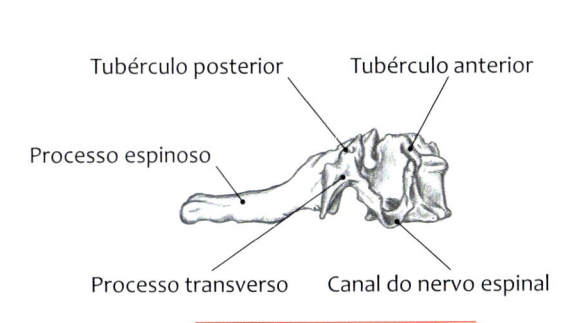

Figura 4.12 Vista lateral.

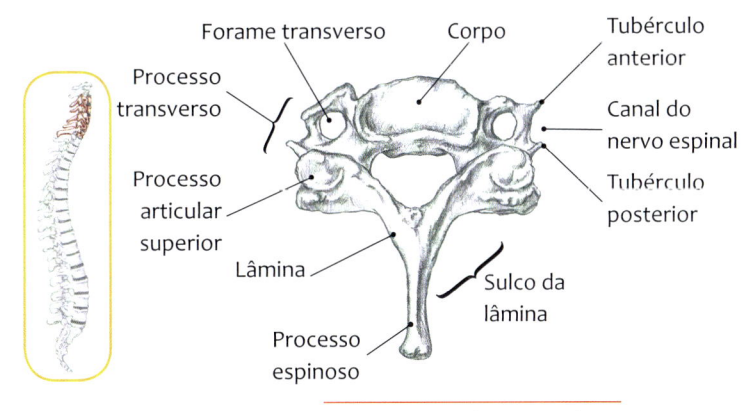

Figura 4.13 Vista superior.

Torácicas

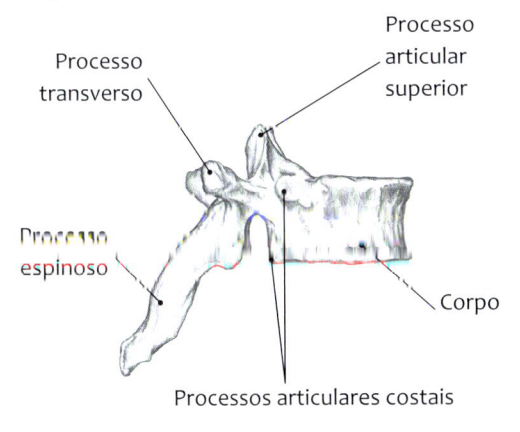

Figura 4.14 Vista lateral.

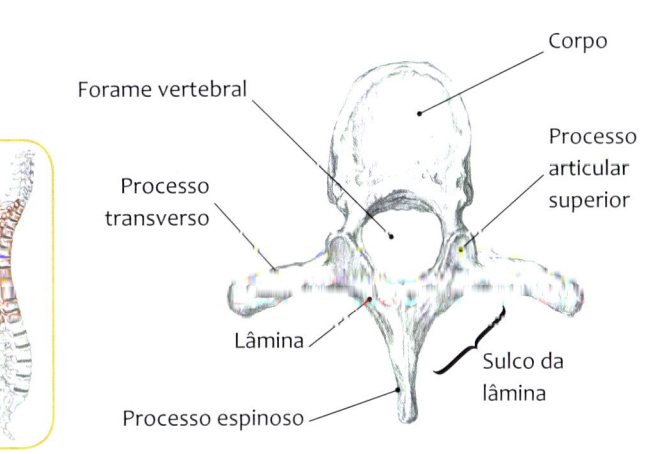

Figura 4.15 Vista superior.

Lombares

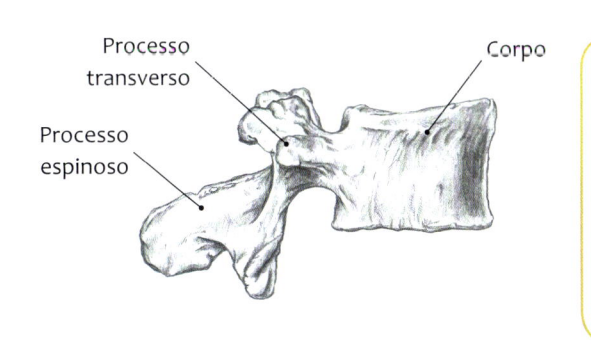

Figura 4.16 Vista lateral.

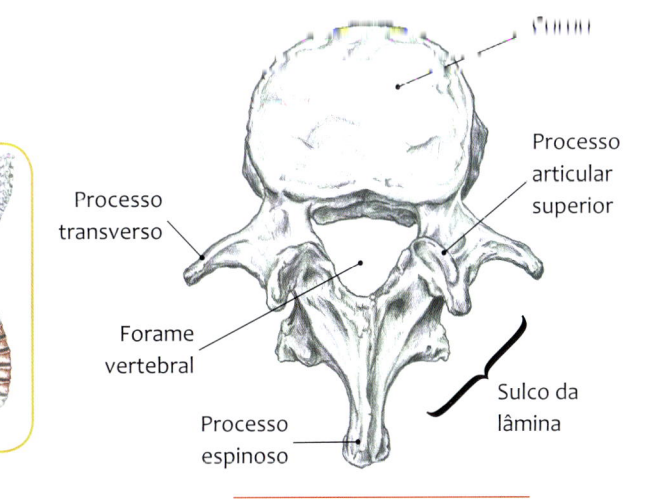

Figura 4.17 Vista superior.

Faceta	Francês.	Pequena face
Forame	Latim.	Uma passagem ou abertura
Odontoide	Grego.	Semelhante a dente

Pontos de referência ósseos

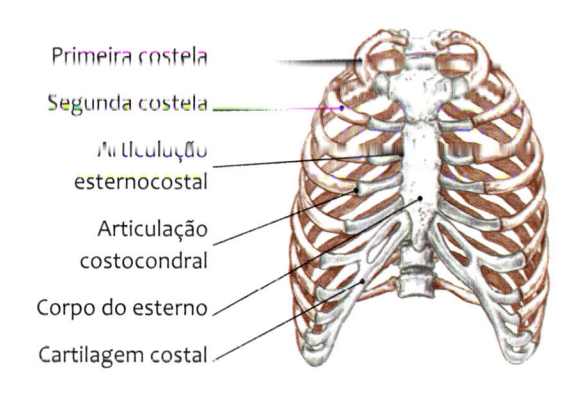

Figura 4.18 Vista anterior do tórax.

- Primeira costela
- Segunda costela
- Articulação esternocostal
- Articulação costocondral
- Corpo do esterno
- Cartilagem costal

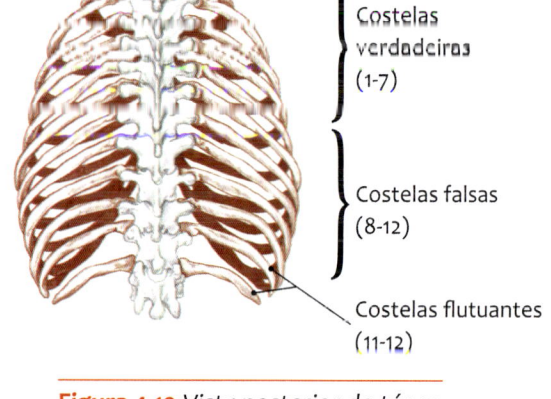

Figura 4.19 Vista posterior do tórax.

- Costelas verdadeiras (1-7)
- Costelas falsas (8-12)
- Costelas flutuantes (11-12)

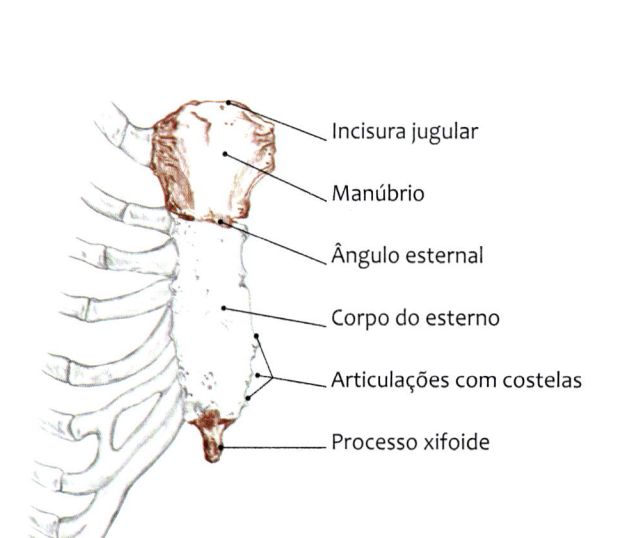

Figura 4.20 Vista anterior do esterno.

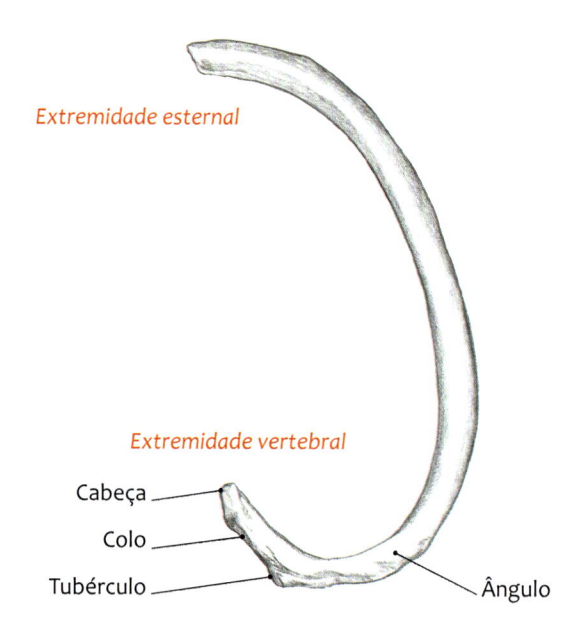

- Incisura jugular
- Manúbrio
- Ângulo esternal
- Corpo do esterno
- Articulações com costelas
- Processo xifoide

Figura 4.21 Vista superior da costela direita.

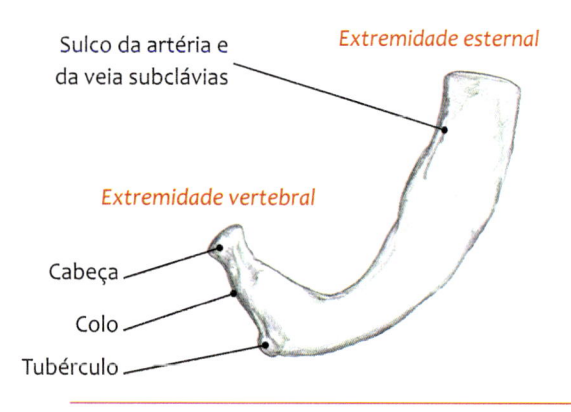

- Extremidade esternal
- Extremidade vertebral
- Cabeça
- Colo
- Tubérculo
- Ângulo

Figura 4.22 Vista superior da primeira costela direita.

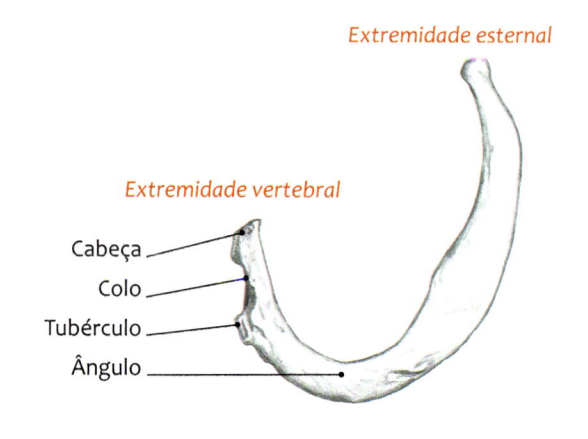

- Sulco da artéria e da veia subclávias
- Extremidade esternal
- Extremidade vertebral
- Cabeça
- Colo
- Tubérculo

Figura 4.23 Vista superior da segunda costela direita.

- Extremidade esternal
- Extremidade vertebral
- Cabeça
- Colo
- Tubérculo
- Ângulo

Pedúnculo   Latim.   Um pé pequeno

Pistas dos pontos de referência ósseos

Pista 1 "Sulco da linha mediana": explora os processos espinosos das vértebras e os espaços entre eles à medida que descem pela região mediana das costas.

Pista 2 "Cruzando caminhos": descreve pontos de referência ósseos adjacentes que interseccionam com processos espinosos específicos.

— C7 e base do pescoço
— T2 e ângulo superior da escápula
— T7 e ângulo inferior da escápula
— T12 e 12ª costela
— L4 e parte superior da crista ilíaca

Vista posterior, Pista 2

Quando vista de lado, a coluna vertebral possui quatro curvaturas naturais. As regiões cervical e lombar dobram-se anteriormente para formar curvas lordóticas, enquanto as partes torácica e sacral arqueiam-se posteriormente, gerando curvas cifóticas. Uma curvatura abdominal lateral da espinha chama-se escoliose.

No nascimento, a coluna possui apenas uma curvatura cifótica. A lordose cervical desenvolve-se quando a criança começa a sustentar a cabeça em posição ereta. À medida que ela começa a se levantar e a caminhar, a lordose lombar se desenvolve.

- Lordose cervical
- Cifose torácica
- Lordose lombar
- Cifose sacral

Vista lateral

Cifose	Grego.	Dobrado, curvado ou vergado
Lordose	Grego.	Curvado para trás

Pista 3 "Caminho da nuca": localiza os pontos de referência das vértebras cervicais

    a Processos espinosos das cervicais
    b Processos transversos das cervicais
    c Sulco da lâmina cervical

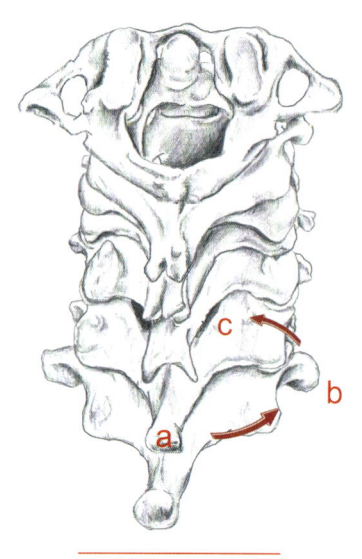

Pista 4 "Avenida enterrada": investiga as regiões mediana e inferior das costas para localizar pontos de referências das vértebras torácica e lombar.

    a Processos espinosos
    b Processos transversos
    c Sulco das lâminas

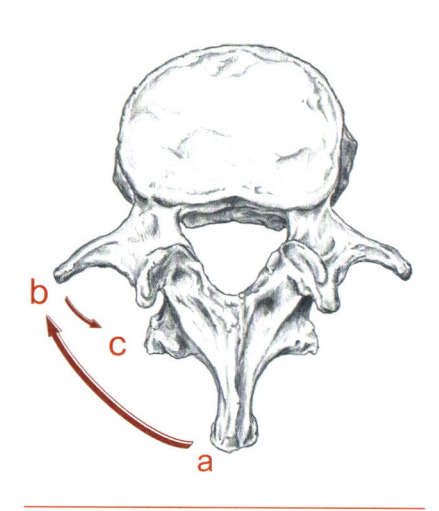

Vista posterior das vértebras cervicais

Vista superior das vértebras lombares

Pista 5 "Sulco do osso do peito": explora o esterno e seus pontos de referência

    a Incisura jugular
    b Manúbrio
    c Corpo do esterno
    d Processo xifoide

Pista 6 "Uma estrada esburacada": explora as costelas, a caixa torácica e a cartilagem costal.

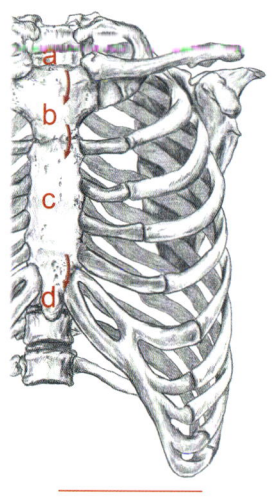

Quando você fica em pé, todo o peso de seu tronco, cabeça e braços é transferido para os corpos das vértebras. As vértebras lombares, na base da espinha, suportam a maior parte desse peso.

Felizmente, entre os corpos das vértebras há discos intervertebrais que amortecem um pouco desse choque. Os discos são compostos de uma camada externa resistente, os anéis fibrosos, e um líquido central chamado núcleo pulposo. Quando o peso é colocado sobre um disco, os anéis fibrosos suportam o núcleo pulposo na compressão e distribuição da pressão. O núcleo é, em sua maioria, água, a qual é descartada no decorrer do dia.

Quando você dorme, não há pressão sobre a coluna vertebral, e os discos são capazes de se recuperar por completo, de modo que você levanta pela manhã cerca de 1,25 centímetro mais alto do que estava na noite anterior.

Vista anterior

Pista 1 "Sulco da linha mediana"

Processos espinosos das vértebras

Um processo espinoso é uma projeção posterior da vértebra. Como grupo, os processos espinosos formam a visível fileira de protuberâncias que percorre a parte central das costas. Eles servem de locais de ligação para camadas de músculos, ligamentos e fáscias.

Os processos espinosos lombares, torácicos e cervicais diferem entre si em diversos aspectos. Os **processos espinosos das vértebras lombares** são muito maiores do que os processos torácicos e do que os cervicais. Altas e sólidas, as pontas dos processos lombares podem se parecer muito mais com faixas curtas do que com pontos. Os corpos dessas vértebras são bastante maciços e altos; podem apresentar o comprimento de um dedo de espaço entre seus processos. Os **processos espinosos torácicos** são menores e mais próximos uns dos outros do que suas contrapartes lombares e se dispõem em ângulo descendente.

Os **processos espinosos cervicais** são mais curtos e menores do que os processos torácicos. Por causa da curva lordótica na coluna cervical e do ligamento nucal adjacente, os processos espinosos cervicais são, na verdade, mais profundos do que as vértebras torácicas e lombares. A primeira vértebra cervical (C1), ou atlas, como é chamada, é a única que não possui um processo espinoso.

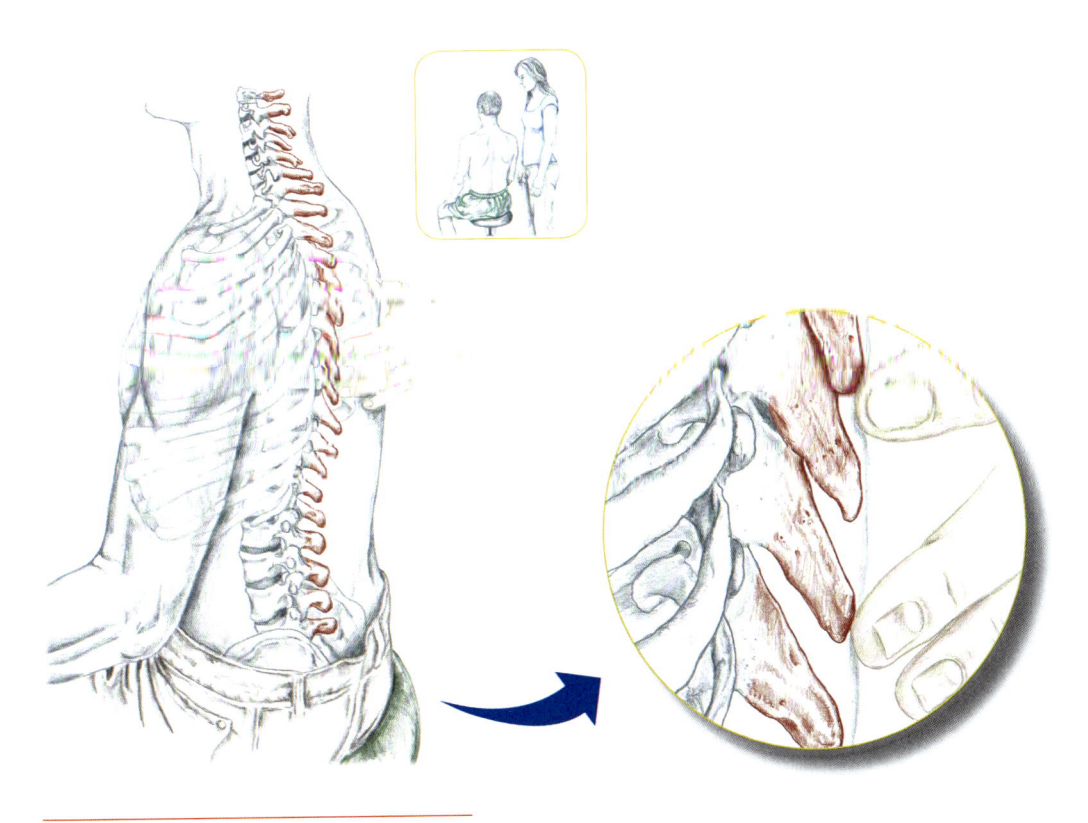

Figura 4.24 *Vista lateroposterior da coluna vertebral em posição neutra.*

1) Parceiro sentado, com o tronco e o pescoço levemente flexionados (isso alongará os tecidos adjacentes e permitirá que os processos se movimentem posteriormente, para facilitar o acesso). Posicione seus dedos ao longo da linha mediana das costas e localize a extensa linha dos processos (figuras 4.24, 4.25).
2) Deslize lentamente seus dedos para cima e para baixo da coluna vertebral, apalpando os diferentes tamanhos, protuberâncias e espaços entre os processos. Alguns podem se apresentar imediatamente, enquanto outros podem ser mais difíceis de encontrar. Peça a seu parceiro que flexione e estique lentamente a coluna e observe o movimento dos processos.
3) Tente esse mesmo método com seu parceiro em posição prona.

✓ Você consegue contornar as laterais dos processos enquanto os apalpa? Há uma depressão superior e inferior ao ponto que você sente? Você consegue alinhar três dedos em uma série de processos ou nos espaços entre eles?

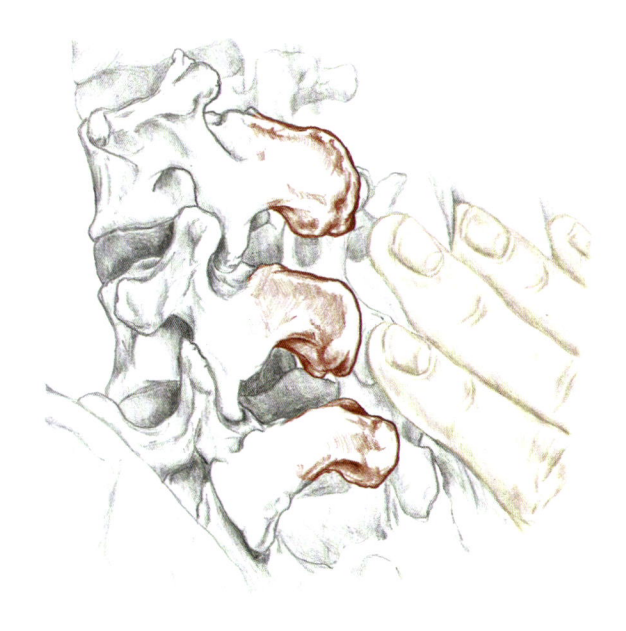

Figura 4.25 *Vista posterolateral com palpação dos processos espinosos lombares.*

Parceiro em posição prona ou sentado. Apalpe toda a coluna vertebral e conte os processos espinosos. Quantos você sente? Todas as vértebras (exceto a C1) possuem processos espinosos, totalizando 23. Utilize os processos espinosos interseccionados, como os da C7, T12 e L4, para verificar sua exatidão.

Pista 2 "Cruzando caminhos"

Diversos processos espinosos podem ser localizados com a ajuda de pontos de referência ósseos interseccionados. Por exemplo, uma linha desenhada entre os topos de duas cristas ilíacas cruzarão o processo espinoso da vértebra L4, a qual, por sua vez, o levará até seus processos vizinhos. Pelo fato de o corpo de cada pessoa ser único, esses pontos de referência interseccionados não são definitivos; eles são mais bem usados apenas como guias.

2) Com seus dedos indicadores na parte superior das cristas, deslize os polegares medialmente, finalizando na coluna vertebral (figura 4.26).
3) Isole a grande saliência da L4. Explore superior e inferiormente para localizar os processos lombares adjacentes.

Você está no nível das cristas ilíacas? Você consegue sentir uma protuberância firme na linha mediana do corpo?

L4 e parte superior da crista ilíaca

1) Com seu parceiro em posição prona ou em pé, localize as laterais de ambas as cristas ilíacas (p. 372).

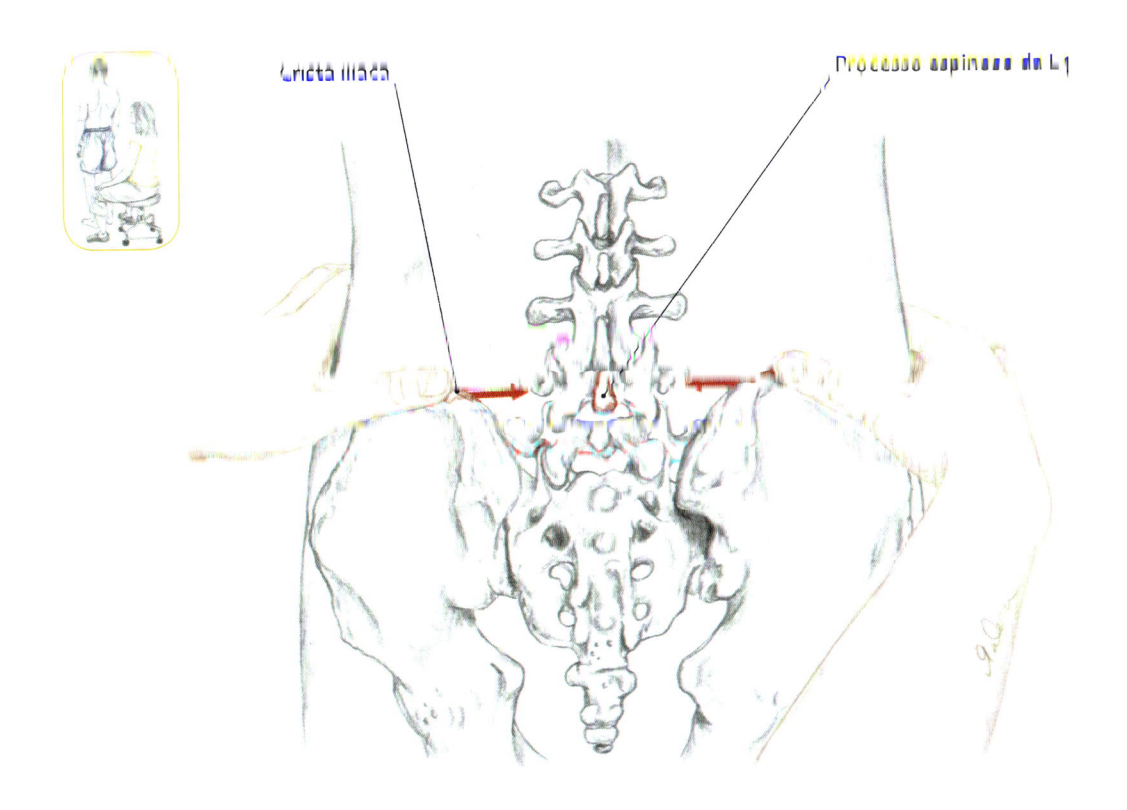

Figura 4.26 *Vista posterior com o parceiro em pé.*

T12 e a 12ª costela

A 11ª e a 12ª costelas não se unem à cartilagem costal e são, por essa razão, consideradas "costelas flutuantes". A décima segunda costela possui um formato delgado, semelhante à ponta de uma lança, e ângulos inferiores. Seu comprimento pode variar de 7,5 a 15 centímetros e pode ser utilizada como um localizador do processo espinoso da T12. (Veja na p. 254 mais informações sobre a 12ª costela.)

1) Parceiro em posição prona ou em pé. A estratégia é localizar a ponta da 12ª costela e seguir seu corpo até o processo espinoso. Ao alcançar o lado ventral, posicione sua mão na extremidade lateral das costelas.

2) Deslize inferiormente até a parte inferior da caixa torácica e explore para localizar a ponta da 12ª costela (figura 4.27).

3) Com a ponta isolada, siga medialmente o corpo da costela, com suavidade, observando como ela se aloja em um ângulo. À medida que as costelas se encontrarem profundas aos músculos eretores da espinha, você deve perder contato com sua parte mais medial. Continue a deslizar os dedos na direção do corpo da costela, apalpando para localizar o processo espinoso.

Se você localizou a L4, agora consegue contar os processos até a T12?

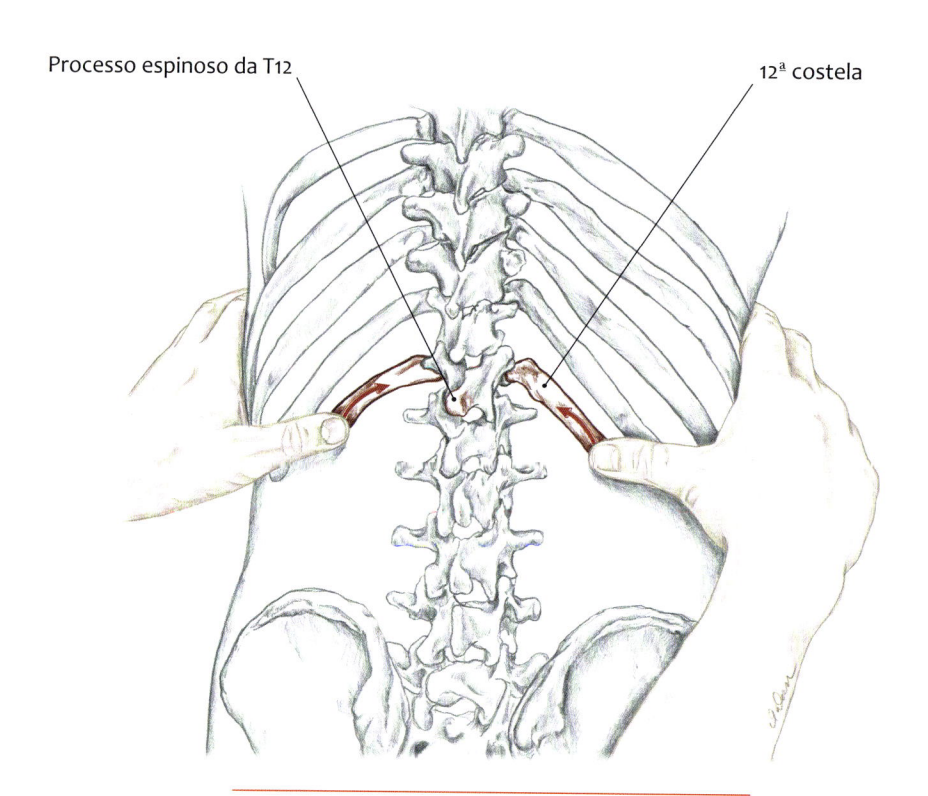

Figura 4.27 *Vista posterior com o parceiro em pé.*

T7 e o ângulo inferior
T2 e o ângulo superior

Tipo físico, contração muscular e outros fatores afetam o posicionamento das escápulas. O ângulo inferior da escápula geralmente se encontra no nível do processo espinoso da T7, enquanto o ângulo superior está no nível da T2.

1) Parceiro em posição prona ou em pé. Localize o ângulo inferior (p. 81). Mantenha uma mão no ângulo enquanto desliza a outra medialmente até a coluna vertebral.
2) Localize o ângulo superior. Mantenha uma mão no ângulo enquanto desliza a outra medialmente, em direção às vertebras (figura 4.28).

A partir da T7, você consegue contar os processos para baixo, até a T12? Você consegue contá-los para cima, até a T2? A partir da T2, você consegue contar para baixo, até T7?

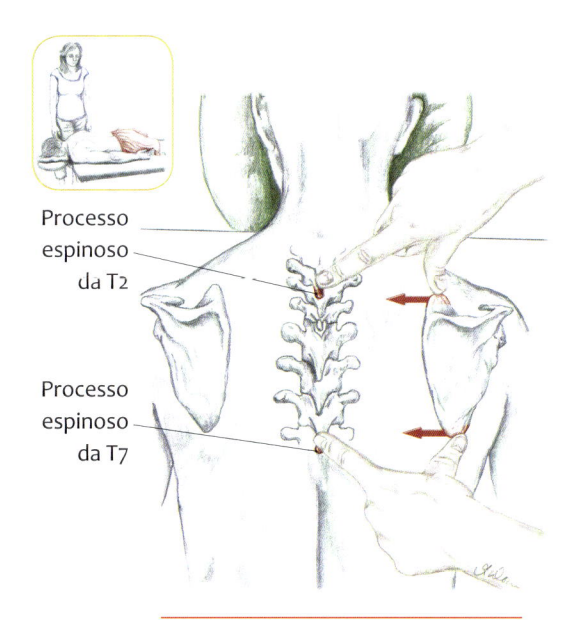

Figura 4.28 Vista posterior, com o parceiro em posição prona.

C7 e a base do pescoço

O processo espinoso da C7 localiza-se na base do pescoço. Ele se projeta para mais longe do que a C6, a C5 e a C4 – uma distinção útil ao localizar estruturas na parte superior das costas e no pescoço.

1) Posição prona. Posicione a "almofada" do dedo acima da base do pescoço, ao longo da linha mediana do corpo.
2) Deslize inferiormente. Na base do pescoço, seu polegar se chocará com o processo da C7 (figura 4.29).
3) Explore suas extremidades e seus processos adjacentes e, então, tente localizá-la a partir de uma posição supina (figura 4.30).

Você está na base do pescoço? O processo acima de seu dedo é menor do que o processo que você está apalpando? Há um processo saliente semelhante (T1) em posição imediatamente inferior?

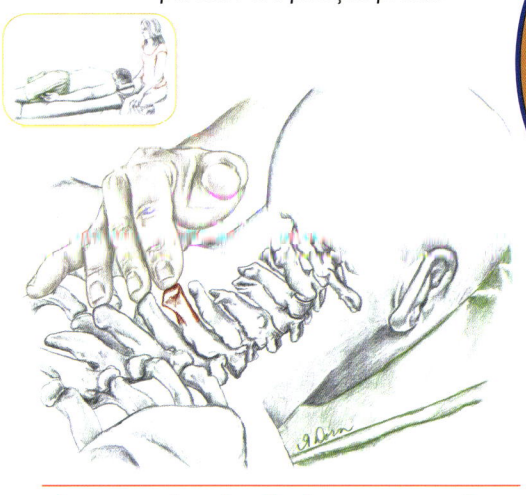

Figura 4.29 Localização do processo espinoso da C7, com o parceiro em posição prona.

Quando o pescoço está flexionado, o processo espinoso da C7 se desloca superiormente. T1, contudo, está presa pelas primeiras costelas e não se movimenta. Com seu parceiro sentado, posicione um dedo nos processos espinosos da C7 e da T1. Peça a seu parceiro que flexione lentamente o pescoço e observe ambos os processos. C7 se inclina para cima enquanto T1 não se move?

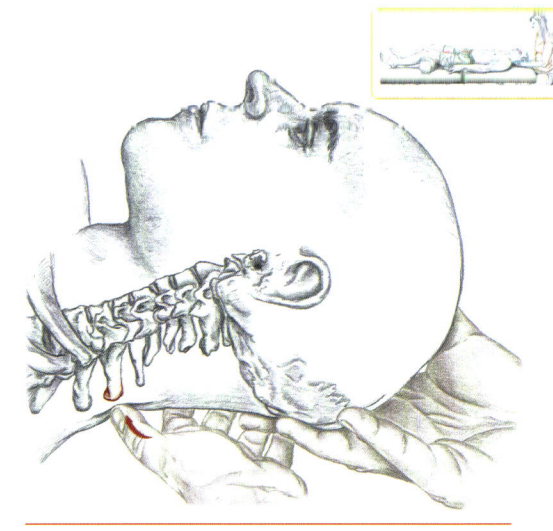

Figura 4.30 Palpação do processo espinoso da C7, com o parceiro em posição supina.

Pista 3 "Caminho da nuca"

Processos espinosos das vértebras cervicais

Os processos espinosos da C3 à C6 se projetam posteriormente até aproximadamente a mesma extensão. O processo da C2, no entanto, é maior e mais aparente. As pontas dos processos espinosos cervicais estão todas profundas em relação ao ligamento nucal (p. 288), um ligamento achatado que se une aos processos e corre superiormente até o occipício (p. 304).

1) Parceiro em posição supina. Localize o processo espinoso da C7.
2) Com pressão suave, explore as pontas e os lados dos demais processos espinosos (figura 4.31). Dedilhe transversalmente pelo denso ligamento nucal que abarca as pontas dos processos espinosos.
3) Continue para cima até alcançar a protuberância da C2. À medida que explorar os processos espinosos, flexione, estenda e gire o pescoço passivamente.

Você consegue sentir o tênue cume formado pelos processos ao longo da nuca? Ao explorar os processos espinosos da C2, você está inferior ao nível dos lóbulos das orelhas? O processo da C2 é maior e mais pronunciado do que os das demais vértebras cervicais?

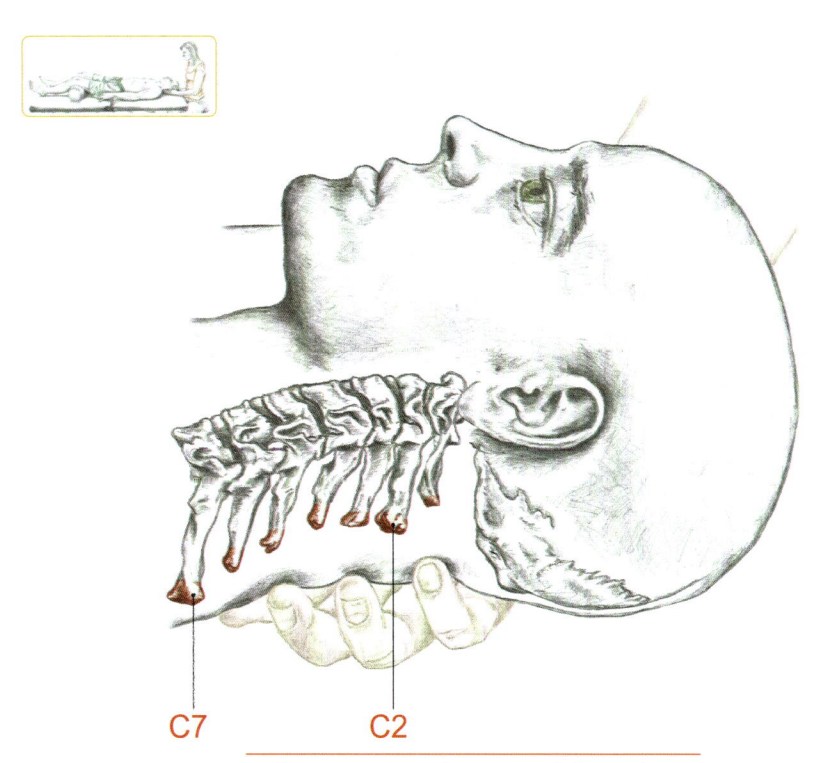

Figura 4.31 *Parceiro em posição supina.*

Coluna Vertebral e Tórax | 243

1) Ser capaz de distinguir entre o processo espinoso da C2 e a protuberância occipital externa (p. 305) pode ser útil ao explorar a nuca. Inicie posicionando seus dedos horizontalmente ao longo da base da cabeça de seu parceiro.

2) Posicione seu dedo anelar na protuberância occipital externa enquanto localiza o processo espinoso da C2 com seu dedo indicador (figura 4.32). Seu dedo médio permanecerá entre essas duas estruturas, no nível da C1. Explore a distância entre esses notáveis pontos de referência.

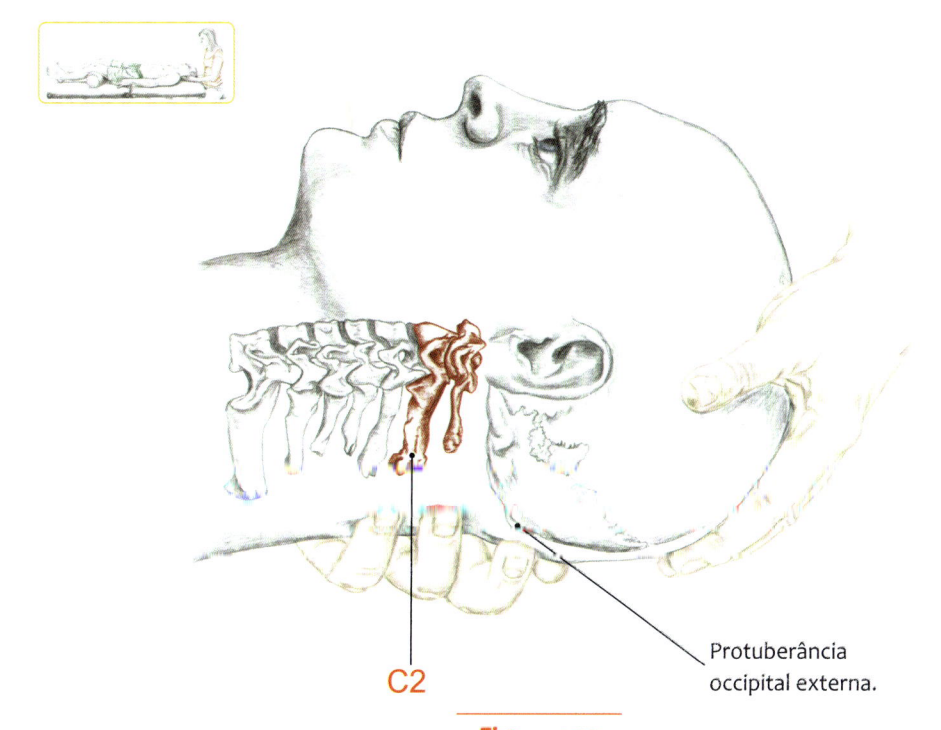

C2 — Protuberância occipital externa.

Figura 4.32

Alguns pontos de referência ósseos servem como locais de ligação para diversos tendões e tecidos conjuntivos. Seja apalpando com seus dedos ou dissecando com um bisturi, esses tecidos geralmente são difíceis de ser diferenciados uns dos outros. Os processos transversos das vértebras cervicais são um caso em questão. Tendões vêm de várias direções diferentes para se unir às suas superfícies, enquanto nervos passam entre os tendões, complicando ainda mais as coisas. Para coordenar os tendões e os nervos espinais dos plexos cervical e braquial, os processos transversos das vértebras C2 a C7 possuem tubérculos anteriores e inferiores (abaixo). Os tubérculos são pequenas pontas localizadas em todos os lados do canal (ou sulco) que encanam os nervos cervicais. O tubérculo anterior é um local de ligação para o escaleno anterior e outros músculos. Os escalenos mediano e posterior, o levantador da escápula e outros músculos posteriores se ligam aos tubérculos posteriores. Apalpar os tubérculos individualmente pode ser difícil no começo, mas com a experiência você será capaz de detectá-los com mais facilidade.

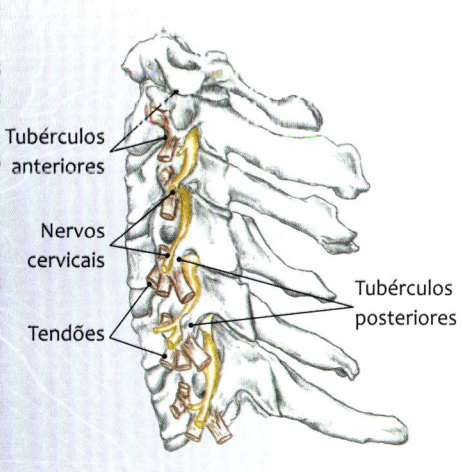

Tubérculos anteriores
Nervos cervicais
Tubérculos posteriores
Tendões

Nuca   Inglês médio.   Parte posterior do pescoço

A compressão ou o choque do plexo braquial (p. 359) ou de um de seus nervos pode provocar uma sensação aguda e penetrante pelo braço. Se isso ocorrer, solte imediatamente e ajuste sua posição posteriormente. Como sempre, peça a seu parceiro que lhe dê um posicionamento.

Processos transversos das vértebras cervicais

Os processos transversos das vértebras cervicais localizam-se na lateral do pescoço. Em filmes hollywoodianos antigos, os parafusos de Frankenstein são colocados em seus processos transversos!

Eles se estendem inferiormente ao processo mastoide e muitos são profundos ao músculo esternocleidomastóideo (p. 320). Todos os processos transversos possuem o mesmo comprimento, exceto o da vértebra C1, que é muito maior.

Os processos da C1 localizam-se em posição distal e anterior à ponta do processo mastoide (p. 307) e são relativamente acessíveis.

Todos os processos transversos servem de locais de ligação para diversos músculos, incluindo os escalenos e os levantadores da escápula. O plexo braquial, um grande grupo de nervos que inerva o braço, sai por entre os processos transversos. Quando acessá-los pela primeira vez, utilize a parte plana de seu polegar ou as "almofadas" dos dedos. À medida que suas habilidades palpatórias melhorarem, explore as superfícies dos processos transversos mais especificamente.

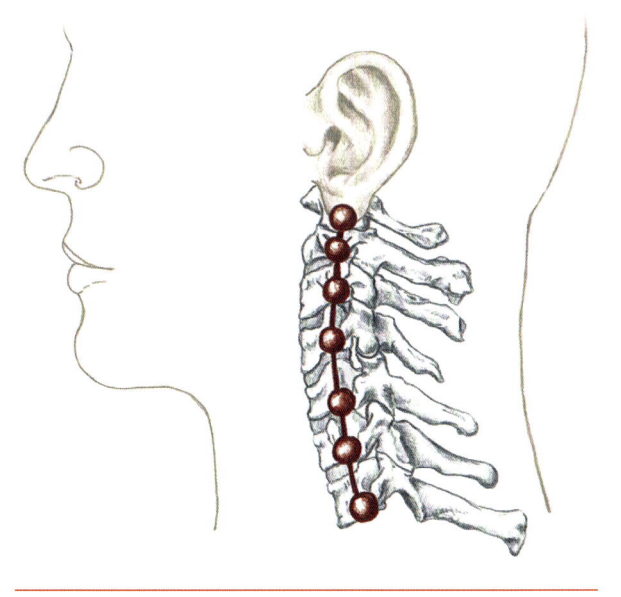

Figura 4.33 A disposição dos processos transversos cervicais simulam um brinco comprido pendurado.

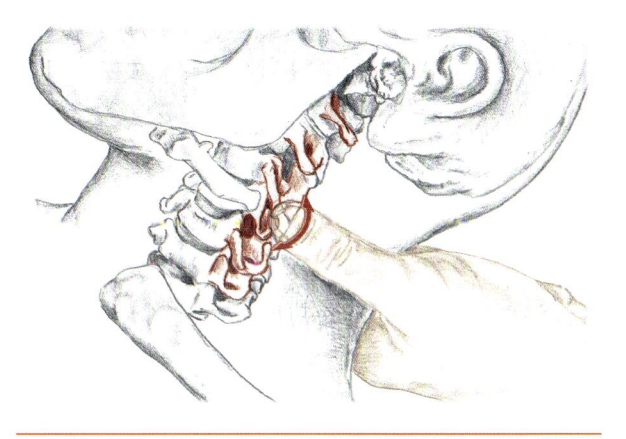

Figura 4.34 Vista lateral com o parceiro em posição supina e a cabeça em posição neutra.

Processos transversos das vértebras cervicais

1) Parceiro em posição supina. Posicione seus dedos na lateral do pescoço, abaixo dos lóbulos das orelhas.
2) Utilizando as "almofadas" achatadas dos polegares, deslize anterior e posteriormente para sentir a parte superior dos processos transversos. Explore a extensão do pescoço (figura 4.34).
3) Você poderá não sentir as pontas dos processos individualmente, mas, em vez disso, a protuberância formada pelos processos transversos embaixo do tecido adjacente.

Você está apalpando abaixo do lóbulo da orelha? Você sente uma protuberância sutil descendo pela lateral do pescoço? Se você dobrar passivamente, flexionar lateralmente ou girar o pescoço, consegue sentir os processos transversos se moverem individualmente?

1) Parceiro em posição supina. Gire a cabeça para direita, a 45 graus. Com a mão nessa posição, os processos transversos formam uma linha a partir do processo mastoide esquerdo até o centro da haste da clavícula (figura 4.35).
2) Desenhe uma linha imaginária a partir desses dois pontos de referência, visualize e apalpe os processos transversos que encontrar.

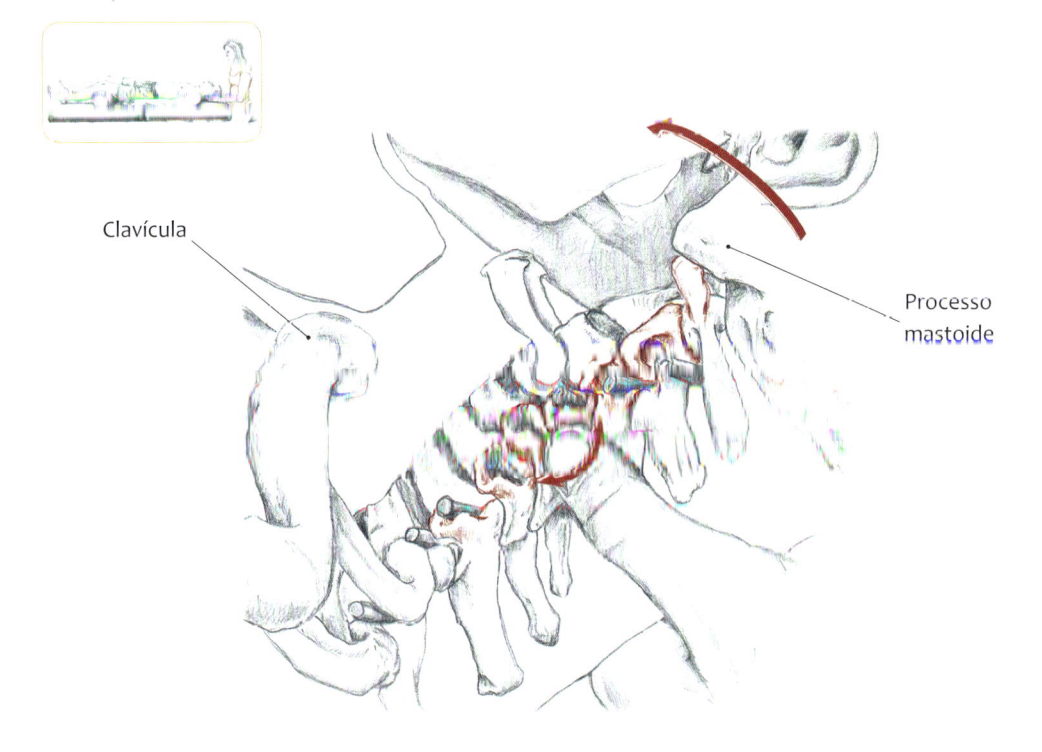

Figura 4.35 Vista lateral, com a cabeça **girada para o lado oposto** ao que você está apalpando.

Processo transverso da C1

1) Parceiro em posição supina ou sentado. Localize o processo mastoide esquerdo do osso temporal (p. 307) e gire a cabeça para a direita, a 45 graus.
2) Com a larga ponta de seu dedo, deslize suavemente para as posições inferior e anterior a partir do processo mastoide. Explore profundamente ao músculo esternocleidomastóideo para localizar a protuberância sólida do processo transverso da C1 (figura 4.36). Mesmo quando esses locais são pressionados com suavidade, pode ser desconfortável para seu parceiro, então aplique um toque brando.
3) Como referência, localize o outro processo transverso da C1.

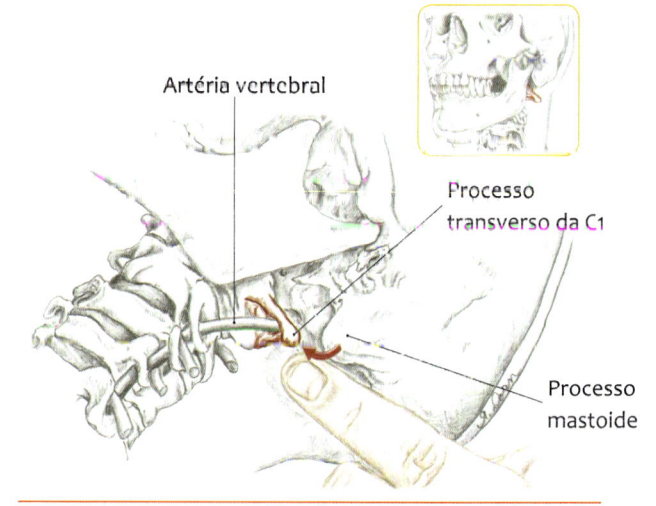

Figura 4.36 Parceiro em posição supina, vista anterolateral com a cabeça girada para o lado oposto ao que você está apalpando.

Sulco da lâmina cervical

O sulco da lâmina cervical é o espaço semelhante a uma vala entre os processos espinoso e transverso das vértebras. Embora de tamanho relativamente grande em um esqueleto, o sulco da lâmina de seu parceiro é preenchido com camadas de músculos que o tornam quase inacessível. O sulco da lâmina é considerado mais como uma região útil para a localização de ventres musculares.

1) Parceiro em posição supina. Segure a cabeça de seu parceiro com uma das mãos em concha e, com a outra, localize os processos transversos cervicais.
2) Deslize posteriormente pelos processos transversos. Explore o espaço entre os processos transversos e espinosos que constituem o sulco da lâmina das vértebras cervicais (figura 4.38). Mais uma vez, pelo fato de o sulco ser preenchido com músculos, o osso que forma o sulco é impalpável.

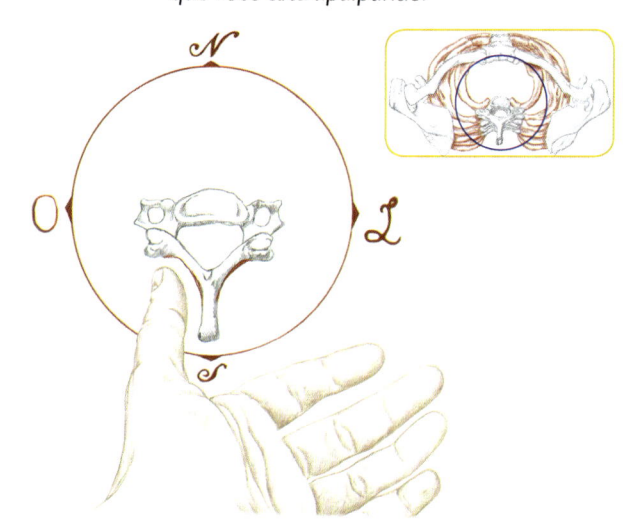

Figura 4.37 Um corte transversal esquemático do pescoço, como se seu parceiro estivesse em posição supina. Pode-se considerar que os sulcos da lâmina localizam-se nos quadrantes sudeste e sudoeste.

A vértebra C6 possui um grande tubérculo anterior chamado tubérculo carotídeo, cujo nome corresponde à artéria carótida (p. 354), que passa em posição imediatamente lateral àquele. Embora não queira, você pode ocluir a artéria carótida posicionando seu dedo lateralmente à cartilagem cricoide e pressionando em direção posterior contra o tubérculo da carótida.

Há muito tempo, essa manobra drástica era utilizada em salas de emergência como um último recurso para estancar hemorragias dentro do crânio.

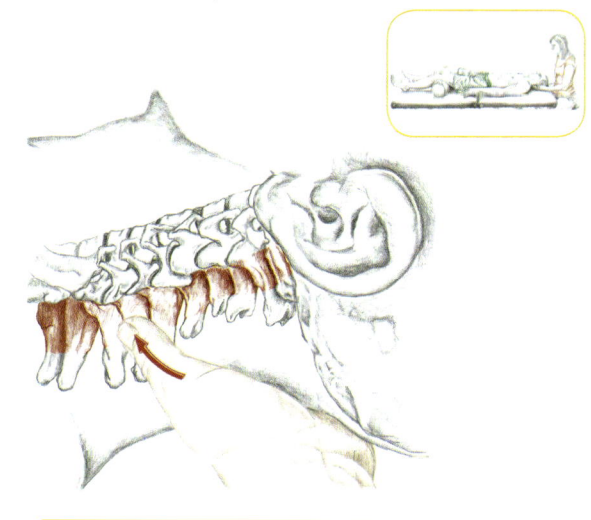

Figura 4.38 Vista lateral, com palpação do sulco da lâmina.

Lâmina Latim. Lâmina fina, folha

Pista 4 "Avenida enterrada"

Processos transversos das vértebras torácica e lombar

Os processos transversos das vértebras torácicas são mais curtos e não se estendem tão lateralmente quanto os das vértebras lombares. Eles são palpáveis em posição profunda aos músculos eretores da espinha (p. 263) e são superficiais à parte conectiva das costelas. Os processos transversos das vértebras lombares também são profundos aos eretores da espinha. Estendendo-se a 2,5 ou cinco centímetros lateralmente, sua presença sólida pode ser sentida embaixo do tecido muscular adjacente.

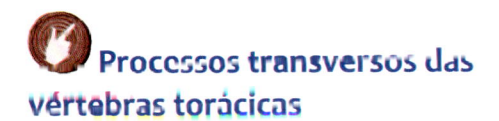

Processos transversos das vértebras torácicas

1) Parceiro em posição prona. Localize uma parte dos processos espinosos torácicos. Mova-se cerca de 2,5 centímetros lateralmente e afunde os dedos nos músculos eretores da espinha.
2) Deslize seus dedos para cima e para baixo, apalpando para localizar o formato sutil e nodoso dos processos transversos (figura 4.39).

✓ *Deslize mais lateralmente a partir dos processos transversos torácicos e em direção à parte posterior das costelas. Você consegue determinar onde as costelas e os processos transversos se encontram? Você consegue sentir os pequenos processos embaixo das fibras dos eretores da espinha?*

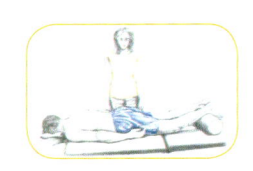

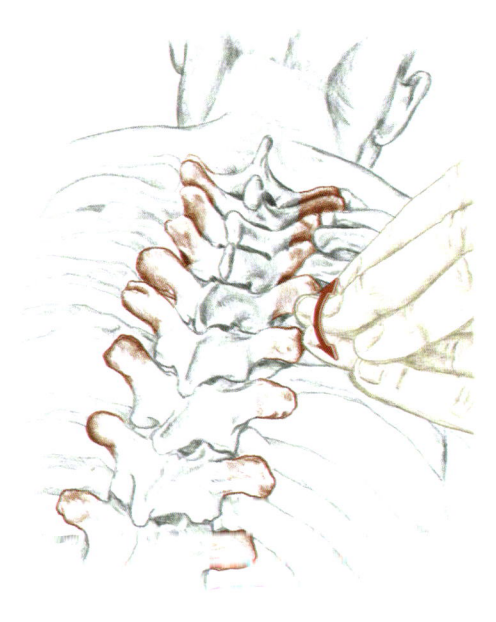

Figura 4.39 Isolamento dos processos transversos das vértebras torácicas, com o parceiro em posição prona.

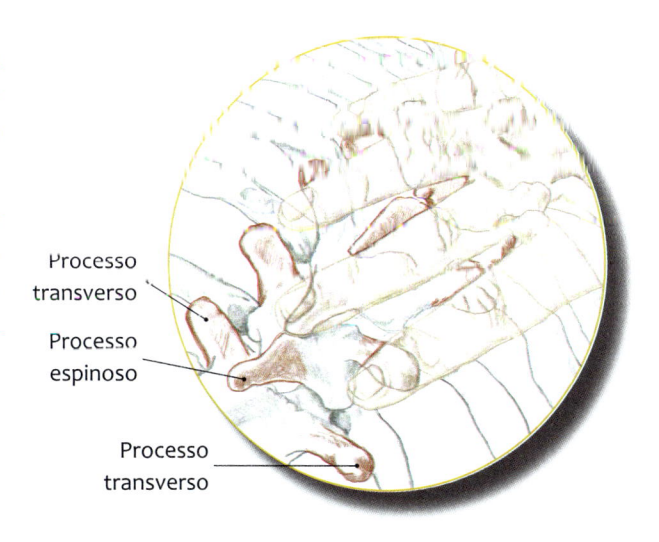

Figura 4.40 Tente utilizar as "almofadas" de três dedos para percorrer os processos transversos, com seu dedo médio caindo no processo espinoso.

Processos transversos lombares

1) Parceiro em posição prona. Localize os processos espinosos lombares. Deslize lateralmente cerca de cinco centímetros para evitar o grosso monte dos músculos eretores da espinha (p. 263).
2) Afunde os dedos no tecido muscular lentamente. Direcionando sua pressão a um ângulo medial/anterior (como se fosse em direção ao umbigo), explore para localizar as pontas dos processos transversos (figura 4.41). Por causa de seu espesso tecido adjacente, os processos podem não ser diretamente palpáveis de forma individual, mas tente sentir o sólido cume que eles formam.

Peça a seu parceiro que levante o pé suavemente para determinar se você está em posição lateral aos músculos eretores da espinha. Você consegue sentir a superfície sólida dos processos correndo horizontalmente?

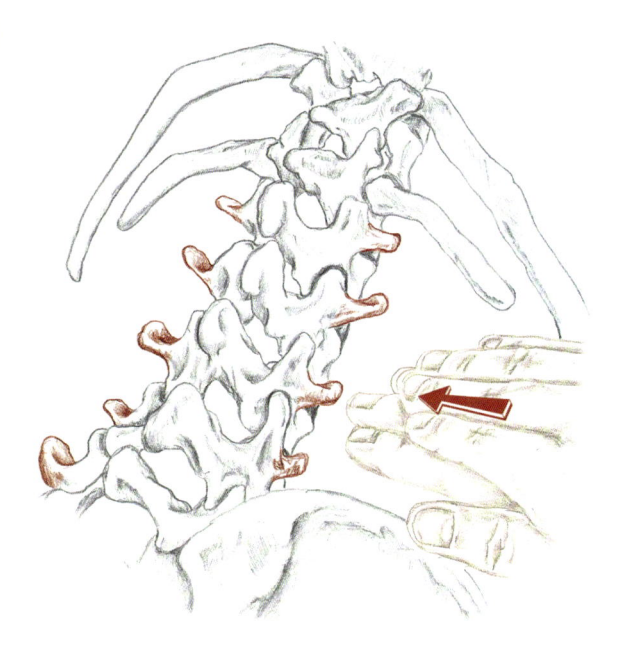

Figura 4.41 *Palpação dos processos transversos das vértebras lombares, com o parceiro em posição prona.*

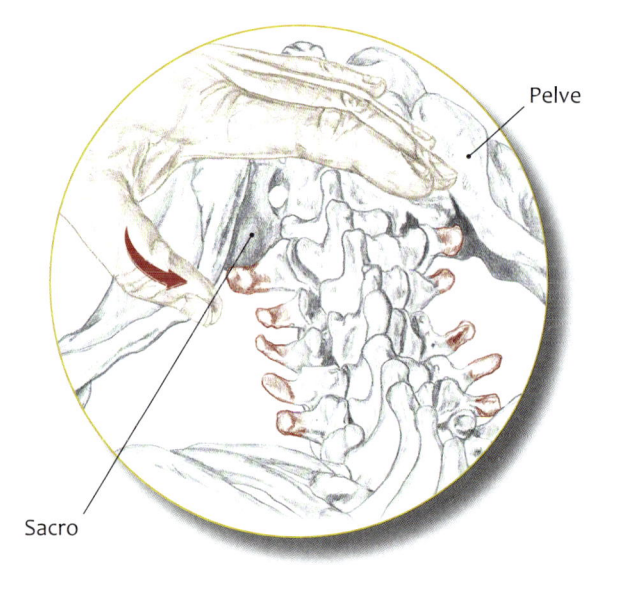

Figura 4.42 *Vista superior, olhando-se para baixo da coluna vertebral. Acesso aos processos transversos com o polegar.*

Sulco das lâminas das vértebras torácica e lombar

O sulco das vértebras torácica e lombar localiza-se entre seus processos espinosos e transversos. Com o formato de uma extensa e vertical vala, o sulco da lâmina se estende em comprimento e largura à medida que desce pela coluna vertebral. Nas vértebras torácicas e lombares, o sulco da lâmina é preenchido com as camadas dos músculos eretores da espinha e transversoespinais. Por causa de seu tecido adjacente, o sulco da lâmina é difícil de ser acessado diretamente, mas suas bordas (os processos espinosos e transversos) são palpáveis.

1) Parceiro em posição prona. Localize os processos espinosos das vértebras torácicas. Com a outra mão, localize os processos transversos das vértebras torácicas.
2) Com pressão firme, explore entre esses pontos de referência, no sulco da lâmina (figura 4.43). Observe o espesso tecido muscular que há nesse sulco.
3) Tente o mesmo método na região lombar (figura 4.44). Observe como o sulco da lâmina se alarga e se aprofunda e como o tecido muscular é mais grosso nessa região, em comparação com o tecido muscular da região torácica.

Você está entre os processos transversos e espinosos das vértebras? Você consegue deslizar os dedos entre as fibras musculares e afundar no sulco da lâmina?

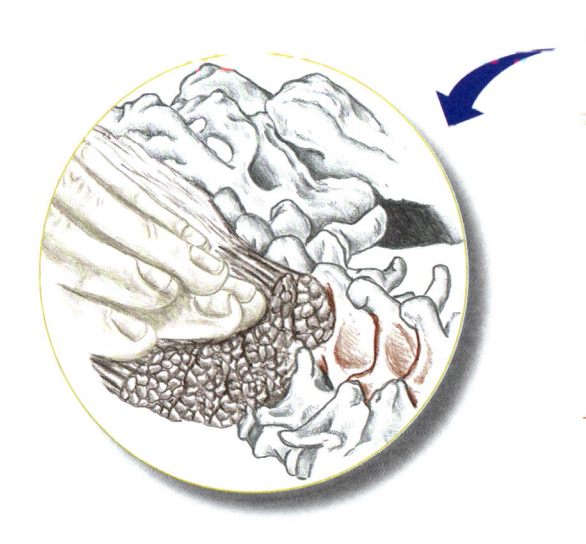

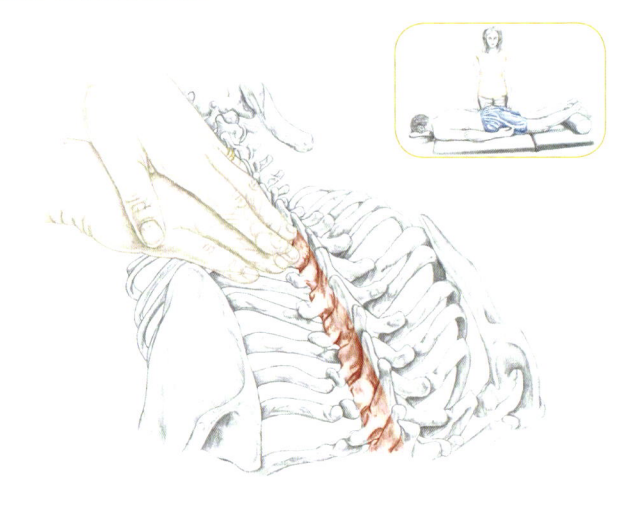

Figura 4.43 Vista laterossuperior, com acesso ao sulco da lâmina das vértebras torácicas. Músculos adjacentes ao sulco (abaixo).

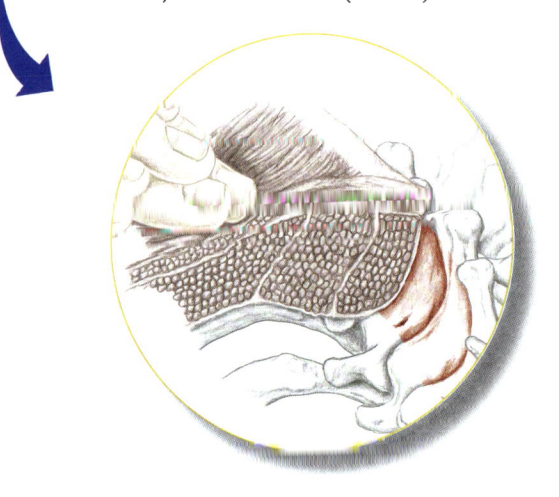

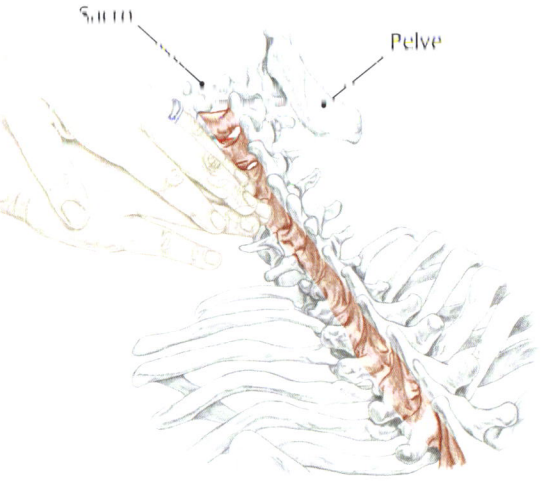

Figura 4.44 Vista laterossuperior, com acesso ao sulco da lâmina das vértebras lombares. Músculos adjacentes ao sulco (à esquerda).

Pista 5 "Cume do osso do peito"

Esterno

O esterno apresenta diversos pontos de referência (p. 234). Em sua parte superior, a **incisura jugular** está entre as cabeças esternais das clavículas. Ela pode ter um formato achatado ou bojudo e, embora nenhum músculo se ligue diretamente a ela, os esternocleidomastóideos passam superficialmente por ela, enquanto os infra-hióideos se ligam profundamente a ela.

O **manúbrio**, a parte superior do esterno, articula-se com as clavículas e com a primeira e a segunda costelas. O **corpo do esterno** localiza-se inferiormente ao manúbrio e forma a maior parte do esterno. A junção entre o manúbrio e o corpo do esterno chama-se ângulo esternal.

Estendendo-se pela parte inferior do esterno, o **processo xifoide** pode apresentar 2,5 centímetros de comprimento ou ser completamente ausente. É um local de ligação para a aponeurose abdominal. O manúbrio, o corpo e o processo xifoide do esterno são superficiais, cobertos apenas pela fáscia e pelo tendão do músculo peitoral maior.

Incisura jugular, manúbrio e esterno

1) Parceiro em posição supina. Posicione seu dedo no esterno no centro do peito de seu parceiro.
2) Deslize superiormente até alcançar a incisura jugular na parte superior do esterno. Explore a incisura e sua localização próxima às articulações esternoclaviculares.
3) Movimente seus dedos inferiormente pela incisura jugular, em direção ao manúbrio e ao corpo do esterno. Explore quaisquer fendas ou montes sobre esse osso "achatado". Além disso, apalpe lateralmente em direção a suas ligações com a cartilagem costal.

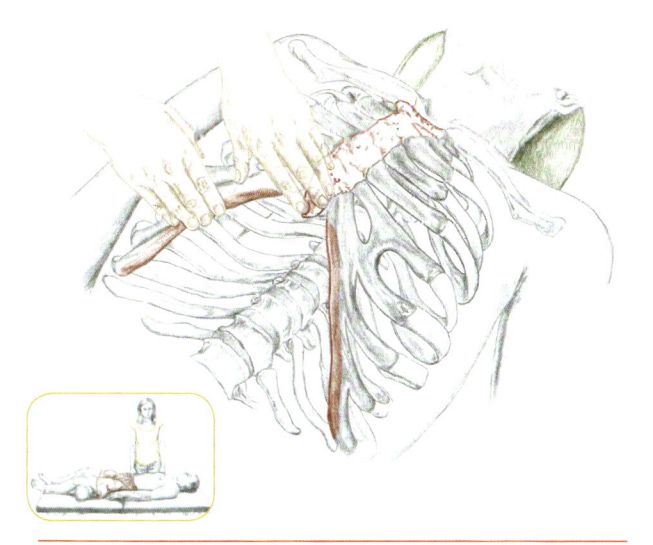

Figura 4.45 Parceiro em posição supina, com palpação do esterno, do processo xifoide e da borda da caixa torácica.

Abdome   Latim.   Barriga

Processo xifoide

1) Deslize seus dedos inferiormente até que saiam do esterno e caiam nos músculos do abdome. Agora regresse para a extremidade mais inferior do esterno, a qual será o processo xifoide (figura 4.45). Contorne suavemente essa extremidade.

Você está na parte mais inferior do esterno?

Parceiro em posição supina. O **ângulo esternal** é o ponto de junção entre o manúbrio e o esterno. Esticando horizontalmente, pode parecer uma pequena lombada ou um declive. Localize a incisura jugular e deslize inferiormente pela superfície do manúbrio. Apalpe por dentro, cerca de 2,5 a 5 centímetros, para localizar um sulco ou uma vala que se estende horizontalmente no esterno.

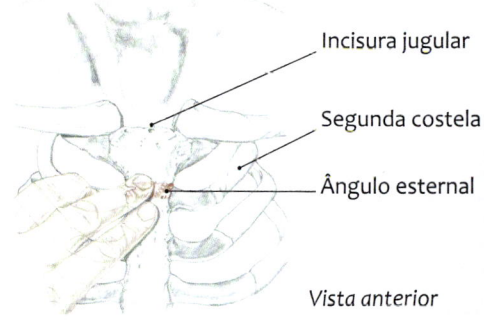

Incisura jugular
Segunda costela
Ângulo esternal

Vista anterior

A segunda costela se liga ao esterno no nível do ângulo esternal. Deslize seus dedos lateralmente pelo ângulo. Você consegue sentir a superfície arredondada dessa costela?

Pista 6 "Uma estrada esburacada"
Costelas e cartilagem costal

As **costelas** articulam-se posteriormente com as vértebras torácicas e então se curvam no tórax para a parte anterior do peito (p. 234). Estendendo-se pelas costelas está a **cartilagem costal** que as une ao esterno. Há seis ou sete ramos costais, todos com formato idêntico ao das costelas e semelhantes a elas quando tocados. As costelas, com sua cartilagem costal, dispõem-se em ângulos variados ao redor do tronco do corpo.

A caixa torácica como um todo é profunda em relação ao tecido muscular; contudo, as costelas ao longo das laterais do tronco são facilmente acessadas. Os espaços entre elas são preenchidos com músculos intercostais finos que podem ser facilmente apalpados.

Ao explorar o tórax, considere sua característica tridimensional. O tórax, em geral, é examinado como se tivesse apenas uma frente e um verso, tendo suas laterais negligenciadas. À medida que você explora o tronco, tente unir todos os lados em sua mente e com as mãos. Observe como vários músculos, a exemplo dos abdominais profundos e dos intercostais, literalmente revestem o tórax.

Quando explorar o tórax, evite acessar o tecido mamário. Pergunte a seu parceiro, seja ele homem ou mulher, se você pode apalpar as regiões adjacentes.

1) Posição supina. Deslize lateralmente desde o esterno até a cartilagem costal. Utilize as pontas de seus dedos para localizar uma ramificação costal e apalpe sua superfície arredondada.
2) Deslize pela cartilagem até o espaço entre as ramificações. Explore esse sulco à medida que ele se estende lateralmente. Continue pela extensão do esterno, localizando e explorando cada ramificação da costela/cartilagem e os espaços entre elas (figura 4.46).

✓ *Você consegue determinar como o ângulo das costelas muda à medida que você se movimenta pelo corpo? Você consegue distinguir entre as hastes arredondadas das costelas e os espaços semelhantes a valas entre elas? Peça a seu parceiro que respire profundamente e observe qualquer mudança no tamanho do espaço que você consegue sentir entre as costelas.*

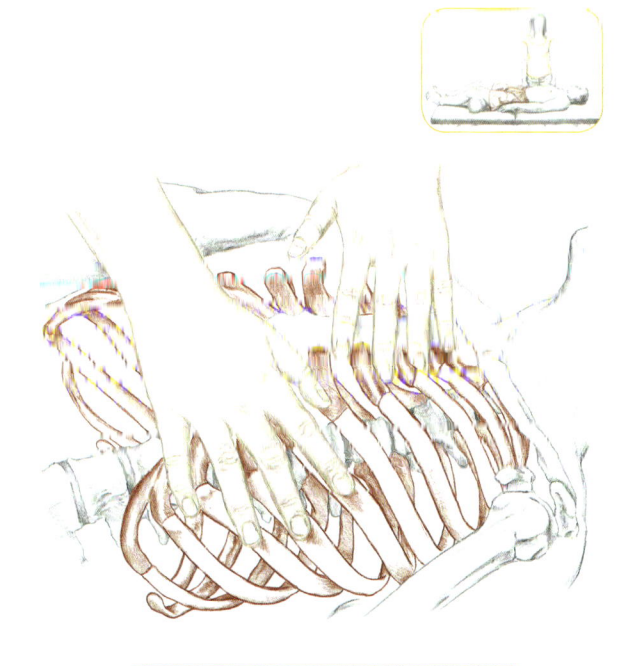

Figura 4.46 Exploração das costelas, com o parceiro em posição supina.

Cricoide	Grego.	Formato anelar
Jugular	Latim.	Garganta
Manúbrio	Latim.	Manivela

A incisura jugular, o ângulo esternal e o processo xifoide podem ser pontos de referência no decorrer da coluna vertebral. A incisura jugular localiza-se no mesmo plano transverso que o processo espinoso da T2 **(a)**. O ângulo esternal alinha-se ao processo espinoso da T4 **(b)**, enquanto o processo xifoide está no lado oposto à T10 **(c)**. Sem dúvida, muitos fatores, como postura e tipo físico, afetam o posicionamento das costelas, então utilize essas correlações somente como guias.

Fique em pé ao lado de seu parceiro e apalpe a incisura jugular com uma mão, enquanto a outra mão localiza o processo espinoso da T2. Observe se você consegue ver ou sentir uma diferença nos níveis desses pontos de referência. Siga o mesmo procedimento para as vértebras T4 e T10.

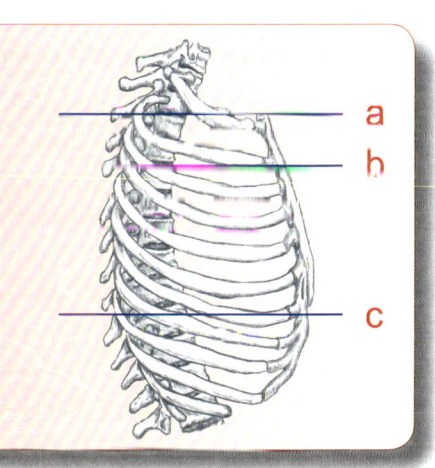

Primeira costela

Ao contrário de sua coorte, a primeira costela é difícil de isolar na parte anterior do tórax. Ela se localiza diretamente abaixo da clavícula e depois se curva imediatamente em direção às costas (figura 4.47). No entanto, ela pode ser acessada no triângulo posterior (p. 298) do pescoço, o qual é formado pela clavícula e pelos músculos esternocleidomastóideo e trapézio.

Os músculos escalenos (p. 322) se estendem através do triângulo posterior e se ligam à primeira e à segunda costelas. Para acessar a primeira costela, você deve apalpar por entre os escalenos. O plexo braquial (p. 359) e a artéria subclávia passam entre a primeira costela e a clavícula.

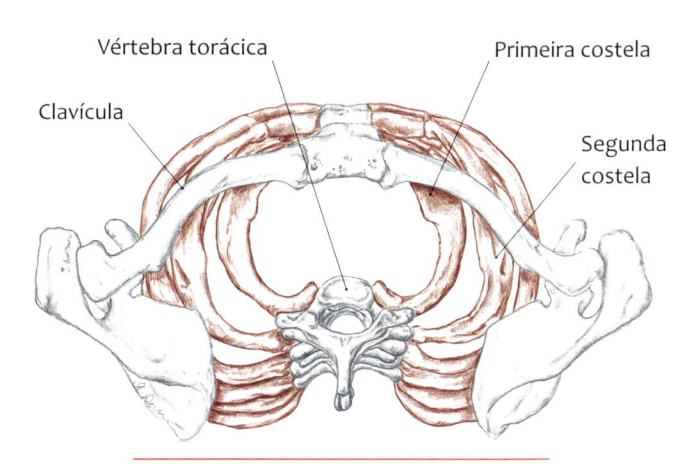

Figura 4.47 Vista superior do tórax.

1) Parceiro em posição supina. Amacie o tecido adjacente elevando o ombro de seu parceiro de maneira passiva.
2) Localize a clavícula e a borda superior do trapézio para identificar o triângulo posterior. Posicione a "almofada" de seu polegar entre essas estruturas.
3) Afunde lentamente nesse tecido do músculo escaleno, conduzindo seus dedos inferiormente, em direção aos pés de seu parceiro (figura 4.48). À medida que seus dedos afundarem no tecido, você encontrará a resistência sólida da haste da primeira costela.

A compressão ou o choque do plexo braquial ou de um dos seus nervos pode provocar uma sensação aguda e penetrante pelo braço. Se isso ocorrer, ajuste sua posição para outro lado. Além disso, peça a seu parceiro que lhe dê um posicionamento.

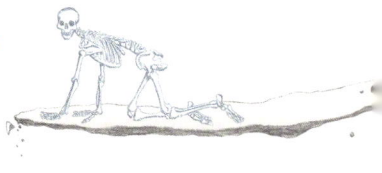

Não é raro que a quantidade de costelas varie de pessoa a pessoa. Em geral, há 12 pares de costelas, mas, em algumas pessoas, podem ser encontrados 11 ou 13 pares. Se há uma costela a mais, ela pode ser bilateral ou simplesmente unilateral e será encontrada na região cervical ou na lombar. Uma costela cervical geralmente se articula com a vértebra C7 e pode ser sentida na região triangular posterior do pescoço, no nível da clavícula. Uma costela adicional na região lombar se estenderá pela L1.

Esterno	Grego.	Peito
Tórax	Grego.	Peito
Xifoide	Grego.	Formato de espada

Peça a seu parceiro que respire lenta e profundamente, na parte superior do tórax. Você consegue sentir a costela levantar?

Parceiro em posição supina. Quando apalpar o triângulo posterior do pescoço, a parte posterior da primeira costela pode, algumas vezes, confundir-se com o ângulo superior da escápula. Diferencie essas duas estruturas apalpando no triângulo posterior e localizando o que você acredita que seja a primeira costela. "Confira" elevando e abaixando a escápula passivamente. A primeira costela deve permanecer imóvel durante esse movimento.

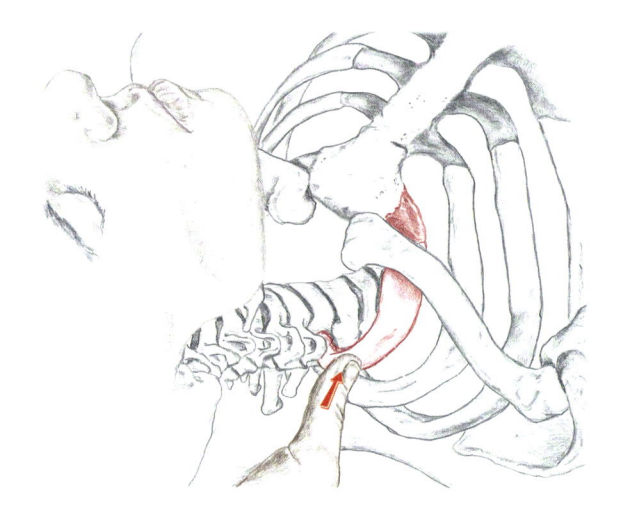

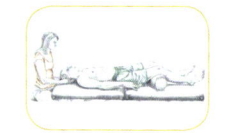

Figura 4.48 *Palpação da primeira costela, com o parceiro em posição supina.*

Tecnicamente, as costelas devem se expandir em três direções durante a respiração: anteroposterior, lateral e superior. Contudo, por motivos que vão desde postura até trauma emocional, poucas pessoas de fato respiram dessa forma. Em geral, a respiração torna-se restrita à região torácica e as costelas se movimentam em apenas uma ou duas direções.

1) Com isso em mente, peça a seu parceiro que se levante e respire normalmente. Observe qualquer mudança no formato ou no movimento do tórax, dos ombros e do abdome.

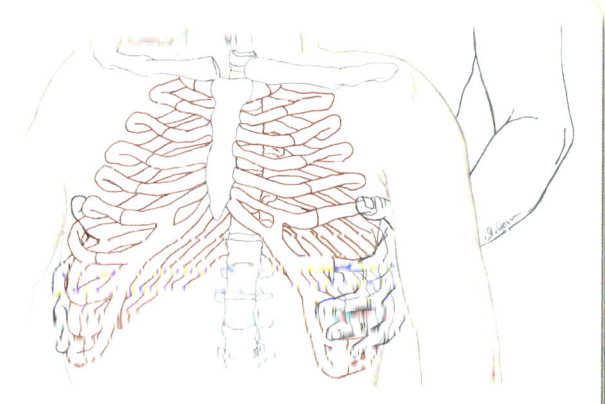

Posição das costelas durante a inspiração

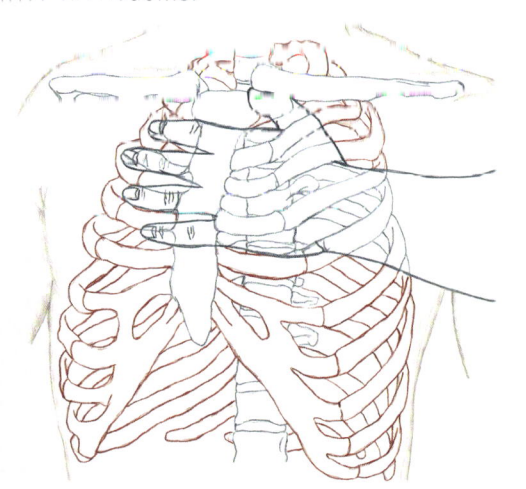

2) Então, posicione suas mãos em todos os lados da caixa torácica e sinta a atividade do tórax. As costelas se movimentam nas três direções? Algumas delas se movimentam individualmente?

3) Peça a seu parceiro que inspire profundamente e expire por completo. Explore as costelas e os músculos da parte anterior do pescoço (escalenos e esternocleidomastóideo) durante a inspiração. Esses músculos se contrairão para elevar as costelas superiores. Execute esses exercícios com seu parceiro sentado e nas posições prona e supina.

Posição das costelas durante a expiração

Décima primeira e décima segunda costelas

As 11ª e 12ª costelas chamam-se "costelas flutuantes", pois não se ligam à cartilagem costal. Ambas as costelas possuem formato fino, semelhante à ponta de uma lança, e repousam em um ângulo de aproximadamente 45 graus. Suas regiões medianas localizam-se profundamente em relação aos espessos músculos eretores da espinha; no entanto, seus aspectos laterais e extremidades são palpáveis.

A 11ª costela mede de 15 a 20 centímetros de comprimento e se estende ao redor de metade do corpo. A 12ª costela possui um comprimento que varia de 8 a 15 centímetros. Visto que são comuns anormalidades tanto no tamanho como no número de costelas, as de seu parceiro podem não ser compatíveis com essa descrição. (Ver a p. 240 para mais informações sobre como localizar a 12ª costela.)

1) Posição prona. Alcance o lado oposto do corpo e posicione sua mão na lateral das costelas.

2) Deslize para a parte inferior da caixa torácica, deixando sua mão afundar no macio tecido abdominal. Comprimindo as "almofadas" de seus dedos na lateral do tórax, explore essa região para localizar as pontas da 11ª e da 12ª costela (figura 4.49).

3) Com as extremidades isoladas, percorra com suavidade as hastes das costelas medialmente. Observe como elas se dispõem em angulação.

Você consegue sentir as duas pontas, uma mais lateral do que a outra? Peça a seu parceiro que respire lenta e profundamente e observe se as extremidades dos corpos das costelas pressionam sua mão.

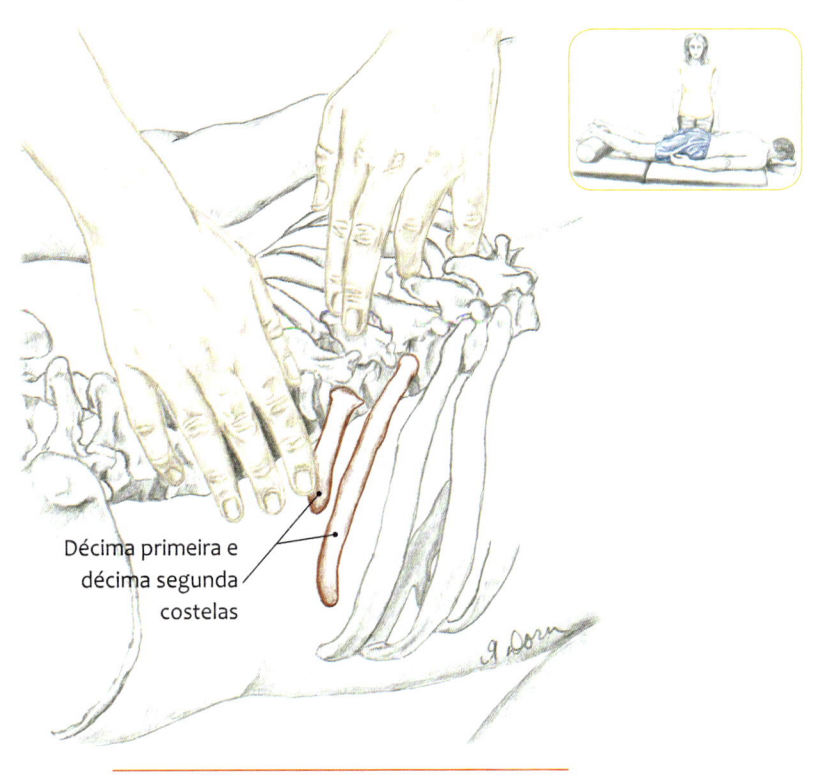

Figura 4.49 *Parceiro em posição prona.*

Músculos da coluna vertebral e do tórax

Os músculos da coluna vertebral e do tórax situam-se nas regiões posterior e abdominal e são responsáveis pelos movimentos da coluna vertebral e da caixa torácica (figura 4.50).

Os músculos da coluna vertebral são dispostos de maneira singular. Ao contrário dos músculos dos membros que geralmente podem ser distinguidos de modo individual, os músculos espinais são compostos de numerosas tiras de fibras entrelaçadas compactamente que dificultam o isolamento de uma região específica do músculo.

Os músculos da coluna vertebral podem ser divididos em partes pequenas e individuais, ou separados em alguns grupos mais importantes. Para nossos propósitos, os músculos espinais serão divididos em quatro grupos:

1) O grande **grupo eretor da espinha** é o mais superficial dos músculos espinais e possui três ramificações mais importantes.

2) O **grupo transversoespinal** é menor e também apresenta três ramificações, mas possui localização profunda em relação aos eretores. Seu nome refere-se às suas fibras musculares, as quais se estendem em comprimentos variados a partir dos processos transversos e espinosos das vértebras.

3) Os dois músculos **esplênios** localizam-se na parte posterior do pescoço, profundos ao trapézio.

4) Os oito pequenos **suboccipitais** são os músculos mais profundos, localizados na base da cabeça.

Outros músculos que afetam o tórax, mais especificamente o esternocleidomastóideo e os escalenos, são apresentados no Capítulo 5, Cabeça, Pescoço e Face.

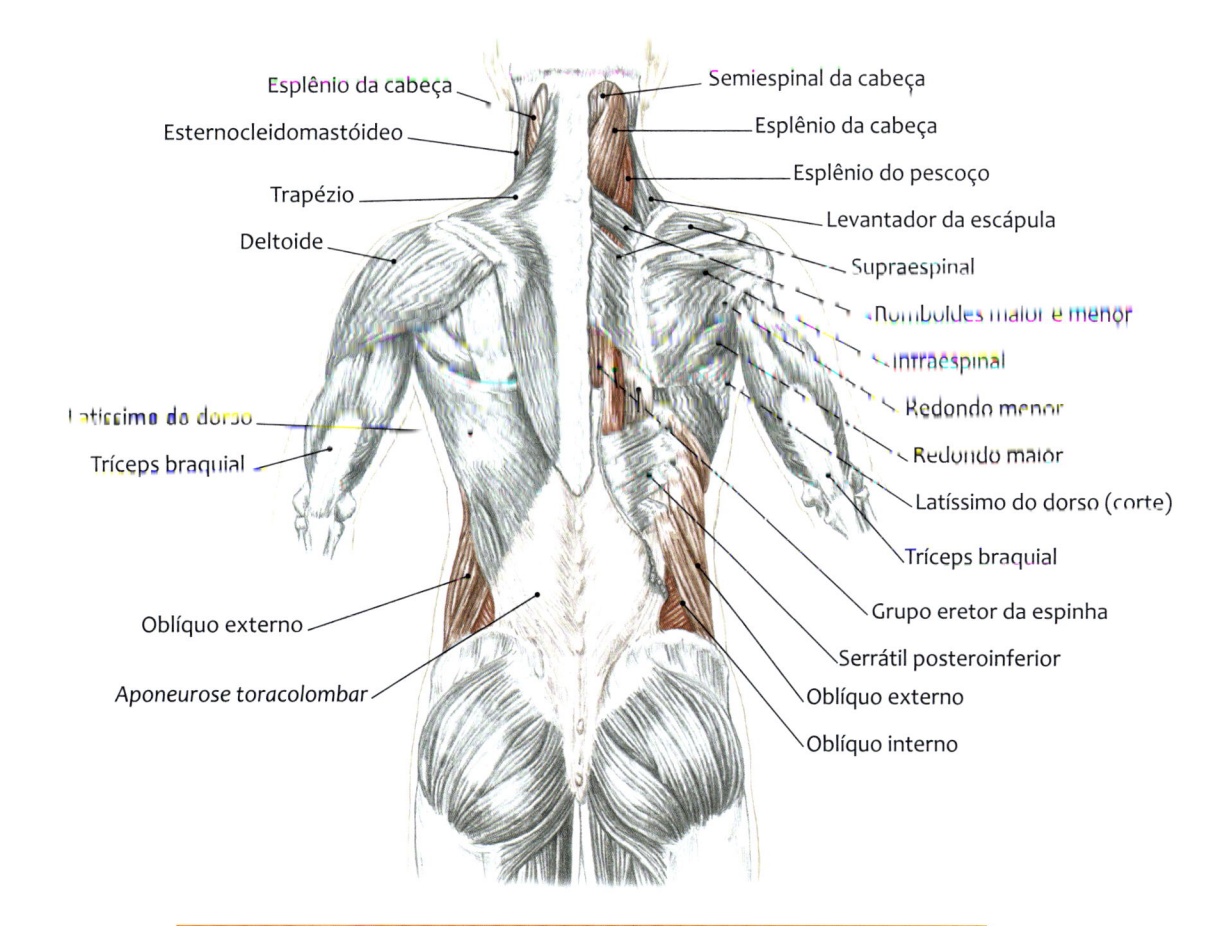

Figura 4.50 *Vista posterior dos músculos superficiais das costas. O deltoide, o trapézio e o latíssimo do dorso foram removidos no lado direito.*

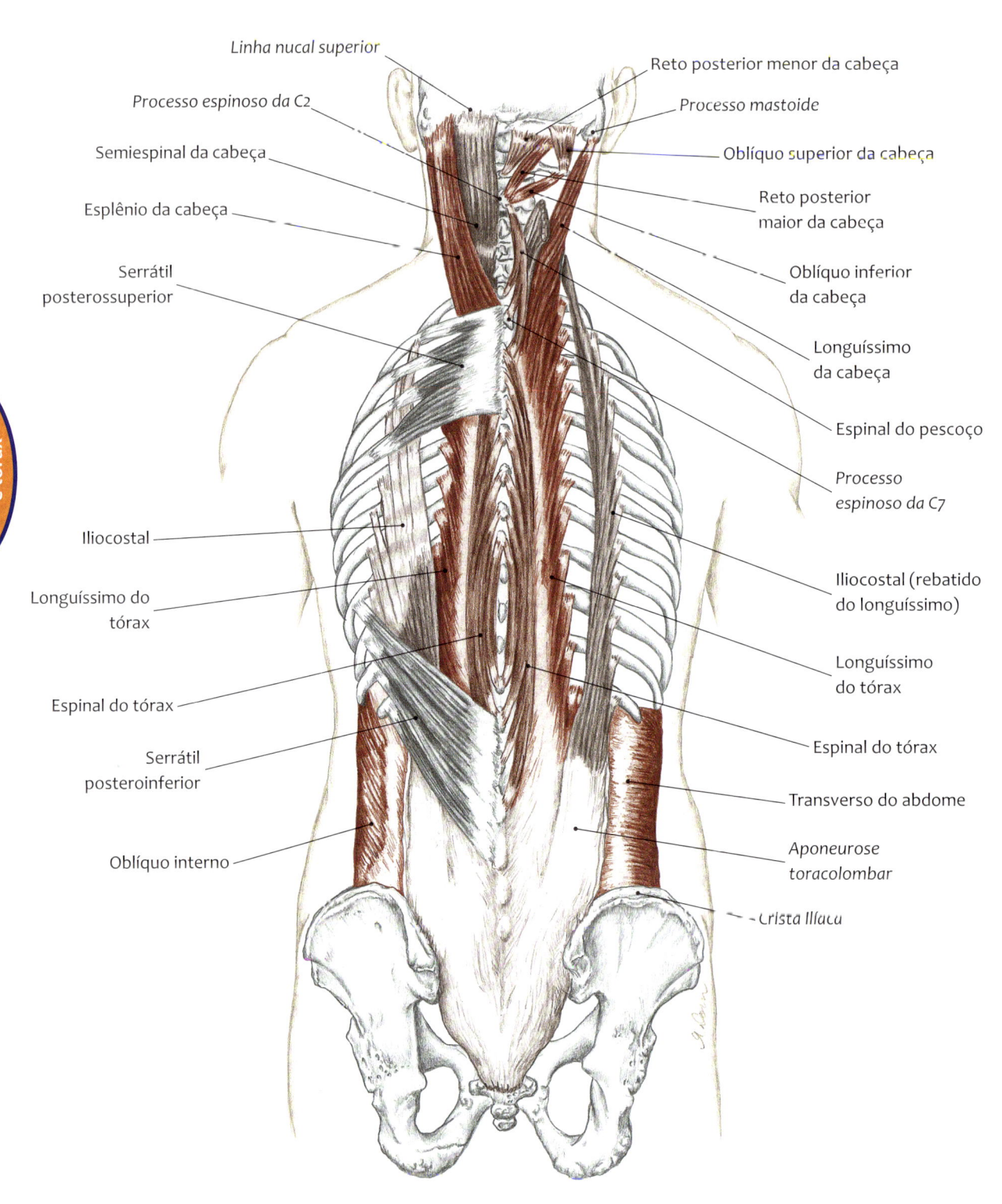

Figura 4.51 Vista posterior dos músculos intermediários das costas.

Coluna Vertebral e Tórax | 257

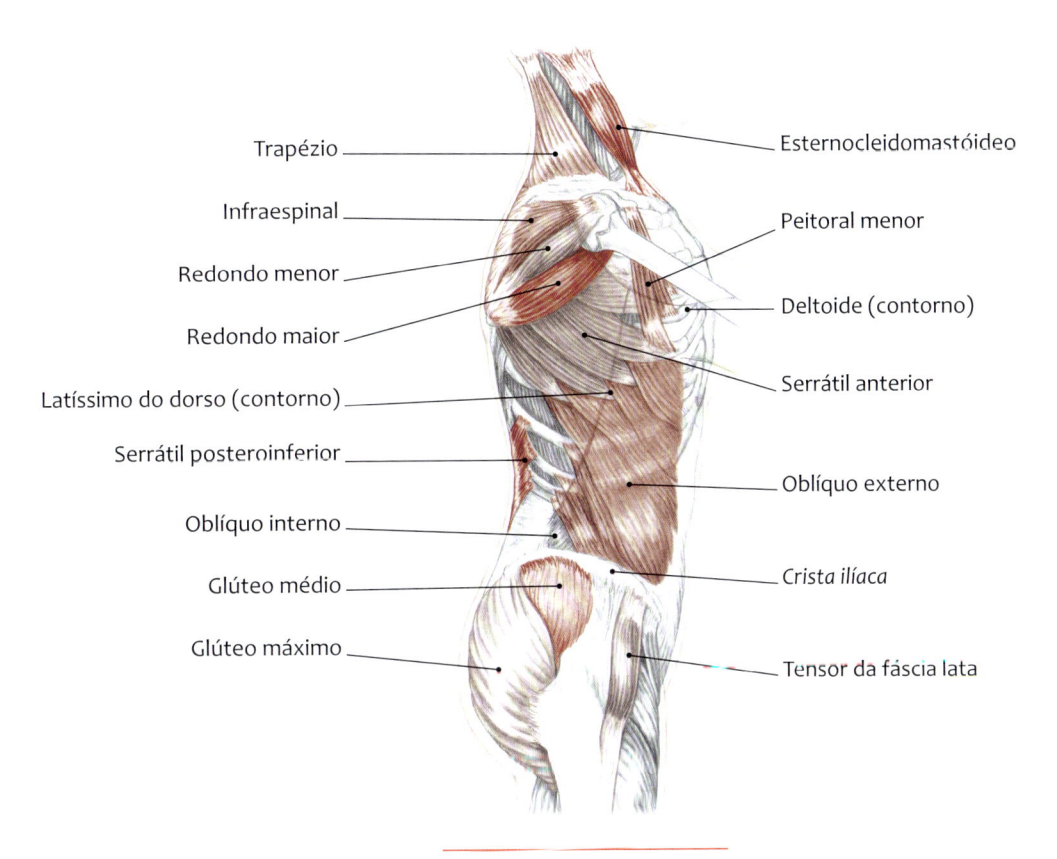

Figura 4.52 Vista lateral.

Trapézio
Infraespinal
Redondo menor
Redondo maior
Latíssimo do dorso (contorno)
Serrátil posteroinferior
Oblíquo interno
Glúteo médio
Glúteo máximo

Esternocleidomastóideo
Peitoral menor
Deltoide (contorno)
Serrátil anterior
Oblíquo externo
Crista ilíaca
Tensor da fáscia lata

Aqui está a vista de um corte transversal esquemático dos músculos da coluna espinal. Os músculos transversoespinais (rotadores, multífidos e semiespinal) localizam-se dentro do sulco da lâmina, enquanto os músculos eretores da espinha (espinal, longuíssimo e iliocostal) se estendem desde a extremidade do processo espinoso até o corpo da costela.

Rotadores
Multífidos
Semiespinal

Iliocostal Longuíssimo Espinal

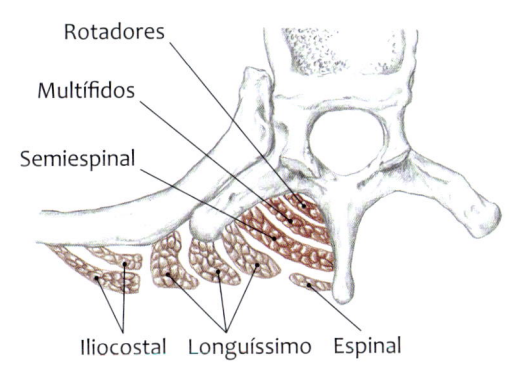

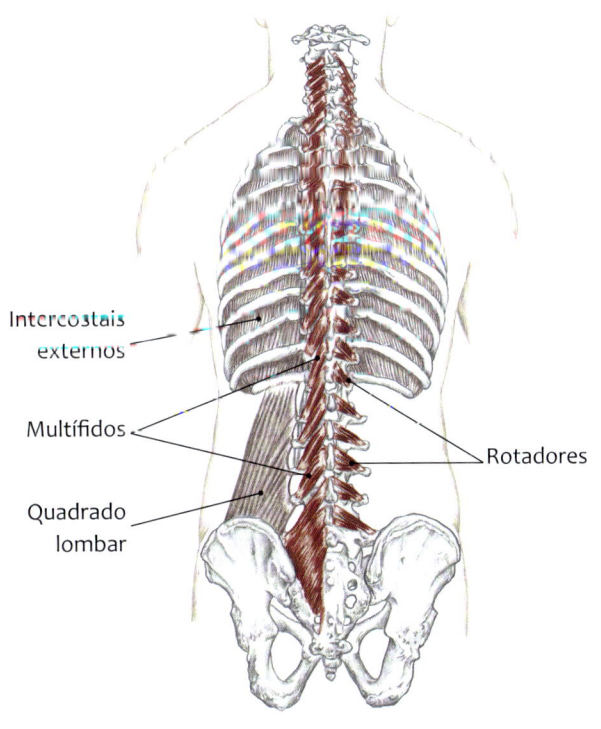

Intercostais externos
Multífidos
Quadrado lombar
Rotadores

Figura 4.53 Vista posterior dos músculos profundos das costas.

Camadas musculares da parte posterior do pescoço

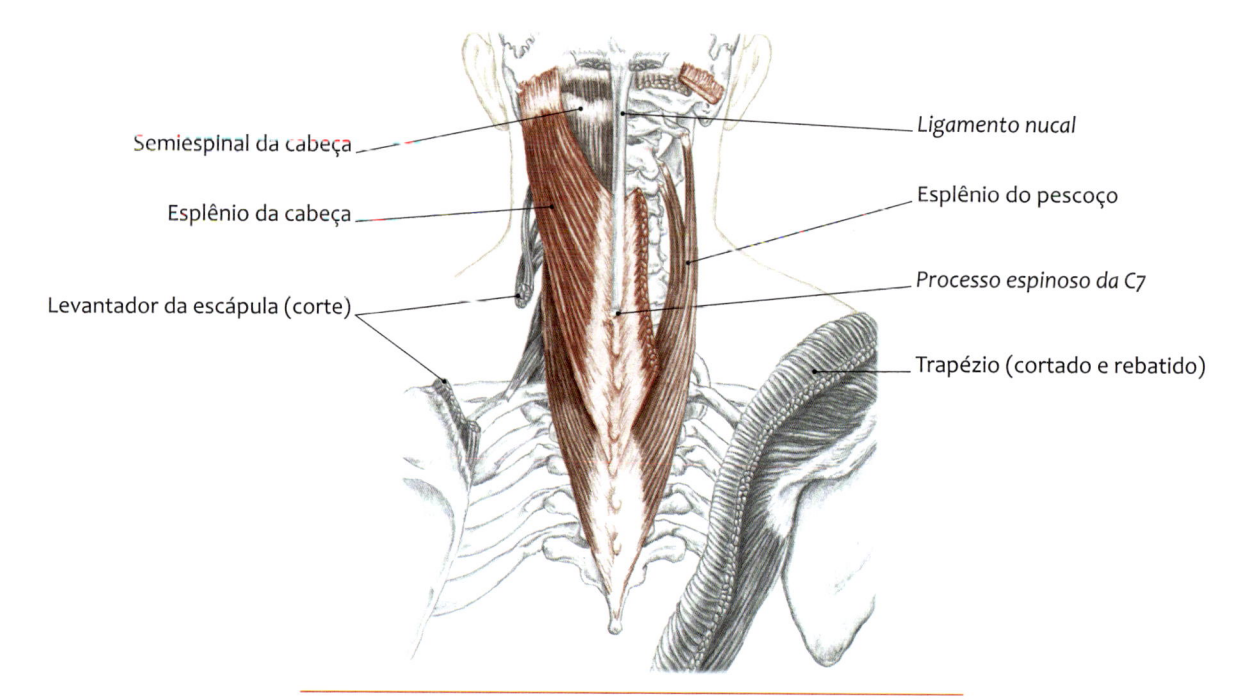

Figura 4.54 Vista posterior da parte superior das costas e do pescoço, mostrando a camada superficial de músculos espinais.

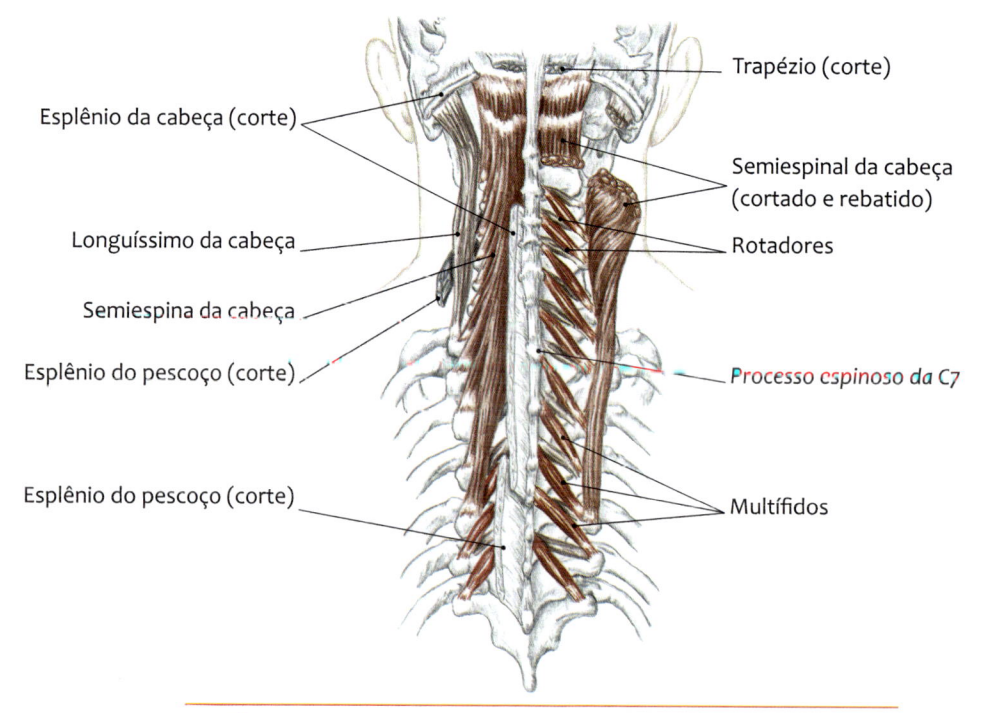

Figura 4.55 Vista posterior da parte superior das costas e do pescoço, mostrando a camada intermediária de músculos espinais.

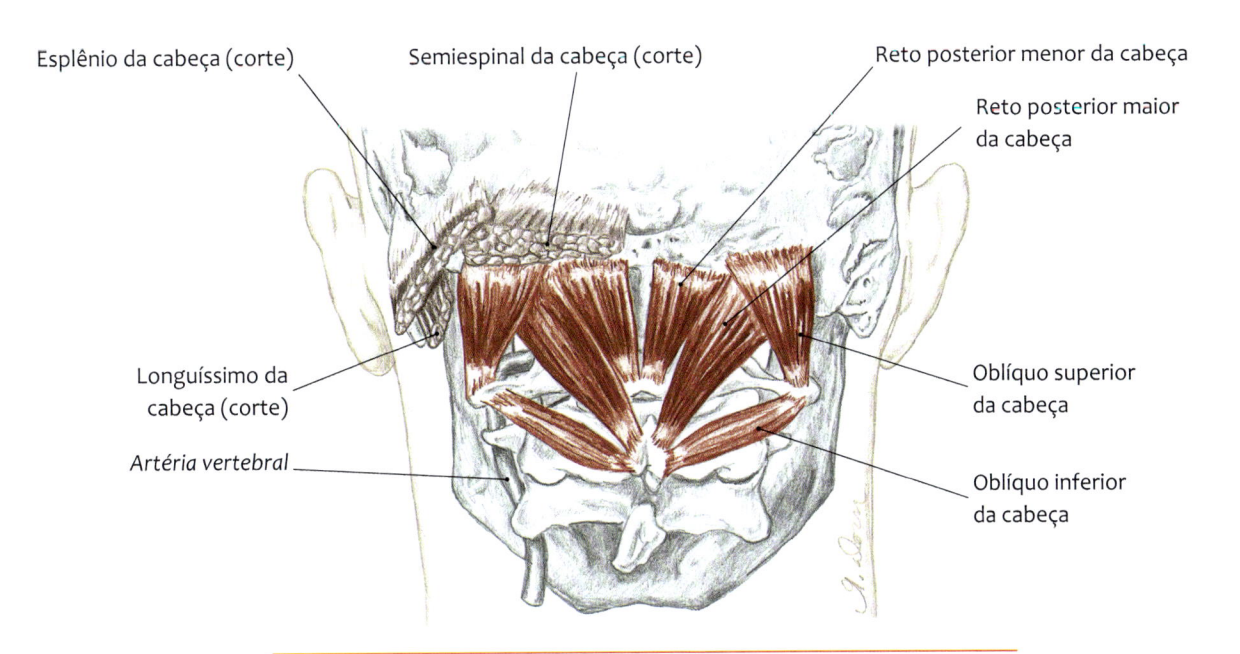

Figura 4.56 Vista posterior da parte superior do pescoço, mostrando a camada mais profunda de músculos espinais.

Cortes transversais do pescoço e do tórax

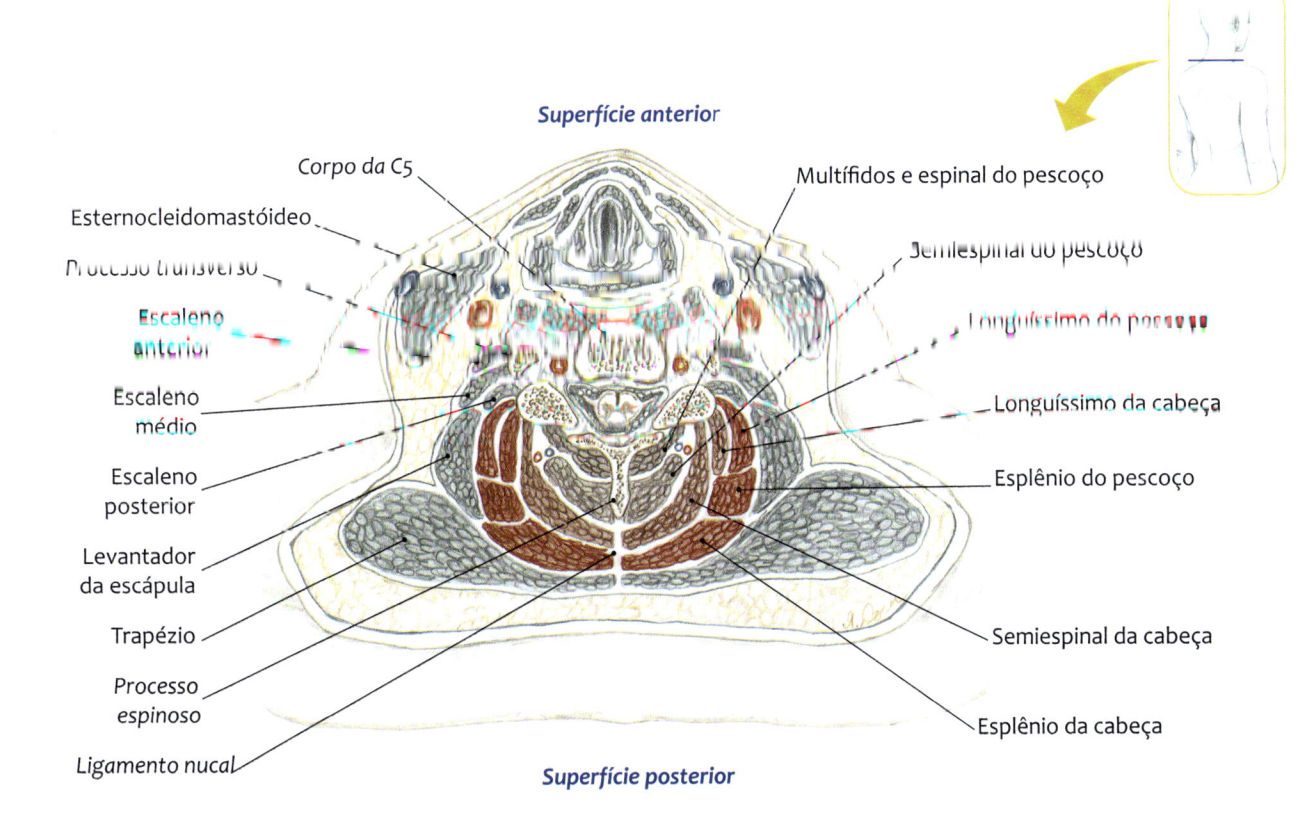

Figura 4.57 Corte transversal do pescoço no nível da quinta vértebra cervical.

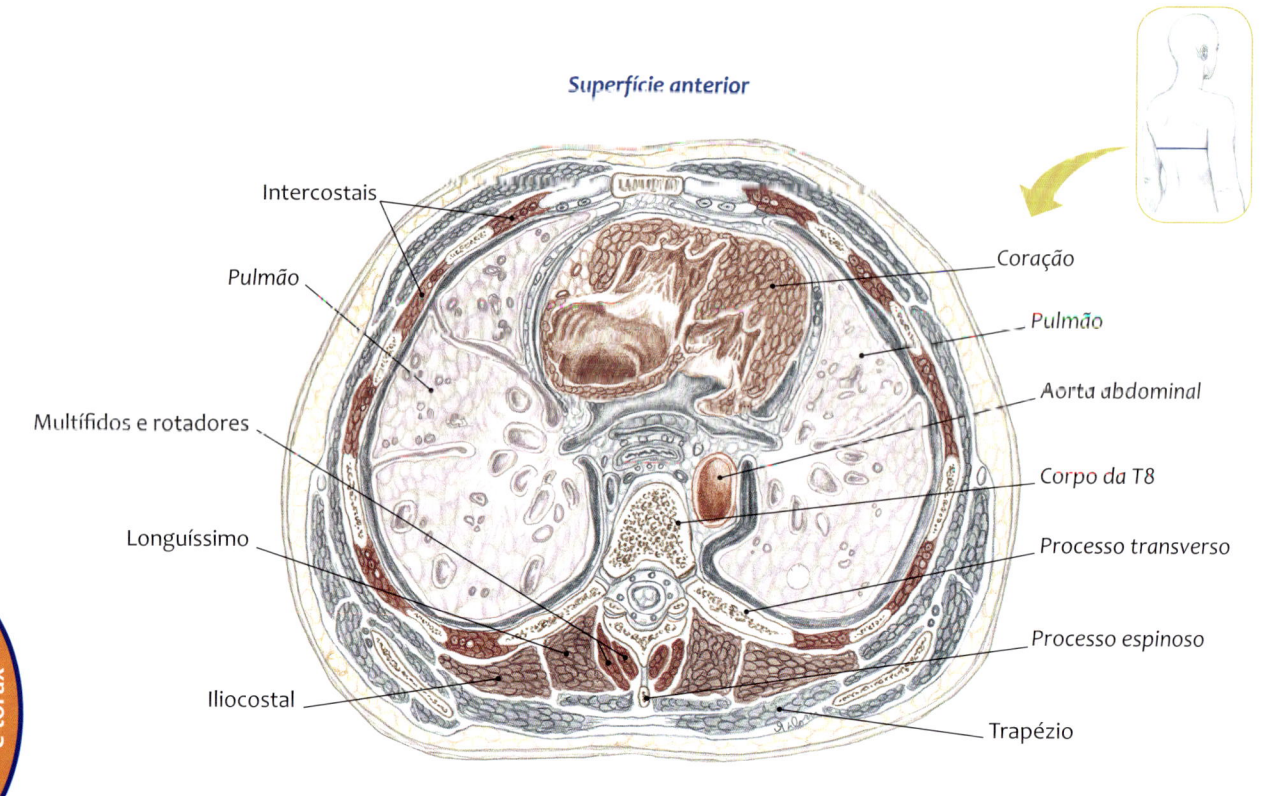

Figura 4.58 Corte transversal do tórax no nível da oitava vértebra torácica.

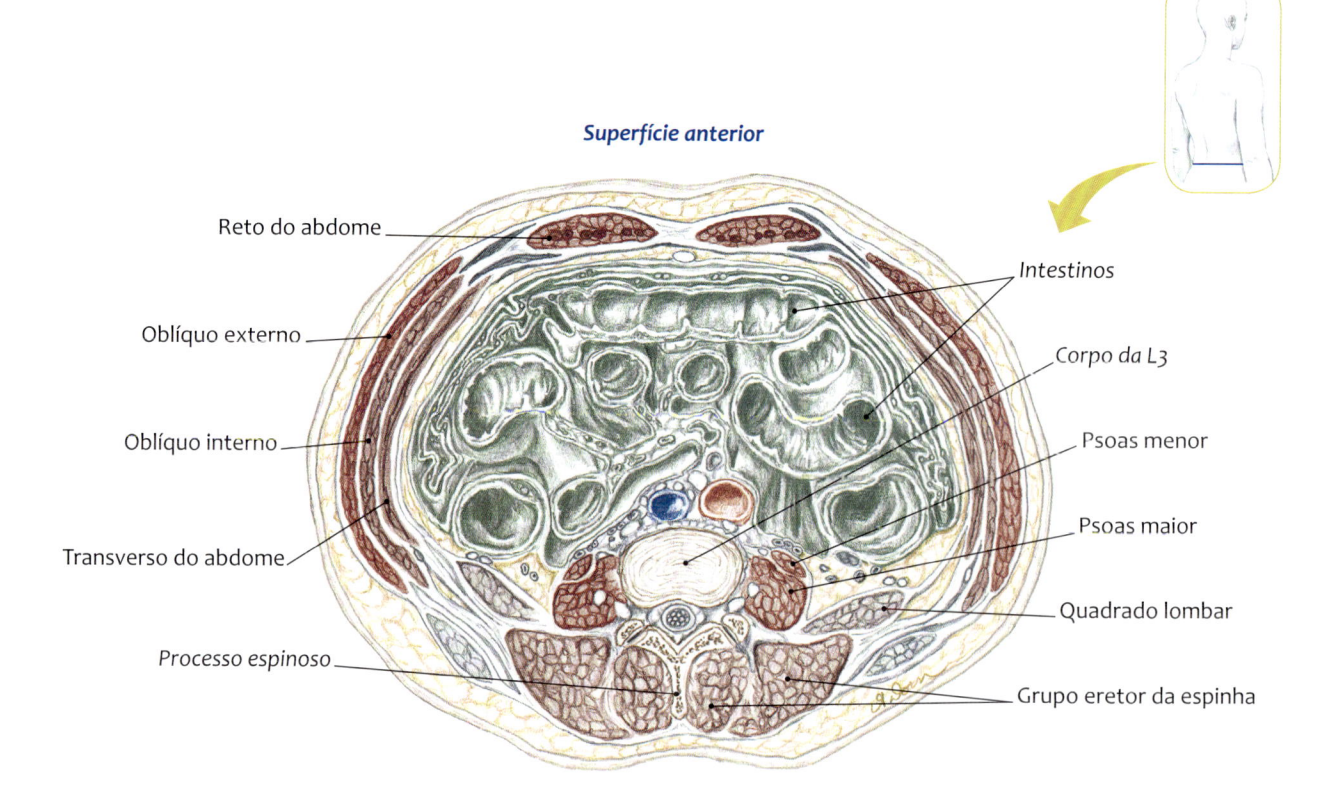

Figura 4.59 Corte transversal do abdome no nível da terceira vértebra lombar.

Coluna Vertebral e Tórax | 261

Sinergistas – músculos que trabalham juntos

Os músculos estão listados segundo a ordem de sua habilidade em gerar movimento. O asterisco indica os músculos que não são mostrados.

Coluna vertebral

Flexão

(antagonistas na extensão)
Reto do abdome
Oblíquo externo (bilateralmente)
Oblíquo interno (bilateralmente)
Psoas maior (com a origem fixa)
Ilíaco (com a origem fixa)

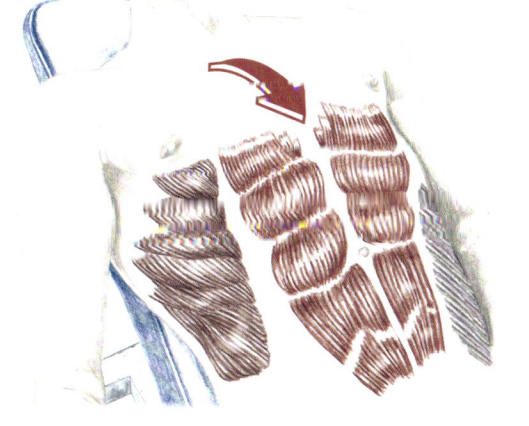

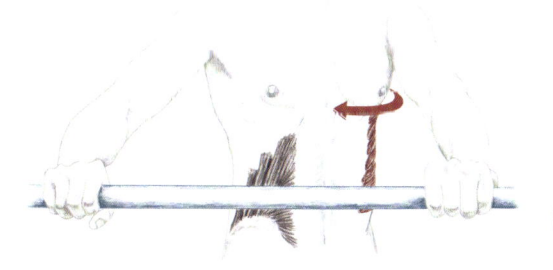

Vista anterolateral

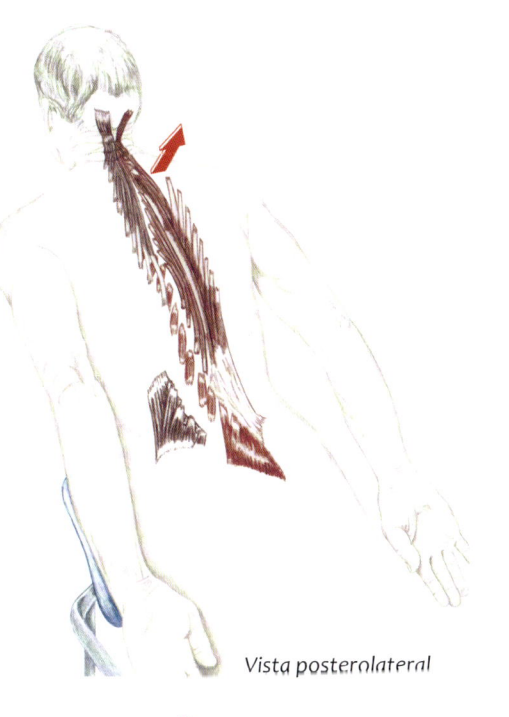

Vista posterolateral

Extensão

(antagonistas na flexão)
Longuíssimo (bilateralmente)
Iliocostal (bilateralmente)
Multífidos (bilateralmente)
Rotadores (bilateralmente)*
Semiespinal da cabeça
Espinal (bilateralmente)
Quadrado lombar (assistente)
Interespinal*
Intertransversal (bilateralmente)*
Latíssimo do dorso (dá assistência quando o braço está fixo)*

Vista anterolateral

Rotação

(todos unilateralmente)
Oblíquo externo (para o lado oposto)
Oblíquo interno (para o mesmo lado)
Multífidos (para o lado oposto)
Rotadores (para o lado oposto)

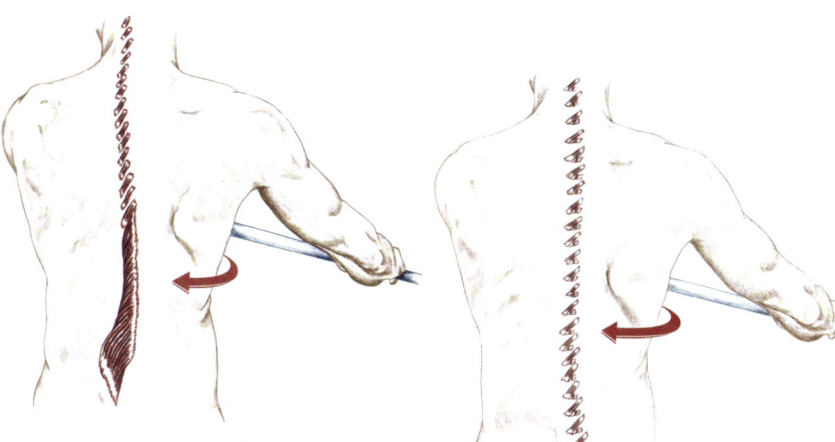

Vista posterior dos multífidos

Vista posterior dos rotadores

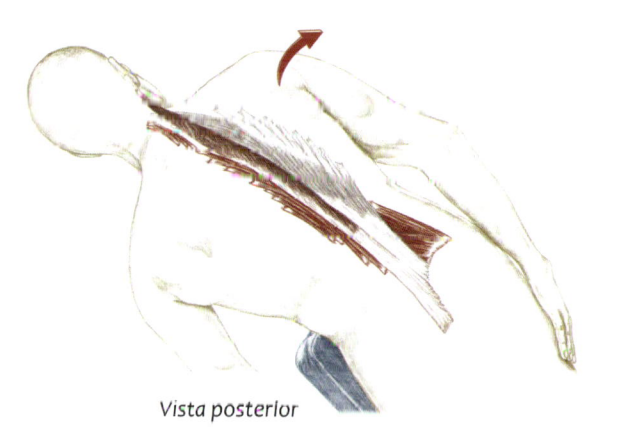

Vista posterior

Flexão lateral

(unilateralmente para o mesmo lado)
Iliocostal
Oblíquo externo
Oblíquo interno
Longuíssimo
Quadrado lombar

Psoas maior (assistente)*
Intertransversais*
Espinal
Latíssimo do dorso (assistente)

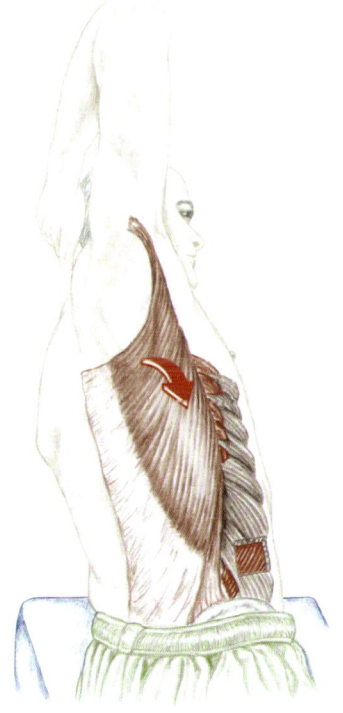

Vista posterolateral

Costelas/Tórax

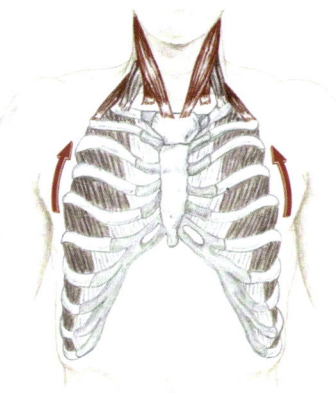

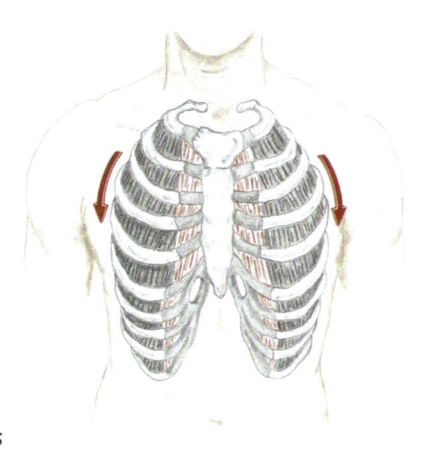

Vistas anteriores

Elevação/expansão (envolvidos na inspiração)

(antagonistas na depressão)
Escaleno anterior (bilateralmente)
Escaleno médio (bilateralmente)
Escaleno posterior (bilateralmente)
Esternocleidomastóideo (assistente)
Intercostais externos (assistentes)
Serrátil posterossuperior*
Peitoral maior (todas as fibras dão assistência se o braço estiver fixo)*
Peitoral menor (se a escápula estiver fixa)*
Serrátil anterior (se a escápula estiver fixa)*
Subclávio (primeira costela)*

Depressão/colapso (envolvidos na expiração)

(antagonistas na elevação)
Intercostais internos (assistentes)
Serrátil posteroinferior*

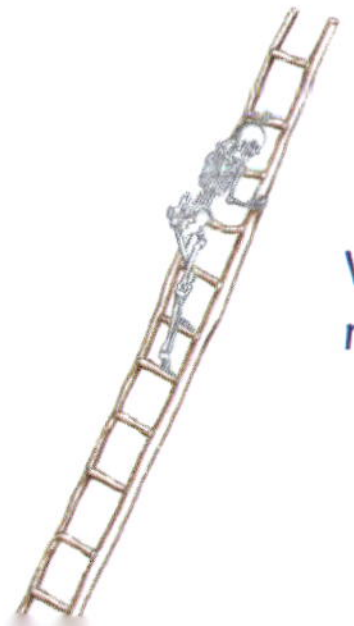

Veja uma lista dos músculos da respiração nas páginas 519-520.

Grupo eretor da espinha

Espinal
Longuíssimo
Iliocostal

O grupo eretor da espinha se estende desde o sacro até o occipício, na parte posterior da coluna vertebral. Sua musculatura apresenta uma disposição compacta e em camadas, o que pode dificultar a visualização. As coisas podem ficar mais simples se você imaginar os músculos eretores da espinha como um álamo alto (figura 4.61) com três ramos principais – o espinal, o longuíssimo e o iliocostal (figura 4.60). Esses ramos podem, então, ser subdivididos em numerosos ramos menores, como espinal do tórax, longuíssimo da cabeça, lombares iliocostais, etc.

O **espinal** é o menor dos três músculos e se localiza mais próximo à espinha, no sulco da lâmina (figura 4.62). O espesso **longuíssimo** e o lateral **iliocostal** formam uma protuberância visível ao lado das espinhas lombar e torácica (figuras 4.64 e 4.65). Os compridos tendões do iliocostal se estendem lateralmente, embaixo da escápula.

Na região lombar, os eretores se apresentam em posição profunda à fina, porém espessa, aponeurose toracolombar (p. 290). Nas regiões torácica e cervical, eles são profundos em relação ao trapézio, aos romboides e aos serráteis posterossuperior e posteroinferior. Como um grupo, os eretores são facilmente palpáveis ao longo de toda a extensão das costas e do pescoço; localizar um ramo específico dos eretores, no entanto, pode ser desafiador.

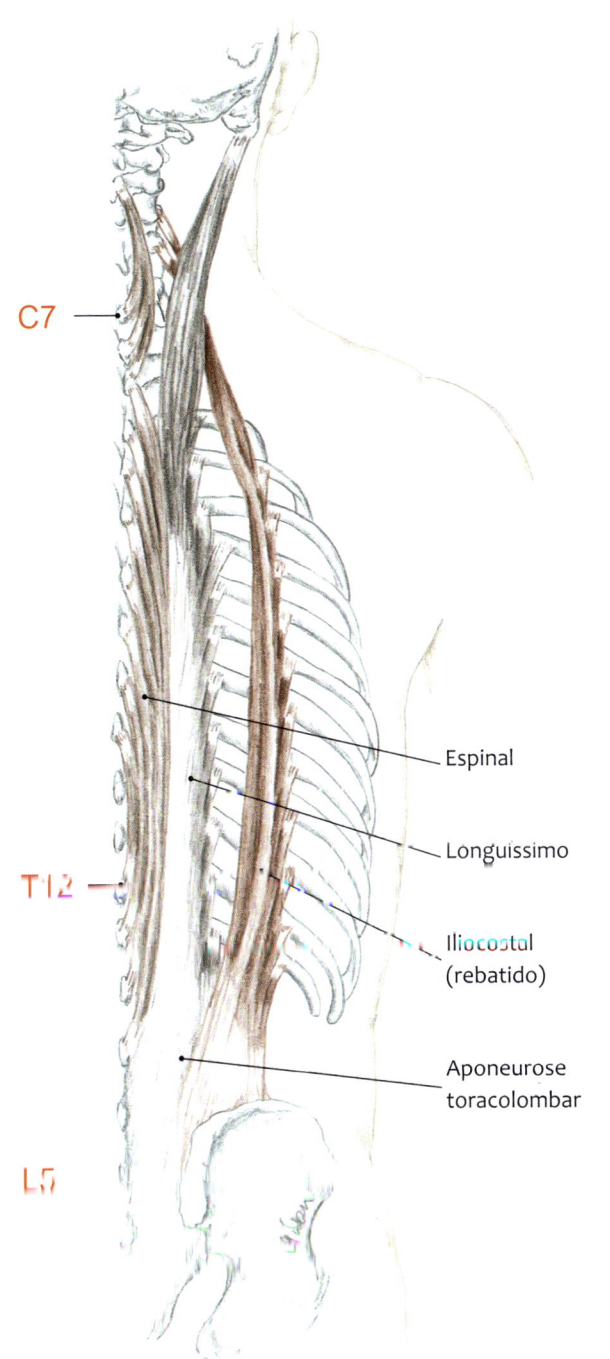

Figura 4.60 *Vista posterior do lado direito, mostrando o grupo eretor da espinha.*

As fibras superiores dos músculos longuíssimo e iliocostal (longuíssimos do pescoço e da cabeça, iliocostal cervical) dão assistência na extensão, na flexão lateral e na rotação da cabeça e do pescoço para o mesmo lado.

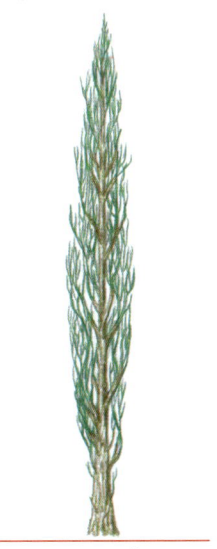

Figura 4.61 *Álamo.*

Iliocostal	Latim.	Do quadril à costela
Longuíssimo	Latim.	Mais comprido

Grupo eretor da espinha

A *Unilateralmente:*

Flexionam lateralmente a coluna vertebral para o mesmo lado

Bilateralmente:

Estendem a coluna vertebral

O Tendão comum (aponeurose toracolombar) que se liga à superfície posterior do sacro, crista ilíaca, processos espinosos da coluna lombar e as duas últimas vértebras torácicas.

I Diversos anexos nas costelas posteriores, processos espinoso e transverso das vértebras torácicas e cervicais e processo mastoide do osso temporal

N Espinal

Ramos do grupo eretor da espinha

Espinal

O Processos espinosos da parte superior das vértebras lombares e parte inferior das vértebras torácicas **(tórax)**

Ligamento nucal, processo espinoso da C7 **(pescoço)**

I Processos espinosos da parte superior do tórax **(tórax)**

Processos espinosos do pescoço, exceto vértebra C1 (pescoço)

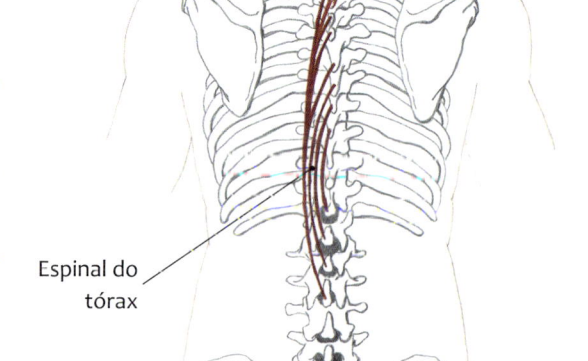

> **Quando você utiliza seus eretores?**
> • Quando se mantém em postura ereta;
> • Ao retornar para a posição anatômica após amarrar os cadarços;
> • Pegando uma mala pesada (flexão lateral).

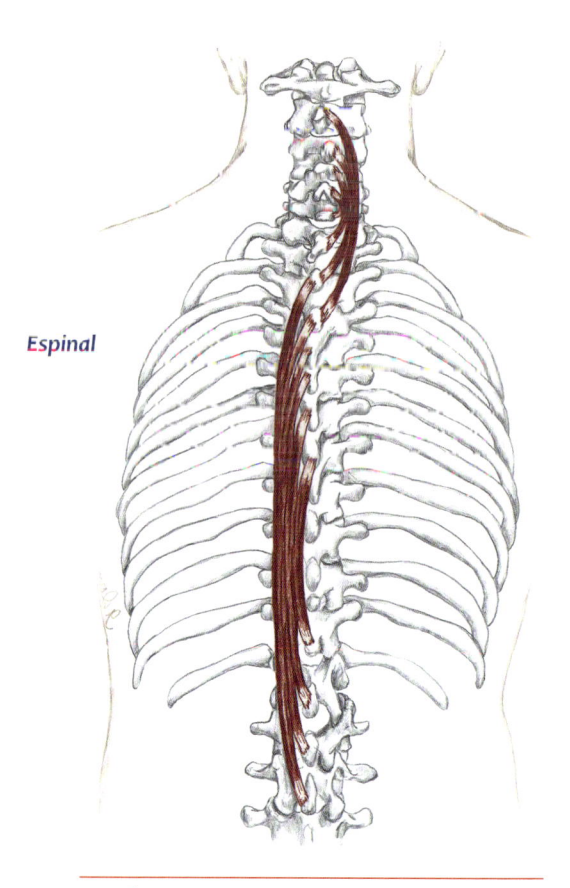

Figura 4.62 *Vista posterior do tórax.*

Figura 4.63 *Ramos do espinal.*

Coluna Vertebral e Tórax | 265

Figuras 4.64 e 4.65 *Vistas posteriores.*

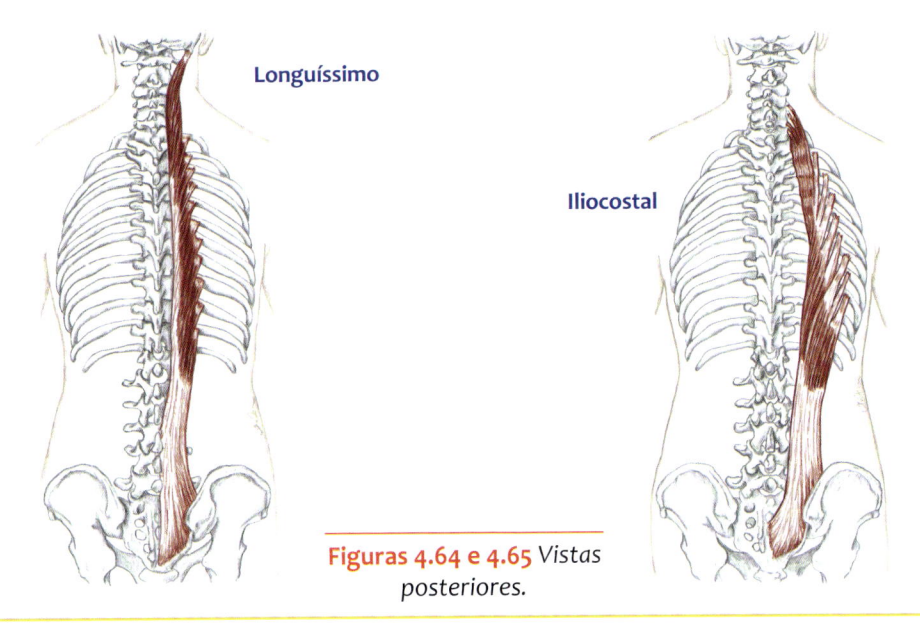

Longuíssimo

O Tendão comum **(tórax)**

Processos transversos das primeiras cinco vértebras **(pescoço e cabeça)**

I Nove últimas costelas e processos transversos das vértebras torácicas **(tórax)**

Processos transversos das vértebras cervicais (pescoço)

Processo mastoide do osso temporal **(cabeça)**

Iliocostal

O Tendão comum **(lombar)**

Superfície posterior da primeira à 12ª costela **(tórax e pescoço)**

I Processos transversos da primeira à terceira vértebra lombar e superfície posterior da sexta à 12ª costela **(lombar)**

Superfície posterior da primeira à sexta costela **(tórax)**

Processos transversos da parte inferior da coluna cervical **(pescoço)**

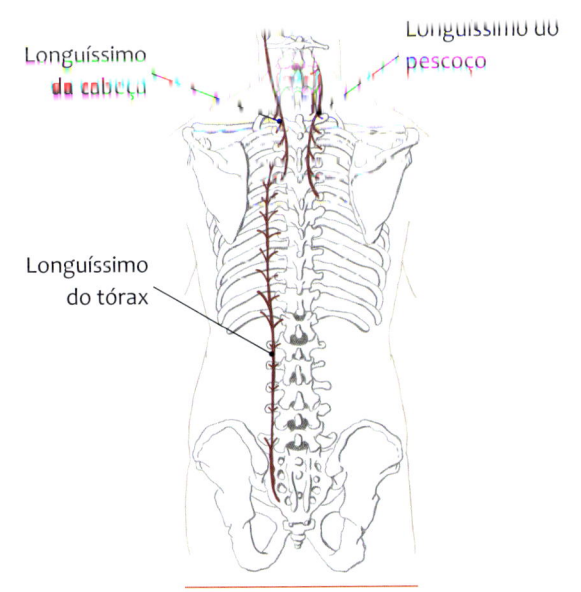

Figura 4.66 *Ramos do longuíssimo.*

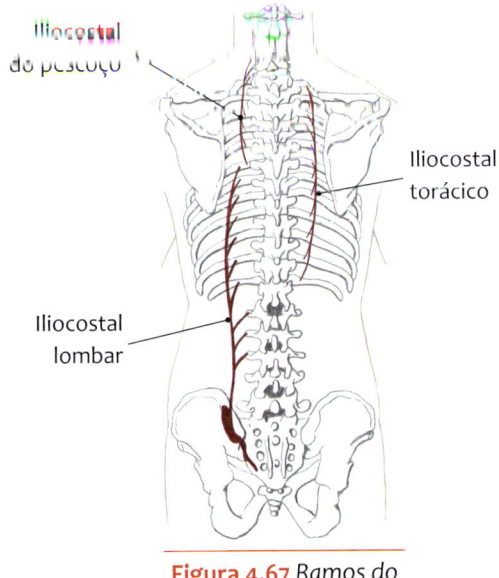

Figura 4.67 *Ramos do iliocostal.*

Grupo eretor da espinha

1) Parceiro em posição prona. Posicione as duas mãos em ambos os lados das vértebras lombares. Localize a região dos eretores inferiores, pedindo a seu parceiro que alternadamente levante e abaixe os pés de modo suave. Os eretores, sem dúvida, não levantam os pés, mas contrairão para estabilizar a pelve. Observe como as fibras fortes e arredondadas dos eretores se contraem e relaxam com essa ação (figura 4.68).

2) Enquanto seu parceiro mantém essa contração, apalpe inferiormente em direção ao sacro e depois superiormente, ao longo das vértebras torácicas. Peça a seu parceiro que estique a coluna e o pescoço levemente, a fim de contrair os eretores na região torácica (figura 4.69).

3) Siga as fibras viscosas dos eretores entre as escápulas e na nuca. Essas fibras são menores na região cervical e situam-se principalmente em posição lateral ao sulco da lâmina.

4) Com seu parceiro relaxado, afunde os dedos nas fibras dos eretores, sentindo sua textura viscosa e direção vertical (figura 4.70).

✓ *O tecido que você está apalpando localiza-se diretamente ao lado dos processos espinosos das vértebras? As fibras correm paralelamente à espinha? Quando os músculos estão contraídos, você consegue localizar a borda lateral do grupo eretor? Você é capaz de diferenciar a direção das fibras da região mediana do trapézio, do romboide e dos eretores entre as escápulas?*

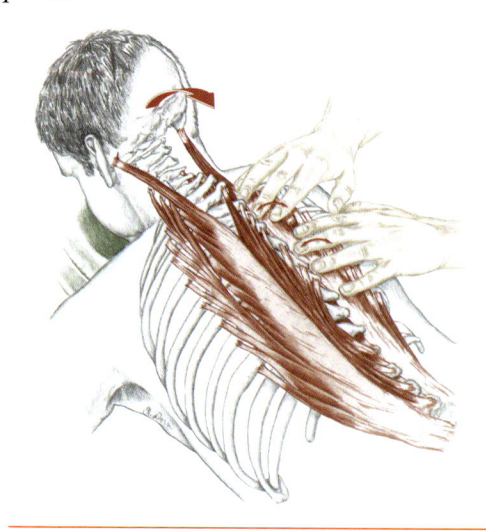

Figura 4.69 Parceiro em posição prona, palpação dos eretores da região superior enquanto o parceiro estica a coluna.

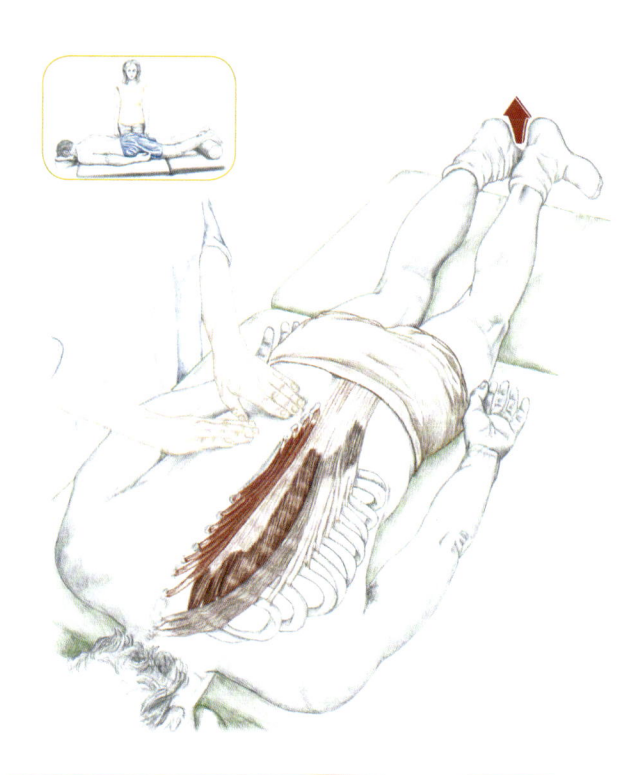

Figura 4.68 Parceiro em posição prona, palpação dos eretores da região inferior enquanto o parceiro levanta os pés.

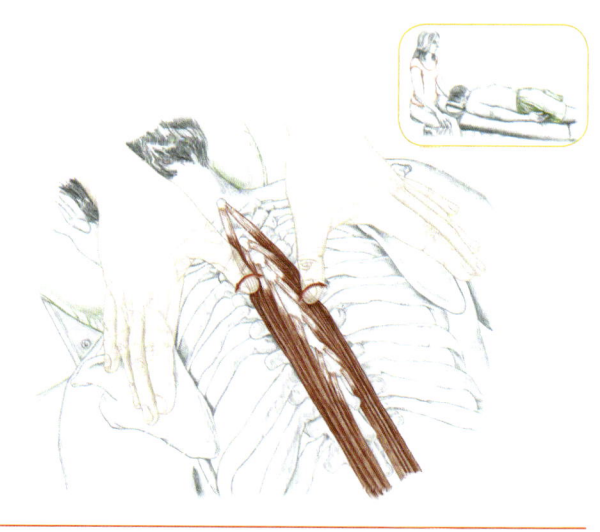

Figura 4.70 Parceiro em posição prona, dedilhamento com os polegares pelas fibras dos espinais.

Multífido   Latim.   *Fidi*, Separar

Grupo transversoespinal

Multífidos
Rotadores
Semiespinais da cabeça

Em posição profunda ao grupo muscular dos eretores da espinha está o grupo muscular transversoespinal. O transversoespinal é composto de três ramos – multífidos, rotadores e semiespinais – e alcança a extensão da coluna vertebral. Ao contrário das fibras compridas e verticais dos eretores, os ramos dos transversoespinais consistem em muitas fibras curtas e diagonais. Essas fibras formam um desenho complexo, semelhante a pontos de tricô, que unem as vértebras. O nome "transversoespinal" refere-se ao fato de que as fibras desse grupo muscular se estendem em comprimentos variados, desde os processos transversos e espinosos das vértebras.

Os **multífidos**, surpreendentemente grossos, são diretamente acessíveis na coluna lombar. São os únicos músculos cujas fibras se estendem de um lado a outro pela superfície posterior do sacro. Os **rotadores**, menores e mais curtos, situam-se profundamente em relação aos multífidos (figura 4.72). Os **semiespinais da cabeça** localizam-se ao longo das vértebras torácicas e cervicais até chegarem, enfim, ao crânio (figura 4.71). Ambos os músculos semiespinais formam as "lombadas" gêmeas, facilmente visualizadas na região posterior do pescoço quando ele é esticado contra resistência.

Pode ser difícil isolar os ventres individuais dos músculos transversoespinais, visto que eles estão estreitamente entrelaçados. Contudo, como grupo, sua massa ou densidade pode ser sentida com facilidade ao longo do sulco da lâmina das vértebras torácicas e lombares.

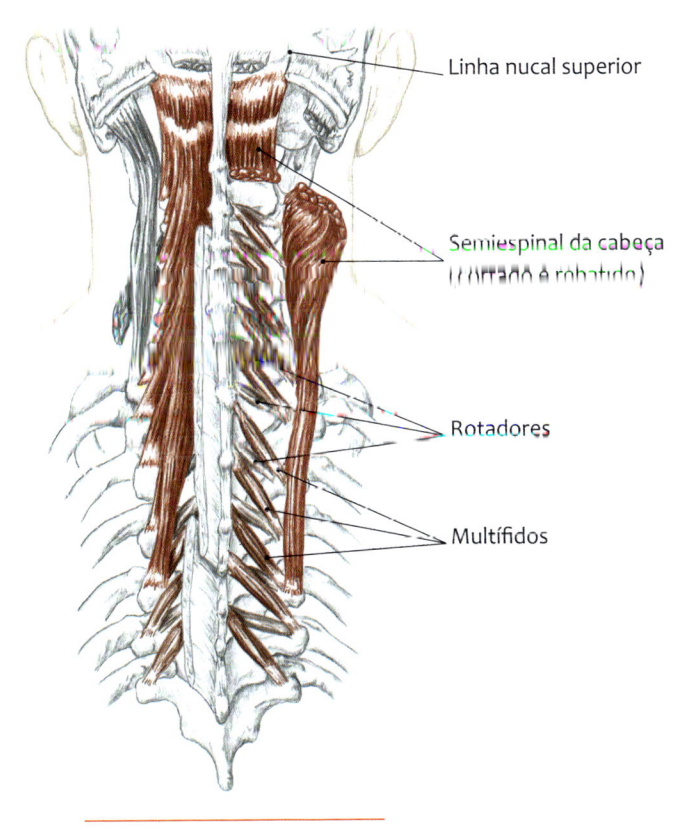

Figura 4.71 *Vista posterior.*

Semiespinal Latim. Metade espinal

Multífidos e rotadores

A *Unilateralmente:*
  Giram a coluna vertebral para o lado oposto
  Bilateralmente:
  Estendem a coluna vertebral

O *Multífidos:*
  Sacro e processos transversos lombares até as vértebras cervicais
  Rotadores:
  Processos transversos das vértebras lombares até as vértebras cervicais

I Processos espinosos das vértebras lombares até a segunda vértebra cervical
  (Os multífidos se estendem da segunda à quarta vértebra)
  (Os rotadores se estendem da primeira à segunda vértebra)

N Espinais

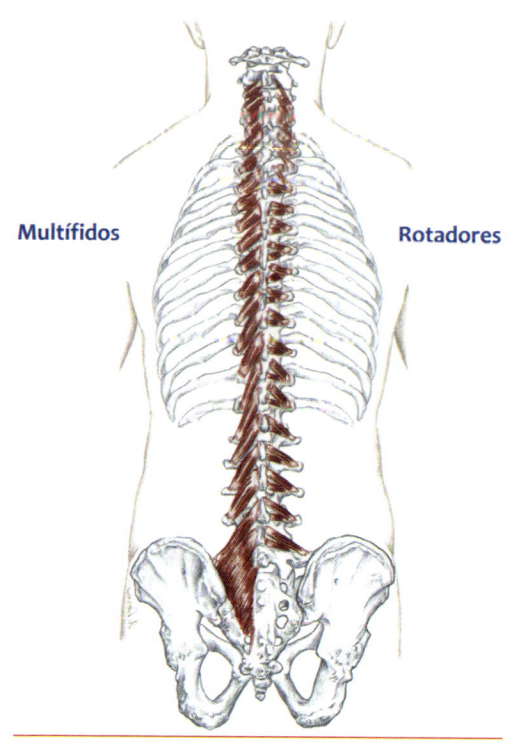

Figura 4.72 Vista posterior, com os multífidos à esquerda e os rotadores à direita.

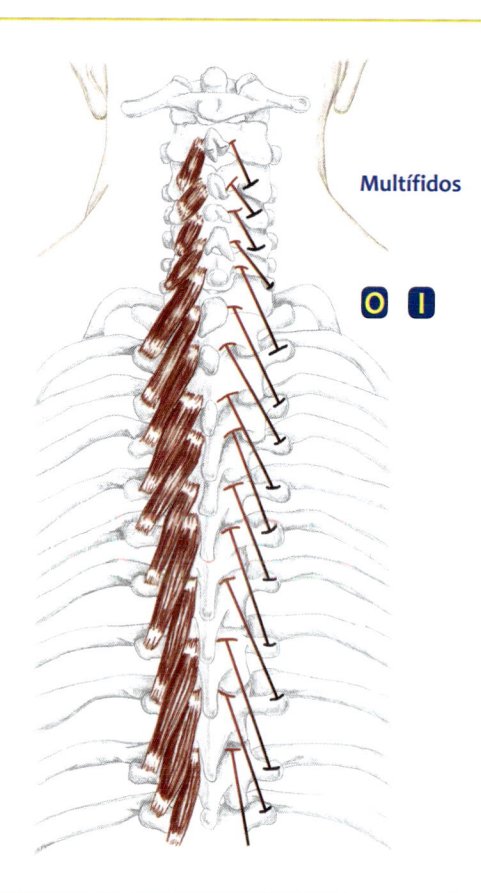

Figura 4.73 Vista posterior, mostrando origens e inserções da parte superior dos multífidos.

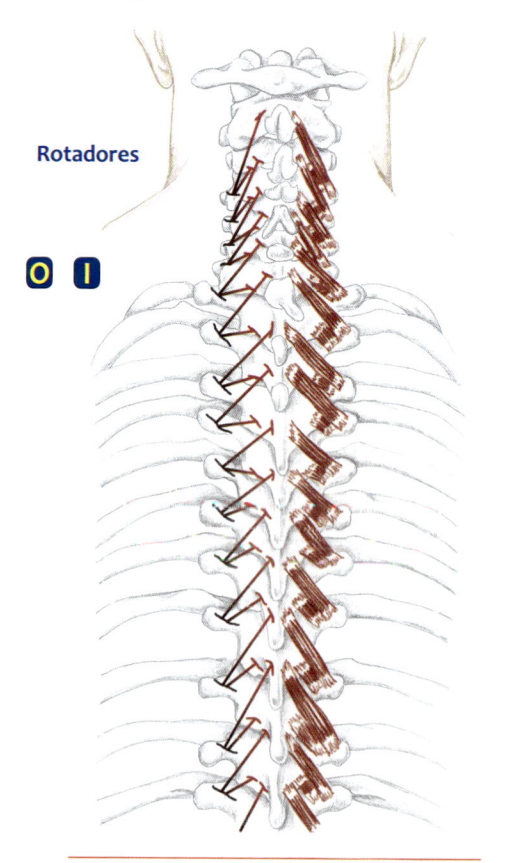

Figura 4.74 Vista posterior, mostrando origens e inserções da parte superior dos rotadores.

Semiespinal da cabeça

A **Estendem** a coluna vertebral e a cabeça

O Processos transversos da C4 até a T5

I Entre as linhas nucais superior e inferior do occipício

N Cervicais

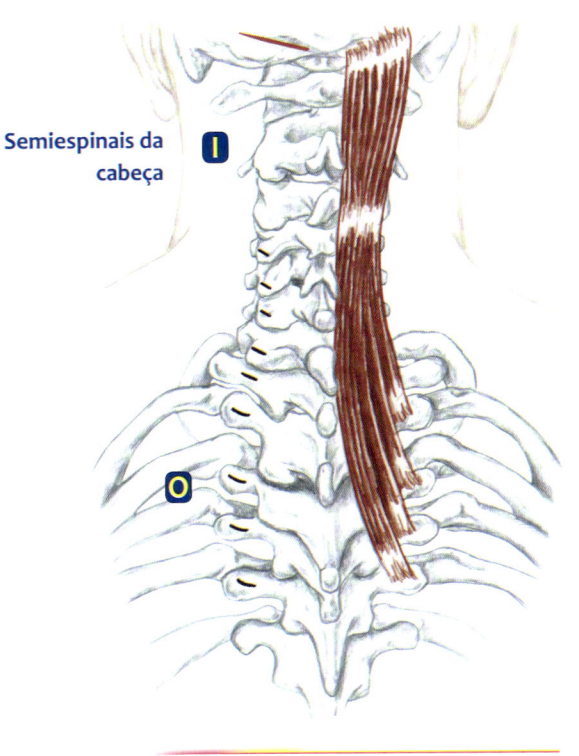

Figura 4.75 Vista posterior, mostrando a origem e a inserção dos semiespinais da cabeça.

Grupo transversoespinal

1) Parceiro em posição prona. Localize os processos espinhosos das vértebras lombares. Deslize seus dedos lateralmente pelos processos espinosos, afundando-os entre eles e as fibras dos eretores da espinha.
2) Afastando os eretores para a lateral, explore profundamente para localizar as fibras densas e diagonais dos multífidos. Prossiga para baixo, em direção ao sacro, deslizando seus dedos em direção perpendicular às fibras dos multífidos (figura 4.76).
3) Mova-se para cima, explorando o sulco da lâmina das áreas torácica e cervical. Então, vire seu parceiro para a posição supina e apalpe a região cervical.

Você está entre os processos espinhosos e transversos? Você consegue sentir as fibras menores e mais profundas que se estendem em um ângulo oblíquo?

> **Quando você utiliza seu transverso?**
> • Ao girar o torso para afivelar o cinto de segurança;
> • Arqueando e girando sua coluna durante um forte bocejo;
> • Quando remove areia com uma pá.

Processos espinosos

Processos transversos

Multífidos

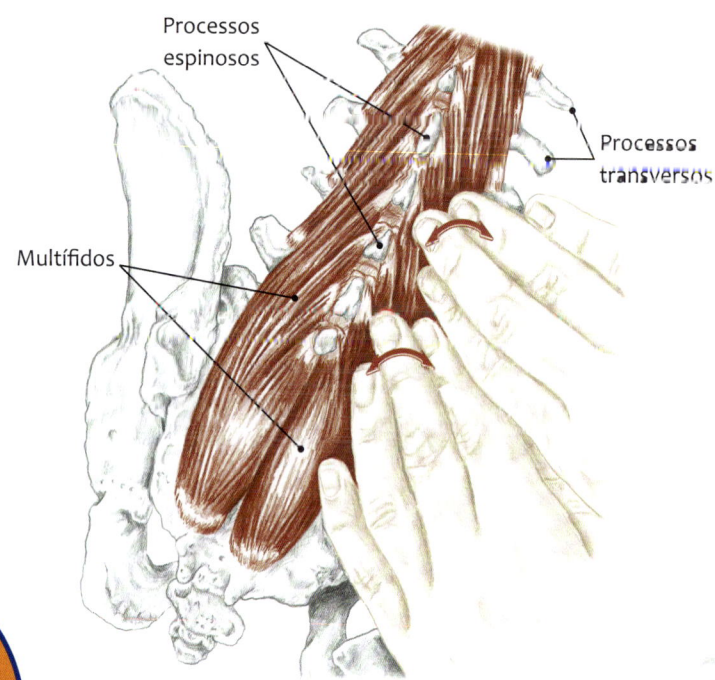

Figura 4.76 Vista posterior, com o parceiro em posição prona.

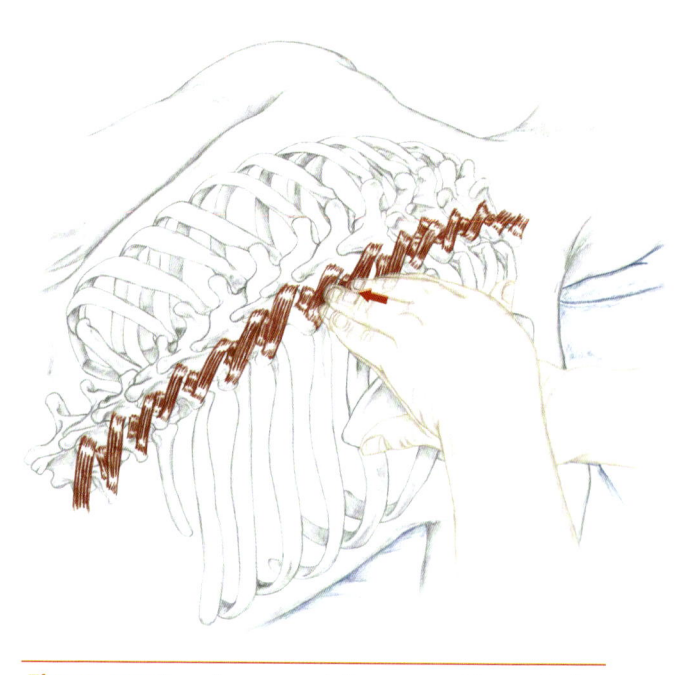

Figura 4.77 Parceiro em posição prona, vista posterior com os músculos superficiais removidos. Acesso aos rotadores com os dedos **direcionando-se** às vértebras.

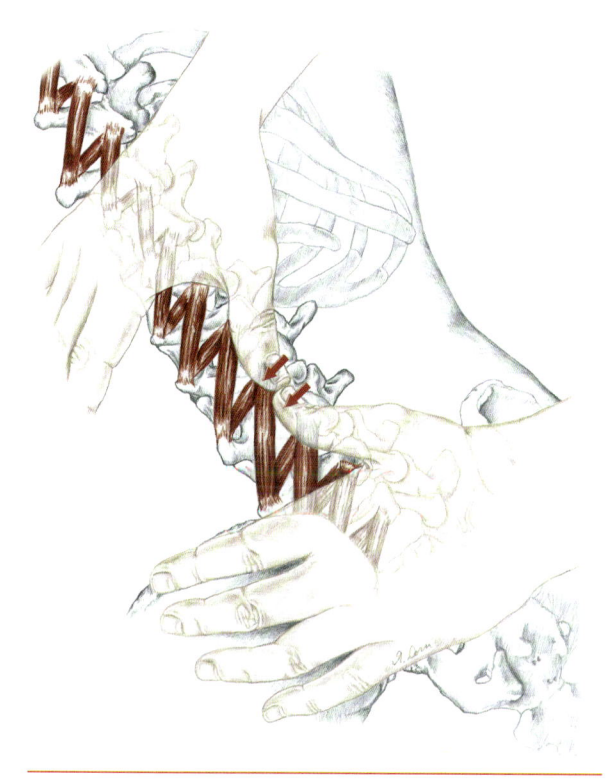

Figura 4.78 Parceiro em posição prona, vista posterolateral com os músculos superficiais removidos. Palpação do sulco da lâmina no lado oposto do corpo, com os polegares **afastando-se** das vértebras.

Esplênios da cabeça e do pescoço

Os extensos músculos esplênios da cabeça e do pescoço localizam-se nas regiões superior das costas e posterior do pescoço (figura 4.79). Contrastando-se com os outros músculos costais que correm paralelamente à coluna vertebral, as fibras esplênicas correm obliquamente. O **esplênio da cabeça** é profundo em relação ao trapézio e aos romboides. Suas fibras angulam em direção ao processo mastoide e são superficiais entre o trapézio e o esternocleidomastóideo (figura 4.81).

O **esplênio do pescoço** é profundo ao esplênio da cabeça e não é isolado com facilidade. No entanto, sua localização geral pode ser delineada no sulco da lâmina da parte superior do tórax e da coluna cervical.

A *Unilateralmente:*

Giram a cabeça e o pescoço para o mesmo lado

Flexionam lateralmente a cabeça e o pescoço

Bilateralmente:

Estendem a cabeça e o pescoço

O *Da cabeça:* Metade inferior do ligamento nucal e processos espinosos da C7 a T4

Do pescoço: Processos espinosos da T3 a T6

I *Da cabeça:* Processo mastoide e parte lateral da linha nucal superior

Do pescoço: Processos transversos da C1 a C3

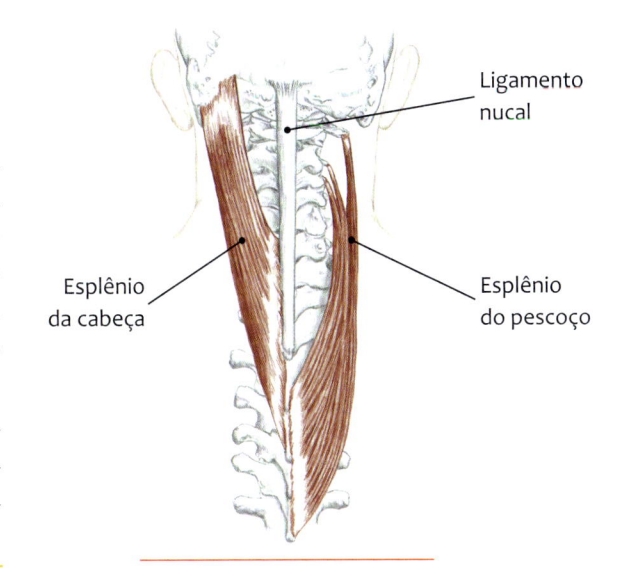

N Cervicais

Figura 4.79 *Vista posterior.*

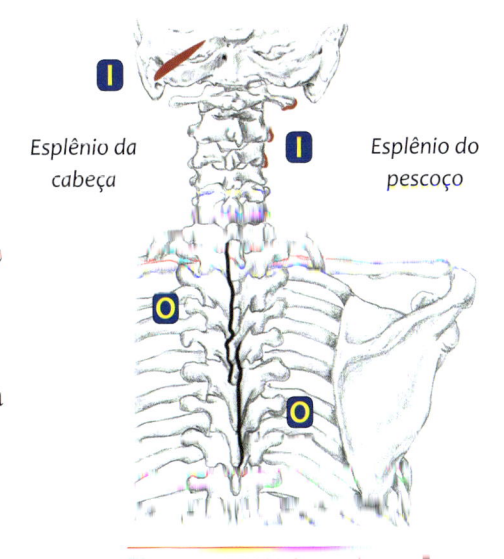

Figura 4.80 *Origens e inserções.*

Figura 4.81 *Vista lateral.*

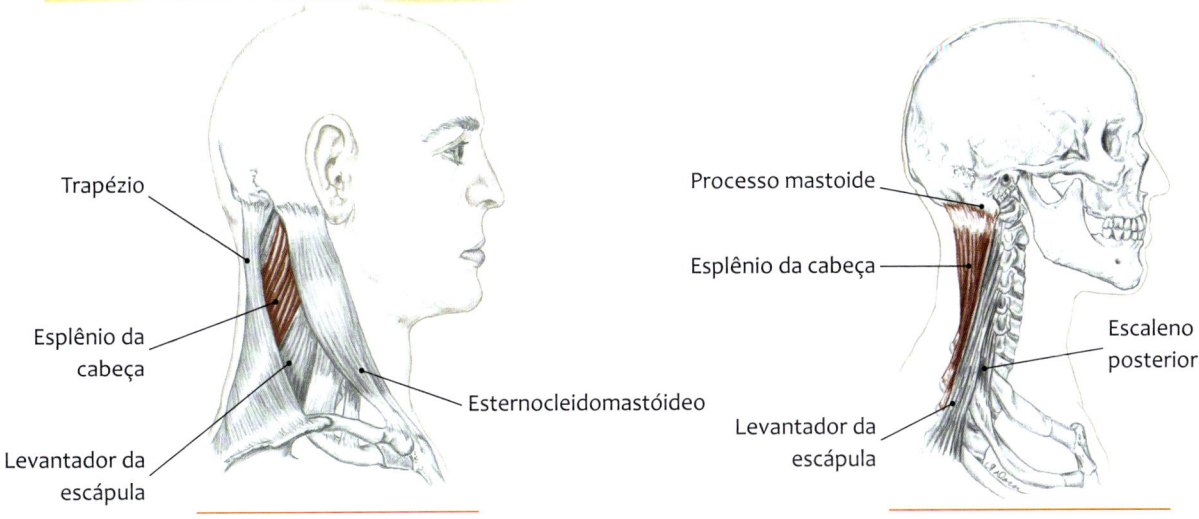

Figura 4.82 *Vista lateral.*

Esplênio da cabeça Latim. Músculo da cabeça semelhante a bandagem

Esplênio da cabeça

1) Posição prona. Localize as fibras superiores do trapézio.
2) Com seu parceiro esticando a cabeça levemente, isole a borda lateral do trapézio.
3) Peça a seu parceiro que relaxe. Apalpe lateralmente ao trapézio para localizar as fibras oblíquas do esplênio da cabeça, seguindo-as para cima até o processo mastoide e para baixo até o trapézio (figura 4.83).

As fibras que você sente seguem em direção ao processo mastoide? Diferencie as fibras do trapézio das do esplênio da cabeça, solicitando a seu parceiro que gire a cabeça suavemente em direção ao lado que você está apalpando. Você sente essas fibras oblíquas se contraírem enquanto o trapézio permanece passivo?

Localize o processo mastoide e deslize medial e inferiormente para as fibras superficiais da cabeça.

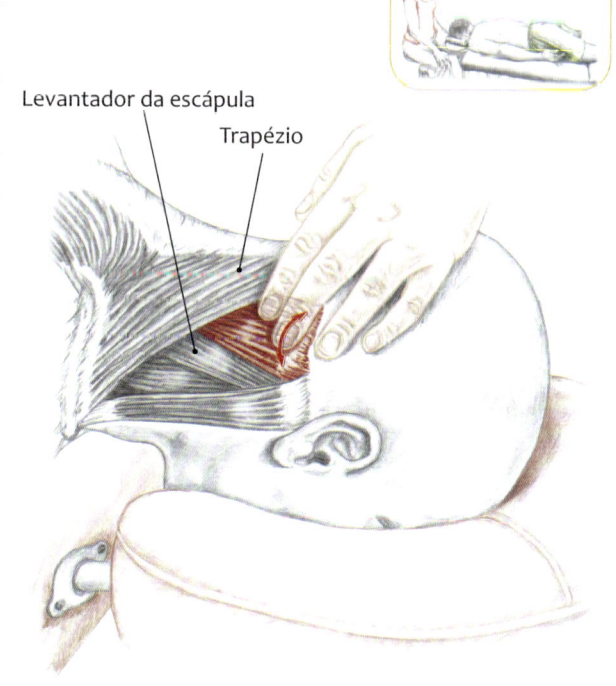

Figura 4.83 Localização do esplênio da cabeça, com o parceiro em posição prona.

Os dois músculos esplênios

1) Parceiro em posição supina, com a cabeça girada 45 graus à direita, afastada do lado que você está apalpando. Segure a cabeça com uma mão enquanto a outra localiza o sulco da lâmina da parte superior das vértebras cervical e torácica (figura 4.84).
2) Estique passivamente o pescoço de modo suave para encurtar o tecido e apalpar as fibras adjacentes do trapézio. Esses ventres não estarão particularmente distintos, porém, a densidade de ambos os esplênios pode ser sentida no sulco da lâmina.

Quando você utiliza seus esplênios?
- No trânsito, quando gira a cabeça e o pescoço antes de mudar de pista;
- Ao pingar remédio na orelha (segurando a cabeça em flexão lateral);
- Esticando-se na multidão durante um jogo de futebol (extensão do pescoço).

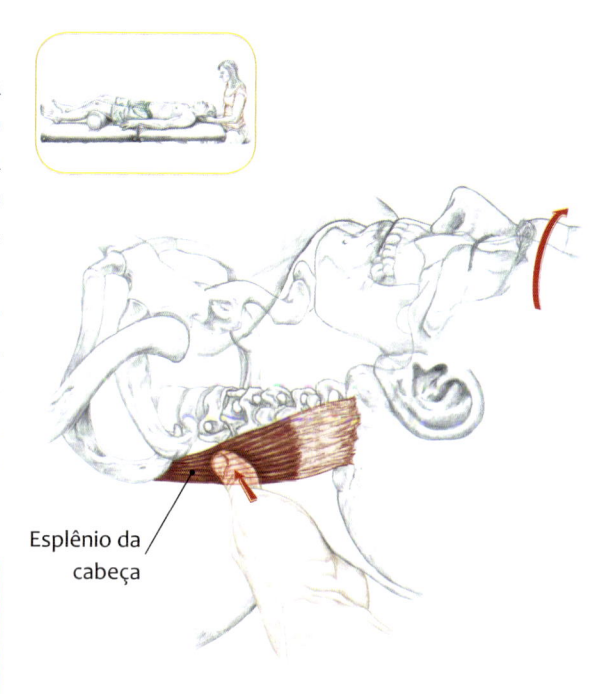

Figura 4.84 Parceiro em posição supina, com a cabeça girada 45 graus à direita, afastada do lado apalpado por você.

Esplênio Grego. Bandagem

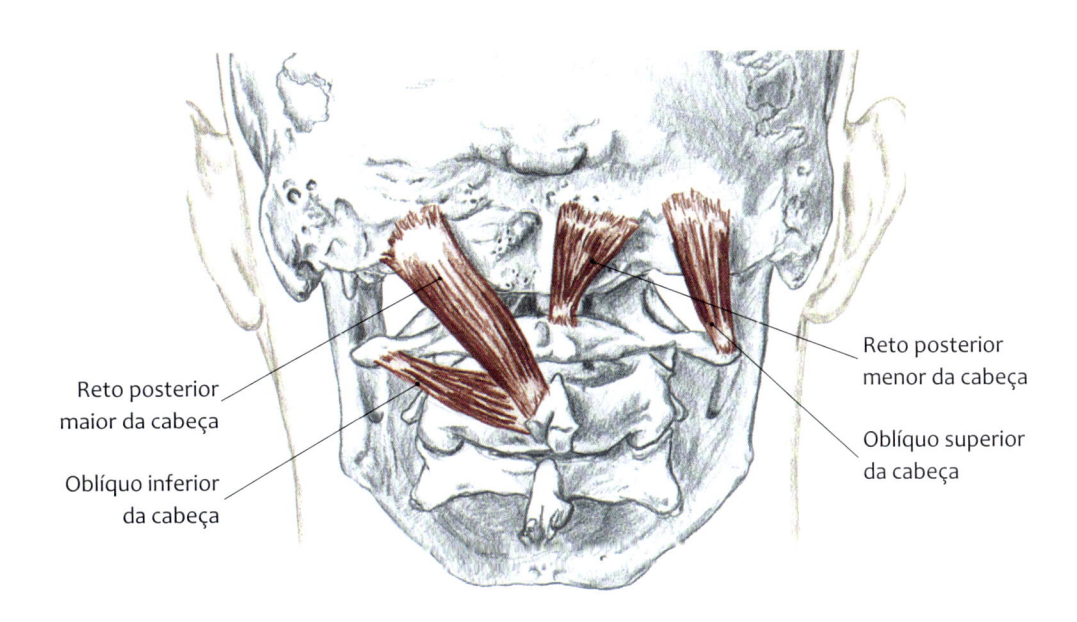

Suboccipitais

Reto posterior maior da cabeça
Oblíquo inferior da cabeça
Reto posterior menor da cabeça
Oblíquo superior da cabeça

Os oito pequenos suboccipitais são os músculos mais profundos da parte posterossuperior do pescoço (p. 258). Envolvem-se na estabilização do áxis e do atlas e na geração de movimentos intrínsecos, como sacudir e inclinar a cabeça. Para delinear a localização dos suboccipitais, encontre o processo espinhoso da C2, os processos transversos do C1 e o espaço entre a linha nucal superior do occipício e a vértebra C2 (figuras 4.85 a 4.88). As fibras superiores do trapézio também podem ser utilizadas como um marcador. A borda lateral do músculo possui a mesma extensão dos suboccipitais. A densidade dos ventres suboccipitais pode ser sentida, mas acessar ventres musculares específicos pode ser desafiador.

Reto posterior maior da cabeça
Reto posterior menor da cabeça
Oblíquo superior da cabeça

Sacodem e **inclinam** a cabeça para trás, em extensão

A *Reto posterior maior da cabeça*
Oblíquo inferior da cabeça

Giram a cabeça para o mesmo lado

A *Oblíquo superior da cabeça*

Flexionam lateralmente a cabeça para o mesmo lado

Vistas posteriores com origens **(preto)** e inserções (vermelho).

Reto posterior maior da cabeça

- **O** Processo espinoso do áxis (C2)
- **I** Linha nucal inferior do occipício
- **N** Suboccipital

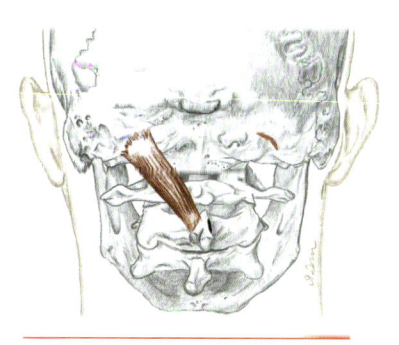

Figura 4.85 *Reto posterior maior da cabeça.*

Reto posterior menor da cabeça

- **O** Tubérculo do arco posterior do atlas (C1)
- **I** Linha nucal inferior do occipício
- **N** Suboccipital

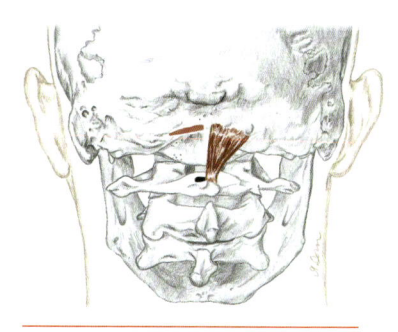

Figura 4.86 *Reto posterior menor da cabeça.*

Oblíquo superior da cabeça

- **O** Processo transverso do atlas (C1)
- **I** Entre as linhas nucais do occipício
- **N** Suboccipital

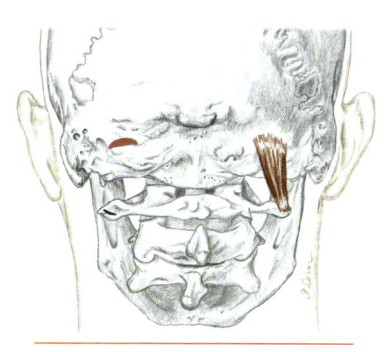

Figura 4.87 *Oblíquo superior da cabeça.*

Oblíquo inferior da cabeça

- **O** Processo espinoso do áxis (C2)
- **I** Processo transverso do atlas (C1)
- **N** Suboccipital

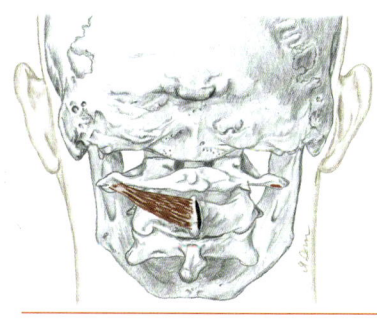

Figura 4.88 *Oblíquo inferior da cabeça.*

Occipício   Latim.   Parte de trás do crânio

Suboccipitais

1) Parceiro em posição supina. Segure a cabeça com as duas mãos. Esticar um pouco o pescoço passivamente suavizará o tecido adjacente. Localize a linha nucal superior do occipício e o processo espinoso da C2. Os suboccipitais abarcam a região entre esses dois pontos de referência.
2) Segure a cabeça com uma mão, enquanto dois dedos da outra apalpam lentamente o trapézio, o esplênio da cabeça e as fibras do semiespinal da cabeça (figura 4.89).
3) Role os dedos pelos ventres pequenos e curtos dos suboccipitais. Mais uma vez, você pode sentir inicialmente apenas a densidade desses músculos, em vez dos ventres individuais.

Localizadas profundamente aos ventres suboccipitais, estão partes da artéria vertebral e do nervo suboccipital. Então, quando explorar os músculos, tenha cautela.

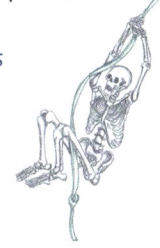

Você está entre o processo espinoso da C2 e a linha nucal superior do occipício? Se pedir a seu parceiro que incline a cabeça para trás suavemente, você sente alguma contração na camada mais profunda do tecido?

Parceiro em posição prona. Localize a borda lateral das fibras superiores do trapézio (figura 4.90). Apalpando próximo ao nível da C1, posicione um dedo na borda lateral do trapézio. De maneira lenta, afunde medialmente nos suboccipitais.

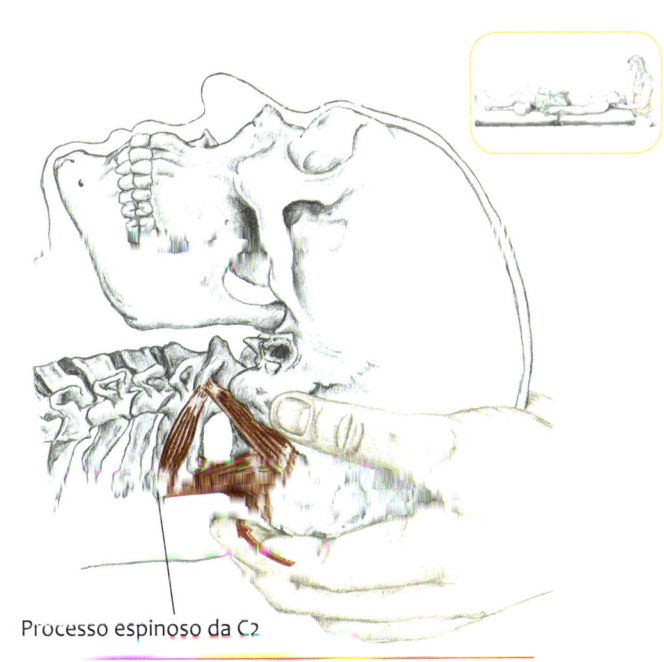

Figura 4.89 *Parceiro em posição supina, com os dedos curvados sob o occipício.*

Processo espinoso da C2

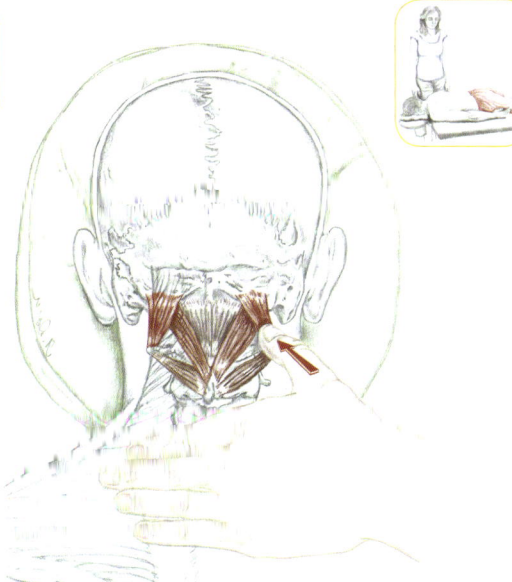

Figura 4.90 *Parceiro em posição prona, com o polegar afundado medialmente, em posição lateral à borda do trapézio.*

Quando você utiliza seus suboccipitais?
- Lavando os cabelos;
- Quando aprecia uma pintura grande a uma distância curta (movimentos pequenos e leves da cabeça e do pescoço);
- Ao pender a cabeça incessantemente para uma pessoa que você deseja que pare de falar.

Pesquisadores descobriram que o reto posterior menor da cabeça não apenas se liga ao occipício mas também à dura-máter, o tecido conjuntivo que cerca a medula espinal e o cérebro. Por causa dessa conexão entre o reto posterior menor da cabeça e a dura-máter, esse músculo pode causar dores de cabeça por meio da interrupção das flutuações normais de fluido cerebroespinal e, consequentemente, comprometer o funcionamento da artéria vertebral e do nervo suboccipital.

Dura-máter Latim. Mãe dura

Quadrado lombar

Embora pareça ser o músculo mais profundo da parte inferior das costas, o quadrado lombar é, surpreendentemente, o músculo mais profundo do abdome (figura 4.92). Estendendo-se desde o ílio posterior até os processos transversos das vértebras lombares e a 12ª costela, esse músculo de agachamento é simplesmente um músculo abdominal localizado na superfície posterior do tórax.

Enquanto a parte mediana do quadrado lombar se afunda sob a aponeurose toracolombar e o espesso eretor da espinha (figura 4.91), sua borda lateral é acessível no lado do torso.

A *Unilateralmente:*

Inclina lateralmente (elevar) a pelve

Flexiona lateralmente a coluna vertebral para o mesmo lado

Dá assistência na **extensão** da coluna vertebral

Bilateralmente:

Sustenta a última costela durante a inspiração e a expiração forçadas

O Crista ilíaca posterior

I Última costela e processos transversos da primeira à quarta vértebra lombar

N Plexos lombares T12, L1, L2 e L3

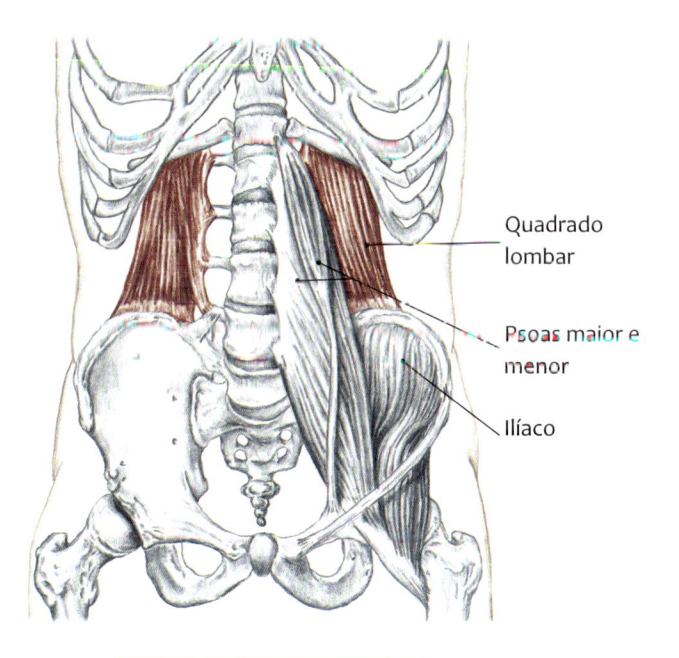

Figura 4.92 Vista anterior.

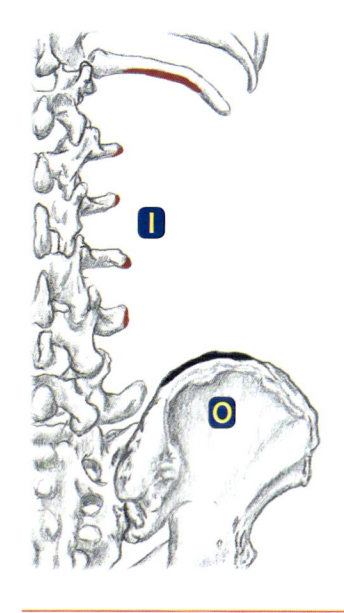

Figura 4.93 Origem e inserção.

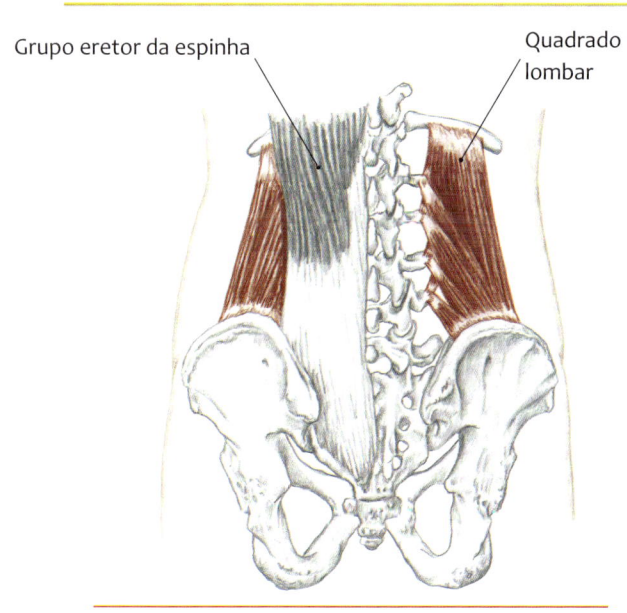

Figura 4.91 Vista posterior, com o grupo eretor da espinha removido no lado direito.

O quadrado lombar é, às vezes, conhecido como "andarilho do quadril", por causa de sua capacidade de inclinar (elevar) lateralmente o quadril.

Quadrado lombar   Latim.   Músculo da região lombar com quatro lados

Coluna Vertebral e Tórax | 277

Quadrado lombar

1) Posição prona. Isole as bordas do quadrado, localizando a 12ª costela, a crista ilíaca posterior e os processos transversos das vértebras lombares.
2) Posicione seus dedos nesses pontos de referência para delinear as extremidades do músculo (figura 4.94).
3) Posicione a "almofada" de seu polegar na extremidade lateral dessa área. Com pressão lenta e firme, afunde seu polegar medialmente em direção às vértebras lombares e na extremidade do quadrado (figura 4.95).
4) Peça a seu parceiro que incline (eleve) lateralmente o quadril em direção ao ombro, a fim de sentir sua contração sólida. O quadril deve permanecer na mesa.

Enquanto apalpa, certifique-se de que está acessando o tecido mais profundo na parte inferior das costas, e não apenas as fibras oblíquas externas superficiais. Quando seu parceiro desloca o quadril, você consegue sentir a extremidade lateral do quadrado se contrair? Você é capaz de distinguir entre a extremidade do eretor da espinha e o quadrado?

Siga essas instruções, apenas desta vez com seu parceiro deitado lateralmente (figura 4.96). Posicionar uma "almofada" entre seus joelhos equilibrará a pelve e suavizará o tecido ao redor do quadrado. Essa posição também permitirá que o conteúdo abdominal se afaste de onde você está acessando.

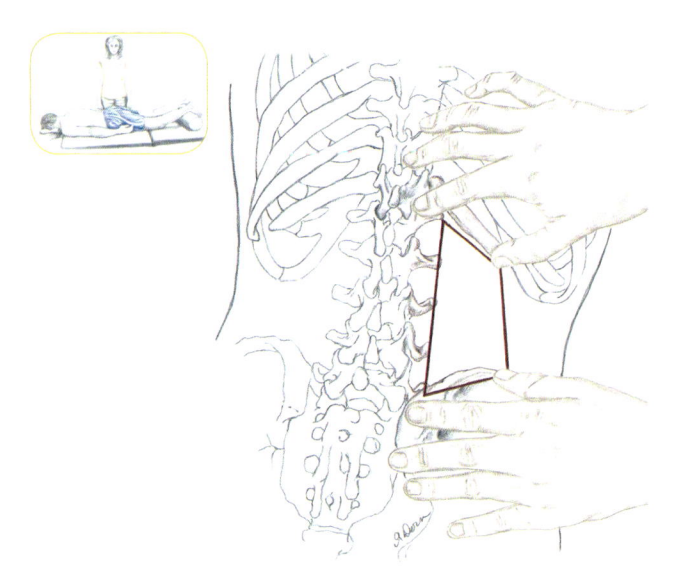

Figura 4.94 Parceiro em posição prona, com seus dedos posicionados nas extremidades do quadrado lombar.

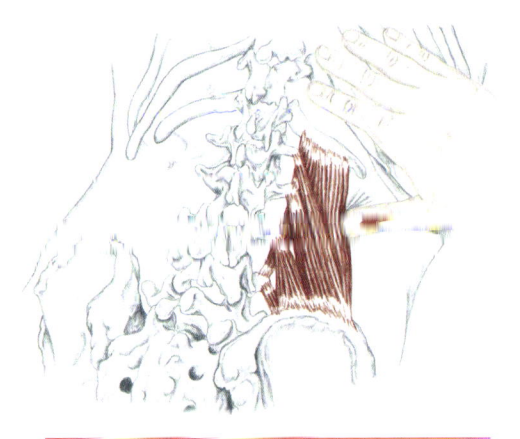

Figura 4.95 Acesso ao quadrado lombar com o parceiro em posição prona.

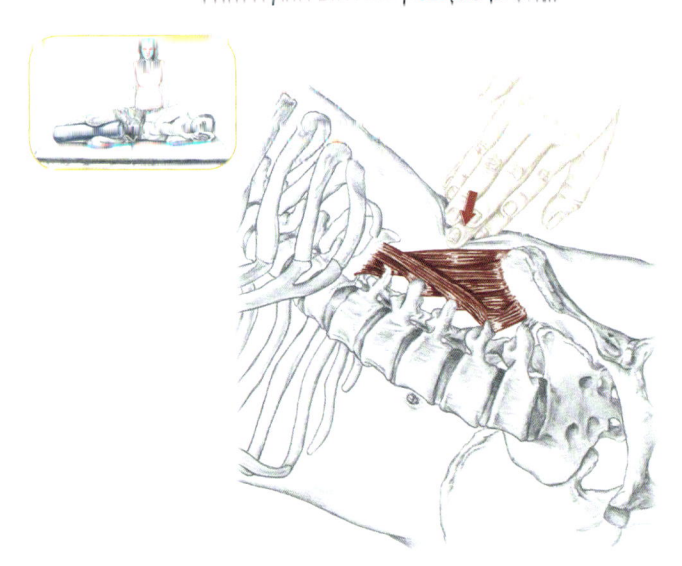

Figura 4.96 Vista anterolateral, com o parceiro deitado lateralmente.

Quando você utiliza seu quadrado lombar?
• Ao elevar o quadril quando pisa em uma tora grande;
• Levantando-se de uma posição em que está deitado lateralmente (flexão lateral);
• Ao dançar salsa, tango e dança de salão.

Abdominais

Reto do abdome (R.A.)
Oblíquo externo (O.E.)
Oblíquo interno (O.I.)
Transverso do abdome (T.A.)

Os quatro músculos abdominais se estendem para muito além da região estomacal. Na verdade, eles formam um cinturão muscular que alcança as laterais do tórax até a aponeurose toracolombar, em posições superiores às costelas medianas e inferiores ao ligamento inguinal. A imensa extensão desses músculos, com sua exclusiva disposição sobreposta e fibras com direções variáveis, auxiliam na estabilização de toda a região abdominal.

A reverenciada "barriga tanquinho" é formada pelos múltiplos e superficiais ventres do **reto do abdome** (figuras 4.97 e 4.98). Em posição lateral ao reto do abdome está o **oblíquo externo** (figura 4.100). Ao contrário dos ventres arredondados do reto do abdome, o oblíquo externo é um músculo superficial e largo mais bem apalpado em suas ligações com as últimas costelas.

As fibras finas do **oblíquo interno** são profundas e perpendiculares às fibras do oblíquo externo e pode ser difícil diferenciá-las (figura 4.102). O **transverso do abdome**, o músculo mais profundo do grupo, desempenha um papel crucial na expiração forçada e não pode ser apalpado especificamente (figura 4.104).

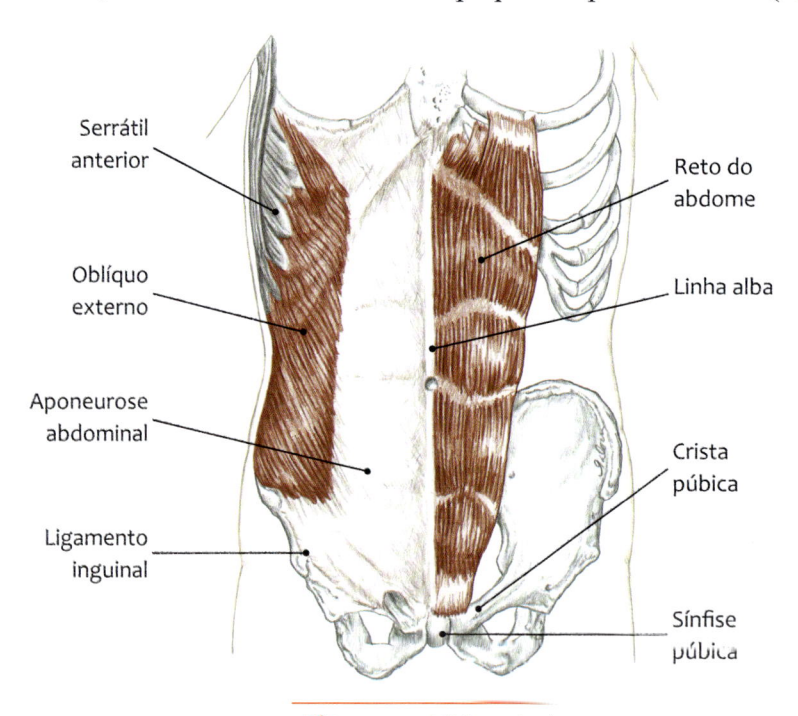

Figura 4.97 Vista anterior.

Quando você utiliza seus abdominais?

- Ao fazer abdominais (flexão);
- Na dança do ventre;
- Na flexão de braço (com rotação);
- Levantando-se na cama para alcançar o despertador (flexão, rotação);
- Ao tossir, vomitar ou defecar (espero que não ao mesmo tempo).

Os órgãos da parte superior do tórax são protegidos pela caixa torácica, enquanto as vísceras da região inferior do tórax dependem dos quatro músculos abdominais para sustentação e proteção. Estes envolvem todo o abdome nas direções vertical, horizontal e diagonal, do mesmo modo que uma fita adesiva em torno de uma caixa que vai fazer uma longa viagem.

Coluna Vertebral e Tórax | 279

Reto do abdome

A **Flexiona** a coluna vertebral
Eleva a pelve posteriormente
O Crista púbica, sínfise púbica
I Cartilagem da quinta, sexta e sétima costela e processo xifoide
N T5, T6, **T7-11**, T12 e ramos ventrais

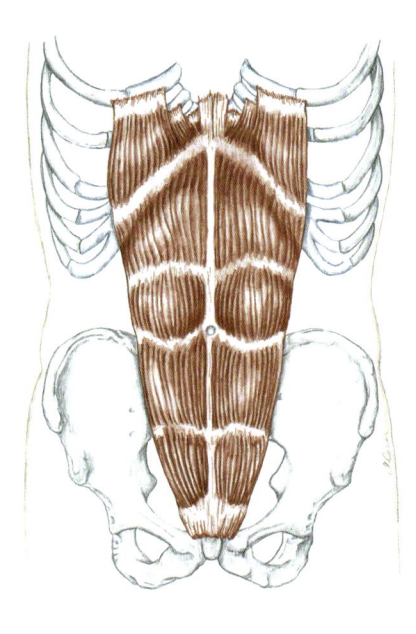

Figura 4.98 Vista anterior do reto do abdome.

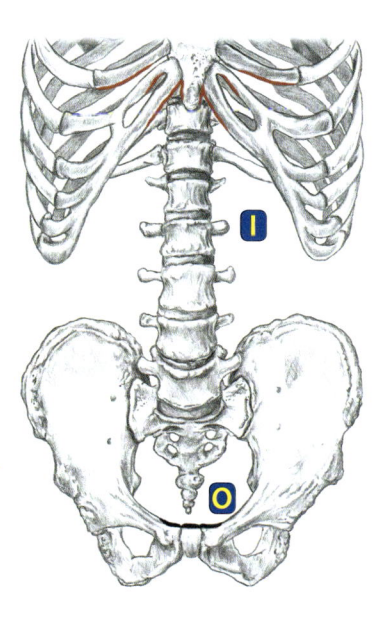

Figura 4.99 Vista anterior, mostrando a origem e a inserção.

Oblíquo externo

A *Unilateralmente:*
   Flexiona lateralmente a coluna vertebral para o mesmo lado
   Gira a coluna vertebral para o lado oposto
   Bilateralmente:
   Flexiona a coluna vertebral
   Comprime o conteúdo abdominal
O Superfícies externas da quinta a 12ª costela
I Parte anterior da crista ilíaca, da aponeurose abdominal à linha alba
N (T5, T6), **T7-11**, T12

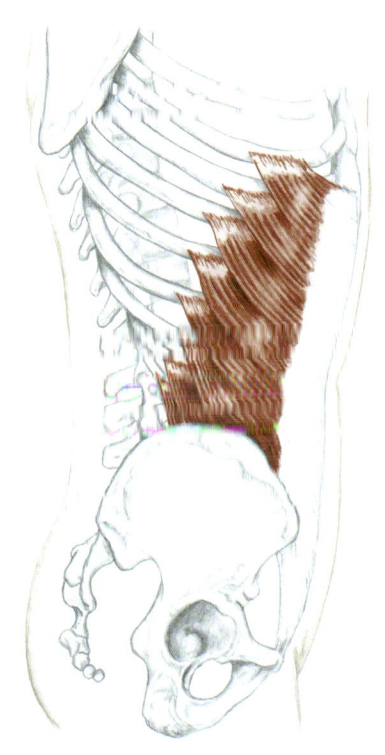

Figura 4.100 Vista lateral do oblíquo externo.

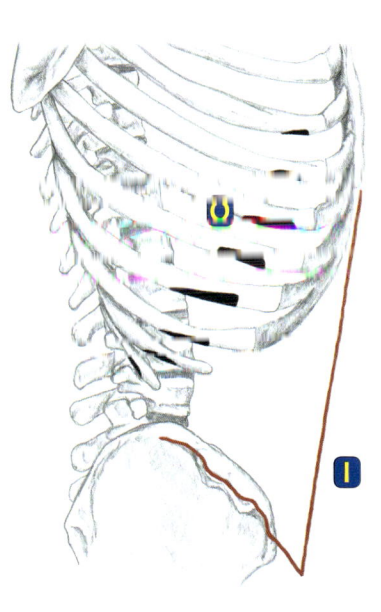

Figura 4.101 Vista lateral mostrando a origem e a inserção.

Oblíquo   Latim.   Diagonal, inclinado

Oblíquo interno

A *Unilateralmente:*
   Flexiona lateralmente a coluna vertebral para o mesmo lado
   Gira a coluna vertebral para o mesmo lado
Bilateralmente:
   Flexiona a coluna vertebral
   Comprime o conteúdo abdominal

O Ligamento inguinal lateral, crista ilíaca e fáscia toracolombar

I Superfície interna das três últimas costelas, da aponeurose abdominal à linha alba

N T7, T8, **T9-12**, **L1**, ílio-hipogástrico e ilioinguinal, ramos ventrais

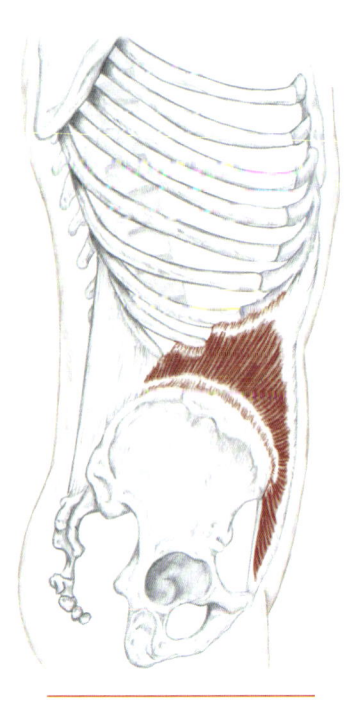

Figura 4.102 Vista lateral do oblíquo interno.

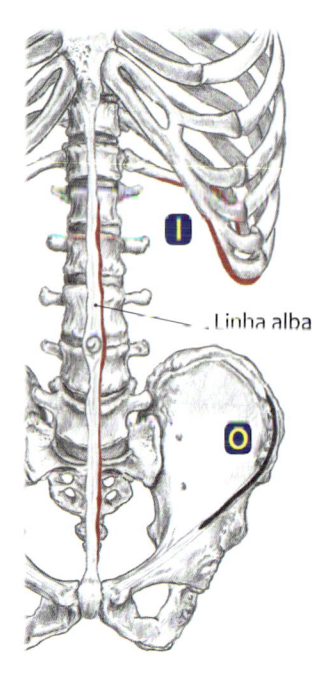

Figura 4.103

Transverso do abdome

A **Comprime** o conteúdo abdominal

O Ligamento inguinal lateral, crista ilíaca, fáscia toracolombar e superfície interna das seis últimas costelas

I Aponeurose abdominal até a linha alba

N **T7-12**, **L1**, ílio-hipogástrico e ilioinguinal, divisões ventrais

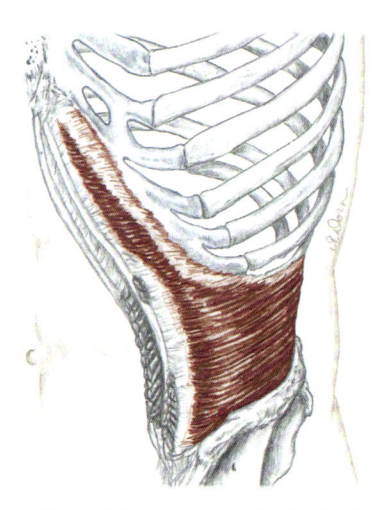

Figura 4.104 Vista anterior do transverso do abdome (ambos os oblíquos cortados e rebatidos)

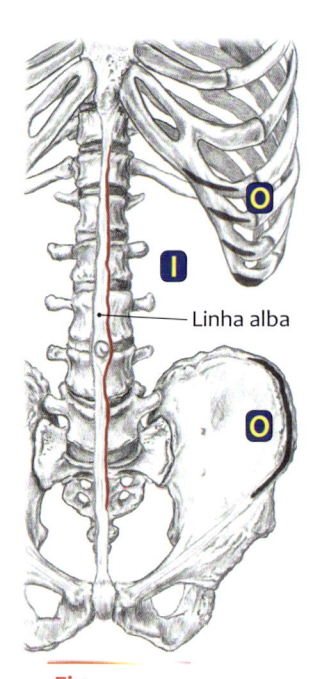

Figura 4.105

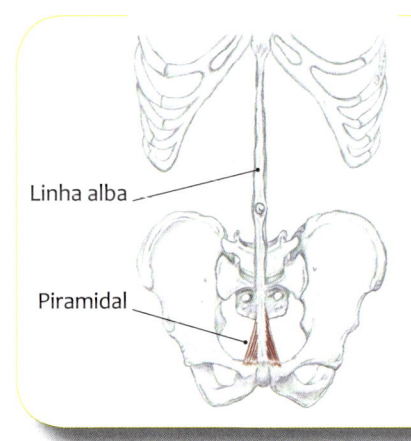

Piramidal

Localizado superficialmente ao reto do abdome, esse pequeno músculo é ausente em cerca de 20% da população.

A **Tensiona** a linha alba
O Sínfise púbica
I Linha alba
N Décimo segundo nervo torácico

Reto do abdome

1) Parceiro em posição supina, com os joelhos flexionados. Localize o processo xifoide e as costelas laterais ao xifoide. Localize também a crista púbica (p. 383).
2) Posicione sua mão entre esses pontos de referência e peça a seu parceiro que flexione e relaxe o tronco de maneira suave, alternadamente. "Faça um pequeno abdominal."
3) Explore toda a extensão do reto e contorne seus ventres musculares retangulares (figura 4.106).

✓ *Quando seu parceiro flexiona o tronco, você consegue apalpar as extremidades laterais do reto do abdome?*

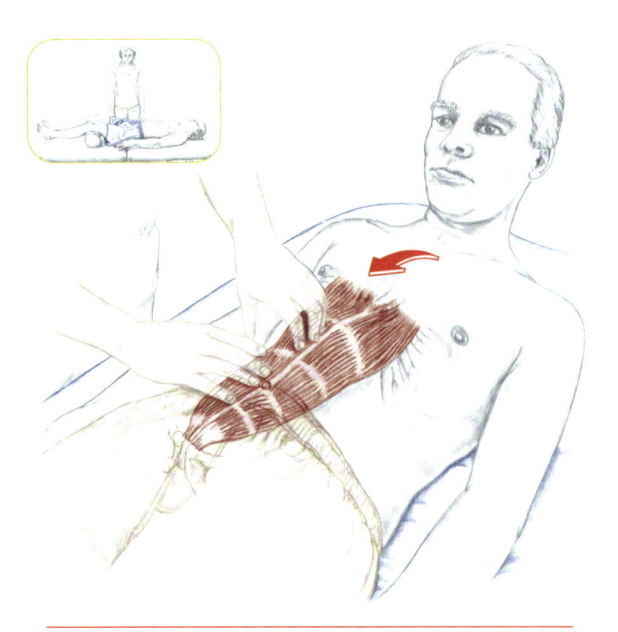

Figura 4.106 *Palpação do reto do abdome enquanto o parceiro flexiona o tronco.*

Oblíquo externo (lado esquerdo)

1) Parceiro em posição supina, com os joelhos flexionados. Posicione sua mão no lado esquerdo do abdome e nas últimas costelas. Peça a seu parceiro que eleve o ombro esquerdo em direção ao quadril direito (girando o tronco).
2) Apalpe as fibras superficiais do oblíquo externo, observando sua direção diagonal (figura 4.107).
3) Com o tronco ainda virado, siga as fibras superiormente para onde elas se interdigitam com o serrátil anterior, depois para baixo em direção à aponeurose abdominal e, finalmente, para a lateral em direção à crista ilíaca.

✓ *Você está apalpando lateralmente à extremidade do reto do abdome? As fibras são superficiais e correm em ângulo? Com o abdome relaxado, apalpe lateralmente ao reto do abdome. Você consegue distinguir entre as fibras do oblíquo externo e as do oblíquo interno, mais profundo? Suas fibras devem ser praticamente perpendiculares umas às outras.*

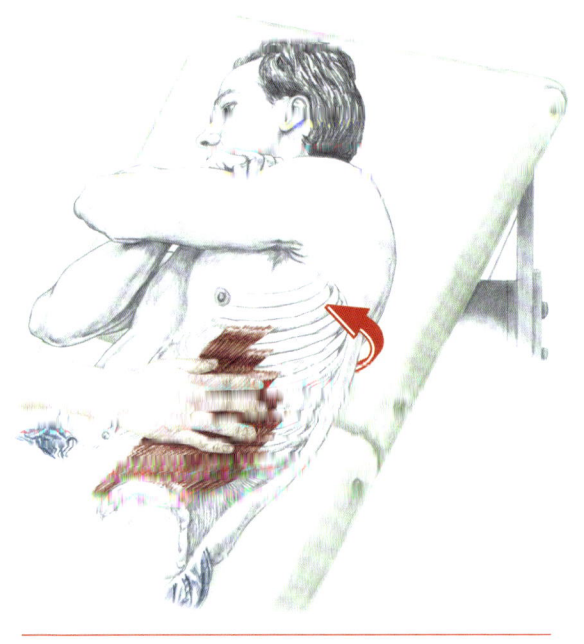

Figura 4.107 *Acesso ao oblíquo externo, enquanto seu parceiro gira o tronco para o lado oposto.*

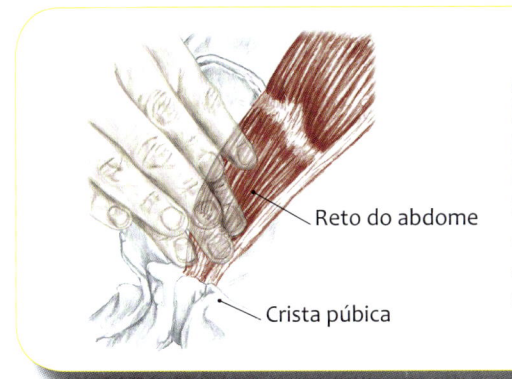

— Reto do abdome
— Crista púbica

Apalpar a ligação inferior do reto do abdome exige que a crista púbica seja localizada. (Para instruções, ver a página 383.) Explore a parte inferior do reto do abdome, localizando primeiro o umbigo de seu parceiro. Enquanto ele faz um pequeno abdominal, siga os ventres musculares que se estreitam até a crista ilíaca. Em seu local de inserção, eles são surpreendentemente finos, com talvez apenas 7,5 centímetros de largura.

Interdigitar Latim. Entrelaçar, como dedos de mãos unidas

Diafragma

O diafragma é o principal músculo da respiração e é único tanto por seu formato como por sua função. Seu formato largo e semelhante a um guarda-chuva separa as cavidades torácicas superior e inferior (figura 4.108). As fibras musculares do diafragma se ligam à superfície interna das costelas e às vértebras lombares, e convergem no tendão central (figura 4.109).

O diafragma origina a inspiração (inalação) quando suas fibras musculares se contraem e puxam o tendão central para baixo. Pelo fato de o tendão central ligar-se ao tecido conjuntivo que cerca os pulmões, um vácuo é criado na região superior da cavidade torácica, puxando ar para dentro dos pulmões. Na expiração, as fibras musculares do diafragma relaxam, soltando o tendão central e permitindo que os pulmões desinflem.

Embora apenas uma pequena parte do diafragma seja acessível, os efeitos do músculo no tórax e na respiração são sentidos com facilidade.

A **Abaixa** o tendão central do diafragma

Aumenta o volume da cavidade torácica durante a inspiração

O Ligamento costal:

Superfície interna das últimas seis costelas

Ligamento lombar:

Primeiras duas ou três vértebras lombares

Ligamento esternal:

Parte interna do processo xifoide

I Tendão central

N Frênico C3, C4 e C5

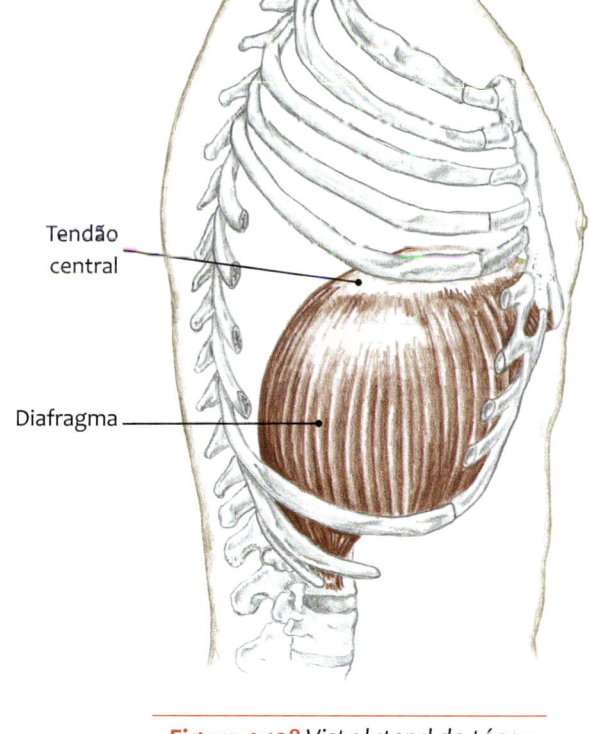

Figura 4.108 Vista lateral do tórax mostrando o diafragma em posição de expiração.

Uma contração involuntária do diafragma faz com que o ar entre rapidamente nos pulmões, fazendo as cordas vocais se fecharem com um estalo. O resultado audível é um soluço.

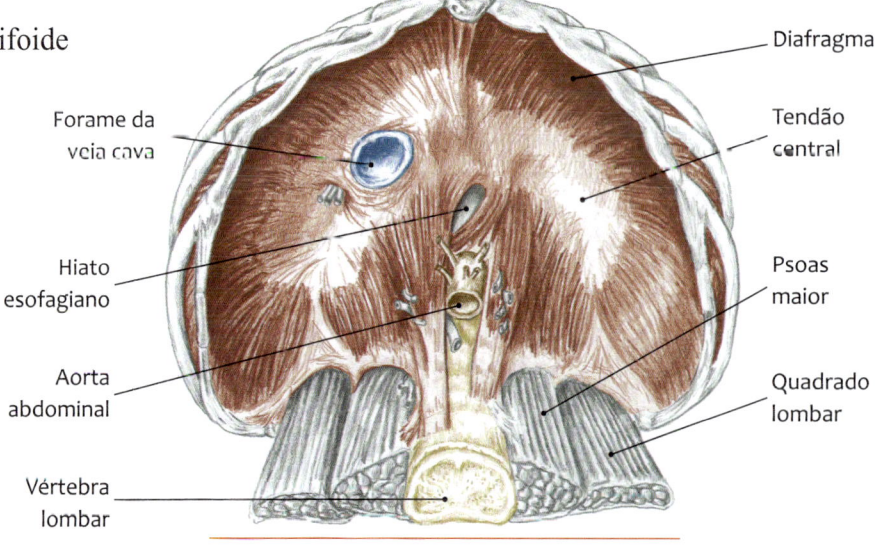

Figura 4.109 Vista inferior do diafragma.

Diafragma Grego. Uma divisória, parede

Coluna Vertebral e Tórax | 283

Faça movimentos lentos, comunicando-se com seu parceiro enquanto apalpa. Se, a qualquer momento, ele não se sentir seguro ou confortável, retire as mãos suavemente.

👆 Diafragma

1) Parceiro em posição supina, com os joelhos apoiados em "almofadas". Localize a extremidade inferior da caixa torácica, lateralmente ao processo xifoide.
2) Posicione as pontas de seus polegares abaixo das costelas, no abdome, e peça a seu parceiro que inspire lenta e profundamente.
3) Movimentando apenas à medida que seu parceiro expira, pressione e curve as pontas dos polegares lentamente, embaixo da extremidade das costelas (figura 4.110). Durante a inspiração, você pode não sentir o tecido do diafragma, mas provavelmente sentirá a contração enquanto ele empurra outros tecidos contra as pontas de seus polegares.

✓ *Seus polegares estão curvados embaixo das costelas, em vez de afundados nos órgãos abdominais? Peça a seu parceiro que respire e observe como a região abdominal se expande enquanto o diafragma se contrai.*

△ Tente o procedimento apresentado anteriormente com seu parceiro deitado lateralmente e com o tronco levemente flexionado. Essa posição permitirá que o conteúdo abdominal se afaste de onde você está acessando (figura 4.111).

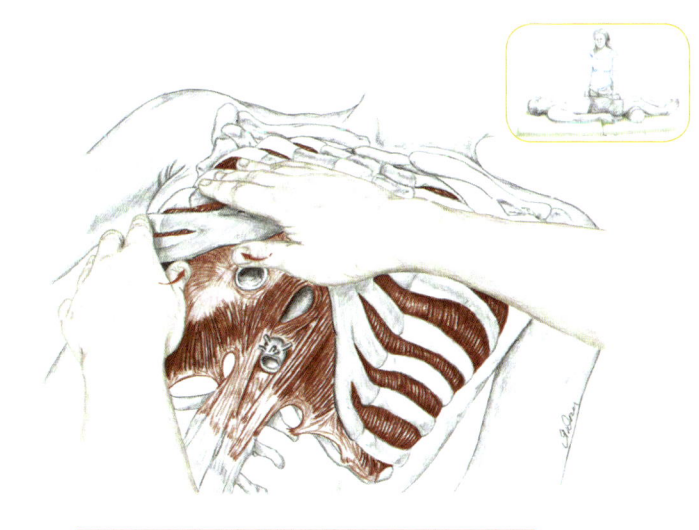

Figura 4.110 *Apalpando o diafragma, com o parceiro em posição supina.*

Quando você utiliza seu diafragma e intercostais?
- Enquanto canta no Metropolitan Opera;
- Ao soprar um balão;
- Respirando profundamente durante a meditação;
- Em um triátlon – nadando, pedalando e correndo.

O coração é afetado diretamente pela movimentação do diafragma. Uma vez que o fibroso pericárdio liga-se ao tendão central do diafragma por meio de ligamentos, o coração literalmente sobe e desce com o diafragma enquanto você respira. Os iogues estavam certos: a respiração pode massagear o coração!

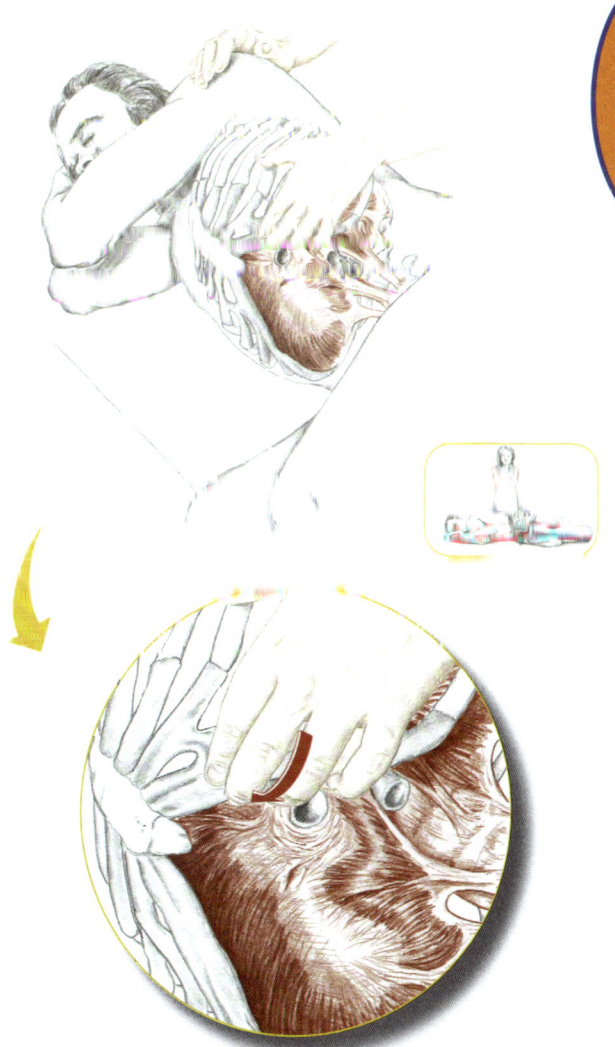

Figura 4.111 *Dedos em torno das costelas para acessar o diafragma, com seu parceiro deitado lateralmente.*

Intercostais

Mais conhecidos pelos carnívoros como a carne das costelas, os intercostais são músculos pequenos e delgados entre as costelas. Dividem-se em dois grupos: os intercostais externos e os internos (figura 4.112). As fibras desses dois grupos correm perpendicularmente umas às outras e podem ser visualizadas como extensões dos músculos oblíquos externo e interno (p. 279-280).

Os intercostais auxiliam na estabilização da caixa torácica e dão assistência na respiração, mas sua função específica é contestável. Embora toda a caixa torácica se localize profundamente a uma ou mais camadas de músculos, partes dos intercostais continuam facilmente acessíveis. Contudo, não é possível diferenciar os intercostais externos dos internos.

Visto que as costelas e os espaços entre elas podem ser áreas sensíveis ao toque, utilize movimentos de mão lentos e firmes.

A *Intercostais externos:*

Seguem as costelas superiormente (aumentando o espaço da cavidade torácica) para participar da **inspiração**

Intercostais internos:

Seguem as costelas inferiormente (diminuindo o espaço da cavidade torácica) para participar da **expiração**

O Borda inferior da costela de cima
I Borda inferior da costela de baixo
N Torácicos

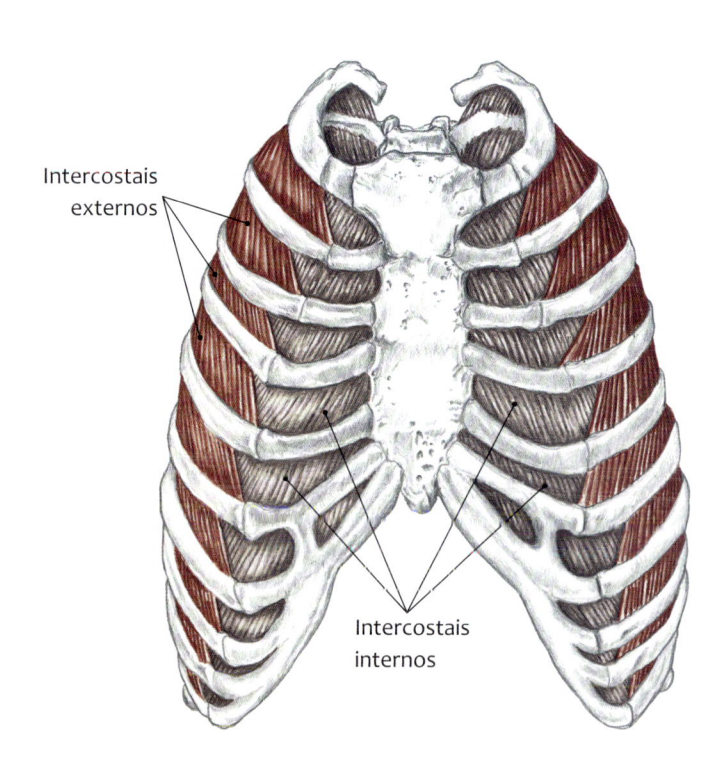

Figura 4.112 *Vista anterior da caixa torácica.*

1) Parceiro em posição supina. Inicie abaixo do peitoral maior, na lateral da caixa torácica. Trabalhando de um lado ao outro do corpo, posicione seus dedos nos espaços entre as costelas.
2) Com a "almofada" de um dedo, isole e apalpe o tecido entre duas costelas. Deslize seu dedo pelo espaço entre elas e apalpe os curtos e densos intercostais que atravessam as costelas (figura 4.113).
3) Peça a seu parceiro que respire diversas vezes, lenta e profundamente. Observe qualquer expansão ou queda nos espaços entre as costelas. Então, gire seu parceiro para a posição prona ou deitado lateralmente e continue a explorar os intercostais.

Você está entre as costelas ou apenas na superfície delas? Você consegue deslizar os dedos pelas pequenas fibras intercostais? Você é capaz de afundar os dedos no peitoral maior, no latíssimo do dorso e no oblíquo externo para isolar os intercostais?

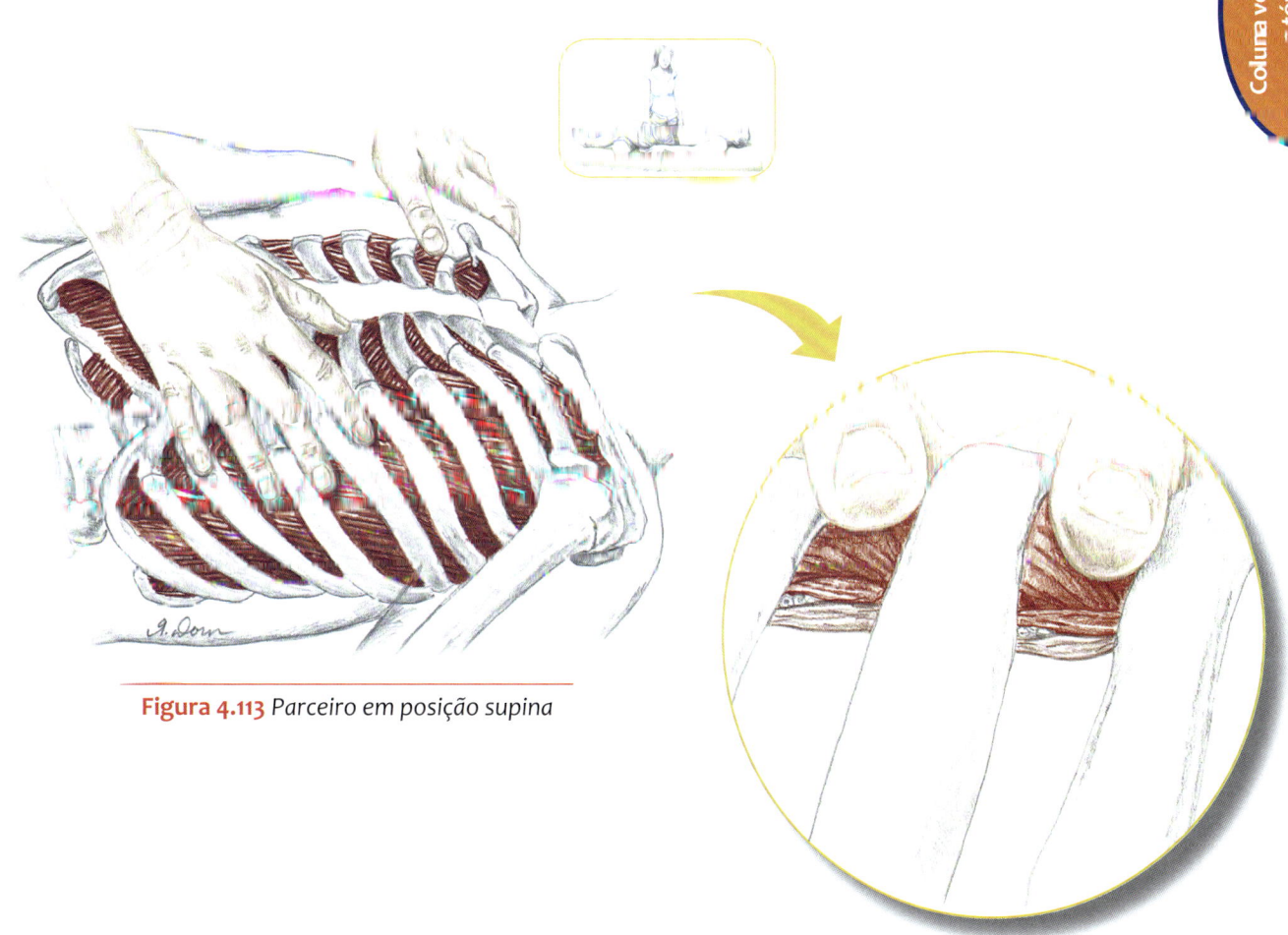

Figura 4.113 *Parceiro em posição supina*

Corte transversal mostrando a palpação dos intercostais

Serrátil posterossuperior e serrátil posteroinferior

Embora estejam prensados entre os músculos do ombro e o grupo eretor da espinha, esses dois músculos largos afetam apenas o movimento das costelas (figura 4.114). O ventre do **superior** é parcialmente profundo à escápula e possui fibras paralelas aos romboides superficiais. O **inferior** é profundo à aponeurose toracolombar (p. 290) e, durante a expiração, pode estabilizar as costelas contra o puxão do diafragma.

Ambos os músculos são superficiais o suficiente para ser acessados, porém, em virtude de seus ventres finos e tendíneos, diferenciá-los é uma outra história.

Serrátil posterossuperior

- **A** **Eleva** as costelas durante a inspiração
- **O** Processos espinosos da C7 a T3
- **I** Superfície posterior da segunda à quinta costela
- **N** T1, T2, T3, T4

Serrátil posteroinferior

- **A** **Deprime** as costelas durante a expiração
- **O** Processos espinosos da T12 a L3
- **I** Superfície posterior da nona a 12ª costela
- **N** T9, T10, T11, (T12)

1) **Superior:** Parceiro em posição prona. Com o braço afastado na lateral da mesa (puxando a escápula lateralmente), localize a parte superior da borda medial da escápula.
2) Peça a seu parceiro que inspire enquanto você afunda os dedos profundamente nas fibras do romboide (figura 4.115). Embora você possa não sentir o ventre diretamente, explore essa região para localizar suas fibras.
3) **Inferior:** Localize a parte inferior da caixa torácica (da 11ª a 12ª costela). Peça a seu parceiro que expire lentamente enquanto você começa a deslizar os dedos pelas fibras musculares (figura 4.116).

> *Para músculos imprensados como esses, talvez seja melhor identificar primeiro os músculos que não sejam os serráteis. Então, com um toque paciente e delicado, explore o "entre-espaço".*

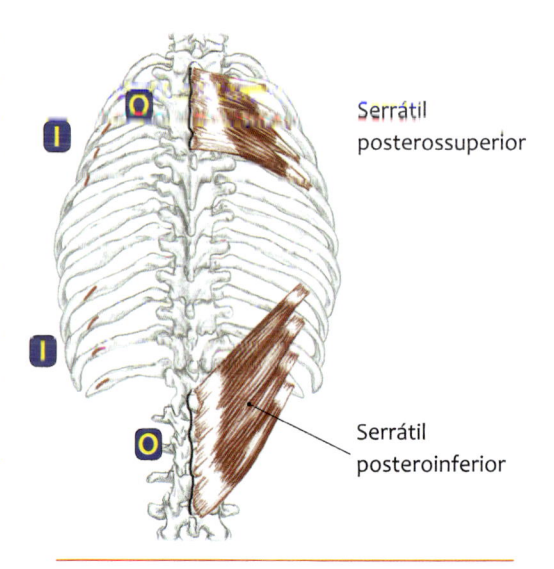

Figura 4.114 Vista posterior, com as origens e as inserções mostradas no lado esquerdo.

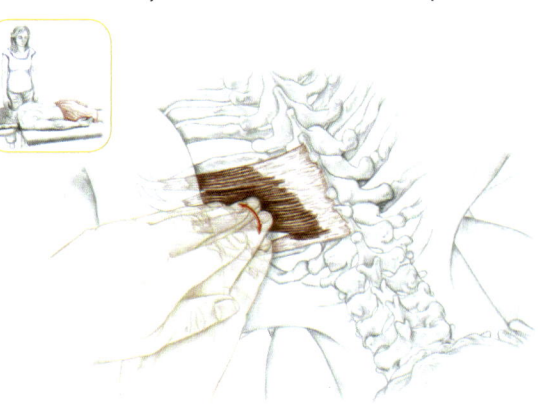

Figura 4.115 Palpação do serrátil posterossuperior, com o parceiro em posição prona.

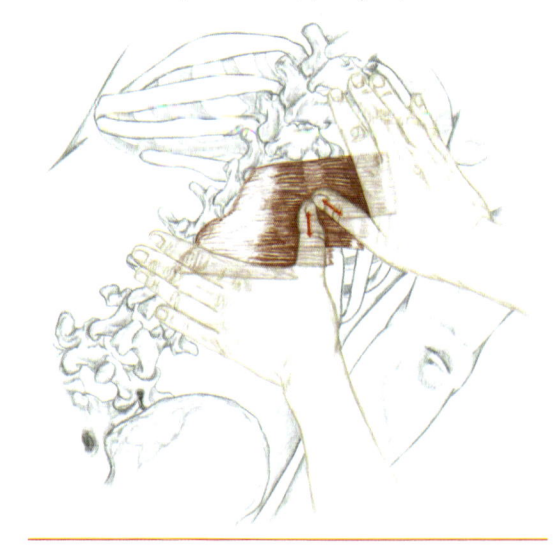

Figura 4.116 Palpação do serrátil posteroinferior com o parceiro em posição prona.

Intertransversais

Como o nome sugere, esses músculos pequenos e curtos se espalham entre os processos transversos. Eles são os músculos mais profundos na região cervical e na lombar e, por esse motivo, é quase impossível detectá-los e acessá-los individualmente (figura 4.117).

A *Unilateralmente:*

Flexionam lateralmente a coluna vertebral para o mesmo lado

Bilateralmente:

Estendem a coluna vertebral

O e **I**

Cervical:

Estendem-se pelos processos transversos das vértebras C2 a C7

Lombar:

Estendem-se pelos processos transversos das vértebras L1 a L5

N Espinais

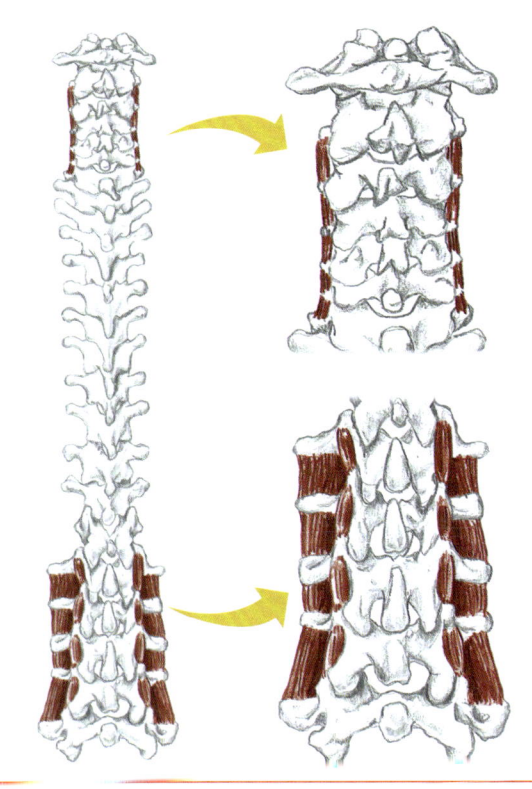

Figura 4.117 Vistas posteriores da coluna vertebral, mostrando os intertransversais cervicais e lombares.

Interespinais

Estendendo-se desde os processos espinosos nas regiões cervical e lombar, esses músculos curtos auxiliam na extensão da coluna vertebral. Os músculos cervicais são profundos ao ligamento nucal, enquanto os músculos lombares são profundos ao ligamento interespinoso (figura 4.118). Como os intertransversais, esses músculos são muito profundos para isolar.

A **Estendem** a coluna vertebral

O e **I**

Cervical:

Estendem-se pelos processos espinosos das vértebras C2 a T3

Lombar:

Estendem-se pelos processos espinosos das vértebras T12 a L5

N Espinais

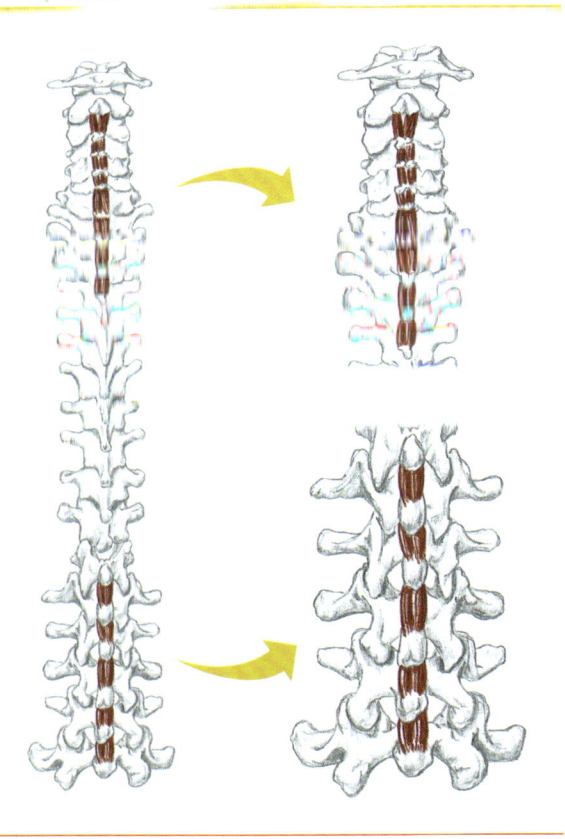

Figura 4.118 Vistas posteriores da coluna vertebral, mostrando os interespinais cervicais e lombares.

Outras estruturas da coluna vertebral e do tórax

Ligamento nucal

O ligamento nucal é uma superfície de tecido conjuntivo, semelhante a uma nadadeira, que percorre o plano sagital desde a protuberância occipital externa até o processo espinoso da C7 no pescoço (figura 4.119).

A função principal do ligamento nucal é auxiliar na estabilização da cabeça e do pescoço. É também um local de ligação para os músculos superiores da parte posterior do pescoço, como o trapézio e o esplênio da cabeça. Uma vez que os processos espinosos cervicais não se estendem o suficiente na região posterior para esses músculos superficiais se ligarem, eles utilizam, então, o ligamento nucal.

Para propósitos palpatórios, a extremidade posterior do ligamento nucal é superficial, mas pode ser difícil diferenciá-lo do tecido muscular circundante.

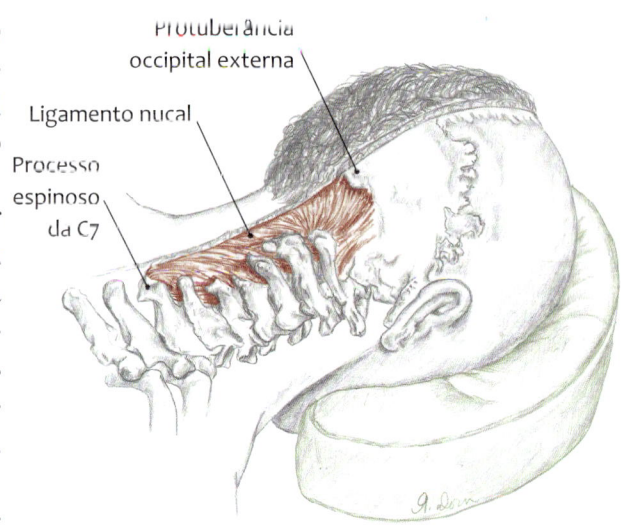

Figura 4.119 Vista posterolateral, com músculos e tecido removidos do lado direito.

1) Posição supina. Localize a protuberância occipital externa (p. 305) e o processo espinhoso da C7.
2) Apalpe entre esses pontos de referência, ao longo da linha mediana do pescoço. Certifique-se de estar superficialmente aos processos espinosos. Para acessar o ligamento nucal, pode ser útil deslizar as pontas dos dedos na direção de suas fibras e explorar uma área parecida com uma aba de borracha macia (figura 4.120).
3) Flexione e estique a cabeça de modo lento e passivo, deslizando seus dedos pelas fibras do ligamento nucal. Observe a mudança no grau de tensão do ligamento à medida que a cabeça é movimentada.

Você está posicionado superficialmente aos processos espinosos das vértebras enquanto apalpa?

Com seu parceiro sentado, peça-lhe que flexione a cabeça e o pescoço tanto quanto conseguir sem desconforto. Nessa posição, o ligamento nucal se esticará e ficará saliente na superfície. Vai se parecer com uma "lombada" comprida e fina na parte posterior do pescoço.

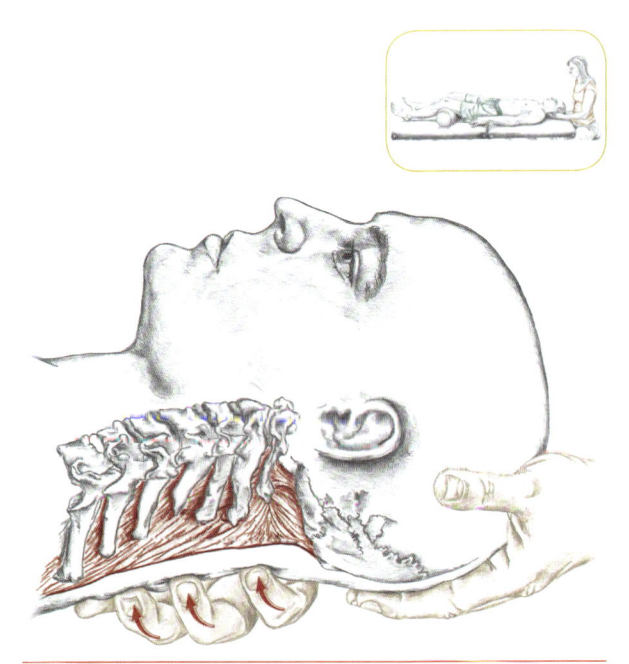

Figura 4.120 Palpação do ligamento nucal, com o parceiro em posição supina.

Nuca　　Latim.　　Parte posterior do pescoço

Ligamento supraespinoso

O comprido e fino ligamento supraespinoso se estende inferiormente a partir do ligamento nucal. À medida que continua descendo pela coluna vertebral, liga-se aos processos espinosos das vértebras torácica e lombar. É superficial e facilmente acessado nos espaços entre os processos espinosos.

1) Parceiro em posição prona. Localize diversos processos espinosos torácicos e lombares (figura 4.121).
2) Apalpe entre os processos espinosos. Sinta o formato fino e a direção vertical da fibra do ligamento, deslizando as pontas dos dedos por sua superfície.

Com seu parceiro sentado, peça-lhe que flexione e estique a coluna vertebral lentamente. Você consegue sentir quaisquer mudanças na tensão ou na proeminência do ligamento à medida que seu parceiro movimenta a coluna?

Figura 4.121 *Parceiro em posição prona, vista lateral das vértebras.*

Aorta abdominal

Medindo cerca de 2,5 centímetros de diâmetro, a aorta abdominal é a principal artéria que transporta sangue para os órgãos abdominais e membros inferiores. Localiza-se na superfície anterior das vértebras, profunda ao intestino delgado. Em posição lateral à aorta encontra-se o psoas maior (p. 427).

1) Parceiro em posição supina. Localize o umbigo. Posicione as "almofadas" de seus dedos cinco centímetros acima do umbigo.
2) Acesse o pulso da aorta abdominal pressionando de maneira lenta, porém firme, logo abaixo do abdome. Seu pulso forte deve ser detectado com facilidade (figura 4.122).

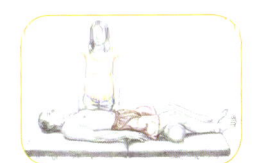

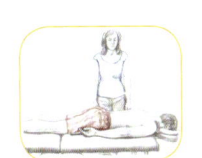

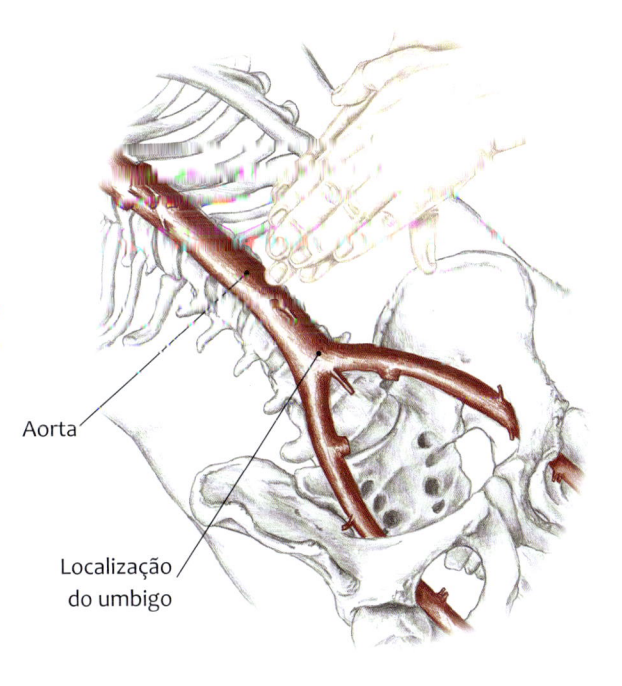

Figura 4.122 *Sentindo o pulso da aorta abdominal, com o parceiro em posição supina.*

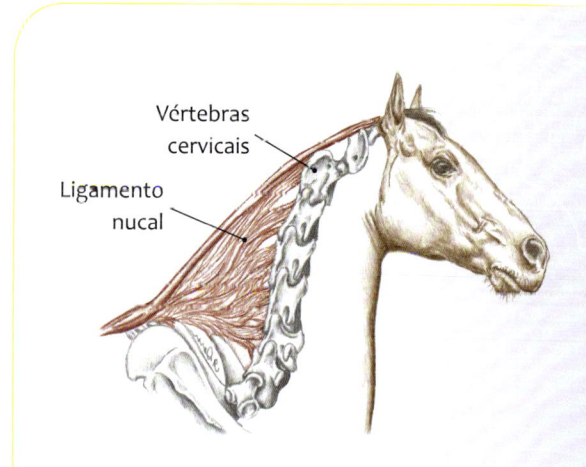

A cabeça e o pescoço de um cavalo podem pesar até 150 quilos e exigem um ligamento nucal imenso. Pelo fato de a cabeça e o pescoço serem normalmente mantidos em uma posição de descanso sem qualquer esforço muscular, o ligamento nucal é, sobretudo, um artifício antigravidade. Uma pequena contração do músculo leva a cabeça para baixo, o que, em contrapartida, alonga o ligamento. Quando os músculos relaxam, o ligamento se recolhe, elevando a cabeça.

Aponeurose toracolombar

Apesar de seu nome assustador, a aponeurose toracolombar é exatamente o que diz ser: um tendão amplo e liso que se estende pelo tórax e pelas regiões lombares. De maneira mais precisa, a aponeurose toracolombar é um tendão espesso e em formato de diamante que se localiza superficialmente de um lado a outro do tórax, estende-se pelo sacro até a crista ilíaca posterior e corre em sentido ascendente até as vértebras torácicas (figura 4.123).

A aponeurose é uma âncora para diversos músculos no tórax e nos quadris, incluindo o latíssimo do dorso e o grupo eretor da espinha. Possui uma textura lisa e densa, difícil de distinguir dos músculos mais profundos.

1) Parceiro em posição prona. Contorne o formato de diamante da aponeurose localizando a crista ilíaca posterior, a superfície do sacro e as vértebras torácicas inferiores.

2) Utilizando as duas mãos, segure com firmeza e levante o tecido da parte inferior das costas. Observe a camada grossa de tecido conjuntivo sob a pele, mas superficial aos músculos eretores da espinha. Não se surpreenda caso a aponeurose seja tão densa que você encontre dificuldade para segurá-la, quanto mais levantá-la.

Peça a seu parceiro que levante lentamente e de maneira alternada os cotovelos e relaxe-os (isso contrairá o latíssimo do dorso e comprimirá a aponeurose). Você sente alguma mudança no tecido superficial? Então, movimente as mãos lateralmente pelo "diamante" e em direção ao ventre muscular do latíssimo do dorso. Você sente alguma diferença na textura entre esses dois tecidos? (figura 4.124).

Aponeurose   Grego.   *Apo*, de + *neuron*, nervo ou tensão

Coluna Vertebral e Tórax | 291

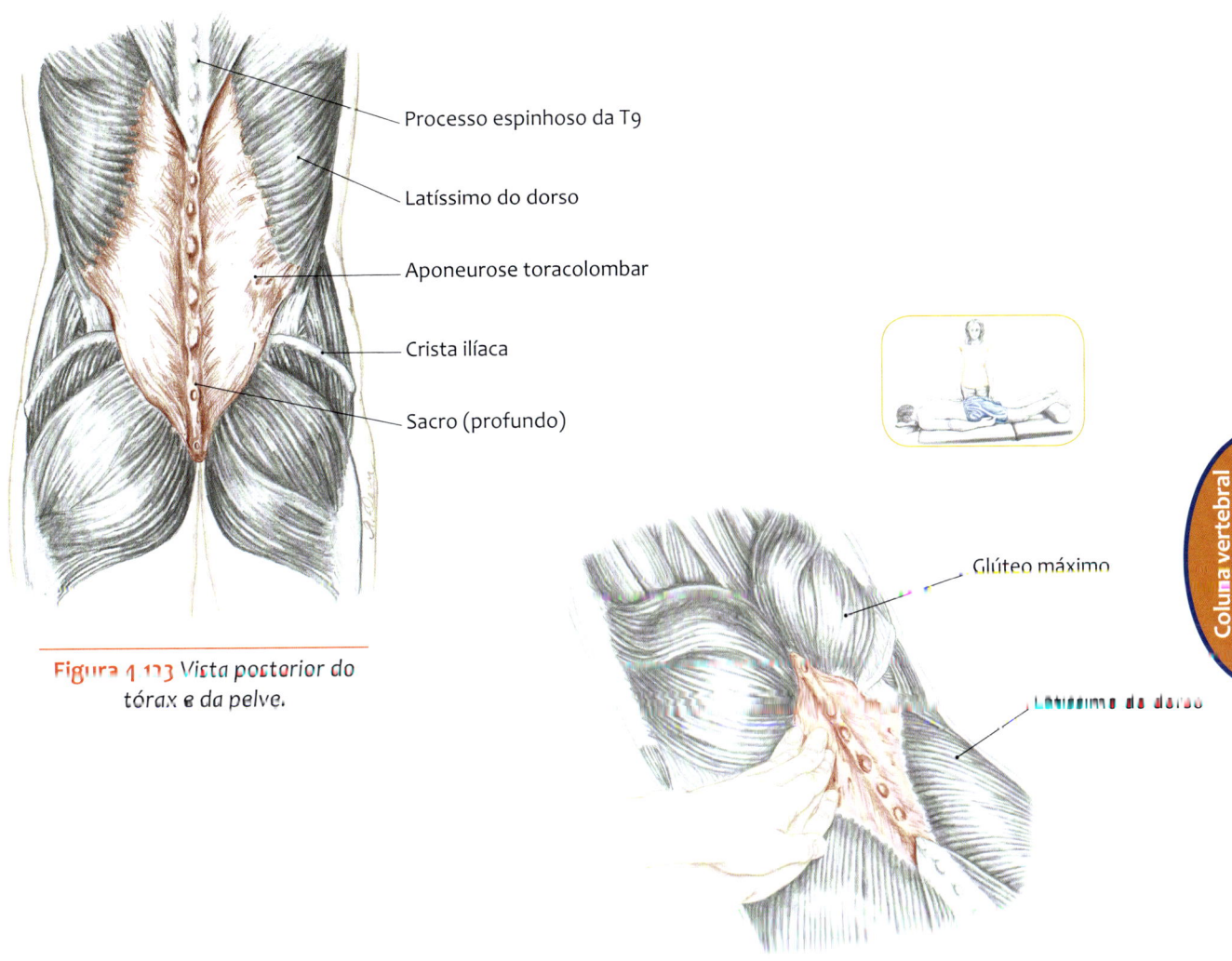

- Processo espinhoso da T9
- Latíssimo do dorso
- Aponeurose toracolombar
- Crista ilíaca
- Sacro (profundo)

Figura 1.123 Vista posterior do tórax e da pelve.

- Glúteo máximo
- Latíssimo do dorso

Figura 1.124 Explorando a aponeurose, com o parceiro em posição prona.

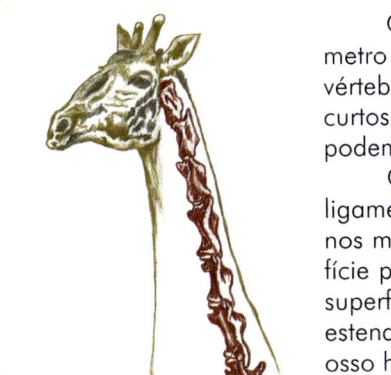

O pescoço de uma girafa mede mais de 1,50 metro de comprimento, entretanto, possui apenas sete vértebras cervicais. O atlas e o áxis são relativamente curtos, considerando que as cinco vértebras cervicais podem medir cerca de 30 centímetros cada uma.

O pescoço e a cabeça são estabilizados por um ligamento nucal sólido e por um conjunto de pequenos músculos que se entrelaçam no decorrer da superfície posterior do pescoço. O músculo retrator cobre a superfície anterior das vértebras cervicais. Esse músculo estende-se a partir do esterno da girafa, subindo até seu osso hioide e dirigindo-se à língua.

Articulações craniovertebrais – Articulações atlanto-occipitais e atlantoaxiais

Parte basilar do occipício

Cápsula da articulação atlanto-occipital

Atlas (C1)

Cápsula da articulação atlantoaxial lateral

Áxis (C2)

Cápsula da articulação zigapofiseal (lateral)

Ligamento longitudinal anterior

Figura 4.125 Vista anterior das primeiras vértebras cervicais, corte transversal em plano coronal.

Ligamentos alares

Ligamento cruciforme

Fibras longitudinais superiores

Atlas (C1)

Ligamento transverso do atlas (C1)

Áxis (C2)

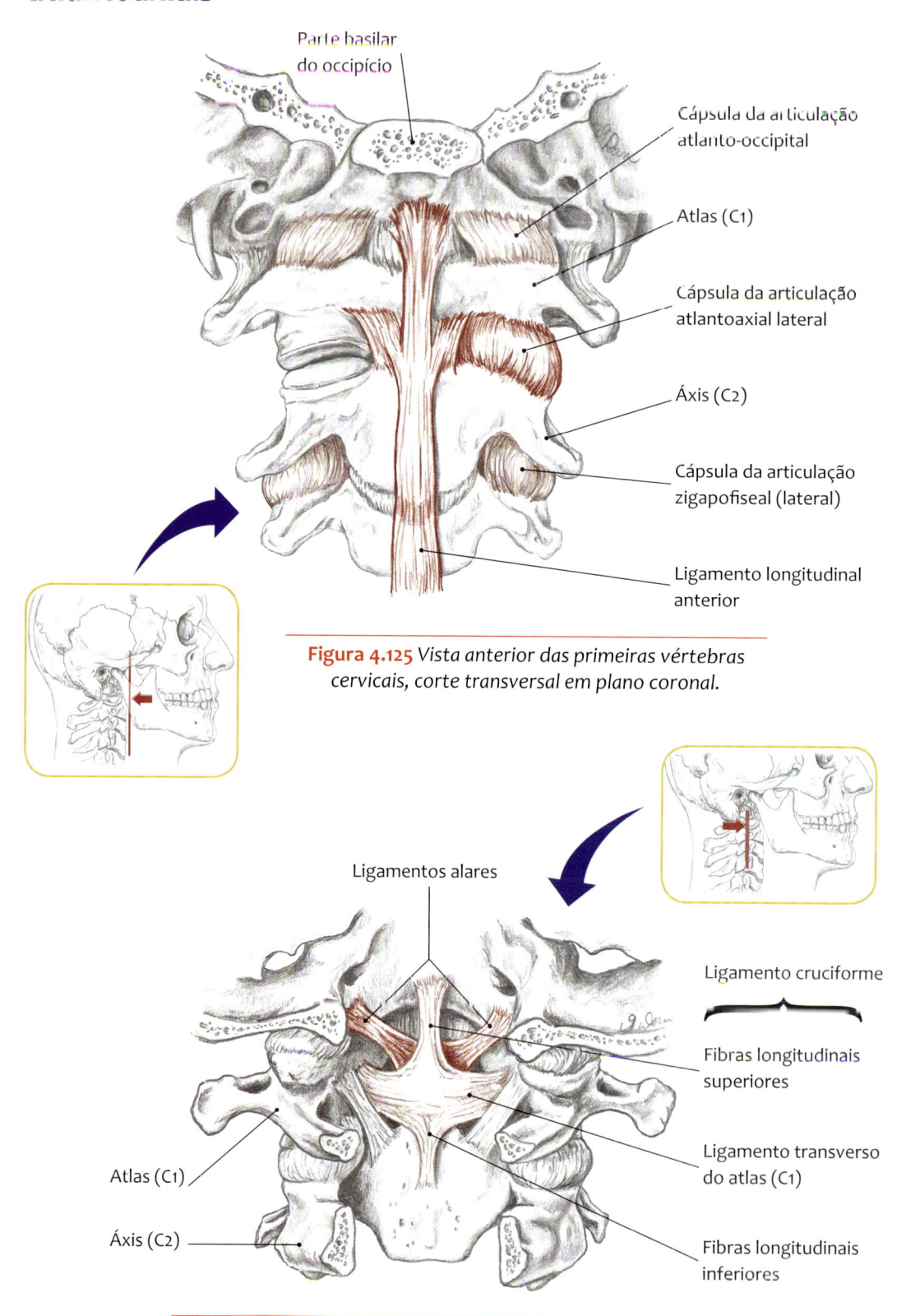

Fibras longitudinais inferiores

Figura 4.126 Vista posterior do áxis, do atlas e do occipício, com a região posterior dos ossos removida.

Coluna Vertebral e Tórax | 293

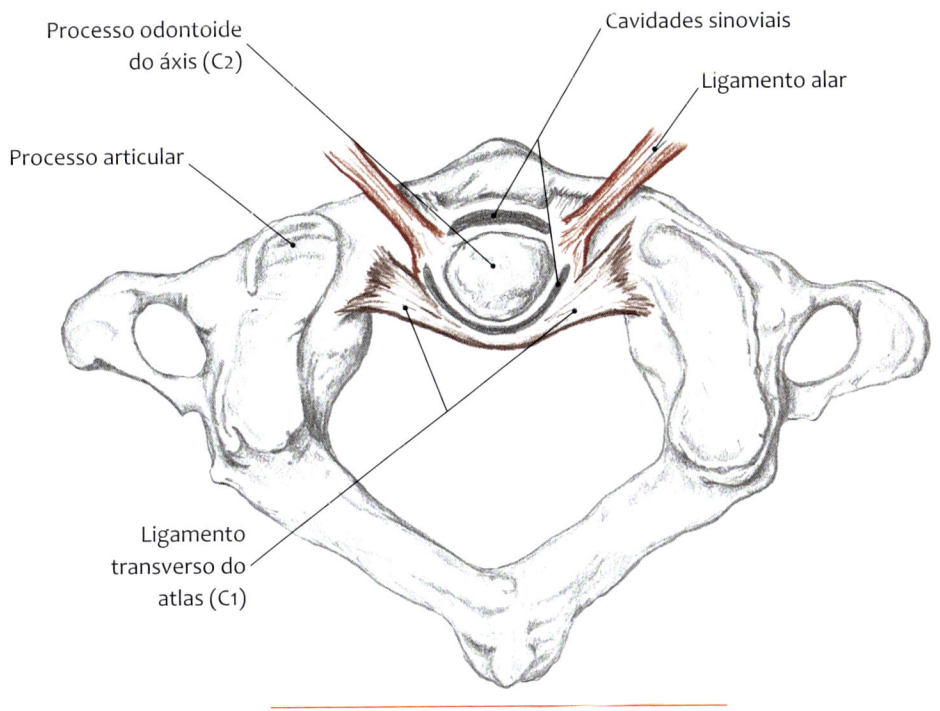

Figura 4.127 Vista superior do atlas (C1)

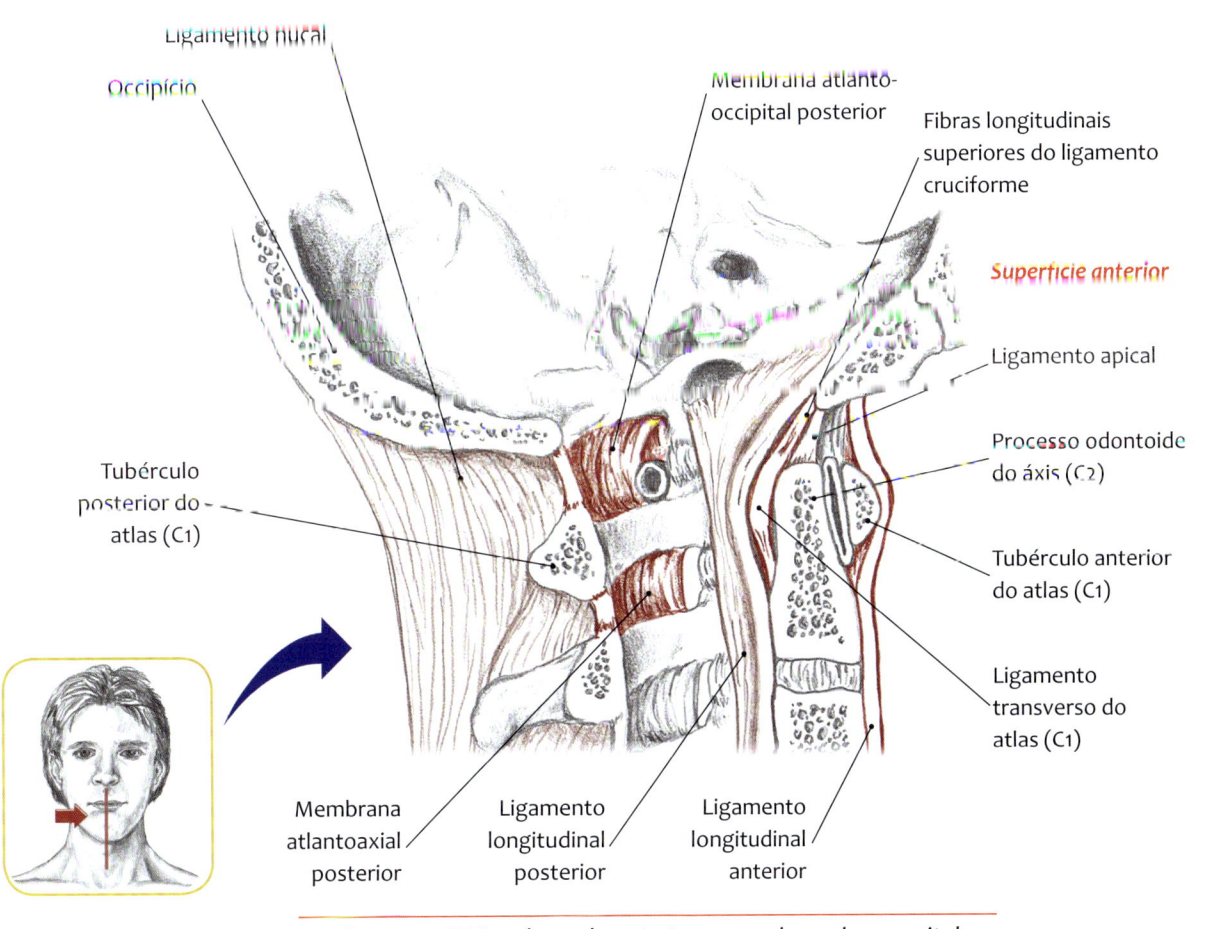

Labels: Processo odontoide do áxis (C2); Cavidades sinoviais; Ligamento alar; Processo articular; Ligamento transverso do atlas (C1).

Figura 4.128 Vista lateral, corte transversal em plano sagital.

Labels: Ligamento nucal; Occipício; Membrana atlanto-occipital posterior; Fibras longitudinais superiores do ligamento cruciforme; Superfície anterior; Ligamento apical; Processo odontoide do áxis (C2); Tubérculo anterior do atlas (C1); Ligamento transverso do atlas (C1); Tubérculo posterior do atlas (C1); Membrana atlantoaxial posterior; Ligamento longitudinal posterior; Ligamento longitudinal anterior.

Articulações intervertebrais

Figura 4.129 Vista lateral das vértebras lombares, parcialmente seccionadas.

Superfície anterior

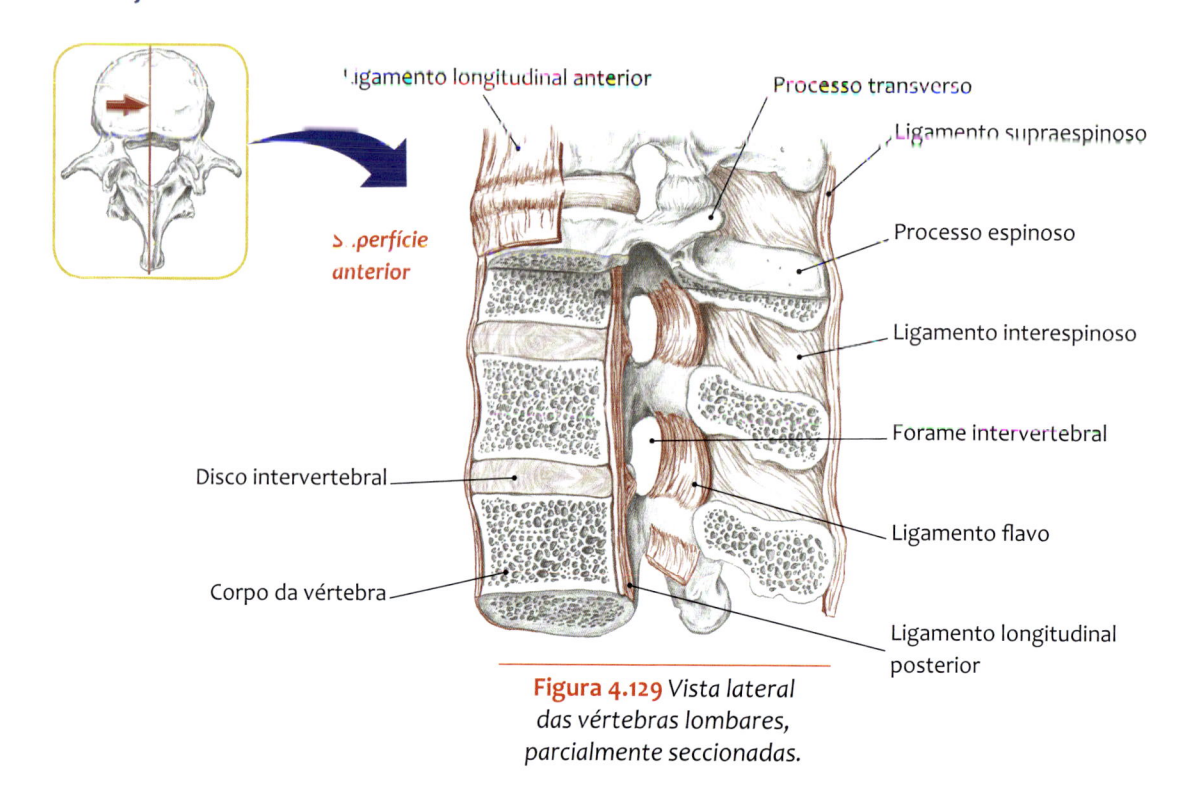

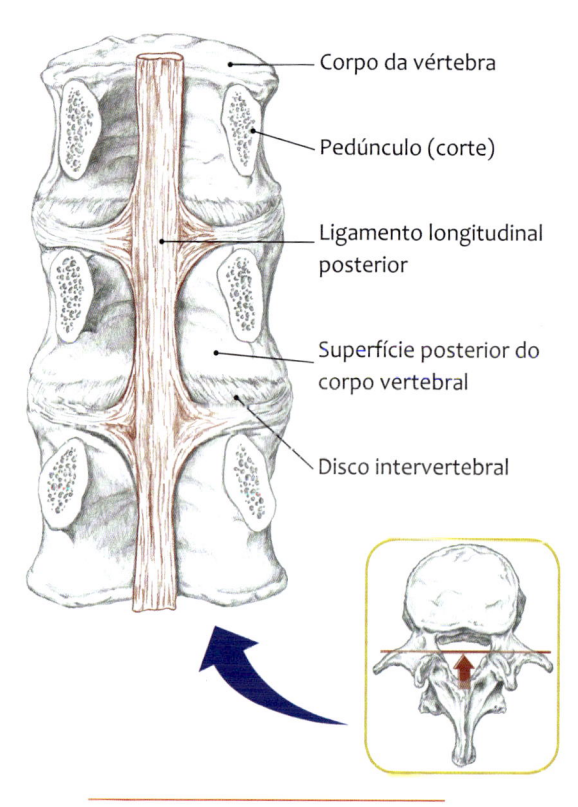

- Ligamento longitudinal anterior
- Processo transverso
- Ligamento supraespinoso
- Processo espinoso
- Ligamento interespinoso
- Forame intervertebral
- Ligamento flavo
- Disco intervertebral
- Corpo da vértebra
- Ligamento longitudinal posterior

Figura 4.130 Vista posterior dos corpos vertebrais.

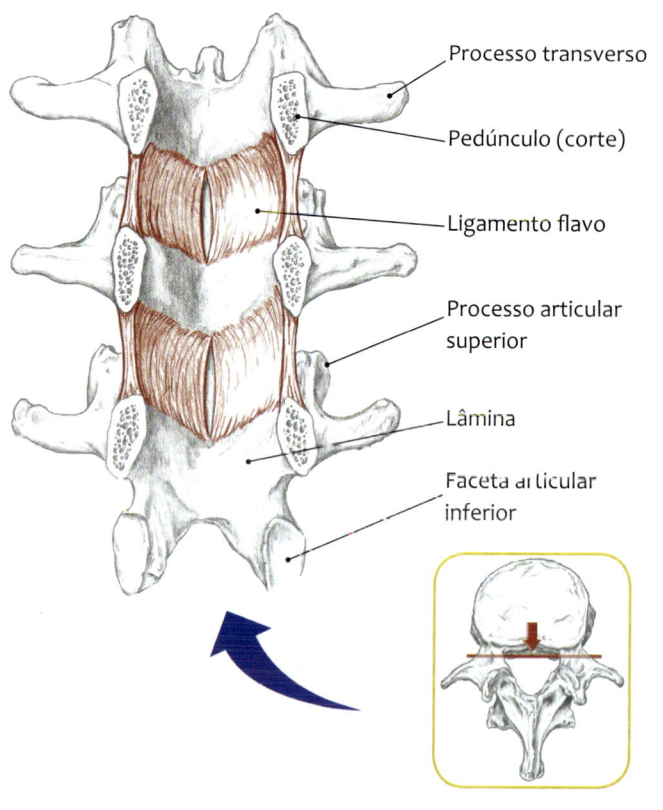

- Corpo da vértebra
- Pedúnculo (corte)
- Ligamento longitudinal posterior
- Superfície posterior do corpo vertebral
- Disco intervertebral

Figura 4.131 Vista anterior da lâmina vertebral e do pedúnculo.

- Processo transverso
- Pedúnculo (corte)
- Ligamento flavo
- Processo articular superior
- Lâmina
- Faceta articular inferior

Flavo   Latim.   Amarelo
Pedúnculo Latim.   Um pé pequeno

Articulações costovertebrais

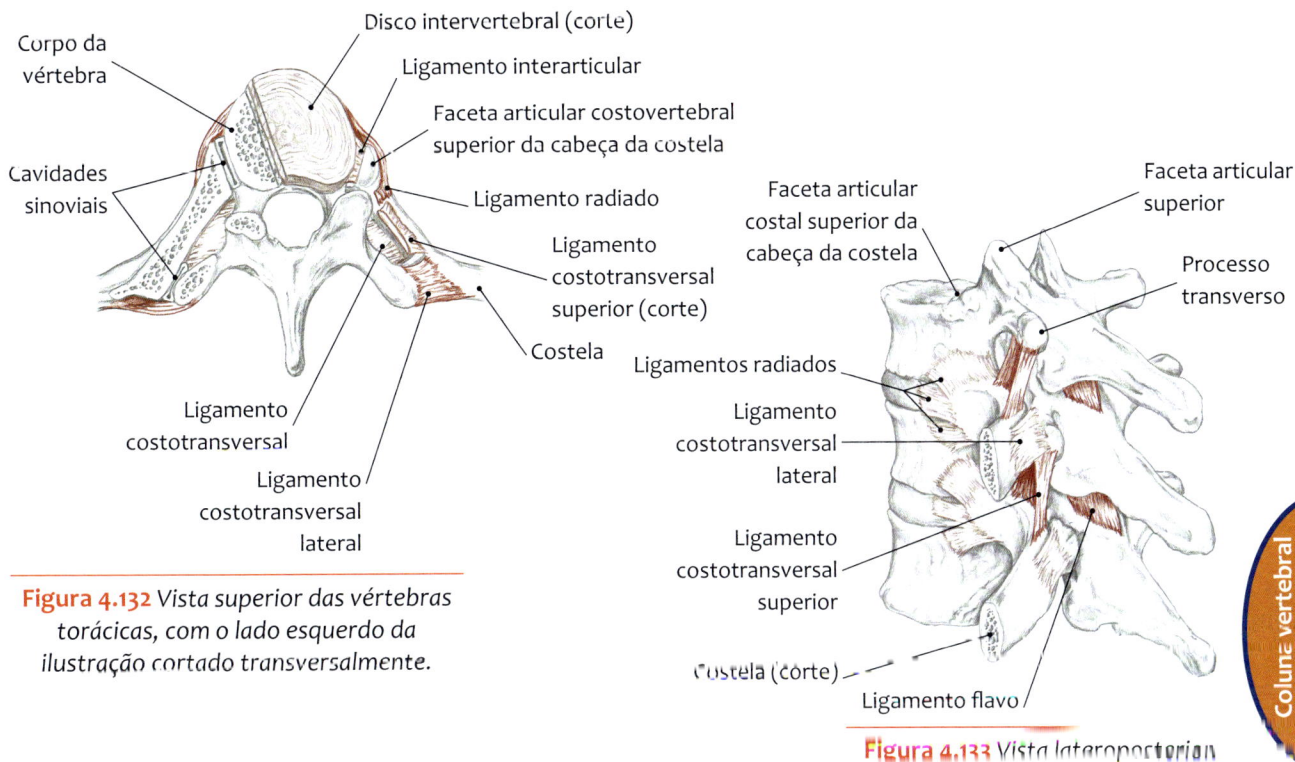

Figura 4.132 Vista superior das vértebras torácicas, com o lado esquerdo da ilustração cortado transversalmente.

Labels: Corpo da vértebra; Disco intervertebral (corte); Ligamento interarticular; Faceta articular costovertebral superior da cabeça da costela; Cavidades sinoviais; Ligamento radiado; Ligamento costotransversal superior (corte); Costela; Ligamento costotransversal; Ligamento costotransversal lateral.

Figura 4.133 Vista lateroposterior.

Labels: Faceta articular costal superior da cabeça da costela; Faceta articular superior; Processo transverso; Ligamentos radiados; Ligamento costotransversal lateral; Ligamento costotransversal superior; Costela (corte); Ligamento flavo.

Articulações esternocostais

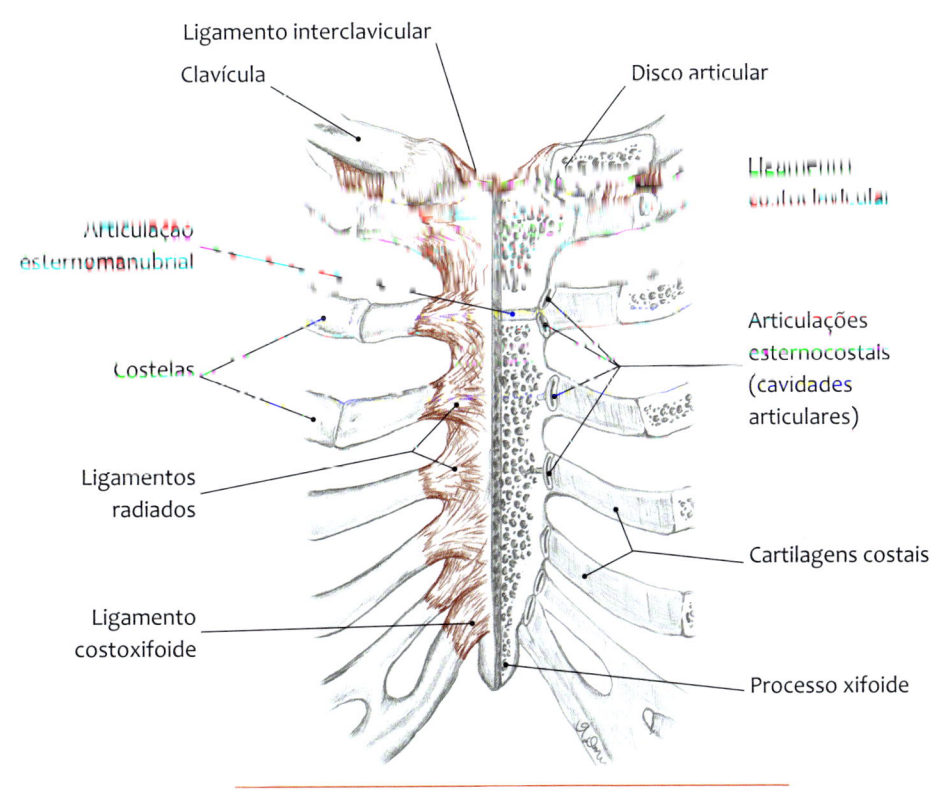

Figura 4.134 Vista anterior, com o lado direito da ilustração mostrado em corte transversal coronal.

Labels: Ligamento interclavicular; Clavícula; Disco articular; Ligamento costoclavicular; Articulação esternomanubrial; Costelas; Articulações esternocostais (cavidades articulares); Ligamentos radiados; Cartilagens costais; Ligamento costoxifoide; Processo xifoide.

Anotações

*Oh, ter músculos em minha face!
Para mastigar e deglutir granola
e carne-seca ao longo da trilha...*

Capítulo 5
Cabeça, Pescoço e Face

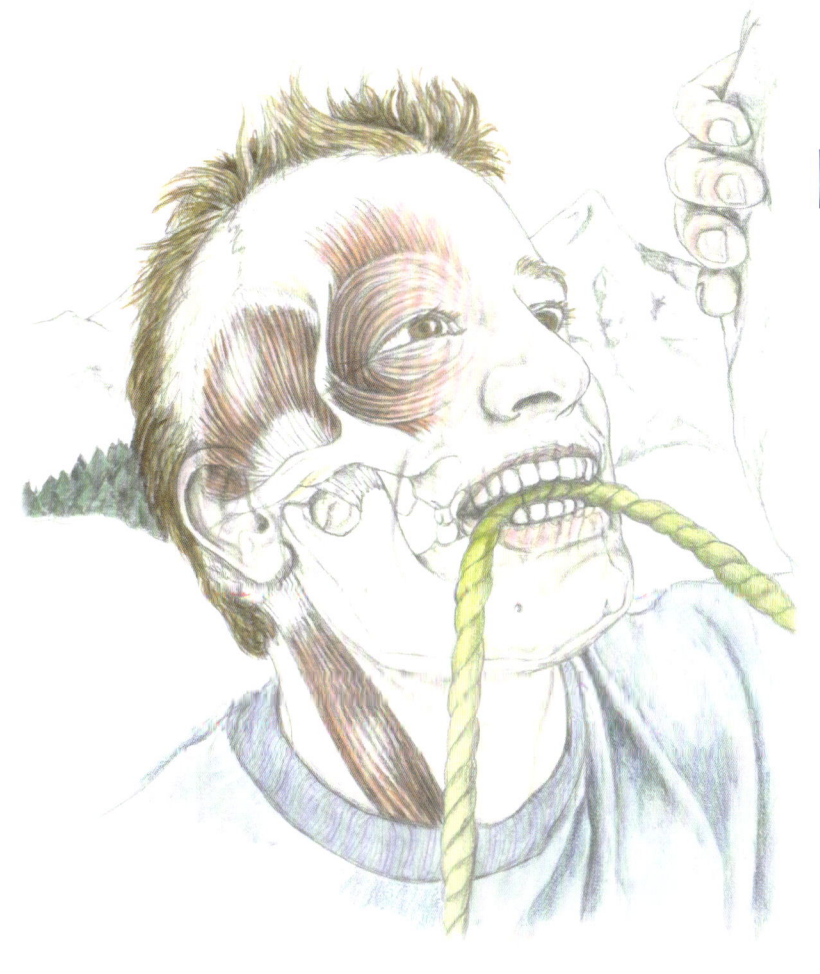

Vista topográfica 298	Temporal 329
Explorando a pele e a fáscia 299	Supra-hióideos e digástrico 331
Ossos e pontos de referência ósseos da cabeça, do pescoço e da face **300**	Intra-hióideos 335
Pistas para os pontos de referência ósseos 303	Platisma 337
Músculos da cabeça, do pescoço e da face **315**	Occipitofrontal 338
	Pterigóideos medial e lateral 340
Sinergistas – músculos que trabalham juntos 317	Longo da cabeça e longo do colo 341
Escalenos 322	Músculos da expressão facial 342
Masseter 327	**Outras estruturas da cabeça, do pescoço e da face** **353**

Vista topográfica

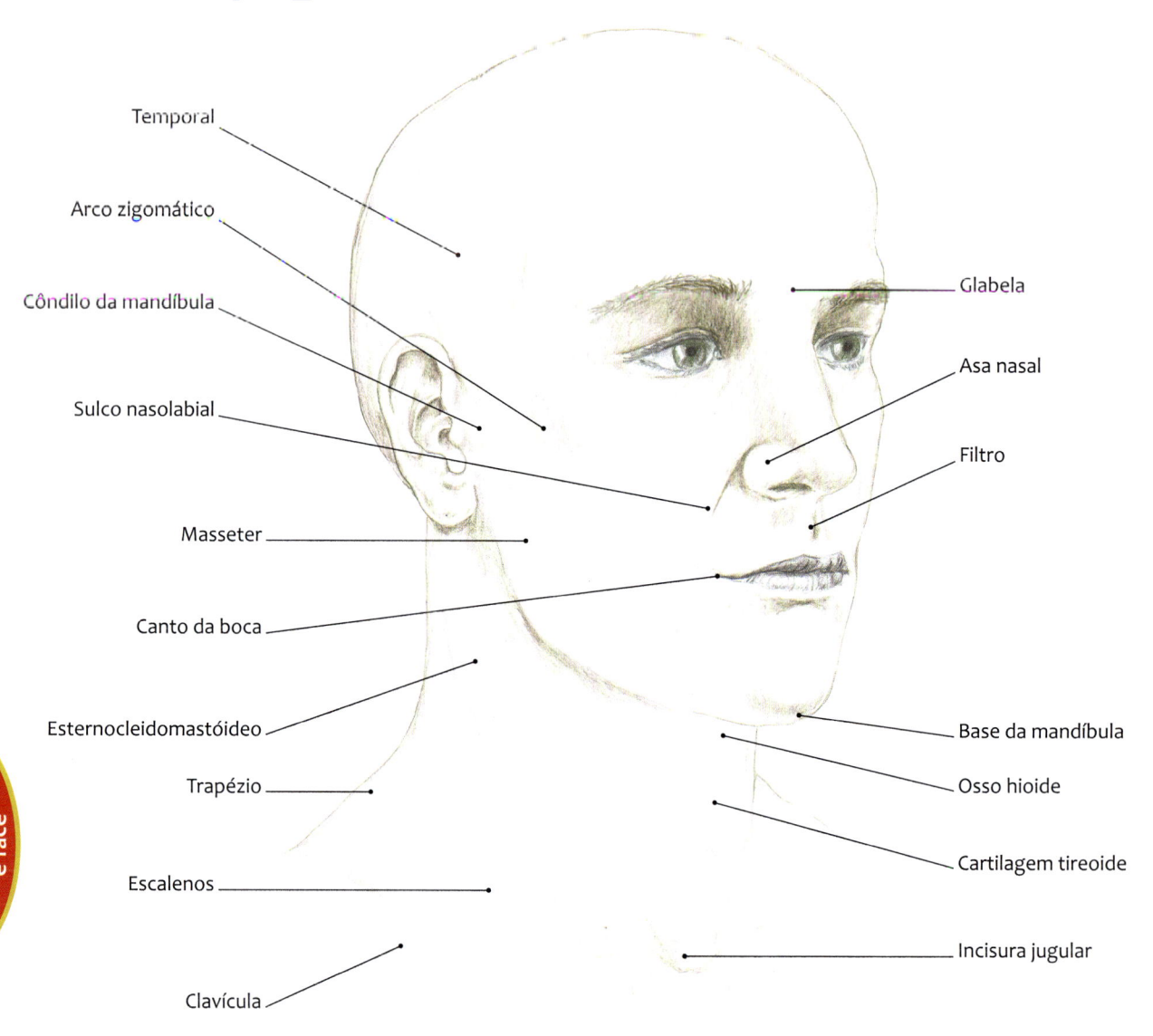

Labels (Figura 5.1, vista anterolateral):
- Temporal
- Arco zigomático
- Côndilo da mandíbula
- Sulco nasolabial
- Masseter
- Canto da boca
- Esternocleidomastóideo
- Trapézio
- Escalenos
- Clavícula
- Glabela
- Asa nasal
- Filtro
- Base da mandíbula
- Osso hioide
- Cartilagem tireoide
- Incisura jugular

Figura 5.1 Vista anterolateral.

Cabeça, pescoço e face

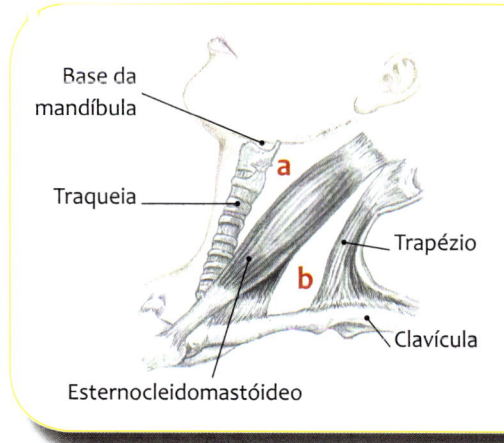

Labels (triângulos do pescoço):
- Base da mandíbula
- Traqueia
- Trapézio
- Clavícula
- Esternocleidomastóideo

Os lados anterior e lateral do pescoço podem ser divididos em duas regiões triangulares. O **triângulo anterior (a)** é limitado pelo esternocleidomastóideo, pela base da mandíbula e pela traqueia. O osso hioide, a glândula tireoide, a artéria carótida, a glândula submandibular e o processo estiloide do osso temporal são algumas das estruturas dentro do triângulo anterior.

O **triângulo posterior (b)** é formado pelo esternocleidomastóideo, pela clavícula e pelo trapézio, e contém, entre outras estruturas, o plexo braquial e a veia jugular externa.

Filtro Grego. *Filtrum*, amar, beijar
Glabela Latim. *Glaber*, liso

Explorando a pele e a fáscia

1) Parceiro em posição supina. Afunde os dedos nos cabelos do parceiro e dentro do escalpo. Observe a temperatura e a umidade ou oleosidade.
2) Utilizando as "almofadas" dos dedos para o contato, movimente suavemente o escalpo em todas as direções (figura 5.2). Gire a cabeça para o lado para alcançar atrás das orelhas e a base do crânio. Enquanto sente a espessura e a mobilidade do tecido, você percebe alguma região do escalpo que é mais maleável do que outras?

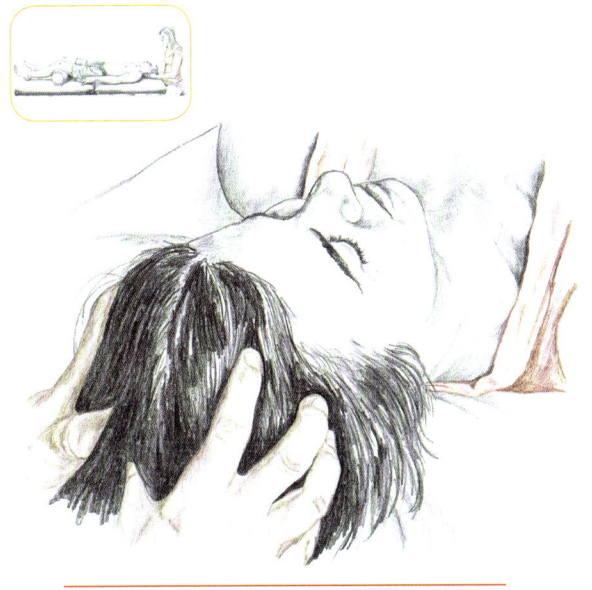

Figura 5.2 *Parceiro em posição supina.*

1) Utilizando as "almofadas" de seus dedos, torça suavemente a pele e a fáscia da testa e da face. Sinta a elasticidade e a espessura do tecido (figura 5.3).

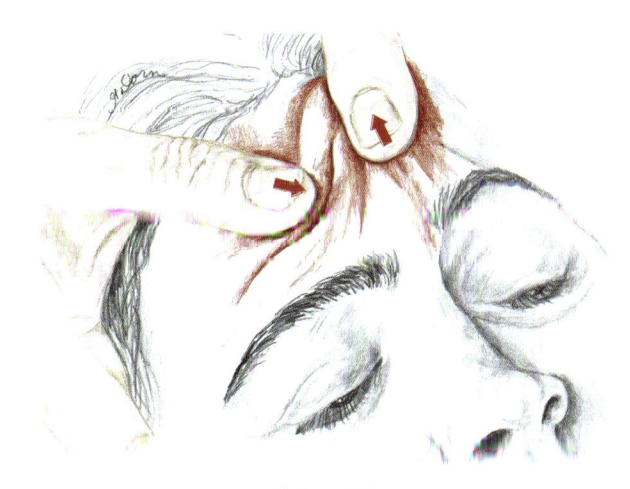

Figura 5.3

1) Movendo para o pescoço, segure suavemente e levante a pele e a fáscia da lateral do pescoço (figura 5.4). Muitas vezes, o tecido estará bastante fino, quase delicado. Vire sua mão 90 graus e tente levantar o tecido em direção horizontal. É mais desafiador levantar? Em seguida, explore a parte anterior do pescoço, incluindo o tecido sob a mandíbula. Você nota alguma limitação na pele?
2) Repousando a cabeça na extremidade da mão, explore a pele e a fáscia da região posterior do pescoço. Esse tecido é, muitas vezes, mais grosso e mais denso do que o tecido anterior. É verdade?

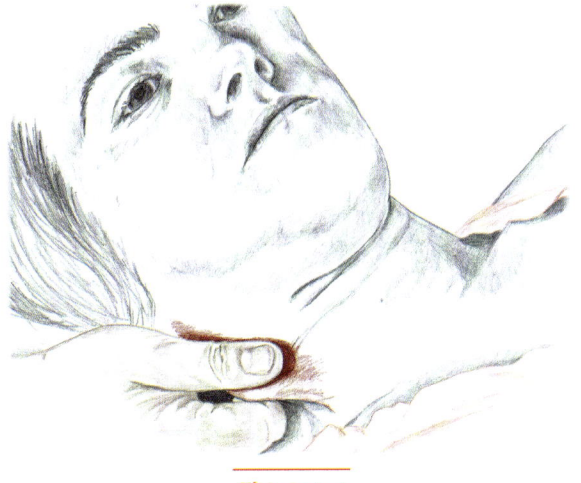

Figura 5.4

Ossos e pontos de referência ósseos da cabeça, do pescoço e da face

O **crânio** é composto de 22 ossos: oito no crânio e 14 na região facial. Sete dos oito ossos **cranianos** são diretamente acessíveis. O oitavo, o etmoide, é acessível somente por meio da cavidade nasal. A maioria dos ossos cranianos é superficial. Sete dos 14 ossos **faciais** são palpáveis, assim como os numerosos pontos de referência ósseos da **mandíbula** (figuras 5.5 e 5.6).

As articulações dos ossos cranianos são diferentes das articulações dos membros. As articulações dos braços e das pernas possuem uma estrutura articular sinovial (móvel). Os ossos cranianos, em contrapartida, possuem articulações fibrosas que são entrelaçadas para formar suturas apertadas.

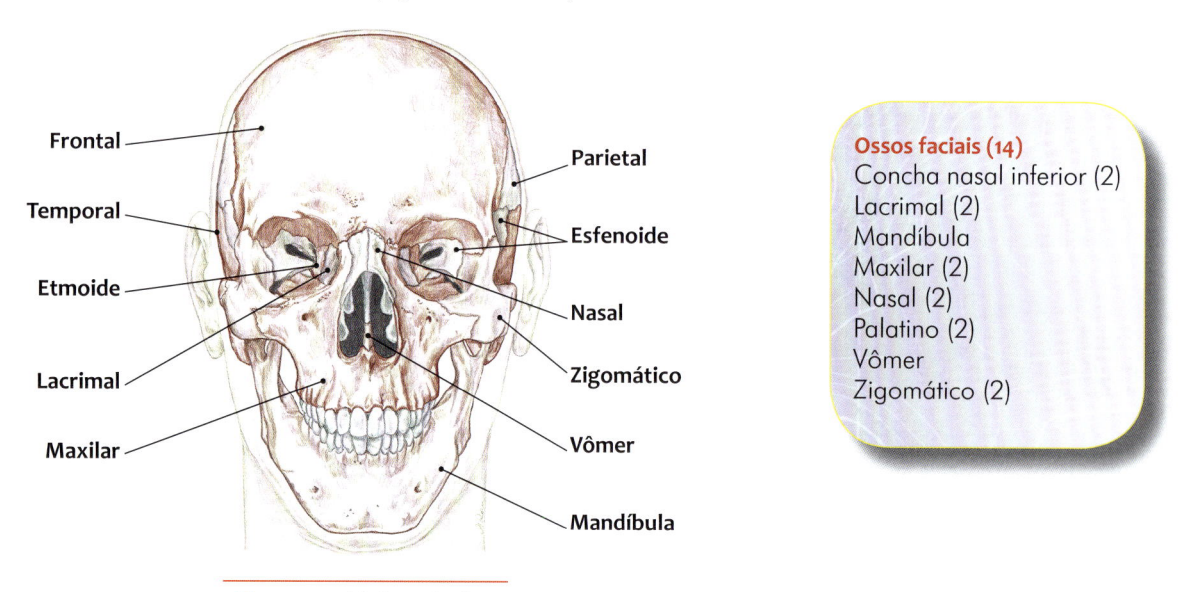

Ossos faciais (14)
Concha nasal inferior (2)
Lacrimal (2)
Mandíbula
Maxilar (2)
Nasal (2)
Palatino (2)
Vômer
Zigomático (2)

Figura 5.5 *Vista anterior.*

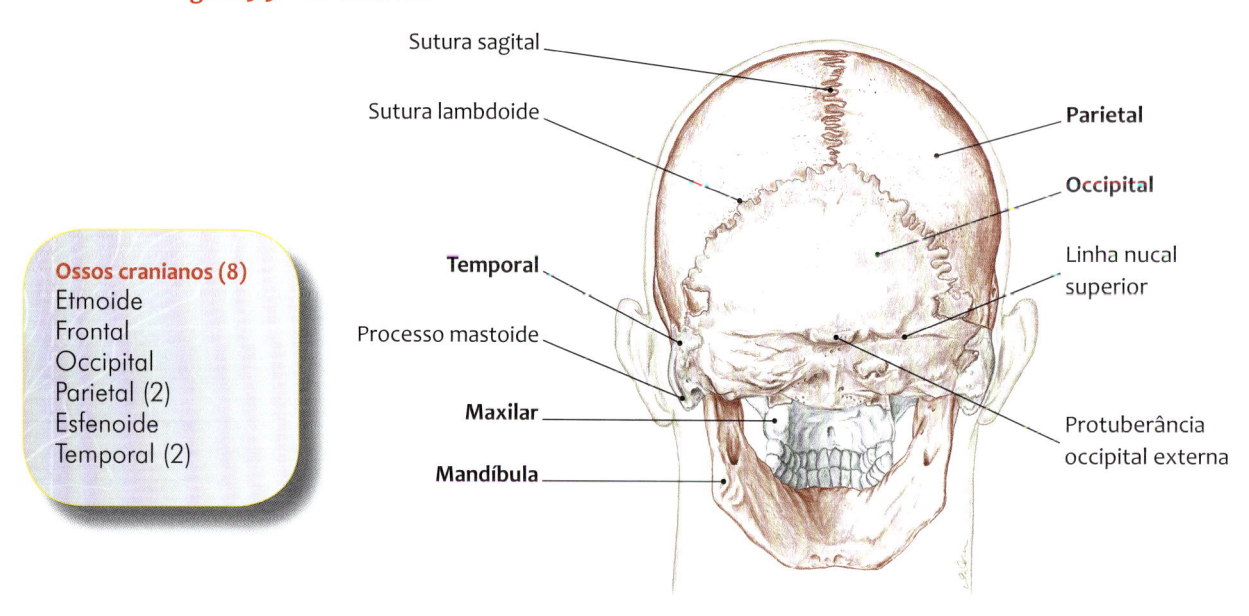

Ossos cranianos (8)
Etmoide
Frontal
Occipital
Parietal (2)
Esfenoide
Temporal (2)

Figura 5.6 *Vista posterior.*

| Crânio | Inglês | médio. Arco |
| Sutura | Latim. | Uma costura |

Cabeça, Pescoço e Face | 301

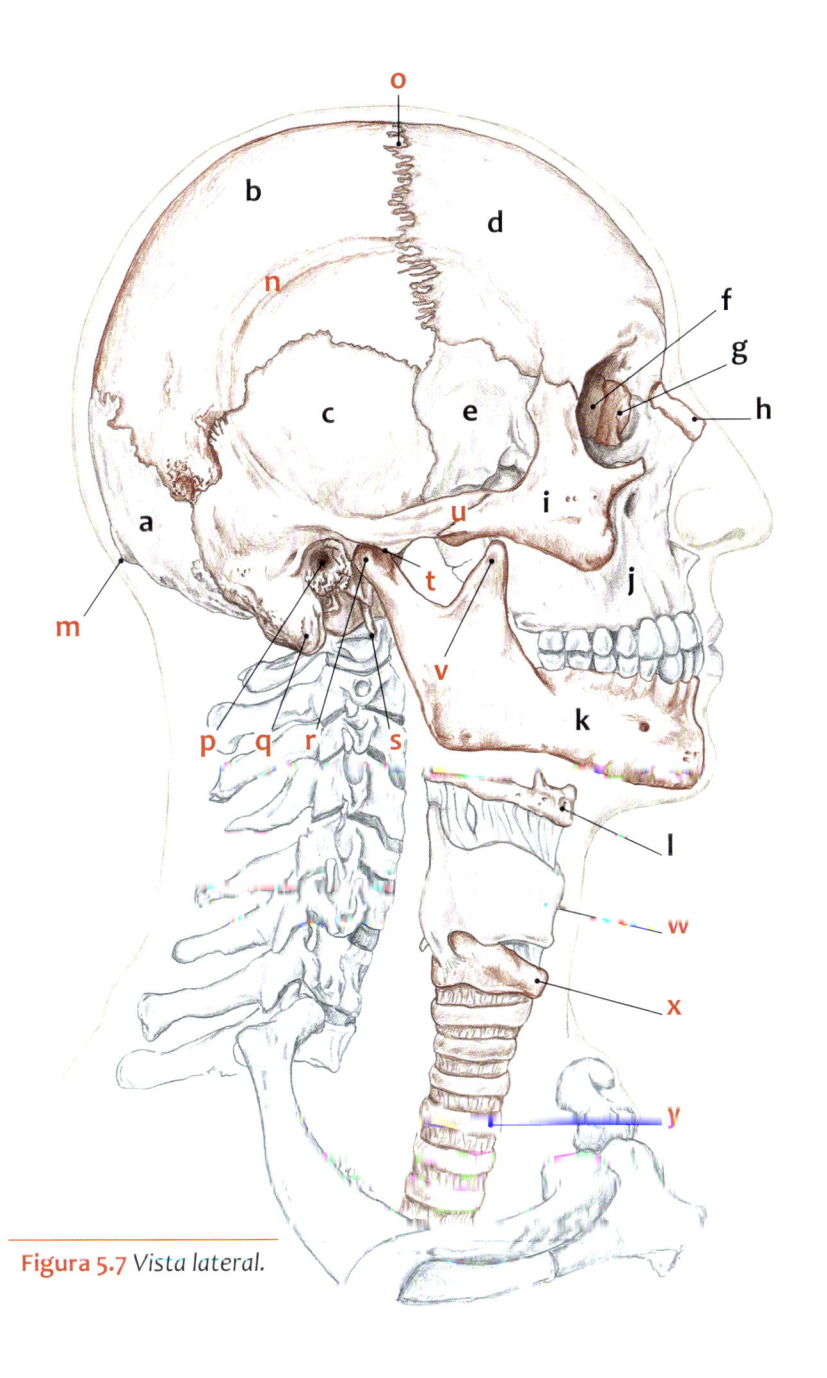

*As letras em cor **preta** indicam ossos e aquelas em **vermelho** indicam pontos de referência ósseos ou outras estruturas*

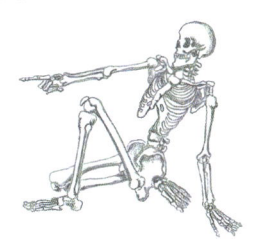

Figura 5.7 Vista lateral.

a) Occipital
b) Parietal
c) Temporal
d) Frontal
e) Esfenoide
f) Etmoide
g) Lacrimal
h) Nasal
i) Zigomático
j) Maxilar
k) Mandíbula
l) Hioide

m) Protuberância occipital externa
n) Linhas temporais dos ossos parietais
o) Sutura coronal
p) Meato acústico externo
q) Processo mastoide
r) Côndilo da mandíbula
s) Processo estiloide do osso temporal
t) Articulação temporomandibular
u) Arco zigomático
v) Processo coronoide
w) Cartilagem tireoide
x) Cartilagem cricoide
y) Traqueia

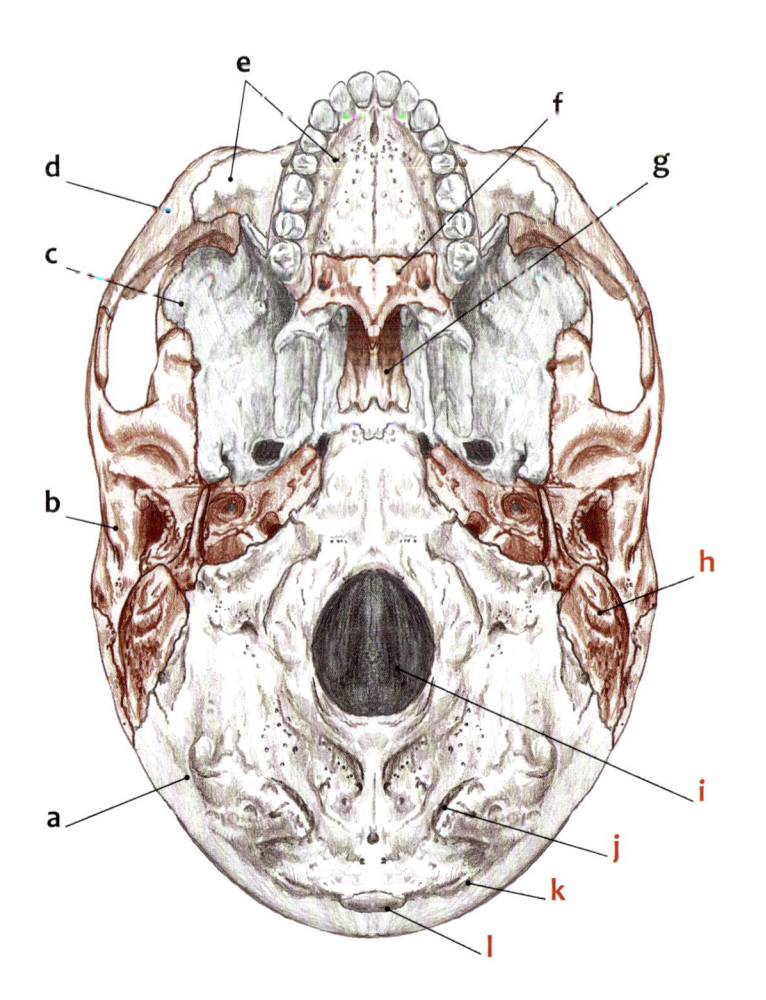

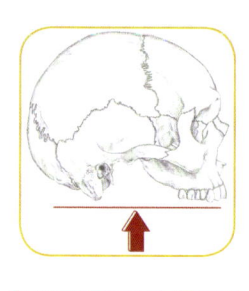

Figura 5.8 Vista inferior.

a) Occipital
b) Temporal
c) Esfenoide
d) Zigomático
e) Maxilar
f) Palatino
g) Vômer
h) Processo mastoide
i) Forame magno
j) Linha nucal inferior
k) Linha nucal superior
l) Protuberância occipital externa

Na comunidade médica, acreditou-se por muito tempo que os ossos cranianos não se moviam. Visto que eles, com suas suturas entrelaçadas de modo rígido, destinam-se a proteger o cérebro, qualquer exame superficial do crânio pareceria sustentar a hipótese de que esses ossos são imóveis.

Nos anos 1920, no entanto, um jovem osteopata chamado William Sutherland estava determinado a provar que havia um infinitesimal, embora palpável, movimento ou ritmo dos ossos cranianos. Usando a si mesmo como cobaia, Sutherland testou sua hipótese experimentando uma variedade de aparelhos caseiros em sua cabeça, inclusive um capacete de futebol americano com parafusos perfurados. Enquanto Sutherland monitorava seu ritmo craniano, a esposa detalhava silenciosamente as mudanças dramáticas em sua personalidade e aparência.

A pesquisa e a perseverança de Sutherland deram embasamento à noção de movimento craniano e ajudaram a osteopatia craniana a ser aceita pela instituição médica.

Pistas para os pontos de referência ósseos

Pista 1 "Ao redor do globo": apalpa os ossos e os pontos de referência ósseos do crânio e da face

a Occipício
   Protuberância occipital externa
   Linhas nucais superiores
b Parietal
c Temporal
   Processo mastoide
   Arco zigomático
   Processo estiloide
d Frontal
e Esfenoide
f Nasal, zigomático e maxilar

Pista 2 "Excursão pela mandíbula": explora a mandíbula

a Corpo
b Base
c Fossa submandibular
d Ângulo
e Ramo
f Processo coronoide
g Côndilo

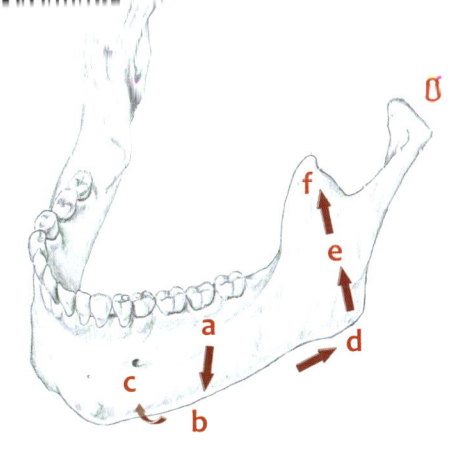

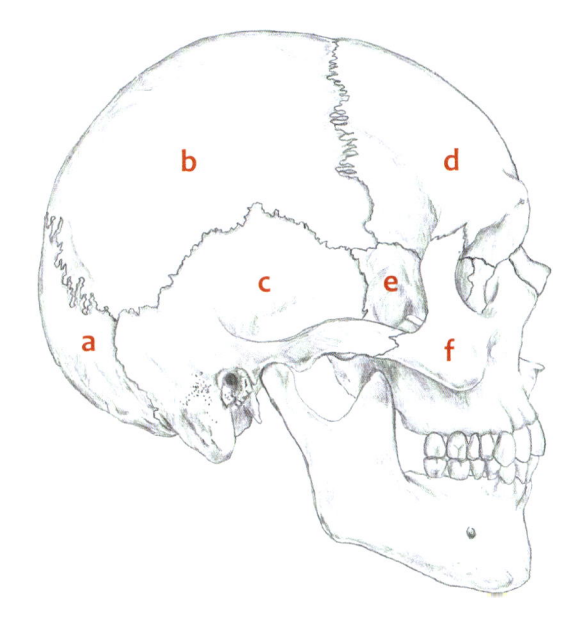

Pista 3 "Viagem pela ferradura": localiza as estruturas cartilaginosas da parte anterior do pescoço e o osso hioide, que tem formato de ferradura.

a Traqueia
b Cartilagem cricoide
c Cartilagem tireoide
d Osso hioide

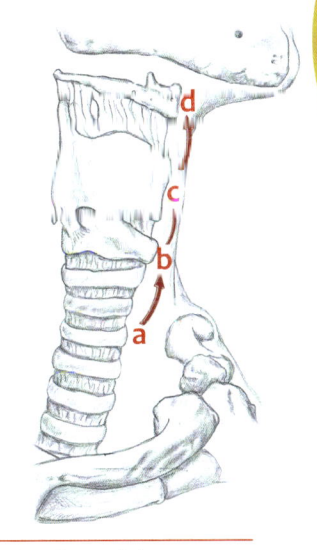

Vista lateral do pescoço

Com o progresso evolucionista, os crânios de criaturas mais desenvolvidas passaram a ter cada vez menos ossos. Por exemplo, alguns peixes possuem mais de cem ossos cranianos, répteis devem ter 70 e mamíferos primitivos, 40. Uma cabeça humana contém 22 ossos, oito dos quais constituem o crânio. A partir de uma perspectiva física, isso faz muito sentido: menos ossos significam menos suturas, e menos junções significam mais proteção.

Pista 1 "Ao redor do globo"

Occipício

Protuberância occipital externa
Linhas nucais superiores

O occipício localiza-se nas regiões posterior e inferior do crânio. Estende-se superiormente a partir da protuberância occipital externa e lateralmente para os processos mastoides dos ossos temporais. A parte do occipício localizada acima da protuberância occipital é superficial e facilmente palpável. A parte inferior à protuberância curva-se para dentro e por sob a cabeça e é coberta por camadas de tendão e músculo (figuras 5.9 e 5.10).

Às vezes chamada de "inchaço do conhecimento", a **protuberância occipital externa** é um ponto pequeno e superficial localizado na nuca, no centro do occipício. Localiza-se entre os locais de ligação de ambos os músculos trapézio e é o anexo superior para o ligamento nucal. Independentemente da inteligência, ele possui tamanho variado.

Localizadas em ambos os lados da protuberância occipital, as **linhas nucais superiores** são saliências indistintas, às vezes irregulares, que se estendem lateralmente aos processos mastoides. As linhas nucais são locais de ligação para os músculos trapézio e para o esplênio da cabeça.

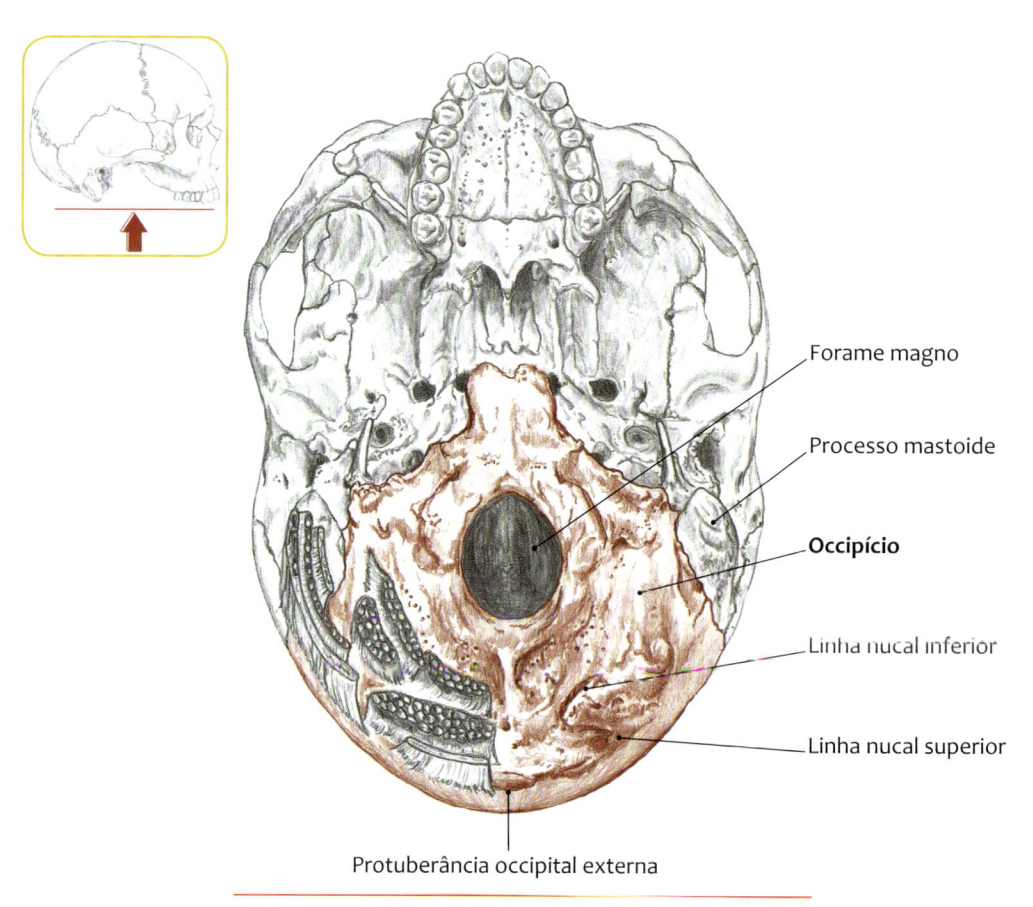

Figura 5.9 *Vista inferior do crânio; os locais de ligação musculares do lado esquerdo estão identificados a seguir.*

A linha nucal superior é um local de ligação para diversos músculos. Metaforicamente, é a "margem" entre a terra firme do crânio e o mar de músculos do pescoço.

Nucal   Latim.   Parte posterior do pescoço
Occipício   Latim.   Parte posterior do crânio

Cabeça, Pescoço e Face | 305

👆 Localização geral do occipício

1) Parceiro em posição prona. Posicione sua mão na nuca, entre as orelhas.
2) Explore sua superfície, deslizando os dedos
   - *superiormente*, a partir da protuberância occipital, cerca de 5 a 7,5 centímetros;
   - *inferiormente*, onde o occipício se curva e afunda nos músculos do pescoço;
   - *lateralmente*, em direção ao processo mastoide atrás das orelhas.

👆 Protuberância occipital externa

1) Parceiro em posição prona ou supina. Posicione seus dedos na parte posterior do pescoço, na linha mediana do corpo (figura 5.11).
2) Deslize superiormente em direção à superfície óssea do crânio. A protuberância estará na "margem" entre os músculos do pescoço e o crânio.

✓ *Você está no nível da parte mais alta das orelhas? Se seu parceiro estiver em posição prona, peça-lhe que estique a cabeça suavemente. A saliência que você sente está acima de onde os músculos se contraem?*

👆 Linhas nucais superiores

1) Parceiro em posição prona ou supina. Fique em pé diante da cabeceira da mesa e posicione os dois dedos indicadores na protuberância occipital externa.
2) Deixe os outros dedos caírem ao lado dos indicadores. Deslize as "almofadas" de seus dedos para cima e para baixo e apalpe a extremidade das linhas nucais superiores.
3) Siga essas saliências lateralmente enquanto elas se estendem em direção à orelha e aos processos mastoides (figura 5.11).

✓ *Você está na lateral da protuberância occipital? As saliências seguem em direção à parte posterior das orelhas? Você consegue localizá-las a partir de uma posição prona? Você está no crânio, em oposição aos músculos do pescoço?*

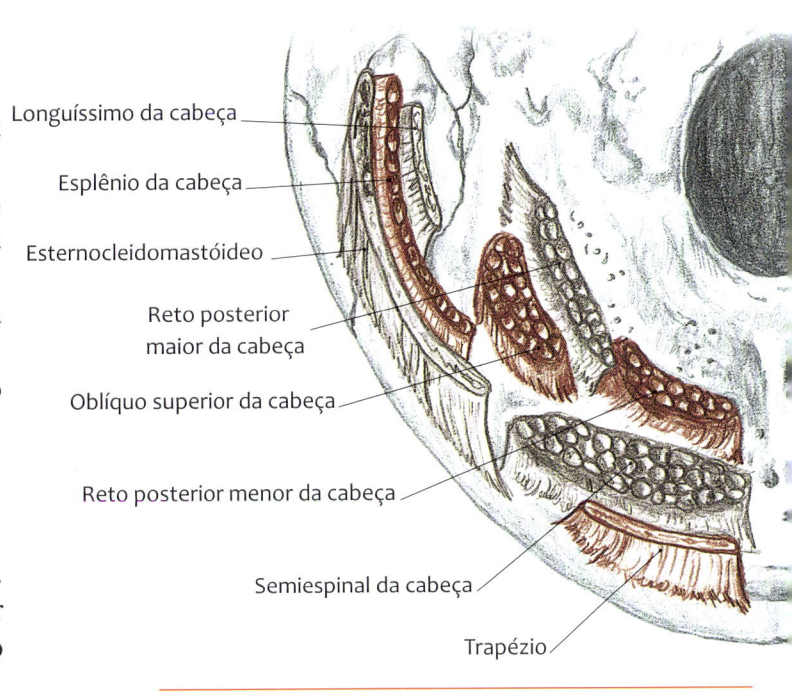

Longuíssimo da cabeça
Esplênio da cabeça
Esternocleidomastóideo
Reto posterior maior da cabeça
Oblíquo superior da cabeça
Reto posterior menor da cabeça
Semiespinal da cabeça
Trapézio

Figura 5.10 *Vista inferior mostrando os locais de ligação.*

Protuberância occipital externa
Linha nucal superior
Processo mastoide

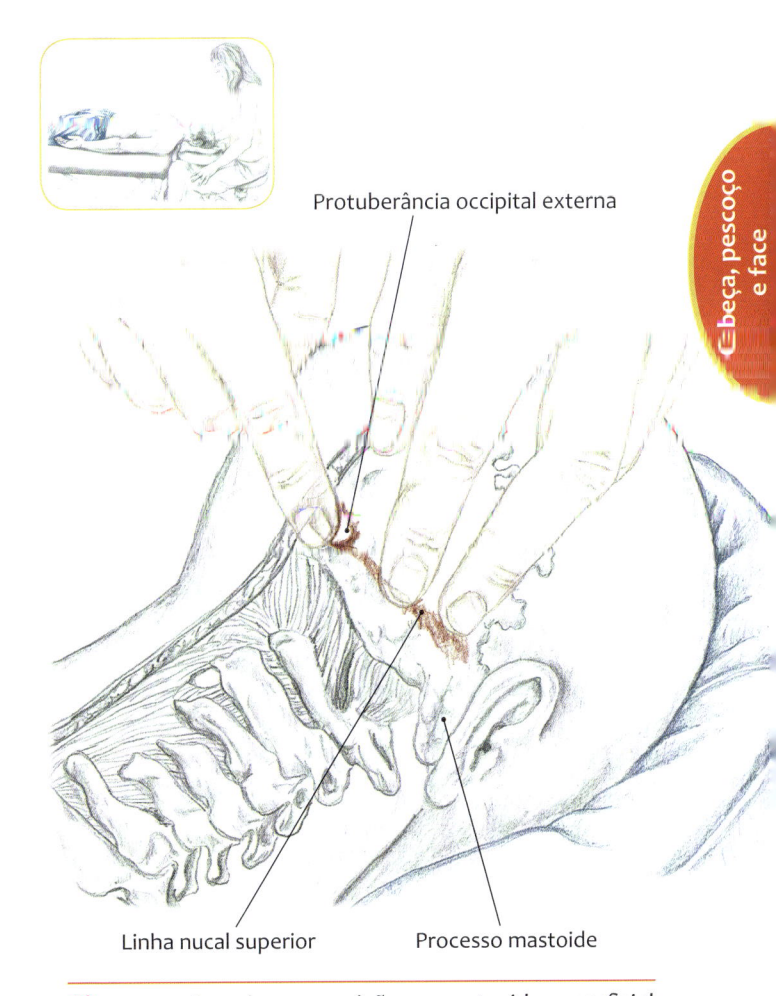

Figura 5.11 *Parceiro em posição prona, tecido superficial removido no lado direito do crânio.*

No nascimento, os ossos cranianos não estão totalmente desenvolvidos nem unidos. Em geral, há seis lacunas não ossificadas no crânio, chamadas de fontanelas. O nome (do francês antigo, *pequena fonte*) talvez se origine da pulsação dos vasos sanguíneos sentida embaixo da pele, que para os médicos lembrava o jato de uma fonte. As fontanelas se fecham após um período que varia de dois a 24 meses.

Ossos parietais

Os grandes e retangulares ossos parietais formam a parte superior e as laterais do crânio. Posicionado entre os ossos frontal, occipital e temporal, os parietais apresentam formato de disco e se estendem anteriormente ao nível do canal auditivo. Eles desaparecem na linha mediana do corpo para formar a sutura sagital, uma crista sutil que pode ser sentida com frequência.

1) Parceiro sentado, em posição prona ou supina. Para acessar a área geral dos parietais, posicione as duas mãos no alto do crânio.
2) Apalpe a sutura sagital entre os parietais. Se você não sentir sua crista, visualize-a na parte superior do crânio.
3) Siga-a anteriormente até o nível do canal auditivo e posteriormente ao occipício (figura 5.12).

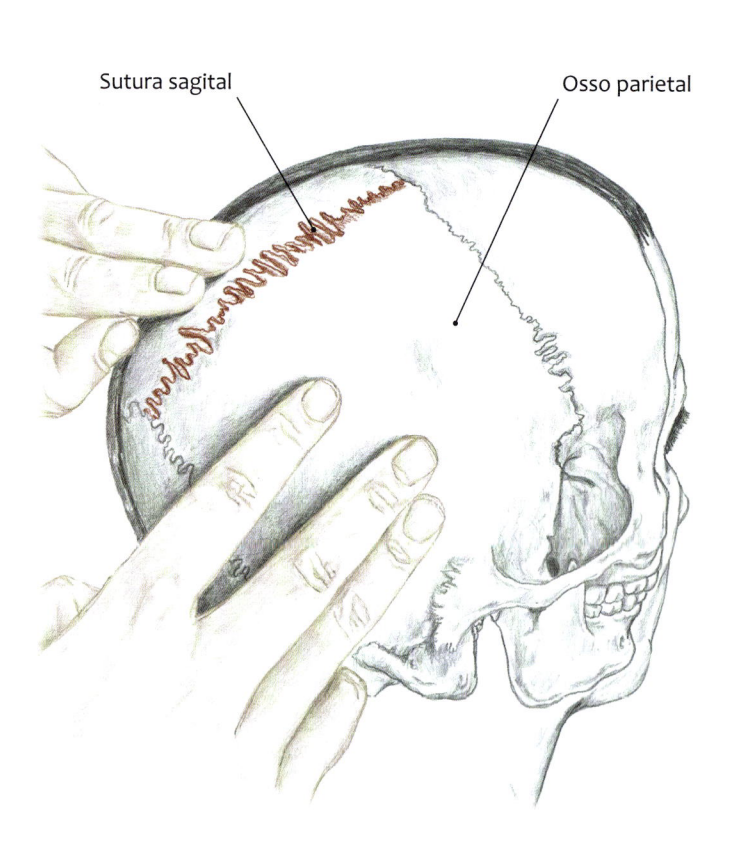

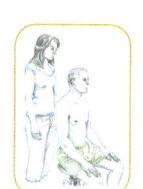

Figura 5.12 *Parceiro sentado, tecido superficial removido no lado direito do crânio.*

Parietal   Latim.   Parede

Osso temporal

a) *Processo mastoide*
b) *Processo estiloide*
c) *Arco zigomático*

O osso temporal localiza-se na lateral da cabeça e circunda a região da orelha. Possui três importantes pontos de referência ósseos: o processo mastoide, o arco zigomático e o processo estiloide. O osso temporal é superficial, exceto por sua parte superior, que se localiza profundamente ao músculo temporal.

O **processo mastoide (a)** forma uma protuberância grande e superficial diretamente atrás do lóbulo da orelha. É um local de ligação para o músculo esternocleidomastóideo, entre outros. Além disso, é maior em indivíduos do sexo masculino e subdesenvolvido em crianças.

O superficial **arco zigomático (c)** (ou osso da bochecha) é formado pelos ossos temporal e zigomático. É um local de ligação para o músculo masséter. O espaço entre o arco zigomático e o crânio é preenchido pelo espesso músculo temporal.

O **processo estiloide (b)** localiza-se atrás do lóbulo da orelha, entre o processo mastoide e a extremidade posterior da mandíbula. Seu formato semelhante a um dente canino serve como local de ligação para diversos ligamentos e músculos. O processo estiloide é profundo aos músculos adjacentes e ao tecido, e não é diretamente palpável. Contudo, sua localização pode ser acessada.

1) Posição supina. Localize o processo mastoide, posicionando seu dedo atrás do lóbulo da orelha. Contorne suas extremidades, explorando toda a sua superfície (figura 5.13).
2) Explore o arco zigomático, posicionando seu dedo em posição anterior ao canal auditivo. Mova-se anteriormente pelo arco, contornando suas laterais com o polegar e com o dedo indicador (figura 5.14). Siga-o anteriormente à medida que ele se funde com a órbita ocular.

Quando localiza o mastoide, você está atrás do lóbulo da orelha? O osso que você sente é arredondado e superficial? Você consegue apalpar posteriormente em direção à linha nucal superior do occipício? O topo do arco zigomático corre horizontalmente? Ele está no mesmo nível que o canal auditivo?

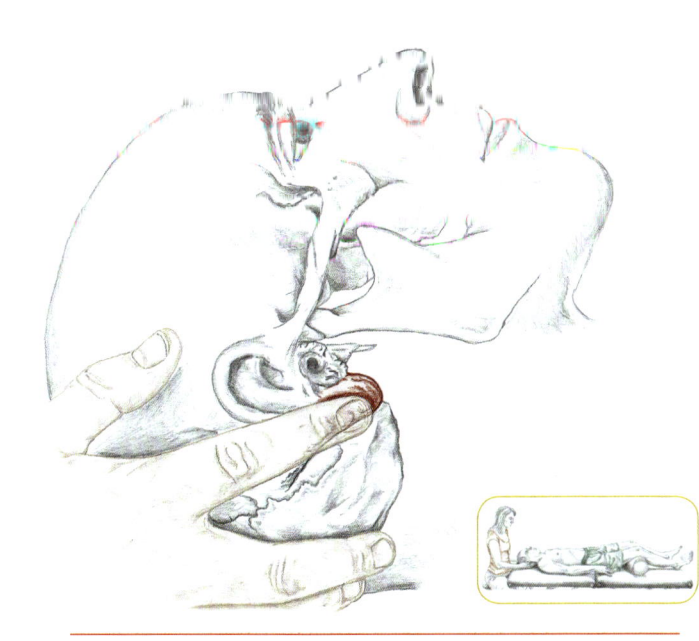

Figura 5.13 Acesso ao processo mastoide, com o parceiro em posição supina. A parte inferior da orelha foi removida.

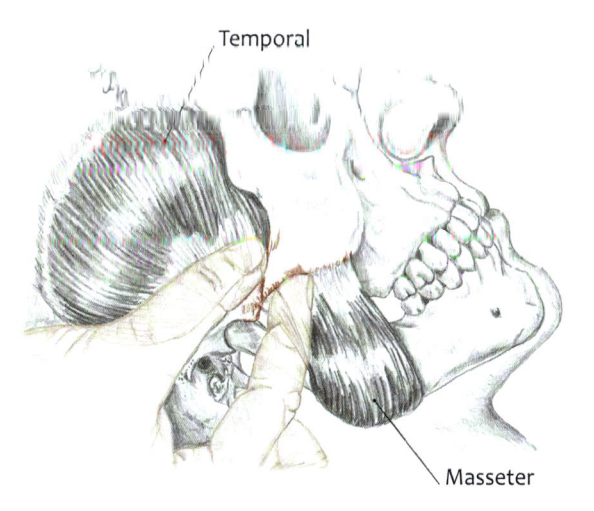

Figura 5.14 Palpação do arco zigomático, com o parceiro em posição supina.

O processo estiloide do osso temporal é frágil e profundo em relação ao nervo facial (p. 355), portanto, essa região deve ser explorada com muita delicadeza.

Mastoide	Grego.	Formato de seio
Estiloide	Grego.	Um pilar
Zigomático	Grego.	Osso da bochecha

Osso frontal

Localizado na região anterior do crânio, o largo osso frontal forma a testa e a margem superior das cavidades oculares. Articula-se com os ossos parietais para formar as suturas coronais, que são profundas em relação ao occipitofrontal e à extremidade lateral dos músculos temporais (p. 329).

1) Parceiro em posição supina. Explore a região da testa, movimentando-se para cima, em direção às suturas coronais, para baixo, em direção à sobrancelha, e para o lado, em direção à extremidade anterior do músculo temporal.

Osso esfenoide

O osso esfenoide localiza-se dentro do crânio e articula-se, principalmente, com os 14 ossos faciais. Localizado atrás dos globos oculares e superior aos arcos zigomáticos, o esfenoide tem formato semelhante ao de uma borboleta e suas laterais são chamadas de asas maiores (figura 5.15). O temporal situa-se no alto dessas asas planas, tornando-as inacessíveis.

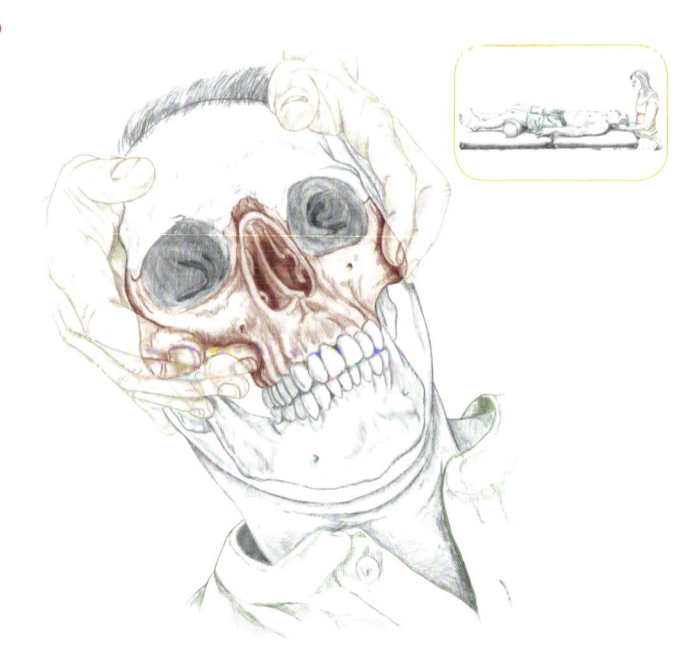

Figura 5.16 *"Madrugada dos Mortos"? Não, apenas a exploração dos ossos faciais, com seu parceiro em posição supina.*

1) Parceiro em posição supina. Posicione os dedos no meio do arco zigomático (osso da bochecha), para localizar as asas maiores do esfenoide.
2) Deslize os dedos para cima, a cerca de 2,5 centímetros em direção ao ventre do músculo temporal. As grandes asas do esfenoide localizam-se profundamente ao espesso temporal.

Ossos faciais

Nasais

Localizados na parte superior do nariz, os pequenos ossos nasais estão localizados entre os ossos frontais e os maxilares (ver p. 300), e são praticamente indistinguíveis deles.

Zigomático

Mais conhecido como o osso da bochecha, o osso zigomático forma a região anterior do arco zigomático e a lateral da órbita ocular (figura 5.16), além de servir como local de ligação para o músculo masseter.

Maxilares

Os ossos maxilares formam o centro da face, a parte inferior da órbita ocular, a superfície em torno do nariz e a mandíbula superior, na qual os dentes superiores se articulam.

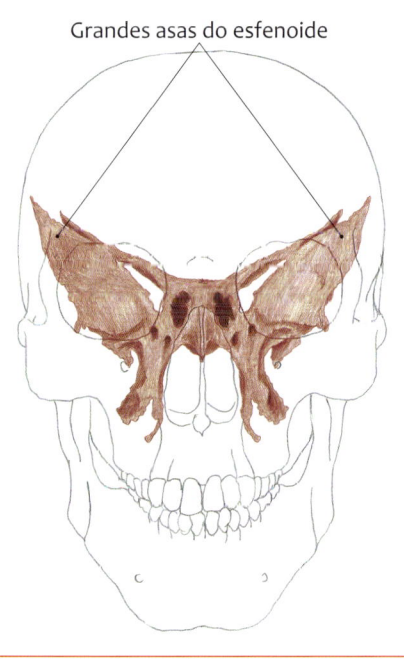

Figura 5.15 *Vista anterior mostrando a localização do osso esfenoide.*

Maxilar	Latim.	Osso da mandíbula
Nasal	Latim.	Nariz
Esfenoide	Grego.	Com formato de cunha

Pista 2 "Articulação da mandíbula"

Mandíbula

Corpo, base, fóvea submandibular, ângulo, ramo, côndilo e processo coronoide

A mandíbula possui diversos pontos de referência que são superficiais e acessíveis (figura 5.17). O **corpo** é a superfície plana da mandíbula, abaixo dos dentes inferiores. A **base** ou "linha da mandíbula" é a extremidade do corpo e um local de ligação para o fino músculo platisma. A **fóvea submandibular** localiza-se na face inferior da mandíbula e é um local de ligação para os músculos supra-hióideos (p. 331).

O ângulo superficial localiza-se na extremidade posterior da base. Constitui parte do local de ligação para o masseter. O **ramo**, que é liso, está na parte posterior e vertical da mandíbula e é profundo em relação ao masseter.

A mandíbula articula-se com o crânio em duas articulações temporomandibulares O **côndilo**, superficial, localiza-se em posição anterior ao canal auditivo e inferior ao arco zigomático. A cabeça do côndilo, mais profunda e inacessível, forma a superfície articulatória da mandíbula, na articulação temporomandibular (figura 5.18).

O **processo coronoide** localiza-se 2,5 centímetros anteriormente ao côndilo da mandíbula e é o local de ligação do músculo temporal. Quando a mandíbula está fechada, o processo coronoide posiciona-se abaixo do arco zigomático e é inacessível. Ao abrir a boca por completo, contudo, o processo coronoide é levado para fora do arco e o acesso é permitido.

> *Explorar a fóvea submandibular pode ser desconfortável para seu parceiro, por causa das glândulas e dos nervos vizinhos. Movimente-se de modo lento e preste atenção enquanto manipula.*

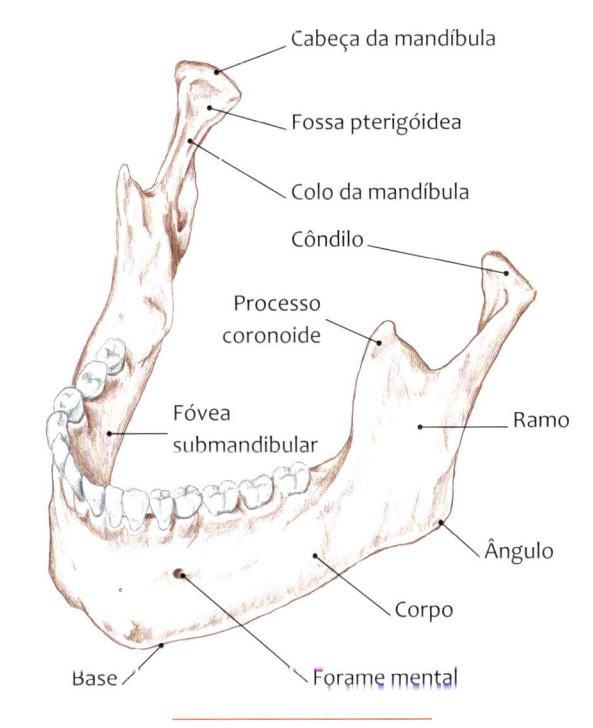

Figura 5.17 *Mandíbula.*

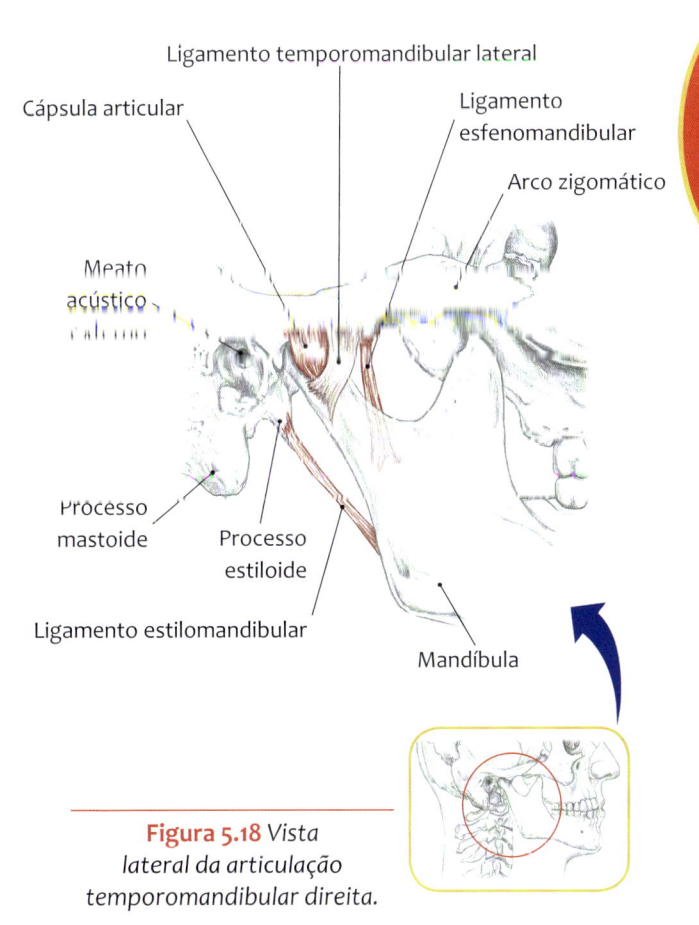

Figura 5.18 *Vista lateral da articulação temporomandibular direita.*

Figura 5.19 Vista lateral da articulação temporomandibular direita.

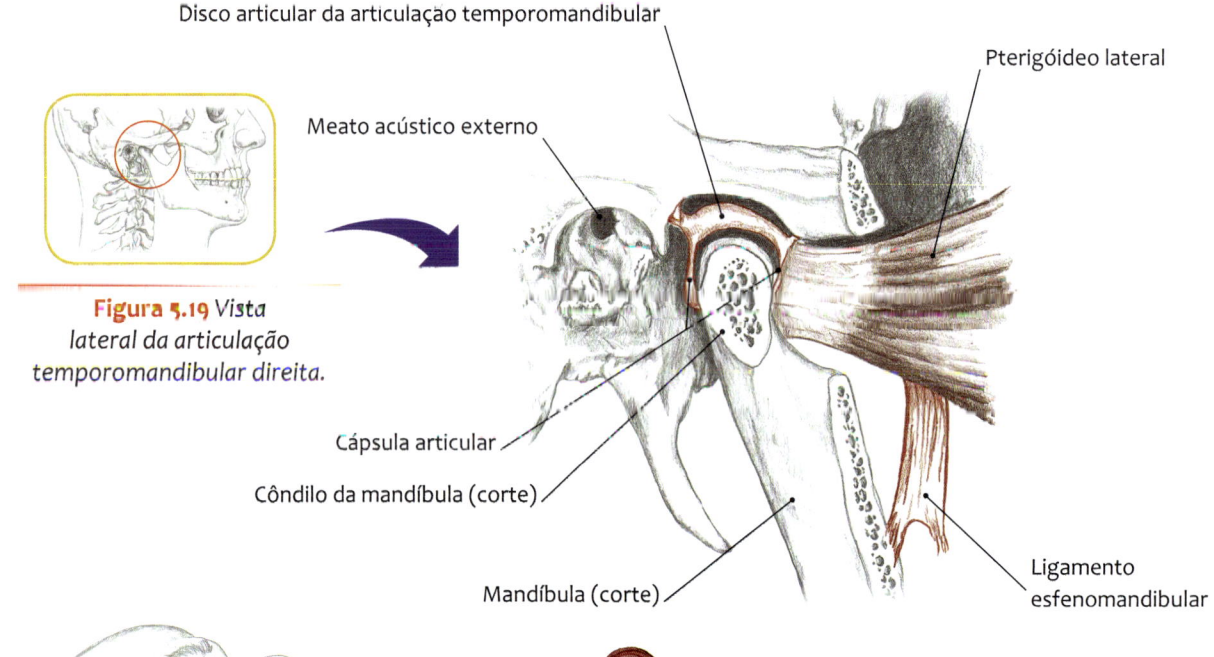

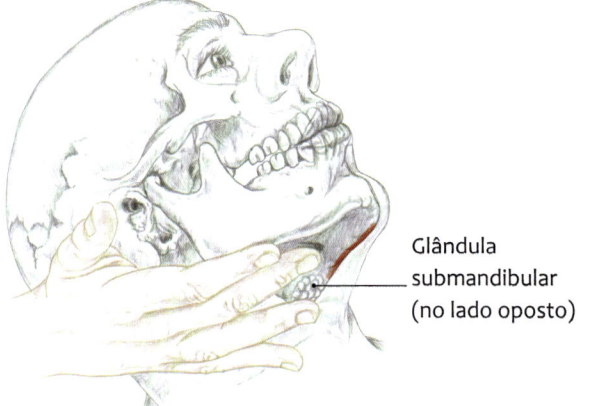

Labels: Disco articular da articulação temporomandibular; Meato acústico externo; Pterigóideo lateral; Cápsula articular; Côndilo da mandíbula (corte); Mandíbula (corte); Ligamento esfenomandibular

Figura 5.20 Palpação da fóvea submandibular com o parceiro em posição supina.

Label: Glândula submandibular (no lado oposto)

Corpo, base e fóvea submandibular

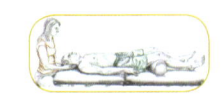

1) Parceiro em posição supina. Posicione os dedos abaixo dos dentes inferiores e explore a superfície do corpo.
2) Mova-se para baixo e apalpe a base ou a extremidade da mandíbula. Explore toda a sua extensão, desde o queixo até o ângulo da mandíbula.
3) Com uma mão estabilizando a mandíbula, curve lentamente a ponta de um dedo embaixo de sua extremidade e dentro da fóvea submandibular (figura 5.20).

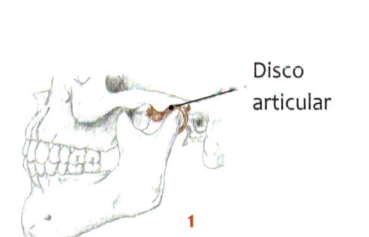

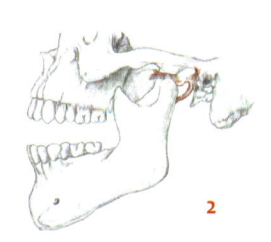

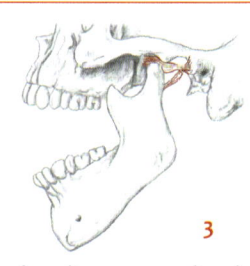

Disco articular

1   2   3

A articulação temporomandibular é a usada com mais frequência no corpo, movimentando-se de 2 mil a 3 mil vezes por dia. Seu uso e desgaste são intensificados pela incongruência de suas superfícies articulares, isto é, o côndilo mandibular e sua fossa. Felizmente, a articulação temporomandibular é equipada com um disco articular **(1)**. Com o formato de um salva-vidas, esse disco localiza-se no alto do côndilo e ajuda a gerar maior congruência entre as superfícies da articulação, reduzindo o potencial de deterioração óssea. Quando a mandíbula é deprimida, o côndilo e o disco se movimentam em sequência, girando em torno de si anterior e inferiormente **(2, 3)**. O oposto ocorre quando a mandíbula é levantada.

Côndilo   Grego.   Junção
Mandíbula Latim.   Parte inferior do osso maxilar

👆 Ângulo e ramo da mandíbula

1) Parceiro em posição supina. Deslize posteriormente pela base da mandíbula até o ângulo. Certifique-se de sua localização solicitando ao parceiro que abra a boca. Observe o movimento do ângulo (figura 5.21).
2) Deslize para cima, a partir do ângulo em direção ao ramo, que é profundo ao músculo masseter.

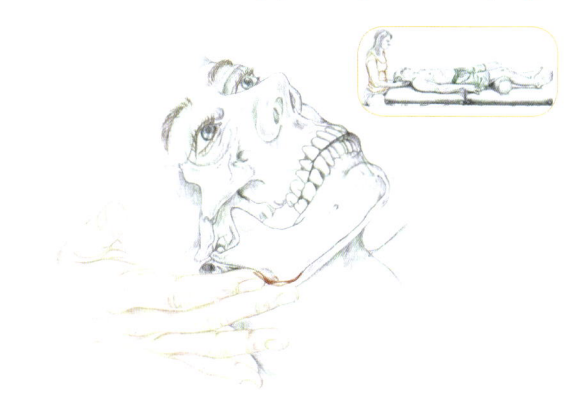

Figura 5.21 *Palpação do ângulo da mandíbula, com o parceiro em posição supina.*

👆 Côndilo da mandíbula

1) Posicione as "almofadas" dos dedos em posição anterior ao canal auditivo e abaixo do arco zigomático.
2) Peça a seu parceiro que abra a boca por completo. Com isso, o côndilo ficará mais palpável à medida que deslizar anterior e inferiormente (figura 5.22).
3) À medida que a mandíbula fechar, siga o côndilo até sua posição original.

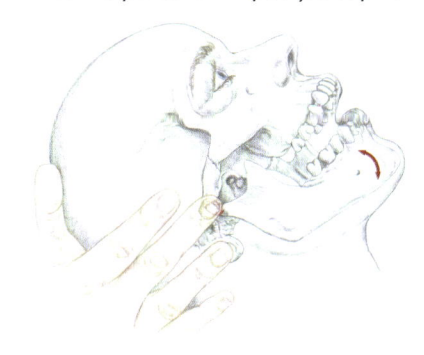

Figura 5.22 *Sentindo o deslocamento do côndilo quando seu parceiro, em posição supina, abre e fecha a boca.*

✓ *Você está em posição anterior ao canal auditivo, abaixo do arco zigomático? À medida que seu parceiro abre a boca, você consegue apalpar os dois côndilos ao mesmo tempo?*

👆 Processo coronoide da mandíbula

1) Posicione a "almofada" do dedo indicador no meio do arco zigomático.
2) Desça aproximadamente um centímetro e peça a seu parceiro que abra a boca por completo. Assim que a mandíbula descer, o grande processo coronoide pressionará seu dedo (figura 5.23).
3) Com a boca ainda aberta, explore as superfícies do processo.

✓ *Você está abaixo do arco zigomático? Quando a boca é aberta, você consegue sentir a extremidade anterior do processo?*

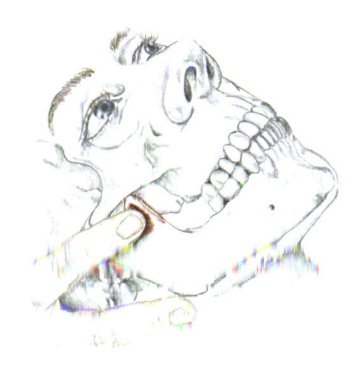

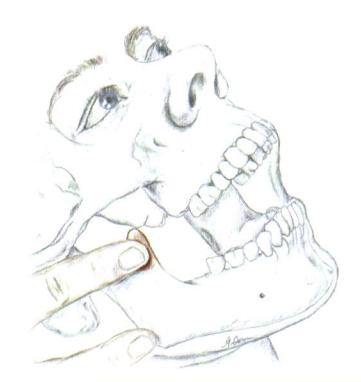

Figura 5.23 *Sentindo o processo coronoide surgir por debaixo do arco zigomático quando seu parceiro abre a boca.*

Coronoide Grego. Formato de coroa
Jugular Latim. Garganta

Pista 3 "Viagem pela ferradura"

Traqueia

Cartilagem cricoide, cartilagem tireoide e osso hioide

A **traqueia** localiza-se no centro da parte anterior do pescoço (figura 5.24). É um tubo cartilaginoso e inervado com cerca de 2,5 centímetros de diâmetro e profundo em relação à glândula tireoide. A **cartilagem cricoide** é um anel ligeiramente maior da traqueia localizado acima da glândula tireoide. A **cartilagem tireoide** ("pomo de Adão") é superior à cartilagem cricoide, abaixo do nível do queixo. Presente em ambos os sexos, a cartilagem tireoide é maior e visivelmente mais ressaltada em adultos do sexo masculino. As três estruturas são parcialmente profundas aos finos músculos infra-hióideos (p. 335), embora sejam apalpadas com facilidade.

O **osso hioide**, cujo formato é de ferradura, localiza-se acima da cartilagem tireoide (figuras 5.27 e 5.28). Possui cerca de 2,5 centímetros de diâmetro e localiza-se paralelamente à base da mandíbula e à terceira ou quarta vértebra cervical. O osso hioide serve como local de ligação para os músculos supra-hióideos e infra-hióideos, além de ser acessível e elevar quando ocorre a deglutição.

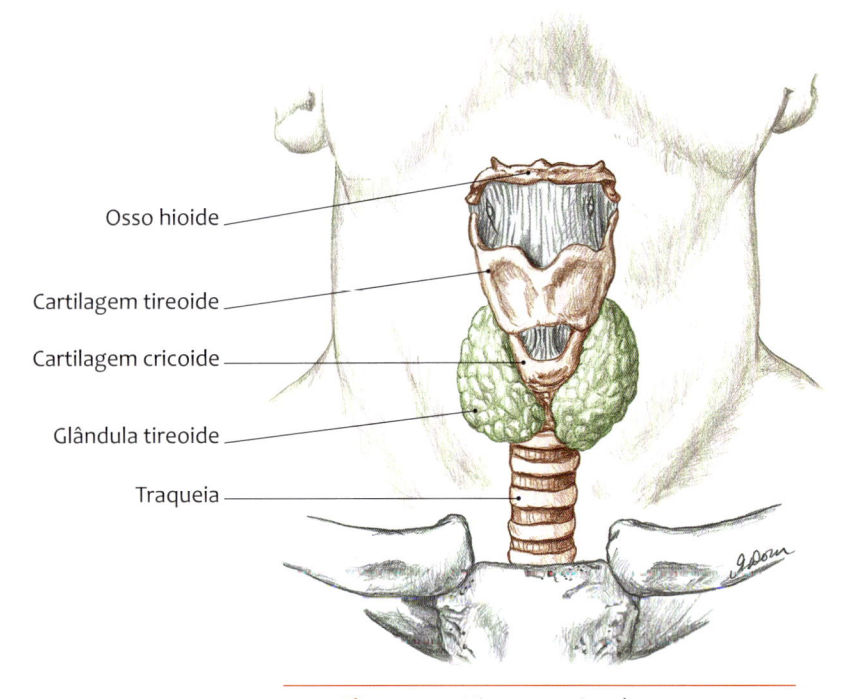

Figura 5.24 Vista anterior do pescoço.

A cartilagem tireoide é, às vezes, chamada de "pomo de Adão". O nome origina-se de uma lenda popular que conta que a bíblica primeira mordida de Adão na maçã ficou entalada no meio de sua garganta. De acordo com a lenda, seus descendentes do sexo masculino, com a cartilagem tireoide mais protuberante, parecem ter herdado essa característica.

Cricoide	Grego.	Formato de anel
Hioide	Grego.	Formato de U

Traqueia e cartilagens

1) Parceiro em posição supina ou sentado. Utilizando a "almofada" de um dedo e a do polegar para apalpar, explore suavemente a superfície anterior do pescoço a fim de localizar o tubo da traqueia.
2) Deslize seu dedo para cima e para baixo para sentir a superfície inervada da traqueia e, lenta e suavemente, desloque-a de um lado a outro, observando sua maleabilidade (figura 5.25).
3) A cartilagem cricoide pode ser isolada deslizando seu dedo e o polegar para cima, ao longo da traqueia até abaixo da cartilagem tireoide. Explore para localizar sua superfície ampla e anelada (figura 5.26).
4) Deslize para cima a partir da cartilagem cricoide, em direção à cartilagem tireoide. Apalpe suas laterais e extremidade central.

Você está no meio do pescoço? Você consegue distinguir algum anel na superfície da traqueia? A traqueia possui cerca de 2,5 centímetros de diâmetro? Com a "almofada" do dedo sobre a cartilagem tireoide, peça a seu parceiro que engula. Você a sente subir e descer?

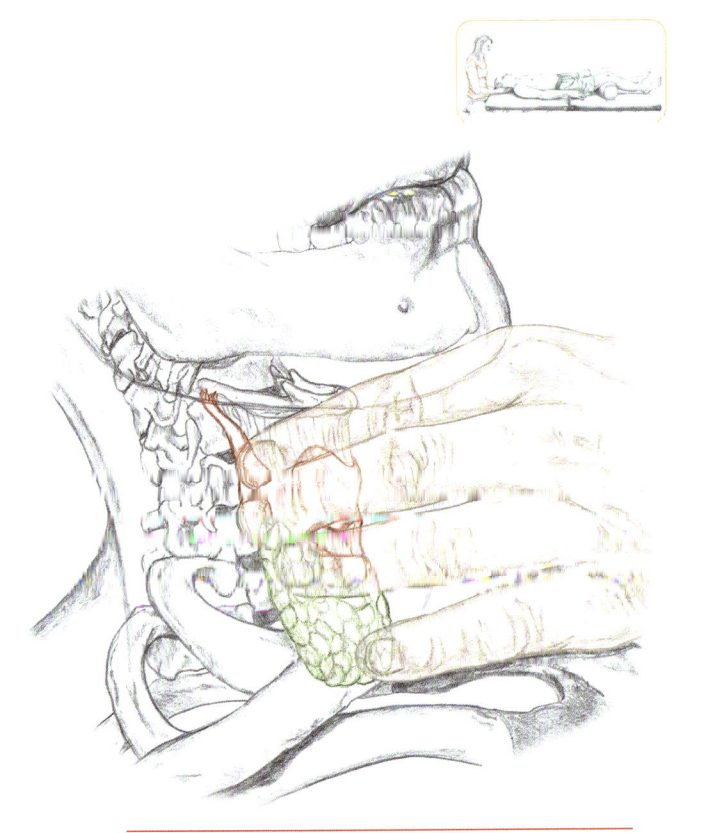

Figura 5.25 Acessando suavemente as estruturas da parte frontal do pescoço com o parceiro em posição supina.

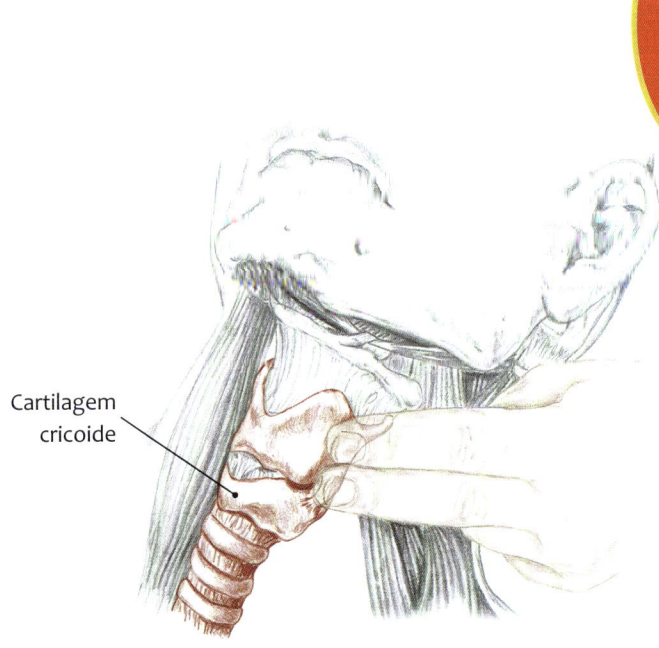

Figura 5.26 Palpação da traqueia e das cartilagens.

Osso hioide

1) Parceiro em posição supina ou sentado. Posicione seu dedo indicador sobre a cartilagem tireoide. Role as "almofadas" dos dedos para cima, sobre a cartilagem tireoide, em direção ao hioide.
2) Então, apalpe suavemente as laterais do hioide com os dedos indicador e polegar (figura 5.29). O hioide será mais largo do que a traqueia.
3) Com pressão moderada, explore a superfície do hioide, assim como seus movimentos de um lado a outro. Se você tiver dificuldade para acessar o hioide, encoraje seu parceiro a relaxar a língua e a mandíbula.

✓ *Você está acima da cartilagem tireoide ("pomo de Adão")? Você consegue movimentar suavemente o hioide de um lado a outro? Com seu dedo indicador e o polegar em cada um dos lados do hioide, peça ao parceiro que engula. Você sente o hioide subir e em seguida retornar (figura 5.30)?*

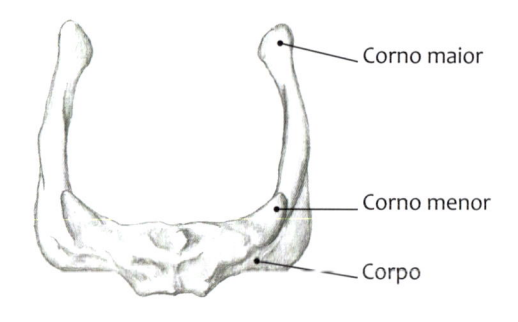

Figura 5.27 Vista superior do hioide.

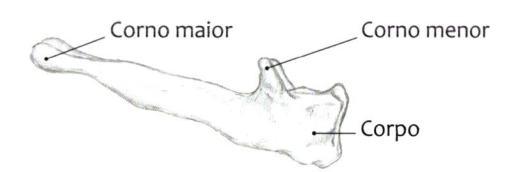

Figura 5.28 Vista lateral do hioide.

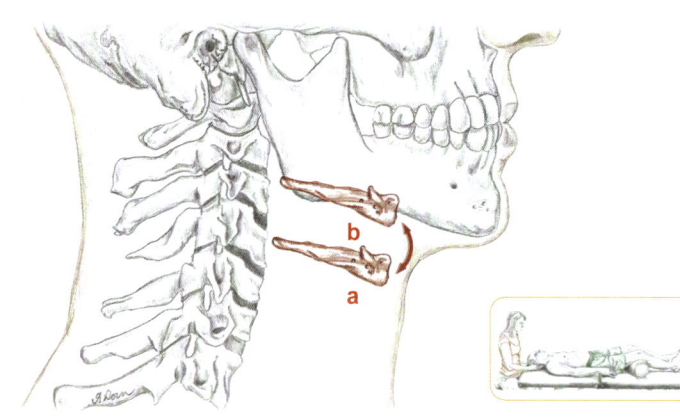

Figura 5.30 O osso hioide em repouso (a) e seu posicionamento durante a deglutição (b).

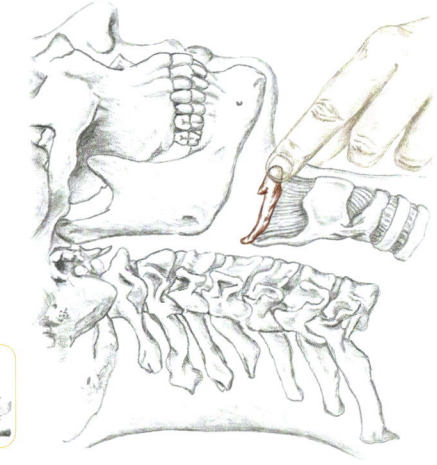

Figura 5.29 Isolamento do osso hioide, com o parceiro em posição supina.

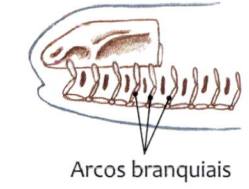

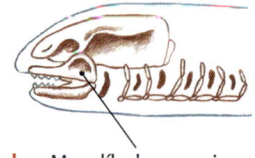

a Arcos branquiais   b Mandíbula superior   c Hioide

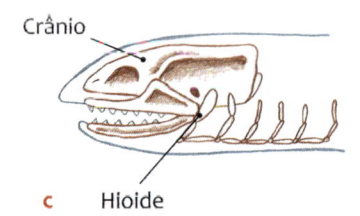

O osso hioide é um vestígio ancestral do tecido que em algum momento constituiu brânquias. Na evolução da mandíbula, os arcos branquiais (os ossos ao redor das brânquias) (a) gravitaram em direção à cabeça para sustentar a mandíbula superior, próxima ao crânio (b). Nos peixes, que não apresentam os pescoços compridos que temos, a posição do hioide proporciona uma ligação importante entre a mandíbula e o crânio (c). Em humanos, o hioide perdeu sua função e desceu pelo pescoço para se tornar o único osso não articulado do corpo. Em vez disso, é sustentado pelos músculos que se ligam à sua superfície, como os supra-hióideos e infra-hióideos.

Tireoide Grego. Escudo
Traqueia Grego. Terreno acidentado

Músculos da cabeça, do pescoço e da face

A cabeça e a face possuem mais de 30 pares de músculos, muitos dos quais são pequenos, finos e difíceis de isolar. Entretanto, os vários músculos que agem sobre a mandíbula são facilmente acessíveis na lateral do maxilar.

Os músculos anteriores e laterais do pescoço executam uma ampla variedade de tarefas, inclusive movimentar a cabeça e o pescoço, dar assistência na deglutição e levantar a caixa torácica durante a inspiração. Os músculos da região posterior do pescoço, os quais agem principalmente sobre a coluna cervical, são detalhados no Capítulo 4, "Coluna vertebral e tórax".

Antes de apalpar os músculos a seguir em seu parceiro, aconselhamos que você pule para o final deste capítulo a fim de se familiarizar com as artérias, as glândulas e os nervos da cabeça, do pescoço e da face (p. 353).

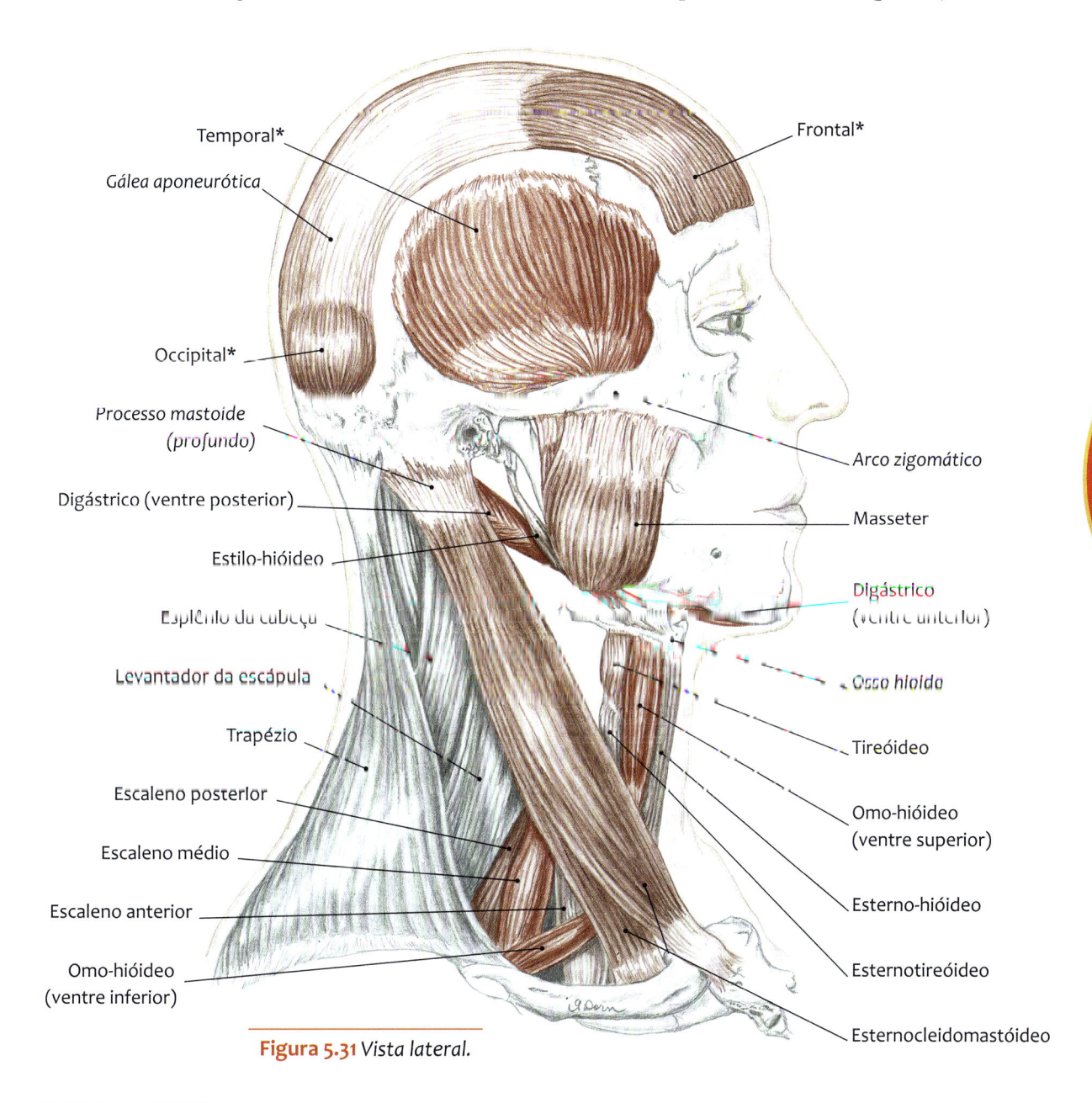

Figura 5.31 Vista lateral.

*N.R.T: Occiptal, temporal e frontal são estruturas ósseas localizadas abaixo dos músculos.

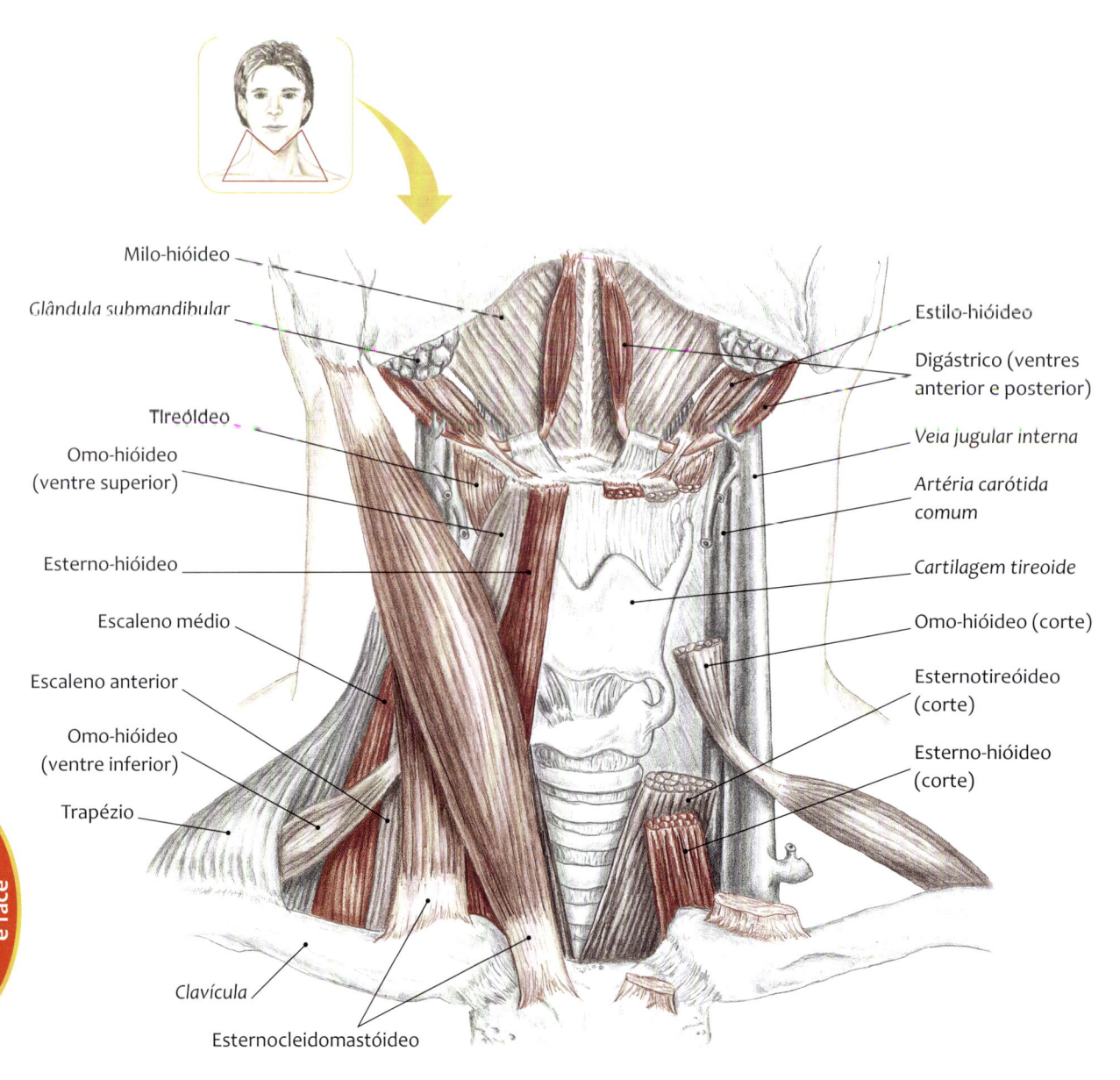

Figura 5.32 Vista anterior do pescoço, com os músculos superficiais removidos no lado esquerdo.

Labels (esquerda, de cima para baixo): Milo-hióideo; Glândula submandibular; Tireóideo; Omo-hióideo (ventre superior); Esterno-hióideo; Escaleno médio; Escaleno anterior; Omo-hióideo (ventre inferior); Trapézio; Clavícula; Esternocleidomastóideo.

Labels (direita, de cima para baixo): Estilo-hióideo; Digástrico (ventres anterior e posterior); Veia jugular interna; Artéria carótida comum; Cartilagem tireoide; Omo-hióideo (corte); Esternotireóideo (corte); Esterno-hióideo (corte).

O menor músculo individual do corpo humano localiza-se na região mediana da orelha. O músculo estapédio mede menos de 1,25 milímetro e é mais fino do que uma moeda de dez centavos de dólar. Ele ativa o estribo, um dos minúsculos ossos do ouvido, que manda vibrações do tímpano para o ouvido interno.

O estapédio, contudo, pode não ser absolutamente o menor músculo do corpo. Um músculo minúsculo e involuntário chamado eretor de pelo (p. 26) liga-se a todos os folículos pilosos do corpo humano. Esses músculos microscópicos, entretanto, têm uma grande responsabilidade: quando você está com frio ou responde a uma forte emoção, como o medo, os músculos eretores de pelo levantam seus pelos, produzindo arrepios que ajudam a reter o calor corporal.

Acredita-se também que eles davam a nossos ancestrais evolutivos a habilidade de levantar os pelos para que parecessem maiores para seus potenciais inimigos.

Eretor de pelo   Latim.   *Arretor*, levantador; *pilus*, pelo
Estapédio   Latim.   Estribo

Sinergistas – músculos que trabalham juntos

Os músculos estão listados segundo a ordem de sua habilidade em gerar movimento. O asterisco indica os músculos que não são mostrados.

Coluna cervical

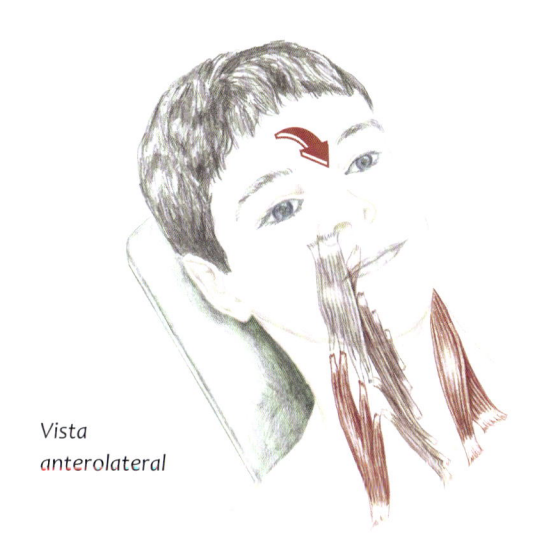

Vista anterolateral

Flexão

(antagonistas na extensão)
Esternocleidomastóideo (bilateralmente)
Escaleno anterior (bilateralmente)
Longo da cabeça (bilateralmente)
Longo do colo (bilateralmente)

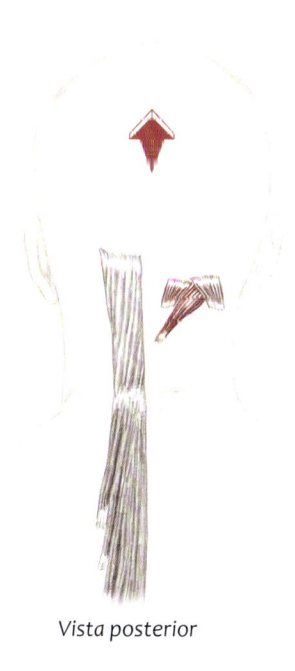

Extensão

(antagonistas na flexão)
Trapézio (fibras superiores, bilateralmente)
Levantador da escápula (bilateralmente)
Esplênio da cabeça (bilateralmente)
Esplênio do pescoço (bilateralmente)
Reto posterior maior da cabeça
Reto posterior menor da cabeça
Oblíquo superior da cabeça
Semiespinal da cabeça
Longuíssimo da cabeça (assistente)*
Longuíssimo do pescoço (assistente)*
Iliocostal do pescoço (assistente)*
Multífidos (bilateralmente)*
Rotadores (bilateralmente)*
Intertransversais (bilateralmente)*
Interespinais*

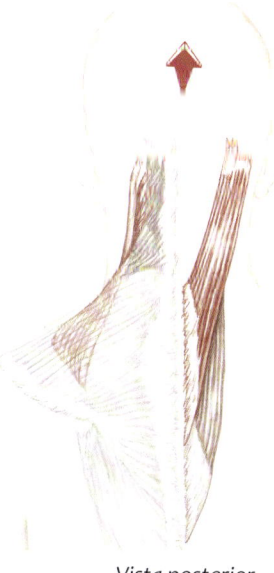

Vista posterior

Vista posterior

Rotação

*(unilateralmente para o **mesmo** lado)*
Levantador da escápula
Esplênio da cabeça
Esplênio do pescoço
Reto posterior maior da cabeça*
Oblíquo inferior da cabeça*
Longo do colo*
Longo da cabeça*
Longuíssimo da cabeça (assistente)*
Longuíssimo do pescoço (assistente)*
Iliocostal do pescoço (assistente)*

Rotação

*(unilateralmente para o lado **oposto**)*
Trapézio (fibras superiores)
Esternocleidomastóideo
Escaleno anterior
Escaleno médio
Escaleno posterior
Multífidos*
Rotadores*

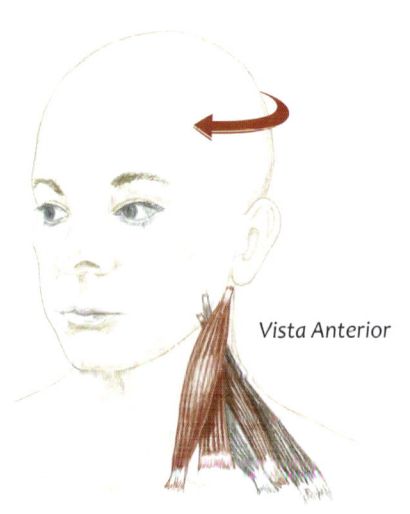

Vista posterior

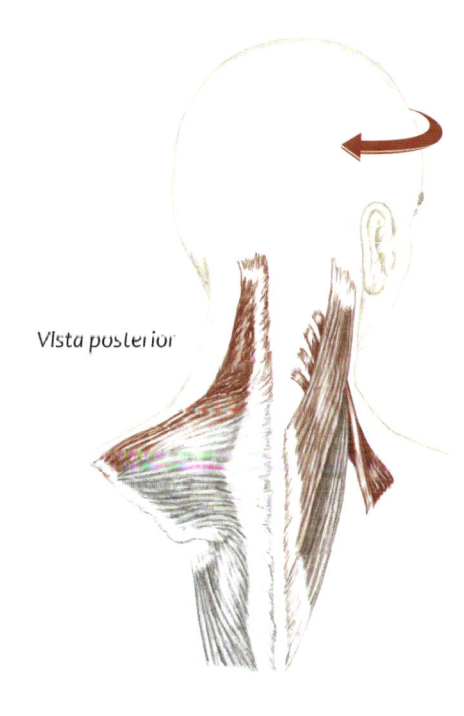

Vista Anterior

Flexão lateral

*(unilateralmente para o **mesmo** lado)*
Trapézio (fibras superiores)
Levantador da escápula
Esternocleidomastóideo
Escaleno anterior (com as costelas fixas)
Escaleno médio (com as costelas fixas)
Escaleno posterior (com as costelas fixas)
Esplênio da cabeça
Esplênio do pescoço
Longo da cabeça
Longo do colo
Longuíssimo da cabeça (assistente)*
Longuíssimo do pescoço (assistente)*
Iliocostal do pescoço (assistente)*
Oblíquo superior da cabeça*
Intertransversais*

Vista posterior

Vista anterior

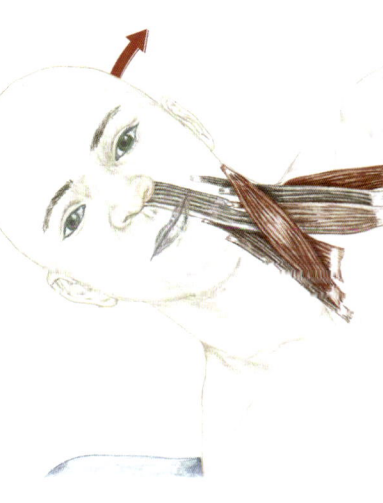

Mandíbula

(articulação temporomandibular)

Elevação

(antagonistas na depressão)
Masseter
Temporal
Pterigóideo medial

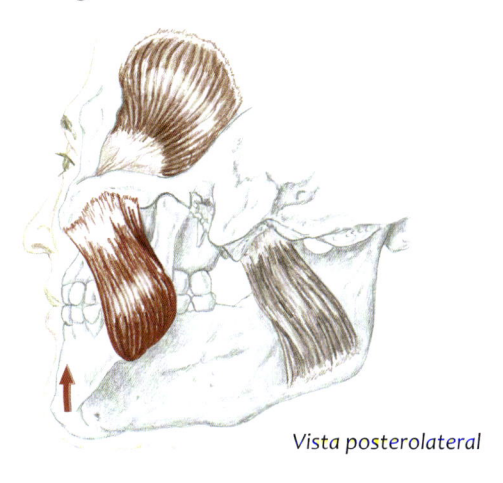

Vista posterolateral

Depressão

(antagonistas na elevação)
Gênio-hióideo*
Milo-hióideo*
Estilo-hióideo
Digástrico (com o osso hioide fixado)
Platisma (assistente)

Vista anteroinferior

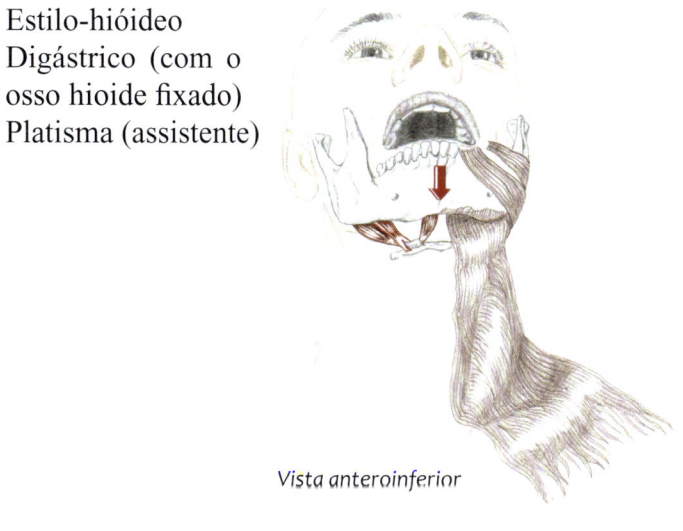

Protração

(antagonistas na retração)
Pterigóideo lateral (bilateralmente)
Pterigóideo medial (bilateralmente)
Masseter (assistente)*

Retração

(antagonistas na protração)
Temporal
Digástrico

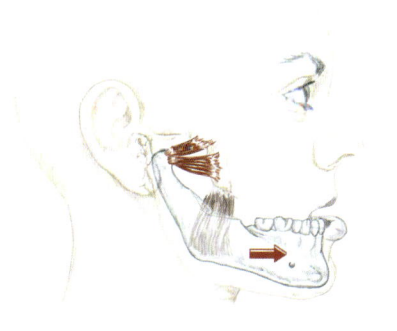

Vistas laterais

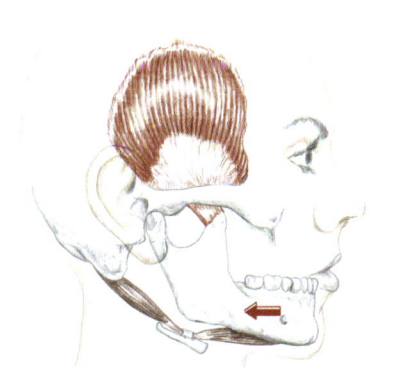

Veja na página 521 os sinergistas do desvio lateral da mandíbula

Esternocleidomastóideo

O esternocleidomastóideo localiza-se nas regiões lateral e anterior do pescoço. Possui um ventre largo com duas cabeças: uma plana e clavicular e a outra esternal e fina (figura 5.33). Ambas as cabeças se fundem para ligarem-se atrás da orelha, no processo mastoide. A artéria carótida (p. 354) passa profunda e medialmente ao esternocleidomastóideo; a veia jugular externa localiza-se superficialmente a ele. O esternocleidomastóideo também é superficial, completamente acessível e, em geral, visível quando a cabeça está virada para o lado, à moda de lorde Byron (figura 5.34).

A *Unilateralmente:*

Flexiona lateralmente a cabeça e o pescoço para o mesmo lado

Gira a cabeça e o pescoço para o lado oposto

Bilateralmente:

Flexiona o pescoço

Dá assistência na **elevação** da caixa torácica durante a inspiração

O *Cabeça esternal:*

Parte superior do manúbrio

Cabeça clavicular:

Um terço medial da clavícula

I Processo mastoide do osso temporal e parte lateral da linha nucal superior do occipício

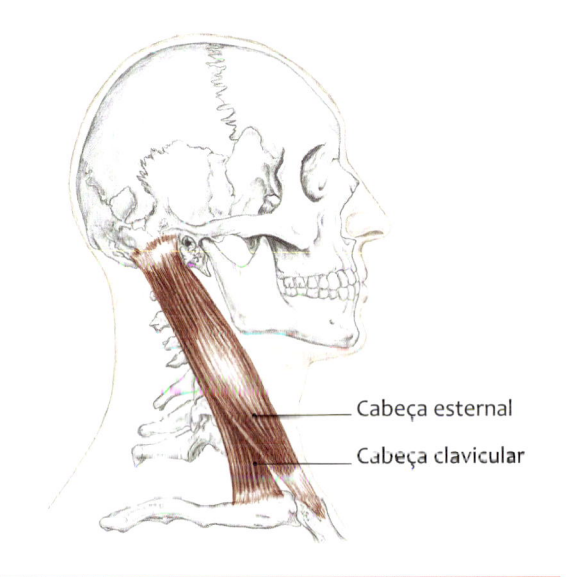

N C(1), C**2**, C3

Figura 5.33 *Vista lateral do esternocleidomastóideo.*

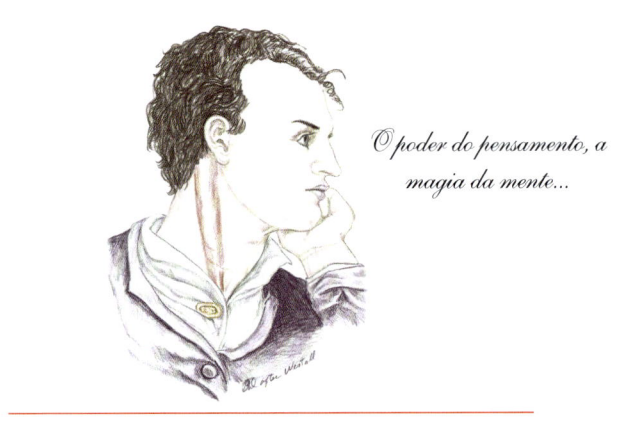

O poder do pensamento, a magia da mente...

Figura 5.34 *Lorde Byron exibindo a cabeça esternal de seu esternocleidomastóideo*

> O esternocleidomastóideo e as fibras superiores do trapézio (p. 103) se iniciam como um único músculo no embrião e, então, separam-se mais tarde durante o desenvolvimento. Localizar a ligação entre eles dá uma dica de seu relacionamento inicial: eles quase formam um tendão contínuo na linha nucal superior e no processo mastoide. Suas outras ligações estão em cada extremidade da clavícula.

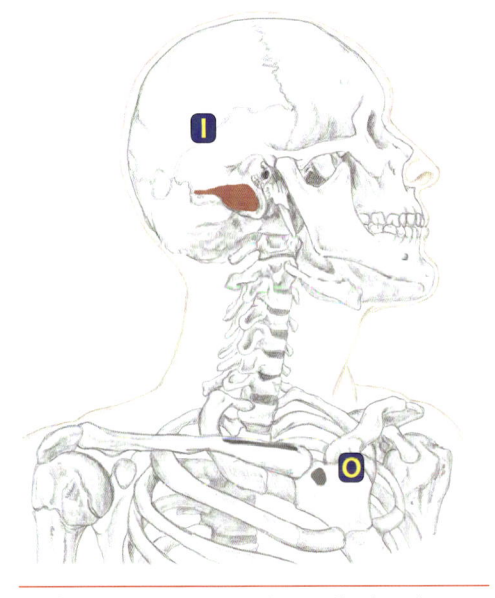

Figura 5.35 *Origem e inserção da cabeça girada para a esquerda.*

Esternocleidomastóideo

1) Posição supina, com o massoterapeuta diante da cabeceira da mesa. Localize o processo mastoide do osso temporal, a clavícula medial e a parte superior do esterno.
2) Desenhe uma linha entre esses pontos de referência para delinear a localização do esternocleidomastóideo. Observe como ambos os esternocleidomastóideos formam um "V" na parte frontal do pescoço.
3) Peça a seu parceiro que levante a cabeça muito suavemente enquanto você apalpa o esternocleidomastóideo (figura 5.36). Ele geralmente ficará protuberante. (Para que o esternocleidomastóideo fique mais distinto, gire a cabeça levemente para o lado oposto e em seguida peça ao parceiro que flexione o pescoço.)
4) Apalpe as bordas do esternocleidomastóideo, siga-o atrás do lóbulo da orelha e então desça para a clavícula e para o esterno (figura 5.37). Delineie o delgado tendão esternal e o tendão clavicular, mais largo.

Com seu parceiro relaxado, você consegue segurar o esternocleidomastóideo entre os dedos e contornar sua espessura e seu formato? Quanto espaço há entre as ligações claviculares do esternocleidomastóideo e as do trapézio? Deve ser de cerca de 5 a 7,5 centímetros.

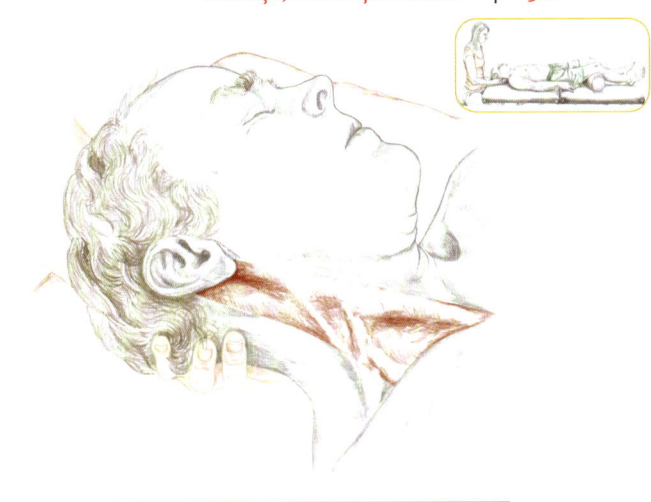

Figura 5.36 Parceiro em posição supina flexionando levemente a cabeça para segurar o esternocleidomastóideo

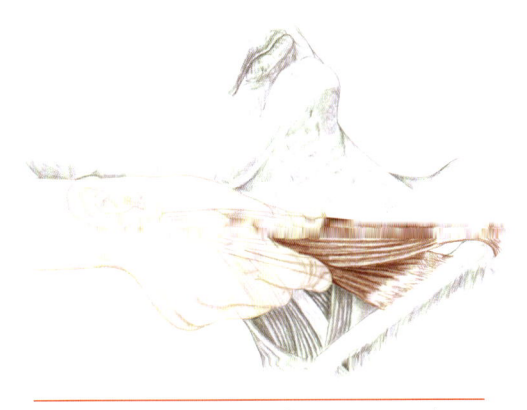

Figura 5.37 Segurando os ventres do esternocleidomastóideo

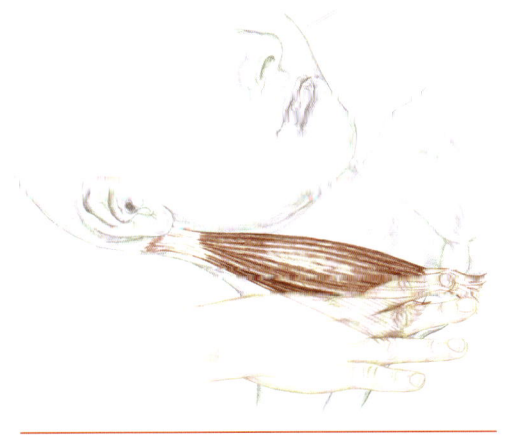

Figura 5.38 Dedilhando o tendão esternal do esternocleidomastóideo

Quando você utiliza seu esternocleidomastóideo?

- Ao balançar a cabeça em gesto de negação (rotação oposta);
- Ao balançar a cabeça em gesto de afirmação (flexão bilateral);
- Quando estabiliza a cabeça durante o trajeto na montanha-russa;
- Levantando a cabeça para ouvir o que alguém diz.

Uma vez que a artéria carótida passa profundamente ao esternocleidomastóideo, você pode sentir seu forte pulso embaixo (ou entre) os dedos que estão segurando. Caso não sinta, simplesmente solte e reposicione sua mão para assegurar que o vaso não está comprimido.

Escalenos

Anterior
Médio
Posterior

Os três escalenos estão prensados entre o esternocleidomastóideo e a aba anterior do trapézio, na região anterolateral do pescoço. Suas fibras começam ao lado das vértebras cervicais, imergem sob a clavícula e ligam-se à primeira e à segunda costelas (figura 5.39). Durante a inspiração normal, os escalenos executam a tarefa vital de elevar as primeiras costelas.

O **escaleno anterior** (figura 5.42) localiza-se parcialmente encolhido embaixo do esternocleidomastóideo. O **escaleno médio** (figura 5.43) é um pouco maior e localiza-se lateralmente ao escaleno anterior. Ambos os ventres musculares são diretamente acessíveis. O **escaleno posterior** (figura 5.44), menor, localiza-se entre o escaleno médio e o levantador da escápula. O escaleno posterior está em posição mais profunda do que os demais escalenos. Por causa de seu tamanho reduzido e localização "enterrada", pode ser difícil diferenciar o escaleno posterior dos ventres cincundantes.

Os grandes ramos do plexo braquial e da artéria subclávia passam por uma pequena lacuna entre os escalenos anterior e médio. Nervos individuais do plexo braquial podem entrar no interior ou em frente ao escaleno anterior (figura 5.40).

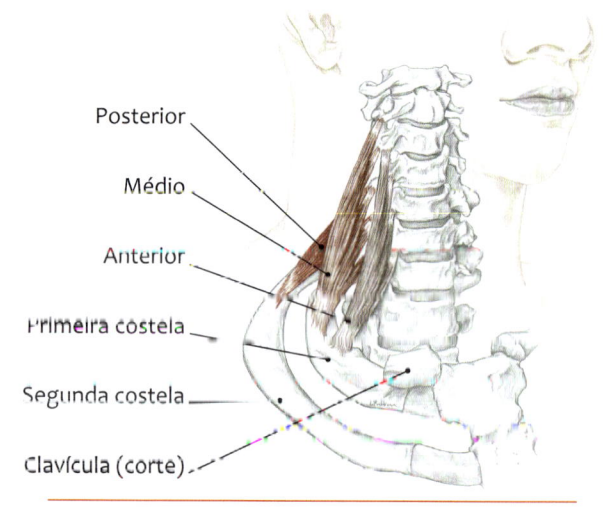

Figura 5.39 *Vista anterolateral dos escalenos.*

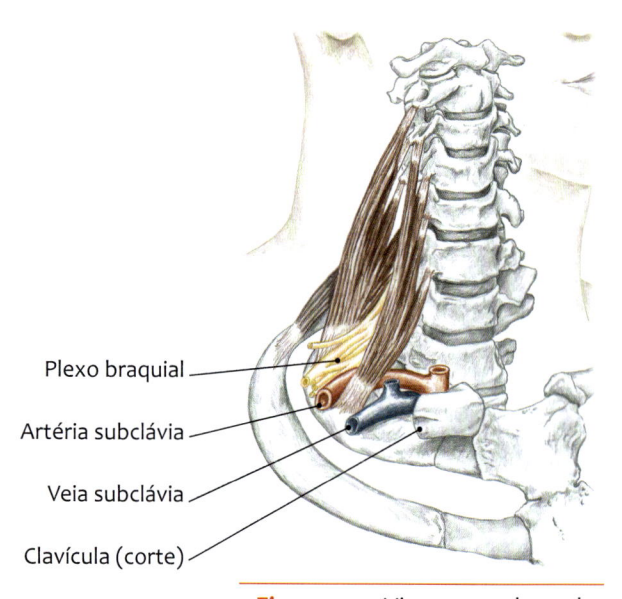

Figura 5.40 *Vista anterolateral.*

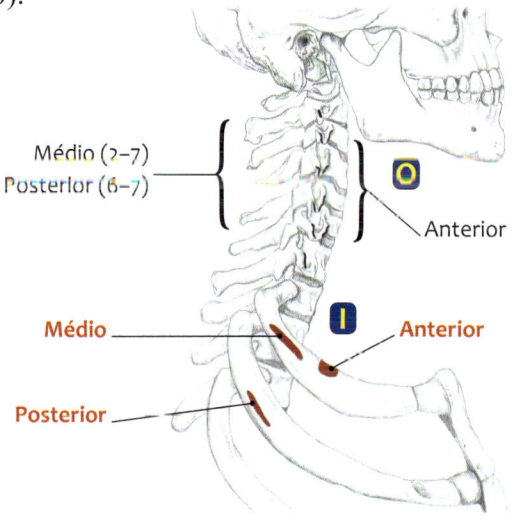

Figura 5.41 *Vista lateral das origens e inserções.*

Escaleno   Grego.   Desigual

A Todos os escalenos

Unilateralmente:
Com as costelas fixas, **flexionam lateralmente** a cabeça e o pescoço para o mesmo lado (Todos)

Giram a cabeça e o pescoço para o lado oposto (Todos)

Bilateralmente:
Elevam as costelas durante a inspiração (Todos)

Flexionam a cabeça e o pescoço (Anterior)

Escaleno anterior

Escaleno médio

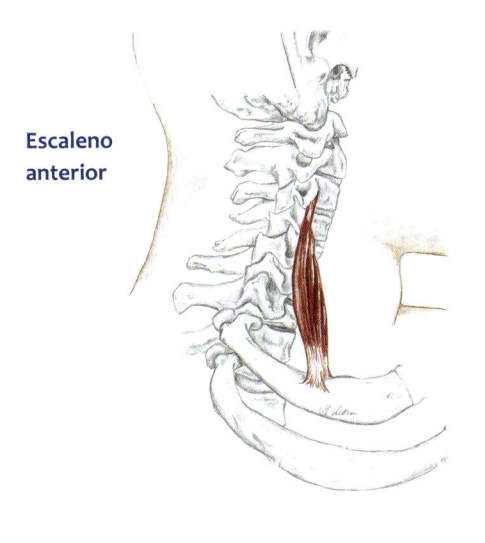

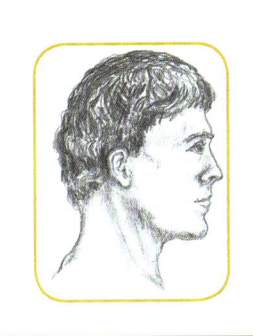

Figuras 5.42, 5.43 e 5.44
Vistas laterais.

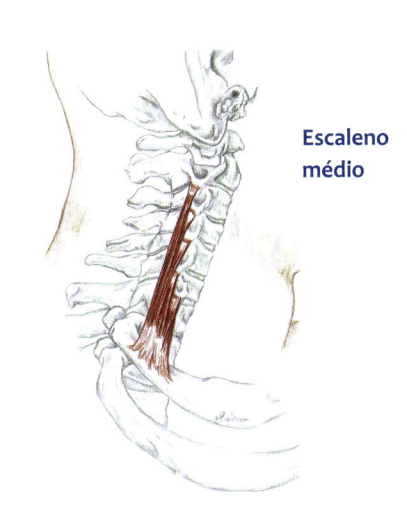

Escaleno anterior

O Processos transversos da terceira à sexta vértebra cervical (tubérculos anteriores)
I Primeira costela
N C(3), C**4-8**

Escaleno médio

O Processos transversos da segunda à sétima vértebra cervical (tubérculos posteriores)
I Primeira costela
N C(3), C**4-8**

Escaleno posterior

A compressão ou a colisão do plexo braquial ou de um de seus nervos pode provocar uma sensação aguda e pungente, ou dormência no braço. Se isso acontecer, solte imediatamente e ajuste sua posição posteriormente. Certifique-se de pedir a seu parceiro que lhe dê um posicionamento enquanto apalpa os músculos escalenos.

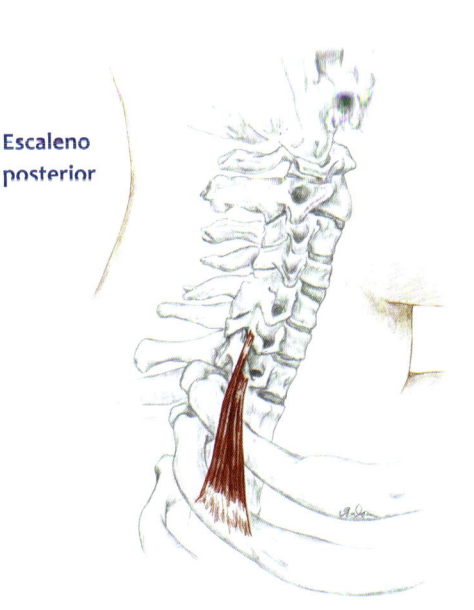

Escaleno posterior

O Processos transversos da sexta e sétima vértebra cervical (tubérculos posteriores)
I Segunda costela
N C(3), C**4-8**

Escalenos como um grupo

1) Parceiro em posição supina, com o massoterapeuta diante da cabeceira da mesa. Segure a cabeça, flexionando-a passivamente, a fim de permitir uma palpação mais fácil. Posicione as "almofadas" dos dedos nas regiões anterior e lateral do pescoço, entre o esternocleidomastóideo e o trapézio.

2) Com as "almofadas" dos dedos, utilize pressão suave para apalpar os ventres musculares filamentosos e superficiais nesse triângulo.

Você está entre o esternocleidomastóideo e o trapézio? Peça a seu parceiro que inspire profundamente, movimentando a parte superior do peito. Quando ele inspira por completo, você sente os músculos nesse triângulo se contraírem (figura 5.46)?

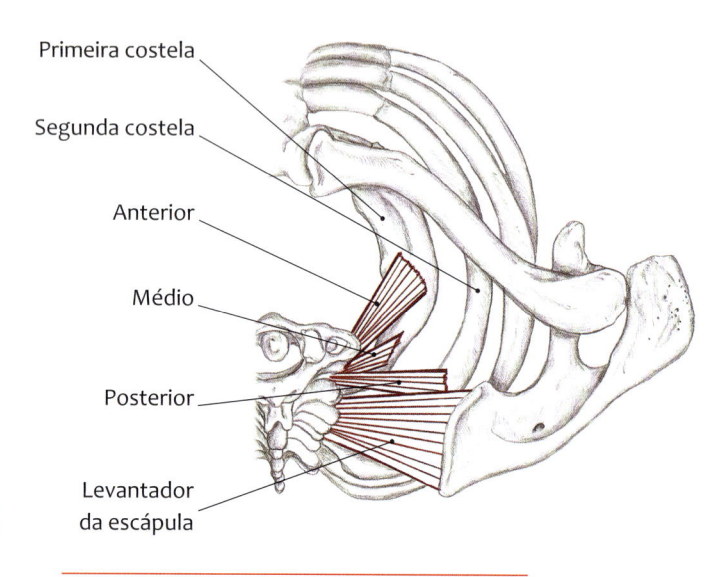

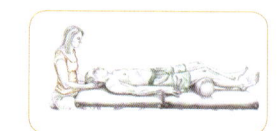

Figura 5.45 Vista superior mostrando a direção das fibras dos escalenos e do levantador da escápula. Os músculos não estão representados na escala.

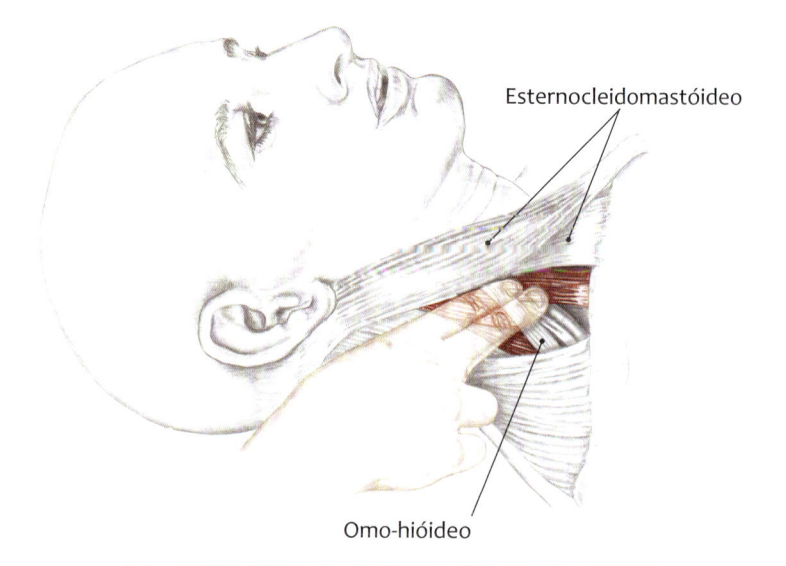

Figura 5.46 Sentindo os escalenos se contraírem enquanto seu parceiro, em posição supina, inspira.

Escalenos anterior e médio

1) Parceiro em posição supina. Visto que o escaleno anterior está em posição parcialmente profunda à extremidade lateral do esternocleidomastóideo, gire levemente a cabeça para o lado oposto, para melhor exposição. Apalpe suavemente embaixo da extremidade lateral do esternocleidomastóideo e deslize pelo ventre do escaleno anterior (figura 5.47).
2) Siga-o inferiormente enquanto ele se insere embaixo da clavícula.
3) Mova-se lateralmente para explorar o escaleno médio, observando o formato semelhante de seu ventre (figura 5.48).

Os músculos que você está sentindo possuem uma textura fina e filamentosa? Se os seguir inferiormente, eles se inserem embaixo da clavícula (na direção das costelas)? Você consegue segui-los superiormente, em direção aos processos transversos das vértebras cervicais? Peça a seu parceiro que flexione a cabeça suavemente. Você consegue sentir os escalenos se contraírem?

Esternocleidomastóideo (corte)

Trapézio

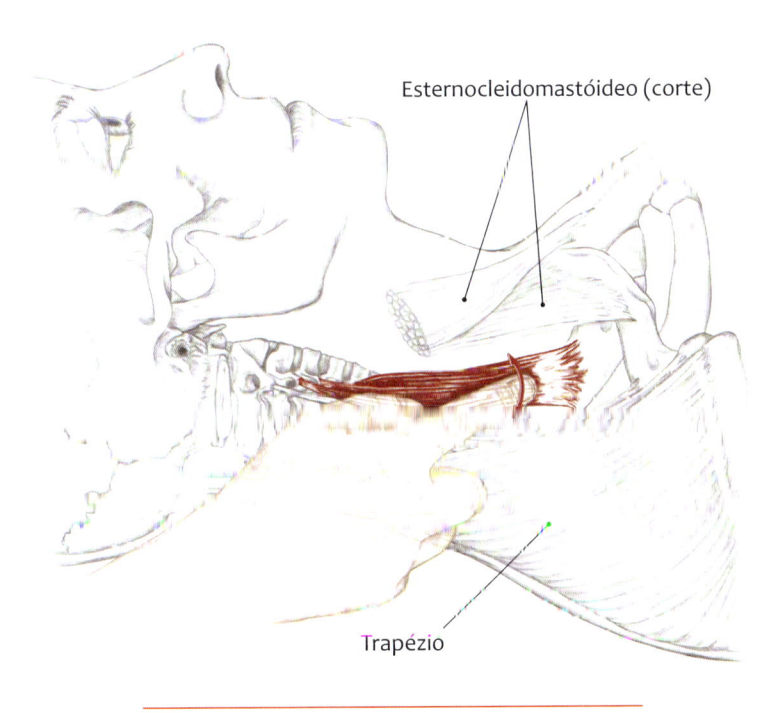

Figura 5.47 *Deslizando pelo escaleno anterior com o parceiro em posição supina.*

Quando você utiliza seus escalenos?
- Ao respirar profundamente, movimentando a parte superior do peito;
- Quando segura um telefone entre a orelha e o ombro;
- Ao estabilizar a cabeça quando lê em uma posição reclinada.

Escaleno posterior

1) Parceiro em posição supina. O escaleno posterior se estende lateralmente pelo pescoço e está comprimido entre o escaleno médio e o levantador da escápula (p. 122).
2) Localize o escaleno médio e o levantador da escápula. Posicione um dedo entre esses ventres e afunde-o inferiormente (figura 5.49).
3) Dedilhe lentamente ao longo da fina banda de tecido que se estende lateralmente desde os processos transversos até a segunda costela.

> *Para diferenciar o escaleno posterior do levantador da escápula, localize aquele e peça a seu parceiro que levante a escápula lentamente. Visto que o escaleno posterior não gera essa ação, não deve haver contrações em suas fibras. No entanto, se pedir a seu parceiro que inspire, elevando a parte superior do peito, você deve sentir o escaleno posterior se contrair.*

Todos os escalenos

Parceiro em posição prona. Inicie com o isolamento da extremidade das fibras superiores do trapézio (p. 103). Então, curve os dedos na extremidade anterior do trapézio, em direção ao tecido da lateral do pescoço (figura 5.50). O levantador da escápula estará exatamente em posição anterior ao trapézio, seguido pelos escalenos posterior e médio.

A existência de um quarto músculo, o escaleno mínimo, é uma das inúmeras variações do grupo muscular escaleno. Presente em cerca de 40% da população, o escaleno mínimo geralmente se liga a partir da sexta e sétima vértebra cervical até a primeira costela ou até a cúpula pleural do pulmão. Em posição inferior e profunda ao escaleno anterior, esse músculo pode, contudo, ser bastante forte.

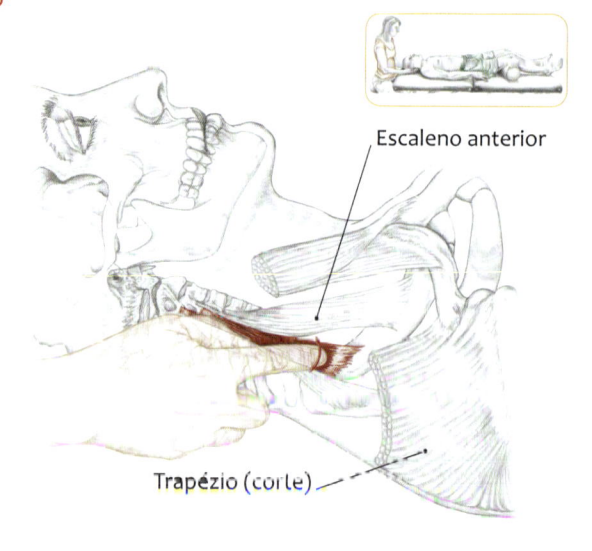

Figura 5.48 *Dedilhando o escaleno médio, com o parceiro em posição supina. Vista lateral.*

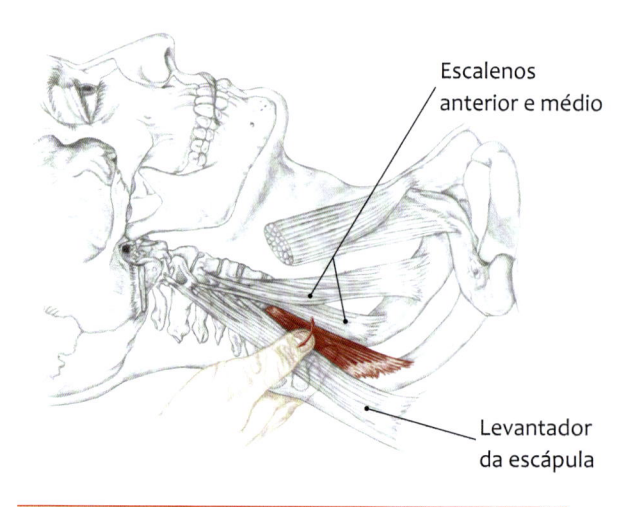

Figura 5.49 *Palpação do escaleno posterior, com o parceiro em posição supina. Vista lateral.*

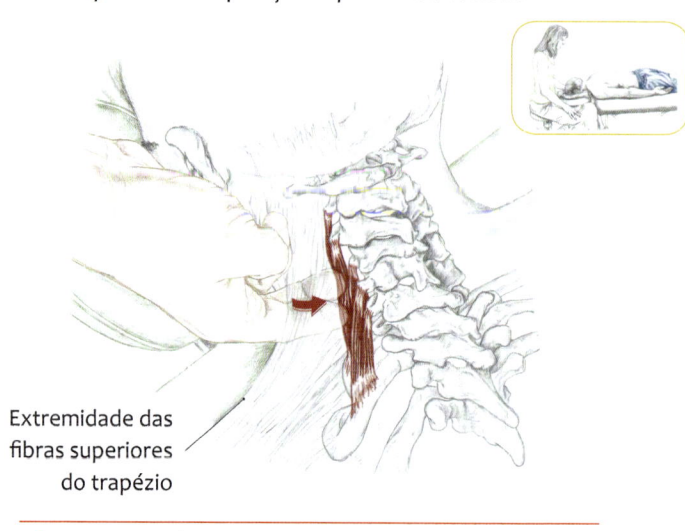

Figura 5.50 *Palpação dos escalenos médio e posterior, com o parceiro em posição prona. Vista posterolateral.*

Masseter

O masseter é o músculo mais forte do corpo, proporcionalmente ao seu tamanho. Os dois masseteres juntos aplicam uma mordida com força aproximada de 70 quilos de pressão – suficiente para arrancar um dedo! Ele é o principal músculo da mastigação e é utilizado na fala e na deglutição.

Localizado na lateral da mandíbula, o masseter tem formato quadrado e é composto de dois ventres sobrepostos. O ventre superficial pode ser acessado a partir da face (figura 5.51); o ventre profundo é palpável de dentro da boca (figura 5.52). O masseter situa-se profundamente à glândula parótida (p. 355), embora seja de fácil palpação.

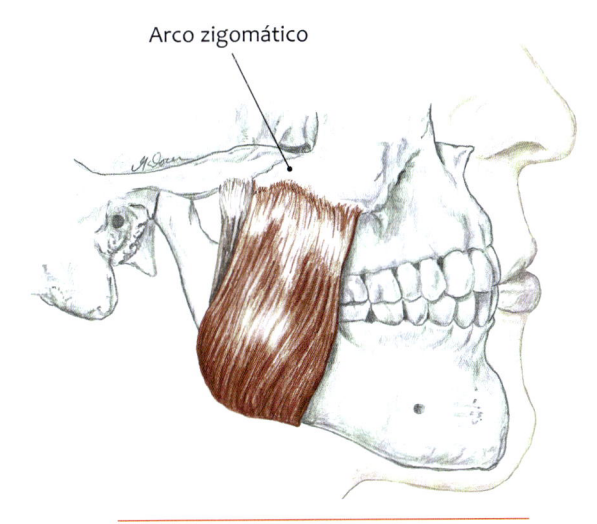

A **Eleva** a mandíbula (articulação temporomandibular)

Pode dar assistência na **protusão** da mandíbula (articulação temporomandibular)

O Arco zigomático

I Ângulo e ramo da mandíbula

N Nervo trigêmeo (V) (divisão mandibular)

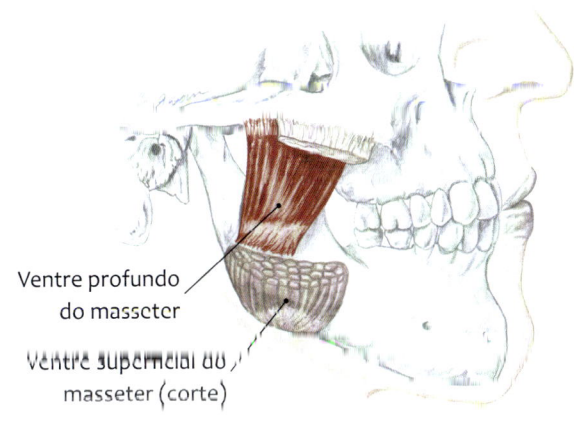

Figura 5.51 Vista lateral mostrando a cabeça superficial do masseter.

Ventre profundo do masseter
Ventre superficial do masseter (corte)

Figura 5.52 Vista lateral.

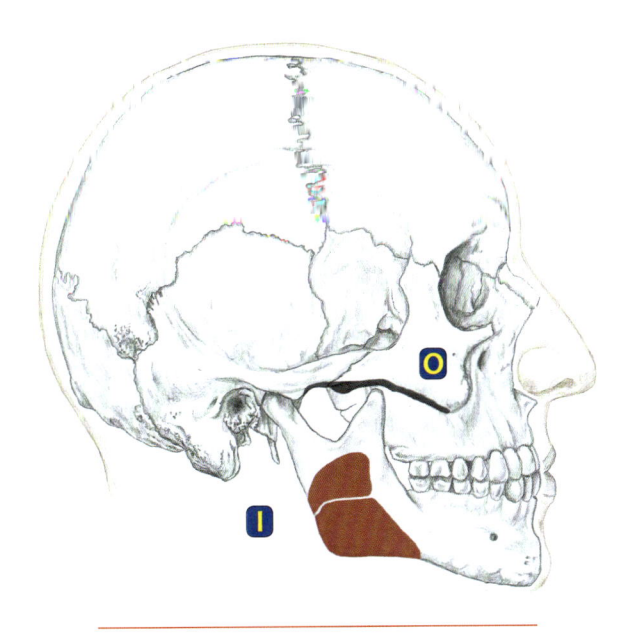

Figura 5.53 Origem e inserção.

Quando você utiliza seu masseter?
- Ao falar, tagarelar, bater papo, jogar conversa fora;
- Quando masca ruidosamente um pacote de chicletes;
- Ao ranger os dentes durante uma discussão.

Masseter   Grego.   Mastigador

Masseter

1) Parceiro em posição supina. Localize o arco zigomático e o ângulo da mandíbula. Posicione os dedos entre esses pontos de referência ósseos e apalpe a superfície do masseter.

2) Peça a seu parceiro que aperte e relaxe a mandíbula alternadamente, enquanto você delineia o formato quadrado do ventre (figura 5.54). Confirme a direção das fibras do masseter dedilhando horizontalmente suas fibras musculares.

3) Agora, peça a seu parceiro que relaxe enquanto você tenta segurar os corpulentos ventres do masseter (figura 5.55).

Enquanto seu parceiro aperta a mandíbula, você consegue contornar a extremidade anterior do masseter? Se o parceiro abrir a mandíbula tanto quanto possível, você é capaz de sentir o tecido alongar?

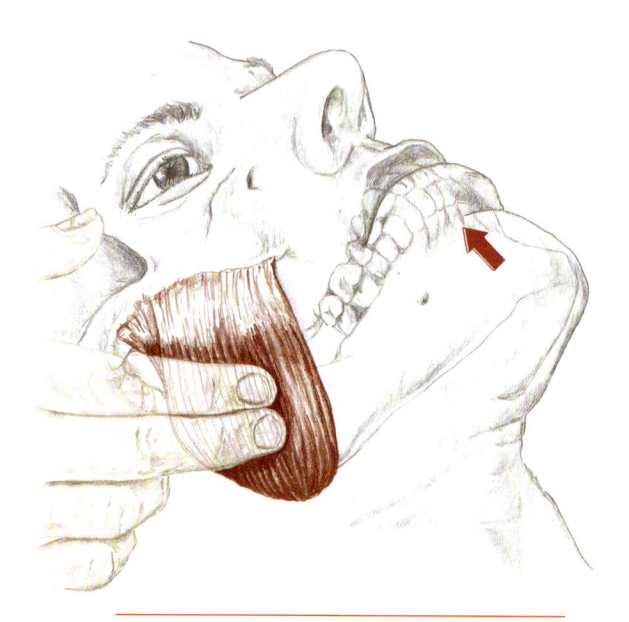

Figura 5.54 *Parceiro em posição supina apertando a mandíbula.*

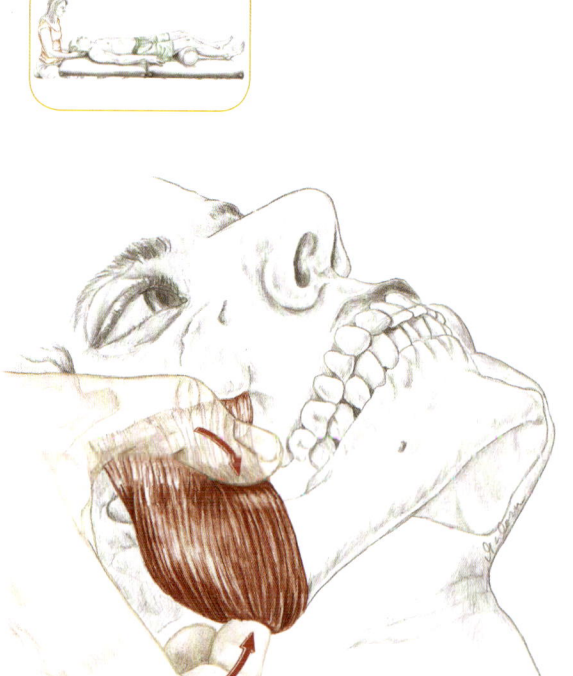

Figura 5.55 *O parceiro relaxa a mandíbula enquanto você segura o masseter.*

Temporal

O músculo temporal localiza-se na região temporal do crânio. Sua ampla origem se liga aos ossos frontal, temporal e parietal (figura 5.56). Suas fibras convergem em uma massa espessa, que alcança embaixo do arco zigomático para conectar-se ao processo coronoide. Embora profundo em relação à fáscia e à artéria temporais, o temporal é superficial e diretamente acessível.

A **Eleva** a mandíbula (articulação temporomandibular)

Retrai a mandíbula (articulação temporomandibular)

O Fossa temporal e fáscia

I Processo coronoide e extremidade anterior do ramo da mandíbula

N Nervo trigêmeo (V) (divisão mandibular)

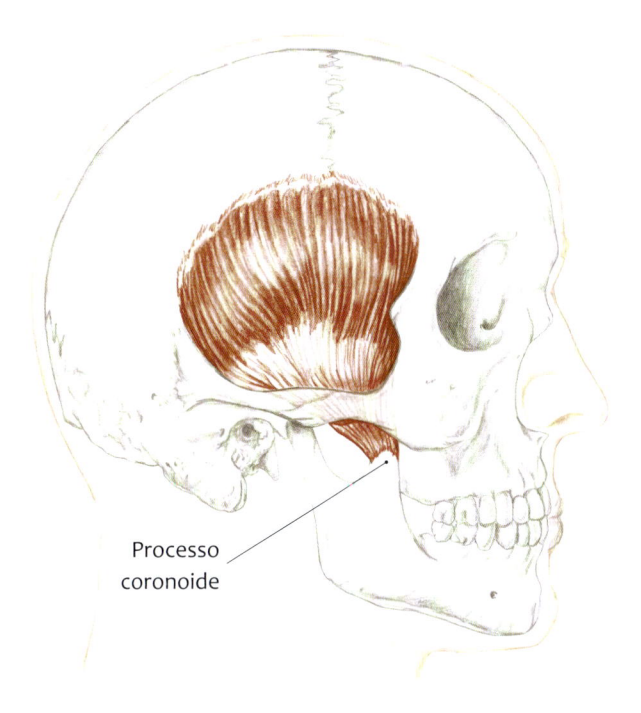

Figura 5.56 Vista lateral do temporal.

Processo coronoide

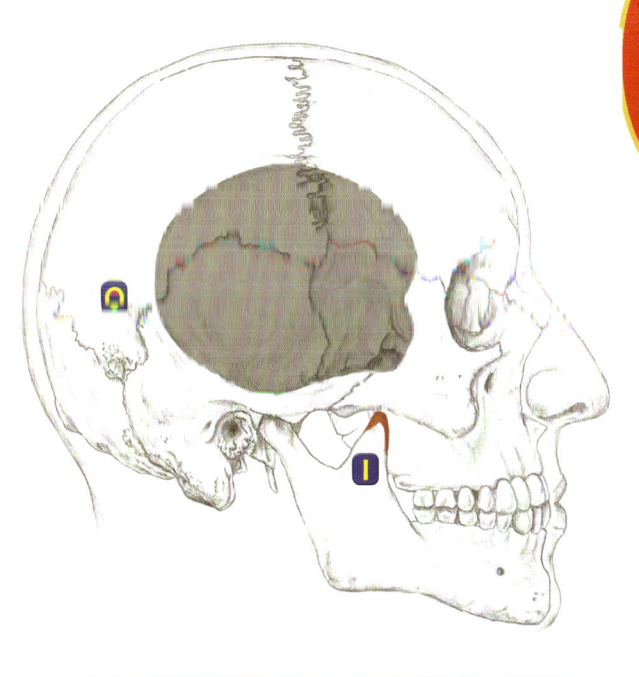

Figura 5.57 Origem e inserção do temporal.

Quando você utiliza seu temporal?
- Arrancando um pedaço de carne-seca;
- Mastigando essa carne;
- Ao ranger os dentes quando sonha com a carne-seca.

Temporal   Latim.   Tempo, notado pelo acinzentamento dos pelos nessa região

Temporal

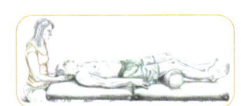

1) Parceiro em posição supina, com o massoterapeuta diante da cabeceira da mesa. Localize o arco zigomático.
2) Posicione as "almofadas" dos dedos 2,5 centímetros acima do arco e peça a seu parceiro que aperte e relaxe a mandíbula alternadamente. Você sente o forte temporal se contrair entre seus dedos (figura 5.58)?
3) Para identificar o local de inserção do tendão temporal, peça a seu parceiro que abra bem a boca.
4) Localize e explore o processo coronoide (figura 5.59). Embora o processo coronoide seja de fácil acesso, você pode não conseguir isolar o tendão do temporal.

Ao explorar o ventre muscular, você está acima do arco zigomático, na lateral da cabeça? Você é capaz de definir a direção das fibras musculares e senti-las convergir?

Para contornar a ampla origem do temporal, coloque seus dedos em várias posições, na lateral da cabeça, e peça a seu parceiro que aperte e relaxe a mandíbula alternadamente. Se seus dedos estiverem sobre o músculo, você sentirá as fibras do temporal se contraírem e relaxarem. Se não estiver sobre ele, não sentirá nada.

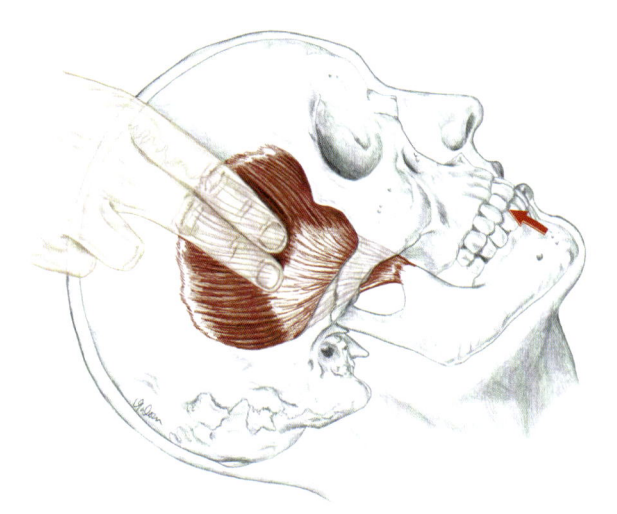

Figura 5.58 *Sentindo o temporal se contrair enquanto seu parceiro, em posição supina, cerra a mandíbula.*

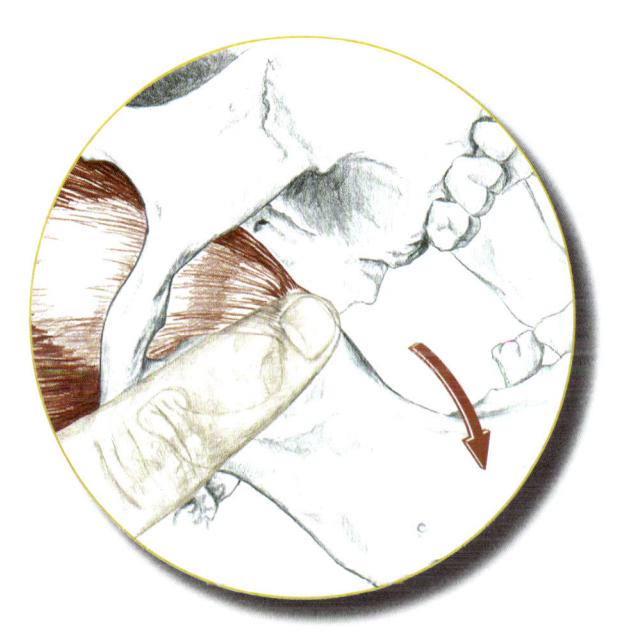

Figura 5.59 *Isolamento do tendão temporal no processo coronoide da mandíbula, parceiro com a mandíbula aberta.*

Supra-hióideos e digástrico

Os supra-hióideos (**gênio-hióideo**, **milo-hióideo** e **estilo-hióideo**) formam uma parede muscular na parte inferior do maxilar (figuras 5.60 e 5.61). Estendendo-se da extremidade da mandíbula até o osso hioide, localizam-se inferiormente aos músculos glossos (da língua).

Muito embora cada um dos três supra-hióideos seja muito pequeno, em conjunto eles afetam a língua e o osso hioide, além de serem importantes na mastigação, na deglutição e na fala. São parcialmente profundos ao músculo digástrico, embora acessíveis. Os ventres supra-hióideos não podem ser distinguidos individualmente.

O músculo **digástrico**, comprido e redondo, é composto de um ventre posterior e um anterior. O ventre posterior percorre desde o processo mastoide até o osso hioide (penetrando o estilo-hióideo) e une-se por meio de um laço tendíneo à superfície anterior do hioide. Ele prossegue, então, como o ventre anterior para se ligar na parte inferior da mandíbula (figura 5.62). Ambos os ventres são superficiais, embora difíceis de diferenciar dos músculos supra-hióideos mais profundos.

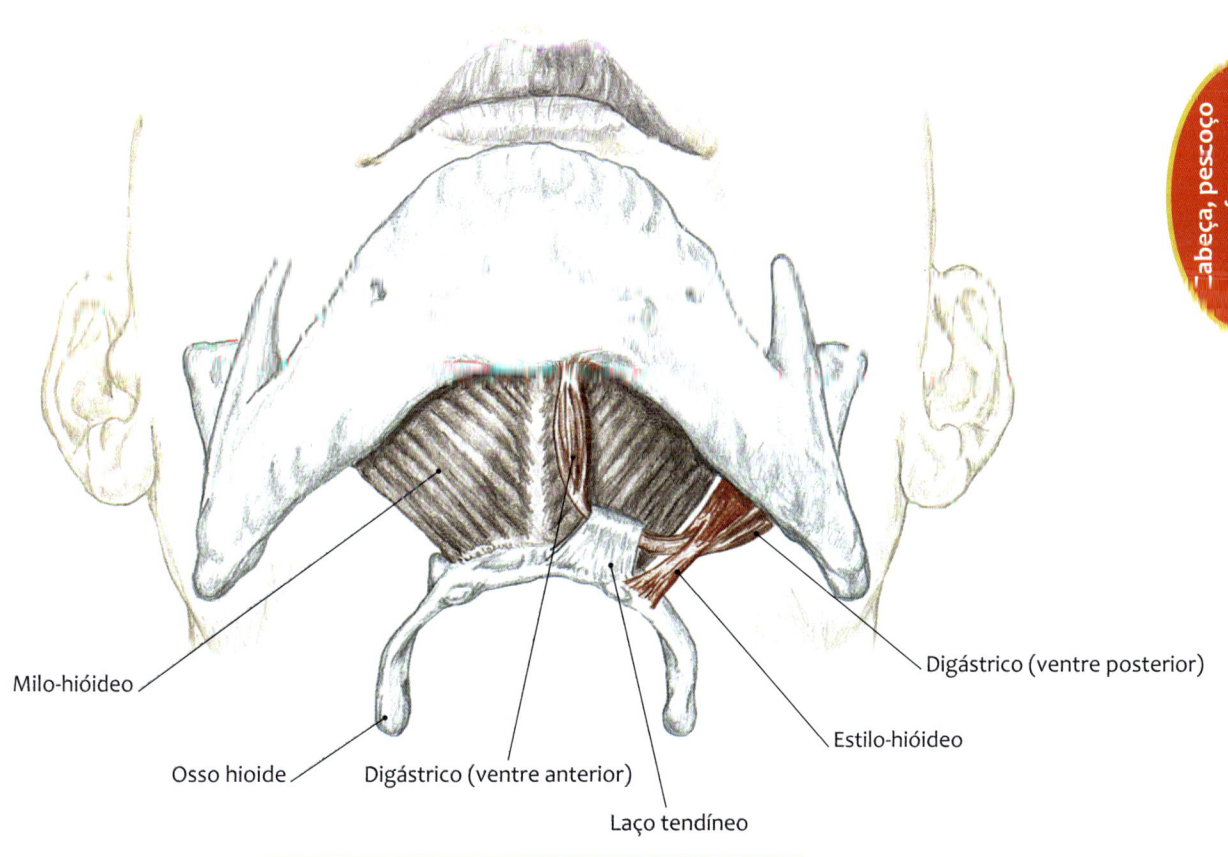

Figura 5.60 *Vista anteroinferior; o gênio-hióideo é profundo ao milo-hióideo.*

Supra-hióideos

A **Elevam** o hioide e a língua

Deprimem a mandíbula (articulação temporomandibular)

O *Gênio-hióideo, milo-hióideo:*

Parte inferior da mandíbula

Estilo-hióideo:

Processo estiloide

I Osso hioide

N *Gênio-hióideo:* C1, C2

Milo-hióideo: Trigêmeo (V)

Estilo-hióideo: Facial (VII)

Digástrico

A Com o osso hioide fixo, **deprime** a mandíbula (articulação temporomandibular)

Com a mandíbula fixa, **eleva** o osso hioide

Retrai a mandíbula (articulação temporomandibular)

O Processo mastoide (profundo ao esternocleidomastóideo e ao esplênio da cabeça)

I Borda inferior da mandíbula

N *Ventre anterior:* Trigêmeo (V) (divisão mandibular)

Ventre posterior: Facial (VII)

> **Quando você os utiliza?**
> • Ao mastigar, ao deglutir e ao sugar com um canudo;
> • Quando canta e fala, visto que suas ações afetam a posição da laringe.

Gênio-hióideo

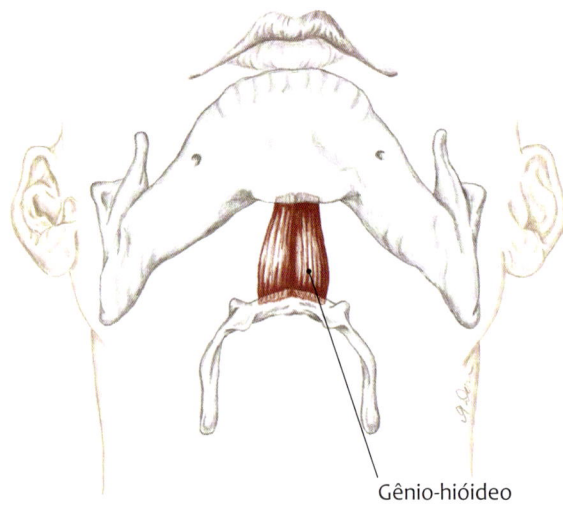

Figura 5.61 *Vista anteroinferior.*

Processo estiloide
Estilo-hióideo
Digástrico (ventre posterior)
Osso hioide
Laço tendíneo
Digástrico (ventre anterior)

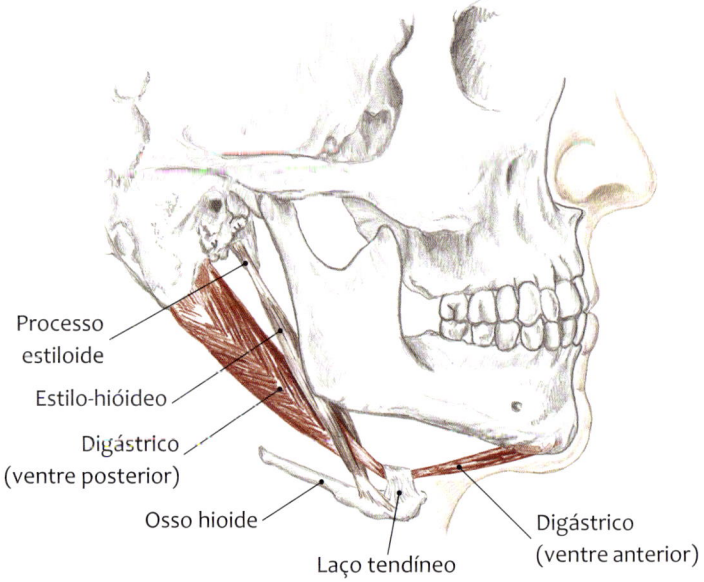

Figura 5.62 *Vista lateral.*

Gênio-hióideo Grego.   *Genion*, queixo
Glossos   Grego.   Língua

Cabeça, Pescoço e Face | 333

Estilo-hióideo
Digástrico

Milo-hióideo (parte inferior da mandíbula)
Gênio-hióideo (parte inferior da mandíbula)
Digástrico (borda inferior da mandíbula)
Estilo-hióideo
Gênio-hióideo
Milo-hióideo

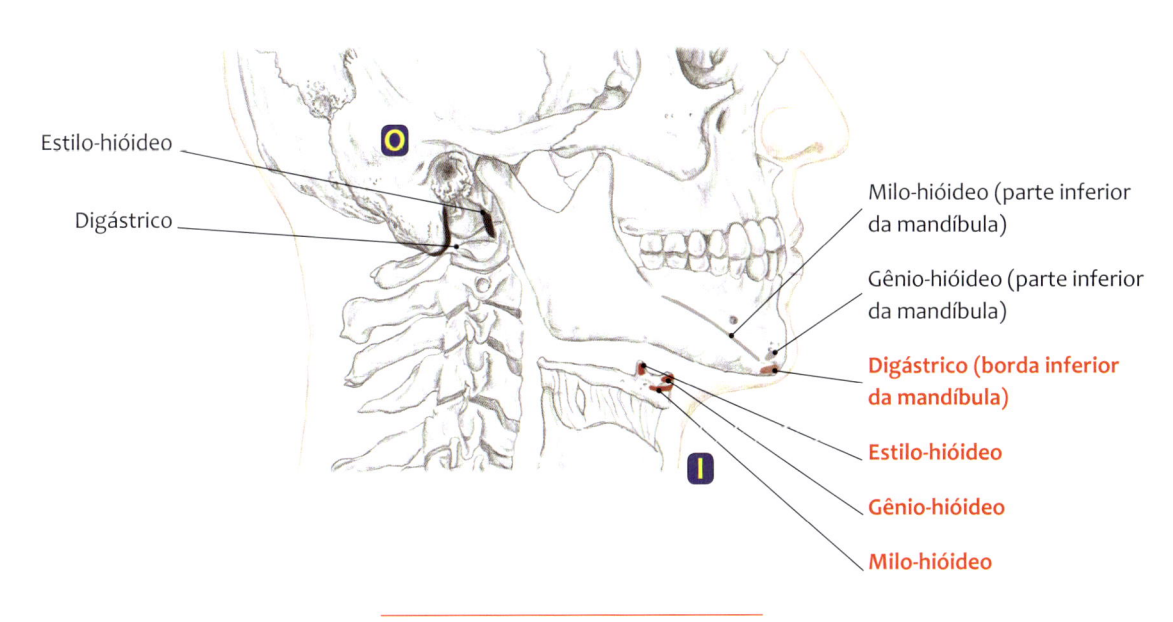

Figura 5.63 Vista lateral mostrando as origens e as inserções.

Supra-hióideos

1) Parceiro em posição supina. Com o maxilar de seu parceiro fechado, posicione seu dedo indicador na parte inferior da mandíbula.
2) Contraia os supra-hióideos, pedindo a seu parceiro que aperte a ponta da língua firmemente contra o céu da boca. Observe como essa ação forma uma parede de músculo tenso na base da mandíbula (linha do maxilar). Siga-a enquanto ela se estende até o osso hioide (figura 5.64).
3) Com a língua relaxada, apalpe a superfície lisa dos tecidos supra-hióideos, diferenciando-os da textura granulosa da glândula submandibular (p. 356).

✓ Se você posicionar a "almofada" do polegar abaixo da ponta do queixo e pedir a seu parceiro que deprima suavemente a mandíbula em direção ao seu dedo, os supra-hióideos se contraem? Além disso, peça a seu parceiro que engula enquanto você apalpa os supra-hióideos. Esses tecidos se contraem?

Digástrico
Estilo-hióideo
Osso hioide

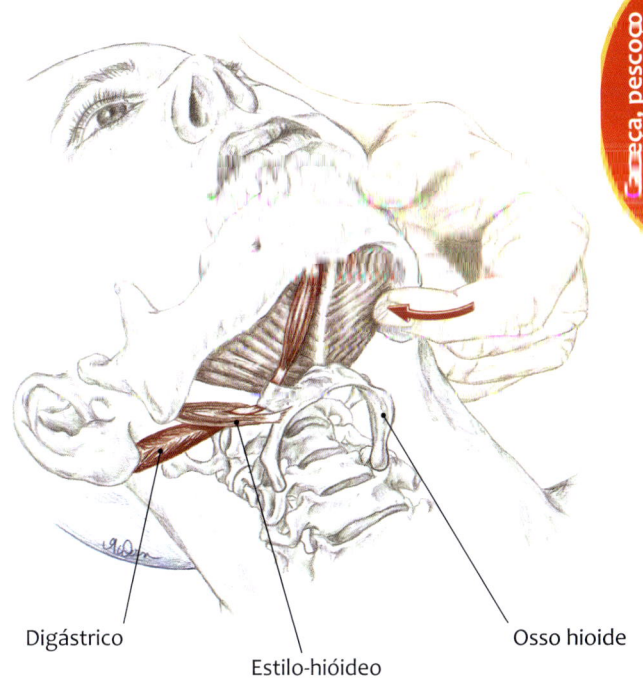

Figura 5.64 Curvando o dedo na mandíbula para apalpar o milo-hióideo, com o parceiro em posição supina.

Digástrico

1) Parceiro em posição supina, com o massoterapeuta diante da cabeceira da mesa. Localize o processo mastoide do osso temporal e o osso hioide.
2) Desenhe uma linha imaginária entre esses pontos. Utilizando seu dedo indicador, apalpe ao longo da linha, a fim de localizar o delgado e posterior digástrico (figura 5.65).
3) Desenhe uma linha imaginária entre o osso hioide e a parte inferior do queixo e apalpe-a, a fim de localizar seu ventre anterior.
4) Para sentir o digástrico se contrair, posicione seu dedo embaixo do queixo e peça a seu parceiro que tente abrir a boca contra sua resistência suave. Essa contração permite, algumas vezes, que ambos os ventres digástricos sejam localizados com mais facilidade.

O músculo que você está apalpando é superficial e tem a largura de um lápis? Ele se estende do processo mastoide ao osso hioide e até o queixo?

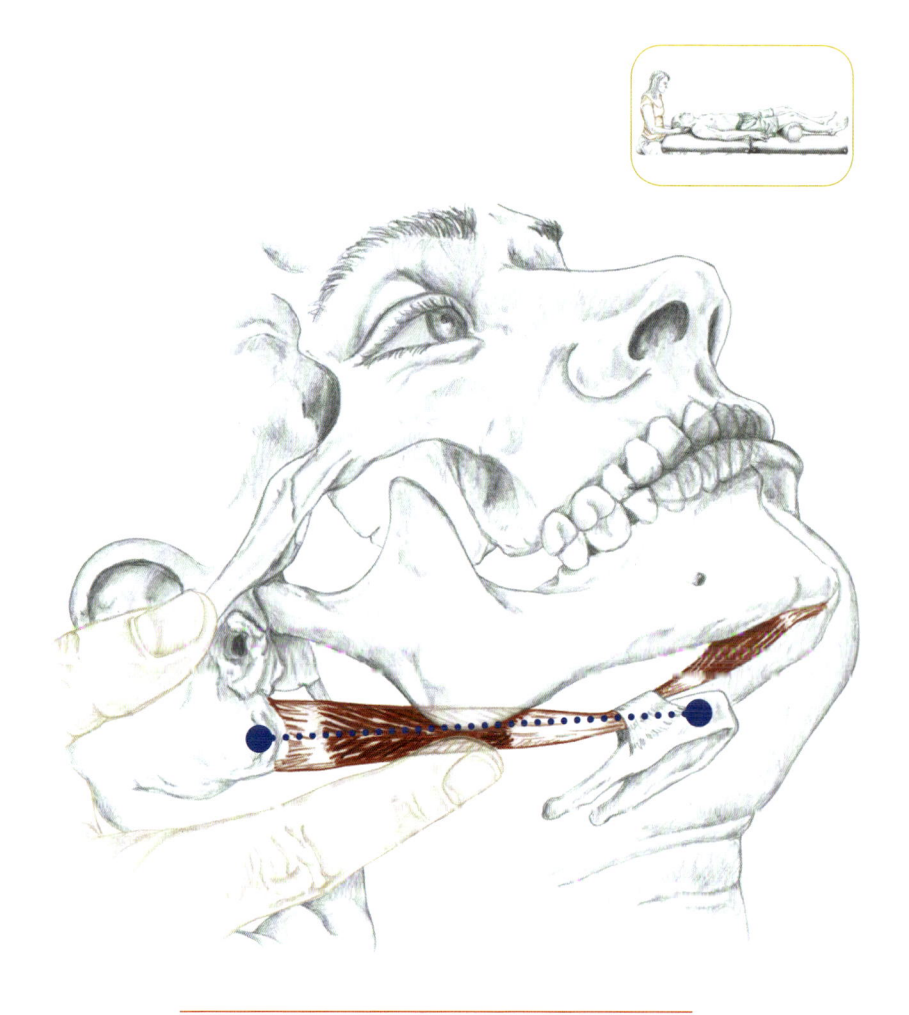

Figura 5.65 *Isolamento do digástrico entre o processo mastoide e o osso hioide.*

Digástrico Grego. Com ventre duplo
Milo-hióideo Grego. *Myle*, Moinho

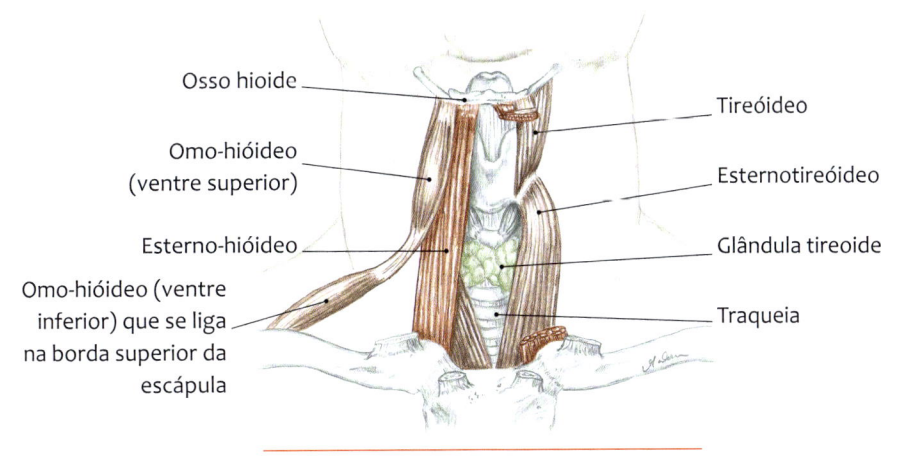

Figura 5.66 Vista anterior do pescoço, com o esternocleidomastóideo removido.

Infra-hióideos

Os infra-hióideos localizam-se na parte anterior do pescoço, superficialmente à traqueia (figura 5.66). Todos os quatro músculos são finos e delicados e funcionam como antagonistas para os supra-hióideos. Os superficiais **esterno-hióideo** e **esternotireóideo** estão dispostos exatamente na lateral da traqueia e, embora seja difícil diferenciá-los, eles são diretamente acessíveis. Profundo a esses dois músculos está o **tireóideo**. Como seu nome sugere, ele se estende a partir da cartilagem tireoide até o osso hioide.

O **omo-hióideo** (figura 5.69) é talvez o músculo mais bizarro do corpo. Ele possui um ventre delgado e semelhante a uma tira que começa no osso hioide, passa por baixo do esternocleidomastóideo e dos escalenos e vai até à escápula. Além de deprimir o hioide, o omo-hióideo tensiona a fáscia do pescoço e dilata a veia jugular interna. Por causa de sua profundidade e de seu ventre delgado, o omo-hióideo é quase inacessível.

A **Deprimem** o osso hioide e a cartilagem tireoide

O *Esterno-hióideo e esterno-tireóideo*: Parte superior do manúbrio
Tireóideo: Cartilagem tireoide
Omo-hióideo: Borda superior da escápula

I *Esterno-hióideo, tireóideo e omo-hióideo:* Osso hioide
Esternotireóideo: Cartilagem tireoide

N *Esterno-hióideo, esternotireóideo e omo-hióideo:* C1, C2, C3
Tireóideo: C1, C2

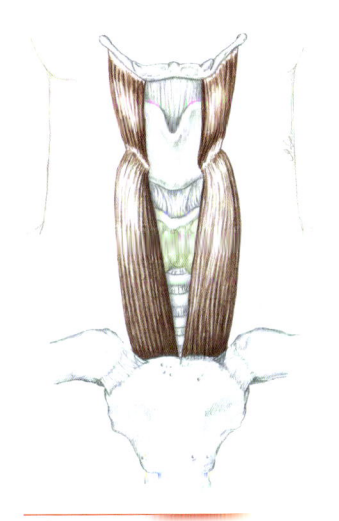

Figura 5.67 Esterno-hióideo.

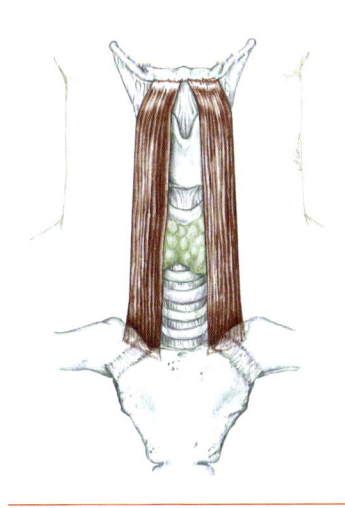

Figura 5.68 Tireóideo (em cima) e esternotireóideo (embaixo).

Omo-hióideo Grego.   Omos, ombro

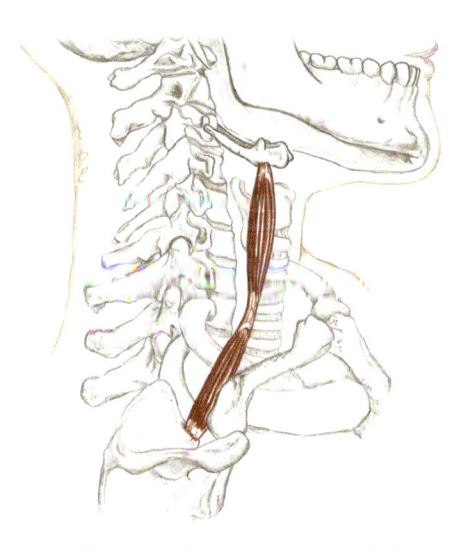

Figura 5.69 Vista lateral do omo-hióideo.

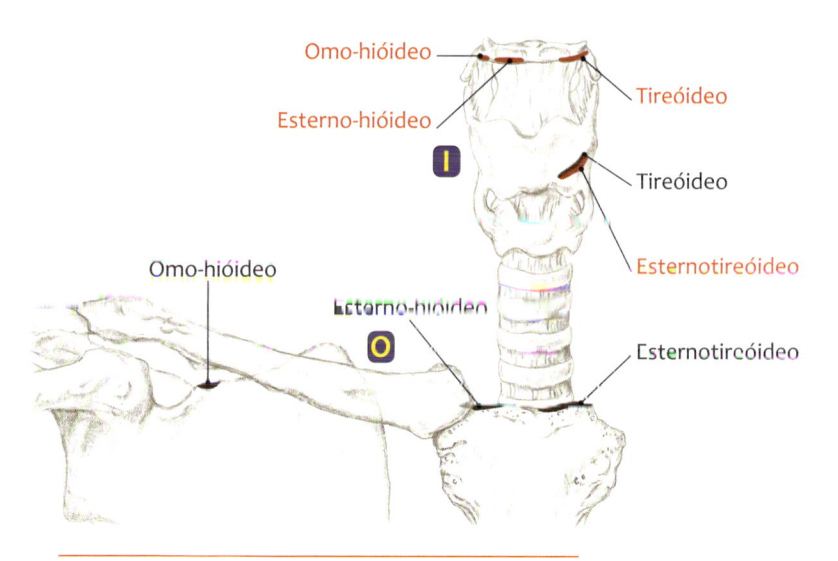

Figura 5.70 Vista anterior mostrando as origens (em preto) e as inserções (em vermelho).

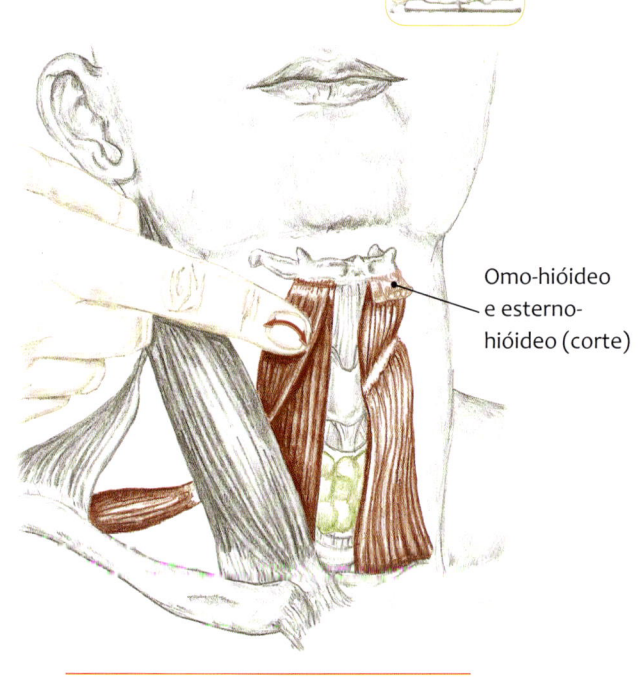

Figura 5.71 Palpação dos infra-hióideos, com o parceiro em posição supina.

Esterno-hióideo e esternotireóideo

1) Uma mão (ou duas) na frente do pescoço pode ser desconfortável, então deixe seu parceiro à vontade, explorando com uma mão de cada vez e em seguida utilizando apenas a "almofada" de um dedo. Além disso, para evitar irritar a glândula tireoide, explore somente a metade superior desses músculos.

2) Localize a superfície da traqueia, abaixo da cartilagem tireoide ("pomo de Adão"). Com a "almofada" de um dedo, deslize lateralmente para a traqueia e explore suavemente o tecido fino localizado superficialmente à traqueia. Tente deslizar seu dedo pelos ventres finos dos infra-hióideos (figura 5.71).

3) Peça a seu parceiro que contraia os músculos da parte anterior do pescoço. Às vezes, essa contração isométrica faz com que os infra-hióideos fiquem bastante sólidos e fáceis de apalpar.

Quando você utiliza seus infra-hióideos?

- Ao beber e engolir;
- Quando fala (por meio de sua ação oposta aos supra-hióideos);
- Ao tensionar o tecido da parte anterior do pescoço quando ameaçado.

Platisma

O platisma é uma cobertura fina e superficial que se espalha pela região anterior do pescoço, a partir da mandíbula até o peito (figura 5.72). O platisma e outros músculos faciais são tegumentares. Em vez de conectarem-se a ossos, esses músculos são embutidos na fáscia superficial e se ligam à pele e aos músculos adjacentes. Alega-se que o platisma é famoso por sua habilidade em gerar a famigerada expressão do "Monstro da Lagoa Negra".*

A Dá assistência na **depressão** da mandíbula (articulação temporomandibular)

Tensiona a fáscia do pescoço

Abaixa o canto da boca

U Fáscia cobrindo a parte superior do peitoral maior

I Base da mandíbula, pele da parte inferior da face

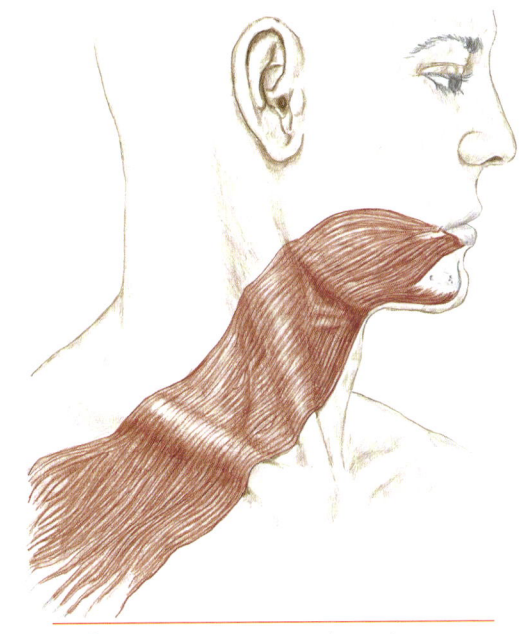

N Facial (VII)

Figura 5.72 Vista anterolateral, com a cabeça virada mostrando o platisma.

Raar... Raaaaar

1) Parceiro em posição supina. Peça a seu parceiro que projete a cabeça anteriormente e protraia o maxilar (figura 5.73). Então, peça-lhe que tensione o tecido na parte frontal do pescoço.
2) Explore essa superfície fina de músculo a partir da mandíbula, descendo até a parte superior do peito. Observe qualquer "aba" que o platisma formar na lateral do pescoço.

> **Quando você utiliza seu platisma?**
> - Ao franzir as sobrancelhas ou ao fazer bico;
> - Dizendo "ahh" no consultório do dentista;
> - Quando faz uma evidente expressão de terror.

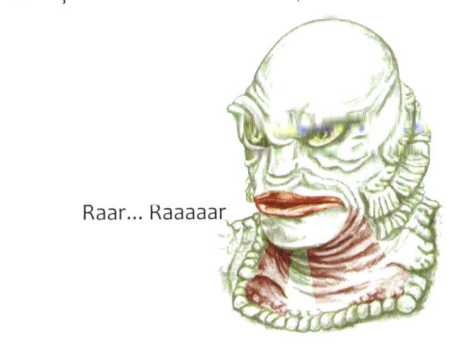

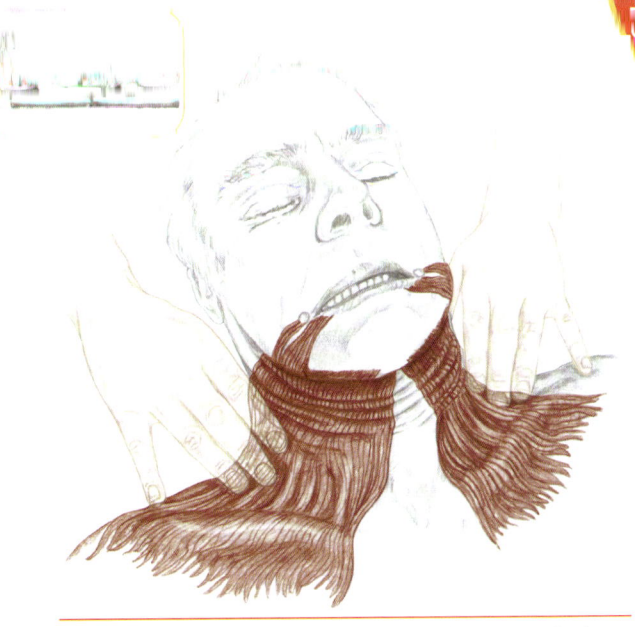

Figura 5.73 Parceiro em posição supina contraindo o tecido da parte anterior do pescoço.

---

* N.T.: Filme norte-americano do gênero terror, lançado em 1954.

| **Panículo adiposo** | Latim. | Um pedaço pequeno e carnudo |
| **Platisma** | Grego. | Prato |

> A traqueia de uma girafa é formada por mais de cem anéis traqueais e é a causa de um problema respiratório único. Por causa do comprimento da traqueia, cada inspiração envolve quase 7,5 litros de ar que nunca chegam aos pulmões. (Para comparar, um humano em repouso consome cerca de 7,5 litros de ar por minuto.) A fim de contrabalançar esse espaço anatômico morto, a girafa é equipada com uma capacidade pulmonar massiva de quase 45,5 litros. Também se sugere que a traqueia da girafa pode servir como um dispositivo de resfriamento. Visto que a traqueia é preenchida com ar úmido, ela resfria os vasos sanguíneos próximos que vão até o cérebro.

Occipitofrontal
(frontal e occipital)

O occipitofrontal é o principal músculo responsável por franzir a testa em uma expressão de surpresa. É um músculo único com quatro ventres finos – dois ventres **frontais** na testa e dois ventres **occipitais** localizados na nuca. Os quatro ventres se unem por meio da gálea aponeurótica, um extenso revestimento de tecido conjuntivo que se estende pela parte superior do crânio (figura 5.74). Embora o occipitofrontal seja superficial, suas finas fibras não podem ser isoladas.

A *Frontal:*
   Eleva as sobrancelhas e enruga a sobrancelha

Occipital:
   Fixa e **retrai** a gálea posteriormente

O *Ambos:* Gálea aponeurótica
I *Frontal:* Pele superior até as sobrancelhas
   Occipital: Linha nucal superior do occipício
N Facial (VII)

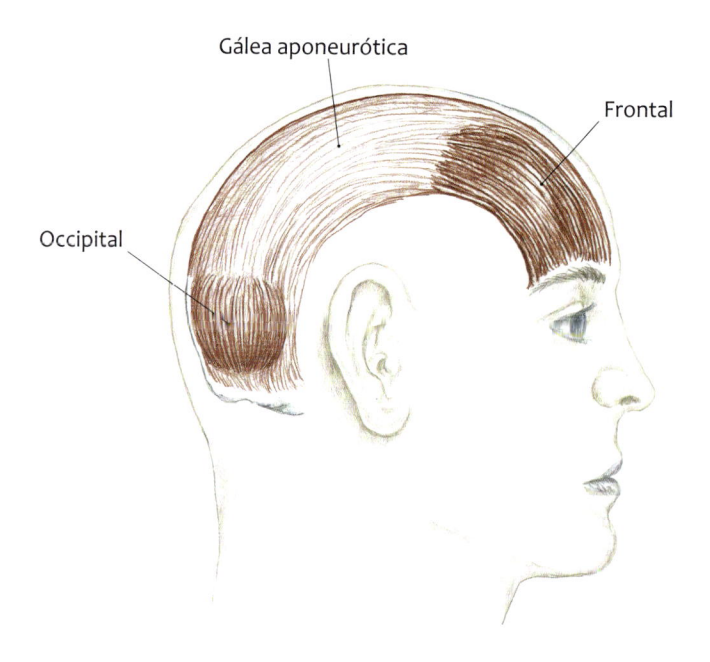

Figura 5.74 *Vista lateral.*

Mental   Latim.   Queixo

Fibras frontais

Parceiro em posição supina. Posicione seus dedos na testa e peça a seu parceiro que eleve as sobrancelhas (figura 5.75). Você sente o tecido da testa se contrair?

Fibras occipitais

Parceiro em posição supina ou prona. Localize a linha nucal superior do occipício (p. 304) e deslize seus dedos 2,5 centímetros para cima para isolar a região dos ventres occipitais ovais (figura 5.76).

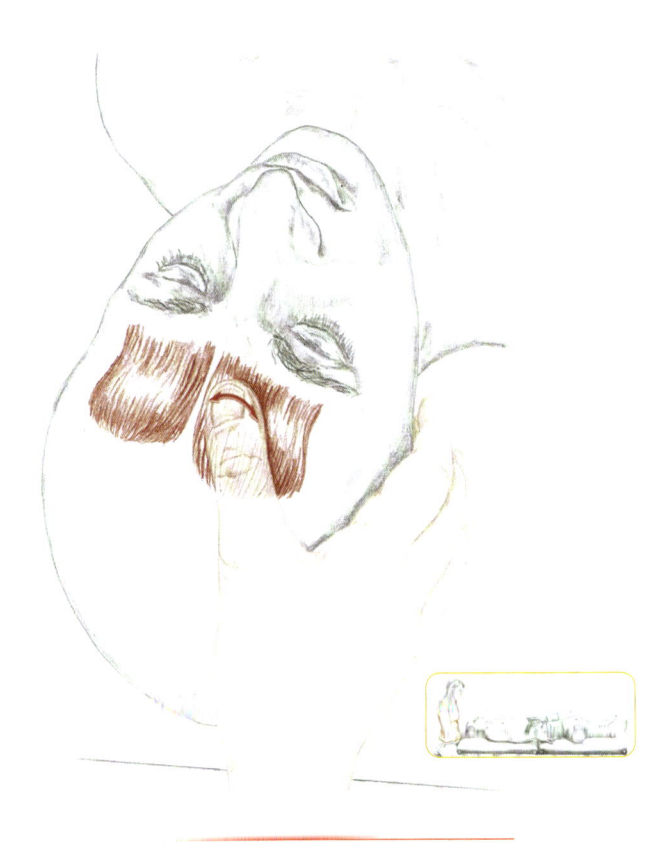

Figura 5.75 *Isolamento das fibras frontais, com o parceiro em posição supina.*

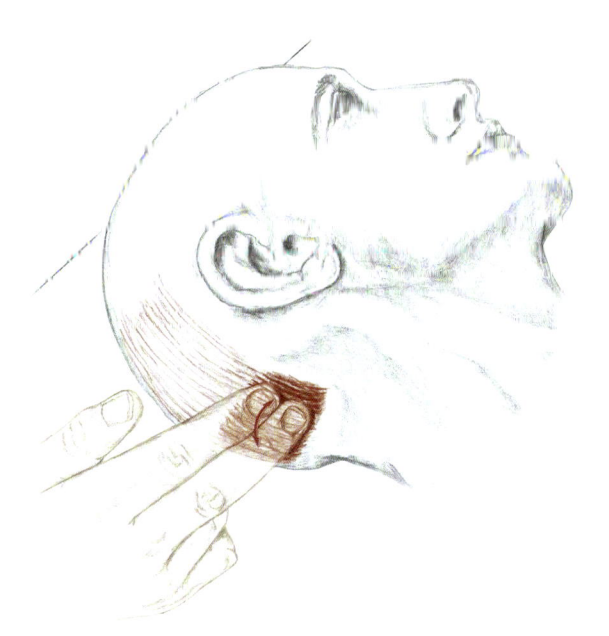

Figura 5.76 *Isolamento das fibras occipitais, com o parceiro em posição supina.*

Quando você utiliza seu occipitofrontal?

- Ao levantar as sobrancelhas quando está em choque ou surpreso (frontal);
- Quando sorri ou boceja – de acordo com um estudo feito com 30 voluntários que permitiram que sua atividade muscular fosse monitorada com eletrodos.

Pterigóideos medial e lateral

Os pterigóideos medial e lateral dão assistência ao masseter e ao temporal na movimentação da mandíbula. O **pterigóideo medial** ajuda a elevar a mandíbula, enquanto o pterigóideo lateral a protrai. O pterigóideo medial localiza-se na parte *interna da mandíbula* (figura 5.77) e seu formato e posição espelham o músculo masseter *exterior* (p. 327).

O **pterigóideo lateral** possui fibras horizontais que se estendem do osso esfenoide até a cápsula e o disco articulares da articulação temporomandibular (figura 5.79). Partes dos pterigóideos podem ser acessadas tanto na parte de dentro como na parte de fora da boca.

Pterigóideo medial

A *Unilateralmente:*
  Desvia lateralmente a mandíbula para o lado oposto
  Bilateralmente:
  Eleva a mandíbula
  Protrai a mandíbula

O Superfície medial da placa pterigóidea do osso esfenoide e tuberosidade da maxila

I Superfície medial do ramo da mandíbula

N Trigêmeo (V)

Pterigóideo lateral

A *Unilateralmente:*
  Desvia lateralmente a mandíbula para o lado oposto
  Bilateralmente:
  Protrai a mandíbula

O *Cabeça superior:*
  Superfície infratemporal e crista da asa maior do osso esfenoide
  Cabeça inferior:
  Superfície lateral da placa pterigóidea do osso esfenoide

I Disco articular e cápsula da articulação temporomanbibular, colo da mandíbula

N Trigêmeo (V)

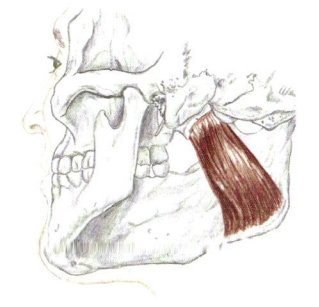

Figura 5.77 *Vista posterolateral do pterigóideo medial.*

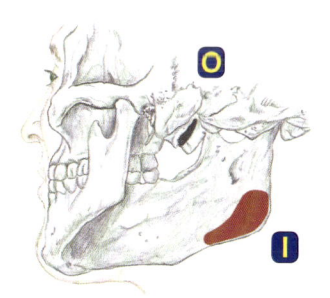

Embora os pterigóideos possam ser acessados de modo seguro e efetivo por meio da boca (e os músculos longos da página 341 podem ser localizados na região anterior do pescoço), essas técnicas de palpação são mais bem assimiladas em um curso intensivo prático, na presença de um instrutor experiente e paciente.

Côndilo da mandíbula

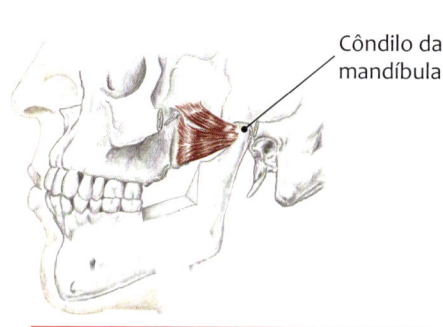

Figura 5.79 *Vista lateral do pterigóideo lateral, com o arco zigomático e a mandíbula cortados.*

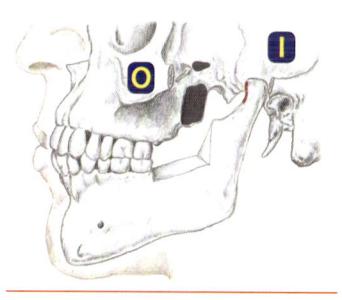

Figura 5.78 *Pterigóideo medial.*

Figura 5.80 *Pterigóideo lateral.*

Pterigoideo   Grego.   com formato de asa

Longo da cabeça e longo do colo

Comprimidos entre a traqueia e as vértebras cervicais estão dois músculos pequenos – o **longo da cabeça** e o **longo do colo** (figuras 5.81 e 5.82). Unindo-se desde a superfície anterior das vértebras cervicais até o occipício e o atlas, eles dobram lateralmente, giram e flexionam a cabeça e o pescoço. Eles também auxiliam na redução da curva lordótica das vértebras cervicais. Cada músculo possui formato multirramificado semelhante aos dos músculos eretores da espinha nas costas.

Longo da cabeça

A *Unilateralmente:*

Flexiona lateralmente a cabeça e o pescoço para o mesmo lado

Gira a cabeça e o pescoço para o mesmo lado

Bilateralmente:

Flexiona a cabeça e o pescoço

O Processos transversos da C3 até a C6

I Superfície inferior do occipício

N C1, C2, C3, (C4)

Longo do colo

A *Unilateralmente:*

Flexiona lateralmente a cabeça e o pescoço para o mesmo lado

Gira a cabeça e o pescoço para o mesmo lado

Bilateralmente:

Flexiona a cabeça e o pescoço

O Corpos da C5 até a T3, processos transversos da C3 até a C5

I Tubérculo no arco anterior do atlas; corpos do áxis, da C3 e C4; processos transversos da C5 e C6

N C2-C6, (C7)

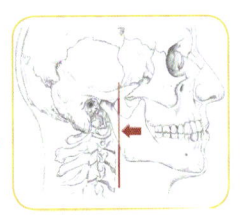

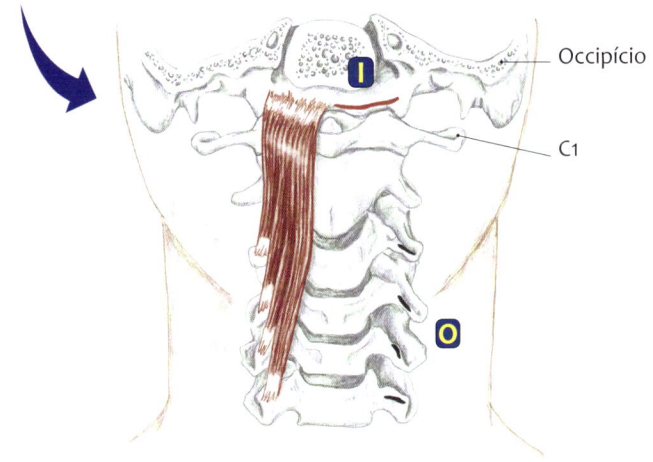

Figura 5.81 Vista anterior das vértebras cervicais mostrando o longo da cabeça.

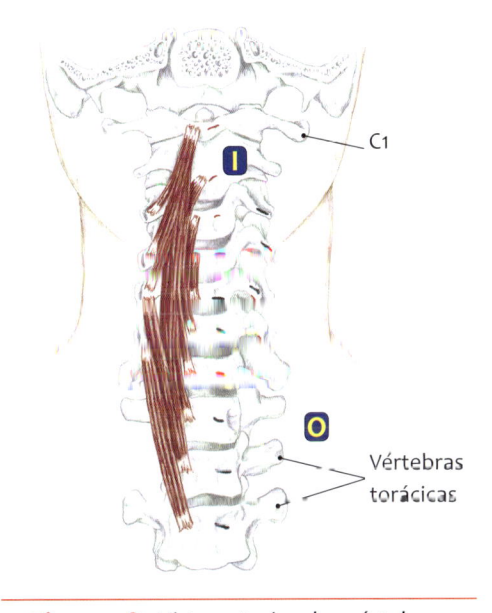

Figura 5.82 Vista anterior das vértebras cervicais mostrando o longo do colo.

Eis os dois grupos de músculos que coordenam a língua: os glossos e os intrínsecos. Os três músculos glossos se unem ao hioide e a outros ossos e movimentam a língua durante a mastigação e a deglutição. Os três músculos intrínsecos se entrelaçam uns aos outros e são responsáveis pela mudança no formato da língua durante a fala. Visto que a língua é basicamente uma bolsa de líquido com volume constante, esses músculos intrínsecos a modelam e a retorcem do mesmo modo que você arqueia e modela um balão com água.

Vista lateral, corte transversal — Língua, Mandíbula, Hioide

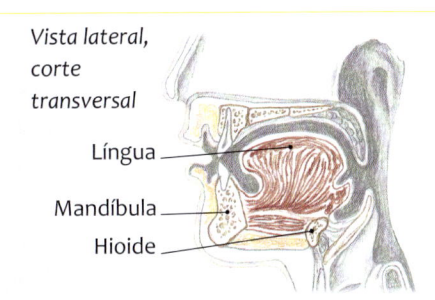

Longo do colo   Latim.   Músculo longo do pescoço

Músculos da expressão facial

A ampla gama de expressões que a face humana exibe é gerada por 30 músculos faciais – mais do que em qualquer outro animal. Eles podem ser divididos em quatro grupos: músculos da boca, do nariz, dos olhos e do escalpo.

Ao contrário dos músculos esqueléticos que se ligam nos ossos, muitos dos músculos das expressões faciais são *tegumentares*, o que significa que são fixos à fáscia superficial e ligados à pele e aos músculos adjacentes. Eles também são *miméticos*, visto que expressam emoção. Muitos dos músculos faciais são estruturalmente tegumentares e funcionalmente miméticos.

Em conjunto, esses músculos geram expressões ou ações, como enrugar as sobrancelhas em um momento de confusão, alargar as narinas quando está com raiva, projetar os lábios para beijar ou erguer o queixo para fazer careta. O sorriso é produzido por oito músculos, enquanto o franzimento das sobrancelhas pode exigir até 20.

Veja na página 515 as origens e as inserções específicas dos músculos da expressão facial.

Orbicular do olho (região orbital)
Orbicular do olho (região palpebral)
Levantador do lábio superior e da asa do nariz
Levantador do lábio superior
Zigomático menor
Levantador do ângulo da boca
Zigomático maior
Bucinador
Risório
Platisma

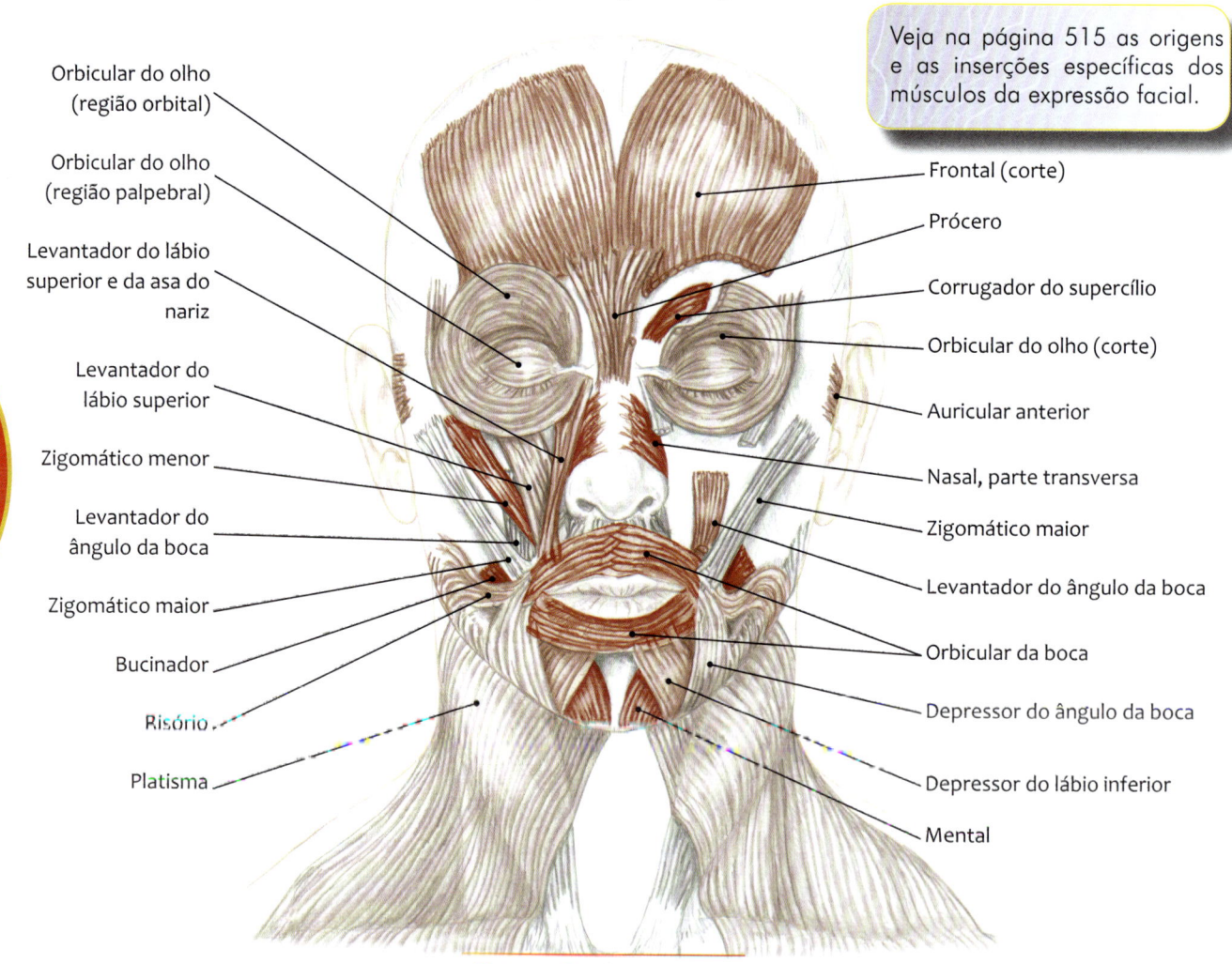

Frontal (corte)
Prócero
Corrugador do supercílio
Orbicular do olho (corte)
Auricular anterior
Nasal, parte transversa
Zigomático maior
Levantador do ângulo da boca
Orbicular da boca
Depressor do ângulo da boca
Depressor do lábio inferior
Mental

Figura 5.83 *Vista anterior.*

Alguns músculos são identificados por uma determinada expressão. Por exemplo, para fazer bico, o mental é obrigatório. Mas, na realidade, uma mensagem facial evidente – dúvida, medo, alegria – é o resultado de vários músculos. Para fazer bico, o mental empurrará o lábio inferior, mas para um mau humor mais convincente, também seriam necessários o depressor do ângulo da boca para puxar os cantos da boca e o corrugador do supercílio para enrugar a fronte. Agora, sim, há uma expressão.

Filtro Grego. Amar, beijar
Tegumentar Algo que cobre ou envolve
Mimético Relacionado a, caracterizado por, ou aquilo que tem mimetismo

Cabeça, Pescoço e Face | 343

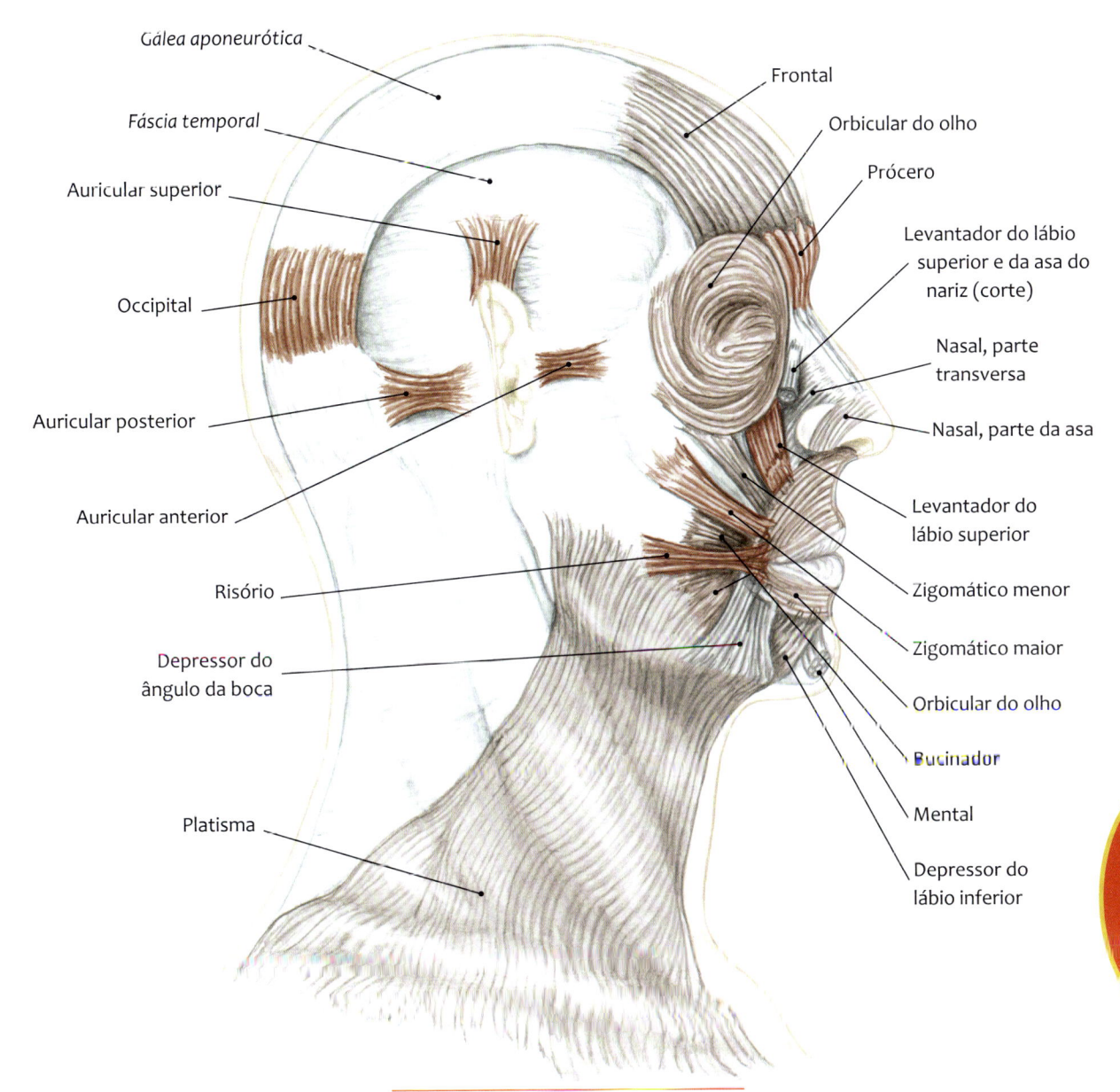

Figura 5.84 Vista lateral, corte posterior da orelha.

Labels (da figura):
- Gálea aponeurótica
- Fáscia temporal
- Auricular superior
- Occipital
- Auricular posterior
- Auricular anterior
- Risório
- Depressor do ângulo da boca
- Platisma
- Frontal
- Orbicular do olho
- Prócero
- Levantador do lábio superior e da asa do nariz (corte)
- Nasal, parte transversa
- Nasal, parte da asa
- Levantador do lábio superior
- Zigomático menor
- Zigomático maior
- Orbicular do olho
- Bucinador
- Mental
- Depressor do lábio inferior

A maioria dos músculos faciais é superficial, mas, graças à sua finura semelhante a de uma tira, pode ser difícil isolá-los. Suas localizações, contudo, podem ser identificadas e os efeitos de suas contrações podem ser vistos.

Diferentemente de outros capítulos do *Guia para o Reconhecimento do Corpo Humano*, que são destinados para você apalpar um parceiro, este tem o objetivo de você apalpar seu próprio rosto (preferencialmente de frente a um espelho).

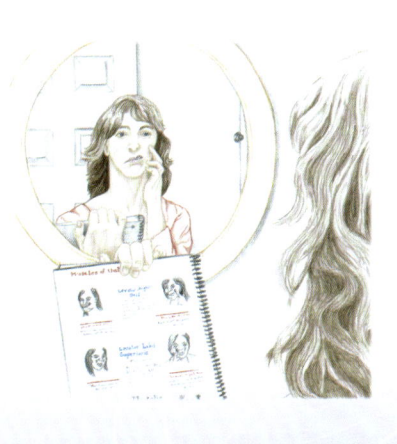

Você pode descobrir, enquanto tenta sentir esses músculos, que alguns deles atuam somente em um (ou em nenhum) lado de sua face. Não desanime. Isso não é raro e, com prática, os músculos como aqueles que movimentam as orelhas podem se tornar ativos.

De maneira curiosa, os músculos faciais são mais simétricos quando contraídos involuntariamente, enquanto movimentos ponderados em geral produzem contração assimétrica.

Músculos da boca

Existem 11 músculos miméticos que formam as expressões da boca e ao seu redor (12 quando se inclui o levantador do lábio superior e da asa do nariz, um músculo nasal, p. 349). Com exceção do orbicular da boca, que a circunda, todos esses músculos apresentam-se bilateralmente na face. Isso faz com que o número total de músculos que geram as expressões da boca suba para 23.

Bucinador

Localizado no centro da bochecha, esse músculo forte comprime o canto do lábio e pressiona as maçãs do rosto firmemente contra os dentes. O envolvimento bilateral auxilia a soprar um trompete, a sugar por um canudo ou dá assistência na mastigação, mantendo o alimento entre os molares.

Visualmente, pode produzir uma pequena covinha no centro da bochecha e, com uma contração unilateral, originar uma expressão de desdém. Encher as bochechas de ar alongará os bucinadores.

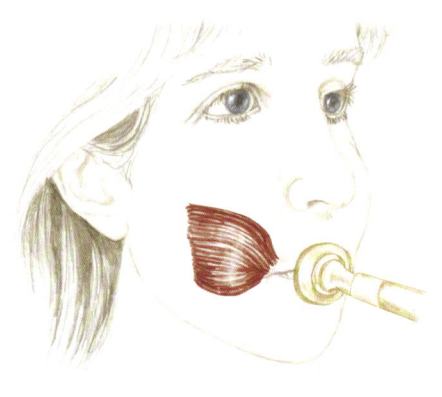

Figura 5.85 *Emprego dos bucinadores ao soprar um trompete.*

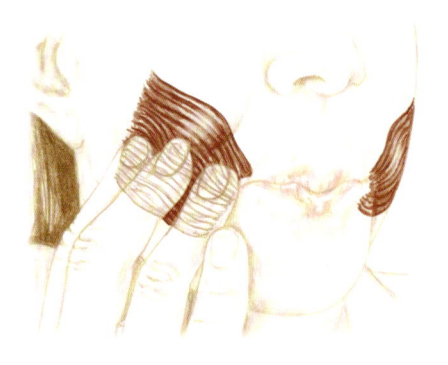

Figura 5.86 *Enrugue os lábios e pressione as bochechas contra os dentes para sentir o bucinador se contrair.*

Depressor do ângulo da boca

O depressor do ângulo da boca puxa o canto da boca lateralmente e para baixo. Com uma contração bilateral, ele forma um "sorriso de palhaço" invertido. O envolvimento moderado do depressor do ângulo da boca é um sinal comum e involuntário de tristeza, enquanto uma contração sólida é, em geral, associada a uma expressão zangada. Procure isso durante advertências (pai chateado com um filho arteiro) e desculpas (político arrependido para um público cético).

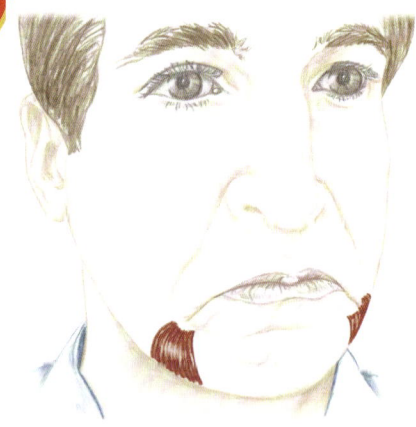

Figura 5.87 *O depressor do ângulo da boca geralmente trabalha em conjunto com o mental (p. 346), criando expressões que vão desde uma careta até uma expressão zangada.*

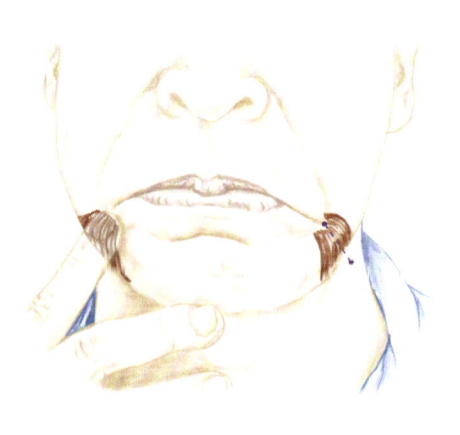

Figura 5.88 *O depressor do ângulo da boca possui localização inferior e lateral ao canto da boca, acima da base da mandíbula.*

Bucinador	Latim.	Corneteiro, proclamador
Labial	Latim.	Relativo aos lábios

Cabeça, Pescoço e Face | 345

Depressor do lábio inferior

Localizado medialmente ao depressor do ângulo da boca, o depressor do lábio inferior deprime o canto da boca enquanto projeta e alonga o lábio inferior lateralmente. Ao fazer isso, revela os dentes inferiores, tornando-o essencial para escovar os dentes e passar fio dental.

O depressor do lábio inferior pode ser visto em eventos esportivos, tanto no campo como nas arquibancadas. O depressor do lábio inferior de um atleta será empregado para exibir determinação (por exemplo, um jogador de futebol arrancando para fazer um gol), enquanto os torcedores do outro time utilizarão seus depressores do lábio inferior para expressar zombaria (especialmente se o jogador marcar o gol).

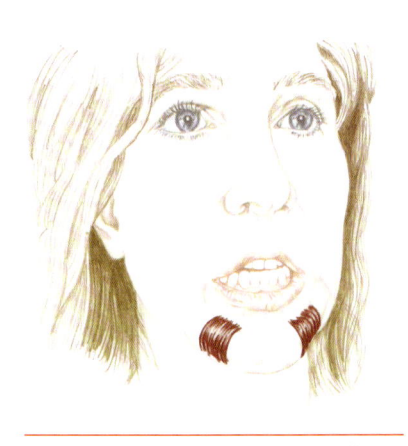

Figura 5.89 O depressor do lábio inferior, junto com o orbicular da boca (p. 346), ajuda a dar forma à boca durante a fala.

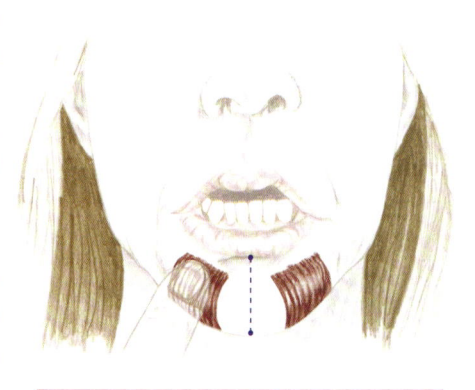

Figura 5.90 O depressor do lábio inferior localiza-se lateralmente ao canto do queixo.

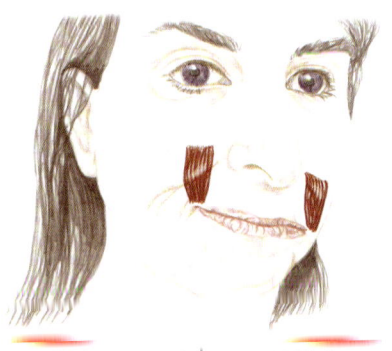

Levantador do ângulo da boca

Esse pequeno músculo ergue-se no canto da boca e está localizado lateralmente ao levantador do lábio superior (abaixo). A contração *bilateral* do levantador do ângulo da boca dá assistência no sorriso. Uma contração *unilateral* moderada desse músculo elevará o canto da boca, dando a impressão de autoconfiança. Uma fixação forte, contudo, dá lugar a um sorriso malicioso (à esquerda).

Figura 5.91 O levantador do ângulo da boca cria uma expressão ambígua – ela está sendo sarcástica ou está apenas entediada?

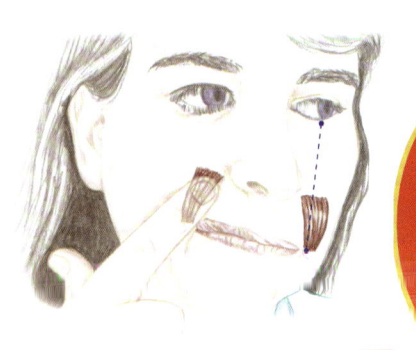

Figura 5.92 O levantador do ângulo da boca está localizado entre o canto da boca e o centro do olho.

Levantador do lábio superior

O levantador do lábio superior localiza-se medialmente ao levantador do ângulo da boca (acima). A contração *bilateral* elevará e projetará o lábio superior, como ao procurar comida presa entre os dentes. Uma flexão *unilateral* moderada produzirá uma curva no lábio semelhante à do Elvis, enquanto a contração forte (à esquerda) manifesta um rosnado desdenhoso que exibe o dente canino.

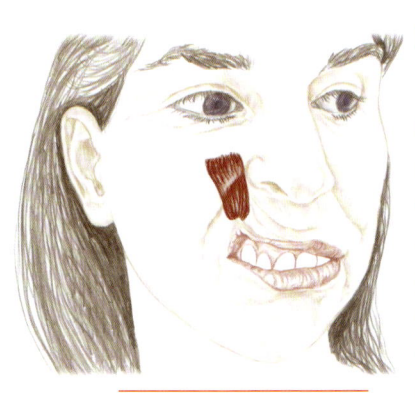

Figura 5.93 Grrr!

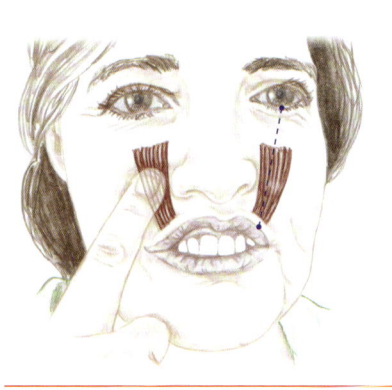

Figura 5.94 Localize o levantador do lábio superior entre o lábio superior e o centro do olho, passando próximo à asa no nariz.

Mental

O músculo mais medial do queixo é o mental. A contração bilateral elevará a pele do queixo e projetará o lábio inferior para formar o universalmente conhecido beiço. Uma contração *mais forte* ondulará a superfície do queixo, formando uma expressão mais tristonha.

Quando você vir os efeitos desse músculo no lábio inferior e no queixo, esteja bem preparado para um choro de angústia ou tristeza em crianças e em alguns adultos.

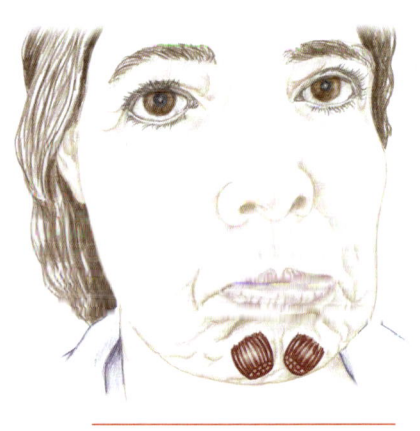

Figura 5.95 "Ninguém quer brincar comigo."

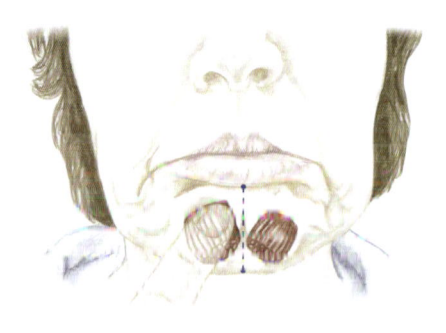

Figura 5.96 Localize o mental na linha central do queixo.

Orbicular da boca

Esse forte músculo esfíncter cerca a boca. É responsável por fechá-la e dar forma aos lábios durante a fala e a alimentação. O orbicular da boca é indispensável aos tocadores de metais e instrumentos de sopro em madeira, assim como a um angustiado amante que projeta os lábios para enviar um beijo a longa distância. Pelo fato de seus muitos filamentos poderem agir separadamente, o orbicular da boca pode tanto apertar como ressaltar os lábios, ambos para sinalizar diferentes estados de raiva.

Veja você mesmo como o orbicular da boca é necessário para a fala, pronunciando a frase de Mary Poppins, "Supercalifragilisticoespialidoso".

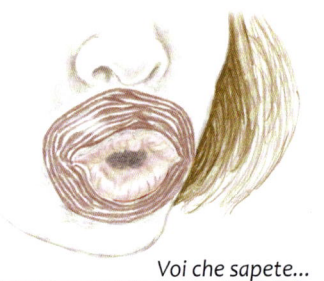

Voi che sapete...
Figura 5.97 Procure por um orbicular da boca ocupado durante um recital de ópera.

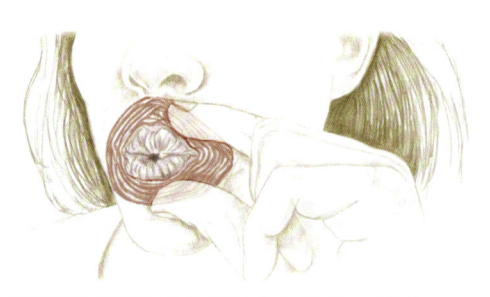

Figura 5.98 O orbicular da boca situa-se ao redor dos lábios.

Há sete expressões faciais básicas: raiva, desprezo, aversão, medo, felicidade, tristeza e surpresa – e poucos poderiam confundir uma com a outra. Porém, um deslocamento mínimo do rosto pode transformar esses sinais claros em algo ambíguo. Por exemplo, **(a)** a "felicidade" eleva os cantos da boca, mostra os dentes superiores e estreita os olhos suavemente. Mantenha essa expressão, mas agora *eleve as sobrancelhas* **(b)** e veja como a felicidade se torna agitação. *Franza as sobrancelhas* **(c)** e o rosto projeta ansiedade ou confusão. É claro que, se há uma centena de expressões diferentes, há mil interpretações distintas.

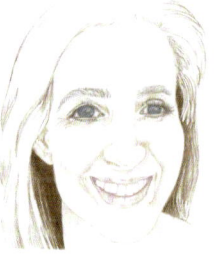

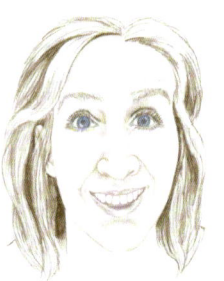

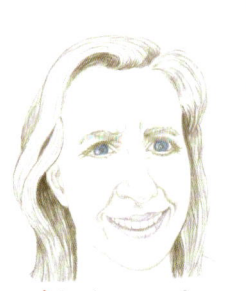

a) Felicidade
b) Agitação
c) Ansiosa, confusa, ou ambos?

Mental   Latim.   Queixo

Cabeça, Pescoço e Face | 347

Platisma

O platisma é uma cobertura fina e superficial que se estende pela parte anterior do pescoço, a partir da fáscia da região superior do peitoral maior até a base da mandíbula. Dá assistência na depressão do maxilar, abaixa os cantos da boca e comprime a fáscia do pescoço. Alega-se que o platisma é famoso por sua habilidade em gerar a famigerada expressão do "Monstro da Lagoa Negra", porém ele é visto com mais frequência em momentos de medo extremo, terror ou raiva.

Para apalpar o platisma em seu parceiro, veja a página 337.

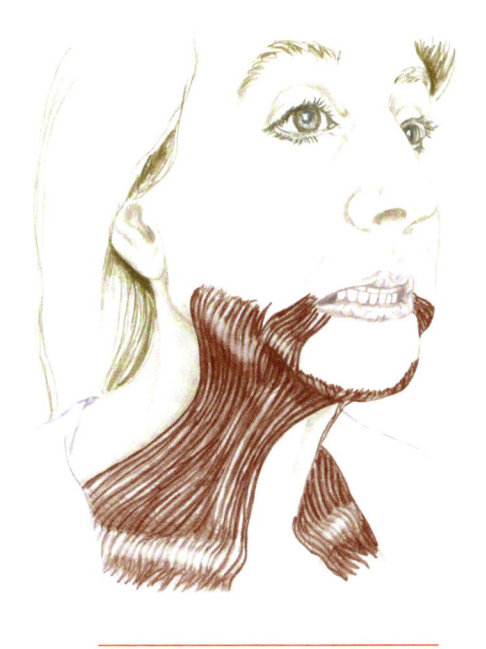

Figura 5.99 *Comprimindo a fáscia do pescoço e abaixando os cantos da boca.*

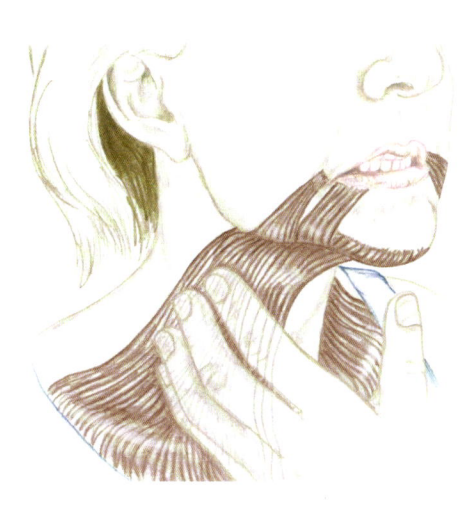

Figura 5.100 *Sentindo o platisma na lateral do pescoço.*

Risório

Embora signifique "rir", em latim, as contrações desse músculo podem indicar que não há motivo algum para rir. Posicionado horizontalmente de um lado ao outro do queixo, o risório é superficial ao bucinador (p. 344). Ele retrai o canto da boca lateralmente e forma um sorriso de aparência falsa. Procure por ele quando alguém estiver sendo o alvo de uma piada sem graça.

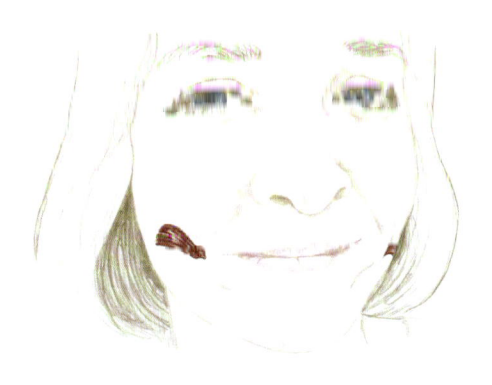

Figura 5.101 *Sim, ela está sorrindo. Porém, como seus olhos e sobrancelhas não estão envolvidos, é difícil acreditar que o sorriso é sincero.*

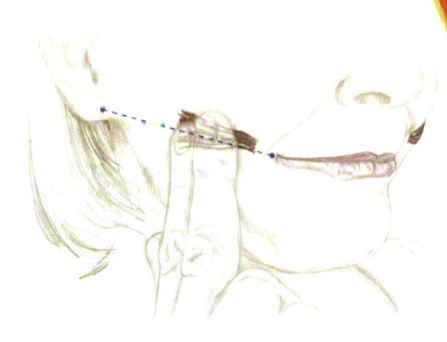

Figura 5.102 *Localize o risório, desenhando uma linha imaginária entre o canto da boca e o lóbulo da orelha.*

Platisma	Grego.	Prato
Risório	Latim.	Rir

Zigomático maior

Esse músculo puxa o canto da boca para cima e para o lado por meio de uma contração bilateral, exibindo proeminentemente os dentes superiores. É o músculo geralmente associado à alegria, ao prazer e a risada.

Quando ativado com o orbicular do olho (p. 350), que comprime os olhos, esses músculos geram um autêntico sorriso de satisfação. Contudo, sem a participação do orbicular, o "sorriso" solo do zigomático apresenta um *falso* sinal de satisfação.

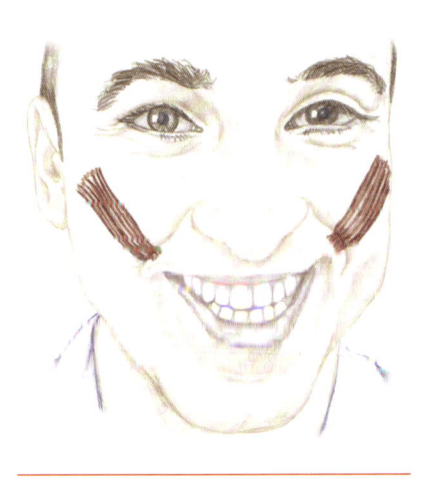

Figura 5.103 Aqui está um sorriso genuíno (observe a aliança entre os olhos e a boca).

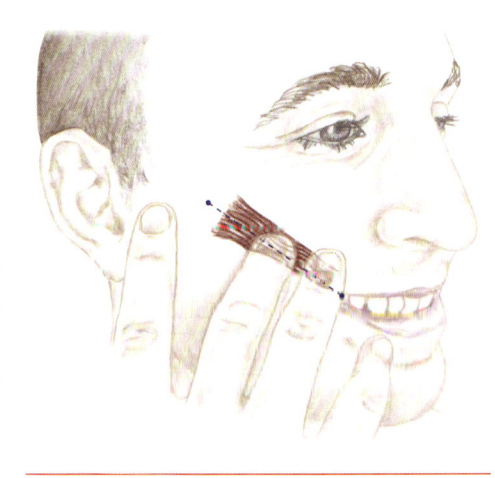

Figura 5.104 Localize o zigomático maior, desenhando uma linha entre o canto da boca e o ponto mais alto do osso da bochecha.

Zigomático menor

Localizado medialmente ao zigomático maior, o menor eleva e projeta o lábio superior. Essas ações aprofundam o sulco nasolabial e ampliam o topo do queixo. Dependendo das circunstâncias, esse gesto facial pode produzir expressões que vão desde um sorriso até uma careta.

Sulco nasolabial

Figura 5.105 Ao contrário do sorriso jubiloso do zigomático maior (acima), o zigomático menor forma uma expressão mais branda e contida.

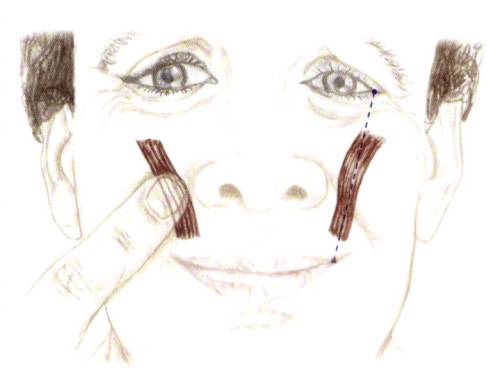

Figura 5.106 Localize o zigomático menor, desenhando uma linha entre o canto da boca e o canto dos olhos.

Septo	Latim.	Invólucro
Zigomático	Grego.	Osso da bochecha

Músculos da região nasal

Há três músculos responsáveis pelo movimento do nariz e de sua área adjacente. Ao contrário da boca e dos olhos (nos quais os humanos instintivamente procuram por sinais de emoção), os movimentos e posições do nariz são, de certa forma, secundários.

Levantador do lábio superior e da asa do nariz

Além de ter o nome mais comprido de todos os músculos, o levantador do lábio superior e da asa do nariz é uma tira vertical que se estende pela lateral do nariz e eleva a asa nasal (alargando a narina). Também eleva e projeta o lábio superior. Uma forte contração bilateral aprofunda os sulcos nasolabiais e forma pregas diagonais ao longo da ponte do nariz, gerando uma expressão de aversão. Procure por eles quando uma pessoa ouvir um comentário censurável.

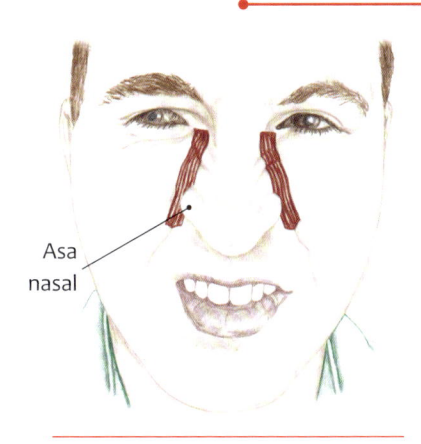

Figura 5.107 *"Senhor, você me causa aversão!"*

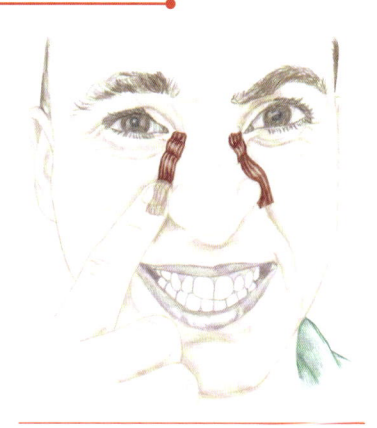

Figura 5.108 *Localize o levantador do lábio superior e da asa do nariz ao longo do nariz.*

Nasal

O nasal consiste em duas partes. A porção *transversa*, localizada na lateral do nariz, o contrai e abaixa a sua ponta. A porção *alar* envolve a asa nasal e alarga a narina durante a respiração forçada. A expansão da narina também pode ser útil quando insultar um inimigo ou, em algumas culturas, pode ser uma dica para perceber as intenções amorosas de alguém.

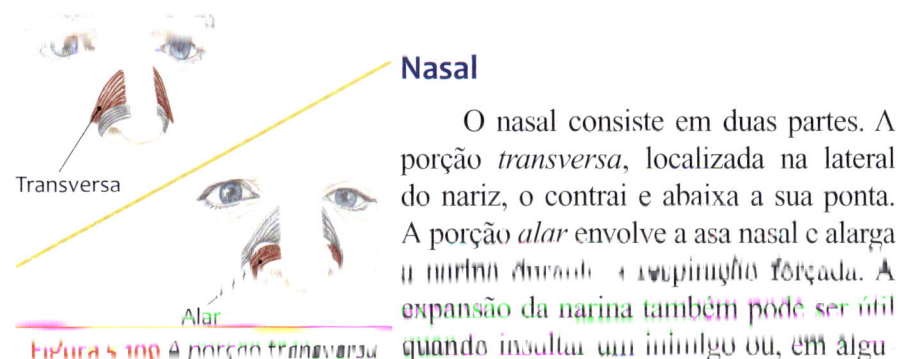

Figura 5.109 *A porção transversa contrai o nariz com o cheiro de carne podre; a porção alar alarga a narina para respirar profundamente o ar fresco.*

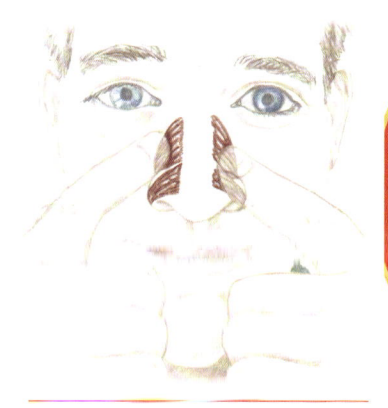

Figura 5.110 *Acesso à porção transversa do nasal nas laterais do nariz.*

Prócero

Esse pequeno músculo triangular localizado na testa é geralmente mais envolvido com as sobrancelhas do que com o nariz. Juntamente com o levantador do lábio superior e da asa do nariz, ele franze a pele do nariz (como em um espirro) e abaixa a pele entre as sobrancelhas (criando rugas horizontais sobre a ponte do nariz). Geralmente atua em conjunto com o corrugador do supercílio (p. 350) para produzir expressões de concentração e perplexidade.

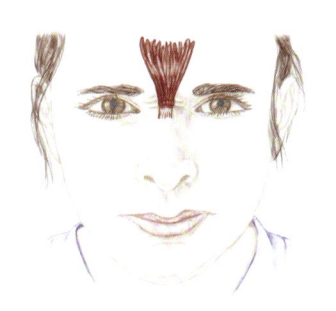

Figura 5.111 *A contração do prócero pode dar a impressão de uma expressão de raiva ou preocupação.*

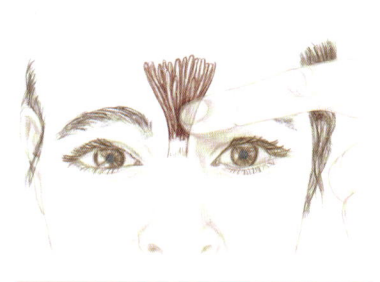

Figura 5.112 *Localização do prócero entre as sobrancelhas.*

Asa	Latim,	ala
Prócero	Latim.	Fino, comprido

Músculos dos olhos

Esses dois músculos (assim como o prócero, p. 349) controlam, na verdade, o movimento e a posição das *sobrancelhas* e das *pálpebras*. Além de protegerem os globos oculares, eles também transmitem sinais visuais a respeito do estado emocional de alguém. É um sistema de comunicação eficiente, pois instintivamente olhamos *primeiro* para a região ocular de uma pessoa, a fim de obter uma pista de seu verdadeiro humor ou intenção.

Corrugador do supercílio

Charles Darwin o chamou de "músculo da dificuldade", devido a seu envolvimento com tudo que fosse exigente – emocional, mental ou fisicamente. Localizado abaixo da porção medial da sobrancelha, o corrugador desloca a sobrancelha medial e inferiormente. A contração bilateral pode formar rugas verticais entre as sobrancelhas, geralmente criando uma carranca associada a raiva, preocupação ou perplexidade.

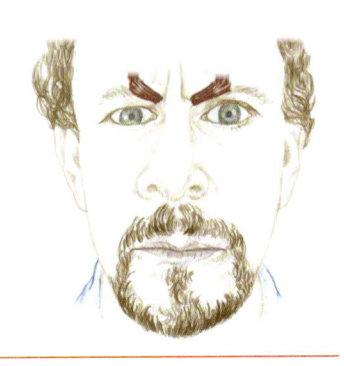

Figura 5.113 A contração crônica do corrugador do supercílio pode gerar "linhas de expressão" verticais permanentes entre as sobrancelhas.

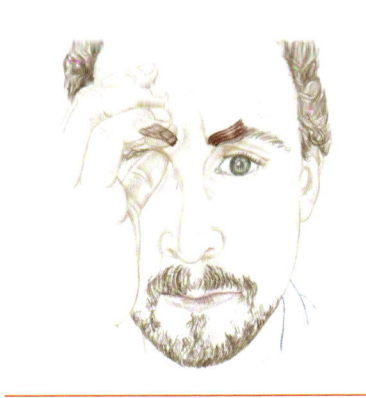

Figura 5.114 Localize o corrugador do supercílio apertando o tecido embaixo da parte medial da sobrancelha.

Orbicular do olho

Esse músculo esfíncter circunda o olho e é responsável por fechar a pálpebra. As fibras mais grossas e externas formam a parte *orbital* do músculo. Elas podem comprimir as pálpebras ou segurá-las na posição parcialmente fechada de um olhar de soslaio (gerando uma expressão de desconfiança).

As fibras internas, a parte *palpebral* do músculo, fecham a pálpebra involuntariamente em uma piscada e durante o sono.

"Sorrir com os olhos" empregará a parte lateral do seu orbicular do olho, mas com o passar do tempo a contração crônica desse músculo formará dobras radiantes de pele chamadas de "pés de galinha".

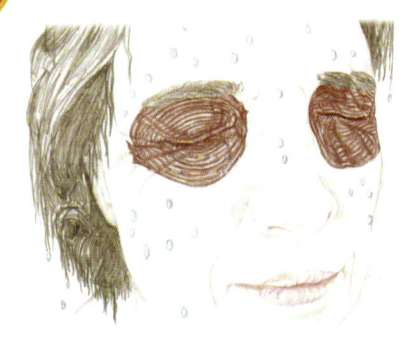

Figura 5.116 Apalpe o tecido ao redor do olho para localizar o orbicular do olho.

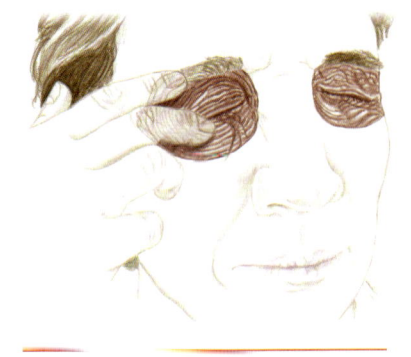

Figura 5.115 Um copo de água no rosto ativará o orbicular do olho.

Corrugador	Latim.	Junto + enrugar
Supercílio	Latim.	Sobre a pálpebra

Movimentando seu globo ocular

Os movimentos do olho humano são controlados por seis músculos, dos quais quatro são os *retos superior*, *inferior*, *medial* e *lateral*. Cada um dos retos se insere no lado correspondente da metade anterior do globo ocular. Dependendo da posição do olho, a inserção do tendão de um músculo reto pode ser acessada suavemente. Por exemplo, movimentar seu olho para baixo puxará o tendão do reto superior de debaixo da cavidade ocular, deixando-o em uma posição palpável sob a pálpebra superior.

Um sétimo músculo, o *levantador da pálpebra superior*, liga-se à superfície inferior da pálpebra superior e é responsável por levantá-la.

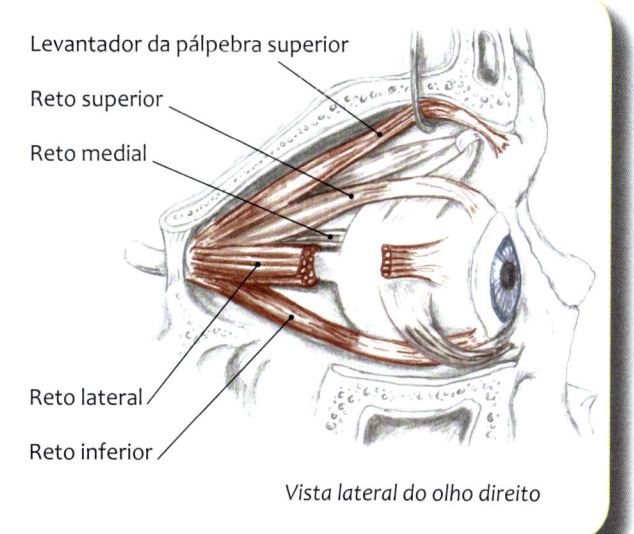

Vista lateral do olho direito

Músculos do escalpo

Os cinco músculos do escalpo estão presentes bilateralmente no crânio. Todos eles são superfícies finas que penetram na gálea aponeurótica, um largo revestimento de tecido conjuntivo que se estende pela parte superior do crânio.

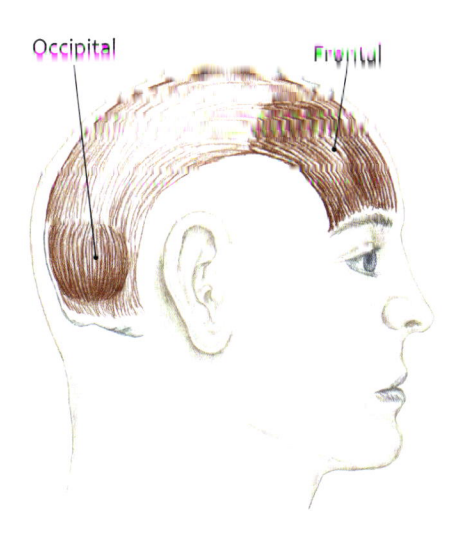

Figura 5.117

Occipitofrontal (frontal e occipital)

Cada lado do crânio possui um músculo occipitofrontal, o qual consiste em duas partes: uma *frontal* e uma *occipital*. A parte frontal localiza-se na testa, enquanto a occipital situa-se na nuca. Todos os quatro ventres musculares são unidos pela gálea aponeurótica.

As fibras do frontal são responsáveis por elevar as sobrancelhas e enrugar a testa (figura 5.118). A contração bilateral da porção *medial* do frontal ergue

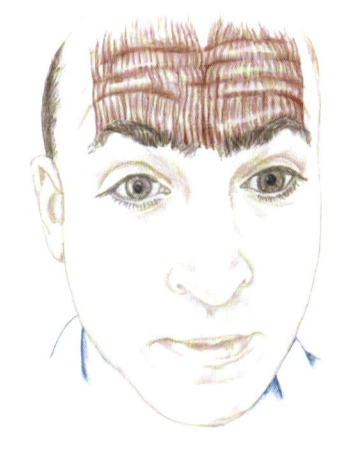

Figura 5.118 Os músculos frontais produzem um ar de surpresa.

a parte interior da sobrancelha e produz uma expressão de tristeza. O envolvimento unilateral das fibras frontais *laterais* pode transmitir um sinal de ceticismo ou intimidação (figura 5.119).

Os ventres occipitais fixam e retraem a gálea posteriormente. Para apalpar o occipito frontal de seu parceiro, veja a página 339.

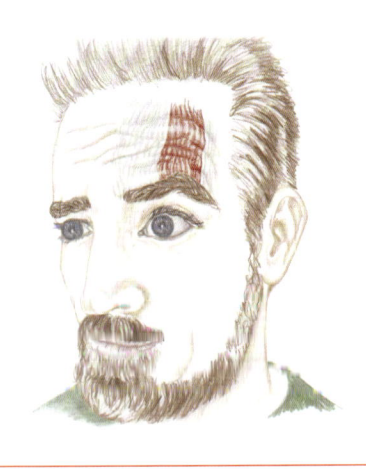

Figura 5.119 A clássica expressão de sobrancelha levantada é formada pela parte lateral do frontal.

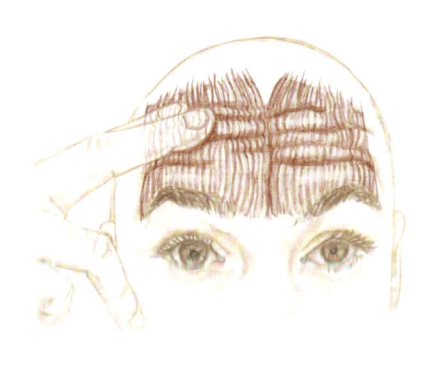

Figura 5.120 Acesso ao frontal.

Músculos auriculares

Os três músculos auriculares (*anterior*, *superior* e *posterior*) localizam-se sobre e na lateral da orelha, em três lados. Eles são finos, possuem formato de leque e estão cobertos pelo escalpo. Teoricamente, eles têm a capacidade de movimentar a orelha.

O nome de cada músculo não apenas diz respeito à sua localização, mas também para qual direção ele puxará a orelha. Por exemplo, o *auricular posterior* localiza-se posteriormente à orelha, e se você for coordenado, a movimentará posteriormente. Contrações fortes e alternadas dos músculos *anterior* e *posterior* podem produzir um impressionante meneio de orelha.

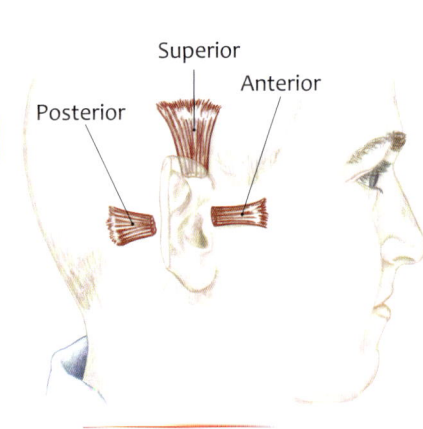

Figura 5.121 Os três músculos auriculares ao redor da orelha (corte).

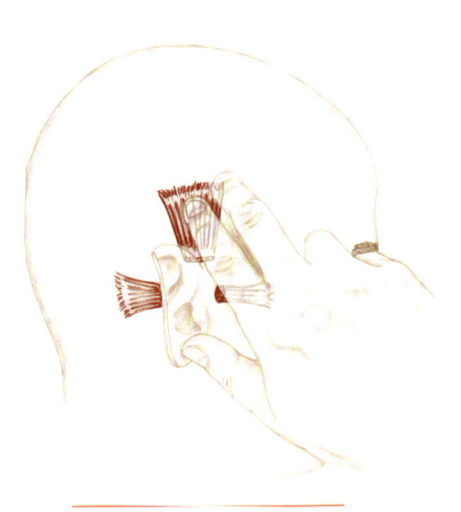

Figura 5.122 A localização do auricular superior é exatamente em cima e em frente à orelha (corte).

Auricular   Latim.   Orelha pequena

Outras estruturas da cabeça, do pescoço e da face

Existem diversas artérias, glândulas e nervos acessíveis na cabeça, no pescoço e na face (figura 5.123). Muitos são superficiais e delicados e devem, por essa razão, ser apalpados com suavidade. É aconselhável localizar e explorar essas estruturas em você mesmo antes de apalpá-las em um parceiro.

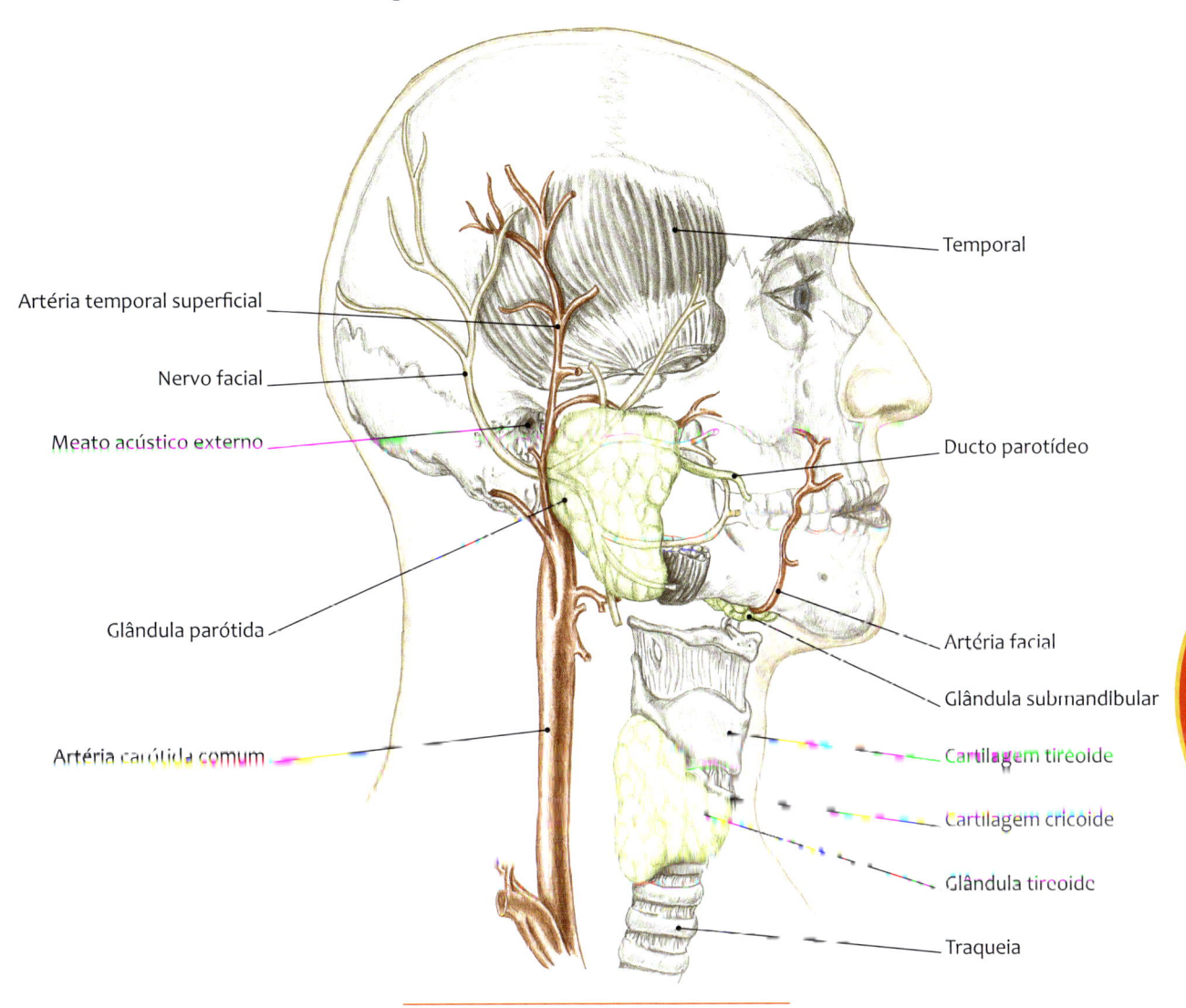

Figura 5.123 *Vista lateral com a musculatura superficial removida.*

Os humanos possuem apenas três músculos com os quais movimentam as orelhas. Esses músculos tendem a ser fracos e, em alguns de nós, não são sequer funcionais. Os cavalos, em contrapartida, possuem 13 músculos que executam uma variedade de movimentos com a orelha. Por quê? Os humanos comunicam seus sentimentos por meio de expressões faciais, e não pelo meneio das orelhas. Os cavalos, contudo, demonstram suas emoções principalmente pelas orelhas, portanto necessitam de um grupo de músculos diversificado e forte para gerar ações e expressões específicas.

Artéria carótida comum

A artéria carótida é a principal fornecedora de sangue para a cabeça e para o pescoço. Ela sobe pelos lados anterior e lateral do pescoço e localiza-se profundamente em relação aos músculos esternocleidomastóideo e infra-hióideos. Seu pulso forte pode ser sentido medialmente ao esternocleidomastóideo, no nível do osso hioide.

1) Parceiro em posição supina ou sentado. Posicione as "almofadas" de dois dedos no ângulo da mandíbula.
2) Deslize pelo ângulo, em uma direção inferior e medial, e pressione suavemente o pescoço (figura 5.124). O pulso forte da artéria carótida deve ser bastante perceptível.

Você está em posição medial em relação ao esternocleidomastóideo? Você está embaixo da mandíbula, no nível do osso hioide?

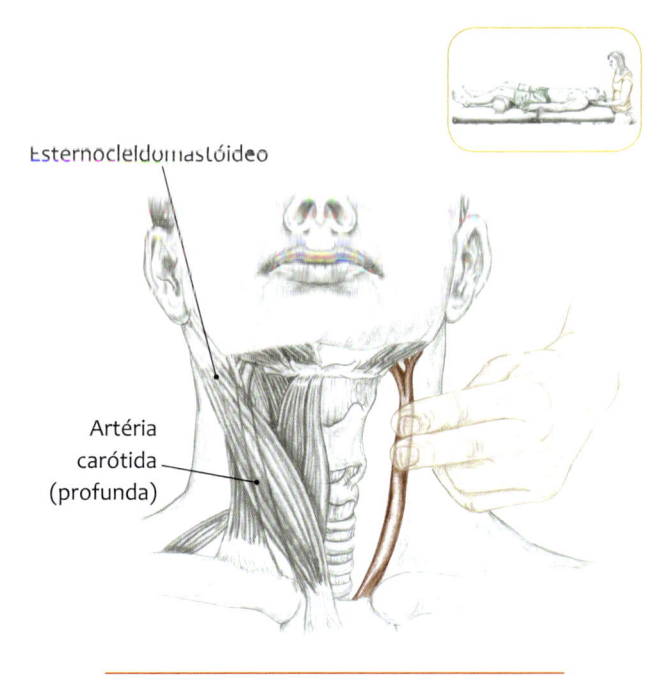

Figura 5.124 Sentindo o pulso da artéria carótida, com o parceiro em posição supina.

Artéria temporal superficial

A artéria temporal superficial é uma ramificação da artéria carótida externa e cruza a parte superior do arco zigomático. Ela continua superiormente ao longo da lateral do crânio, em localização superficial ao músculo temporal. O pulso da artéria temporal superficial pode ser detectado em frente à orelha, junto ao arco zigomático.

1) Parceiro em posição supina ou sentado. Posicione a "almofada" do dedo indicador em frente à orelha, no arco zigomático (figura 5.125).
2) Explore e apalpe suavemente para localizar o pulso da artéria. Se você não senti-lo, ajuste a posição de seu dedo e certifique-se de que sua pressão não esteja muito intensa.

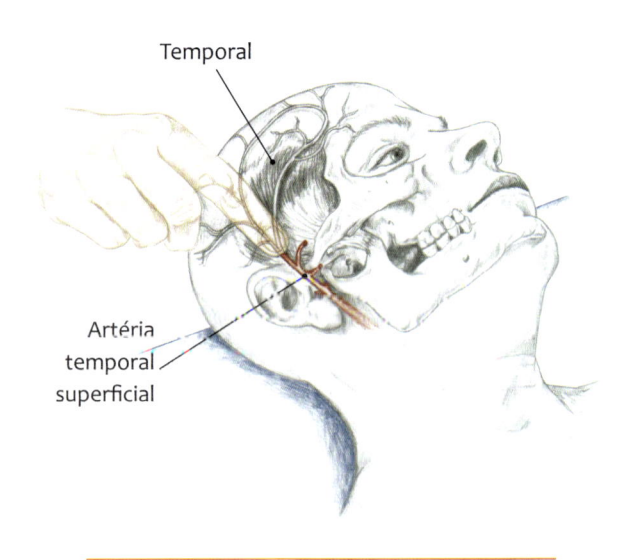

Figura 5.125 *Parceiro em posição supina.*

Carótida   Grego.   Causador de sono profundo

Artéria facial

A artéria facial é um vaso pequeno e superficial que se ramifica da artéria carótida externa e se curva ao redor da base da mandíbula (linha do maxilar), em direção à boca e ao nariz. Seu pulso pode ser difícil de detectar, mas pode ser sentido ao longo da base da mandíbula, na extremidade anterior do masseter.

1) Parceiro em posição supina. Com seu parceiro apertando a mandíbula, localize a extremidade anterior do masseter.
2) Posicione seu dedo próximo à base da mandíbula e apalpe suavemente para localizar o pulso da artéria (figura 5.126).

Você está na base da mandíbula, junto à extremidade anterior do masseter?

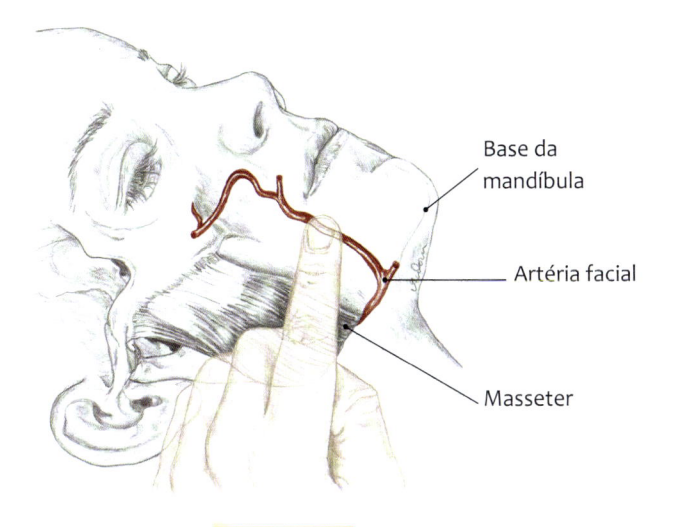

Figura 5.126

Nervo facial

O nervo facial não é uma estrutura que você vai querer apalpar especificamente, mas, por estar em uma proximidade com outras estruturas palpáveis na lateral da face, você precisa estar ciente de sua localização.

O nervo facial (nervo craniano VII) sai do crânio e emerge superficialmente, em posição anterior ao processo mastoide. À medida que passa embaixo da glândula parótida, o nervo se ramifica e se espalha pela face, pelo escalpo e pelo pescoço (figura 5.127). Em geral, dois ou mais ramos do nervo facial cruzam o arco zigomático superficialmente.

Esteja atento à presença do nervo facial ao explorar a glândula parótida, o masseter e o arco zigomático. A pressão estática no nervo pode provocar irritação, inflamação ou até induzir náusea em seu parceiro.

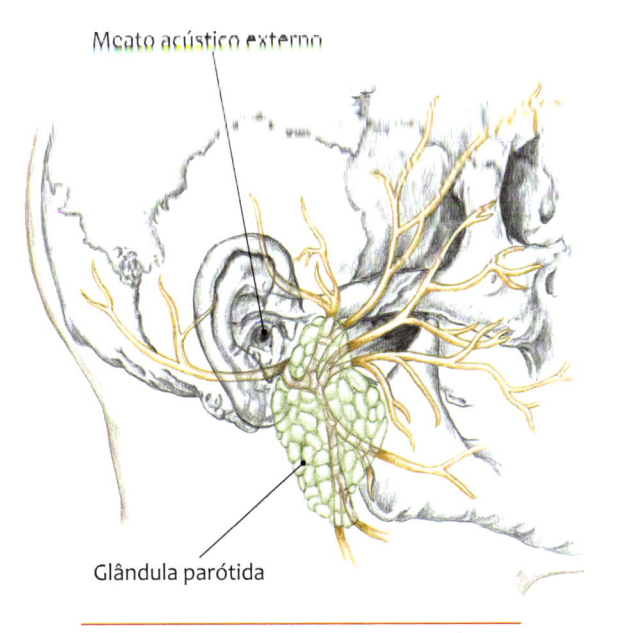

Figura 5.127 *Vista lateral mostrando os ramos do nervo facial.*

Artéria vertebral

A artéria vertebral é uma ramificação da artéria subclávia e fornece sangue para o cérebro e para a medula espinal. Ela sobe pelo pescoço, por meio do forame transverso das vértebras C6 a C1, antes de passar pelo forame magno do occipício (figura 1.128). É inacessível, sem dúvida, mas uma estrutura vital da qual se deve estar ciente quando apalpar e/ou movimentar passivamente a cabeça e o pescoço.

Glândula e ducto parotídeos, glândula submandibular

Existem três glândulas salivares no pescoço e na face: a parótida, a submandibular e a sublingual. Todas são acessíveis, mas esteja ciente de que a palpação das glândulas salivares pode estimular a produção de saliva.

A **glândula parótida** localiza-se em frente ao lóbulo da orelha, superficialmente ao músculo masseter (p. 327). Possui uma superfície suave e granulosa e é penetrada por ramos do nervo facial. O **ducto parotídeo** é um tubo do tamanho de um espaguete que se estende anteriormente a partir da glândula parótida. Ele se insere ao redor da extremidade anterior do masseter para conduzir saliva à boca.

Como seu nome diz, a **glândula submandibular** se insere sob a base da mandíbula. Seu formato arredondado pode ser localizado anteriormente ao ângulo da mandíbula.

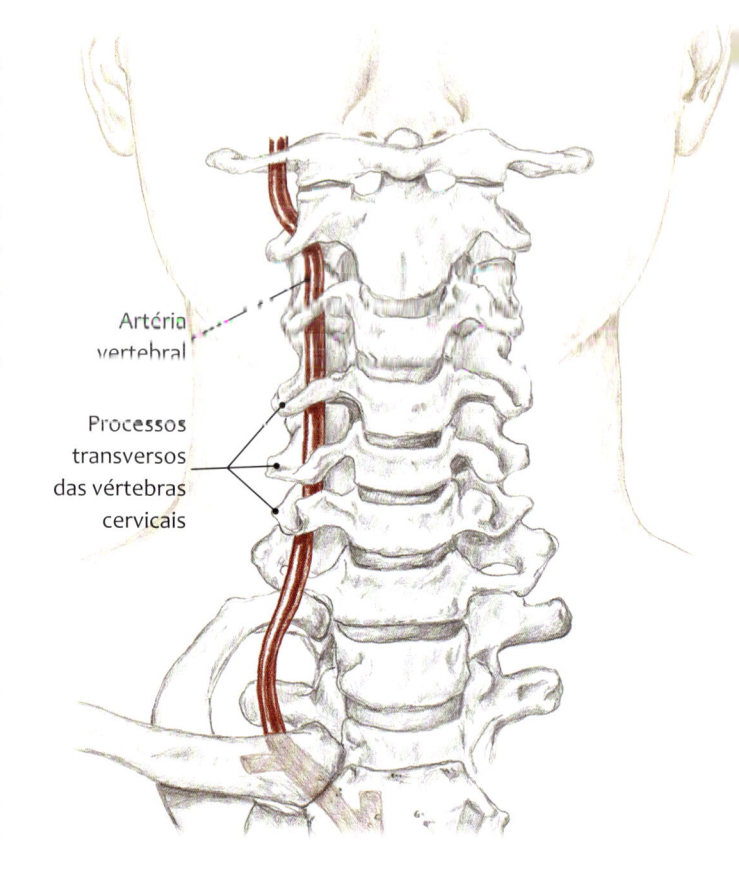

Figura 5.128 Vista anterior do pescoço e da cabeça.

A ponta de tecido que se projeta do céu da boca (palato mole) é chamada de úvula. Sua função é cobrir as passagens nasais durante a deglutição. Quando uma pessoa dorme de barriga para cima e com a boca aberta, o ar passa pela úvula e pelo palato, fazendo com que esse e outros tecidos vibrem. Isso, sem dúvida, produz um ronco. O ronco mais alto já registrado era de 69 decibéis – assustador quando você considera que uma britadeira produz de 70 a 90 decibéis!

Parotídeo	Latim.	Ao lado da orelha
Tireoide	Grego.	Escudo
Úvula	Latim.	Uva pequena

👆 Glândula parótida

1) Parceiro em posição supina. Posicione as "almofadas" de seus dedos em frente ao lóbulo da orelha, no músculo masseter.
2) Com pressão suave, pressione o tecido superficial, apalpando entre o ângulo da mandíbula e o arco zigomático, a fim de localizar a textura gelatinosa da glândula (figura 5.129).
3) Pressione profundamente em relação à glande, a fim de sentir as fibras estriadas do músculo masseter. Compare as diferentes texturas dessas estruturas.

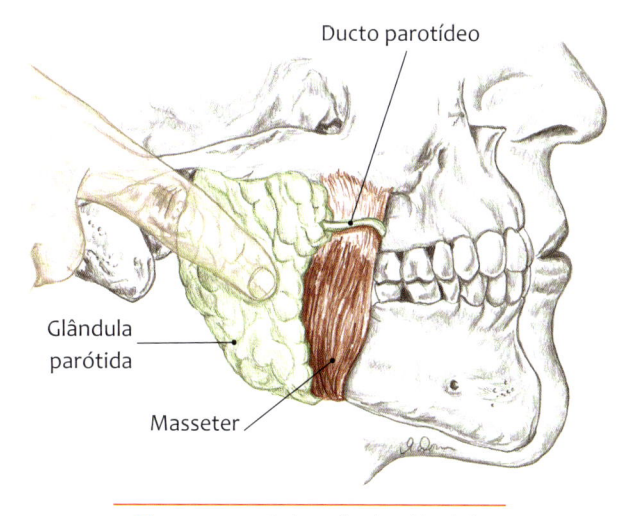

Figura 5.129 *Palpação da glândula parótida.*

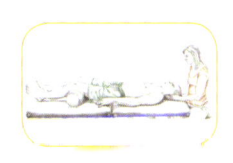

👆 Ducto parotídeo

1) Peça a seu parceiro que aperte a mandíbula.
2) Posicione as "almofadas" dos dedos abaixo do arco zigomático, ao longo da extremidade anterior do masseter. Deslize seu dedo para a frente e para trás (em direção superior/inferior) e apalpe para localizar o tubo móvel e horizontal.

Você está junto à extremidade anterior do masseter? O ducto possui o diâmetro de um fio de espaguete e corre em sentido horizontal?

👆 Glândula submandibular

1) Posicione um dedo junto à base da mandíbula.
2) Movimente seus dedos medialmente, sob a base, para apalpar a glândula superficial que possui o tamanho de uma bolinha de gude (figura 5.130).

Você consegue deslizar seu dedo pela superfície da glândula, delineando seu formato?

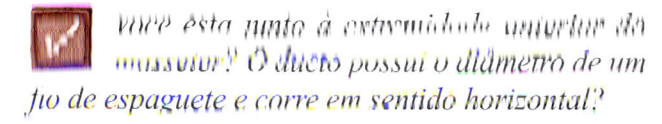

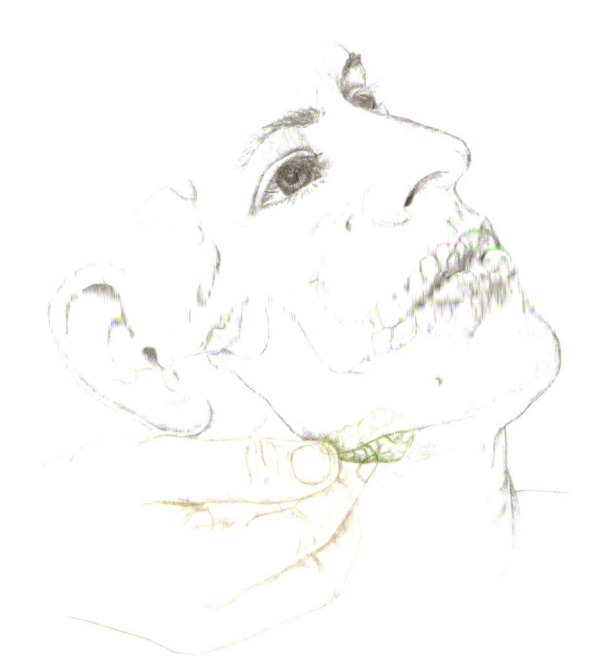

Figura 5.130 *Acessando por sob a base da mandíbula, a fim de localizar a glândula submandibular.*

Glândula tireoide

Os lóbulos esquerdo e direito da glândula tireoide estão localizados na superfície anterior da traqueia. A glândula situa-se dentro dos músculos infra-hióideos e possui uma textura suave e esponjosa que pode ser difícil de distinguir dos tecidos adjacentes.

1) Parceiro em posição supina ou sentado. Utilizando a "almofada" de um dedo, localize a superfície da traqueia entre a incisura jugular e a cartilagem cricoide.
2) Apalpe para localizar a textura suave da glândula tireoide, localizada na parte superior da traqueia (figura 5.131). Respeitando a delicadeza da glândula, explore de modo suave e breve.

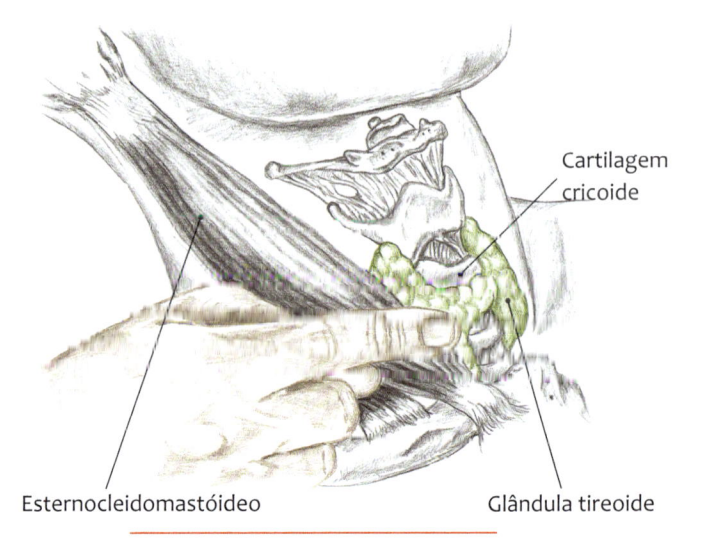

Figura 5.131 Vista anterolateral.

Linfonodos cervicais

Os numerosos feixes de linfonodos na região cervical são divididos em dois grupos: superficial e profundo. Os linfonodos cervicais superficiais (figura 5.132) localizam-se principalmente ao longo da região inferior da mandíbula, posterior e inferiormente ao lóbulo da orelha, e no triângulo posterior (p. 298), entre o platisma e a fáscia profunda. Os nodos cervicais profundos são mais largos e localizam-se ao lado de diversos vasos e glândulas maiores. Tanto os linfonodos superficiais como os profundos são ligeiramente móveis e possuem o tamanho e a textura de lentilhas macias ou de passas suculentas. Eles são, em geral, sensíveis à palpação.

1) Posição supina ou sentado. Posicione seus dedos na lateral do pescoço. Utilizando as amplas "almofadas" dos dedos, apalpe suavemente embaixo da pele, a fim de localizar os nodos cervicais superficiais.
2) Explore ao longo da parte inferior da mandíbula e o triângulo posterior. Uma vez que tenha localizado um nodo, delineie cuidadosamente seu tamanho e formato.

Eles são ligeiramente móveis e possuem o tamanho e a textura de lentilhas macias?

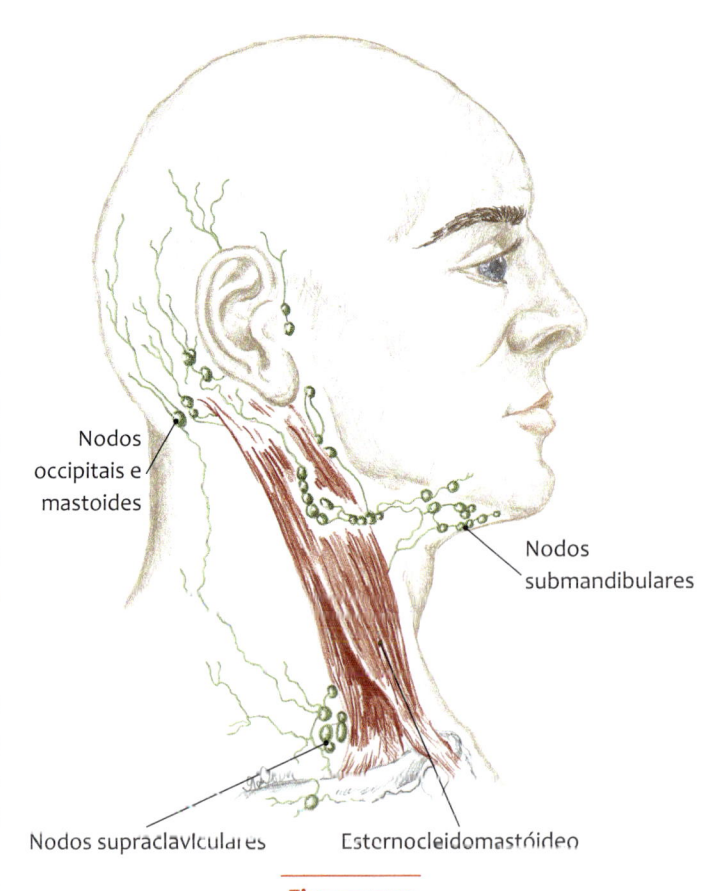

Figura 5.132

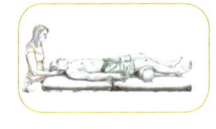

Cabeça, Pescoço e Face | 359

Plexo braquial

O plexo braquial é um extenso feixe de nervos que inerva o ombro e a extremidade superior. Após deixar os processos transversos da C5 a T1, ele se comprime entre os escalenos anterior e médio, prossegue inferior e lateralmente e mergulha por sob a clavícula até a região axilar (figura 5.133).

Embora o plexo braquial possa ser acessado, é melhor evitá-lo. Comprimir ou colidir com um de seus nervos pode gerar uma sensação aguda e pungente no braço.

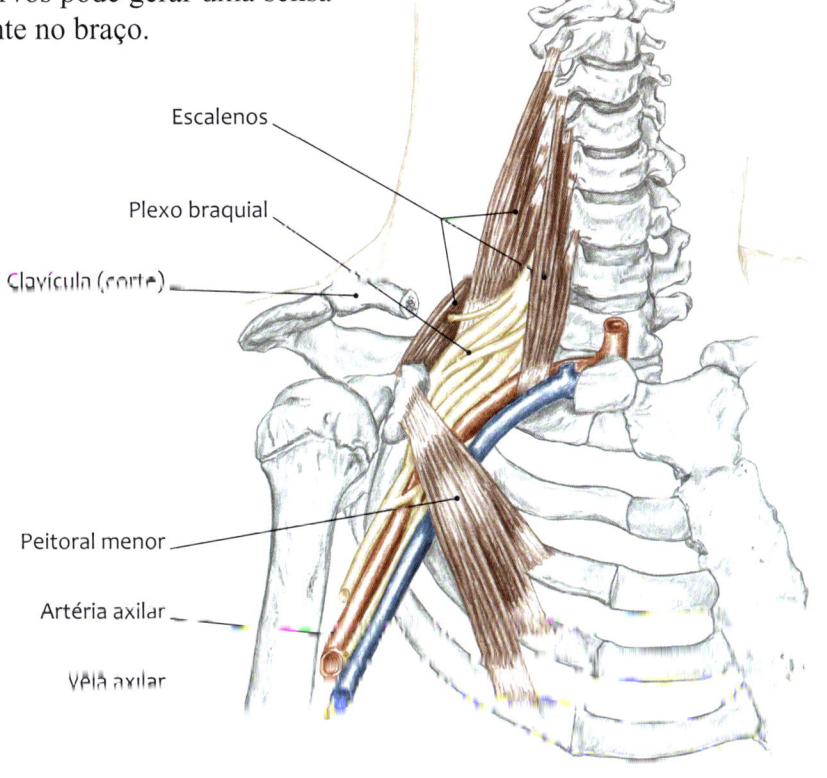

Figura 5.133 Vista anterolateral do ombro direito e da coluna cervical.

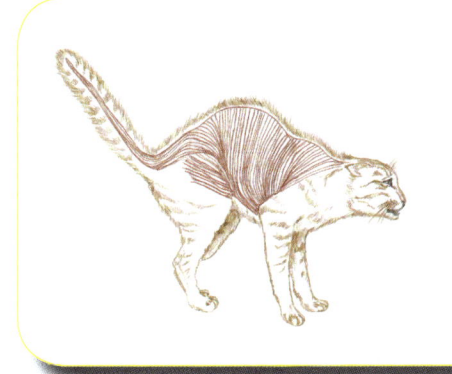

A maioria dos mamíferos possui uma fina e extensa camada de músculo chamada panículo adiposo. É um músculo tegumentar que se liga à parte inferior da pele e, em algumas espécies, cobre todo o tórax. Ela permite que um cavalo espante os mosquitos, que um tatu se transforme em bola e que um gato erice o pelo de suas costas (esquerda). Nos humanos, acredita-se que o platisma (p. 337) seja tudo o que sobrou do panículo adiposo.

Plexo Latim. Entrelaçado

Anotações

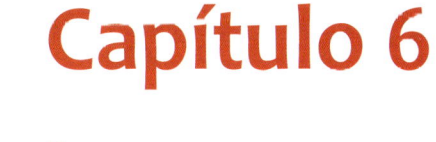

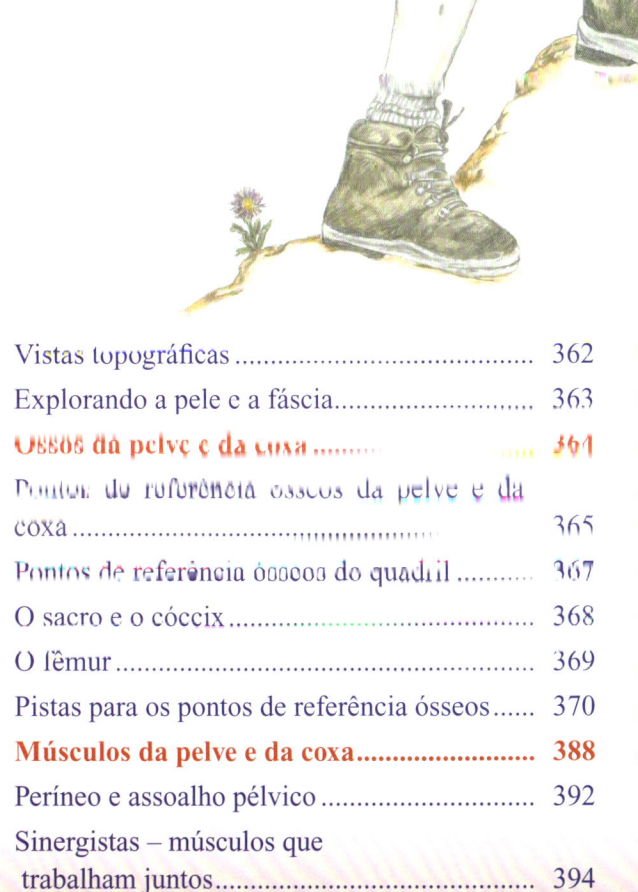

Capítulo 6
Pelve e Coxa

Vistas topográficas 362	Grupo quadríceps femoral 398
Explorando a pele e a fáscia........................ 363	Isquiotibiais... 403
Ossos da pelve e da coxa 364	Glúteos 407
Pontos de referência ósseos da pelve e da coxa 365	Grupo adutor 411
Pontos de referência ósseos do quadril 367	Tensor da fáscia lata e trato iliotibial 416
O sacro e o cóccix 368	Sartório.. 418
O fêmur 369	Tendões da parte posterior do joelho 420
Pistas para os pontos de referência ósseos 370	Rotadores laterais do quadril 422
Músculos da pelve e da coxa....................... 388	Iliopsoas 427
Períneo e assoalho pélvico 392	**Outras estruturas da pelve e do quadril 433**
Sinergistas – músculos que trabalham juntos... 394	

Vistas topográficas

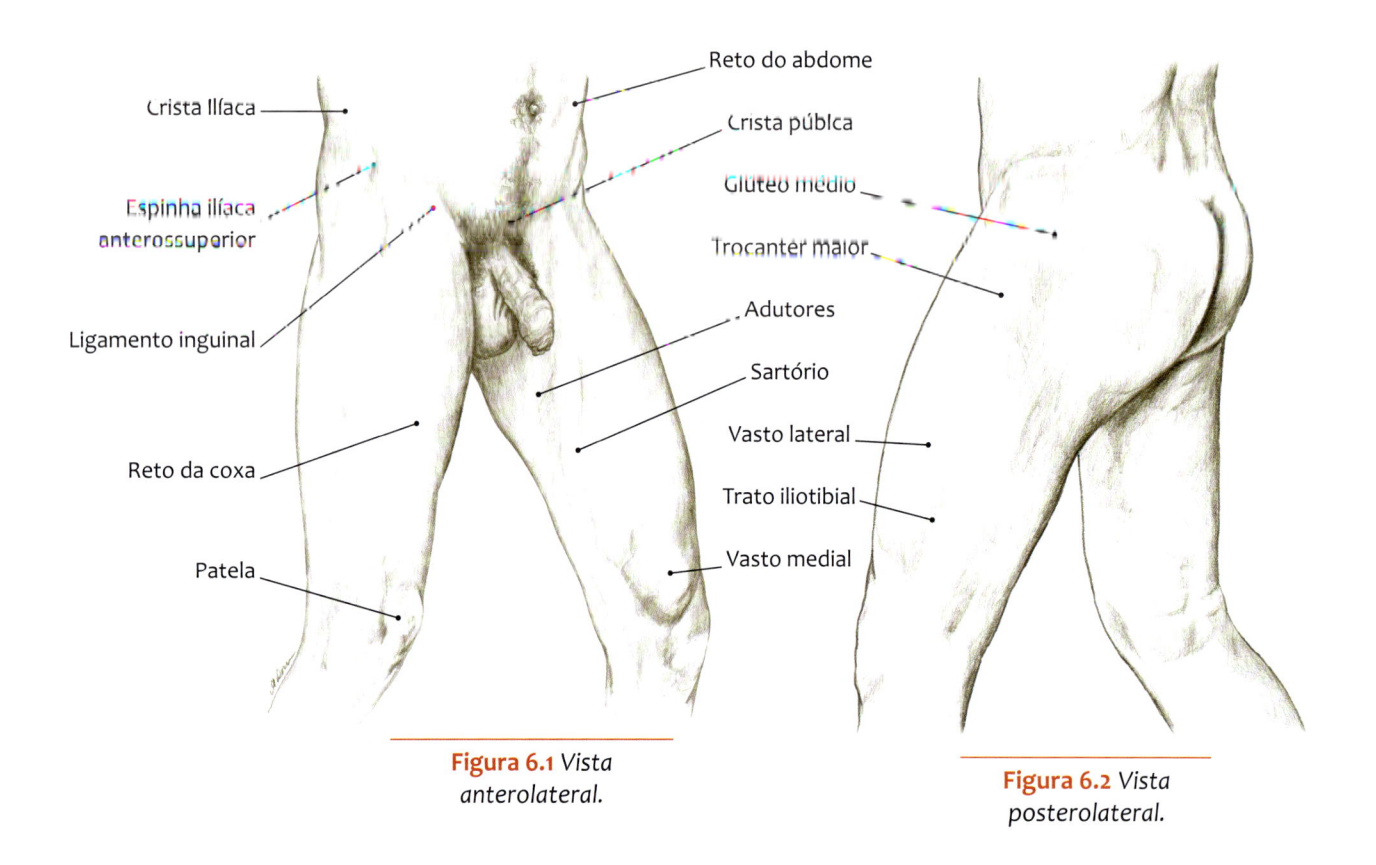

Figura 6.1 Vista anterolateral.

- Crista ilíaca
- Espinha ilíaca anterossuperior
- Ligamento inguinal
- Reto da coxa
- Patela
- Reto do abdome
- Crista púbica
- Adutores
- Sartório
- Vasto lateral
- Trato iliotibial
- Vasto medial

Figura 6.2 Vista posterolateral.

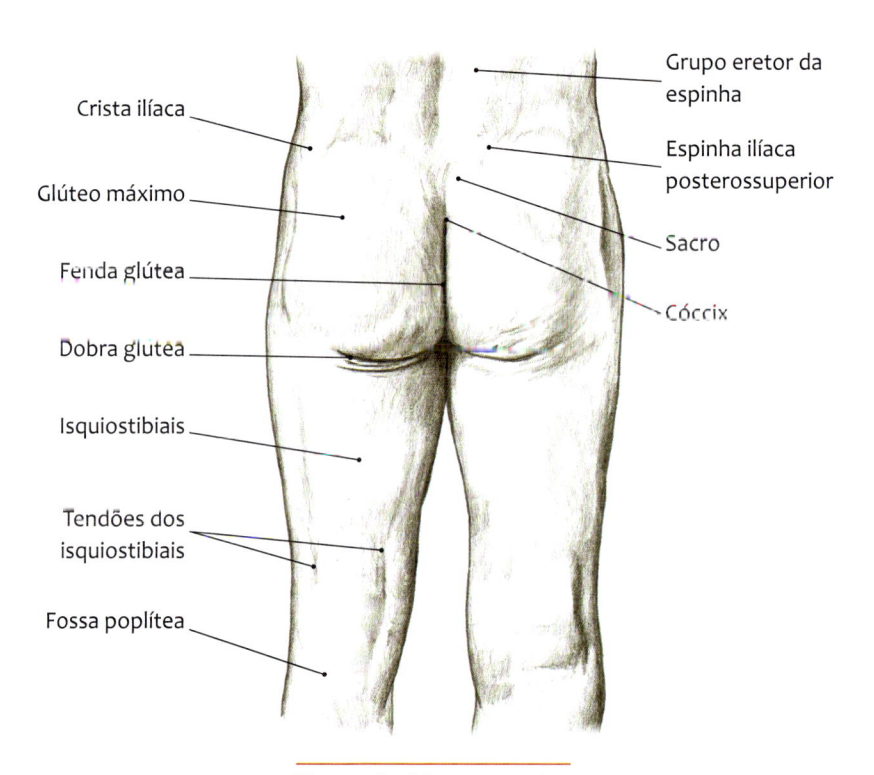

- Glúteo médio
- Trocanter maior

Figura 6.3 Vista posterior.

- Crista ilíaca
- Glúteo máximo
- Fenda glútea
- Dobra glútea
- Isquiostibiais
- Tendões dos isquiostibiais
- Fossa poplítea
- Grupo eretor da espinha
- Espinha ilíaca posterossuperior
- Sacro
- Cóccix

Neste capítulo, os genitais masculinos foram incluídos nas Ilustrações que demonstram técnicas palpatórias próximas à base da pelve. Isso tende a esclarecer sua localização no que diz respeito à estrutura que você está apalpando. Veja mais informações na página 387.

Explorando a pele e a fáscia

1) Parceiro em posição supina. Inicie posicionando suas mãos na coxa do parceiro. Explore desde a pelve até o joelho, sentindo a temperatura do tecido. Certifique-se também de acessar as regiões medial e lateral da coxa.
2) Afunde as mãos na coxa e, suavemente, torça o tecido em direções opostas (figura 6.4). Preste atenção especificamente em sua espessura e elasticidade. Por exemplo, a pele e a fáscia em posição proximal ao joelho podem ser mais finas do que o tecido próximo à pelve.

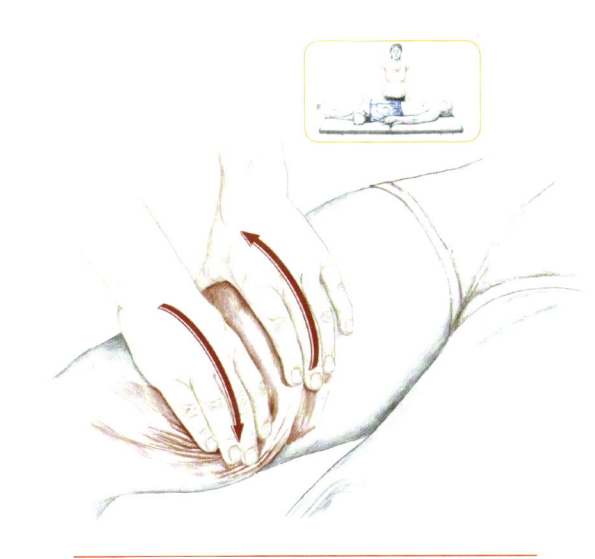

Figura 6.4 *Parceiro em posição supina, vista medial da coxa direita.*

1) Parceiro em posição prona. Segurando o tornozelo, flexione o joelho passivamente. Utilize sua outra mão para segurar suavemente a pele e a fáscia em posição proximal ao joelho posterior. À medida que o tecido deslizar entre seus dedos, observe sua flexibilidade e a textura.
2) Compare o que sentiu ao tecido mais grosso da parte medial da coxa e à fáscia da região lateral da coxa, mais densa.
3) Ainda segurando a pele e a fáscia, flexione e estique o joelho passivamente (figura 6.5). Sinta o tecido se estender à medida que o joelho estica. Continue esse mesmo movimento enquanto segura as laterais da coxa. Se o tecido for difícil de segurar, você pode utilizar a palma da mão para sentir suas mudanças.

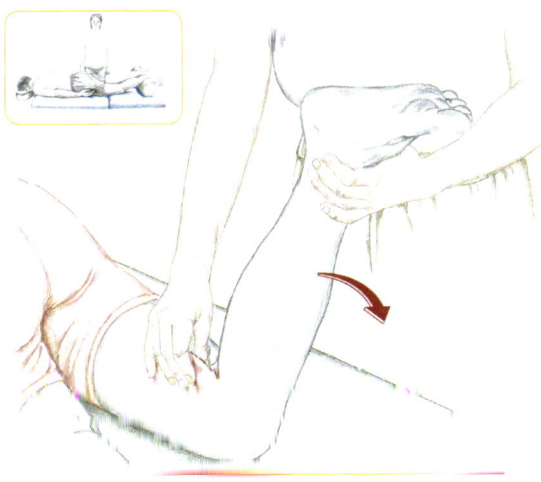

Figura 6.5 *Parceiro em posição prona, vista posteromedial da coxa direita.*

1) Parceiro em posição prona. Utilizando o dorso da mão, explore a temperatura das regiões posterior e lateral das nádegas. Não é raro que o tecido nessas regiões esteja mais frio do que na parte posterior da coxa e na região inferior das costas.
2) Uma vez que as nádegas são compostas tanto de músculos extensos como de grande quantidade de gordura, trata-se de uma região boa para explorar as diferenças de tecido. Posicione seu polegar sobre a dobra glútea (figura 6.3) e segure o tecido da nádega de modo suave, porém firme.
3) Tente segurar apenas a pele e a fáscia superficiais, sentindo sua característica gelatinosa. Então, segure um pouco mais profundamente e sinta a massa espessa e estriada dos músculos glúteos (figura 6.6).

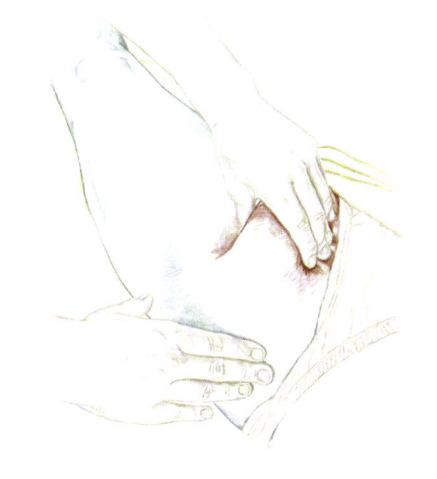

Figura 6.6 *Parceiro em posição prona, vista superolateral.*

Ossos da pelve e da coxa

A **pelve** (cintura pélvica) consiste no sacro, no cóccix e nos dois ossos do quadril (figura 6.7). Cada osso do **quadril** (coxal) é formado pela fusão de três ossos menores: o **íleo**, o **ísquio** e o **púbis** (figura 6.8). Embora a pelve seja profunda em relação aos músculos, órgãos e tecido adiposo circundantes, seus aspectos são facilmente palpáveis.

O **sacro** superficial localiza-se posteriormente entre os ossos do quadril. O pequeno **cóccix** se estende inferiormente a partir do sacro. O sacro e o cóccix, ambos compostos de vértebras unidas, são considerados parte da coluna vertebral.

O **fêmur** é o osso mais comprido, pesado e forte do corpo. Sua extremidade proximal articula-se com o quadril no acetábulo para formar a articulação esferoide coxal (quadril). Porções do fêmur proximal são parcialmente acessíveis. O corpo femoral é cercado pelos músculos grossos da coxa, enquanto a extremidade distal do fêmur é superficial.

O fêmur distal articula-se com a tíbia proximal para formar a articulação tibiofemoral (joelho). A articulação tibiofemoral é do tipo articulação gínglimo modificado, o que significa que pode flexionar e estender e, quando em posição flexionada, pode girar o joelho medial e lateralmente.

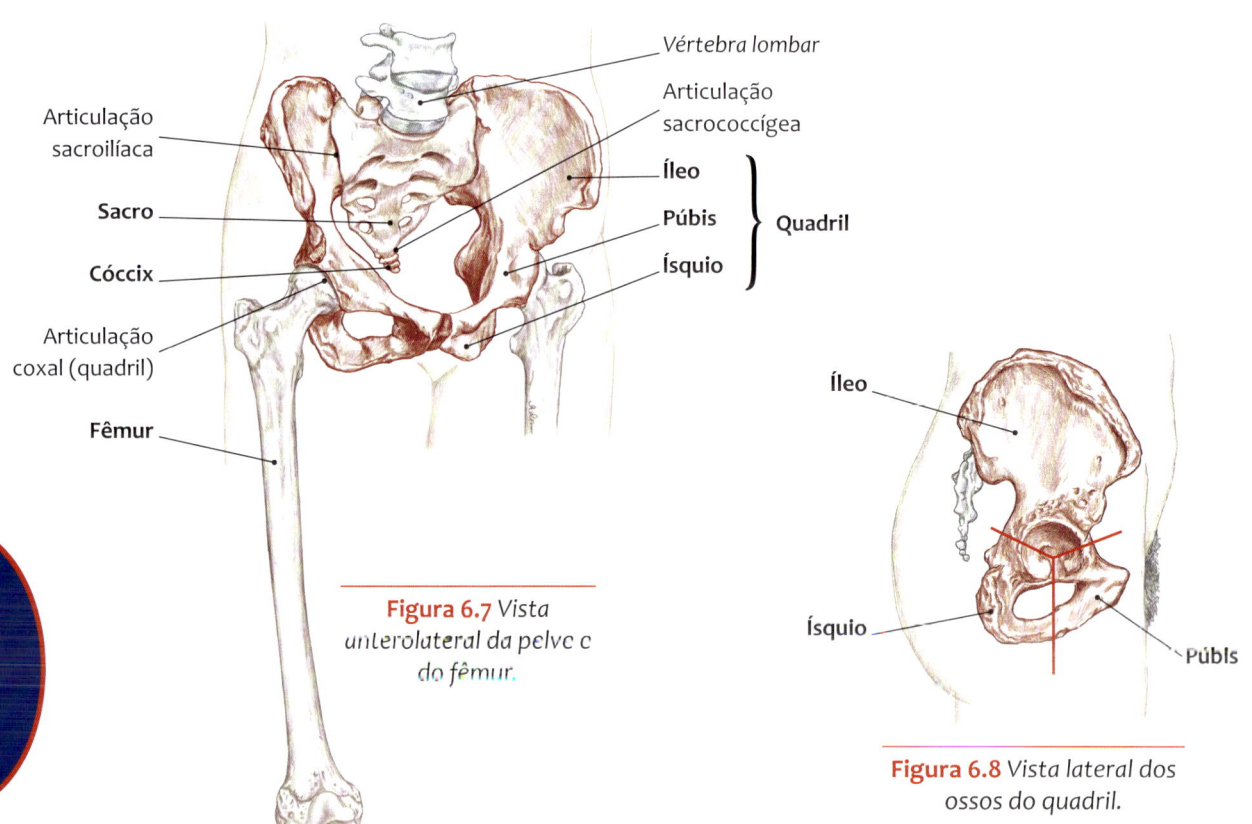

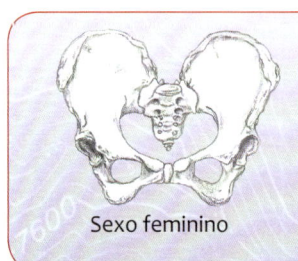

Figura 6.7 Vista anterolateral da pelve e do fêmur.

Figura 6.8 Vista lateral dos ossos do quadril.

O formato da pelve é diferente em indivíduos do sexo feminino e do masculino. A pelve feminina é mais larga, a fim de sustentar e dar à luz um bebê. Possui uma crista ilíaca mais extensa, uma "bacia" pélvica mais larga e uma distância maior entre as tuberosidades isquiais.

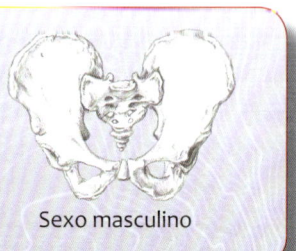

Fêmur	Latim.	Coxa
Pelve	Latim.	Bacia

Pontos de referência ósseos da pelve e da coxa

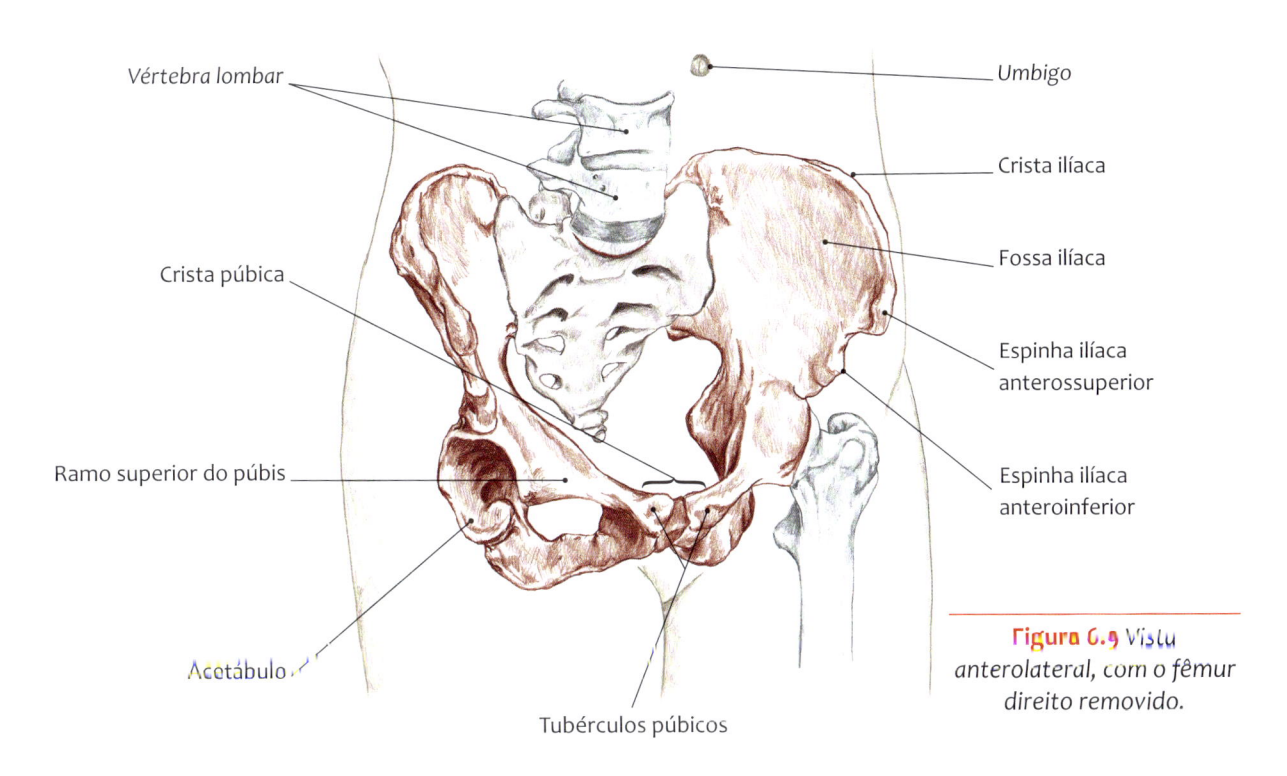

Figura 6.9 Vista anterolateral, com o fêmur direito removido.

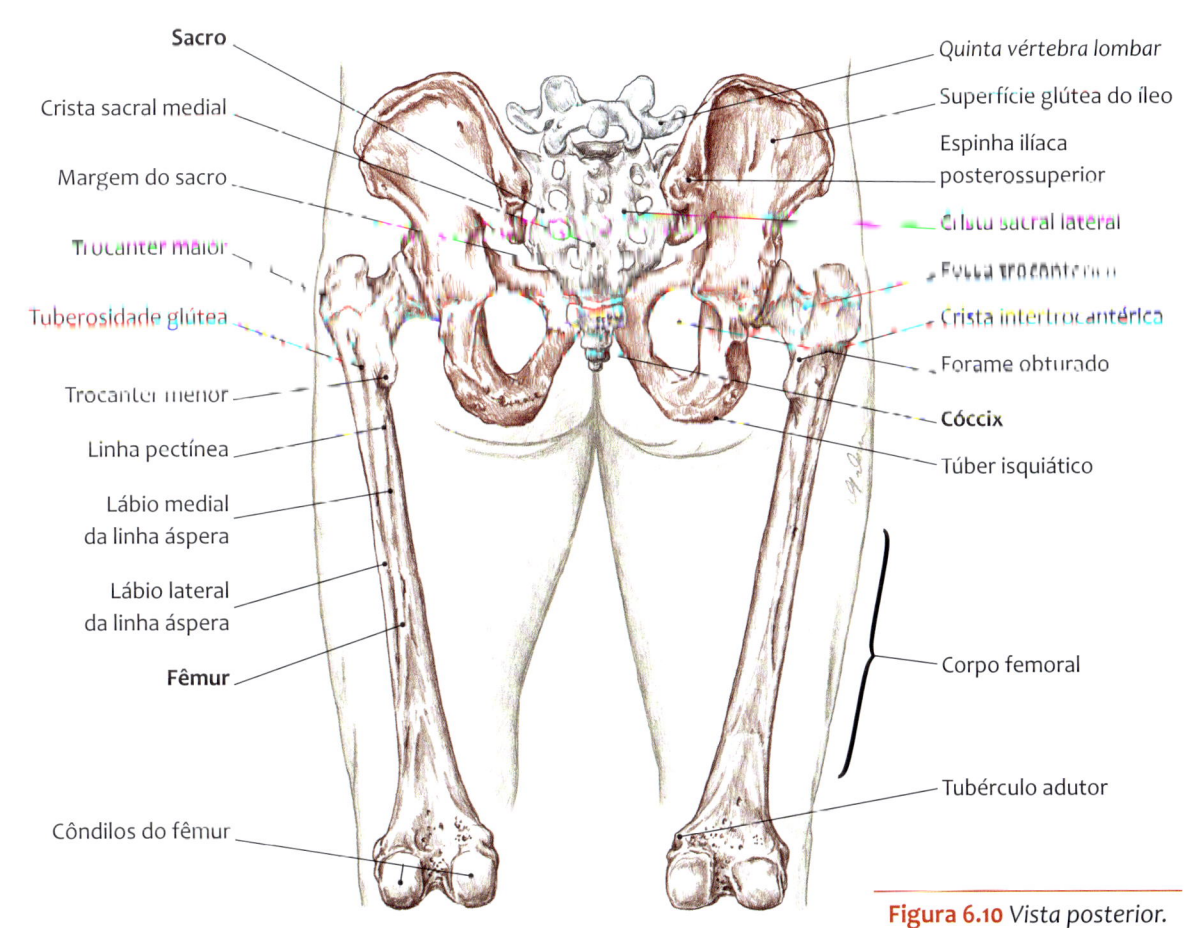

Labels (vista anterolateral):
- Vértebra lombar
- Umbigo
- Crista ilíaca
- Fossa ilíaca
- Crista púbica
- Espinha ilíaca anterossuperior
- Ramo superior do púbis
- Espinha ilíaca anteroinferior
- Acetábulo
- Tubérculos púbicos

Figura 6.10 Vista posterior.

Labels (vista posterior):
- Sacro
- Quinta vértebra lombar
- Crista sacral medial
- Superfície glútea do íleo
- Margem do sacro
- Espinha ilíaca posterossuperior
- Trocanter maior
- Crista sacral lateral
- Tuberosidade glútea
- Fossa trocantérica
- Trocanter menor
- Crista intertrocantérica
- Linha pectínea
- Forame obturado
- Lábio medial da linha áspera
- Cóccix
- Lábio lateral da linha áspera
- Túber isquiático
- Fêmur
- Corpo femoral
- Tubérculo adutor
- Côndilos do fêmur

Ísquio — Grego. Quadril
Íleo — Latim. Virilha, flanco
Púbis — Neolatim. Osso da virilha

Pontos de referência ósseos da pelve e da coxa

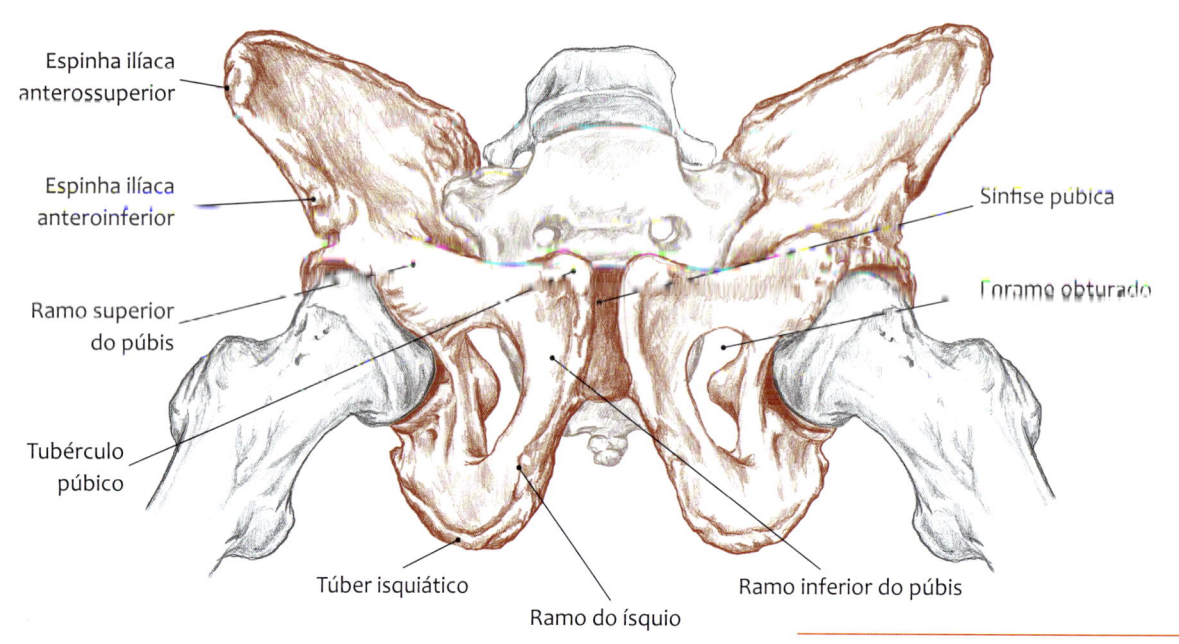

Figura 6.11 Vista inferior, com os fêmures abduzidos e girados para fora.

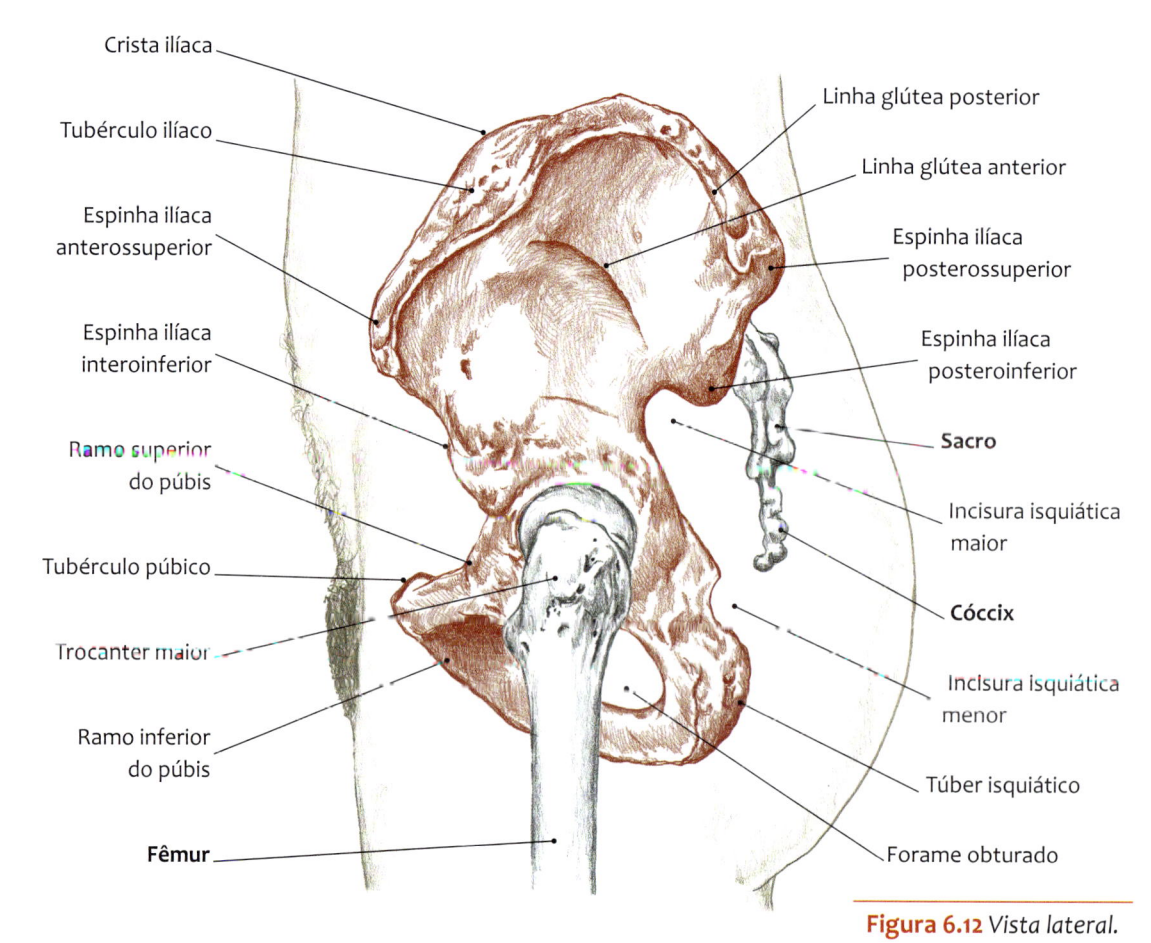

Figura 6.12 Vista lateral.

Acetábulo	Latim.	Um pequeno pires para vinagre
Forame	Latim.	Uma passagem ou abertura

Pontos de referência ósseos do quadril

a) Crista ilíaca
b) Fossa ilíaca
c) Espinha ilíaca anterossuperior
d) Espinha ilíaca anteroinferior
e) Linha pectínea
f) Ramo superior do púbis
g) Tubérculo púbico
h) Superfície sinfísica
i) Ramo inferior do púbis
j) Espinha ilíaca posterossuperior
k) Superfície articular do sacro
l) Espinha ilíaca posteroinferior
m) Incisura isquiática maior
n) Espinha isquiática
o) Incisura isquiática menor
p) Forame obturado
q) Túber isquiático
r) Ramo do ísquio

Superfície anterior

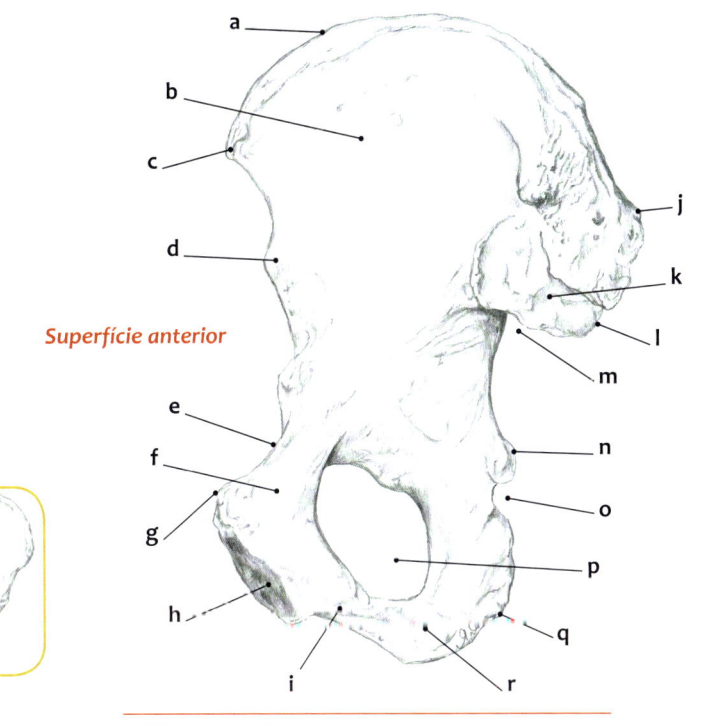

Figura 6.13 Vista medial do quadril direito.

a) Linha glútea anterior
b) Linha glútea posterior
c) Espinha ilíaca posterossuperior
d) Espinha ilíaca posteroinferior
e) Incisura isquiática maior
f) Linha glútea inferior
g) Espinha isquiática
h) Incisura isquiática menor
i) Forame obturado
j) Túber isquiático
k) Crista ilíaca
l) Tubérculo ilíaco
m) Espinha ilíaca anterossuperior
n) Espinha ilíaca anteroinferior
o) Ramo púbico superior
p) Tubérculo púbico
q) Ramo inferior do púbis
r) Acetábulo
s) Superfície semilunar do acetábulo

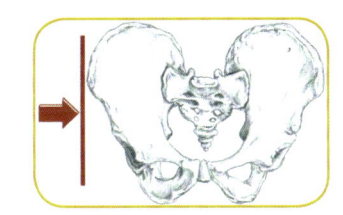

Superfície anterior

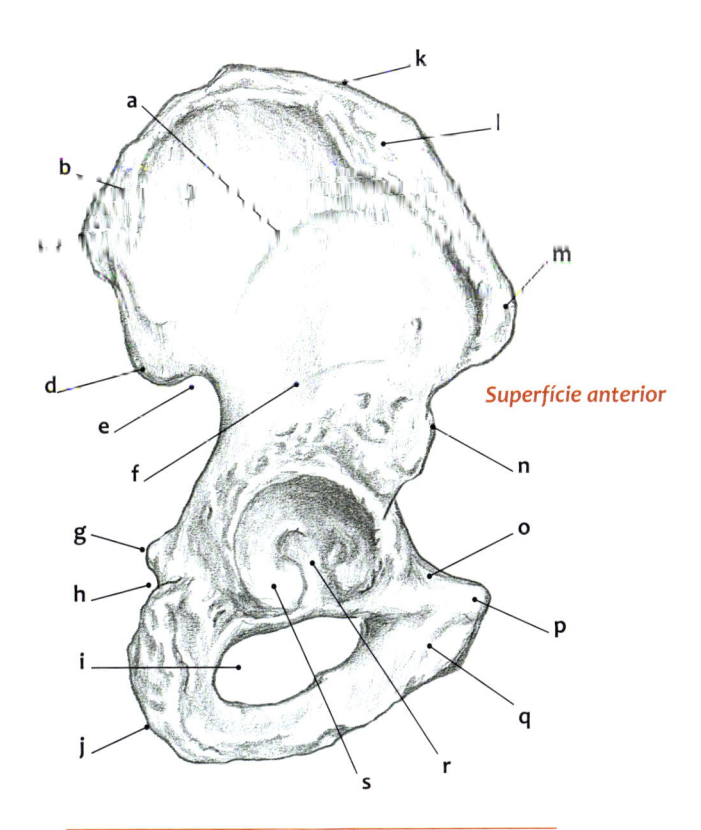

Figura 6.14 Vista lateral do quadril direito.

O sacro e o cóccix

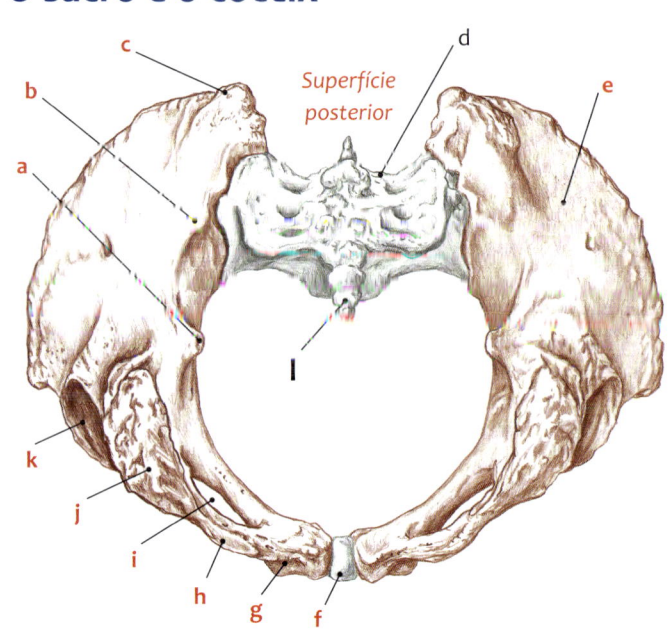

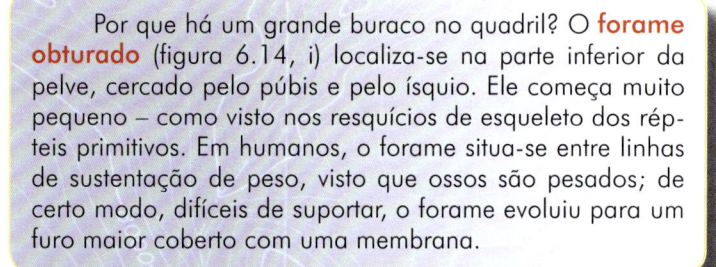

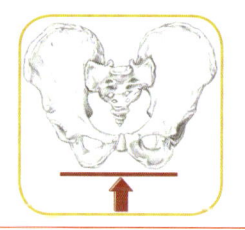

Figura 6.15 Vista inferior.

a) Espinha isquiática
b) Espinha ilíaca posteroinferior
c) Espinha ilíaca posterossuperior
d) Sacro
e) Superfície glútea do íleo
f) Sínfise púbica
g) Ramo inferior do púbis
h) Ramo do ísquio
i) Forame obturado
j) Túber isquiático
k) Acetábulo
l) Cóccix

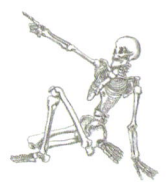

Superfície posterior

Por que há um grande buraco no quadril? O **forame obturado** (figura 6.14, i) localiza-se na parte inferior da pelve, cercado pelo púbis e pelo ísquio. Ele começa muito pequeno – como visto nos resquícios de esqueleto dos répteis primitivos. Em humanos, o forame situa-se entre linhas de sustentação de peso, visto que ossos são pesados; de certo modo, difíceis de suportar, o forame evoluiu para um furo maior coberto com uma membrana.

As letras **pretas** indicam ossos; as **vermelhas**, pontos de referência ósseos ou outras estruturas.

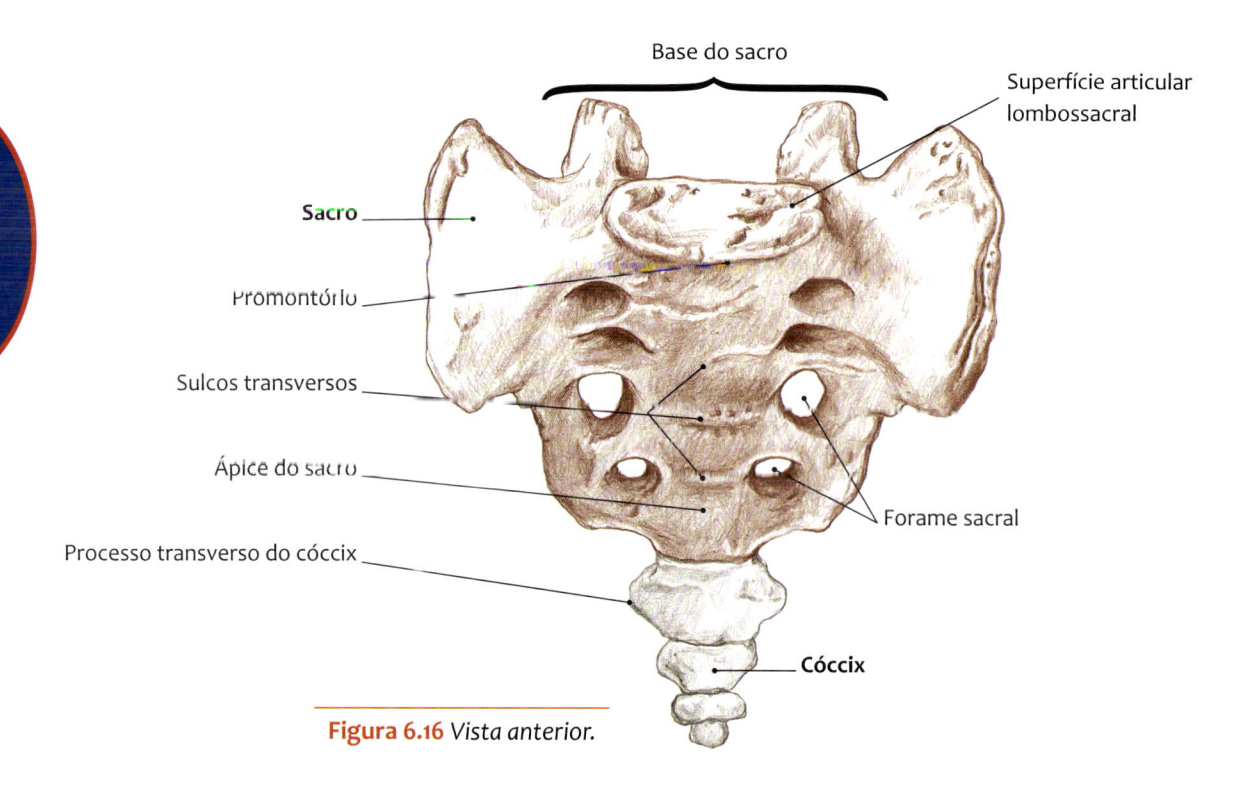

Base do sacro
Superfície articular lombossacral
Sacro
Promontório
Sulcos transversos
Ápice do sacro
Processo transverso do cóccix
Forame sacral
Cóccix

Figura 6.16 Vista anterior.

O fêmur

Figura 6.17 Vista anterior do fêmur direito.

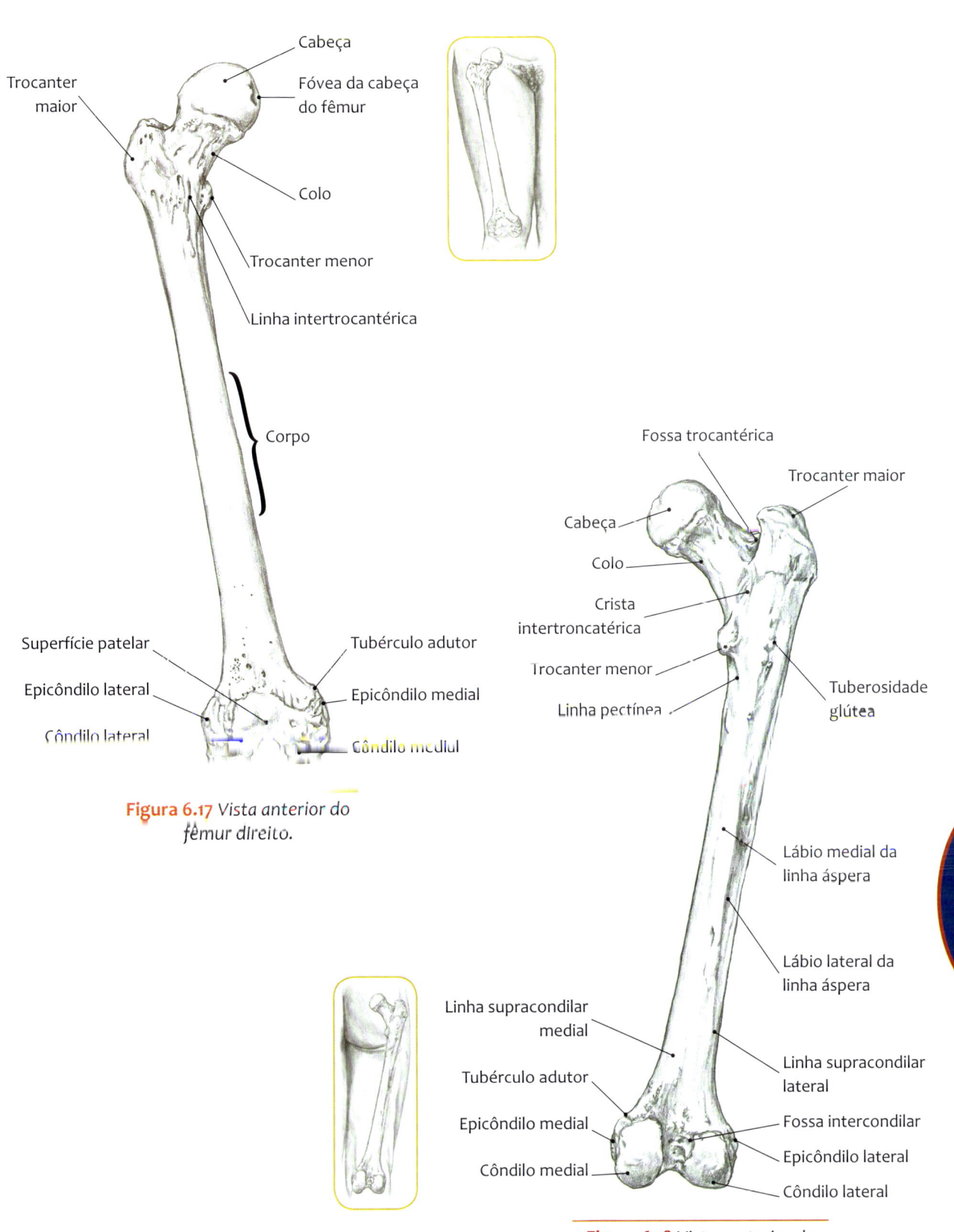

Labels: Trocanter maior; Cabeça; Fóvea da cabeça do fêmur; Colo; Trocanter menor; Linha intertrocantérica; Corpo; Superfície patelar; Tubérculo adutor; Epicôndilo lateral; Epicôndilo medial; Côndilo lateral; Côndilo medial.

Figura 6.18 Vista posterior do fêmur direito.

Labels: Fossa trocantérica; Trocanter maior; Cabeça; Colo; Crista intertroncatérica; Trocanter menor; Tuberosidade glútea; Linha pectínea; Lábio medial da linha áspera; Lábio lateral da linha áspera; Linha supracondilar medial; Tubérculo adutor; Epicôndilo medial; Côndilo medial; Linha supracondilar lateral; Fossa intercondilar; Epicôndilo lateral; Côndilo lateral.

Pistas para os pontos de referência ósseos

Pista 1 "Passagem solo"

Por causa do formato multifacetado da pelve e da proximidade com áreas sensíveis, apalpar a região pélvica de seu parceiro pode ser desafiador no começo. A Pista 1 destina-se a dar a oportunidade de você acessar primeiro sua própria região pélvica. Isso proporcionará a confiança necessária para apalpar efetivamente em seu parceiro ao longo das próximas quatro pistas. Esses seis pontos de referência podem ser vistos como seus "acampamentos base" – são claramente acessíveis e os levarão para outros pontos de referência da pelve.

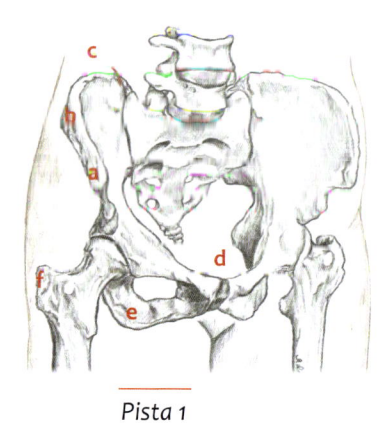

a Espinha ilíaca anterossuperior
b Crista ilíaca
c Espinha ilíaca posterossuperior
d Crista púbica
e Túber isquiático
f Trocanter maior

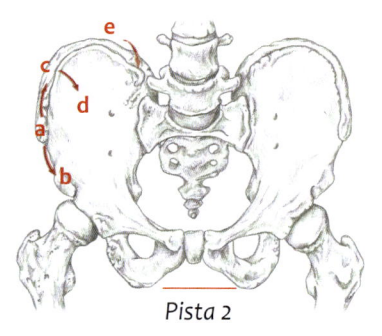

Pista 1

Pista 2 "Avenida ilíaca": percorre a região superior da pelve, no íleo.

a Espinha ilíaca anterossuperior
b Espinha ilíaca anteroinferior
c Crista ilíaca
d Fossa ilíaca
e Espinha ilíaca posterossuperior

Pista 2

Pista 3 "Trilha do osso da cauda": acessa os ossos na base da coluna vertebral.

a Espinha ilíaca posterossuperior
b Sacro
c Crista sacral medial
d Margem do sacro
e Cóccix
f Articulação sacroilíaca

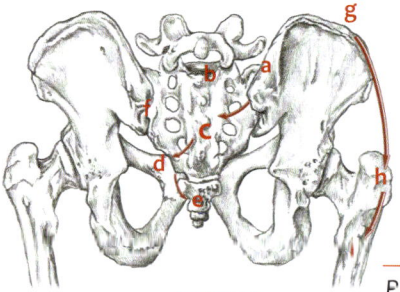

Pista 3

Pista 4 "Passeio pelo quadril": explora a lateral do quadril e os pontos de referência próximos ao fêmur.

g Crista ilíaca
h Trocanter maior
I Tuberosidade glútea

Pista 4

Pista 5 "Passagem inferior": segue a região púbica para acessar os pontos de referência da parte medial da coxa.

a Umbigo
b Crista púbica e tubérculos
c Ramo superior do púbis
d Ramo inferior do púbis e ramo do ísquio
e Túber isquiático

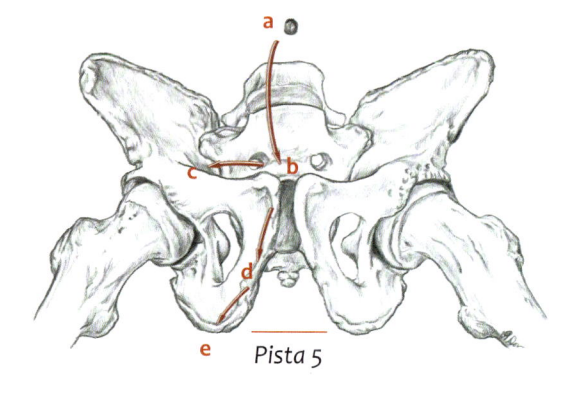

Pista 5

Pista 1 "Passagem solo"

Espinha ilíaca anterossuperior

Como o nome sugere, a espinha ilíaca anterossuperior localiza-se nas regiões anterior e superior do íleo. Ambas as espinhas ilíacas anterossuperiores são as extremidades superficiais localizadas abaixo da linha da cintura. Elas servem como local de ligação para o músculo sartório e para o ligamento inguinal.

(Observação: antes dos anos 1990, quando as calças eram desenhadas e vestiam de um modo que cobriam a região pélvica, as espinhas ilíacas anterossuperiores localizavam-se "embaixo dos bolsos dianteiros". Atualmente, com os cós das calças de jovens de ambos os sexos raramente vistos ao "norte" da parte mediana da fenda glútea, essa dica útil não se aplica mais.)

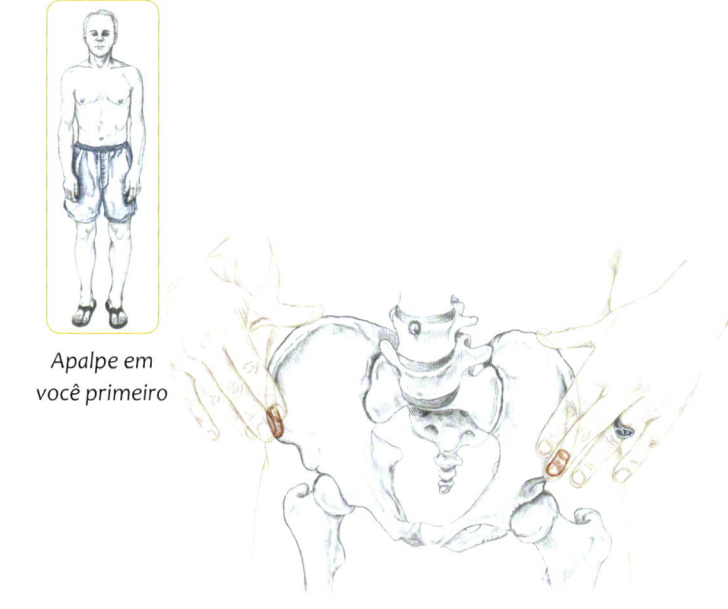

Apalpe em você primeiro

Figura 6.19 Palpação de suas espinhas ilíacas anterossuperiores, vista anterior.

1) Localize as duas espinhas ilíacas anterossuperiores, posicionando suas mãos sobre os quadris com os dedos para a frente e os polegares para trás. Sinta a região para localizar a extremidade do pelve que desponta anteriormente (figura 6.19).
2) Explore essas regiões e as estruturas próximas do íleo. Tente apalpá-las em você mesmo, sentado, de modo que o tecido adjacente fique macio.

Os ossos que você está sentindo estão exatamente embaixo da superfície da pele. Você está abaixo do nível do umbigo?

Espinha ilíaca posterossuperior

Espinha ilíaca anterossuperior

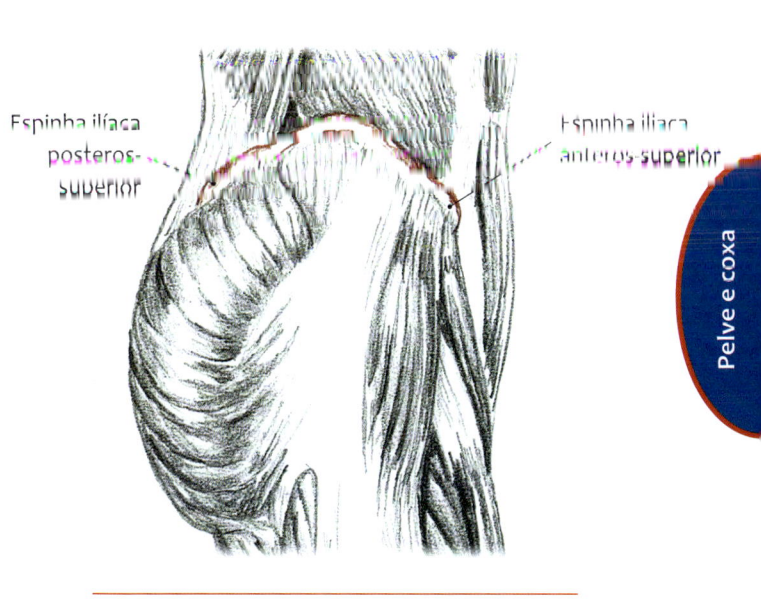

Figura 6.20 Vista lateral da pelve mostrando os músculos que circundam a crista ilíaca.

Crista ilíaca

A crista ilíaca é a extremidade superior e longa do íleo. Ela começa na espinha ilíaca anterossuperior e se estende pela lateral do torso, até terminar na espinha ilíaca posterossuperior. Além de ajudar a manter suas calças no lugar, as cristas ilíacas servem de locais de ligação para os músculos quadrado lombar (p. 276) e abdominais. Cada crista é superficial e facilmente palpável, visto que os músculos que se ligam a elas não cruzam suas extremidades (figura 6.20).

1) Localize a espinha ilíaca anterossuperior. Passe seus dedos lentamente pela lateral de seu quadril, pressionando em direção à ampla extremidade da crista. Observe como ela se levanta da espinha ilíaca anterossuperior e logo depois pode alargar lateralmente (figura 6.21).
2) Siga a crista à medida que ela prossegue até o lado posterior do corpo e termina na espinha ilíaca posterossuperior.

Você consegue afundar os dedos na carne do abdome, abaixo da crista ilíaca?

Espinha ilíaca posterossuperior

A superficial espinha ilíaca posterossuperior localiza-se na extremidade posterior da crista ilíaca. Na maioria das pessoas, ambas as espinhas ilíacas posterossuperiores podem ser visivelmente identificadas pelas duas pequenas covinhas encontradas na base da parte inferior das costas. Sem a ajuda de um espelho, você pode ter dificuldade para ver suas próprias espinhas ilíacas posterossuperiores, mas ainda assim você pode apalpá-las.

1) Posicione seus polegares sobre suas cristas ilíacas. Siga as cristas ao redor da parte posterior do quadril. Observe como elas descem à medida que você movimenta medialmente.
2) As espinhas ilíacas posterossuperiores podem se parecer com pequenos montículos cercados por tecidos mais grossos e não são tão salientes como as espinhas ilíacas anterossuperiores (figura 6.22).

Você está na extremidade posterior das cristas ilíacas? Os pontos que você sente estão de 7,5 a 10 centímetros afastados um do outro?

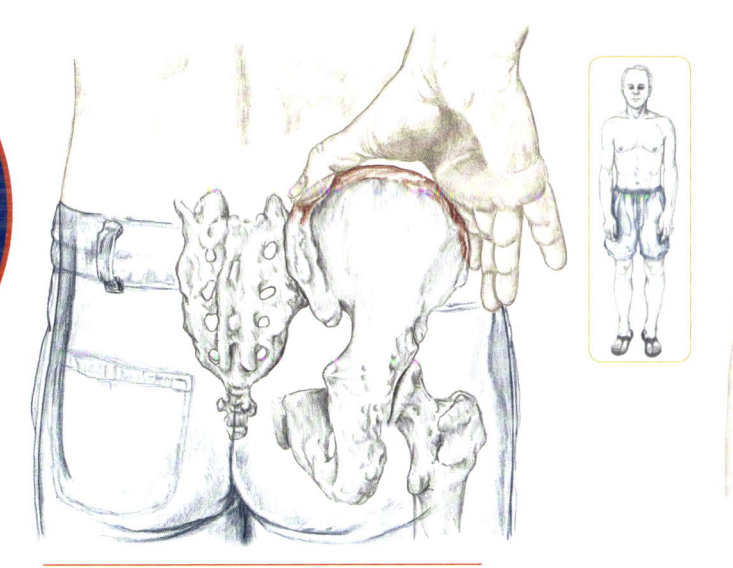

Figura 6.21 Vista posterior, deslizando os dedos pela crista ilíaca.

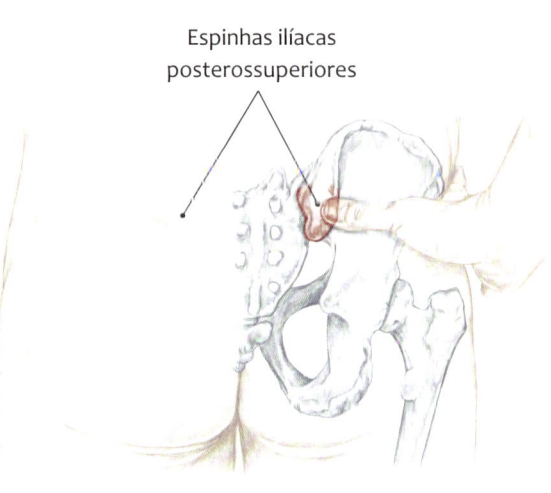

Figura 6.22 Localizando suas espinhas ilíacas posterossuperiores, vista posterior.

Crista púbica

A localização da crista púbica é diretamente inferior ao umbigo e superior aos genitais. Formada pela extremidade superomedial de ambos os ossos púbicos, a crista horizontal possui cerca de cinco centímetros de extensão e é claramente palpável. É um local de ligação para o músculo reto do abdome (p. 279) e para a aponeurose abdominal.

1) Posicione seus dedos em seu umbigo.
2) Deslize seus dedos lentamente, abaixo da linha mediana do corpo, em direção à região púbica (figura 6.23). Você deve se deslocar de 12,5 a 20 centímetros antes de sentir o firme cume da crista púbica. Você estará de 2,5 a 5 centímetros acima dos genitais.

Você está na linha mediana do corpo? Você está abaixo do nível das espinhas ilíacas anterossuperiores? Você sente um cume sólido e horizontal exatamente acima da região genital?

Localize a espinha ilíaca anterossuperior. Siga o ligamento inguinal (p. 436) para baixo, a 45 graus da linha mediana do corpo, até obter a crista.

Túber isquiático

Se você já permaneceu sentado em uma cadeira dobrável de metal durante um musical ou um evento esportivo longo, então seus túber isquiáticos não são estranhos a você. Os "ossos de sentar" estão localizados na parte mais inferior da pelve, no nível da dobra glútea (a prega horizontal entre as nádegas e a coxa). O túber isquiático serve de local de ligação para os isquiotibiais, para o adutor magno e para o ligamento sacrotuberoso.

1) Sente-se em uma cadeira ou em uma superfície rígida e balance de um lado a outro, sentindo seus "ossos de sentar".
2) Levante-se e apalpe o osso no qual você estava sentado – seu túber isquiático (figura 6.24). Explore em todas as direções a extensa superfície da tuberosidade.

Você sente uma estrutura idêntica entre a outra nádega e a coxa?

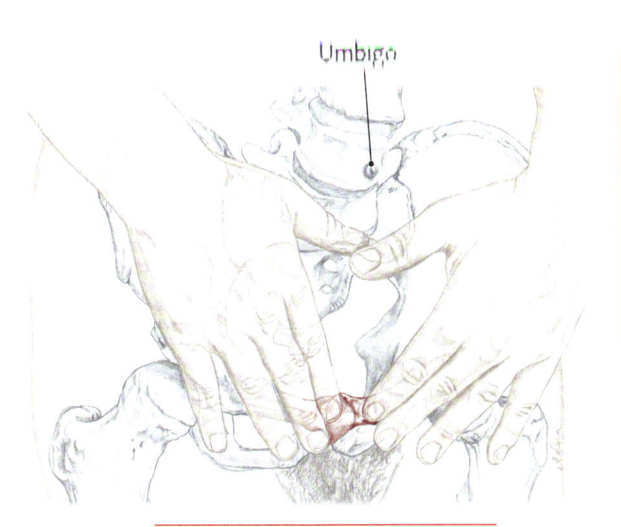

Figura 6.23 *Vista anterior, acessando sua crista púbica.*

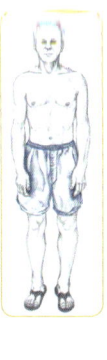

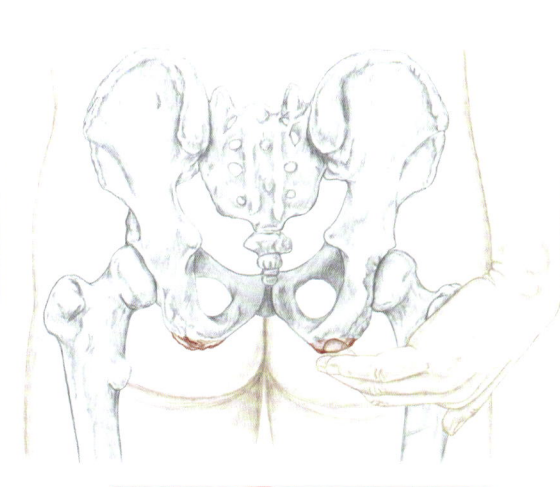

Figura 6.24 *Vista posterior, apalpando seu túber isquiático.*

Trocanter maior

Em localização distal à crista ilíaca, o trocanter maior é a grande massa superficial situada na lateral do quadril. É fácil de apalpar e serve de local de ligação para o glúteo médio, para o glúteo mínimo e para os rotadores laterais do quadril.

1) Localize o meio da crista ilíaca.
2) Deslize as "almofadas" de seus dedos inferiormente, de 10 a 15 centímetros, pela lateral da coxa, até alcançar a massa superficial do trocanter maior. Explore e delineie todos os lados de seu amplo montículo.

Gire seu quadril medial e lateralmente enquanto apalpa o trocanter. Você sente sua superfície extensa e nodosa rodar para a frente e para trás embaixo de seus dedos (figura 6.25)?

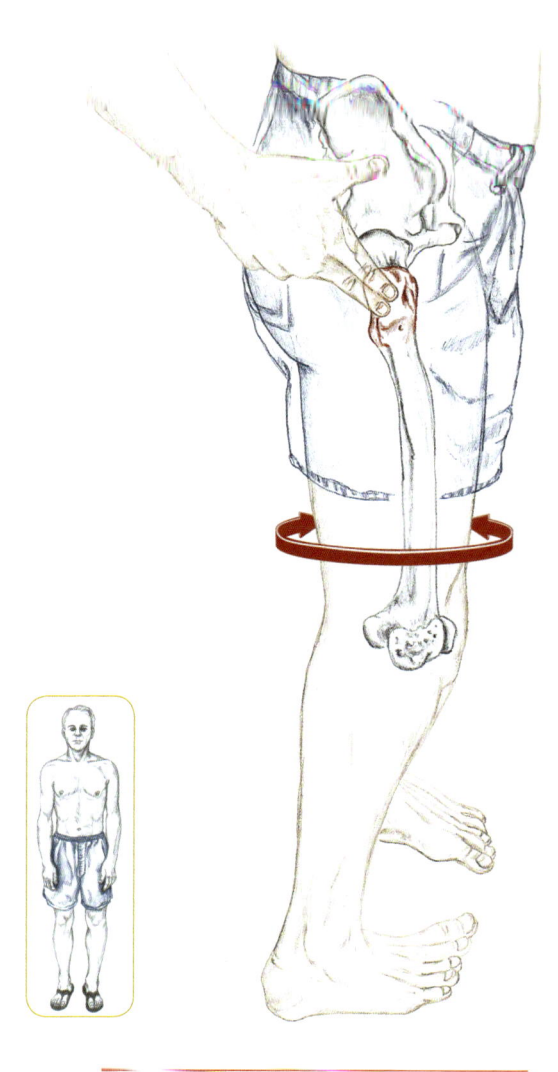

Figura 6.25 Vista lateral, girando seu quadril para sentir o movimento do trocanter maior.

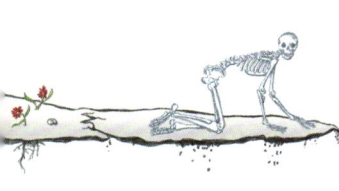

Ao explorar a área ao redor do sacro e da crista ilíaca posterior, não é raro que pequenos nódulos de tecido fibrogorduroso sejam localizados. Inseridos na fáscia superficial, eles podem ter tamanhos variados, que vão desde uma ervilha até uma grande bolinha de gude.

Trocanter   Grego.   Correr

Pista 2 "Avenida ilíaca"

Espinha ilíaca anterossuperior

(Volte à página 371 para mais informações)

1) Parceiro em pé. Posicione sua mão sobre a lateral do abdome, abaixo do nível do umbigo.
2) Comprima suavemente até sentir a extremidade superficial da espinha ilíaca anterossuperior (figura 6.26). Apalpe e observe a distância entre as duas espinhas ilíacas anterossuperiores e a relação de uma com a outra.

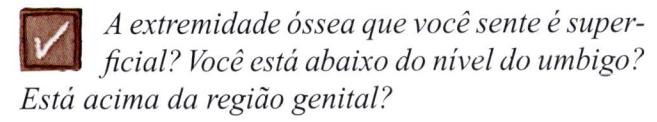

> A extremidade óssea que você sente é superficial? Você está abaixo do nível do umbigo? Está acima da região genital?

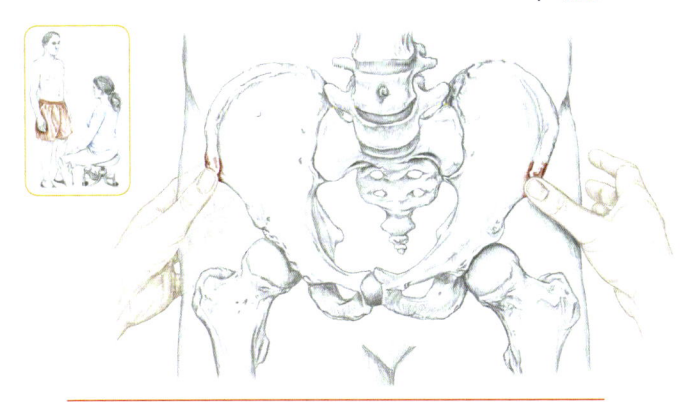

Figura 6.26 Localização das duas espinhas ilíacas anterossuperiores com o parceiro em pé.

Espinha ilíaca anteroinferior

A espinha ilíaca anteroinferior localiza-se inferior e medialmente à espinha ilíaca anterossuperior e é o local de ligação para o músculo reto femoral (p. 398). Menor e mais achatada do que a espinha ilíaca anterossuperior, a espinha ilíaca anteroinferior é profunda ao músculo sartório e ao ligamento inguinal. Por causa de seu formato suave e por ser profunda em relação ao sartório, pode ser difícil encontrá-la.

1) Posição supina. Flexione o quadril e apoie o joelho de seu parceiro em uma almofada para encurtar e suavizar o tecido adjacente.
2) Localize a espinha ilíaca anteroinferior. Deslize inferior e medialmente cerca de 2,5 centímetros.
3) Apalpe profundamente os tendões adjacentes e explore para localizar o pequeno montículo da espinha ilíaca anteroinferior (figura 6.27).

> Você está em posição medial e inferior à espinha ilíaca anterossuperior? Se seu parceiro flexionar o quadril suavemente, você consegue sentir o tendão do reto femoral se contrair sob seus dedos? (O tendão adjacente do sartório também se enrijece com essa ação.)

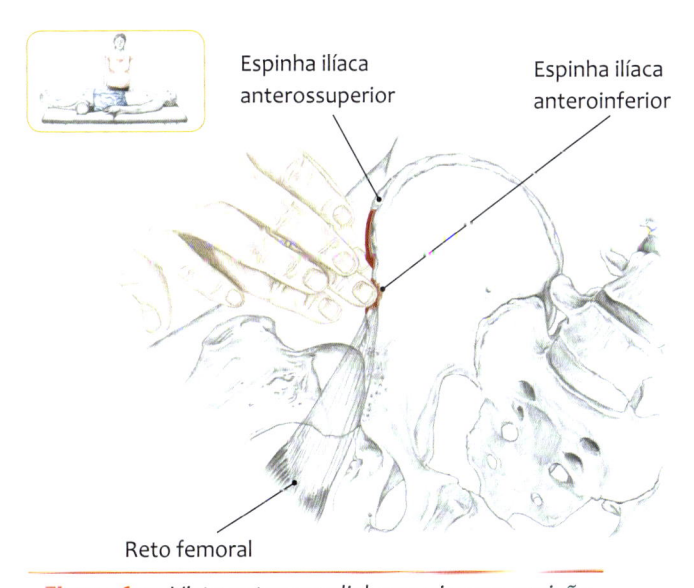

Figura 6.27 Vista anteromedial, parceiro em posição supina, com a espinha ilíaca anteroinferior ressaltada.

> Junto à extremidade lateral da crista ilíaca, há uma sutil ampliação chamada tubérculo ilíaco. Ele delimita o limite entre as origens do músculo tensor da fáscia lata e do glúteo médio.
>
> 1) Localize a espinha ilíaca anterossuperior.
> 2) Deslize posteriormente pela crista ilíaca, cerca de cinco centímetros. Explore a extremidade lateral da crista ilíaca onde ela se amplia suavemente. Esse é o tubérculo ilíaco.

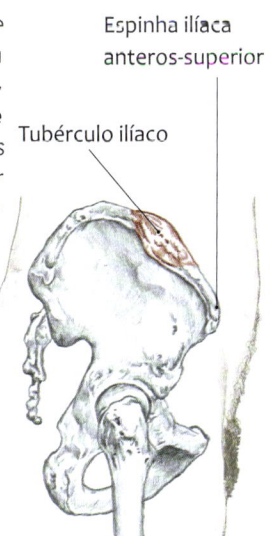

Crista ilíaca

(Volte à página 372 para mais informações)

1) Parceiro deitado lateralmente. Localize a espinha ilíaca anterossuperior.
2) Deslize posteriormente pela crista ilíaca, observando como ela se amplia e se eleva ao longo de seu caminho.
3) Siga a crista à medida que ela continua ao redor do lado posterior do corpo até a espinha ilíaca posterossuperior (figura 6.28).

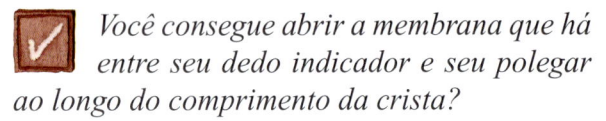

Você consegue abrir a membrana que há entre seu dedo indicador e seu polegar ao longo do comprimento da crista?

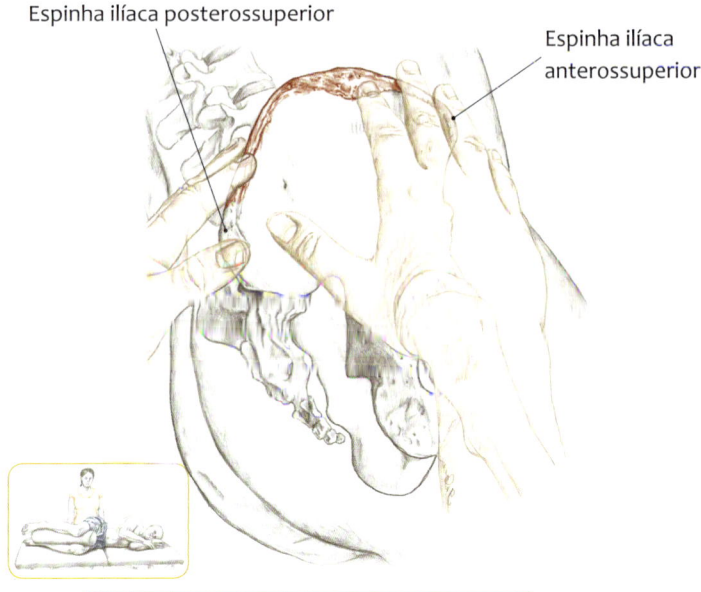

Figura 6.28 Delineando a crista ilíaca, com o parceiro deitado lateralmente.

Fossa ilíaca

A fossa ilíaca, em formato de bacia, localiza-se na superfície medial do íleo e é um local de ligação para o músculo ilíaco. A presença do ilíaco e do conteúdo abdominal faz com que a maior parte da fossa seja inacessível. Contudo, para apalpá-la, você pode afundar seus dedos lentamente pela crista ilíaca em direção à fossa.

1) Posição supina. Flexione o quadril e coloque uma almofada embaixo do joelho de seu parceiro, a fim de encurtar e suavizar o tecido adjacente.
2) Posicione as almofadas dos dedos de uma de suas mãos na crista ilíaca, em posição posterossuperior à espinha ilíaca anterossuperior.
3) Movimentando-se de modo lento e paciente, enrole as pontas dos dedos sobre o lábio da crista ilíaca para dentro da fossa ilíaca (figura 6.29). Dependendo da firmeza do tecido, você pode afundar somente uma pequena distância.

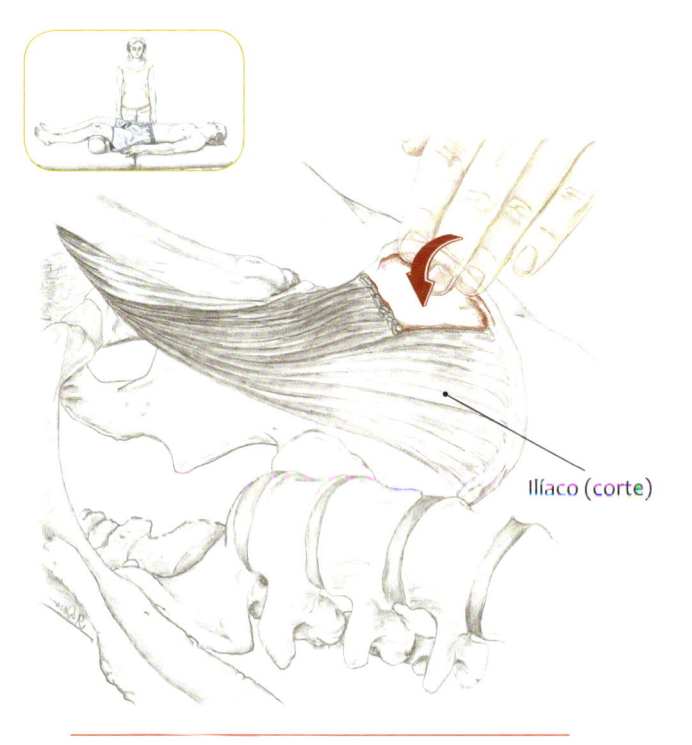

Figura 6.29 Curvando os dedos na fossa ilíaca, com o parceiro em posição supina.

Fossa   Latim.   Uma depressão rasa

Espinha ilíaca posterossuperior

(Volte à página 372 para mais informações)

1) Parceiro em pé. Na cintura, siga as duas cristas ilíacas posteriormente.
2) Siga-as à medida que elas descem em direção ao sacro e vão até cada espinha ilíaca posterossuperior (figura 6.30). A espinha ilíaca posterossuperior parecerá uma leve ondulação cercada por tecidos mais grossos. Não é tão saliente como a espinha ilíaca anterossuperior, entretanto, é acessível.
3) Se possível, localize visualmente as covinhas da parte inferior das costas e explore a região circundante.

✓ *Você está na extremidade posterior da crista ilíaca? Os pontos de referência são levemente horizontais um em relação ao outro e estão afastados cerca de 7,5 a 10 centímetros?*

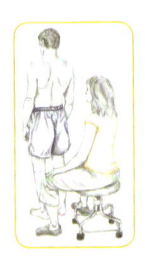

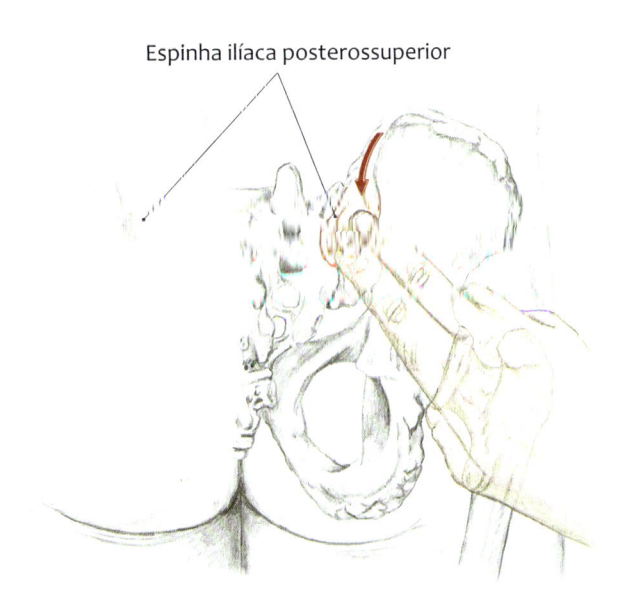

Figura 6.30 Vista posterior, isolamento da espinha ilíaca posterossuperior.

Pista 3 "Trilha do osso da cauda"

Sacro

Crista sacral medial
Margem do sacro

O **sacro** é um osso grande e triangular na extremidade inferior da coluna vertebral. Situado entre os lados suspensos da pelve, o sacro é constituído por uma série de quatro ou cinco vértebras que são fundidas entre si.

Descendo pelo centro do sacro e composta de três a quatro pontos está a **crista sacral medial**. Em cada lado da crista sacral medial está a crista sacral lateral – uma série menor de saliências ósseas. A **margem do sacro** é parte do lugar de ligação para o glúteo máximo e para o ligamento sacrotuberoso. Embora a superfície acidentada do sacro localize-se profundamente à aponeurose toracolombar e aos ligamentos sacroilíacos, é fácil acessá-la.

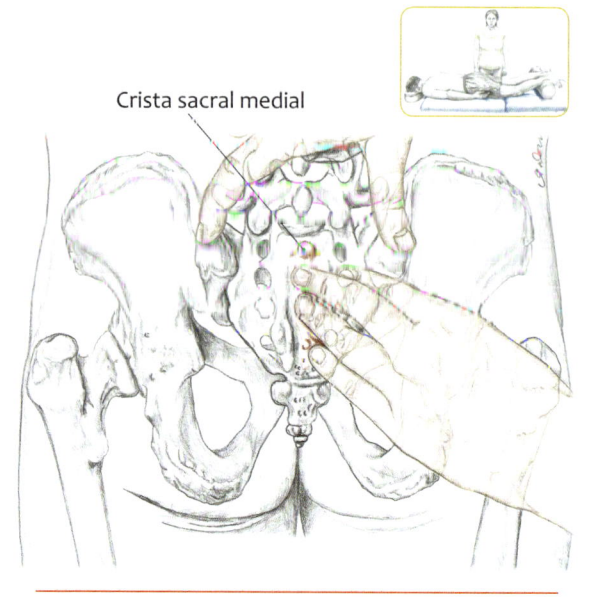

Figura 6.31 Vista posterior, utilização das espinhas ilíacas posterossuperiores como guias para localizar a crista sacral medial do sacro.

1) Parceiro em posição prona. Posicione um polegar e um indicador sobre cada espinha ilíaca posterossuperior e explore entre e abaixo desses pontos para localizar a superfície do sacro.
2) Localize a linha mediana do sacro e explore os pontos da crista sacral (figura 6.31). Apalpe acima do nível da espinha ilíaca posterossuperior e abaixo do cóccix.
3) Deslize seus dedos pela lateral do sacro, pressionando as pontas contra sua extremidade sólida (figura 6.32). Siga a extremidade lateral em direção à espinha ilíaca posterossuperior e desça ao cóccix.

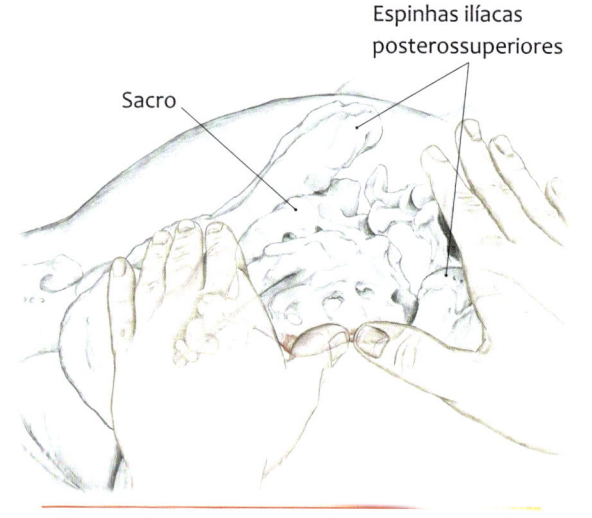

Figura 6.32 Vista posterolateral, exploração da extremidade do sacro, com o parceiro em posição prona.

Quantas pequenas pontas você consegue sentir ao logo da crista ilíaca? Você é capaz de seguir as duas extremidades laterais inferiormente até o ponto em que elas convergem no cóccix? Se você se movimentar lateralmente a partir da extremidade exterior do sacro, você consegue sentir a massa do glúteo máximo (p. 407)?

Os répteis e a maioria das aves possuem duas vértebras sacrais, enquanto os mamíferos apresentam de três a cinco. Os humanos, especificamente, possuem um número maior porque, como criaturas verticais, todo o peso da parte superior do corpo é transferido pelo sacro até a pelve e as pernas. Todos os resquícios dos processos espinosos das vértebras do sacro são as gastas pontas da crista sacral medial.

Sacro	Latim.	Coisa sagrada, proveniente do uso do sacro em sacrifícios animais em Roma

Cóccix

O cóccix localiza-se na parte superior da fenda glútea e liga-se à extremidade do sacro. Composto de três a quatro ossos unidos, possui um contorno segmentado e irregular e pode ter 2,5 centímetros ou mais de comprimento. Sua ponta pode se curvar em direção ao corpo ou guinar ligeiramente para a esquerda ou para a direita.

Por causa de sua proximidade com a fenda glútea, apalpar o cóccix pode ser desafiador no início, tanto para você quanto para seu parceiro; então apalpe seu próprio cóccix antes de apalpar o de seu parceiro.

1) Parceiro em posição prona. Desça seus dedos pela crista sacral medial, em direção à fenda glútea. Na parte superior da fenda, você sentirá a superfície irregular do cóccix.

2) Explore a superfície e os lados do cóccix, observando como a extensa região superior se estreita até se tornar uma ponta (figura 6.33). A ponta do cóccix pode não ser acessível, visto que ela se curva em direção ao corpo.

Você está apalpando a parte mais inferior do osso nessa região? Você consegue delinear as extremidades do cóccix e seu formato?

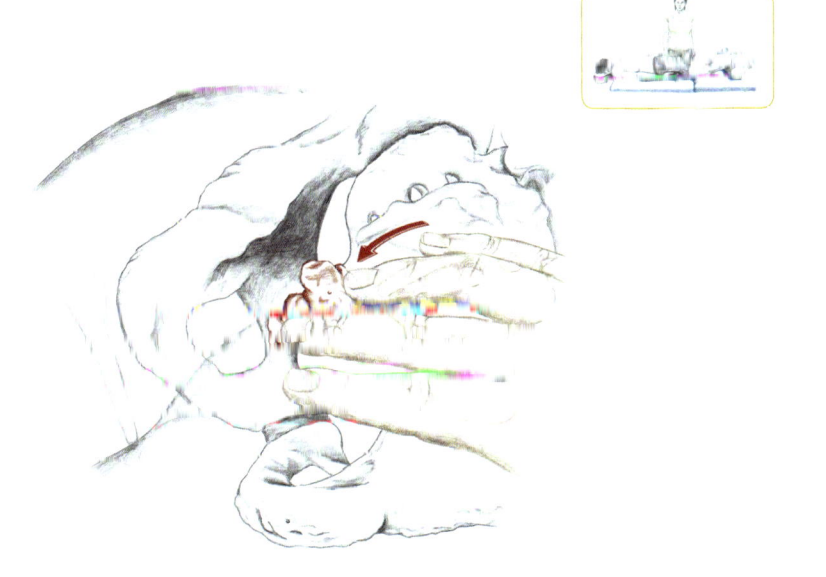

Figura 6.33 *Vista posterolateral, palpação do cóccix com o parceiro em posição prona.*

O filósofo grego Herófilo batizou os últimos segmentos da coluna vertebral de "kokkyx", pois eles lembravam um bico de cuco. Contudo, durante o Renascimento, o anatomista francês Jean Riolan pensou que o termo se referia à liberação de gás pelo ânus, a qual pode soar como o canto de um cuco. O cóccix é também chamado de "osso da cauda" – um termo apropriado quando se refere ao feto humano. Durante o início do desenvolvimento, uma cauda pequena e distinta se projeta pelo sacro, mas ela desaparece por volta da oitava semana, deixando exatamente o que reconhecemos como cóccix.

Cóccix   Grego.   Cuco

Articulação sacroilíaca

A articulação sacroilíaca é a junção entre o sacro e o íleo. Localiza-se em posição medial à espinha ilíaca posterossuperior e profunda à aponeurose toracolombar e aos ligamentos sacroilíacos posteriores (p. 138). O íleo suspende a articulação sacroilíaca, deixando acessível apenas a extremidade da articulação.

1) Parceiro em posição prona. Localize a espinha ilíaca posterossuperior. Mova-se suavemente em sentido inferior e medial, a fim de localizar a articulação sacroilíaca.

2) Crie um pequeno alargamento na articulação, mantendo uma mão sobre ela, enquanto a outra flexiona o joelho a 90 graus. Então, de modo passivo, gire o joelho medialmente para localizar uma pequena abertura no espaço articulatório (figura 6.34). Além disso, tente girar lateralmente o quadril.

Você está exatamente em posição medial e distal à espinha ilíaca posterossuperior? Você consegue delinear a extremidade do íleo à medida que ele se sobrepõe ao sacro?

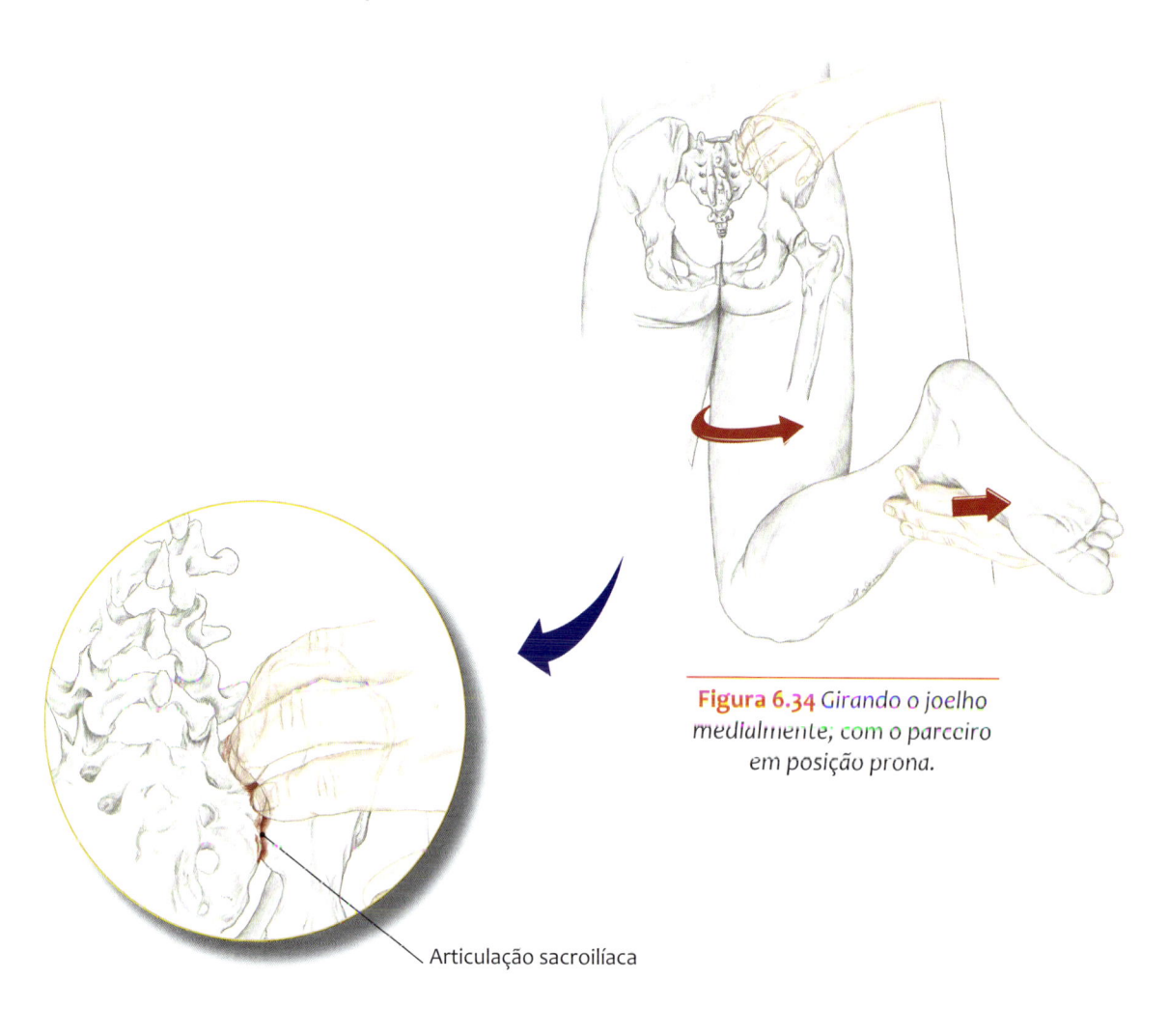

Figura 6.34 *Girando o joelho medialmente, com o parceiro em posição prona.*

Articulação sacroilíaca

Pista 4 " Passeio pelo quadril"

Trocanter maior

(Volte à página 374 para mais informações)

1) Parceiro em posição prona. Localize o meio da crista ilíaca.
2) Deslize as "almofadas" de seus dedos distalmente, de 10 a 12,5 centímetros pela lateral da coxa. Lá você sentirá o montículo superficial do trocanter maior.
3) Delineie sua superfície de cinco centímetros de largura e explore todos os seus lados.

Segurando o tornozelo, flexione o joelho a 90 graus. À medida que sua mão proximal apalpa o trocanter maior, utilize a outra mão para girar medial e lateralmente o quadril (figura 6.35). Você sente o trocanter girar para a frente e para trás embaixo de seus dedos?

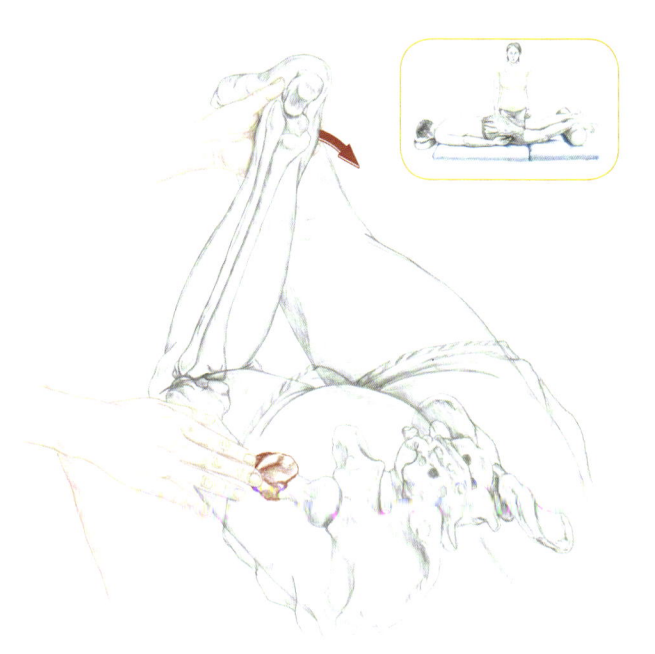

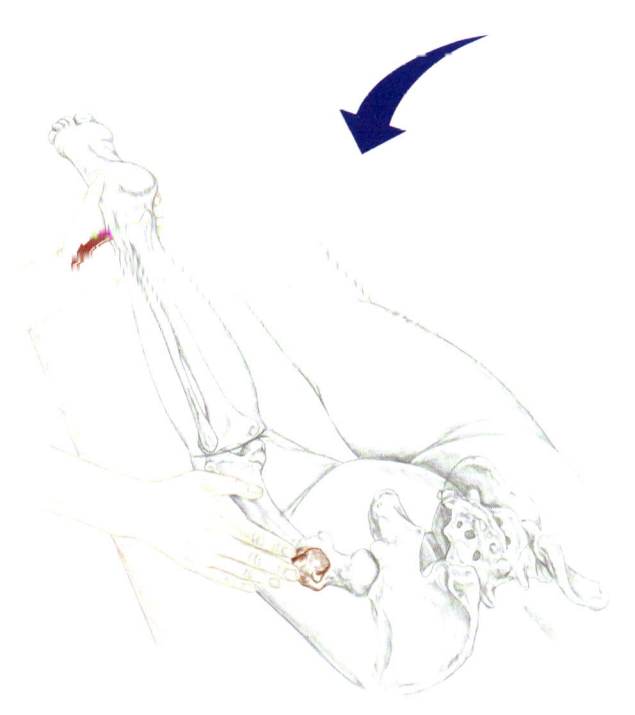

Figura 6.35 *Girando o quadril para sentir o movimento do trocanter maior, com o parceiro em posição prona.*

Tuberosidade glútea

A tuberosidade glútea situa-se em posição distal à superfície posterior do trocanter maior. É uma pequena saliência que serve como local de ligação para as fibras inferiores do músculo glúteo máximo. Embora esteja cercada pelo tendão do glúteo máximo e pelas fibras superiores dos músculos vastos laterais (figura 6.36), a tuberosidade glútea é relativamente superficial e acessível.

1) Parceiro em posição prona. Localize a superfície posterior do trocanter maior.

2) Deslize 2,5 a 5 centímetros distalmente, junto à extremidade posterior do fêmur, até você sentir a superfície sólida da tuberosidade (figura 6.37). Pode não se parecer com uma protuberância, mas muito mais com uma porção superficial e plana do osso.

> *Você consegue pressionar a área que está apalpando e sentir a face superficial do fêmur? Você está em posição diretamente lateral ao túber isquiático (p. 373)?*

Figura 6.36 Vista posterior da pelve, mostrando a relação da tuberosidade glútea com os músculos adjacentes.

- Glúteo máximo
- Localização da tuberosidade glútea
- Trato iliotibial
- Vasto lateral (profundo)

- Trocanter maior
- Tuberosidade glútea

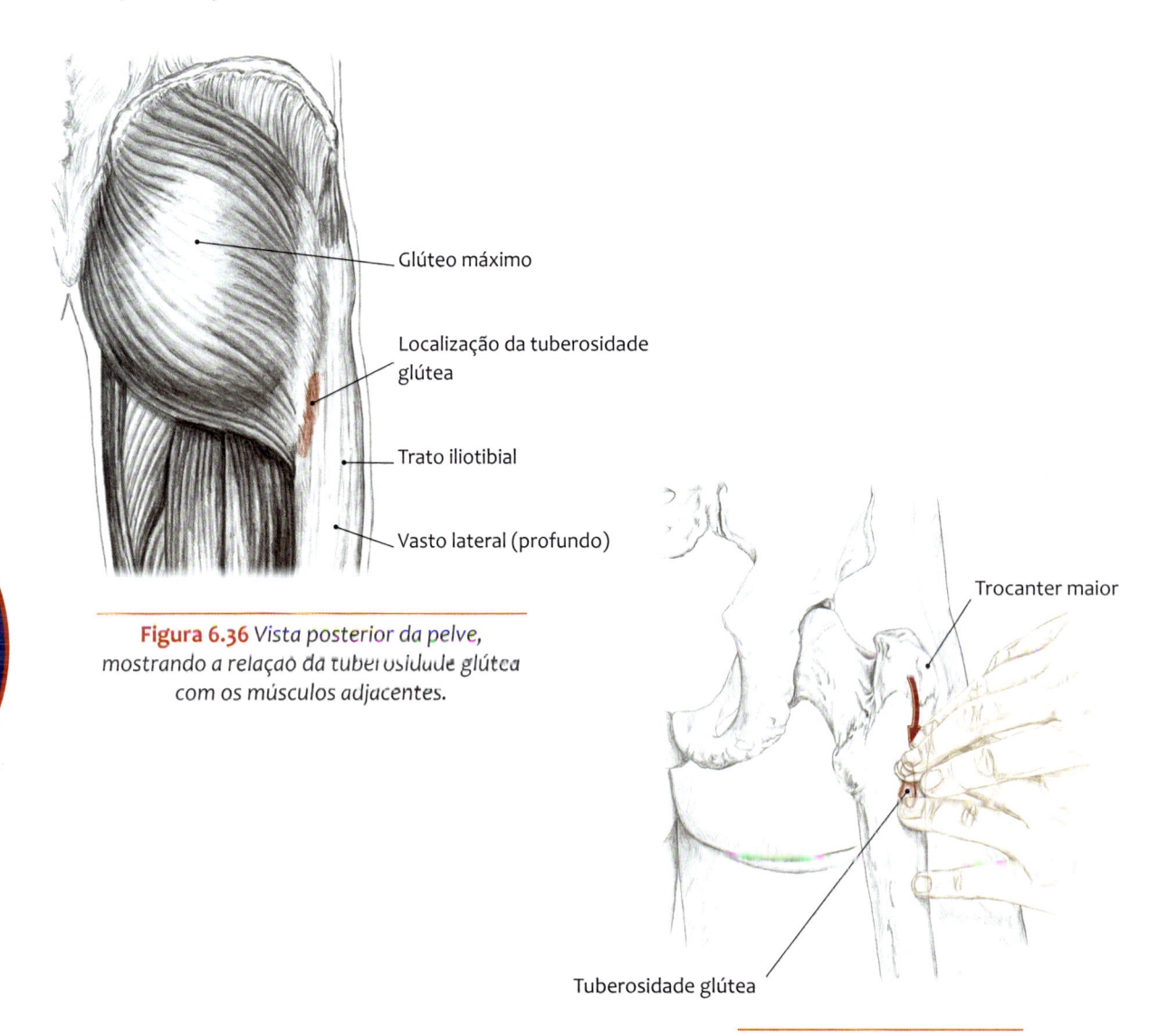

Figura 6.37 Vista posterior.

Pista 5 "Passagem inferior"

> Aqui estão algumas sugestões para se certificar de que esse caminho é confortável para você e seu parceiro:
> a) Explique para ele o que você fará e obtenha permissão para prosseguir. b) Se for mais confortável para seu parceiro, utilize a mão dele para apalpar, com a sua mão como guia em cima (direita). 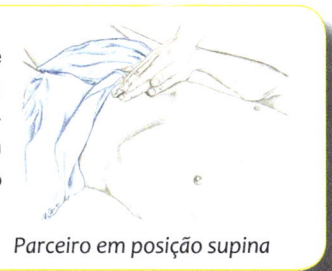
>
> *Parceiro em posição supina*

Umbigo

O umbigo, obviamente, estará visível quando o abdome for descoberto. Quando não está exposto, o umbigo pode ser sentido na linha mediana do corpo, acima do nível das espinhas ilíacas anterossuperiores.

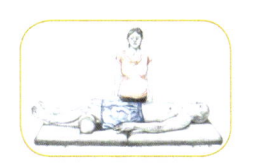

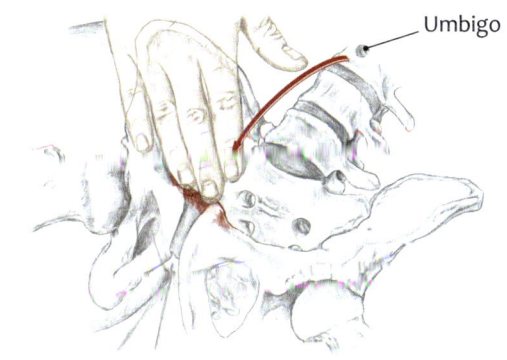

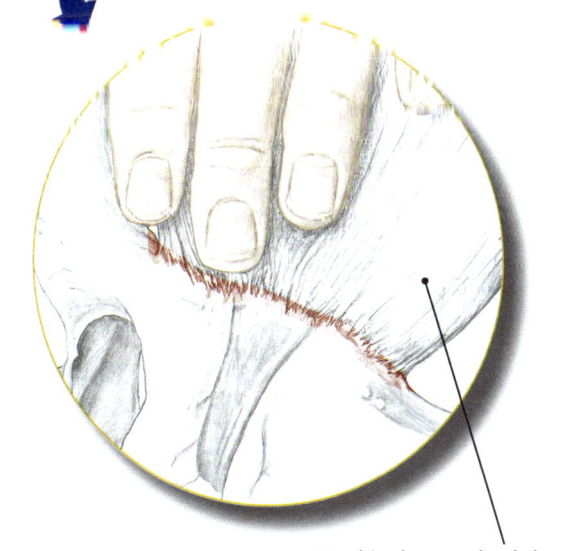

Crista e tubérculos púbicos

(Volte à página 373 para mais informações)

Os tubérculos púbicos localizam-se na parte superior da crista púbica. Cada tubérculo possui o formato de um pequeno "chifre" e serve de local de ligação para o músculo adutor longo e para o ligamento inguinal. Os tubérculos podem estar de 2,5 a 5 centímetros afastados e nem sempre são palpáveis.

Figura 6.38 Vista anterolateral, parceiro em posição supina.

1) Fique de frente para seu parceiro, enquanto ele permanece na mesa em posição supina. Posicione as pontas dos seus dedos no umbigo dele, permitindo que a palma repouse sobre o abdome. A parte inferior da mão estará sobre (ou exatamente acima) da crista púbica.
2) Gire a mão e reposicione a crista com seus dedos (figura 6.38). Explore seu sulco horizontal. Lembre-se de que a crista púbica é a única superfície horizontal de osso nessa região.
3) Movimente-se lateralmente e explore para localizar as pontas dos tubérculos púbicos. Apalpe ambos os tubérculos, observando a distância entre eles.

Você sente uma proeminência óssea firme em posição inferior e medial ao nível da espinha ilíaca anterossuperior? Em relação aos tubérculos púbicos, as saliências ósseas que você sente localizam-se na parte superior da crista púbica? Os tubérculos estão no mesmo nível dos trocânteres maiores?

Tendão do reto do abdome

Inicie na espinha ilíaca anterossuperior e siga o ligamento inguinal (p. 436) inferior e medialmente a 45 graus do tubérculo púbico.

Sínfise	Grego.	O que cresce junto
Umbigo	Latim.	Centro

Quando apalpar o ramo superior, esteja atento ao pulso da artéria femoral (p. 436).

Ramo superior do púbis

O ramo superior do púbis se estende a 45 graus do tubérculo púbico, em direção à espinha ilíaca anteroinferior. Ele forma uma saliência que serve como local de ligação para o músculo pectíneo (p. 411). Visto que é profundo ao ligamento inguinal e ao feixe neurovascular, pode ser difícil apalpar o ramo superior.

1) Parceiro em posição supina. Posicione seu joelho flexionado embaixo do joelho do parceiro. Essa posição flexionará e girará o joelho lateralmente, facilitando a palpação.

2) Localize a crista púbica. Deslize lateralmente pela crista em direção à espinha ilíaca anteroinferior. Afunde no tecido para localizar a protuberância enterrada do ramo superior (figura 6.39).

Você está em posição lateral e levemente superior ao tubérculo púbico? Se você não consegue sentir a extremidade do ramo, é capaz de sentir sua densidade abaixo do tecido superficial?

Ramo superior

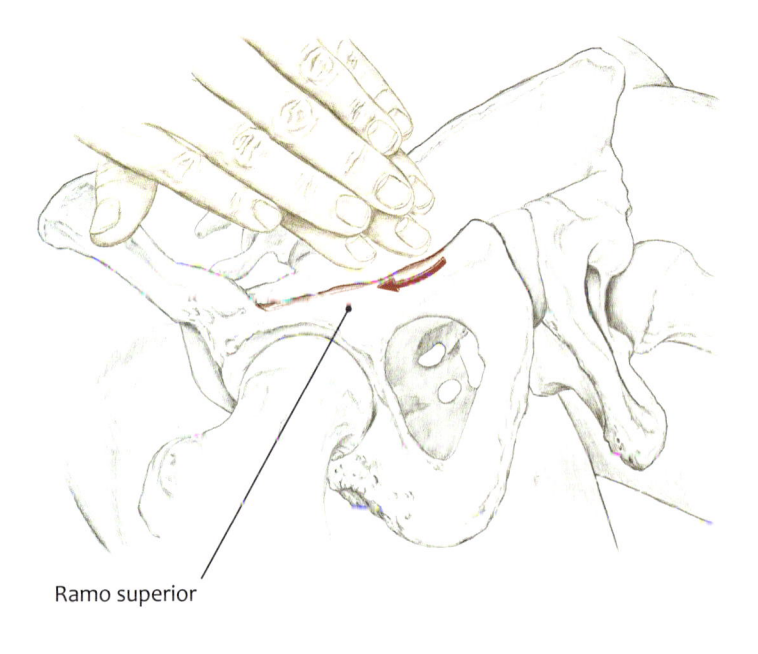

Figura 6.39 *Parceiro em posição supina.*

Ramo inferior do púbis e ramo do ísquio

Os dois ramos localizam-se na parte inferior da pelve e juntos formam uma ponte entre a crista púbica e o túber isquiático. O ramo do púbis, a metade anterior da ponte, serve de local de ligação para os músculos grácil e adutor curto; ambos os ramos são locais de ligação para o músculo adutor magno (figura 6.40). Quando apalpar os ramos, utilize as pontas de seus dedos, mantendo-as próximas à região medial da coxa. O ângulo formado pelos ramos será mais amplo em indivíduos do sexo feminino.

1) Parceiro em posição supina. Posicione seu joelho flexionado embaixo do joelho de seu parceiro.

2) Localize a crista púbica. Então, mova-se para a extremidade lateral da crista e deslize posteriormente pela região medial da coxa (figura 6.41). Com pressão lenta, porém firme, apalpe para localizar a rígida saliência dos ramos. Essa "ponte de ossos" é a única massa óssea na região, portanto, se estiver pressionando uma linha óssea sólida, você os encontrou.

3) Continue pela coxa até alcançar o grande túber isquiático.

✓ À medida que segue os ramos, eles o levam posteriormente para o lado interno da coxa? Enquanto se movimenta pela coxa, você sente os ramos se ampliarem lateralmente? Você consegue sentir onde algum dos tendões adutores (p. 411) se liga aos ramos?

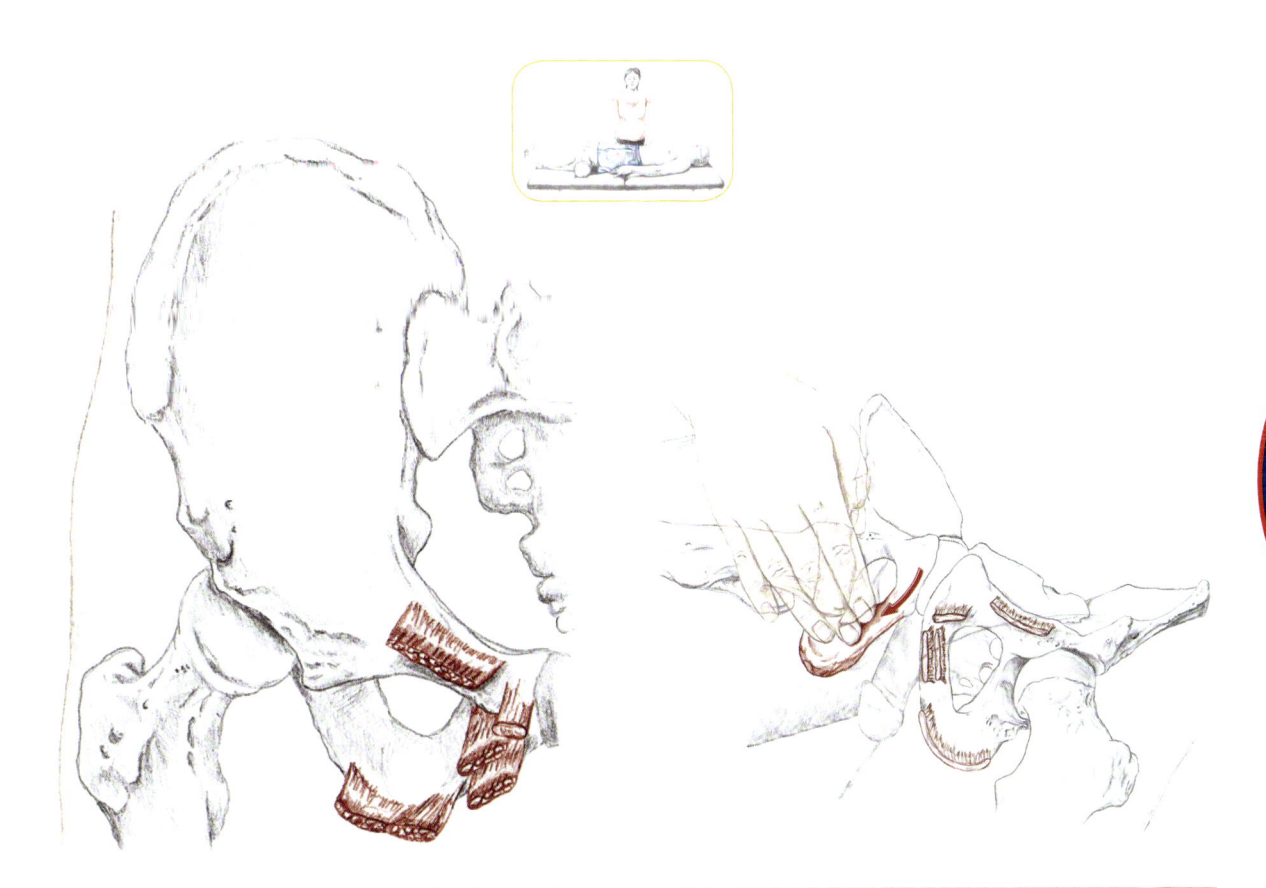

Figura 6.40 Locais de ligação do músculo adutor ao longo dos ramos.

Figura 6.41 Palpação a partir dos ramos até o túber isquiático, com o parceiro em posição supina.

Túber isquiático

(Volte à página 373 para mais informações)

1) Posição prona. Localize a dobra glútea, a linha horizontal entre a nádega e a coxa. Posicione seus dedos no centro da dobra glútea e pressione superior e medialmente até as pontas de seus dedos se chocarem contra a superfície extensa do túber isquiático (figura 6.42).

2) Explore todos os lados de sua grande massa e observe sua relação com o trocanter maior.

Você está apalpando entre a região inferior da nádega e a proximal da coxa? Você consegue sentir os extensos tendões dos isquiotibiais se ligarem ao túber isquiático?

Parceiro deitado lateralmente, com a parte superior do quadril flexionada. Posicione sua mão na parte medial da coxa. Deslize proximalmente à dobra glútea e ao túber isquiático (figura 6.43).

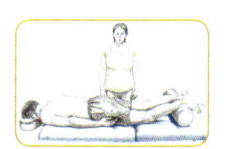

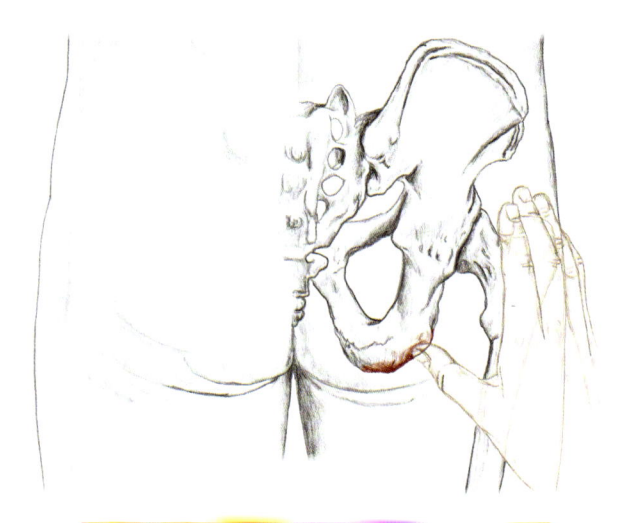

Figura 6.42 Localizando o túber isquiático, vista posterior.

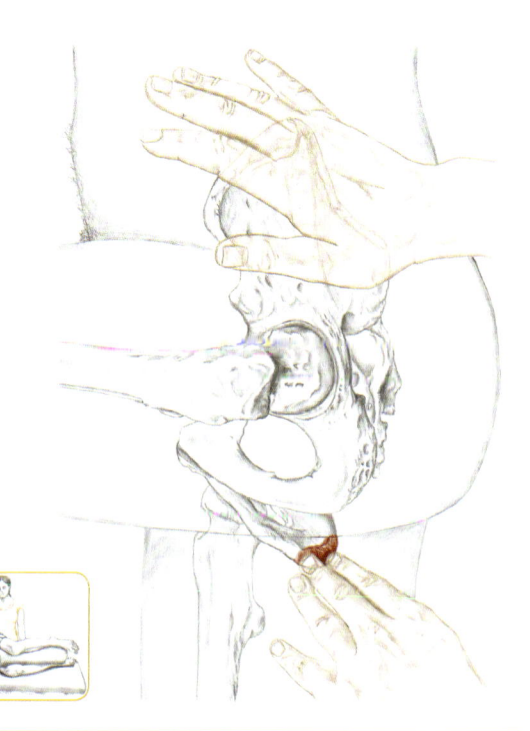

Figura 6.43 Localizando o túber isquiático direito, com seu parceiro deitado lateralmente.

"Como você acessa músculos próximos aos genitais?" Na verdade, todos os pontos de referência ósseos, tendões e vasos sanguíneos nessa região podem ser apalpados facilmente, sem que você entre em contato com os genitais (abaixo e ao lado). Se seguir as instruções fornecidas, você e seu parceiro permanecerão confortáveis.

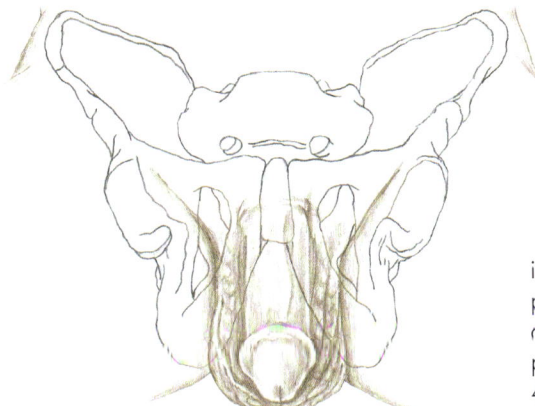

Vista inferior dos genitais femininos

Dito isso, deve ser óbvio que a palpação em indivíduos do sexo masculino é complicada pela posição do pênis e dos testículos. Em posição supina, a flexão e a rotação lateral da coxa os afastarão da pelve e permitirão uma palpação mais fácil (Veja a p. 414, por exemplo).

Vista inferior dos genitais masculinos

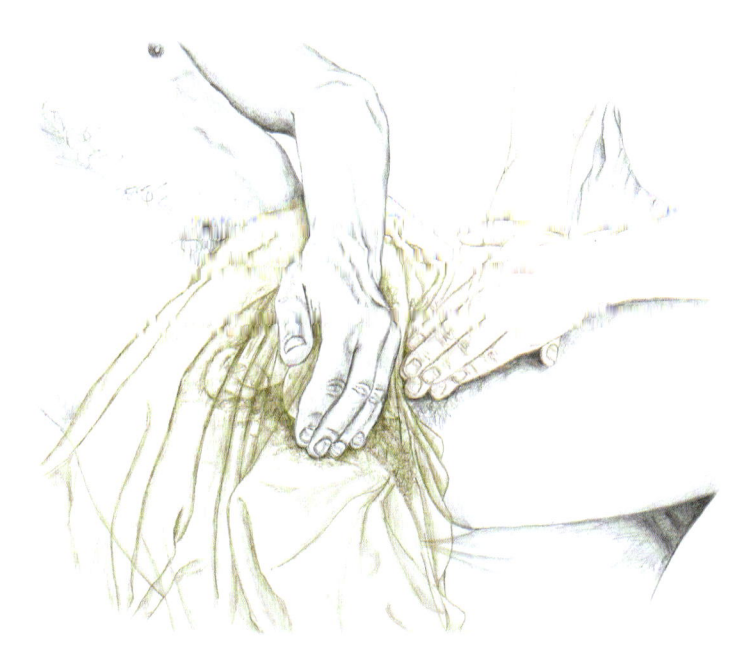

Parceiro em posição supina

Se o parceiro estiver deitado lateralmente, tal posição permite que os genitais se afastem da base da pelve. Para se certificar de que os genitais de seu parceiro estejam afastados da área que você está tentando acessar, peça-lhe que desloque e segure os genitais afastados do lado que você está em contato (acima).

Músculos da pelve e da coxa

Os músculos da pelve e da coxa geram movimentos principalmente nas articulações coxal (quadril) e tibiofemoral. A maioria dos músculos do quadril e da coxa pode ser divida em cinco grupos. São dois grupos na região das nádegas enquanto três grupos constituem a massa muscular da coxa:

1) Três músculos **glúteos** dão forma à nádega e à região lateral do quadril.
2) Seis pequenos **rotadores laterais** são profundos aos grandes glúteos.
3) Quatro **quadríceps** localizam-se nas superfícies anterior e lateral da coxa.
4) Três extensos **isquiotibiais** localizam-se na parte posterior da coxa.
5) Cinco **adutores** estão inseridos entre os quadríceps e os isquiotibiais, na parte medial da coxa.

Músculos adicionais incluem o iliopsoas, o sartório e o tensor da fáscia lata.

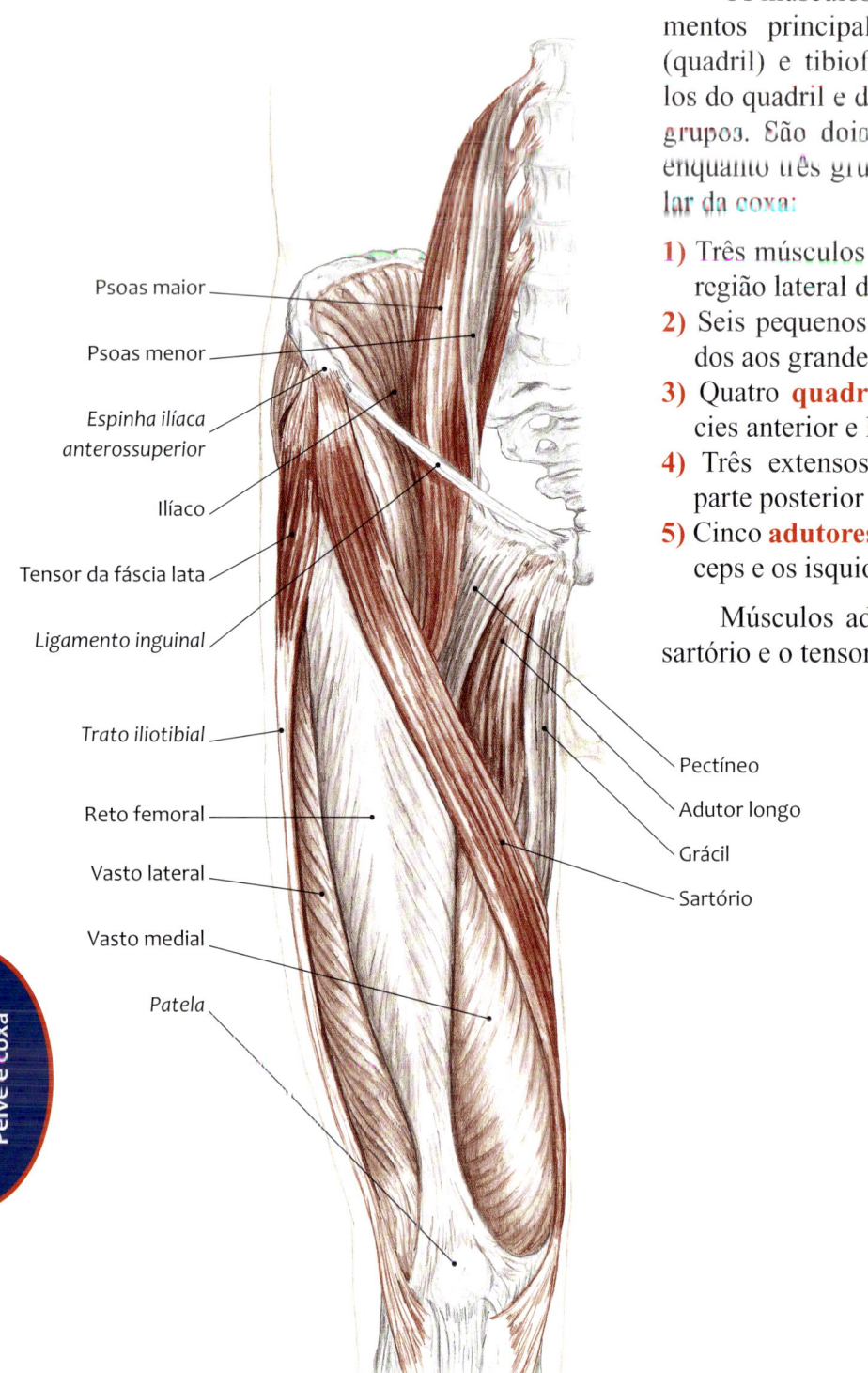

Figura 6.44 *Vista anterior do quadril e da coxa direita.*

Pelve e Coxa | 389

Figura 6.45 Vista posterior do quadril e da coxa direita.

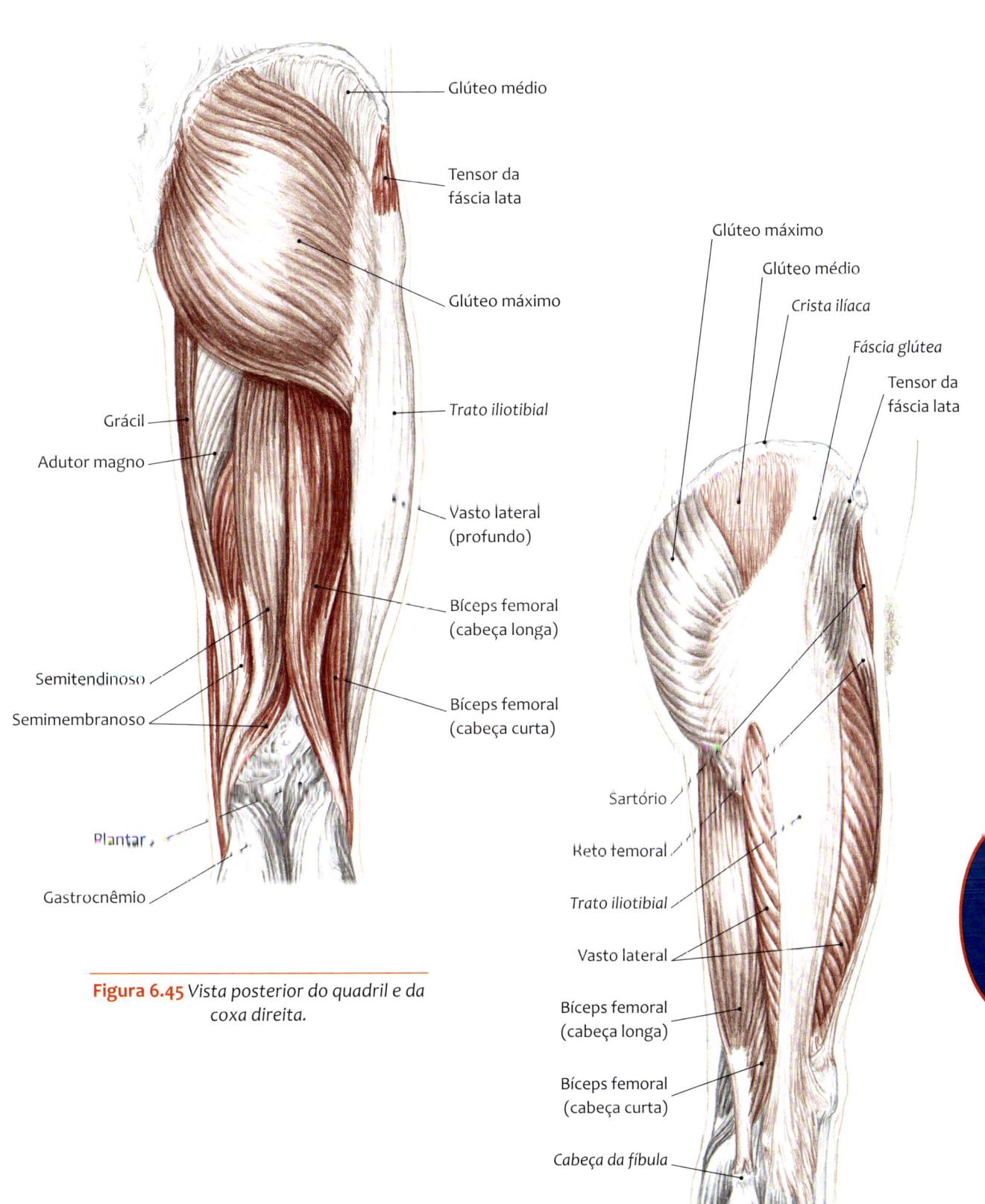

Figura 6.46 Vista lateral do quadril e da coxa direita.

Figura 6.47 Vista medial do quadril e da coxa direita, camada superficial.

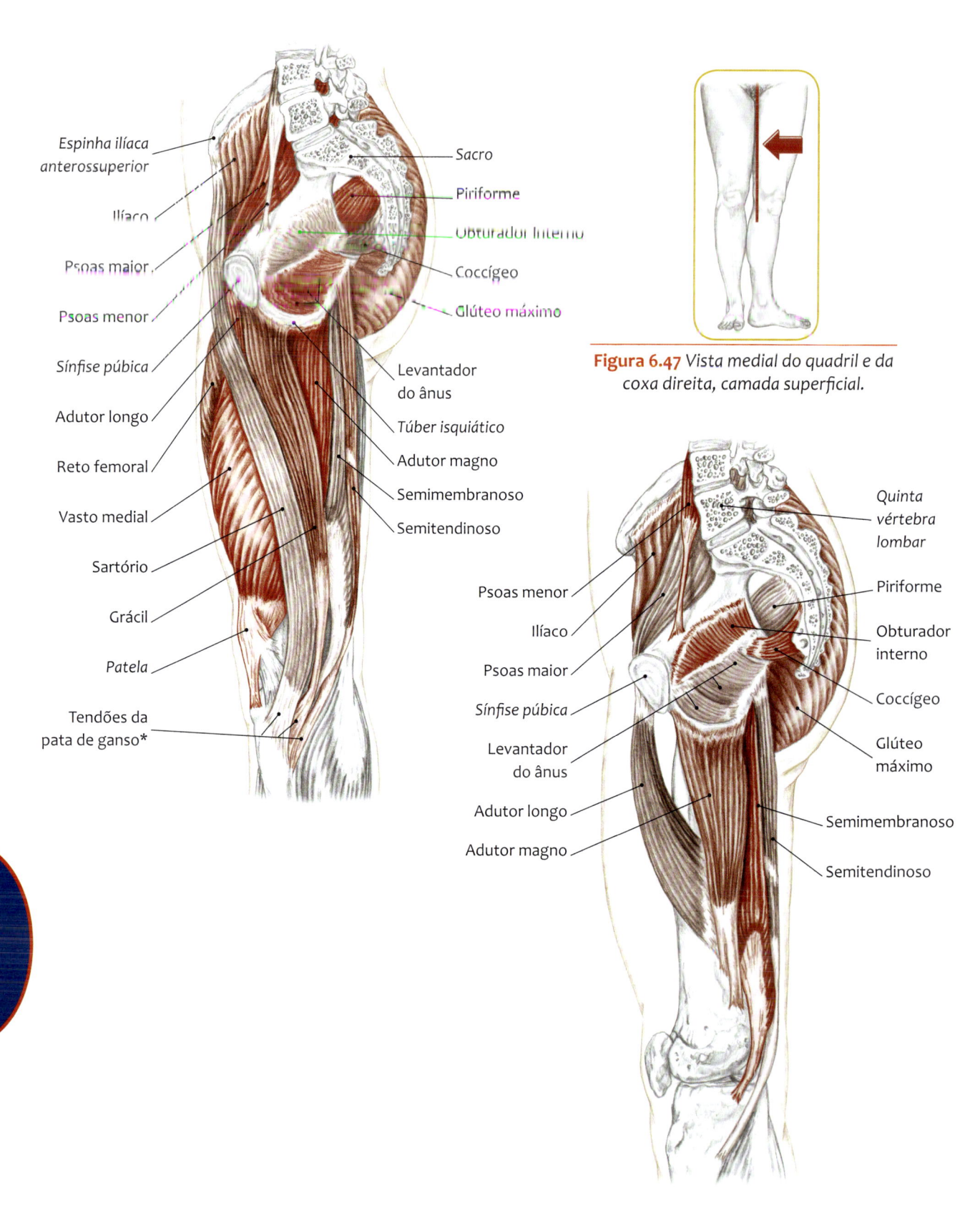

Figura 6.48 Vista medial do quadril e da coxa direita, camada mais profunda.

---

*N.R.T.: Os tendões que formam a pata de ganso têm origem na tuberosidade medial da tíbia. Esses tendões são provenientes dos músculos sartório, grácil e semitendinoso. (Ver página 452.)

Pelve e Coxa | 391

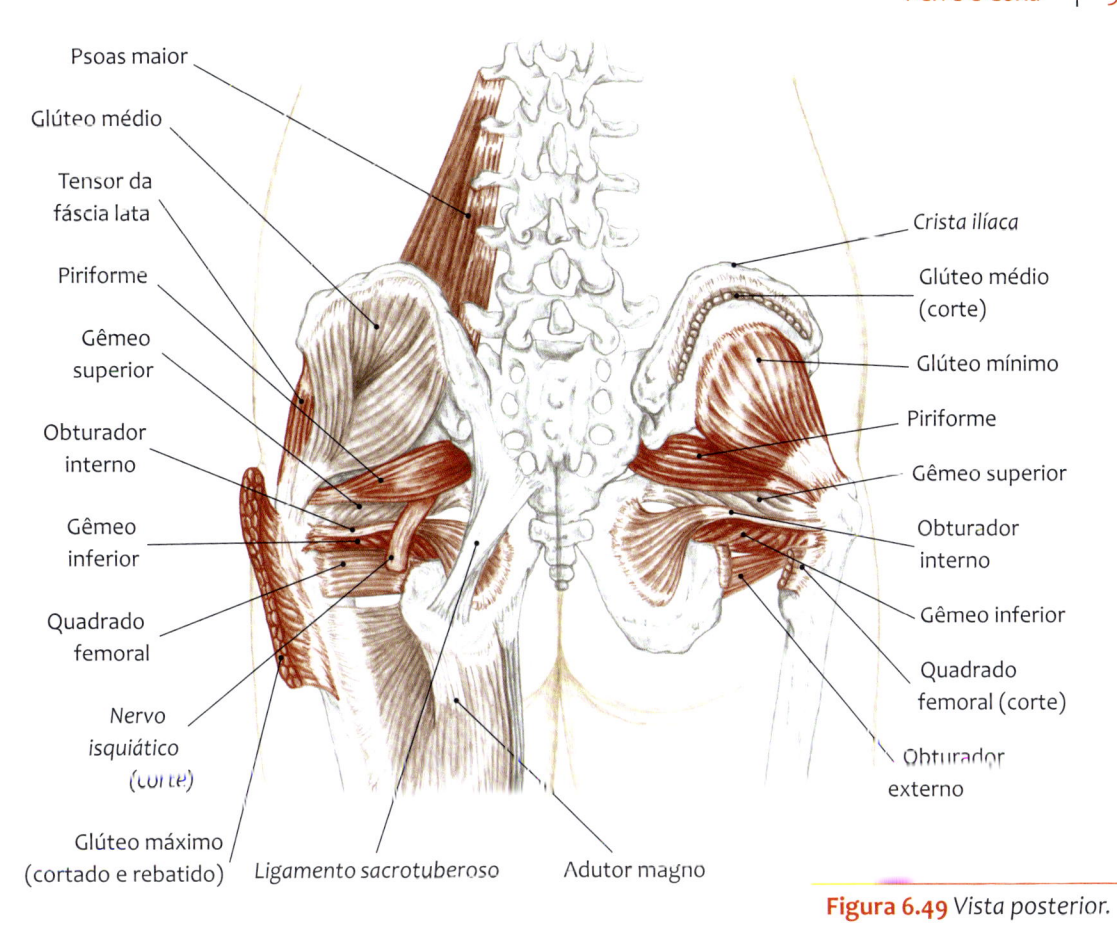

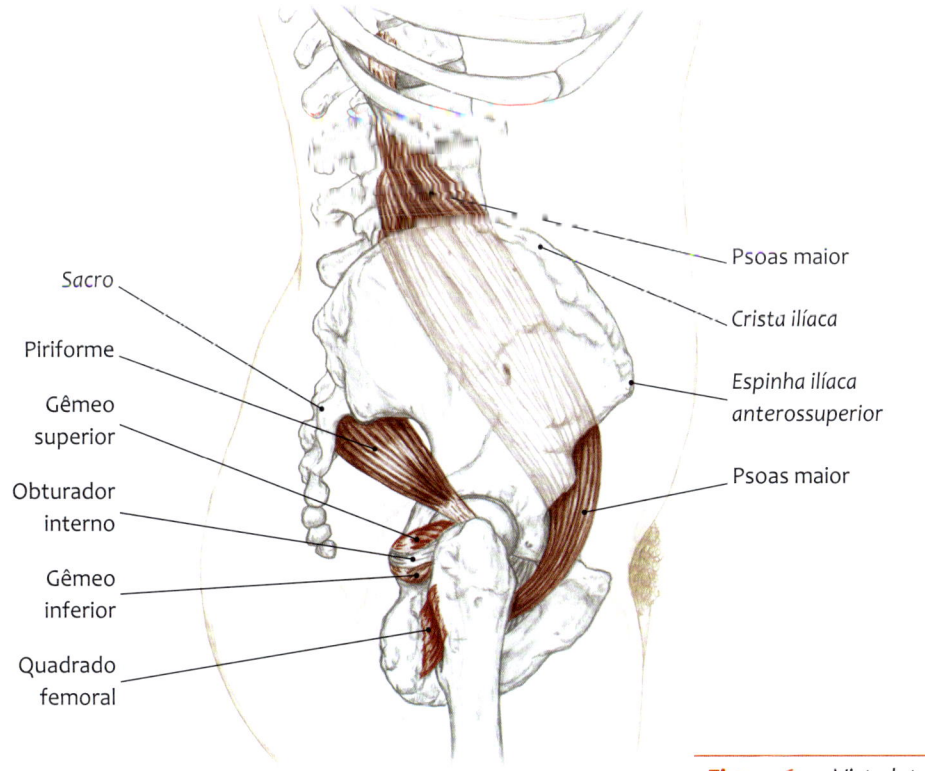

Figura 6.49 Vista posterior.

Figura 6.50 Vista lateral.

Períneo e assoalho pélvico

O **períneo** é uma área em formato de diamante localizada na parte *inferior* da pelve (direita). É formado pela sínfise púbica, pelas tuberosidades isquiais e pelo cóccix. Uma linha desenhada entre as tuberosidades isquiais divide o períneo em dois triângulos. O **a) *triângulo urogenital***, anterior, contém os genitais externos e o **b) *triângulo anal***, posterior, contém o ânus.

O **assoalho pélvico** é formado principalmente pelos dois músculos levantadores do ânus e dois coccígeos. Com sua fáscia adjacente, formam o diafragma pélvico em formato de funil, que se estende pelo assoalho interno da pelve. O assoalho pélvico sustenta as vísceras abdominais e pélvicas, como o colo sigmoide e o reto.

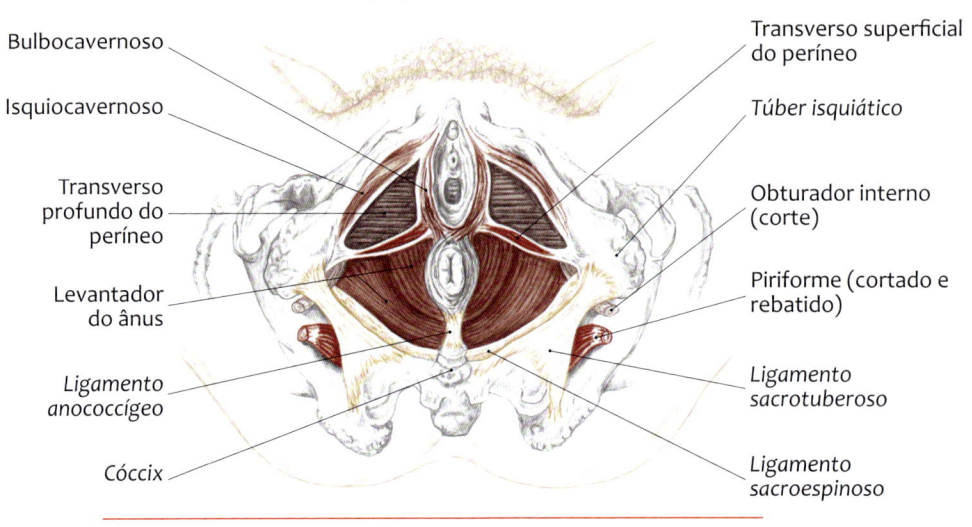

Figura 6.51 Vista inferior da camada superficial do assoalho pélvico feminino (quadris abduzidos).

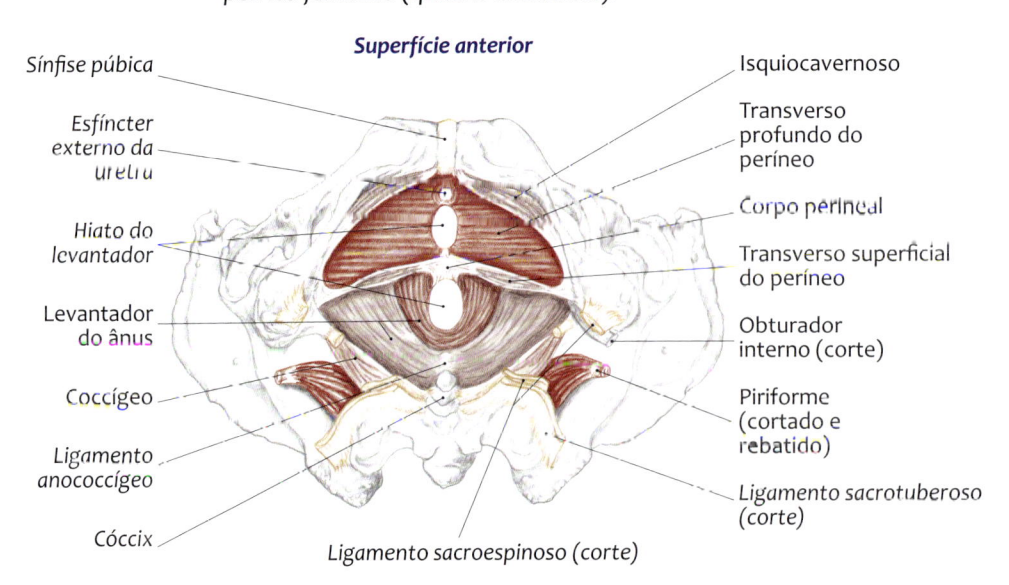

Rótulos: Bulbocavernoso; Isquiocavernoso; Transverso profundo do períneo; Levantador do ânus; Ligamento anococcígeo; Cóccix; Transverso superficial do períneo; Túber isquiático; Obturador interno (corte); Piriforme (cortado e rebatido); Ligamento sacrotuberoso; Ligamento sacroespinoso.

Figura 6.52 Vista inferior da camada intermediária do assoalho pélvico feminino.

Rótulos: Sínfise púbica; Esfíncter externo da uretra; Hiato do levantador; Levantador do ânus; Coccígeo; Ligamento anococcígeo; Cóccix; Ligamento sacroespinoso (corte); Isquiocavernoso; Transverso profundo do períneo; Corpo perineal; Transverso superficial do períneo; Obturador interno (corte); Piriforme (cortado e rebatido); Ligamento sacrotuberoso (corte).

Períneo   Grego.   Espaço entre o ânus e o escroto

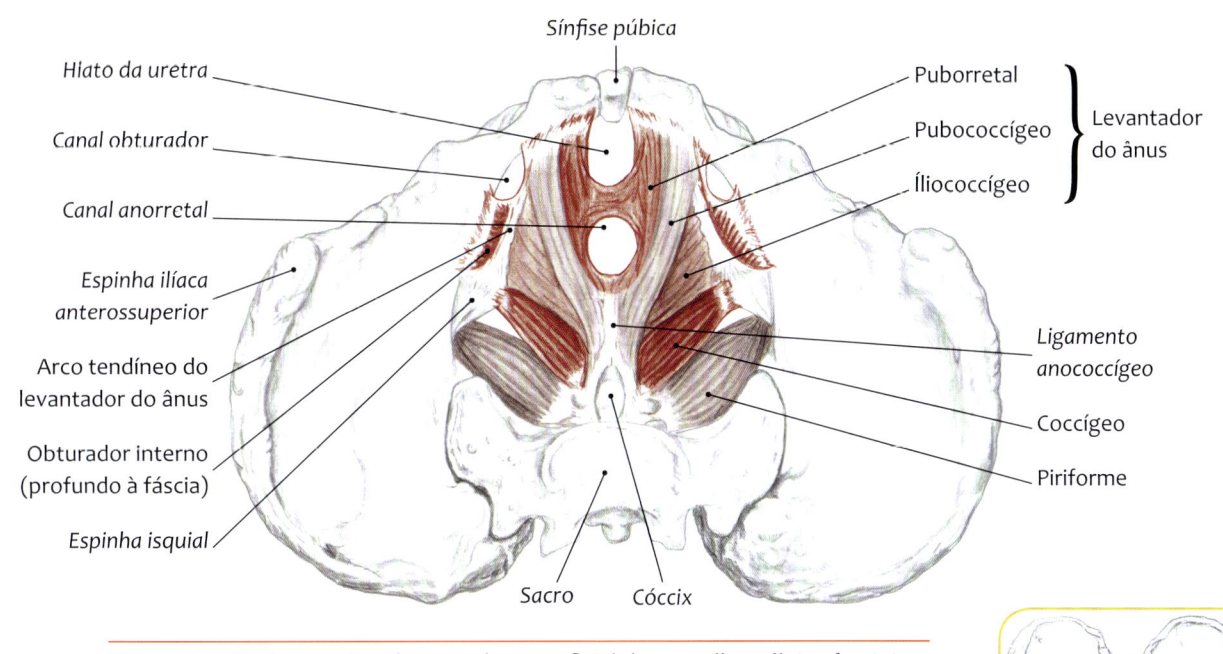

Figura 6.53 Vista superior da camada superficial do assoalho pélvico feminino.

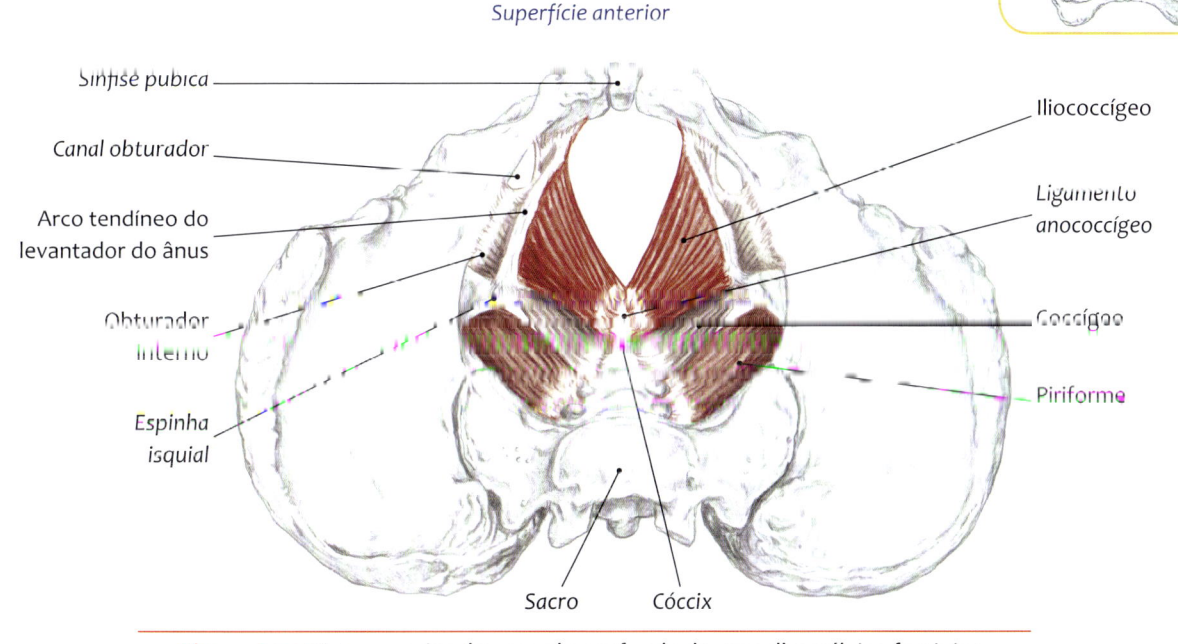

Figura 6.54 Vista superior da camada profunda do assoalho pélvico feminino.

Por que não há instruções palpatórias para a região perineal? O períneo – assim como outras regiões desafiadoras, como as cavidades bucal, nasal e auditiva – é mais bem assimilado não em um texto como o do *Guia para o Reconhecimento do Corpo Humano*, mas em um treinamento prático específico na presença de um instrutor experiente.

Enquanto isso, considere a exploração dos pontos de referência e dos músculos de seu próprio períneo e assoalho pélvico. No começo, você pode gracejar e ficar intimidado, mas essa região do corpo frequentemente evitada é tão parte de você quanto seus dedos.

Anococcígeo	Latim.	*Anus*, ânus + Grego. *Kokkyx*, cóccix
Bulbocavernoso	Latim.	*Blubus*, raiz bulbosa + Grego. *Spongos*, esponja

Sinergistas – músculos que trabalham juntos

Os músculos estão listados segundo a ordem de sua habilidade em gerar movimento. O asterisco indica os músculos que não são mostrados.

Coxal

(articulação do quadril)

Flexão

(antagonistas na extensão)
Psoas maior
Ilíaco
Tensor da fáscia lata
Sartório
Reto femoral
Glúteo médio (fibras anteriores)
Glúteo mínimo
Adutor longo (assistente)
Pectíneo (assistente)
Adutor curto (assistente)
Adutor magno (assistente)

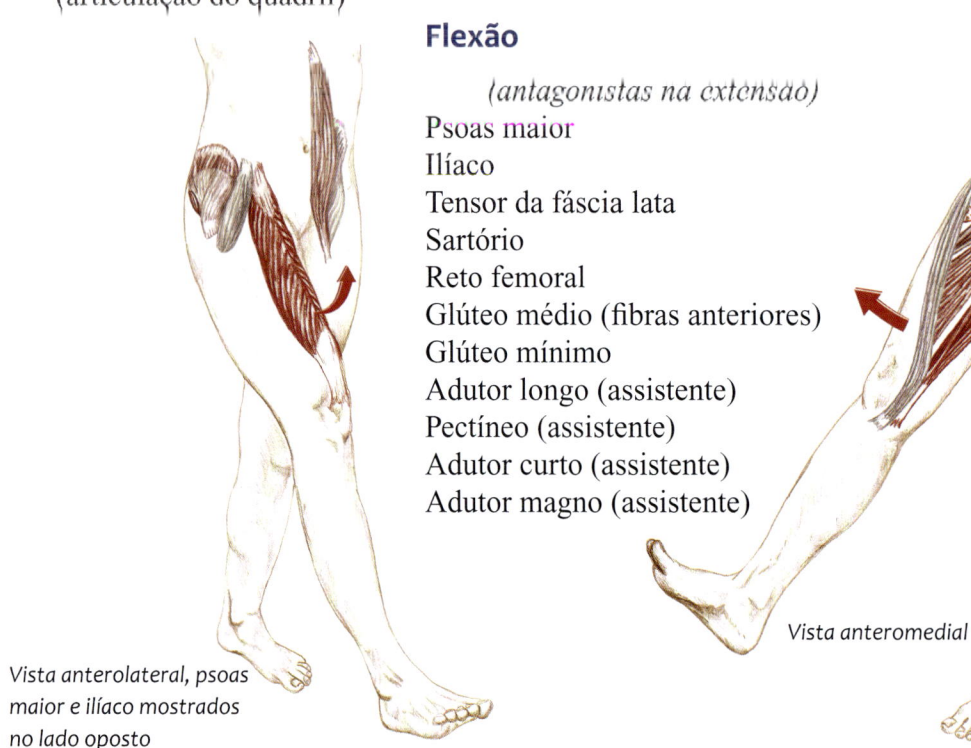

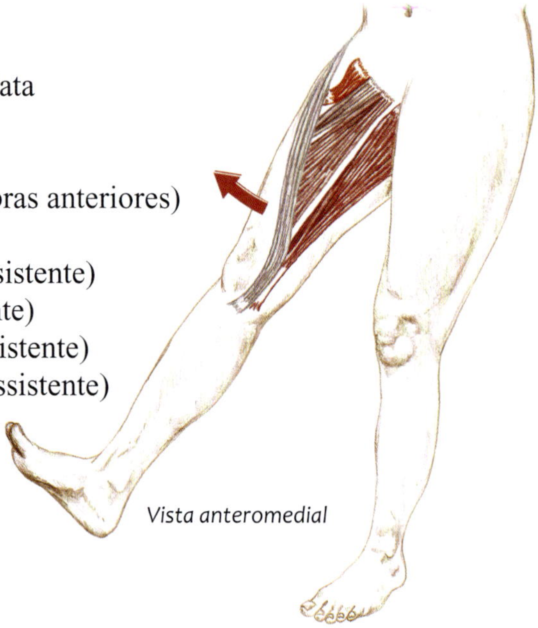

Vista anterolateral, psoas maior e ilíaco mostrados no lado oposto

Vista anteromedial

Extensão

(antagonistas na flexão)
Glúteo máximo (todas as fibras)
Bíceps femoral (cabeça longa)
Semitendinoso
Semimembranoso
Adutor magno (fibras posteriores)
Glúteo médio (fibras posteriores)

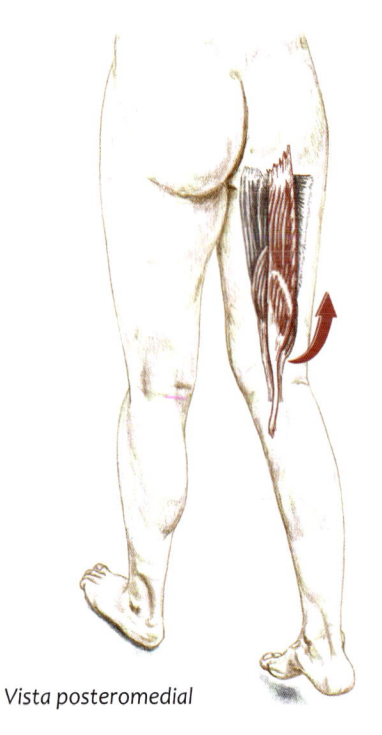

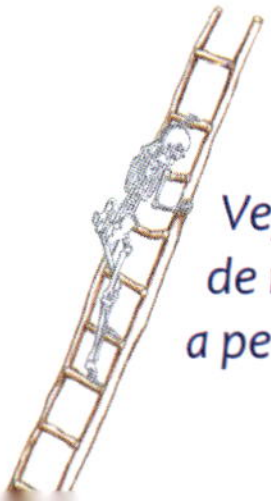

Vista posteromedial

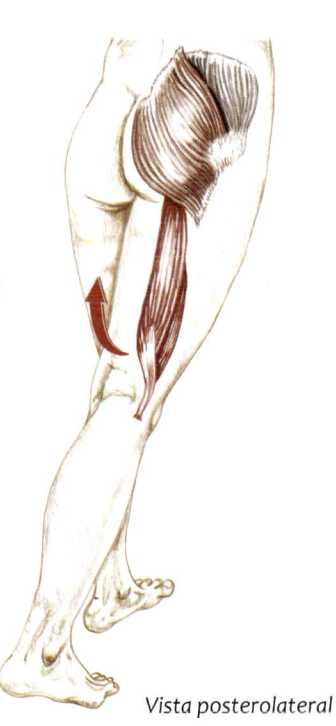

Vista posterolateral

Veja uma lista completa de músculos que elevam a pelve na página 521.

Rotação medial (rotação interna)

(antagonistas na rotação lateral)

Glúteo médio (fibras anteriores)
Glúteo mínimo
Tensor da fáscia lata
Adutor magno
Adutor longo
Adutor curto

Pectíneo
Grácil
Semitendinoso (assistente)
Semimembranoso (assistente)

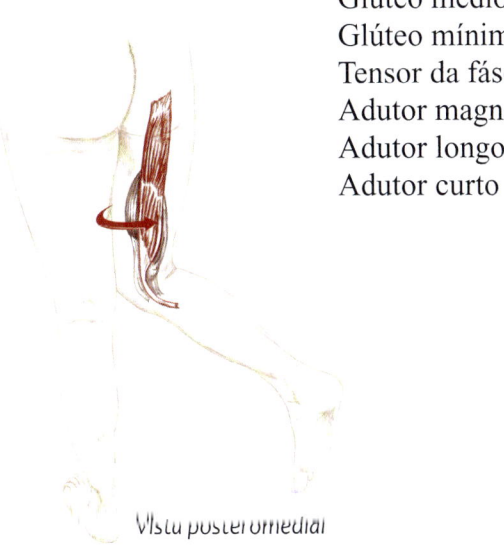

Vista posteromedial

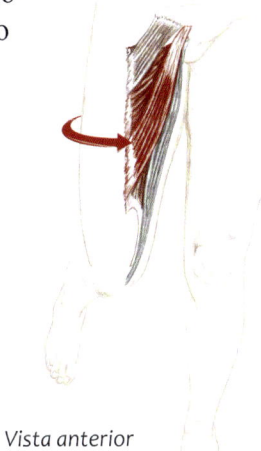

Vista anterior

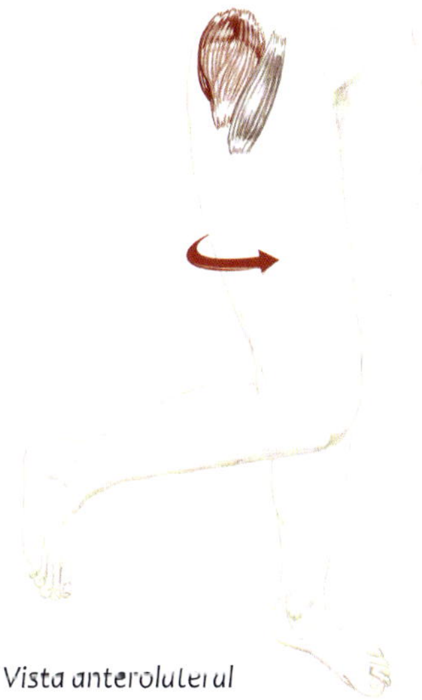

Vista anterolateral

Rotação lateral (rotação externa)

(antagonistas na rotação medial)

Glúteo máximo (todas as fibras)
Piriforme
Quadrado femoral
Obturador interno
Obturador externo
Gêmeo superior
Gêmeo inferior
Glúteo médio (fibras posteriores)
Psoas maior
Ilíaco
Sartório
Bíceps femoral (assistente, cabeça longa)

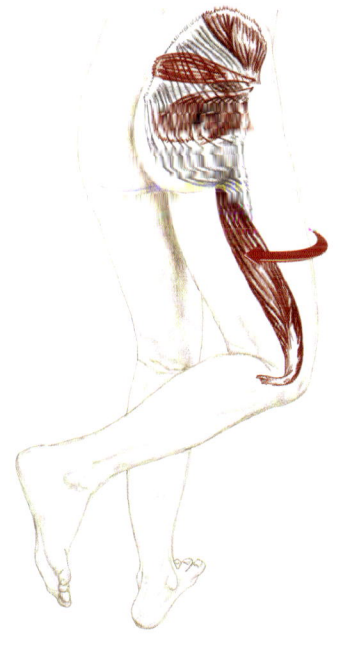

Vista posterolateral

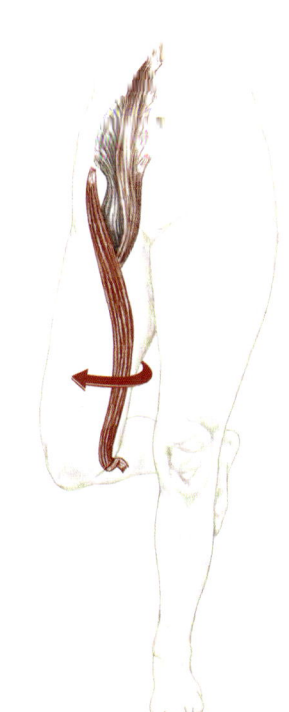

Vista anteromedial

Abdução

(antagonistas na adução)
Glúteo máximo (todas as fibras)
Glúteo médio (todas as fibras)
Glúteo mínimo
Tensor da fáscia lata
Sartório
Piriforme (quando o quadril é flexionado)*

Vista posterolateral

Vista anterolateral

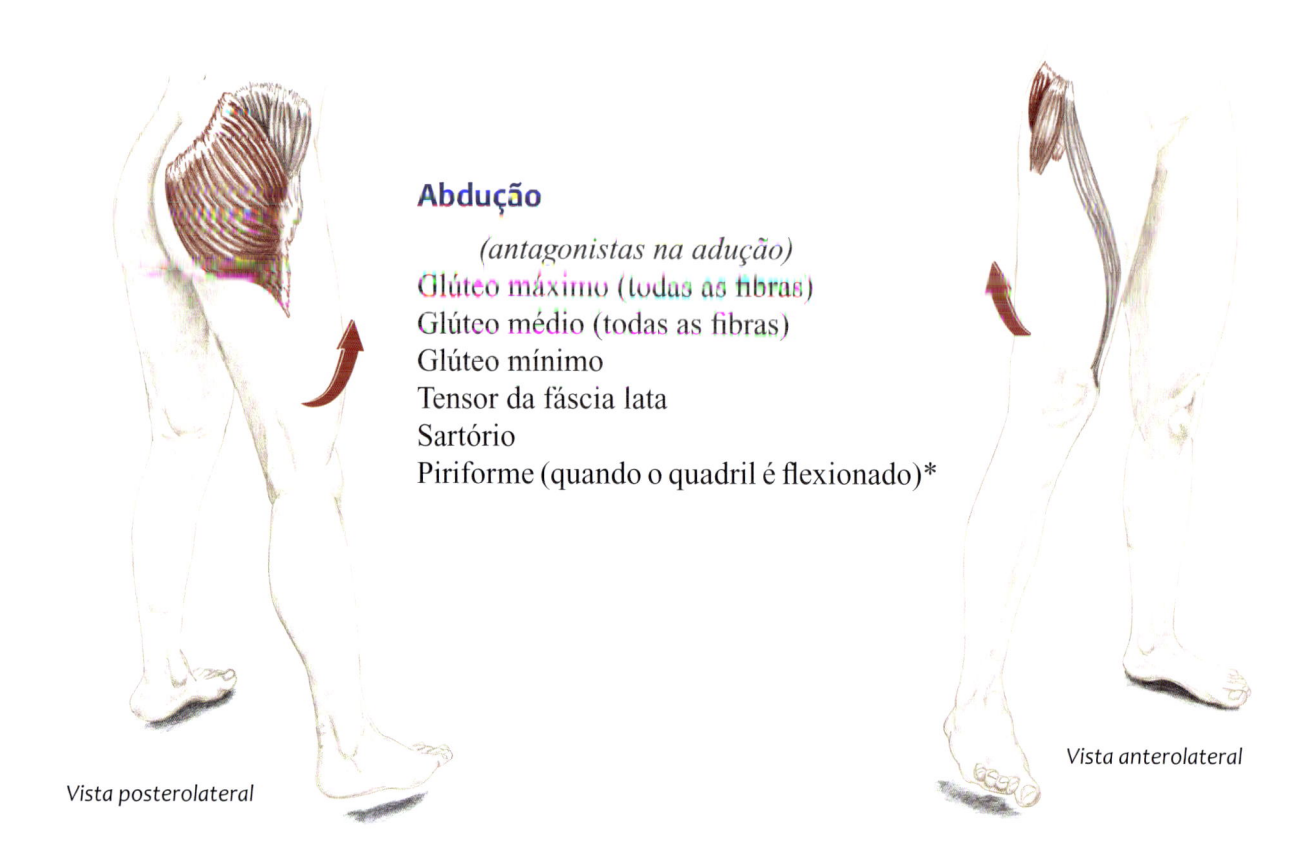

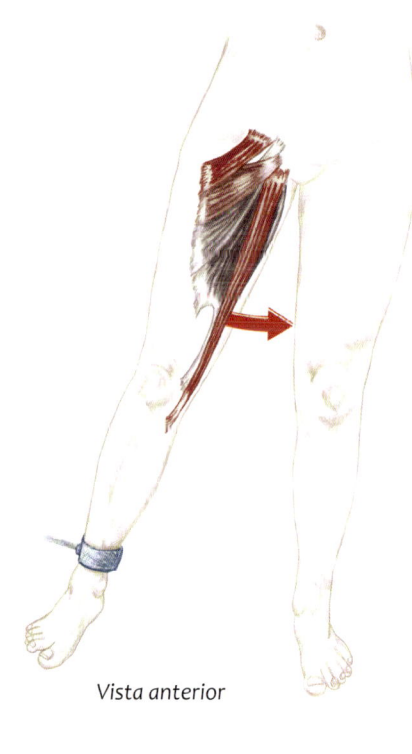

Adução

(antagonistas na abdução)
Adutor magno
Adutor longo
Adutor curto
Pectíneo
Grácil
Glúteo máximo (fibras inferiores)

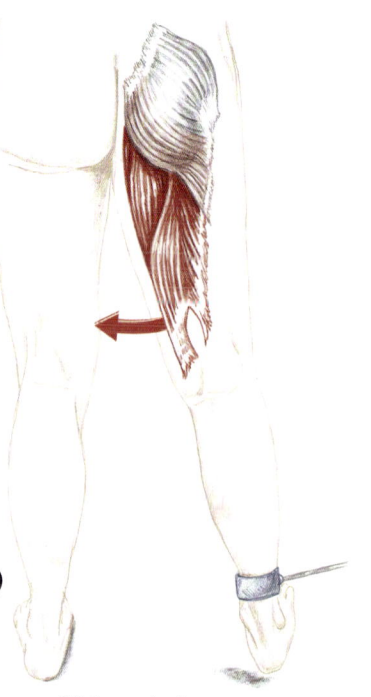

Vista anterior

Vista posterior

Joelho

(articulação tibiofemoral)

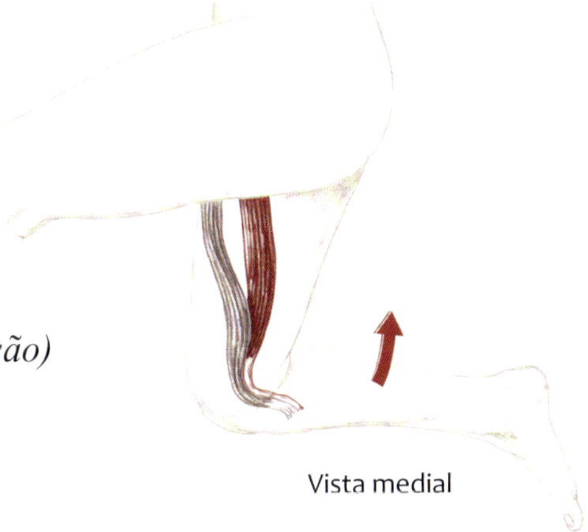

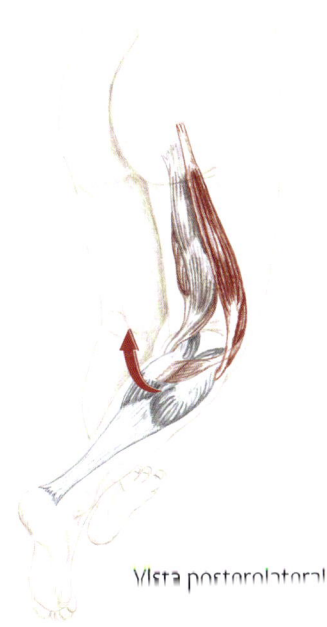

Flexão

(antagonistas na extensão)
Bíceps femoral
Semitendinoso
Semimembranoso
Grácil
Sartório
Gastrocnêmio
Poplíteo
Plantar (fraco)*

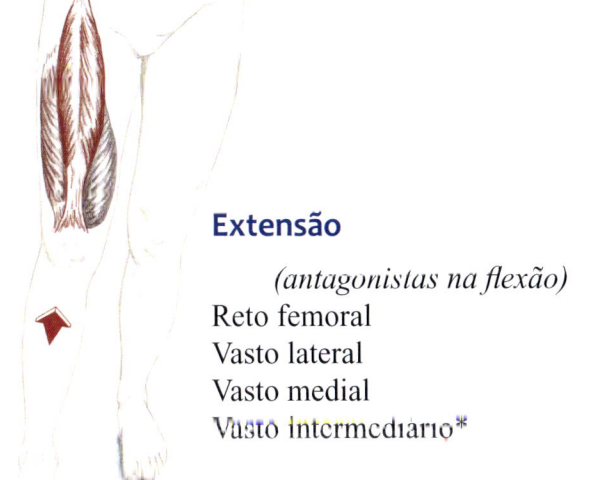

Vista posterolateral

Vista medial

Extensão

(antagonistas na flexão)
Reto femoral
Vasto lateral
Vasto medial
Vasto intermediário*

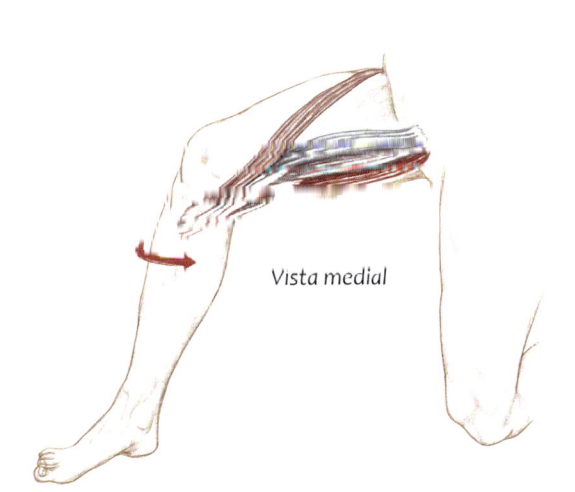

Vista anterior

Vista medial

Rotação medial do joelho flexionado

(antagonistas na rotação lateral)
Semitendinoso
Semimembranoso
Grácil
Sartório
Poplíteo*

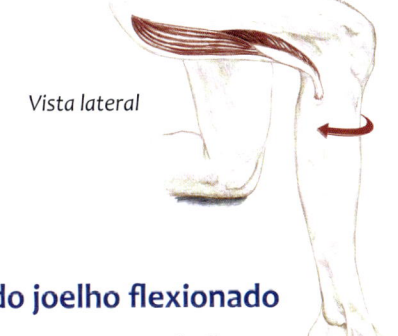

Vista lateral

Rotação lateral do joelho flexionado

(antagonista na rotação medial)
Bíceps femoral

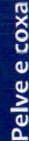

Grupo quadríceps femoral

Reto femoral
Vasto medial
Vasto lateral
Vasto intermediário

Os quatro grandes músculos quadríceps essencialmente esticam o joelho. O **reto femoral**, cilíndrico e superficial, localiza-se na parte anterior da coxa e é o único quadríceps que passa por duas articulações – o quadril e o joelho (figura 6.55). O **vasto intermediário** é profundo ao reto femoral; contudo, suas extremidades podem ser acessadas se o reto femoral for deslocado para o lado (figura 6.56).

A região palpável do **vasto medial** tem a forma de uma "lágrima" na parte distal da coxa medial (figura 6.57), enquanto o **vasto lateral** é o único músculo da parte lateral da coxa. A extremidade posterior do vasto lateral localiza-se próximo ao bíceps femoral, um dos isquiotibiais. Embora o vasto lateral seja profundo ao trato iliotibial (p. 416), suas fibras são facilmente palpáveis (figura 6.58).

Todos os quatro músculos quadríceps convergem em um único tendão acima do joelho. Esse tendão conecta-se à parte superior e às laterais da patela antes de se unir – por meio do ligamento patelar – à tuberosidade tibial.

A *Todos:*
  Estendem o joelho (articulação tibiofemoral)
  Reto femoral:
  Flexiona o quadril (articulação coxal)

O *Reto femoral:*
  Espinha ilíaca anteroinferior
  Vasto medial:
  Lábio medial da linha áspera
  Vasto lateral:
  Lábio lateral da linha áspera, tuberosidade glútea e trocanter maior
  Vasto intermediário:
  Haste anterior e lateral do fêmur

I Tuberosidade tibial (por meio da patela e do ligamento patelar)

N Femoral L**2**, L**3** e L**4**

Quadríceps   Latim.   Com quatro cabeças

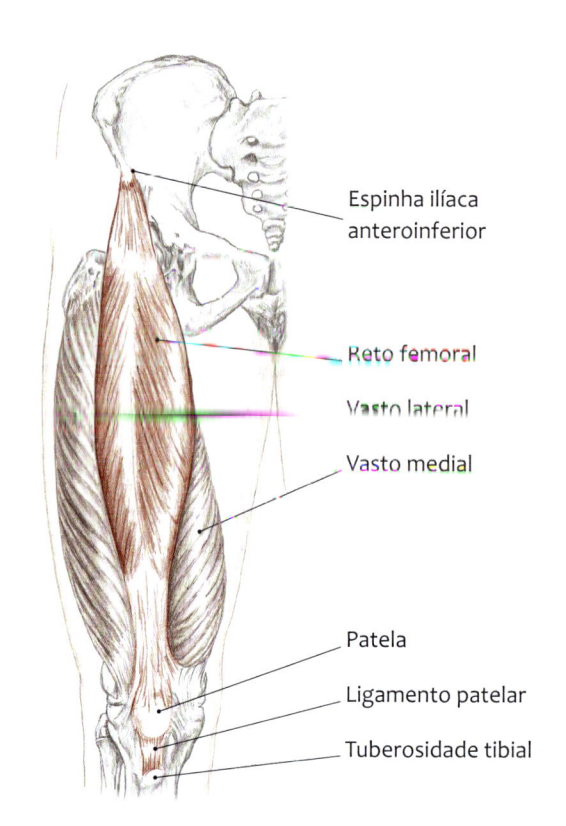

Figura 6.55 *Vista anterior do quadril e da coxa direita.*

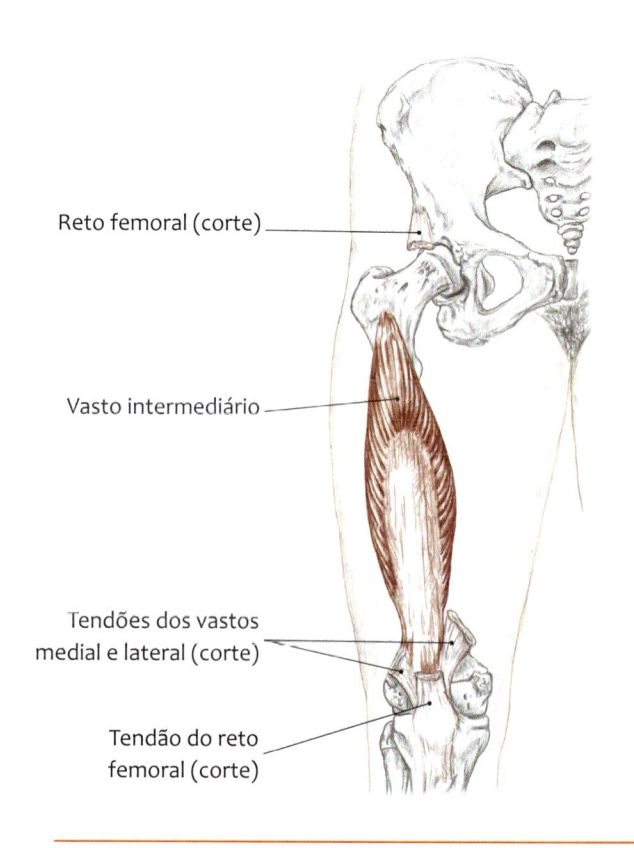

Figura 6.56 *Vista anterior do quadril e da coxa direita.*

Pelve e Coxa | 399

Quando você utiliza seus quadríceps?

- Ao chutar uma bola de futebol;
- Equilibrando-se em uma posição agachada;
- Ao levantar o joelho rapidamente em direção aos testículos de um mau elemento (reto femoral).

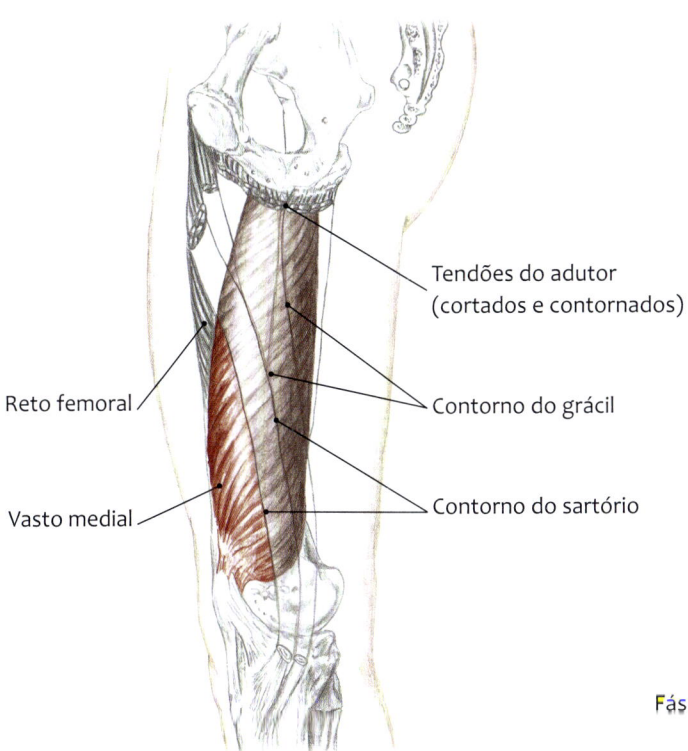

Tendões do adutor (cortados e contornados)
Reto femoral
Contorno do grácil
Vasto medial
Contorno do sartório

Figura 6.57 Vista medial da coxa direita.

Fáscia glútea (corte)
Tensor da fáscia lata (corte)
Vasto lateral
Contorno do trato iliotibial
Trato iliotibial (corte)

Vasto medial
Lábios medial e lateral da linha áspera.
Vasto lateral

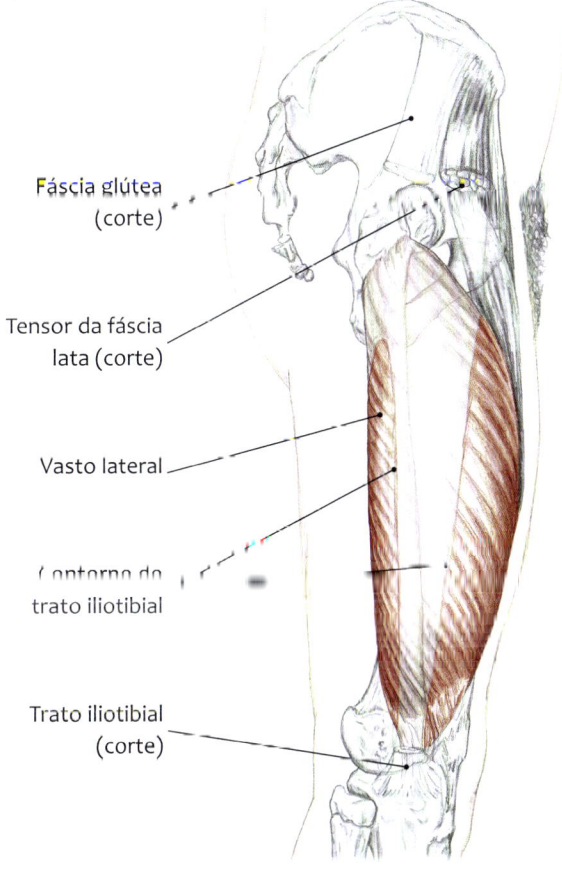

Figura 6.58 Vista lateral do quadril e da coxa direita.

O tendão distal do quadríceps e o ligamento patelar constituem uma única estrutura (figura 6.55). Pelo fato de o tendão ligar um osso ao outro (a patela à tíbia), ele é considerado, na verdade, um ligamento.

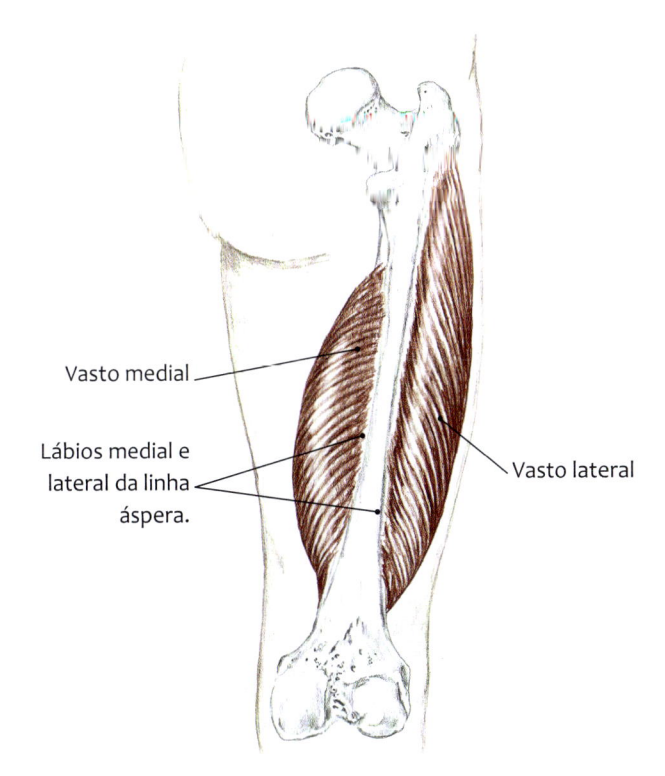

Figura 6.59 Vista posterior do fêmur direito.

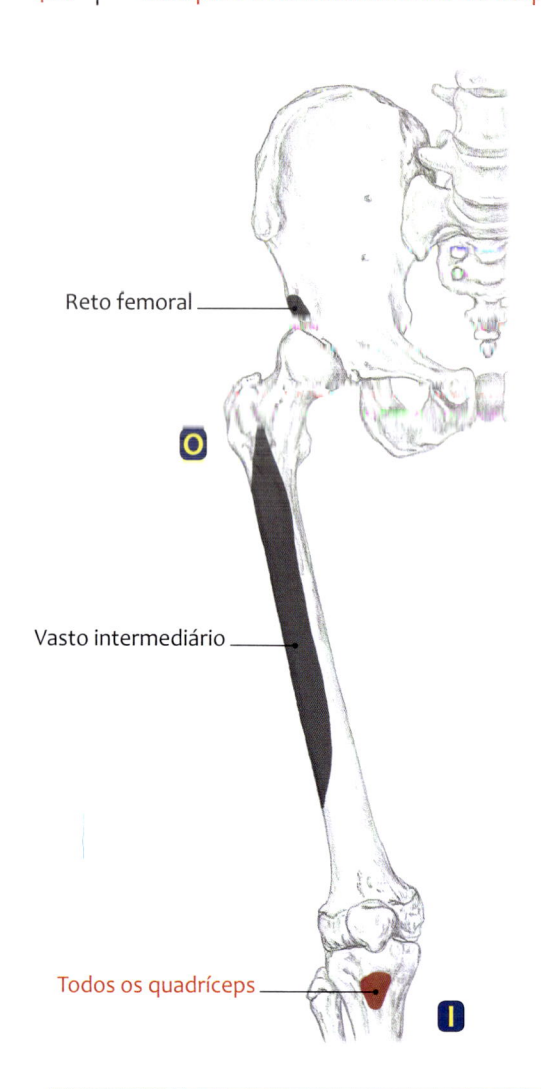

Figura 6.60 Vista anterior do quadril e da coxa direita mostrando as origens e as inserções.

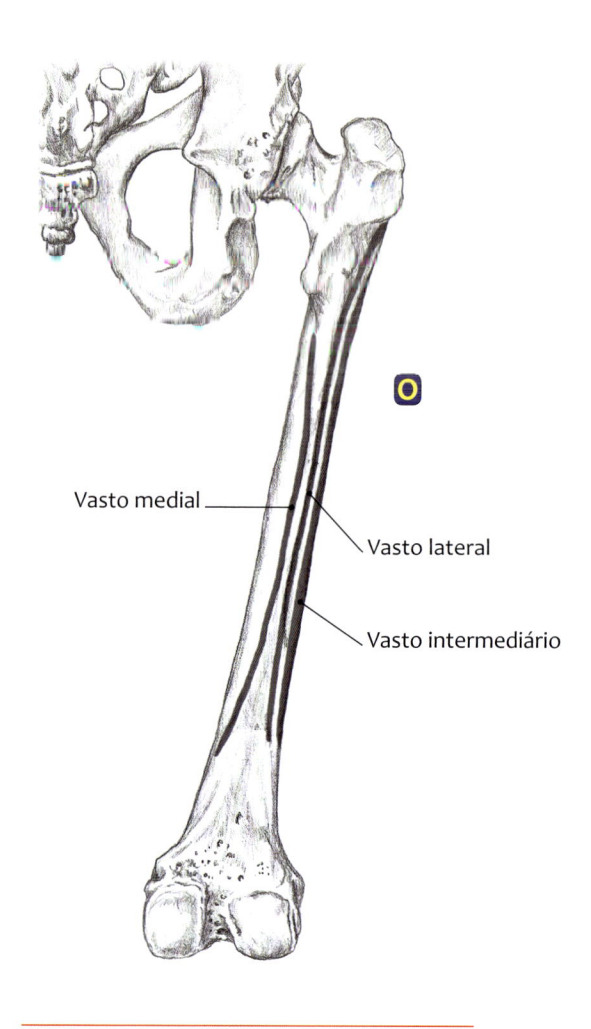

Figura 6.61 Vista posterior do quadril e do fêmur direito mostrando as origens.

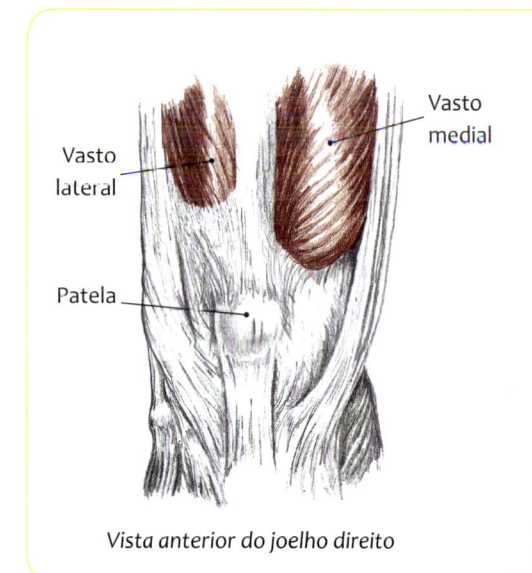

Vista anterior do joelho direito

Peça a seu parceiro que estique o joelho por meio da contração completa dos quadríceps. Observe e apalpe as extremidades distais do vasto medial e do vasto lateral. Você nota que o vasto medial se estende mais distalmente do que o vasto lateral? O motivo para essa variação diz respeito ao caminho (ou movimento) da patela. O ângulo do fêmur, combinado com o empurrão do quadril, faz com que a patela siga lateralmente. Isso é impedido, no entanto, de duas maneiras: primeira, a extremidade do côndilo femoral lateral (p. 453) é elevada, formando uma parede lateral; e, segunda, as fibras distais do vasto medial são posicionadas em um ângulo, puxando a patela medialmente.

👆 Quadríceps como um grupo

1) Parceiro sentado. Posicione as palmas de suas mãos na superfície anterior da coxa.
2) Peça a seu parceiro que estique e relaxe o joelho de modo lento e alternado. Explore as partes lateral e medial da coxa (figura 6.62). Você sente os quadríceps se contraírem enquanto o joelho estica? Para uma contração maior, crie um pouco de resistência embaixo do joelho, enquanto seu parceiro tenta levantá-lo.

👆 Reto femoral

1) Posição supina, com o joelho apoiado sobre uma "almofada". Localize a espinha ilíaca anteroinferior (p. 375) e a patela (p. 448).
2) Desenhe uma linha imaginária entre esses dois pontos e siga o caminho do reto femoral (figura 6.63).
3) Apalpe ao longo dessa linha e dedilhe pelas fibras do reto. (Cerca de dois a três dedos de extensão.)
4) Peça a seu parceiro que flexione o quadril e segure o pé dele no alto, afastado da mesa (figura 6.64). Essa posição contrai o reto femoral, tornando-o mais saliente.

✓ *Você está na superfície anterior da coxa? Você consegue seguir o ventre muscular até a patela, em direção à espinha ilíaca anteroinferior? Você é capaz de deslocá-lo para o lado e sentir a densidade do vasto intermediário embaixo dele?*

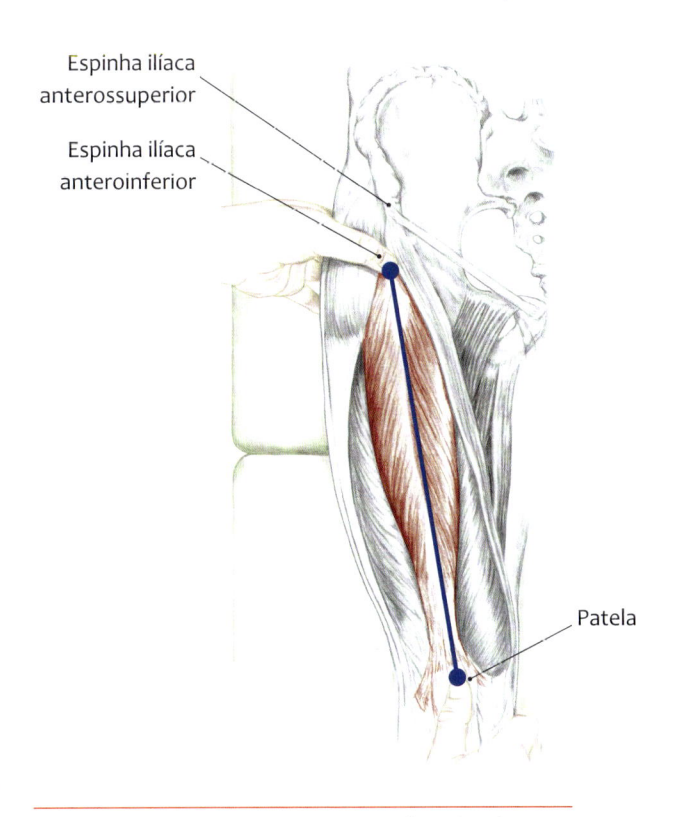

Figura 6.63 Vista anterior. Desenhando de uma linha entre a espinha ilíaca anteroinferior e a patela, a fim de isolar o reto femoral.

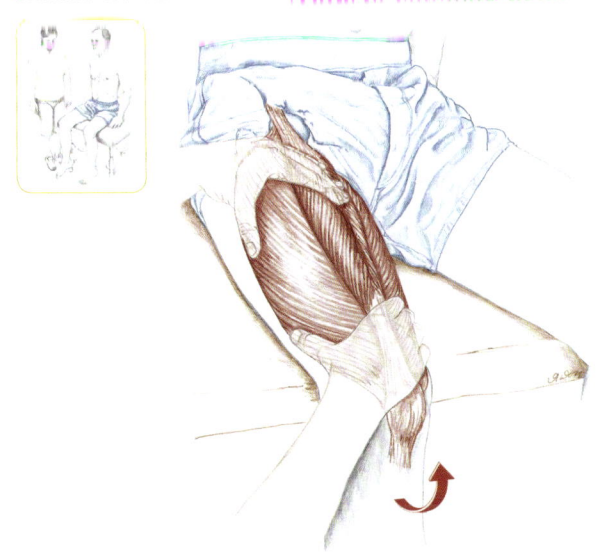

Figura 6.62 Palpação do quadríceps como um grupo, com o parceiro sentado.

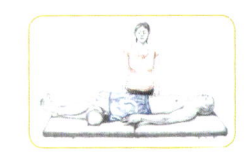

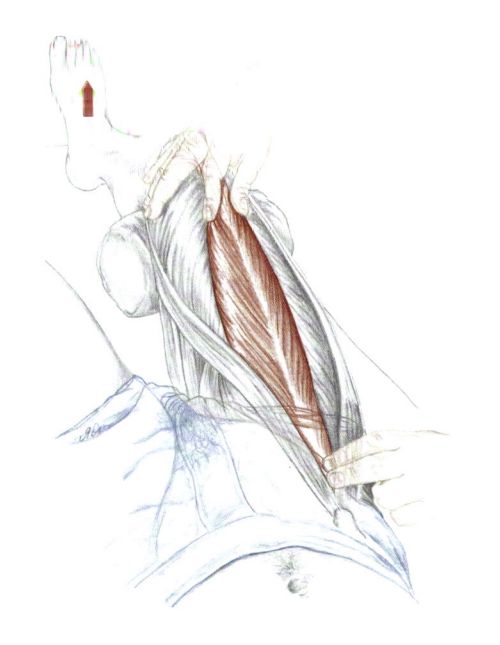

Figura 6.64 Localizando o reto femoral enquanto seu parceiro flexiona o quadril e segura o pé, afastando-o da mesa.

Vasto medial

1) Posição supina, com o joelho apoiado em uma almofada. Peça a seu parceiro que contraia os quadríceps por completo, estendendo o joelho. Apalpe medial e proximalmente à patela a fim de encontrar o formato bulboso do vasto medial.
2) Localize o reto femoral e o sartório (p. 418), observando como esses músculos cercam o vasto medial para formar seu longo formato de "lágrima" (figura 6.65).

✓ Você está em posição medial ao reto femoral? Você consegue apalpar o formato arredondado do vasto medial e seguir suas fibras até a patela?

Vasto lateral

1) Parceiro deitado lateralmente. Posicione a palma de sua mão na lateral da coxa, enquanto seu parceiro estica e relaxa o joelho lentamente (figura 6.66). Observe o vasto lateral contraindo-se e relaxando.
2) Apalpe seu ventre inteiro – posteriormente ao bíceps femoral (p. 403) e proximalmente ao trocanter maior. Com a coxa relaxada, identifique a direção e a profundidade das fibras do vasto lateral e do trato iliotibial superficial (p. 417).

✓ Você consegue seguir suas fibras até a patela? Você é capaz de diferenciar as fibras verticais do trato iliotibial das fibras mais profundas e oblíquas do vasto lateral (figura 6.67)?

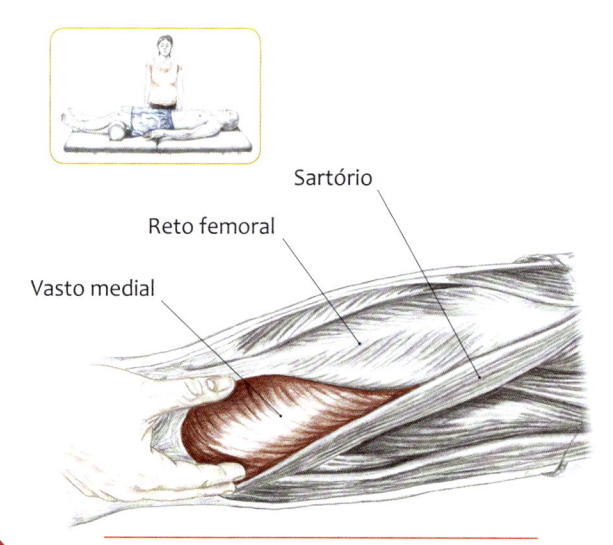

Figura 6.65 Vista anteromedial da coxa direita com o parceiro em posição supina.

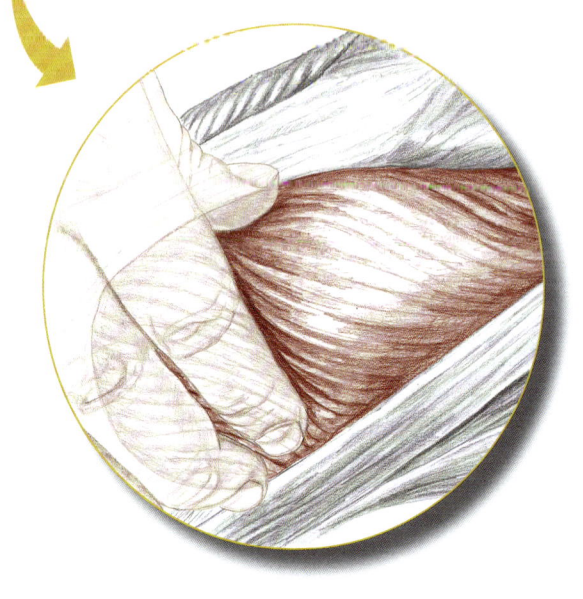

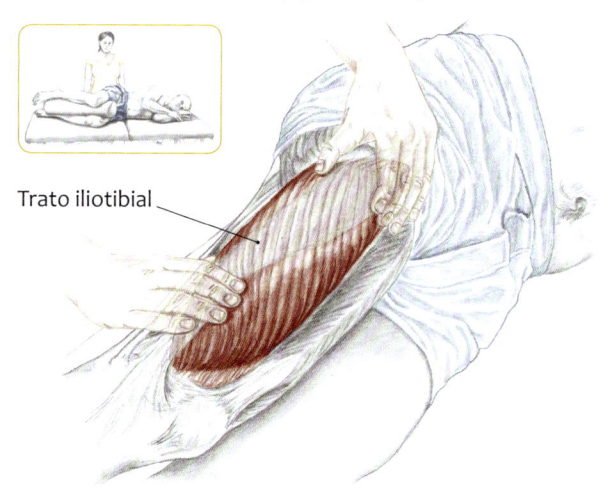

Figura 6.66 Palpação do vasto lateral, profundo em relação ao trato iliotibial, com o parceiro deitado lateralmente.

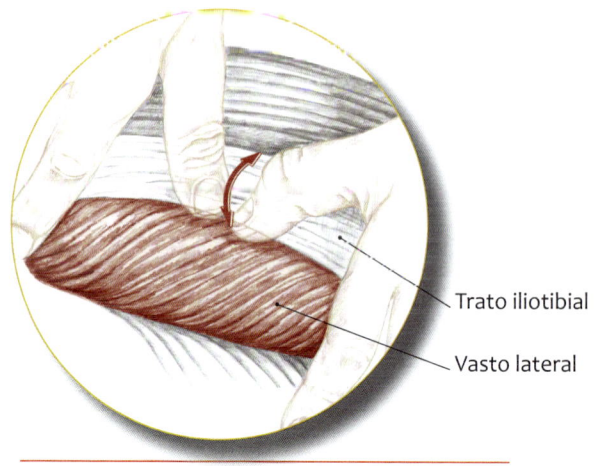

Figura 6.67 Vista lateral, deslizamento dos dedos pelas fibras do vasto lateral com o parceiro deitado lateralmente.

Isquiotibiais

Bíceps femoral
Semitendinoso
Semimembranoso

Os isquiotibiais localizam-se na parte posterior da coxa, entre o vasto lateral e o adutor magno (figura 6.68). De modo comparativo, os isquiotibiais não são tão sólidos como o grupo quadríceps femoral, no entanto, são fortes extensores do quadril e flexores do joelho. Todos os três isquiotibiais possuem uma origem comum no túber isquiático. Seus ventres tubulares se esticam superficialmente, descendo pela coxa antes de se tornarem tendões compridos e finos que se estendem pela parte posterior do joelho. Como um grupo, os isquiotibiais e seus tendões distais são de fácil palpação.

O **bíceps femoral** é o isquiotibial lateral. Possui duas cabeças – uma comprida e superficial e uma cabeça mais profunda e curta, imperceptível (figuras 6.69 e 6.70). Os isquiotibiais mediais incluem os dois músculos "semi". O **semitendinoso** apresenta localização superficial em relação ao mais amplo e profundo **semimembranoso** (figuras 6.71 e 6.72).

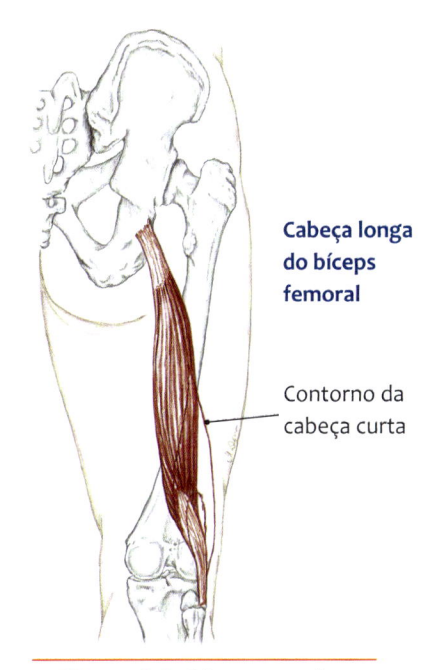

Figura 6.69 Vista posterior.

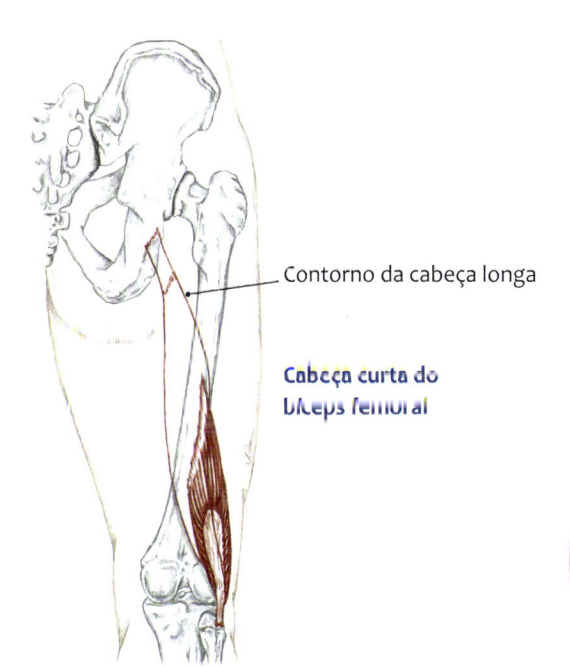

Figura 6.70 Vista posterior.

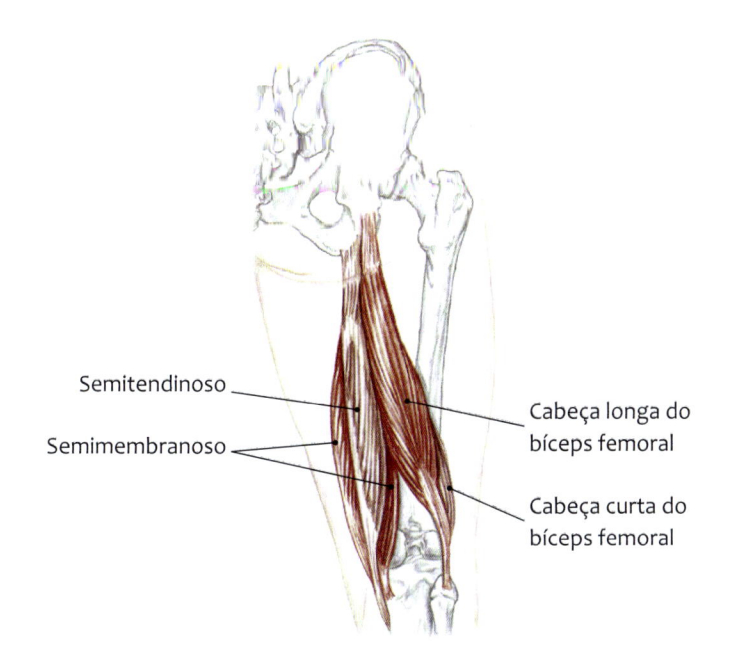

Figura 6.68 Vista posterior da coxa direta, mostrando os isquiotibiais superficiais.

O termo "isquiotibial" originou-se na Inglaterra do século XVIII. Na época, os açougueiros expunham carcaças de porcos em suas vitrines, pendurando-as pelos tendões compridos da parte traseira do joelho.

Semimembranoso	Latim.	Meio membranoso
Semitendinoso	Latim.	Meio tendinoso

Bíceps femoral

A **Flexiona** o joelho (articulação tibiofemoral)

Gira lateralmente o joelho flexionado (articulação tibiofemoral)

Cabeça longa: **Estende** o quadril (articulação coxal)

Cabeça longa: Dá assistência na **rotação lateral** do quadril (articulação coxal)

Inclina a pelve posteriormente

O *Cabeça longa:* Túber isquiático

Cabeça curta: Lábio lateral da linha áspera

I Cabeça da fíbula

N *Cabeça longa:* Isquiático (ramo tibial) L5, S1, S2, S3

Cabeça curta: Isquiático (ramo fibular) L5, S1, S2

Semitendinoso

A **Flexiona** o joelho (articulação tibiofemoral)

Gira medialmente o joelho flexionado (articulação tibiofemoral)

Estende o quadril (articulação coxal)

Dá assistência na **rotação medial** do quadril (articulação coxal)

Inclina a pelve posteriormente

O Túber isquiático

I Haste proximal/medial da tíbia, no tendão da pata de ganso

N Isquiáticos (ramos tibiais) L4, L5, S1, S2

Semimembranoso

A **Flexiona** o joelho (articulação tibiofemoral)

Gira medialmente o joelho flexionado (articulação tibiofemoral)

Estende o quadril (articulação coxal)

Dá assistência na **rotação medial** do quadril (articulação coxal)

Inclina a pelve posteriormente

O Túber isquiático

I Parte posterior do côndilo medial da tíbia

N Isquiático (ramo tibial) L4, L5, S1, S2

Figura 6.71 Vista posterior.

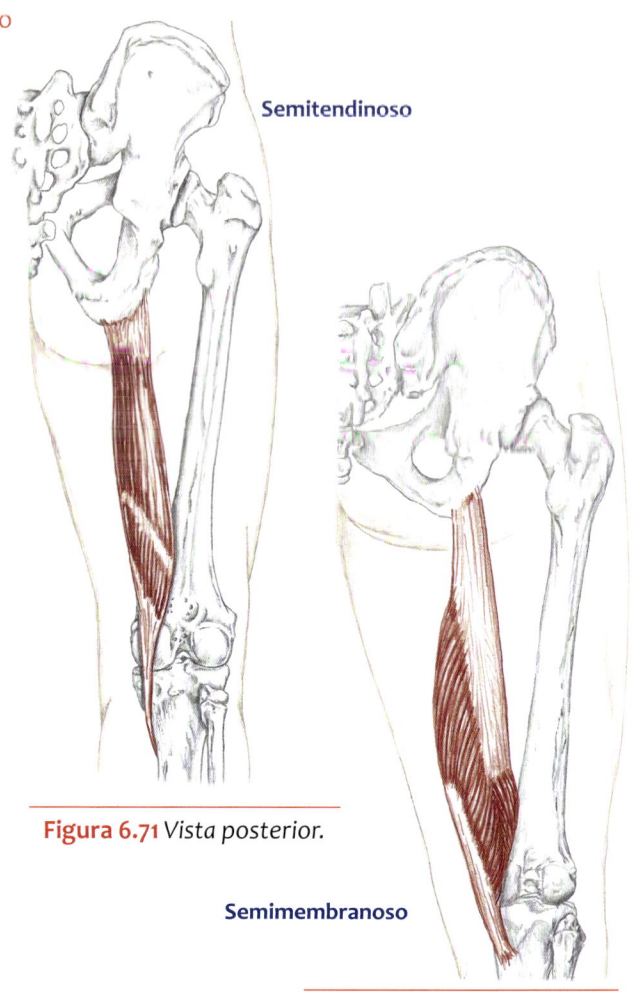

Figura 6.72 Vista posterior.

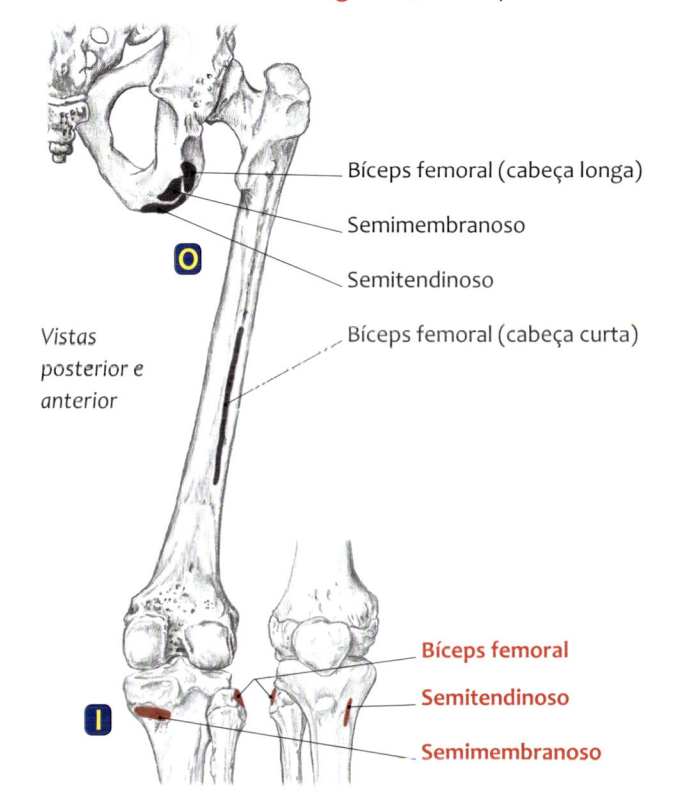

Figura 6.73 Origens e inserções.

Pelve e Coxa | 405

🖐 Isquiotibiais com um grupo

1) Posição prona. Posicione uma mão na parte posterior da coxa, entre as nádegas e o joelho. Peça a seu parceiro que flexione o joelho, segurando o pé afastado da mesa. Enquanto os isquiotibiais se contraem, explore sua massa muscular e sua extensão (figura 6.74).
2) Localize o túber isquiático. Deslize as pontas de seus dedos distalmente, a 2,5 centímetros, e dedilhe o tendão comprido e sólido dos isquiotibiais (figura 6.75).
3) Siga o tendão distalmente à medida que ele se espalha em ventres individuais dos isquiotibiais.

✓ *Siga os ventres proximalmente. Eles se ligam ao túber isquiático? Siga os ventres distalmente. Você sente seus delgados tendões ao longo da parte posterior do joelho?*

Quando você utiliza seus isquiotibiais?
- Ao correr, pedalar, nadar e subir escadas;
- Para estabilizar o quadril enquanto se curva para amarrar os sapatos;
- Esfregando as botas para retirar a lama (extensão do quadril).

Túber isquiático (profundo)

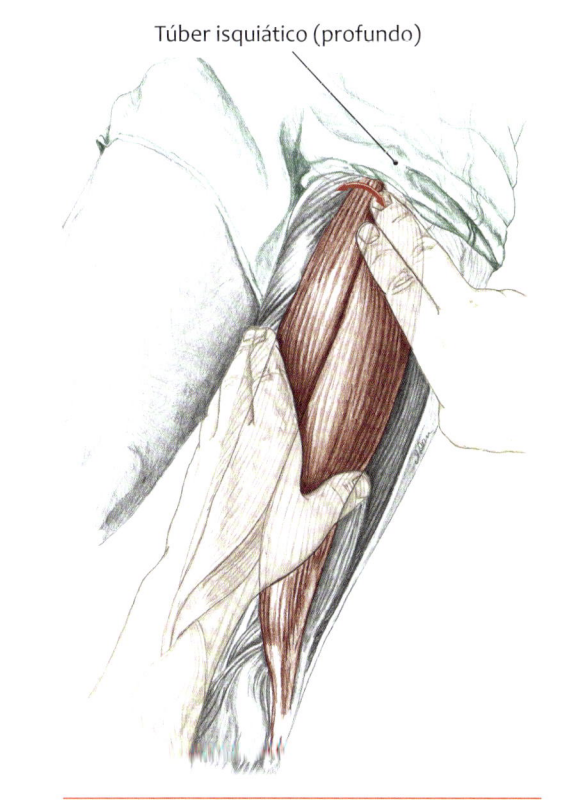

Figura 6.75 *Isolamento do tendão dos isquiotibiais no túber isquiático com o parceiro em posição prona.*

Semitendinoso
Semimembranoso
Bíceps femoral

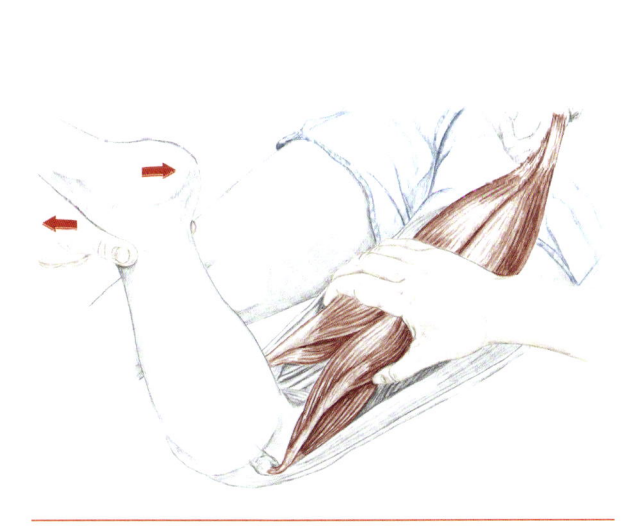

Figura 6.74 *Segurando o grupo dos isquitibiais com o parceiro em posição prona.*

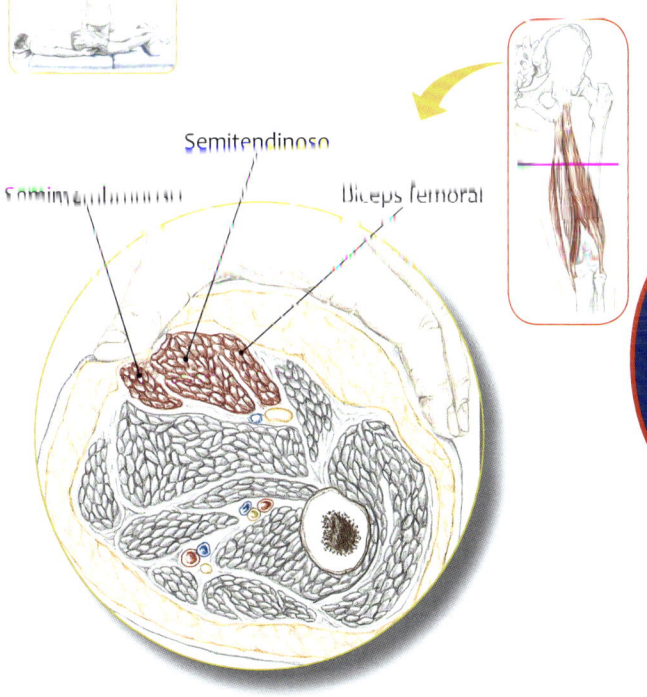

Figura 6.76 *Corte transversal da coxa direita, vista superior, afundando o polegar na extremidade medial dos isquiotibiais.*

Bíceps femoral	Grego.	Músculo de duas cabeças localizado na coxa
Pata de ganso	Latim.	*Pedis*, pé; *anserinus*, semelhante a ganso

Ventres individuais dos tendões distais

1) Parceiro em posição prona. Peça-lhe que segure o joelho em uma posição flexionada. Mais uma vez, explore os ventres dos isquiotibiais.
2) A metade lateral do ventre isquiotibial é o bíceps femoral. Seu ventre segue em direção à cabeça da fíbula. Apalpe a lateral do joelho para localizar o tendão comprido e proeminente do bíceps femoral e siga-o em direção à cabeça da fíbula (figura 6.77).
3) A metade medial dos isquiotibiais consiste em ventres dispostos em camadas do semitendinoso e do semimembranoso. Mova-se para o lado medial do joelho e apalpe para localizar os tendões desses músculos (figura 6.78).
4) O tendão mais superficial será o semitendinoso. Vire seu parceiro para a posição supina e siga-o distalmente enquanto ele se funde com o tendão da pata de ganso. O semimembranoso está inserido em posição profunda ao semitendinoso e, geralmente, é difícil de isolar.

> *Os tendões da parte posterior do joelho são finos e superficiais? O tendão do bíceps femoral direciona-se à cabeça da fíbula? Você consegue sentir os "semis" à medida que eles parecem desaparecer na parte medial do joelho?*

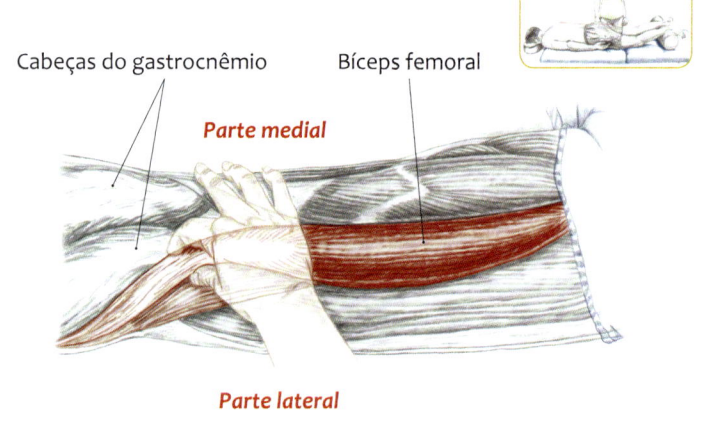

Figura 6.77 *Parceiro em posição prona, vista posterolateral do joelho direito.*

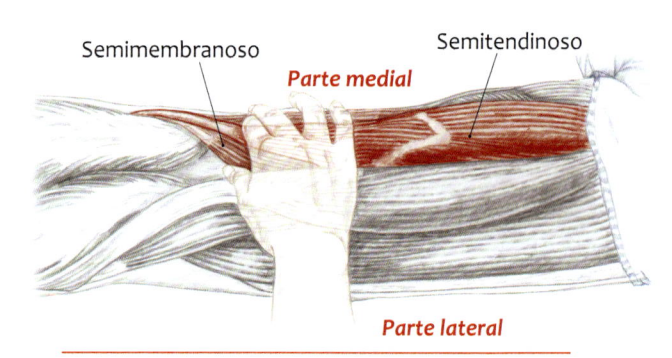

Figura 6.78 *Parceiro em posição prona, vista posterolateral do joelho direito.*

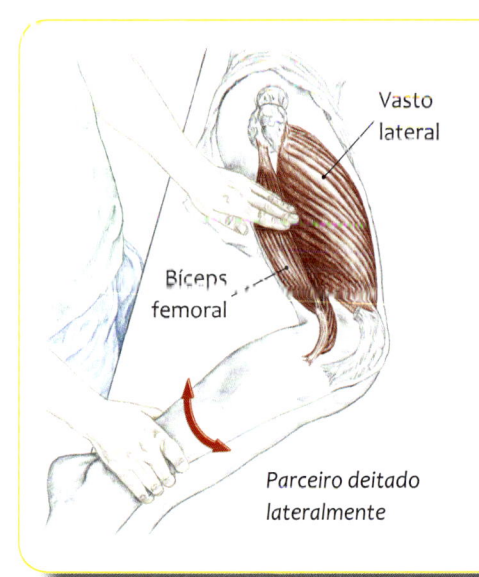

"Como você diferencia o vasto lateral do bíceps femoral na parte posterolateral da coxa?" Deixando que esses músculos façam o que fazem naturalmente – que sejam antagonistas.

1) Parceiro em posição lateral. Dobre o joelho que está em cima a 90 graus e segure o tornozelo. Posicione sua outra mão na lateral da coxa.
2) Peça a seu parceiro que alterne entre flexão e extensão do joelho, com mais suavidade ainda, contra sua resistência. Sinta como o vasto lateral se contrai na extensão, enquanto o bíceps femoral permanece relaxado. O oposto acontecerá quando o joelho for flexionado.
3) É frequente a existência de uma linha divisória palpável ou de uma depressão entre as bordas desses músculos.

Glúteos

Glúteos máximo, médio e mínimo

Os três músculos glúteos localizam-se na região das nádegas, profundos ao tecido adiposo adjacente. O grande e superficial **glúteo máximo** é o mais posterior do grupo e possui fibras que correm diagonalmente pelas nádegas (figura 6.79).

O **glúteo médio** localiza-se na lateral do quadril e também é superficial, exceto por sua parte posterior, que é profunda ao glúteo máximo (figura 6.80). Tanto o glúteo máximo como o médio são fortes extensores e abdutores do quadril. Com suas fibras convergentes que puxam o fêmur para várias direções, pode se pensar no glúteo médio como o "músculo deltoide da articulação coxal".

O **glúteo mínimo** localiza-se profundamente ao glúteo médio e é inacessível. No entanto, suas fibras densas podem ser sentidas embaixo do glúteo médio (figura 6.81). Pelo fato de se ligar à superfície anterior do trocanter maior, o glúteo mínimo flexiona e gira o quadril medialmente, ou seja, executa ações opostas ao glúteo máximo.

Glúteo máximo

A *Todas as fibras:*

    Estendem o quadril (articulação coxal)

    Giram lateralmente o quadril (articulação coxal)

    Abduzem o quadril (articulação coxal)

Fibras inferiores:

    Aduzem o quadril (articulação coxal)

O Cóccix, margem do sacro, crista ilíaca posterior, ligamentos sacrotuberoso e sacroilíaco

I Trato iliotibial (fibras superiores) e tuberosidade gluteal (fibras inferiores)

N Glúteo inferior L5, S1, S2

Glúteo médio

A *Todas as fibras:*

    Abduzem o quadril (articulação coxal)

Fibras anteriores:

    Flexionam o quadril (articulação coxal)

    Giram medialmente o quadril (articulação coxal)

Fibras posteriores:

    Estendem o quadril (articulação coxal)

    Giram lateralmente o quadril (articulação coxal)

O Superfície glútea do ílio, entre as linhas glúteas posterior e anterior, abaixo da crista ilíaca

I Lateral do trocanter maior

N Glúteo superior L4, L5, S1

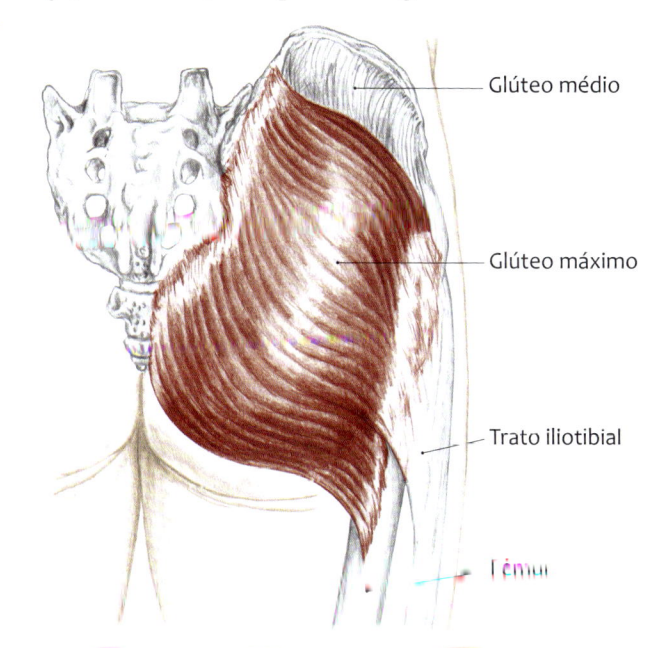

Figura 6.79 Vista posterior da nádega direita.

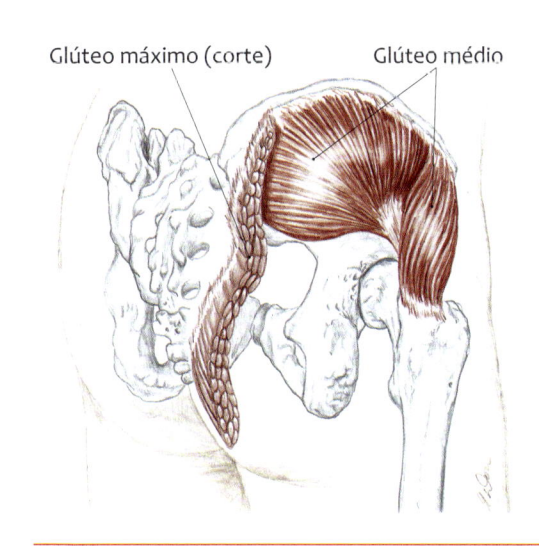

Figura 6.80 Vista posterolateral da nádega direita.

Glúteo   Grego.   *Gloutos*, nádegas, que por sua vez é o anglo-saxão de *buttuc*, final.

Glúteo mínimo

A **Abduz** o quadril (articulação coxal)

Gira medialmente o quadril (articulação coxal)

Flexiona o quadril (articulação coxal)

O Superfície glútea do íleo entre as linhas glúteas anterior e inferior

I Região anterior do trocanter maior

N Linha glútea L4, L5 e S1

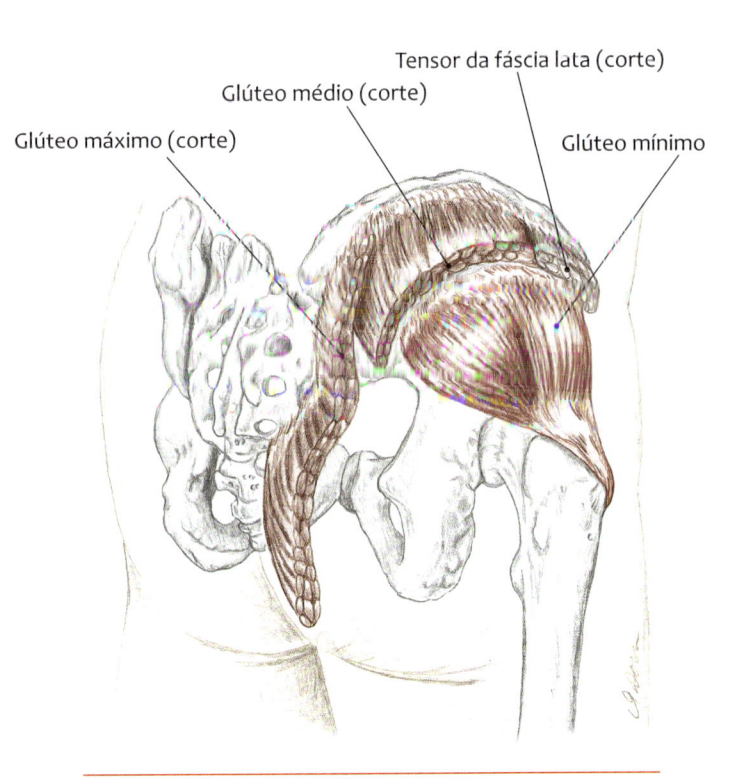

Figura 6.81 Vista posterolateral da nádega direita.

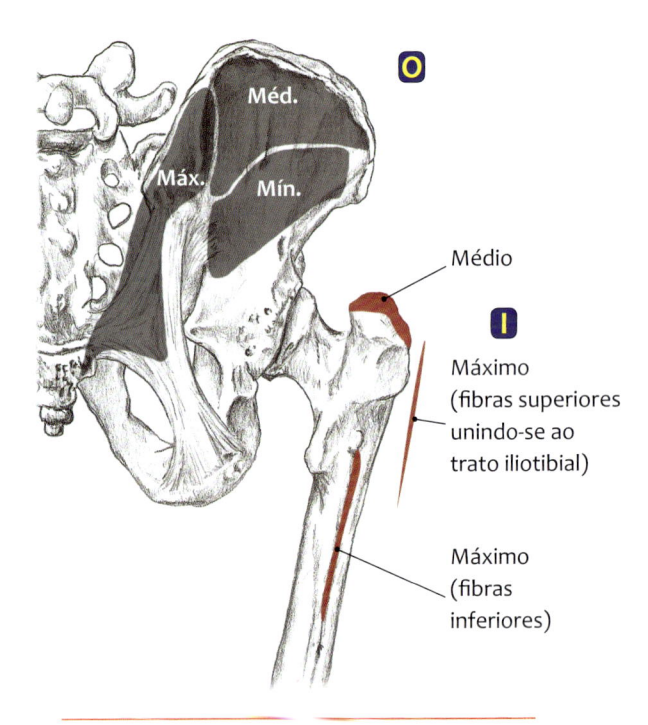

Figura 6.82 Vista posterior mostrando as origens e as inserções.

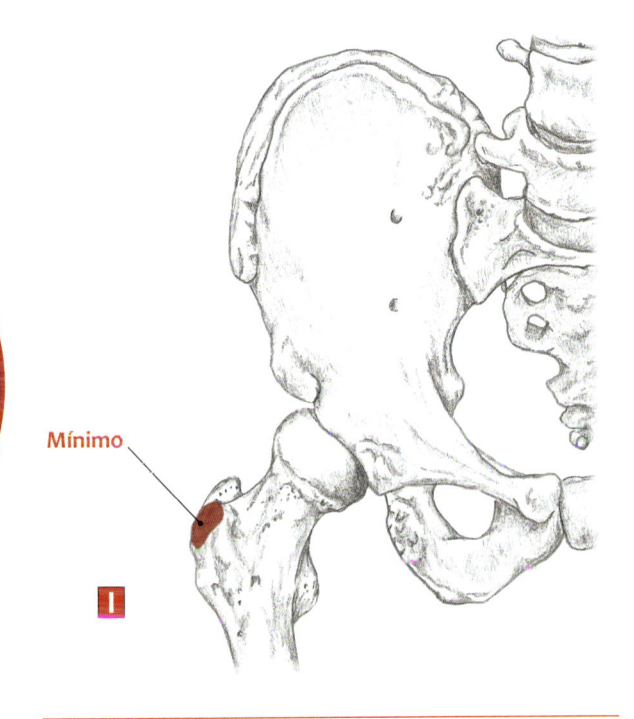

Figura 6.83 Vista anterior mostrando a inserção do glúteo mínimo.

Quando você utiliza seus glúteos?

- Ao subir escadas (especialmente o glúteo máximo);
- Quando corre, pedala, nada, patina;
- Em danças latinas (muitas rotações laterais do quadril).

👉 Glúteo máximo

1) Parceiro em posição prona. Localize o cóccix, a margem do sacro, a espinha ilíaca posterossuperior e os cinco centímetros posteriores da crista ilíaca, a fim de isolar os pontos de referência que formam a origem do glúteo máximo (figura 6.84).
2) Localize a inserção do glúteo máximo na tuberosidade glútea.
3) Conecte sua origem à sua inserção, desenhando a direção da fibra em seu parceiro. Em seguida, apalpe suas fibras espessas e superficiais. Observe também diferenças na textura e na profundidade entre o tecido adiposo da nádega e as fibras musculares do glúteo máximo. A gordura é superficial ao glúteo máximo e, em geral, possui uma consistência macia, semelhante a gel.

✓ *Peça a seu parceiro que estenda o quadril (figura 6.85). Apalpe as fibras salientes que vão à tuberosidade glútea. Se isso for difícil para seu parceiro quando estiver com o joelho esticado em posição prona, tente apalpar com o joelho flexionado ou com seu parceiro em pé.*

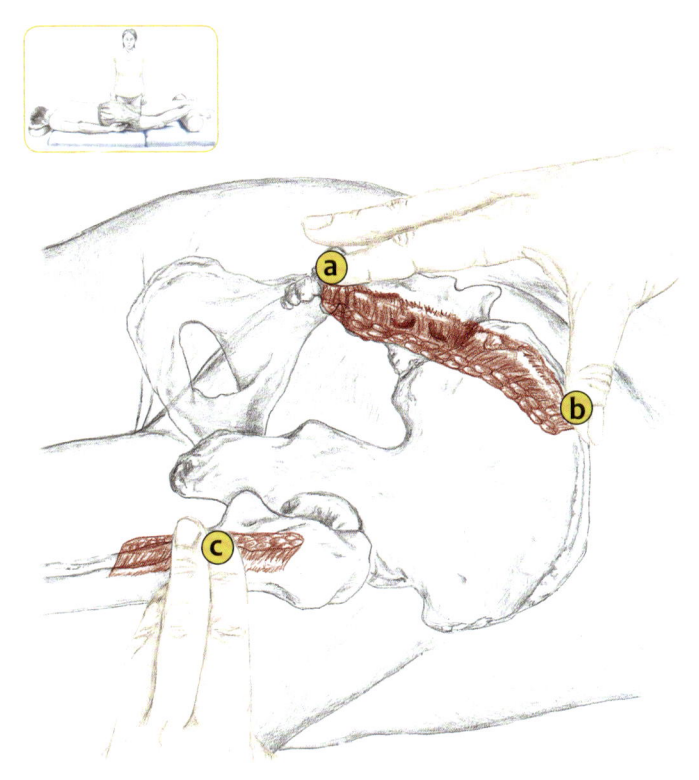

Figura 6.84 Isolamento das margens do glúteo máximo com o parceiro em posição prona: **a)** cóccix, **b)** crista ilíaca posterior, **c)** tuberosidade glútea

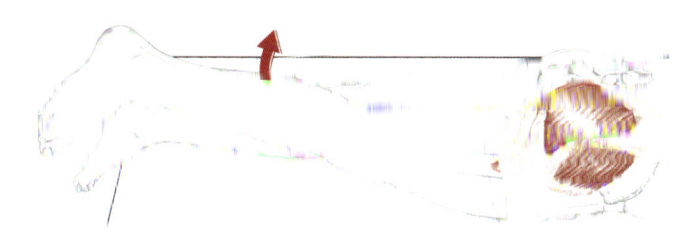

Figura 6.85 Parceiro em posição prona, esticando o quadril por meio da contração do glúteo máximo.

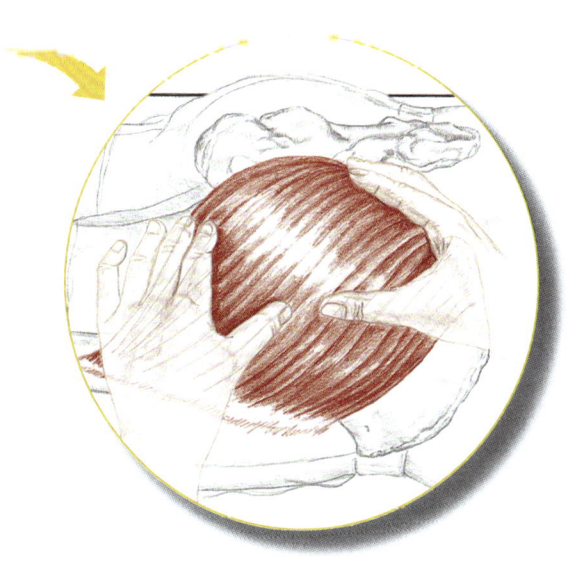

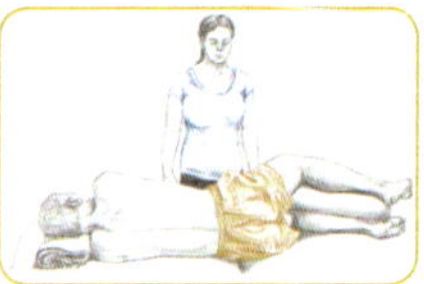

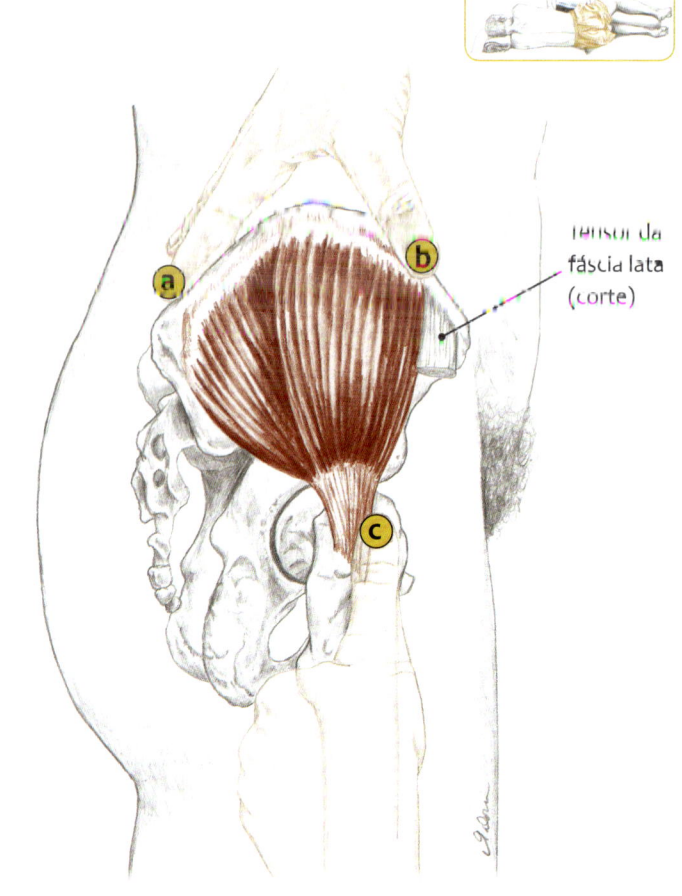

Glúteos médio e mínimo

1) Parceiro deitado lateralmente. Isole o contorno do glúteo médio posicionando a região entre o polegar e o indicador de uma das mãos na crista ilíaca (da espinha ilíaca posterossuperior até quase a espinha ilíaca anterossuperior), enquanto a outra mão localiza o trocanter maior.
2) Suas mãos formarão algo parecido com uma fatia de torta. Esse é o contorno do glúteo médio (figura 6.86).
3) Apalpe nessa região, desde embaixo da crista ilíaca até o trocanter maior, para localizar as densas fibras do glúteo médio.
4) Afunde seus dedos profundamente em relação ao glúteo médio, a fim de explorar a densidade e a massa do glúteo mínimo.

✓ *Peça a seu parceiro que abduza o quadril suavemente (figura 6.87). Você sente o glúteo médio se contrair?*

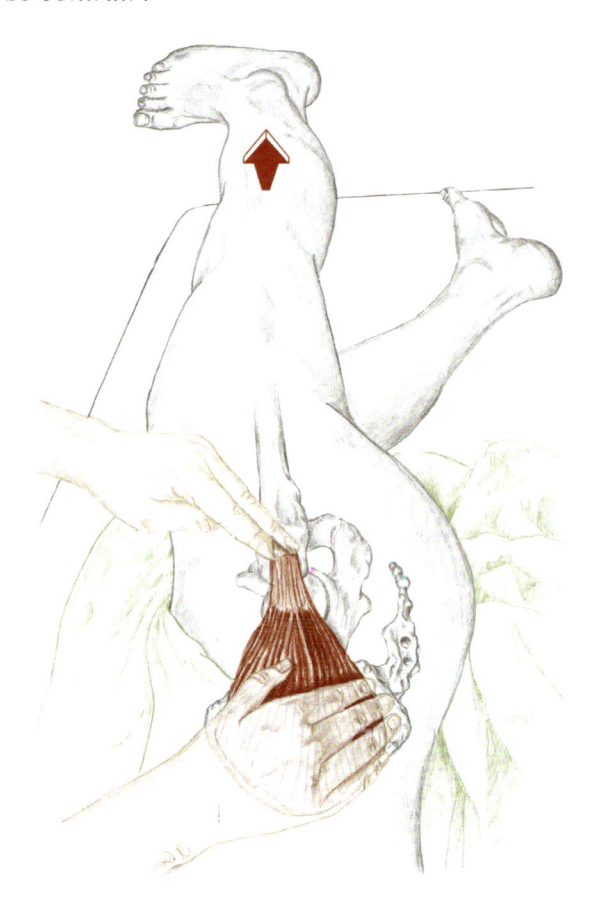

Figura 6.86 Isolamento das bordas do glúteo médio com o parceiro deitado lateralmente: **a)** espinha ilíaca posterossuperior, **b)** crista ilíaca, **c)** trocanter maior.

Os humanos são únicos entre os mamíferos, não apenas por causa de seus cérebros supergrandes, mas também por causa de suas nádegas bem acolchoadas. Nenhum outro mamífero possui tais depósitos de tecido adiposo na região glútea, e ninguém parece saber por que nós temos. Pensou-se que as nádegas nos proporcionavam algo sobre o que sentar, mas na verdade sentamo-nos sobre nossas tuberosidades isquiais – e há uma boa razão para isso: se não fosse por elas, o glúteo máximo e a fáscia glútea se comprimiriam embaixo de nós. Uma vez que as mulheres possuem nádegas maiores do que as dos homens, imaginou-se que as nádegas serviam de locais de armazenamento de gordura durante a gravidez, mas não é verdade.

Uma coisa é sabida: a dobra glútea – a prega entre a nádega e a coxa – auxilia na localização da gordura subcutânea na parte superior da coxa. Biomecanicamente, é mais fácil balançar a coxa para a frente e para trás durante a caminhada com o tecido situado em posição proximal do que se ele estivesse espalhado pela coxa.

Figura 6.87 Isolamento do glúteo médio, com o parceiro deitado lateralmente e abduzindo o quadril.

Grupo adutor

Adutor magno
Adutor longo
Adutor curto
Pectíneo
Grácil

Os cinco músculos adutores localizam-se na parte medial da coxa, entre os músculos isquiotibiais e os quadríceps femorais (figura 6.88). Seus tendões proximais se unem em localizações específicas ao longo da base da pelve. Juntos, esses tendões formam uma cortina de tecido conjuntivo que se estende do ramo superior do púbis ao túber isquiático (figuras 6.89 e 6.95).

Quando a coxa é vista anteriormente, os ventres musculares dos adutores apresentam-se em três camadas. O **pectíneo** e o **adutor longo** são os mais anteriores (figura 6.90). Atrás deles está o **adutor curto** (figura 6.91) e mais posteriormente está o **adutor magno** (figura 6.92). A grande extensão do adutor magno, conhecido como "assoalho dos adutores", localiza-se anteriormente aos isquiotibiais (figura 6.93). Esses quatro músculos unem-se posteriormente ao grupo quadríceps femoral e inserem-se na parte posterior do fêmur. O quinto adutor, o **grácil**, possui localização superficial, na parte medial da coxa. É o único adutor que cruza o joelho (figura 6.90).

Embora possa ser desafiador isolar seus ventres individuais, é fácil localizar os adutores como grupo. Quando os tendões do adutor próximos ao osso púbico são apalpados, haverá um tendão saliente que se estende no tubérculo púbico ou próximo a ele. A fonte desse tendão superficial é o grácil ou o adutor longo; em alguns casos, é uma fusão de ambos os tendões.

Em todo caso, o tendão pode ser um importante guia para a localização do grácil e do adutor longo, assim como para a do pectíneo e a do adutor magno. O pectíneo está localizado na parte anterior desse tendão, enquanto o adutor magno localiza-se na parte posterior dele.

A *Todos:*
- **Aduzem** o quadril (articulação coxal)
- **Giram medialmente** o quadril (articulação coxal)

Todos, exceto o grácil:
- Dão assistência na **flexão** do quadril (articulação coxal)

Grácil:
- **Flexiona** o joelho (articulação tibiofemoral)
- **Gira medialmente** o joelho flexionado (articulação tibiofemoral)

Fibras posteriores do adutor magno:
- **Estendem** o quadril (articulação coxal)

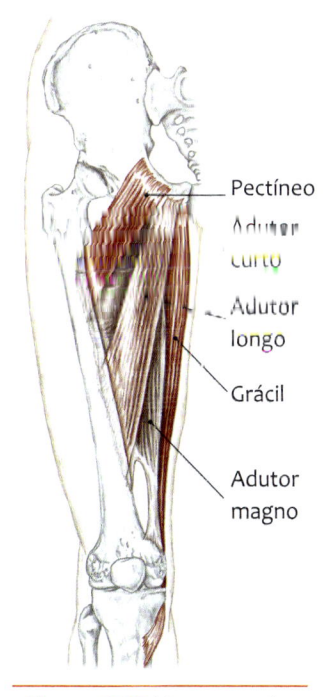

Figura 6.88 Vista anterior do quadril e da coxa direita.

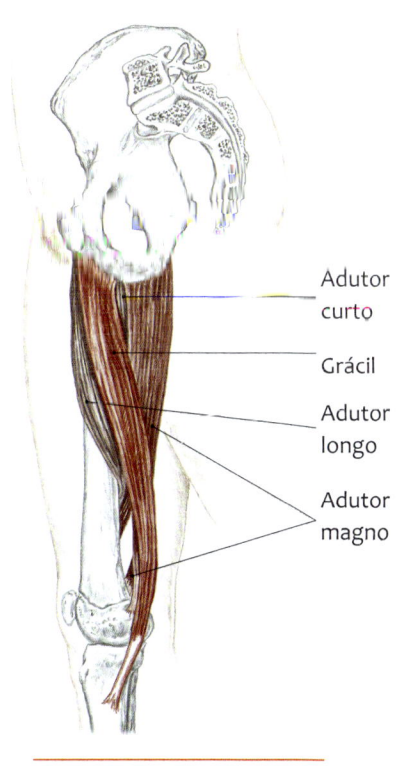

Figura 6.89 Vista medial do quadril e da coxa direita.

Grácil	Latim.	Tênue, gracioso
Pectíneo	Latim.	Semelhante a pente

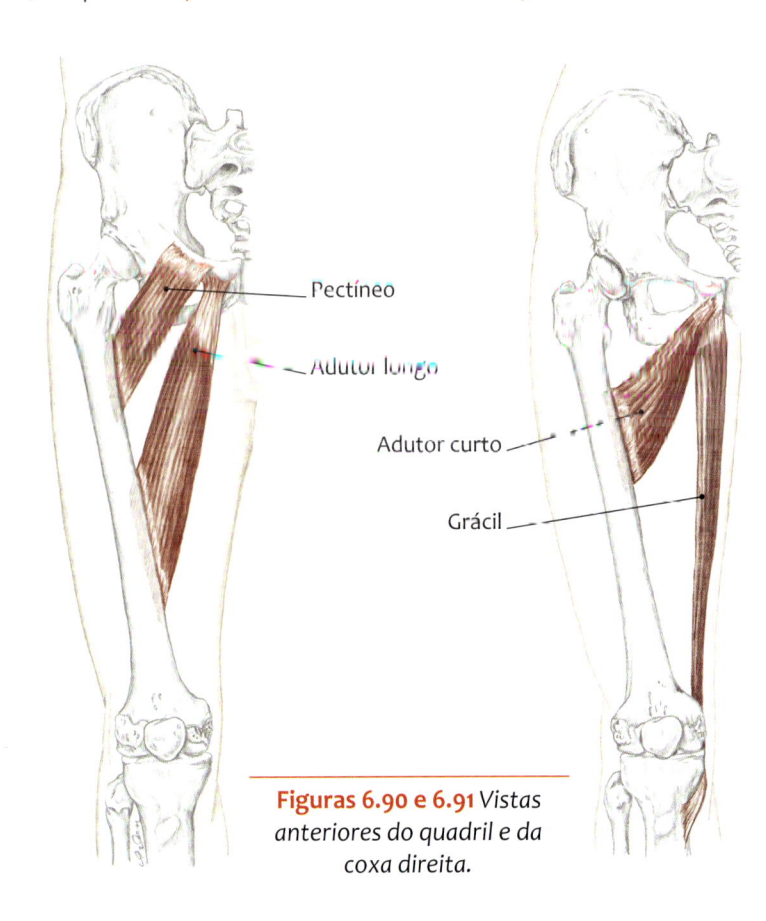

Adutor magno

- **O** Ramo inferior do púbis, ramo do ísquio e do túber isquiático
- **I** Lábio medial da linha áspera e tubérculo adutor
- **N** Obturadores L2, L3, L4 e isquiáticos L4, L5, S1

Adutor longo

- **O** Tubérculo púbico
- **I** Lábio medial da linha áspera
- **N** Obturadores L2, L3, L4

Adutor curto

- **O** Ramo inferior do púbis
- **I** Linha pectínea e lábio medial da linha áspera
- **N** Obturadores L2, L3, L4

Figuras 6.90 e 6.91 Vistas anteriores do quadril e da coxa direita.

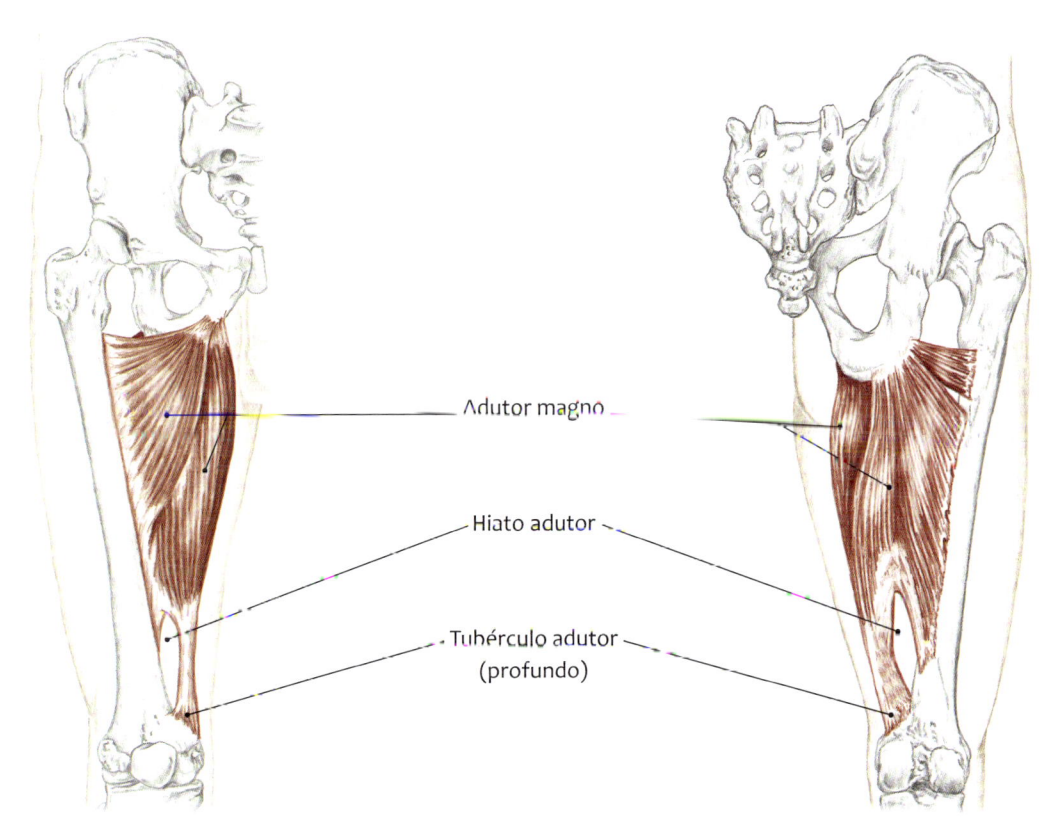

Figura 6.92 Vista anterior do quadril e da coxa direita.

Figura 6.93 Vista posterior do quadril e da coxa direita.

Pectíneo

- **O** Ramo superior do púbis
- **I** Linha pectínea do fêmur
- **N** Femoral e obturador L2, L3, L4

Grácil

- **O** Ramo inferior do púbis
- **I** Haste proximal/medial da tíbia, no tendão da pata de ganso
- **N** Obturadores L2, L3, L4

Quando você utiliza seus adutores?

- Ao patinar no gelo (quando cruza as pernas para se virar);
- Apertando um cavalo contra suas coxas durante a montaria;
- Quando estabiliza a pelve ao caminhar.

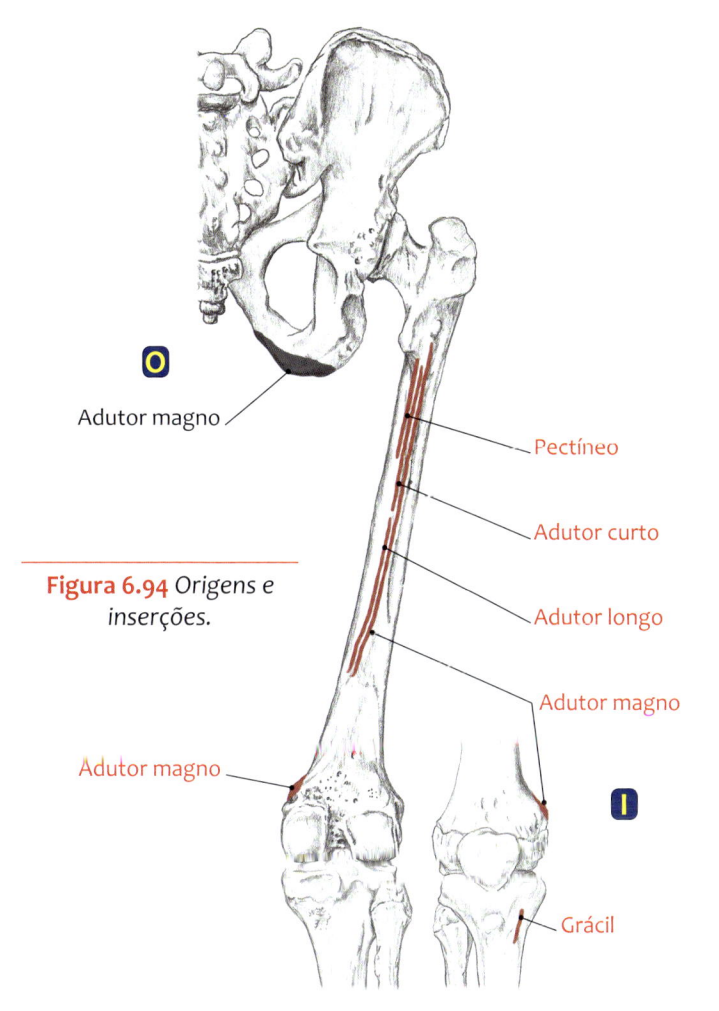

Figura 6.94 Origens e inserções.

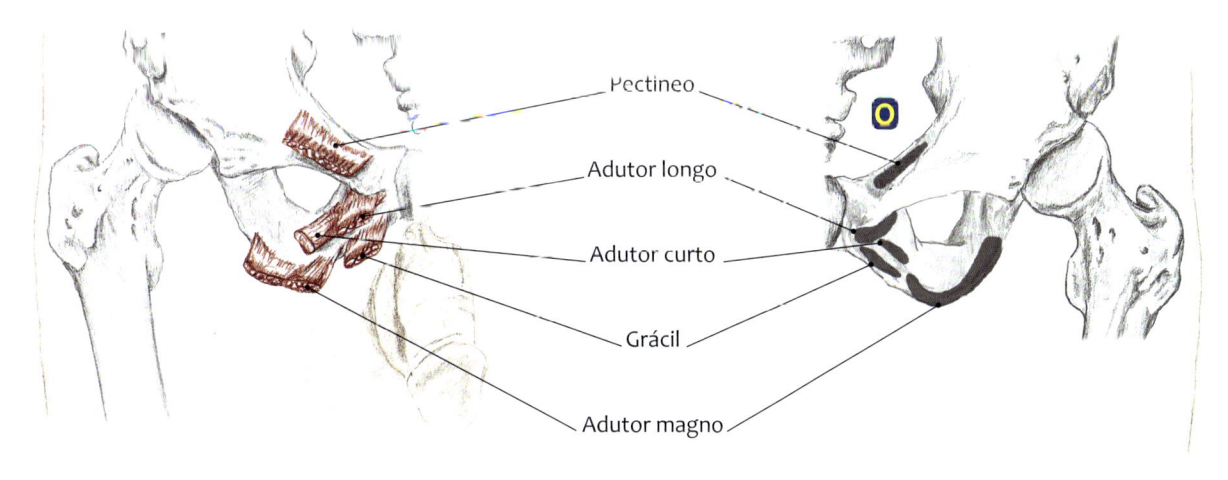

Adutor magno
Pectíneo
Adutor curto
Adutor longo
Adutor magno
Adutor magno
Grácil

Vistas posterior e anterior

Pectíneo
Adutor longo
Adutor curto
Grácil
Adutor magno

Quadril e coxa direita *Quadril e coxa esquerda*

Figuras 6.95 e 6.96 *Vistas anteriores mostrando as origens dos adutores.*

Adutores como um grupo

1) Parceiro em posição supina com o quadril levemente flexionado e virado lateralmente. Posicione sua mão na parte medial da coxa e peça a seu parceiro que aduza o quadril contra sua resistência (figura 6.97). Você sente os adutores se contraírem?
2) Peça a seu parceiro que aduza e relaxe alternadamente, enquanto você apalpa em posição proximal aos tendões adutores. Então, mova-se distalmente, explorando as margens anterior e posterior dos ventres adutores.

✓ *Você está na parte medial da coxa? Explore todos os lados dos adutores para verificar se você está entre os isquiotibiais e o grupo quadríceps femoral (figura 6.98). Você deveria estar.*

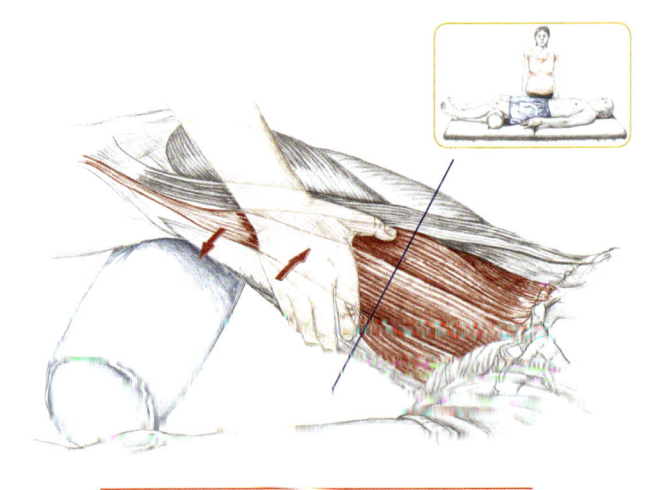

Figura 6.97 *Palpação dos adutores como um grupo, com o parceiro em posição supina. A linha indica o corte transversal.*

Grácil e adutor longo

1) Parceiro em posição supina, com o quadril levemente flexionado e virado lateralmente. Posicione a palma da sua mão no meio da parte medial da coxa. Peça a seu parceiro que aduza o quadril suavemente.
2) Enquanto seu parceiro contrai, deslize os dedos em posição proximal até o osso púbico e localize o(s) rígido(s) e proeminente(s) tendão(ões) do grácil e do adutor longo estendendo-se pelo (ou perto do) tubérculo púbico.
3) Dedilhe esse tendão e siga-o distalmente enquanto ele se torna tecido muscular (figura 6.99). Se o ventre muscular se angular lentamente em direção à parte medial da coxa, você está apalpando o adutor longo. Se o ventre for fino e descer pela parte medial da coxa, em direção ao joelho, você está acessando o grácil.

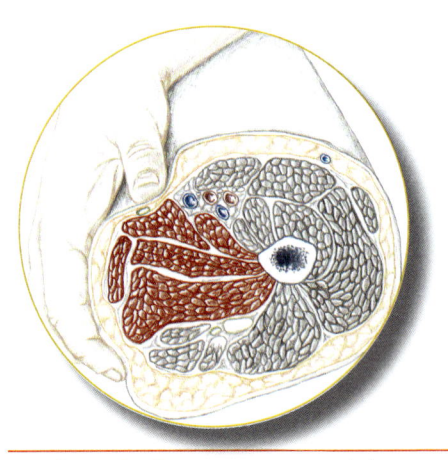

Figura 6.98 *Corte transversal da coxa direita. Segurando os adutores (em destaque), vista inferior.*

✓ *O formato e a localização do sartório (p. 418) são semelhantes ao do grácil. Diferencie ambos apenas seguindo proximalmente o músculo que você está apalpando. Se ele for em direção à espinha ilíaca anterossuperior, trata-se do sartório; se for em direção ao púbis, é o músculo grácil.*

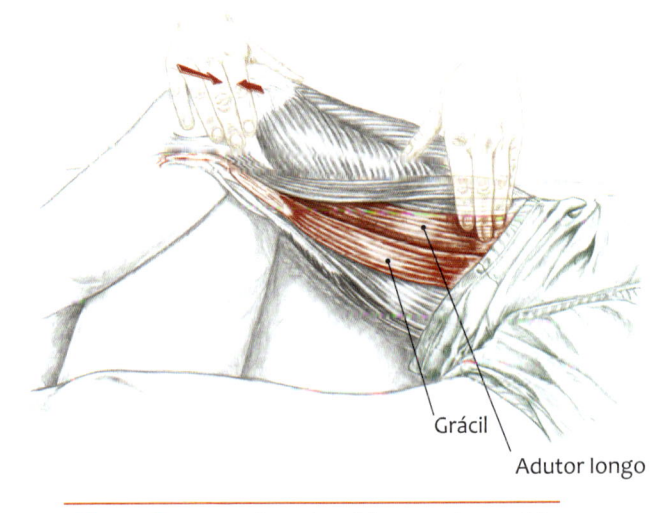

Grácil
Adutor longo

Figura 6.99 *Localizando o(s) proeminente(s) tendão(ões) dos adutores.*

Pectíneo

1) Parceiro em posição supina, com o quadril levemente flexionado e virado lateralmente. Posicione a palma da sua mão no meio da parte medial da coxa e peça a seu parceiro que aduza o quadril suavemente.

2) Localize o proeminente tendão do adutor longo ou do grácil. Deslize lateralmente pelo tendão, em direção à espinha ilíaca anterossuperior. Lentamente, afunde em direção ao ventre do pectíneo (figura 6.100). Você deve estar em posição inferior ao ramo superior do púbis (p. 384).

3) Peça a seu parceiro que aduza e relaxe o quadril alternadamente e sinta as fibras do pectíneo se contraírem.

Você está exatamente em posição anterior ao proeminente tendão adutor? As fibras que você está apalpando se contraem na adução?

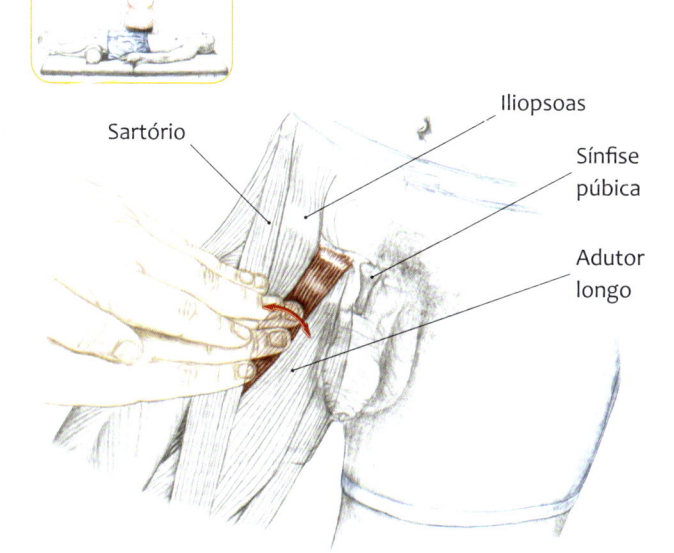

Figura 6.100 Rolando os dedos pelo pectíneo, com o parceiro em posição supina.

Fique atento ao pulso da artéria femoral (p. 436). Se você senti-lo sob seus dedos, suspenda a pressão e desloque-se para outro lado.

Adutor magno

1) Parceiro deitado lateralmente, com a parte superior do quadril flexionada. Comece localizando o túber isquiático.

2) Peça a seu parceiro que aduza o quadril suavemente. Deslocando-se anteriormente, localize o proeminente tendão do adutor longo ou do grácil. Então, deslize posteriormente pelo tendão. Apalpe o largo tendão do adutor magno à medida que ele se estende para o túber isquiático (figura 6.101).

3) Siga distalmente as fibras do adutor magno, dedilhando seus ventres. É difícil diferenciar as fibras do adutor magno das fibras semimembranosas. No entanto, o tendão fino e distal do magno é perceptível e pode ser acessado onde se fixa ao tubérculo adutor (p. 454).

Pelo fato de os adutores se fixarem na parte posterior do fêmur, você poderia supor que eles girariam a articulação coxal *lateralmente*, em vez de *medialmente*. Em posição anatômica, contudo, os *adutores girarão o fêmur medialmente*. Dito isso, se o fêmur estiver virado lateralmente, alguns dos adutores produzirão rotação lateral.

Parceiro em posição supina. Posicione sua mão sobre os adutores. Peça a seu parceiro que gire o quadril medial e lateralmente, de maneira alternada. Segurar o tornozelo para criar uma pequena resistência reforçará esse movimento. Você sente os adutores se contraírem na rotação medial? O que eles fazem quando o quadril é girado lateralmente?

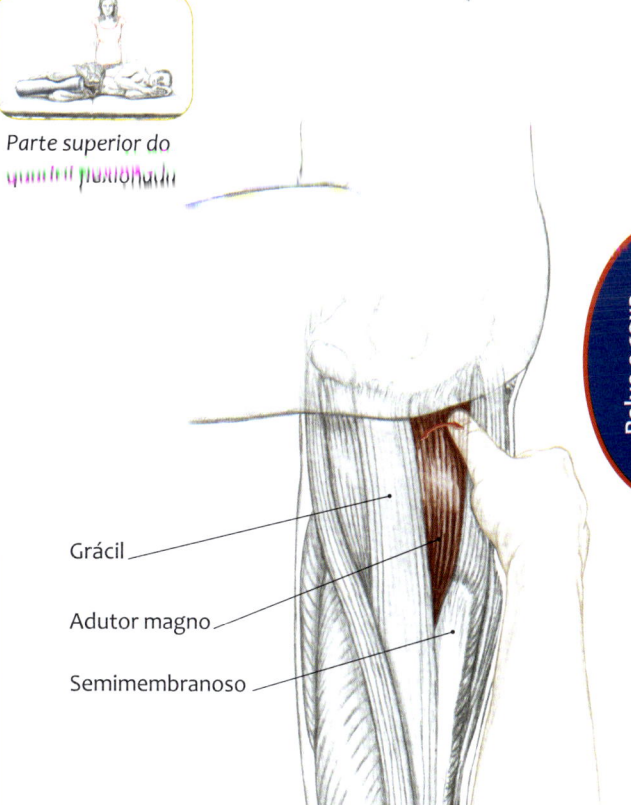

Figura 6.101 Acesso ao adutor magno, com o parceiro deitado lateralmente.

Tensor da fáscia lata e trato iliotibial

O tensor da fáscia lata é um músculo pequeno e superficial localizado na lateral da parte superior da coxa (figura 6.102). Com cerca de três dedos de largura, ele é facilmente acessado entre as fibras superiores do reto femoral e do glúteo médio. O tensor da fáscia lata une-se ao trato iliotibial, juntamente com o glúteo máximo.

O trato iliotibial é uma lâmina superficial de fáscia com fibras verticais que percorrem a parte lateral da coxa. Ele desenvolve-se a partir da fáscia glútea, é amplo e denso sobre o músculo vasto lateral (p. 398) e afunila-se em um cabo forte ao longo da lateral do joelho, antes de se inserir no tubérculo tibial (ver *box*, p. 451). As fibras do tensor da fáscia lata e algumas fibras do glúteo máximo (p. 407) ligam-se à parte proximal do trato iliotibial. Ele possui uma textura espessa e emaranhada (semelhante a fita adesiva), que faz com que seja um forte componente estabilizador do quadril e do joelho.

O trato iliotibial é acessível por inteiro. A porção do cabo distal, anterior ao tendão do bíceps femoral, é a parte mais fácil de isolar.

A **Flexiona** o quadril (articulação coxal)

Gira medialmente o quadril (articulação coxal)

Abduz o quadril (articulação coxal)

O Crista ilíaca, posterior à espinha ilíaca anterossuperior

I Trato iliotibial

N Glúteo superior L**4**, L**5**, S**1**

Figura 6.102 *Vista lateral do quadril e da coxa direita.*

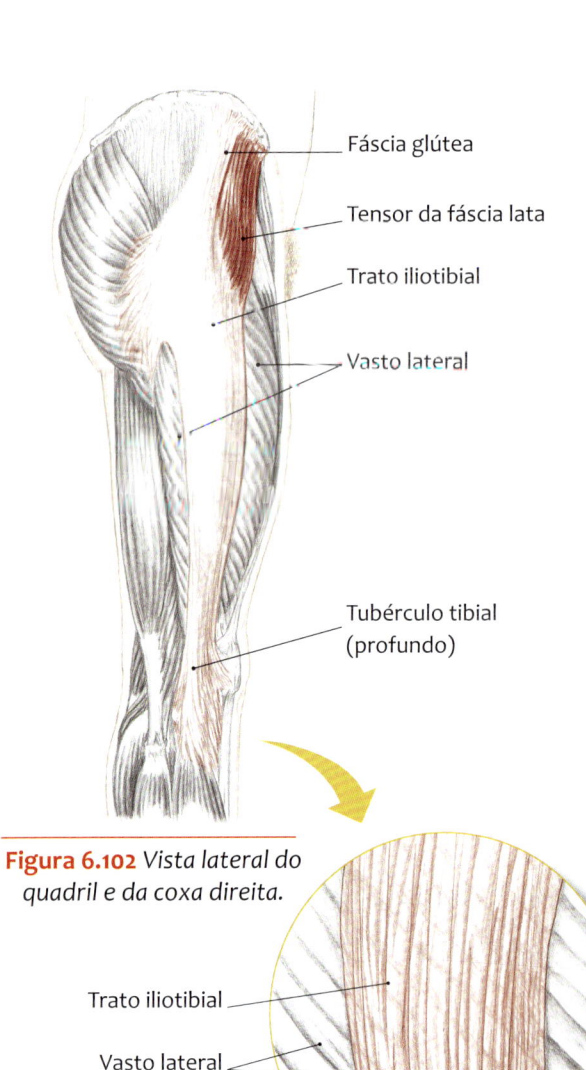

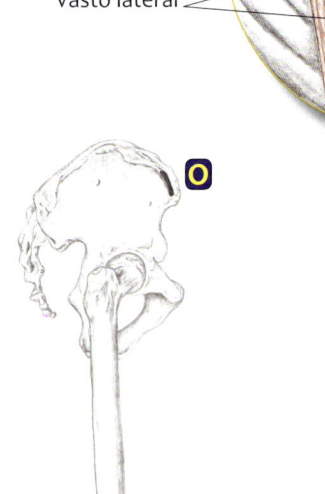

Figura 6.103 *Vista lateral do quadril direito e do fêmur, mostrando a origem do tensor da fáscia lata e a inserção do trato iliotibial.*

> **Quando você utiliza seu tensor da fáscia lata?**
> - Ao correr, pedalar e agachar-se;
> - Quando levanta a perna para subir em um carro (flexiona, gira medialmente e abduz o quadril);
> - Na conclusão de um chute lateral de karatê – novamente, todos os três movimentos (para exemplos, veja "A Fúria do Dragão", com *Bruce Lee*).

Lata	Latim.	Amplo
Tensor	Latim.	Um extensor
Trato	Latim.	Largura, extraído

Tensor da fáscia lata

1) Posição supina. Localize a espinha ilíaca anterossuperior. Posicione a palma de sua mão posterior e distalmente à espinha ilíaca anterossuperior e à crista ilíaca.
2) Peça a seu parceiro que alterne a rotação medial com relaxamento do quadril. Com a rotação medial, o tensor da fáscia lata se contrairá em um montículo sólido e oval embaixo de sua mão (figura 6.104).
3) Apalpe suas fibras verticais, perceba sua largura e siga distalmente até o tensor da fáscia lata fundir-se com o trato iliotibial.

> ✓ *Você está em posição posterior e distal à crista ilíaca anterior? Se você pedir a seu parceiro que gire o quadril lateralmente, o tensor da fáscia lata se contrai? Isso não deve acontecer.*

Espinha ilíaca anterossuperior

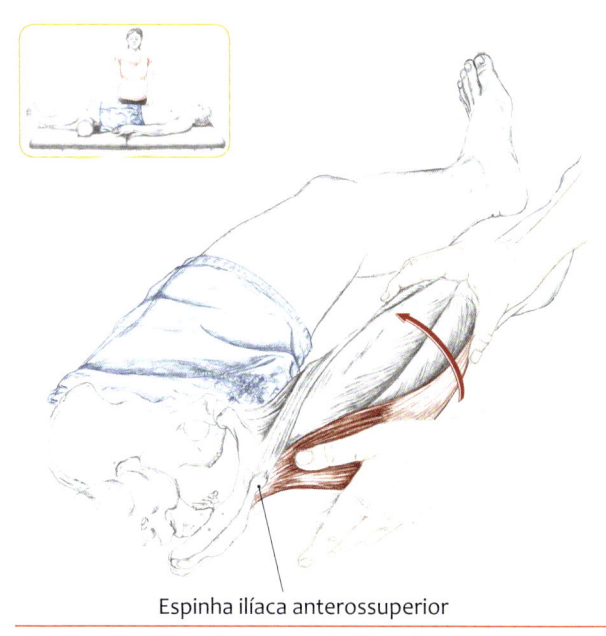

Figura 6.104 *Sentindo o tensor da fáscia lata se contrair enquanto seu parceiro, em posição supina, gira medialmente o quadril.*

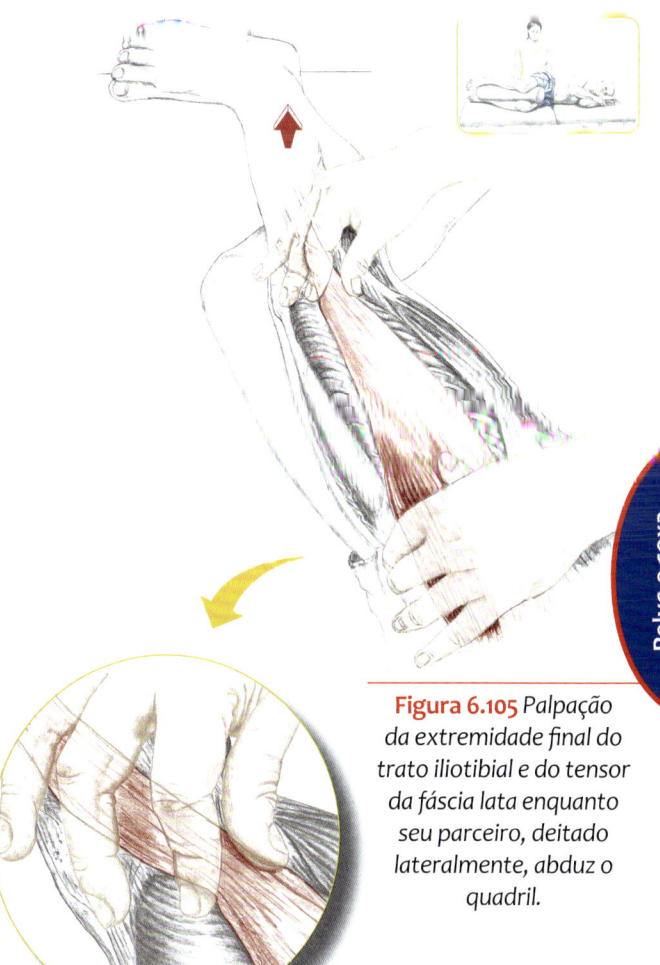

Extremidade distal do trato iliotibial

1) Deitado lateralmente. Localize o tendão do bíceps femoral (p. 403), em posição proximal à parte posterior do joelho.
2) Deslize anteriormente a partir do tendão do bíceps femoral até a lateral da coxa. Role os dedos horizontalmente pelas fibras do trato iliotibial e explore para localizar seu aspecto rígido e superficial. Seu aspecto mais distal pode apresentar tamanho e formato semelhantes ao do tendão do bíceps femoral.
3) Siga-o distalmente à medida que ele desaparece em direção ao tubérculo tibial. Explore a região proximal e observe como ela se torna mais larga e fina enquanto sobe em direção à coxa. Sinta a mudança na tensão do trato iliotibial, pedindo a seu parceiro que abduza e relaxe o quadril alternadamente (figura 6.105).

> ✓ *As fibras que você sente são superficiais e filamentosas se comparadas às mais profundas e carnudas do vasto lateral? As fibras correm verticalmente, descendo pela coxa, e convergem em um tendão grosso e semelhante a um cabo, no tubérculo tibial?*

Figura 6.105 *Palpação da extremidade final do trato iliotibial e do tensor da fáscia lata enquanto seu parceiro, deitado lateralmente, abduz o quadril.*

Sartório

O sartório é o músculo mais comprido do corpo, estendendo-se da espinha ilíaca anterossuperior, pela coxa, até a parte medial do joelho (figura 6.107). Embora seja totalmente superficial, o ventre fino do sartório, com cerca de dois dedos de largura, pode ser difícil de isolar. Suas fibras proximais são laterais à artéria femoral (p. 436). Seu nome (Latim. *Sartor*, alfaiate) refere-se à sua habilidade de levar a coxa e a perna à posição que um alfaiate assumiria ao costurar (figura 6.106).

A **Flexiona** o quadril (articulação coxal)

Gira lateralmente o quadril (articulação coxal)

Abduz o quadril (articulação coxal)

Flexiona o joelho (articulação tibiofemoral)

Gira medialmente o joelho flexionado (articulação tibiofemoral)

O Espinha ilíaca anterossuperior

I Haste proximal/medial da tíbia, no tendão da pata de ganso

N Femorais L**2**, **3**, (4)

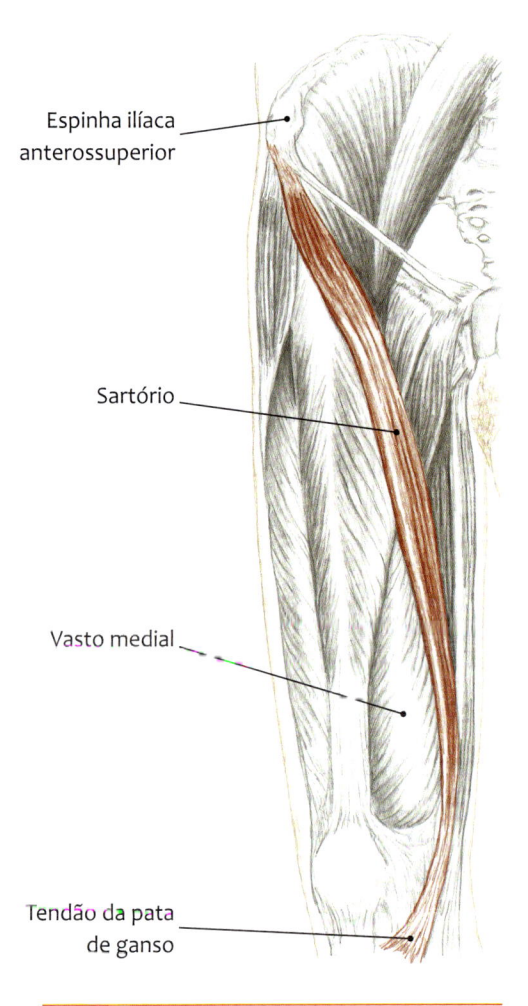

Figura 6.107 *Vista anteromedial do quadril e da coxa direita.*

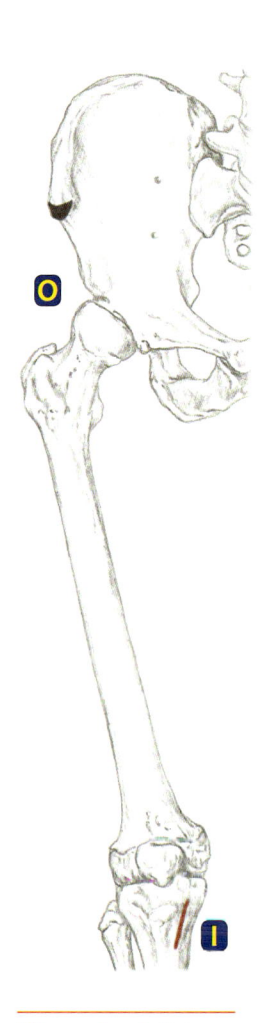

Figura 6.108 *Origem e inserção.*

Sartório   Latim.   *Sartor*, alfaiate

1) Parceiro em posição supina. Peça-lhe que posicione o pé de modo que este descanse sobre o joelho oposto. O quadril será flexionado e girado lateralmente.
2) Posicione sua mão no meio da região medial da coxa. Peça a seu parceiro que levante o joelho em direção ao teto (contração do sartório).
3) Dedilhe o fino sartório, seguindo-o proximalmente à espinha ilíaca anterossuperior e distalmente à tíbia medial (figura 6.109).
4) Mantenha o posicionamento de sua mão e peça a seu parceiro que relaxe o quadril. Continue a apalpar, observando como o sartório se curva a partir da espinha ilíaca anterossuperior até a parte medial da coxa.

O músculo que você sente possui cerca de dois dedos de largura e é superficial? Quando em posição distal à espinha ilíaca anterossuperior, você consegue dedilhar seu tendão? Você está em posição medial ao ventre do vasto medial? O sartório e o grácil são músculos delgados e superficiais localizados na parte medial da coxa. Diferencie-os seguindo seus respectivos ventres proximalmente: o sartório se dirigirá à espinha ilíaca anterossuperior; e o grácil, ao tubérculo púbico.

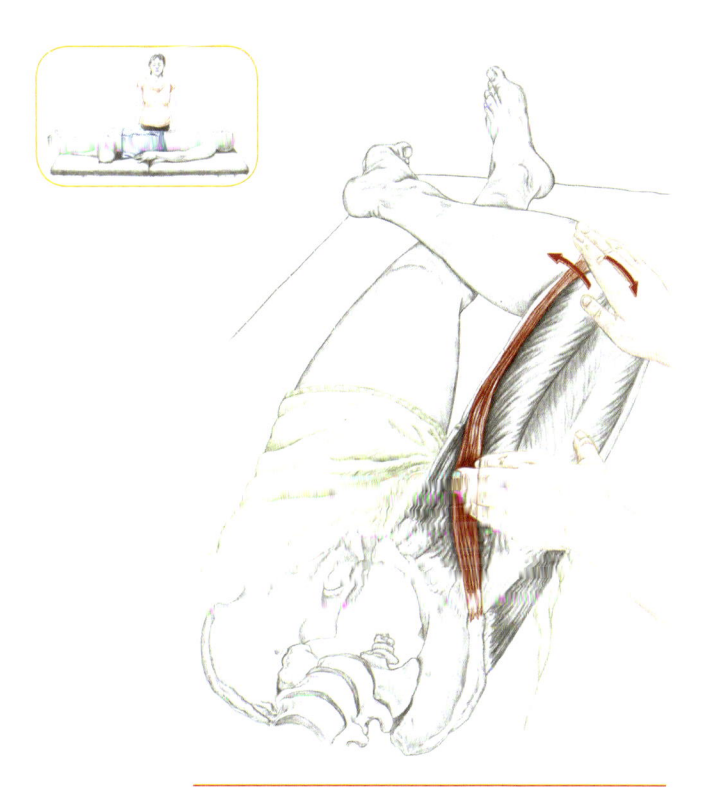

Figura 6.109 Parceiro em posição supina.

Quando você utiliza seu sartório?
- Ao vergar seus quadris para assumir a posição de lótus durante a meditação;
- Ao sentar-se em uma posição de alfaiate (comum entre homens, figura 6.106);
- Ao cruzar e descruzar as pernas (comum entre os dois gêneros).

Tendões da parte posterior do joelho

Há cinco tendões diferentes localizados na parte posterior do joelho (figura 6.110). O bíceps femoral e o trato iliotibial localizam-se na parte lateroposterior; o sartório, o grácil e o semitendinoso são "embrulhados" juntos na parte medioposterior do joelho. Esses três tendões fundem-se distalmente na haste proximal/medial da tíbia para se transformarem no tendão da pata de ganso.

Onde está o tendão do semimembranoso? Seu tendão distal é muito pequeno e profundo em relação ao semitendinoso e ao grácil. A parte distal do semimembranoso pode ser acessada por meio da palpação entre os tendões do semitendinoso e do grácil.

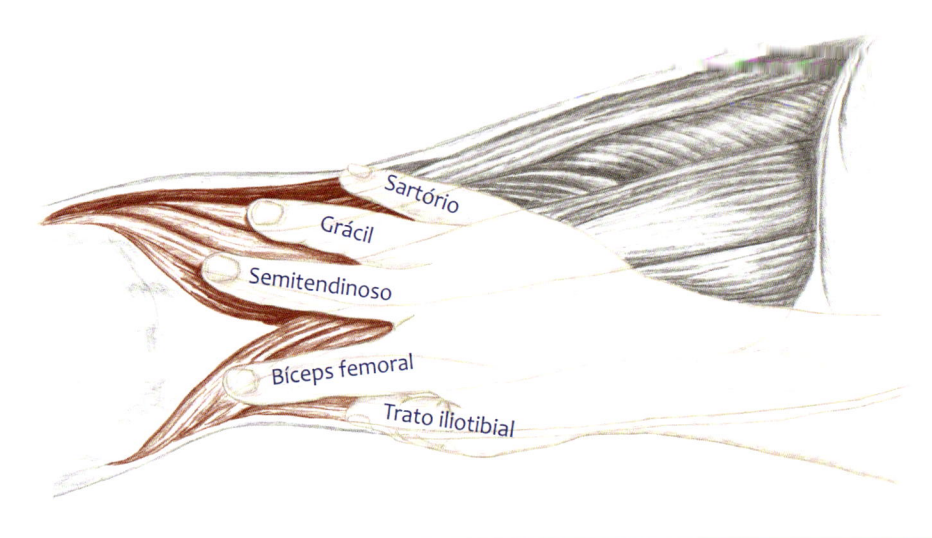

Figura 6.110 *Vista posterior da coxa direita, com o parceiro em posição prona; os dedos na parte posterior do joelho mostram a localização dos tendões distais.*

Tendões laterais

1) Parceiro deitado lateralmente. Peça-lhe que flexione e mantenha o joelho a 45 graus. Os tendões ficarão esticados nessa posição. Para mais clareza, posicione sua mão no tornozelo e aplique um pouco de resistência.
2) Os tendões mais salientes serão os do bíceps femoral e do semitendinoso. Siga o fino tendão do bíceps femoral à medida que ele desce para a cabeça da fíbula (figura 6.111).
3) Mova-se lateralmente a cerca de 2,5 centímetros do tendão do bíceps femoral e apalpe o trato iliotibial. Ao contrário do bíceps femoral, o trato iliotibial é mais amplo e localiza-se na lateral da coxa.

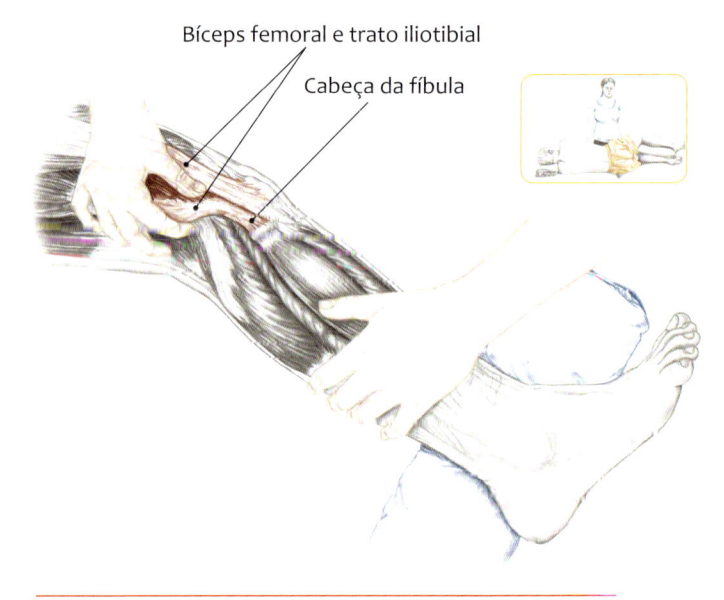

Figura 6.111 *Vista lateral do joelho direito, com o parceiro deitado lateralmente. Isolamento do bíceps femoral e do trato iliotibial.*

Tendões mediais

1) Posição supina. Mova-se para a parte medial do joelho e apalpe o fino e proeminente tendão do semitendinoso.
2) Deslize anteriormente para fora do semitendinoso e apalpe o igualmente fino tendão do grácil.
3) O sartório localiza-se em posição anterior ao grácil. Comparado aos tendões compridos e delgados do semitendinoso e do grácil, o tendão do sartório é mais largo (figura 6.112). Por esse motivo, pode ser desafiador isolá-lo.
4) Siga os três tendões distalmente à medida que eles se fundem para se tornarem o tendão da pata de ganso, que se fixa à haste proximal/medial da tíbia.

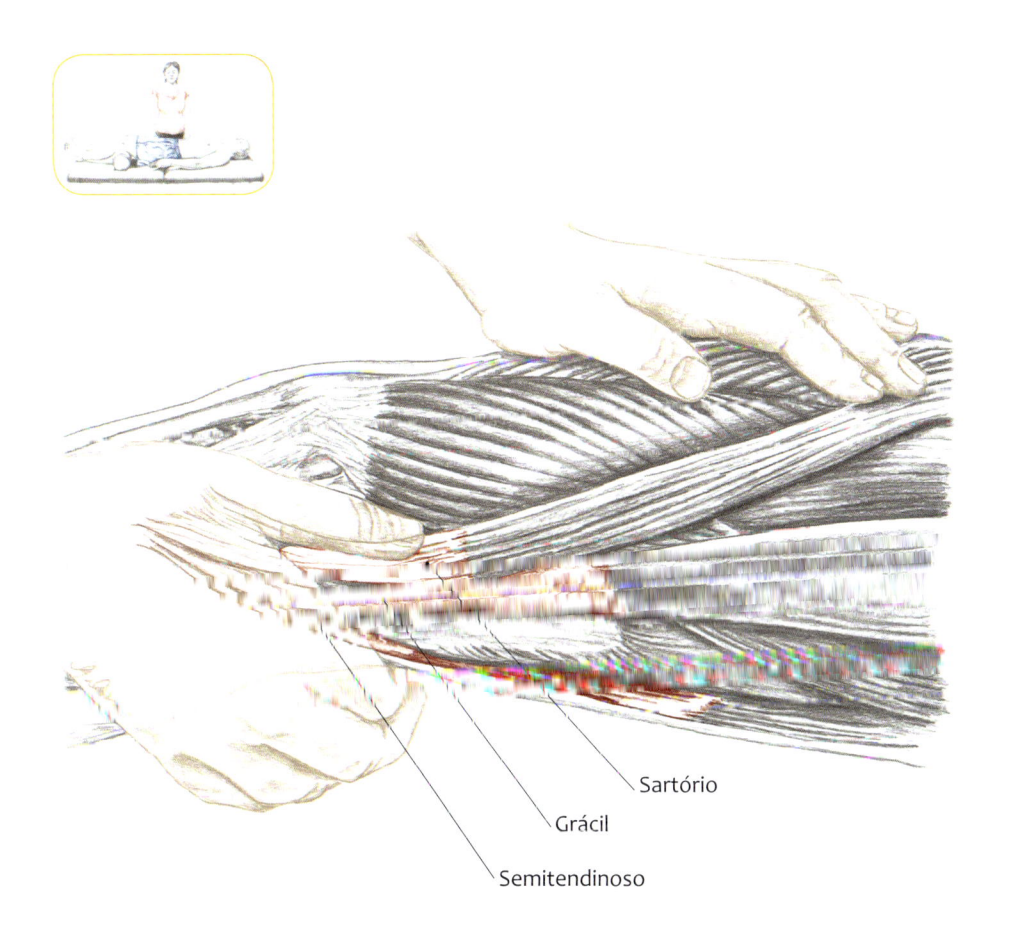

Figura 6.112 Vista medial do joelho direito, com o parceiro em posição supina. Isolamento dos tendões mediais.

Rotadores laterais do quadril

Piriforme e quadrado femoral
Obturador interno e obturador externo
Gêmeo superior e gêmeo inferior

Às vezes chamados de os "seis profundos", esses pequenos músculos possuem localização profunda em relação ao glúteo máximo e geram rotação lateral do quadril. Todos se unem a partes do trocanter maior e movem-se medialmente para se fixar ao sacro e à pelve (figuras 6.113 a 6.119).

Todos os rotadores laterais são profundos em relação ao grande nervo isquiático (p. 439), exceto pelo piriforme. O piriforme localiza-se superficialmente ao nervo isquiático e, se contraído em excesso, é possível comprimi-lo. No entanto, os rotadores laterais são acessíveis como um grupo, com o piriforme e o quadrado femoral sendo os mais perceptíveis.

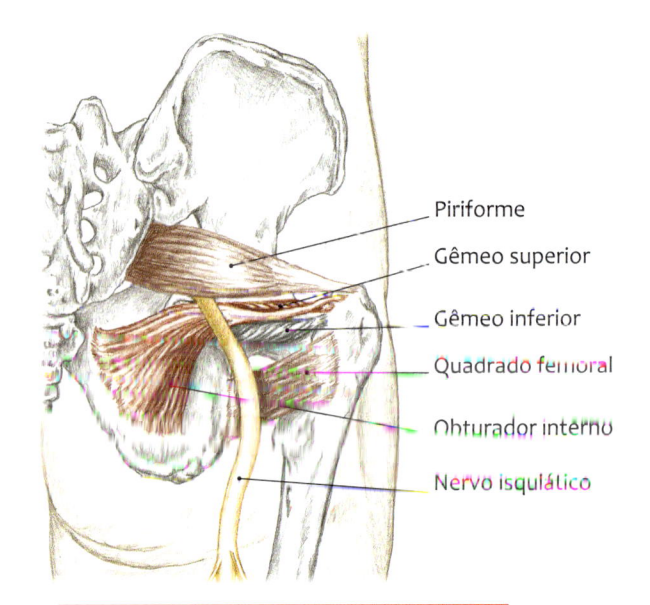

Figura 6.113 Vista posterior do quadril direito, com os glúteos removidos.

Piriforme

A **Gira lateralmente** o quadril (articulação coxal)
   Abduz o quadril quando este é flexionado
O Superfície anterior do sacro
I Parte superior do trocanter maior
N Plexo sacral L(5), S1, S2

Quadrado femoral

A **Gira lateralmente** o quadril (articulação coxal)
O Margem lateral do túber isquiático
I Crista intertrocantérica, entre os trocanteres maior e menor
N Plexo sacral L4, L5, S1, (2)

Figura 6.114

Obturador interno

A **Gira lateralmente** o quadril (articulação coxal)
O Membrana obturatória e superfície interior do forame obturado
I Superfície medial do trocanter maior
N Plexo sacral L5, S1, S2

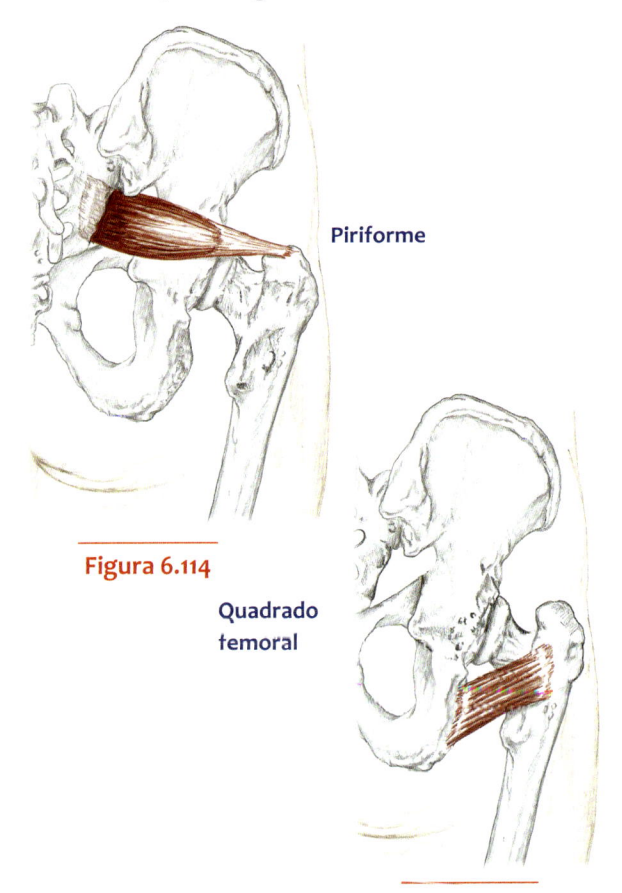

Figura 6.115

A membrana obturatória, uma das origens do obturador interno, é uma parede fibrosa de tecido conjuntivo que forma uma cobertura parcial do forame obturado.

Obturador Latim. Obstrutor

Pelve e Coxa | 423

Obturador externo
- **A** **Gira lateralmente** o quadril (articulação coxal)
- **O** Ramificações do púbis e do ísquio, membrana obturatória
- **I** Fossa troncatérica do fêmur
- **N** Obturadores L3, L4

Gêmeo superior
- **A** **Gira lateralmente** o quadril (articulação coxal)
- **O** Espinha isquial
- **I** Superfície medial do trocanter maior
- **N** Plexo sacral L5, S1, S2

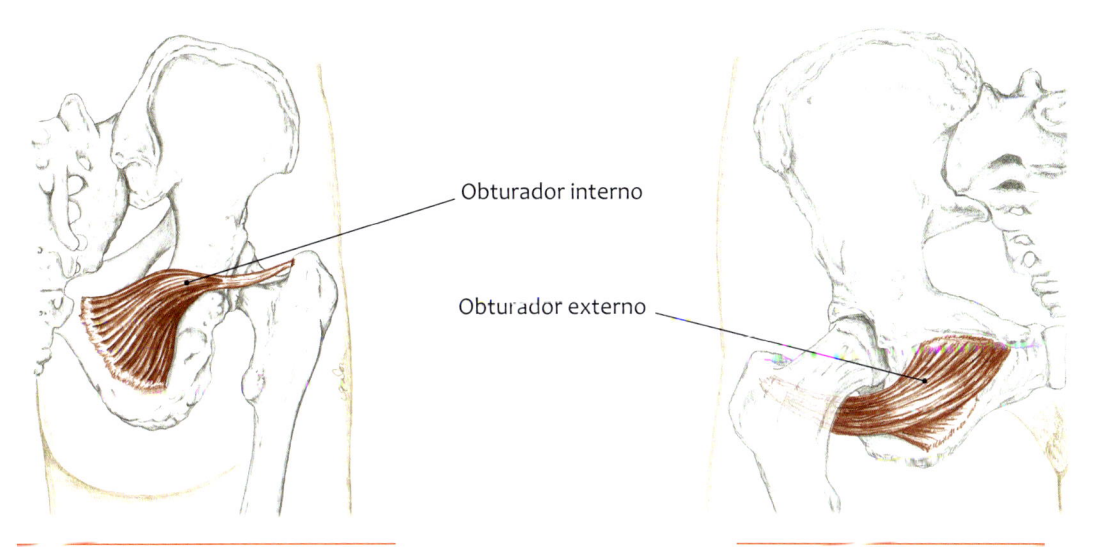

Figura 6.116 Vista posterior do quadril direito.

Figura 6.117 Vista anterior do quadril direito.

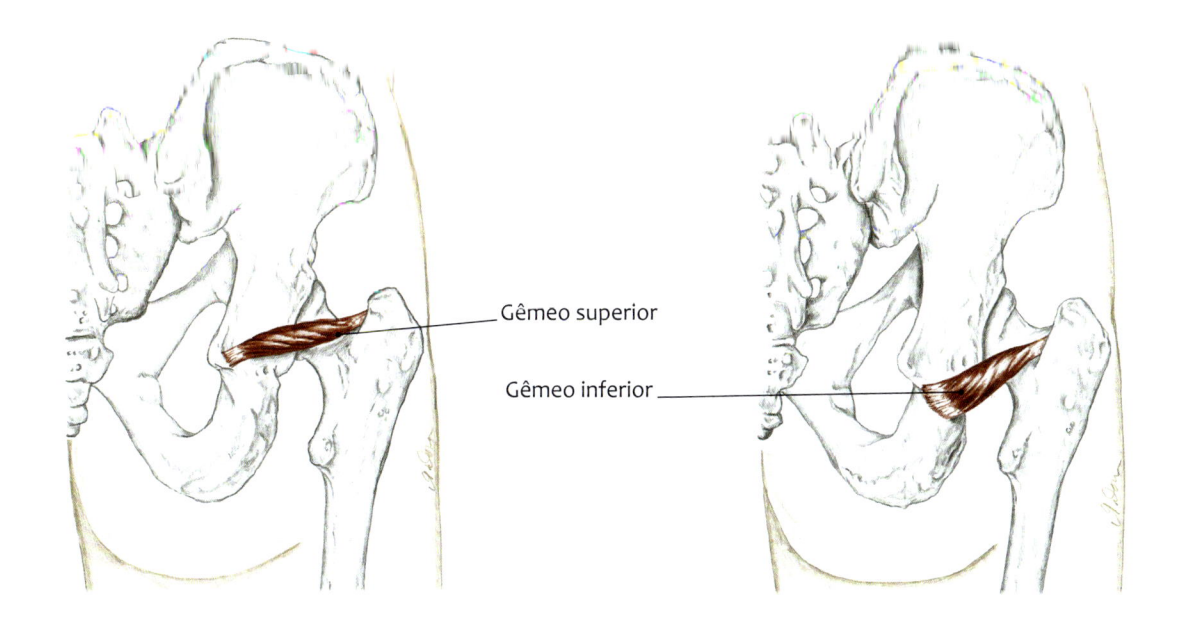

Figuras 6.118 e 6.119 Vistas posteriores do quadril direito.

Gêmeo inferior

A **Gira lateralmente** o quadril (articulação coxal)
O Túber isquiático
I Superfície medial do trocanter maior
N Plexo sacral L4, L5, S1, (2)

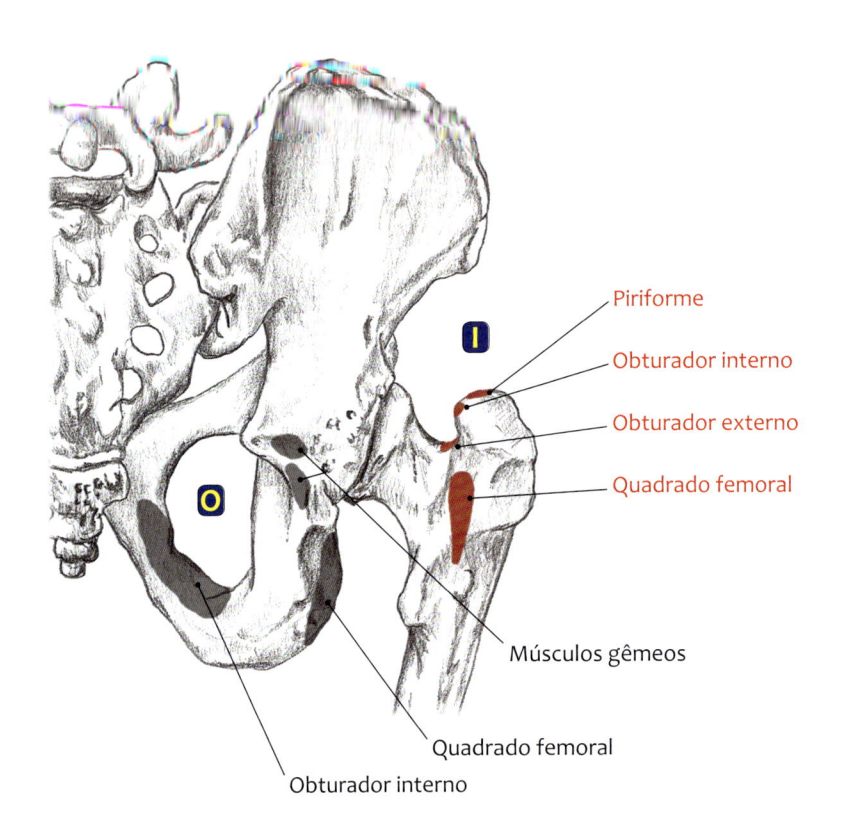

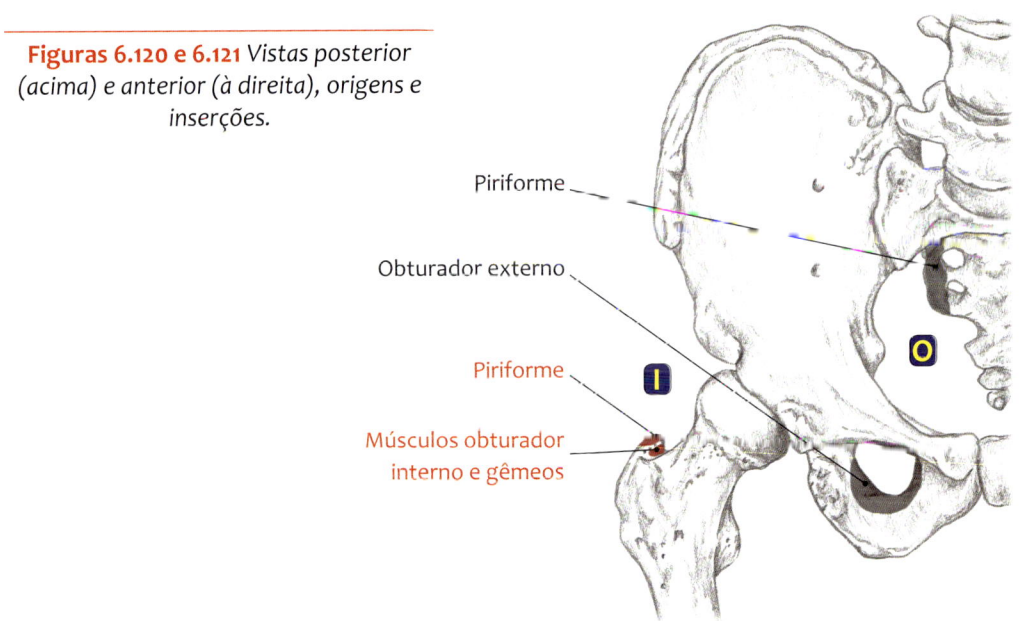

Figuras 6.120 e 6.121 Vistas posterior (acima) e anterior (à direita), origens e inserções.

Piriforme

1) Posição prona. Localize o cóccix, a espinha ilíaca posterossuperior e o trocanter maior. Juntos, esses pontos de referência formam um "T", em cuja base localiza-se o piriforme (figura 6.122).
2) Posicione seus dedos nessa linha. Trabalhando ao longo do espesso glúteo máximo, deslize os dedos no ventre do delgado piriforme.
3) Dedilhe o ventre para clarear sua localização, tomando ciência do nervo isquiático, mais profundo (figura 6.123).

> Você está comprimindo as grossas fibras do glúteo máximo? Com seus dedos no piriforme, dobre o joelho a 90 graus e peça a seu parceiro que gire o quadril lateralmente contra sua resistência suave (figura 6.124). Você pode sentir o glúteo máximo se contrair, mas é capaz de sentir o piriforme se contrair embaixo dele?

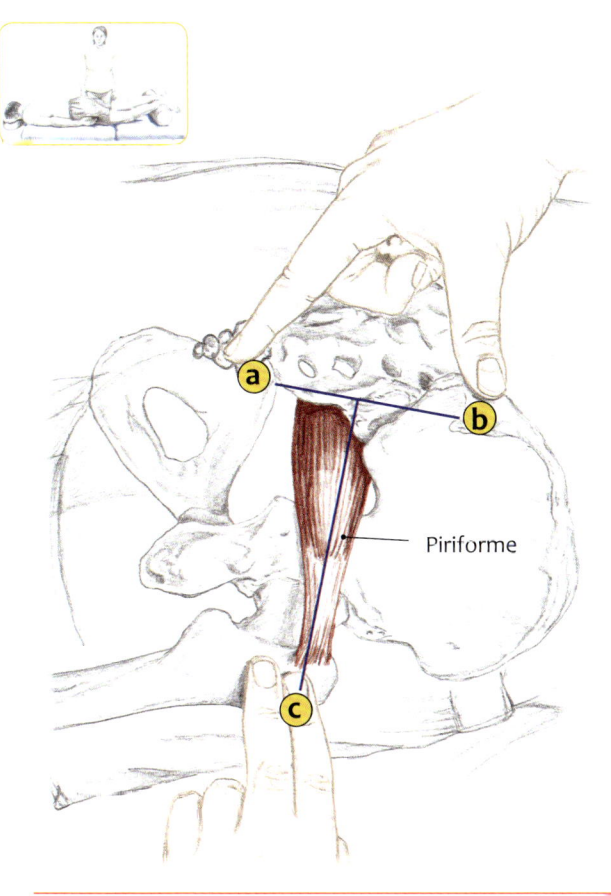

Figura 6.122 Vista posterolateral, com o parceiro em posição prona. Isolamento do piriforme, por meio da formação de um "T": **a)** cóccix, **b)** espinha ilíaca posterossuperior, **c)** trocanter maior.

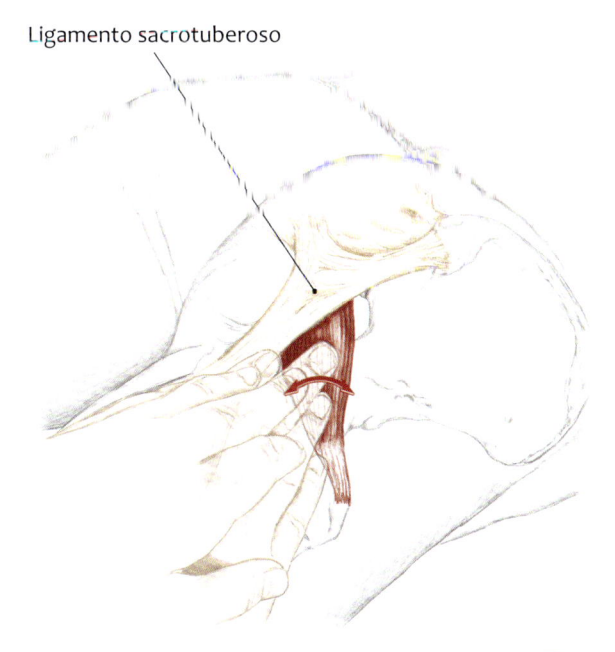

Figura 6.123 Vista posterolateral, com o parceiro em posição prona, girando sobre o piriforme.

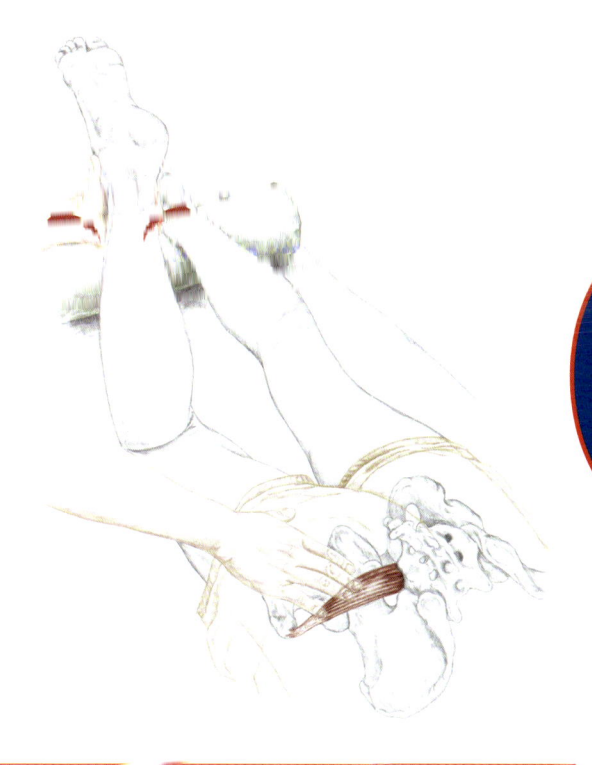

Figura 6.124 Sinta o piriforme se contrair, solicitando a seu parceiro que, em posição prona, gire lateralmente o quadril contra sua resistência

Piriforme	Latim.	Formato de pera
Quadrado	Latim.	De quatro lados

Quadrado femoral

1) Parceiro em posição prona. Localize a parte distal e posterior do trocanter maior e o túber isquiático. Posicione as "almofadas" dos dedos entre esses dois pontos de referência.
2) Pressionando firmemente as fibras do glúteo máximo, dedilhe verticalmente as fibras do quadrado femoral.

O ventre estica entre o túber isquiático e o trocanter distal? Passando os dedos pelo ventre, você consegue sentir as fibras horizontais? Flexione o joelho a 90 graus e gire passivamente o quadril, nas direções medial e lateral. Você consegue sentir as mudanças na tensão do músculo à medida que ele encurta e estica (figura 6.125)?

Quando você utiliza seus rotadores laterais?

- Ao estabilizar a pelve enquanto está em pé;
- Quando anda, corre, marcha, escala e pedala;
- Piriforme: controlando a rotação medial rápida do quadril durante a primeira etapa da caminhada ou da corrida.

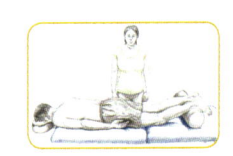

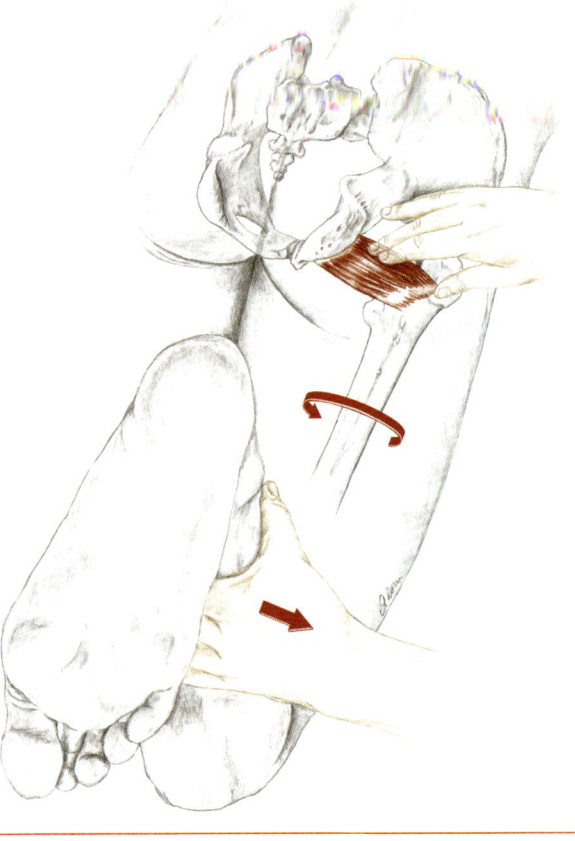

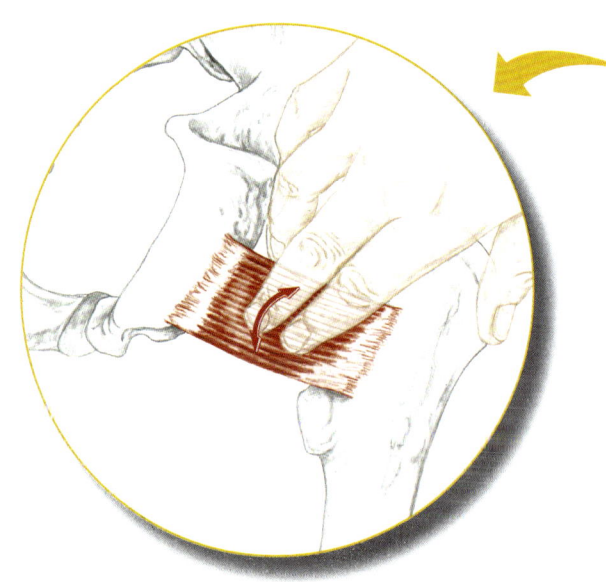

Figura 6.125 Sinta o quadrado femoral se contrair solicitando que seu parceiro, em posição prona, gire lateralmente o quadril contra sua resistência.

Em comparação a seus precursores evolucionistas, o piriforme é um resquício de sua antiga glória. É um descendente dos grandes músculos levantadores caudofemorais, os quais ainda podem ser vistos atualmente a partir do fêmur de um réptil até sua cauda. Esses grandes músculos proporcionam enorme força de impulsão aos répteis, necessária para estender o fêmur durante a corrida.

Iliopsoas
Psoas maior e ilíaco

O ilíaco e o psoas maior, juntos chamados de iliopsoas, são importantes flexores do quadril e estabilizadores da parte inferior das costas (figura 6.126). Mais conhecido pelo açougueiro de nosso bairro como "lombo" ou "filé mignon", o comprido e delgado **psoas maior** possui localização profunda ao conteúdo abdominal (figura 6.127). Ele estende-se desde as vértebras lombares, embaixo do ligamento inguinal, até o trocanter menor.

O **ilíaco**, mais sólido, localiza-se profundamente ao abdome, na fossa ilíaca (figura 6.128). Por causa de suas respectivas localizações, esses músculos são apenas parcialmente acessíveis e pode ser desafiador apalpá-los.

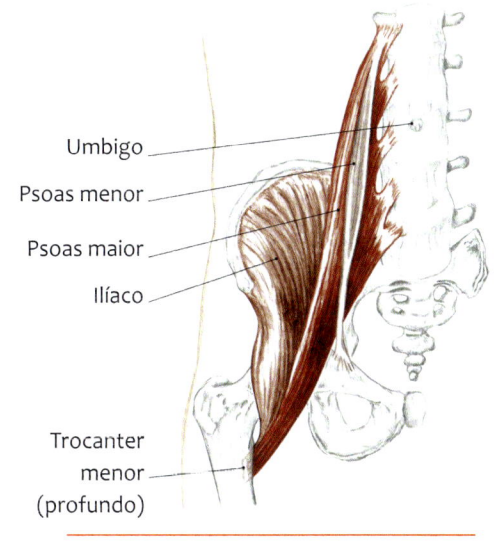

Figura 6.126 *Vista anterior da espinha e do quadril direito.*

Psoas maior

A *Com a origem fixa:*
  Flexiona o quadril (articulação coxal)
  Pode **girar lateralmente** o quadril (articulação coxal)

Com a inserção fixa:
  Flexiona o tronco em direção à coxa
  Inclina a pelve anteriormente

Unilateralmente:
  Dá assistência na **flexão lateral** da espinha lombar

O Corpos e processos transversos das vértebras lombares
I Trocanter menor
N Plexo lombar L1, L2, L3, L4

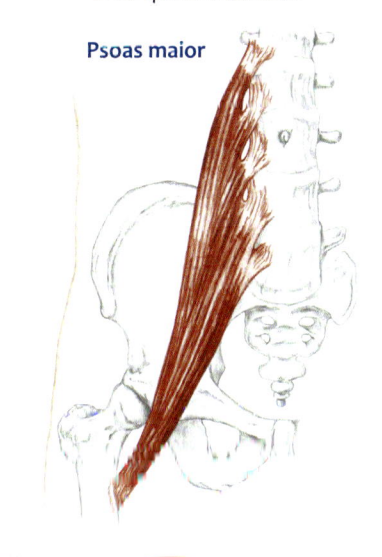

Figura 6.127 *Vista anterior da espinha e do quadril direito.*

Ilíaco

A *Com a origem flexionada:*
  Flexiona o quadril (articulação coxal)
  Pode **girar lateralmente** o quadril (articulação coxal)

Com a inserção fixa:
  Flexiona o tronco em direção à coxa
  Inclina a pelve anteriormente

O Fossa ilíaca
I Trocanter menor
N Femorais L(1), L2, L3, L4

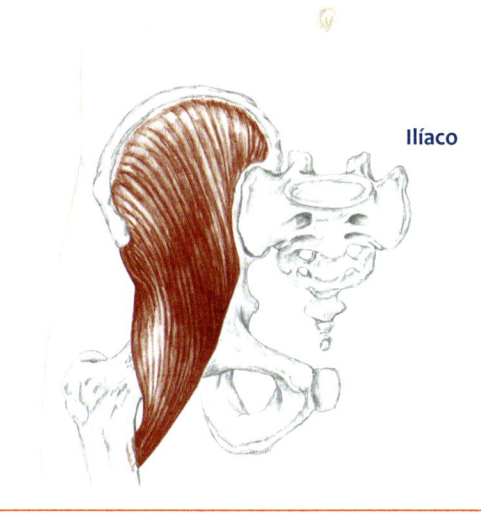

Figura 6.128 *Vista anterior do quadril direito.*

| Ilíaco | Latim. | Referente à região lombar |
| Psoas | Grego. | Músculo da região lombar |

Quando você utiliza seu iliopsoas?

- Marchando, escalando ou subindo um declive;
- Ao levantar de uma posição reclinada (o movimento de um pequeno abdominal);
- Ao alcançar os tornozelos, contra a gravidade, para soltar cordas que suspendem você de ponta-cabeça em um galho de árvore (isso pode acontecer!).

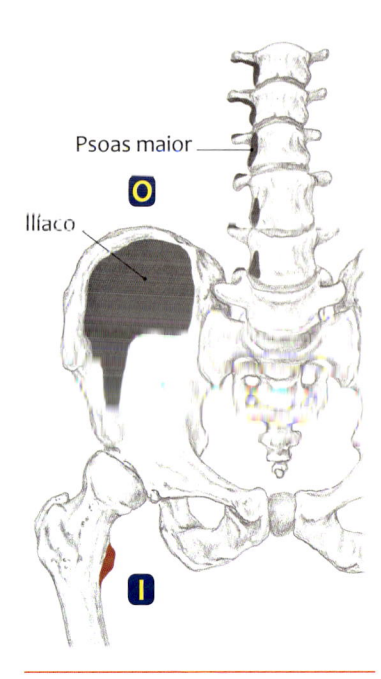

Figura 6.129 Vista anterior da espinha e do quadril direito mostrando as origens e as inserções.

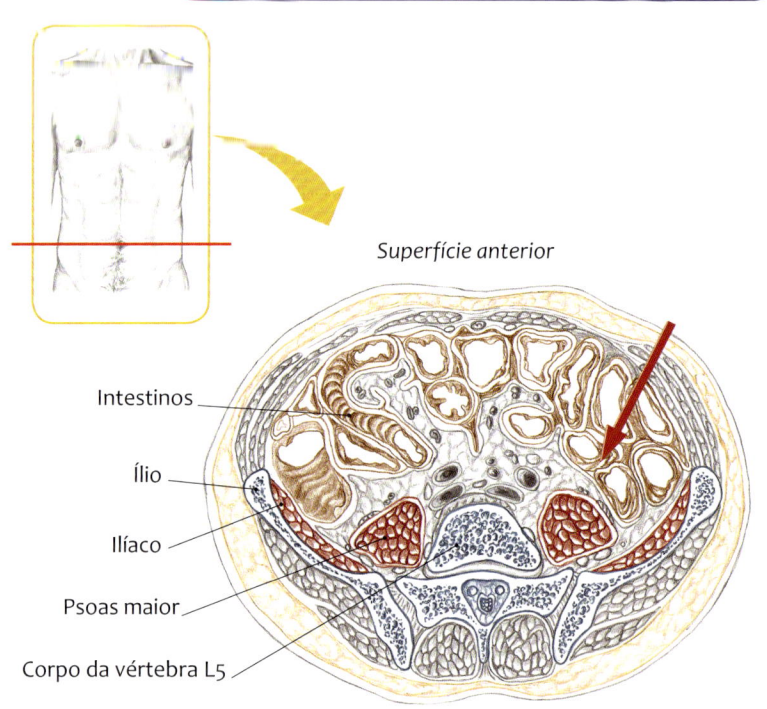

Figura 6.130 Corte transversal do tronco no nível da vértebra L5. A seta mostra a direção dos dedos ao acessar o psoas maior.

Psoas menor

Cerca de 40% da população possui um psoas menor. Trata-se de um pequeno músculo que se estende desde as vértebras lombares até o ramo superior do púbis. Quando está presente, o psoas menor dá assistência na inclinação posterior (rotação ascendente) da pelve — a ação oposta do psoas maior (ver *box* na página 430). De maneira interessante, o psoas menor é um importante músculo da locomoção nos cães e nos gatos por causa da relação da pelve com as vértebras nos quadrúpedes. Em um humano bípede, no entanto, o psoas menor é um músculo relativamente insignificante, exceto quando se dança a rumba.

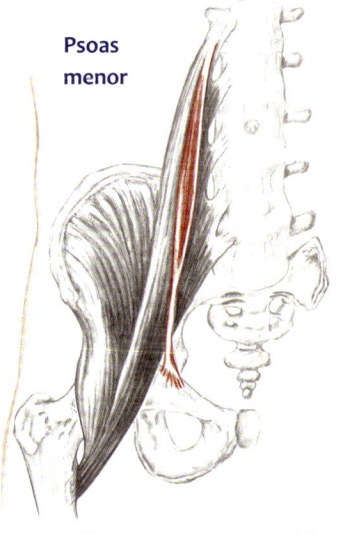

A Dá assistência na **geração** da curva lordótica na espinha lombar

Inclina a pelve posteriormente

O Corpo e processo transverso da primeira vértebra lombar

I Ramo superior do púbis

N Plexo lombar L1, L2

Vista anterior do quadril direito

Psoas maior

Quando acessar o psoas ou o ilíaco, apalpe lentamente e comunique-se com seu parceiro. Se a qualquer momento ele não se sentir confortável ou seguro, retire suas mãos lentamente. O psoas maior localiza-se em posição lateral à aorta abdominal (p. 289). Se você sentir um pulso forte diretamente abaixo de seus dedos quando acessar o músculo, realinhe-os mais para o lado.

1) Parceiro em posição supina, com o quadril levemente flexionado e virado lateralmente. Segure a coxa de seu parceiro, posicionando sua coxa embaixo dela. Localize o umbigo e a espinha ilíaca anterossuperior, posicionando as "almofadas" de seus dedos, com uma mão sobre a outra, entre esses pontos.
2) Comprima lentamente as "almofadas" de seus dedos no abdome, movimentando-se apenas quando seu parceiro expirar (figura 6.131). (Comprimir em pequenos círculos quando seu parceiro executa suas primeiras expirações dará assistência na movimentação do conteúdo abdominal para o lado.) À medida que você comprimir mais, mantenha as "almofadas" dos dedos imóveis e direcione os dedos contra a mesa.
3) Certifique-se de que está apalpando o psoas, não os tecidos adjacentes, pedindo a seu parceiro que flexione o quadril ainda mais suavemente. Se seus dedos estiverem acessando o psoas, você sentirá uma contração precisa e sólida (figura 6.131).

Você está entre a espinha ilíaca anterossuperior e o umbigo? A direção de seus dedos é de um leve ângulo em direção à espinha? Você comprimiu lentamente, permitindo que o tecido circundante relaxasse? Se você não sentir o músculo se contrair, tente novamente com os dedos reposicionados mais para baixo.

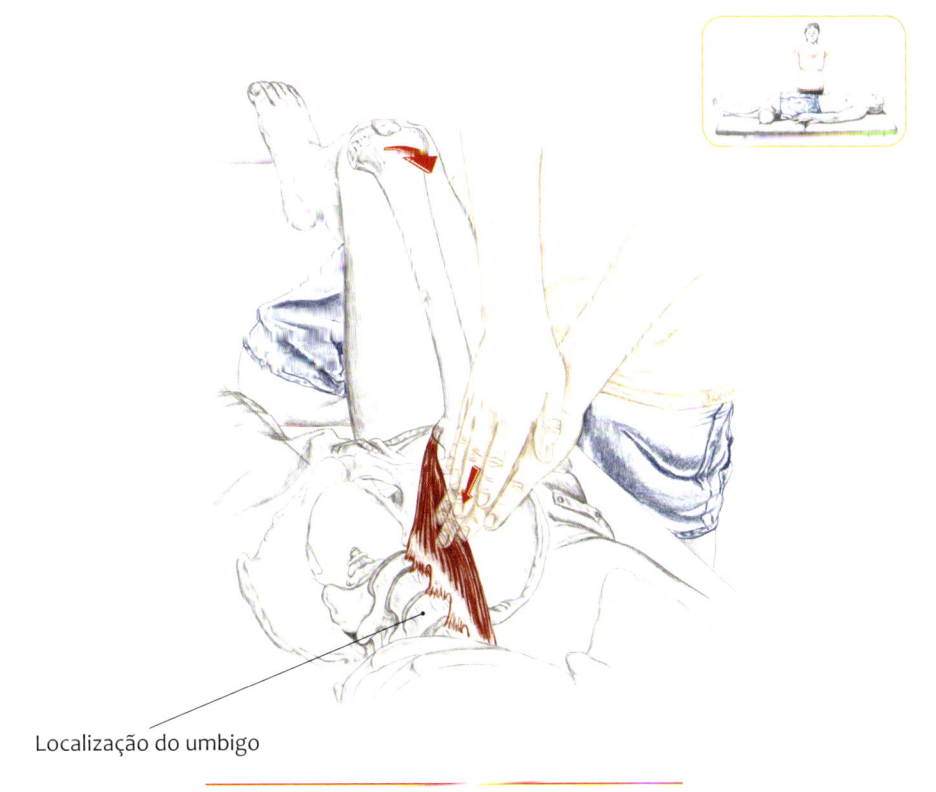

Localização do umbigo

Figura 6.131 Acesso ao psoas, com o parceiro em posição supina, flexionando o quadril.

⬥ Deitar lateralmente permite que o conteúdo abdominal se afaste do psoas e, muitas vezes, proporciona uma posição menos invasiva para seu parceiro.

1) Com os quadris em uma posição flexionada, coloque uma almofada entre os joelhos de seu parceiro. Localize o umbigo e a espinha ilíaca anterossuperior, posicionando as "almofadas" de seus dedos entre esses pontos, com uma mão sobre a outra.

2) Seguindo o ritmo das respirações de seu parceiro, curve seus dedos no abdome em direção à superfície do psoas. Peça a seu parceiro que flexione suavemente o quadril para que você possa sentir o psoas se contrair.

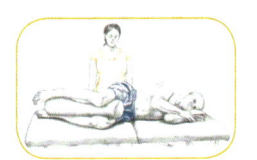

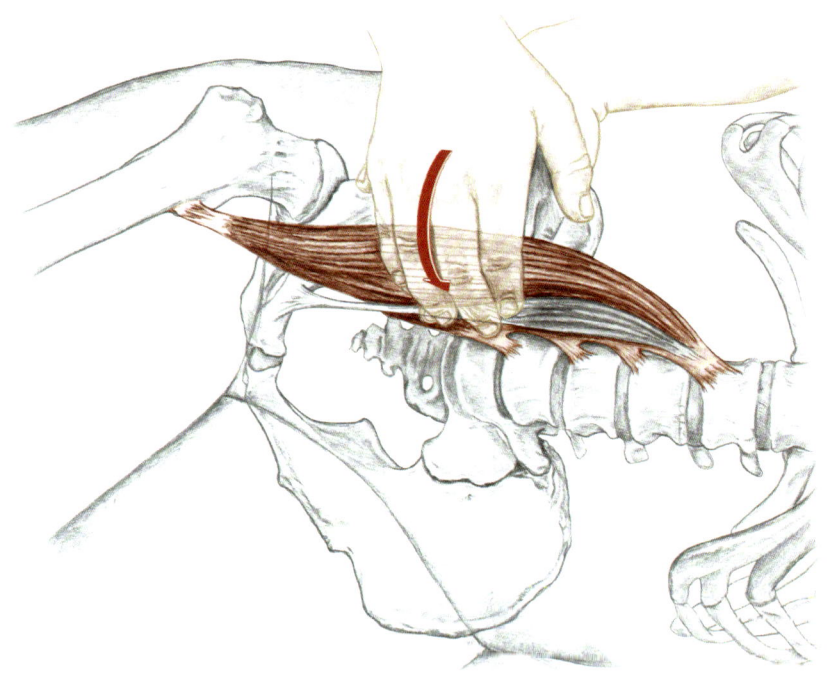

Figura 6.132 *Curvando os dedos em direção ao abdome, com o parceiro deitado lateralmente e com os quadris flexionados.*

O psoas maior basicamente flexiona o quadril. No entanto, quando o fêmur está estabilizado, o psoas, em associação com o ilíaco, pode aumentar a curva lordótica na coluna lombar e gerar inclinação anterior (rotação descendente) da pelve. Também foi especulado que apenas as fibras superiores do psoas aumentam a curva lordótica, enquanto as fibras mais profundas podem diminuí-las.

Ilíaco

1) Parceiro em posição supina, com o quadril suavemente flexionado e virado lateralmente. Sustente a coxa de seu parceiro posicionando a sua embaixo dela.
2) Localize a parte anterior da crista ilíaca e posicione as "almofadas" de seus dedos a cerca de 2,5 centímetros medialmente em relação à sua extremidade, com uma mão sobre a outra. (Iniciar em posição medial permitirá que você penetre mais facilmente nos músculos abdominais.)
3) Curve seus dedos lentamente para dentro da fossa ilíaca, movimentando-se apenas quando seu parceiro expirar (figura 6.133). Seus dedos poderão afundar apenas uma pequena distância em direção ao tecido. Aqui vai uma dica: a intenção de seu toque precisa ir além dos músculos abdominais superficiais e se direcionar à superfície anterior do ílio.
4) Peça a seu parceiro que flexione o quadril suavemente, com seus dedos no lugar. Você sentirá o forte ilíaco se contrair.

Você está na fossa ilíaca? Você comprimiu lentamente, permitindo o relaxamento do tecido adjacente?

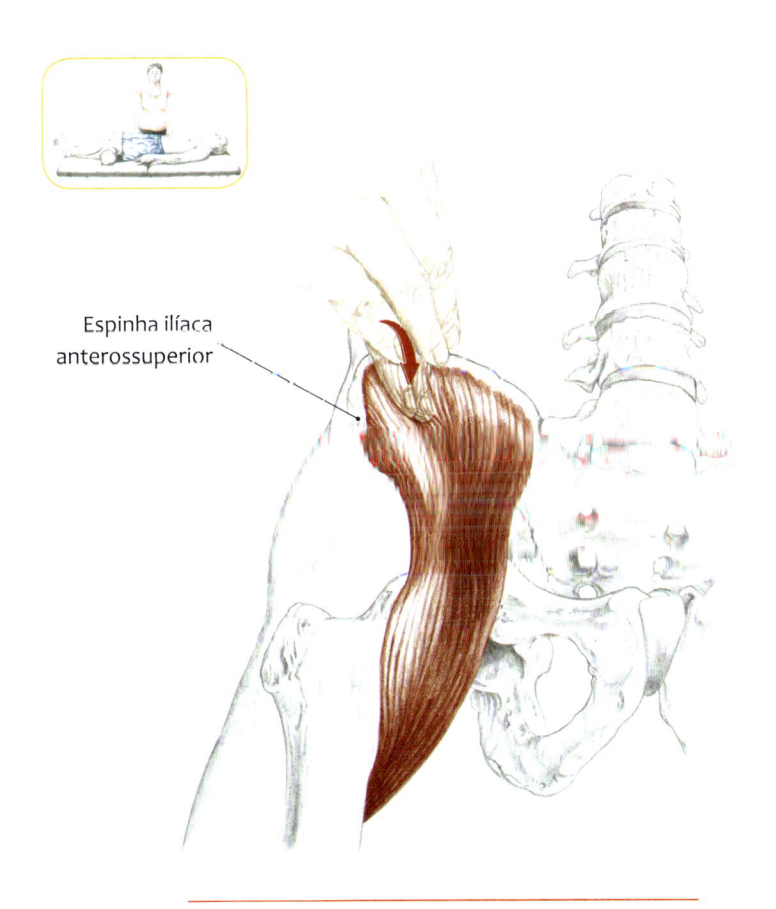

Figura 6.133 *Vista anteroinferior, com o parceiro em posição supina. Curvatura dos dedos em torno da crista ilíaca para acessar o ílio.*

Semelhante ao que ocorre com o psoas, deitar-se lateralmente permite que o conteúdo abdominal se afaste do ilíaco, além de poder ser uma posição mais confortável para seu parceiro. Com os quadris em uma posição flexionada, coloque uma almofada entre os joelhos de seu parceiro e siga as instruções (figura 6.134).

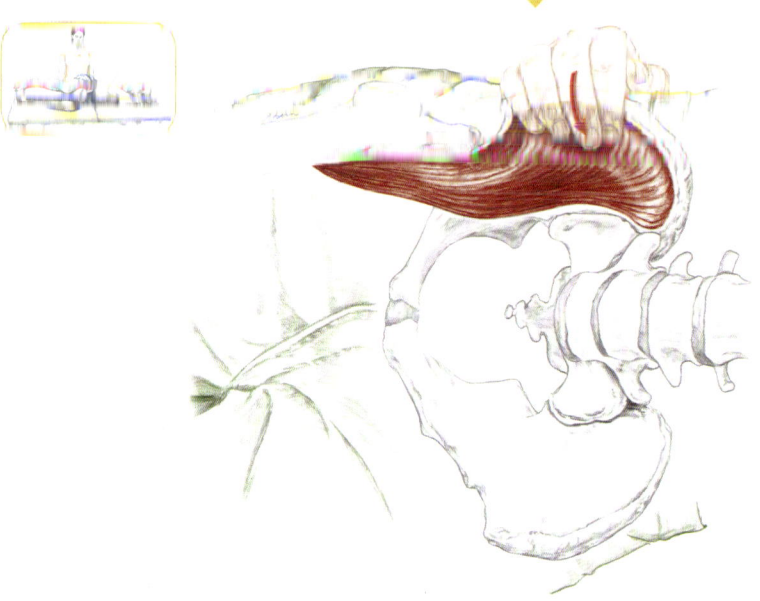

Figura 6.134 *Curvatura dos dedos em direção ao abdome, com o parceiro deitado lateralmente e com os quadris flexionados.*

Seguindo o procedimento anterior, acesse o ilíaco do lado oposto da mesa. Tente curvar seus polegares em direção à fossa ilíaca (figura 6.135).

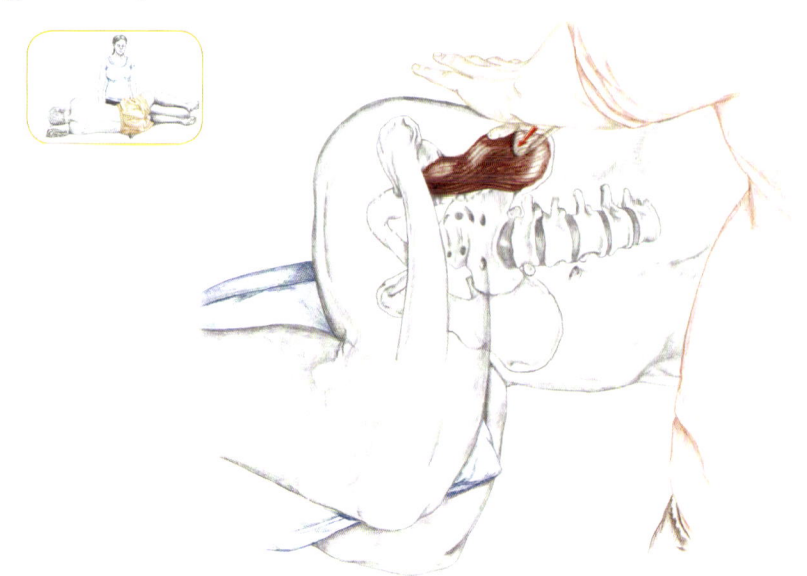

Figura 6.135 *Palpação com o parceiro deitado lateralmente.*

Outras estruturas da pelve e do quadril

O triângulo femoral localiza-se na superfície anteromedial da coxa (figura 6.136). Ele é formado pelo ligamento inguinal, pelo adutor longo e pelo sartório. Muitos vasos importantes, inclusive a artéria, o nervo e a veia femorais, passam superficialmente pelo triângulo femoral.

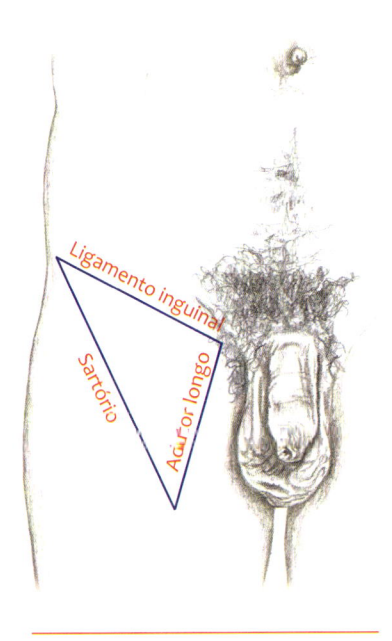

Figura 6.136 As três margens do triângulo femoral.

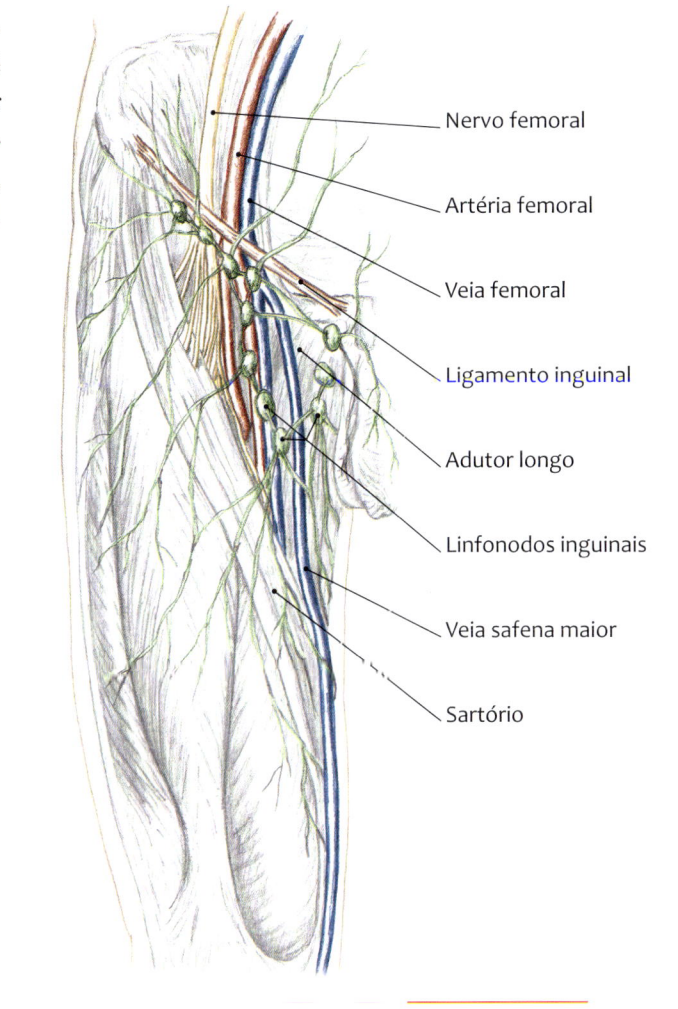

Figura 6.137 Vista anterior do quadril e da coxa direita.

A veia safena maior é um vaso superficial que percorre a extensão da extremidade inferior. Geralmente visível, ela começa próximo do tornozelo, passa pela parte medial da tíbia e segue em direção ao sartório, subindo pela coxa para desembocar na veia femoral, no triângulo femoral. Visto que é comprida e de fácil acesso, a veia safena é, em geral, utilizada para transplantes em cirurgias de pontes coronárias.

Figura 6.138 Vista posterior da pelve.

Safena   Origem incerta, talvez do árabe *saphin*, em pé; ou do grego, *saphen*, claramente visível

Ligamentos da pelve

Figura 6.139 Vista anterior do quadril direito.

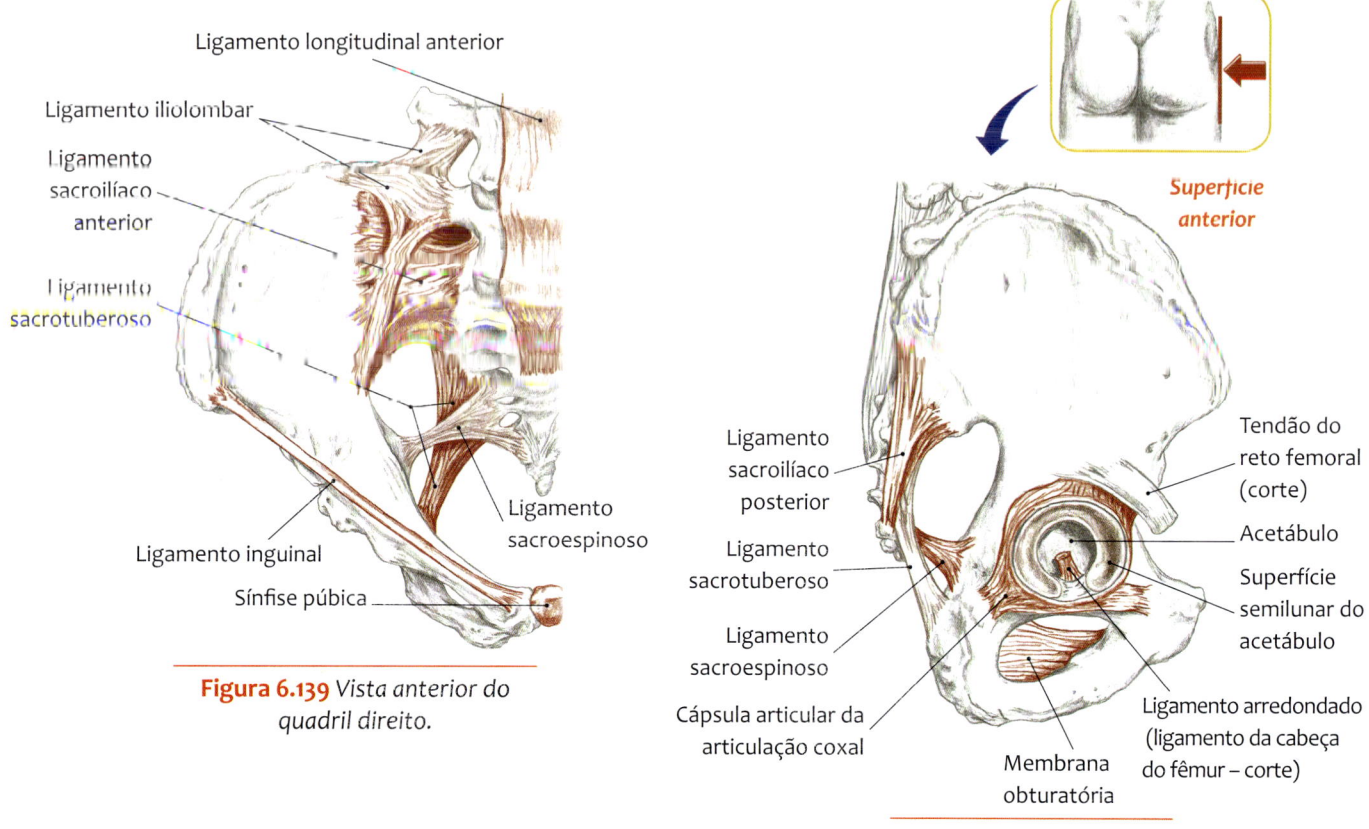

Figura 6.140 Vista lateral do quadril direito.

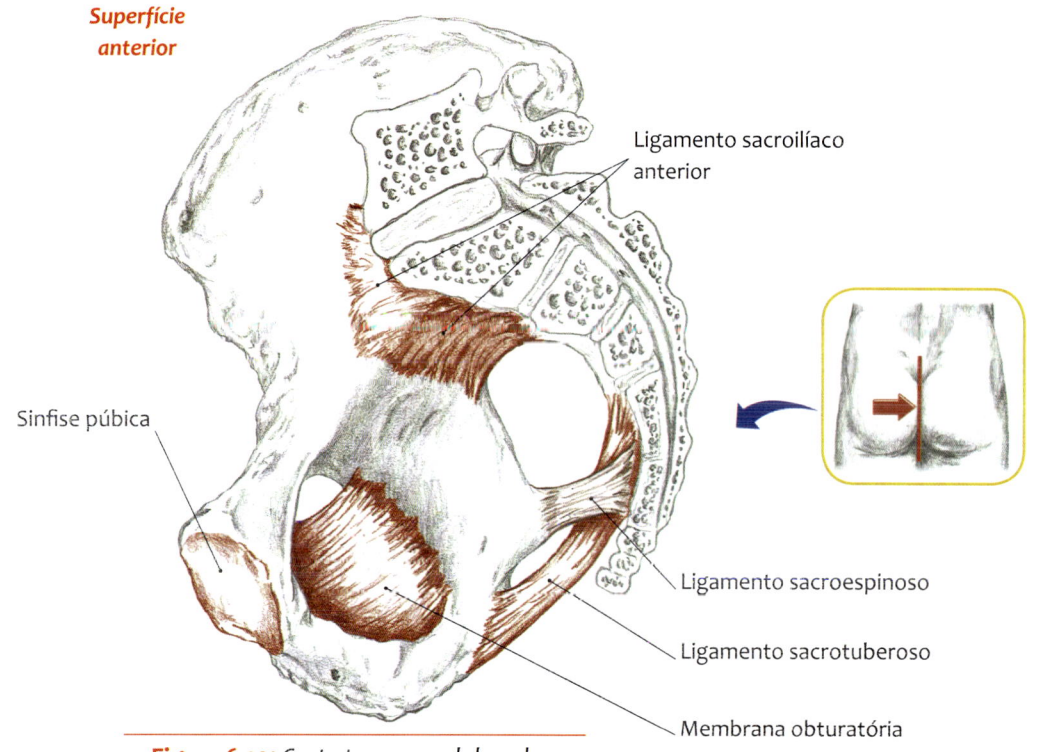

Figura 6.141 Corte transversal da pelve, vista medial a partir da linha mediana.

Ligamentos da articulação coxal

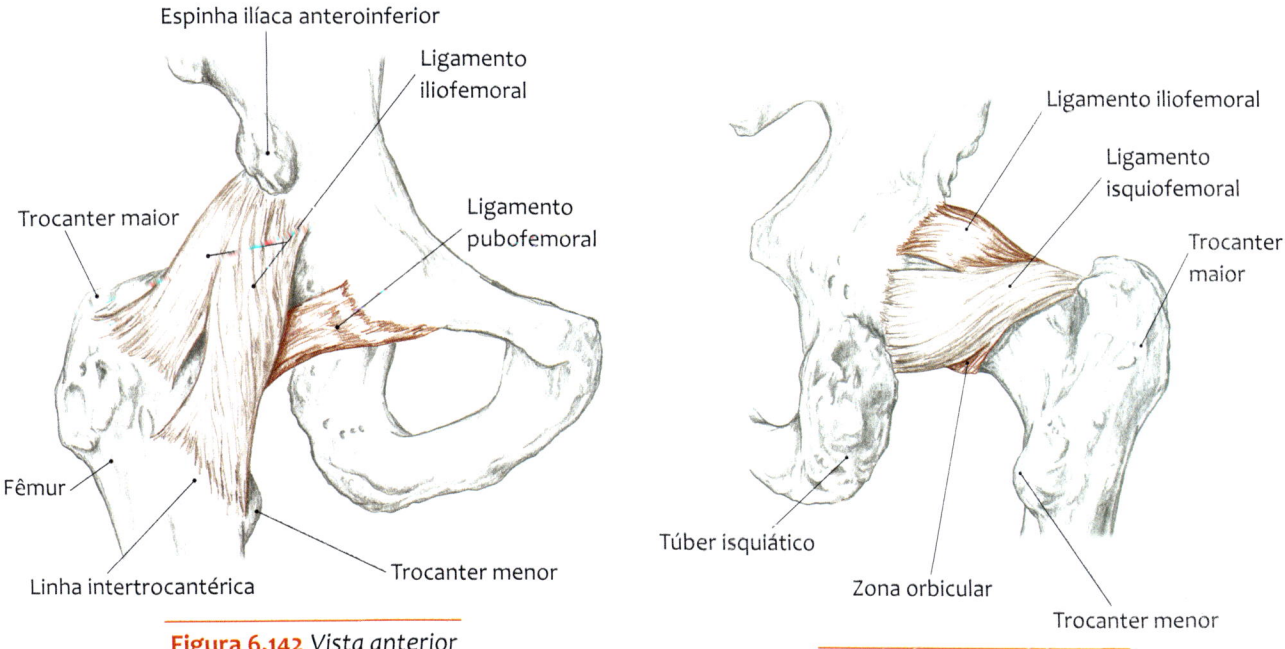

Figura 6.142 *Vista anterior da articulação coxal direita.*

Figura 6.143 *Vista posterior da articulação coxal direita.*

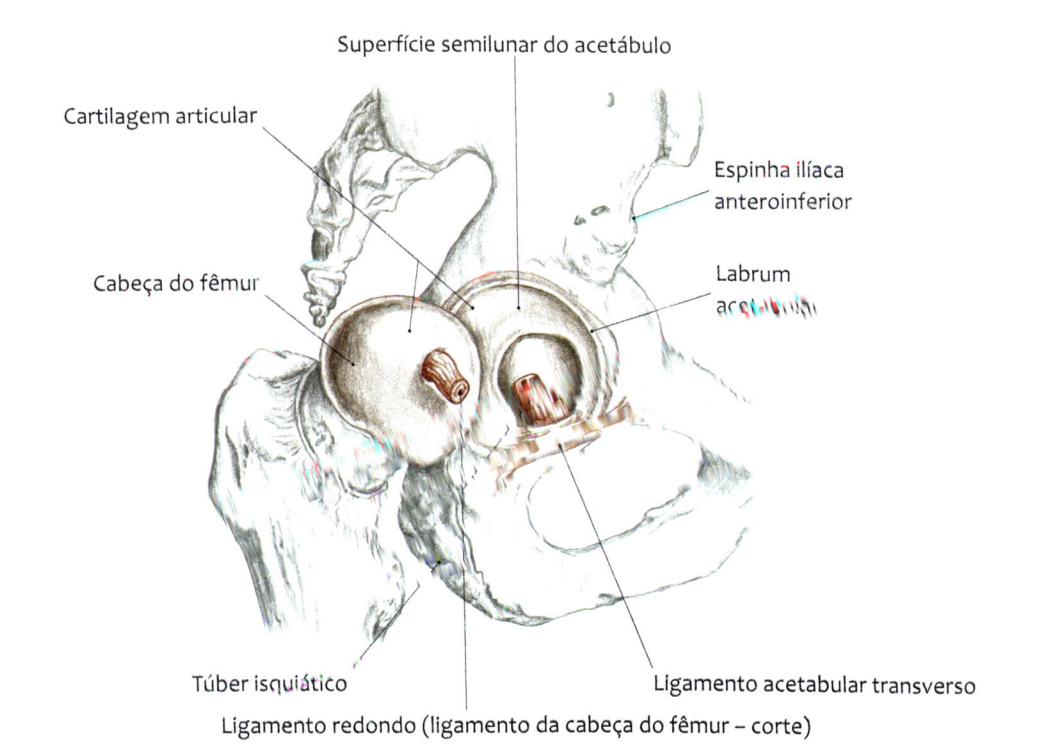

Figura 6.144 *Vista lateral da articulação coxal direita, com o fêmur rebatido.*

Zona orbicular   Latim.   Cinta + pequeno círculo

Ligamento inguinal

O ligamento inguinal é uma tira superficial que se estende entre a espinha ilíaca anterossuperior e o tubérculo púbico. Ele forma a margem superior do triângulo femoral e a extremidade inferior da aponeurose abdominal. É um local de ligação para a parte inferior do músculo oblíquo externo.

1) Parceiro em posição supina. Amacie o tecido circundante do ligamento apoiando o joelho de seu parceiro em uma almofada.
2) Localize a espinha ilíaca anterossuperior e deslize diagonalmente na direção do tubérculo púbico (figura 6.145).
3) Dedilhe o delgado ligamento, sentindo seu aspecto semelhante a uma corda.

Você consegue sentir uma tira fina e superficial embaixo da pele? A tira se estende da espinha ilíaca anterossuperior até o tubérculo púbico?

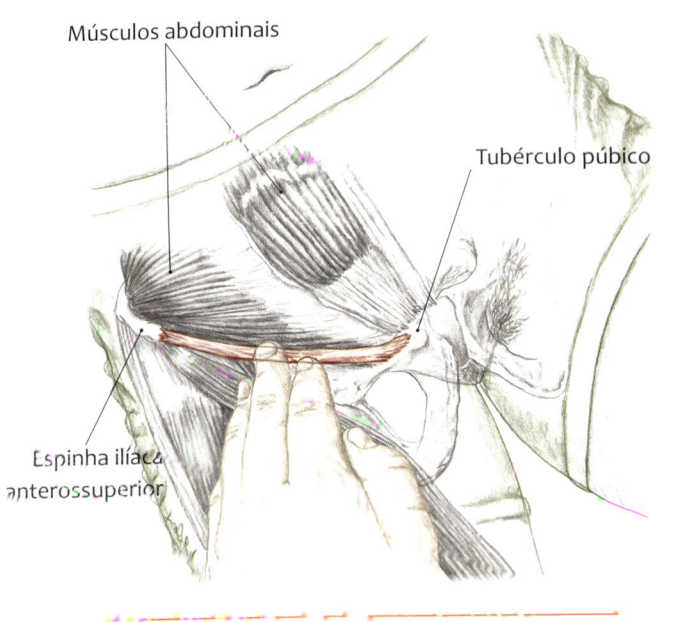

Figura 6.145 Localização do ligamento inguinal, com o parceiro em posição supina.

Artéria, nervo e veia femorais

A artéria, o nervo e a veia femorais formam um feixe neurovascular que corre pelo triângulo femoral. Esses vasos localizam-se abaixo do ligamento inguinal e se estendem distalmente ao tecido da coxa. O feixe é relativamente superficial; o pulso da artéria femoral pode ser facilmente sentido.

Pulso da artéria femoral

1) Parceiro em posição supina. Deslize seu joelho flexionado para trás do joelho de seu parceiro. Essa posição vai flexionar e girar o quadril lateralmente, facilitando a palpação.
2) Posicione a parte plana das "almofadas" de seus dedos entre a espinha ilíaca anterossuperior e o tubérculo púbico, em posição distal ao ligamento inguinal. Sinta o forte pulso da artéria femoral (figura 6.146).

Você está em posição distal em relação ao ligamento inguinal? Você está entre a espinha ilíaca anterossuperior e o tubérculo púbico?

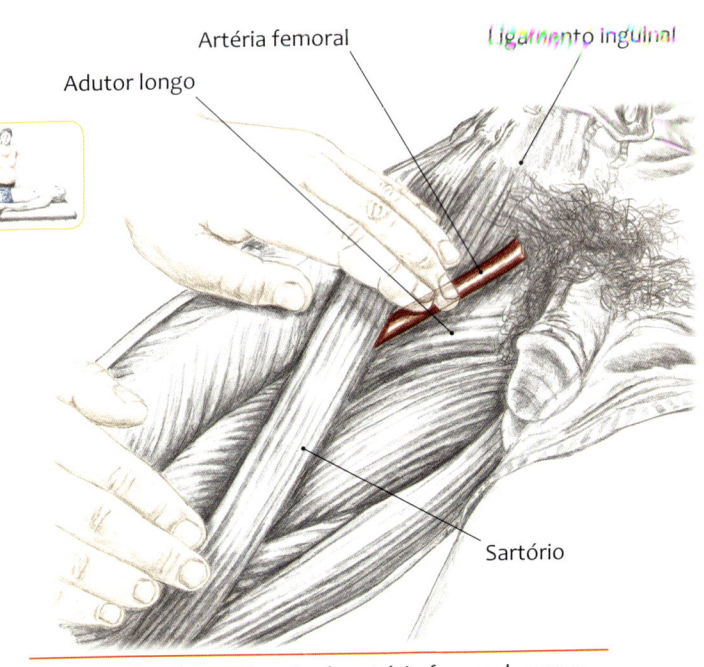

Figura 6.146 Localização da artéria femoral, com o parceiro em posição supina.

O pênis não contém tecido muscular. Durante a excitação sexual, as artérias do pênis se dilatam e um pequeno músculo (isquiocavernoso) na base do pênis ajuda a manter a ereção. Os testículos são envolvos pelo músculo cremaster, que protege o esperma dentro deles, descendo os testículos quando estes se tornam muito quentes e puxando-os para mais perto do corpo quando ficam muito frios.

Inguinal Latim. Da virilha

Linfonodos inguinais

Em posição distal ao ligamento inguinal, os linfonodos inguinais superficiais são de fácil palpação. Eles apresentam-se em um número de oito a dez e variam em tamanho, desde uma pequena lentilha até uma uva-passa.

1) Parceiro em posição supina, com o joelho apoiado em uma almofada. Essa posição vai flexionar e girar lateralmente o quadril, facilitando a palpação.
2) Localize o ligamento inguinal. Deslize para baixo e explore a região para encontrar os nodos superficiais (figura 6.147).

Ligamento sacrotuberoso

Esse ligamento amplo e sólido estende-se entre o túber isquiático e a extremidade do sacro. Embora seja profundo em relação ao músculo glúteo máximo, é claramente palpável e, ao ser tocado, pode parecer a extensão de um osso.

1) Parceiro em posição prona. Localize o túber isquiático e a margem do sacro (p. 370).
2) Deslize as pontas de seus dedos pela tuberosidade, em direção à margem do sacro. Com pressão firme, apalpe o ventre do glúteo máximo e dedilhe amplamente o ligamento (figura 6.148).

> Você está em posição profunda em relação às fibras do glúteo máximo? A estrutura pela qual você está passando possui cerca de 2,5 centímetros de extensão e é inflexível? Ela se estende a partir do túber isquiático em direção ao sacro?

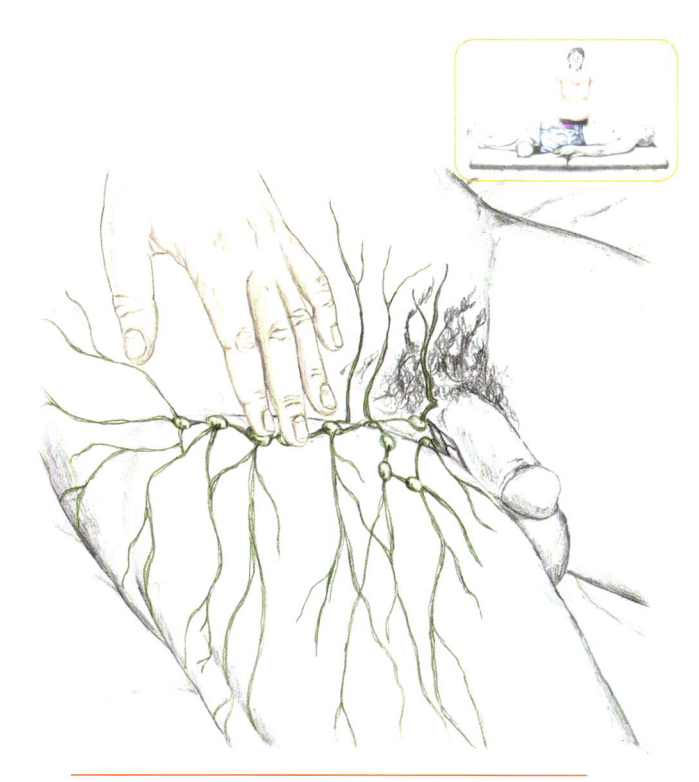

Figura 6.147 Palpação dos linfonodos inguinais, com o parceiro em posição supina.

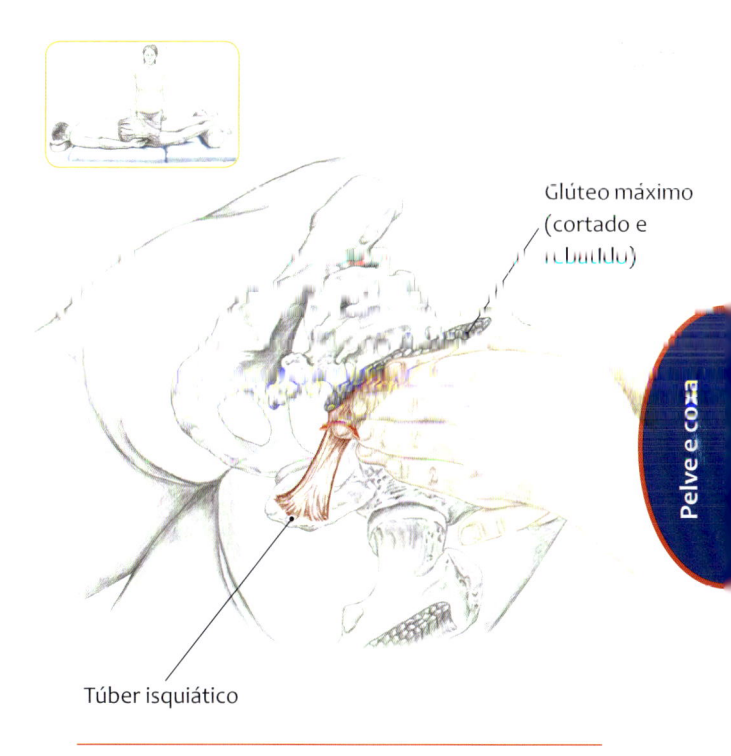

Figura 6.148 Deslizando pelo ligamento sacrotuberoso, com o parceiro em posição prona.

Ligamentos sacroilíacos posteriores

Superficialmente à articulação sacroilíaca, os densos ligamentos sacroilíacos sustentam a união do sacro posterior e do ílio. Possuem diversos segmentos que se unem a partir do sacro até a área ao redor da espinha ilíaca posterossuperior. Os ligamentos são profundos em relação à aponeurose toracolombar e pode ser difícil distinguir suas fibras oblíquas.

1) Parceiro em posição prona. Localize a superfície do sacro.
2) Utilizando pressão firme, dedilhe com as pontas dos dedos as densas fibras dos ligamentos sacroilíacos (figura 6.149).

Você está em posição medial em relação à espinha ilíaca posterossuperior, no alto do espaço da articulação sacroilíaca (p. 380)?

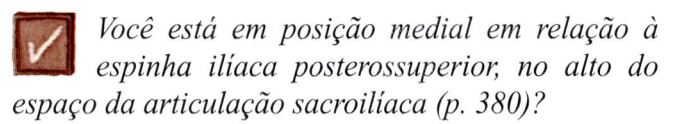

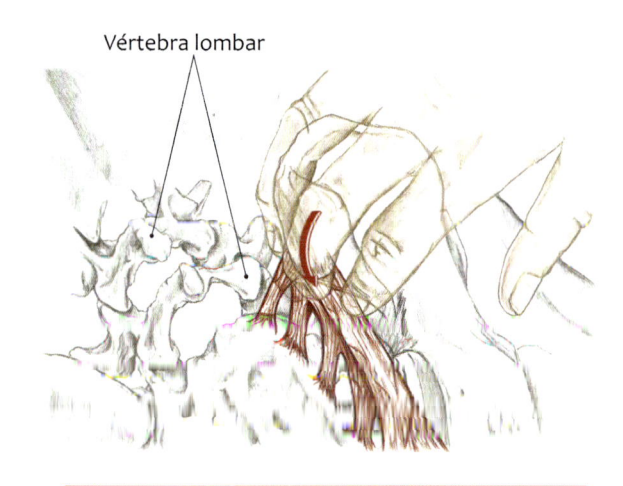

Figura 6.149 *Localização dos ligamentos sacroilíacos com o parceiro em posição prona.*

Ligamento iliolombar

O ligamento iliolombar localiza-se entre os processos transversos das quinta e sexta vértebras lombares e a crista ilíaca posterior. As fibras horizontais e fortes do ligamento são importantes para a estabilização das vértebras L4 e L5. O ligamento é de difícil palpação, sendo profundo em relação à aponeurose toracolombar, ao espesso multífido (p. 268) e ao quadrado lombar (p. 276). Contudo, sua localização e densidade podem ser determinadas.

1) Parceiro em posição prona. Localize a espinha ilíaca posterossuperior.
2) Deslize seu polegar diretamente para cima, a partir da espinha ilíaca posterossuperior até o nível das vértebras L4 e L5. Seu polegar deve estar entre a crista ilíaca e os processos transversos das vértebras lombares.
3) Com pressão firme, afunde em direção aos densos músculos da parte inferior das costas e tente rolar verticalmente pelas fibras esticadas do ligamento (figura 6.150).

Você consegue apalpar suas fibras densas e horizontais?

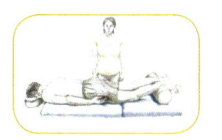

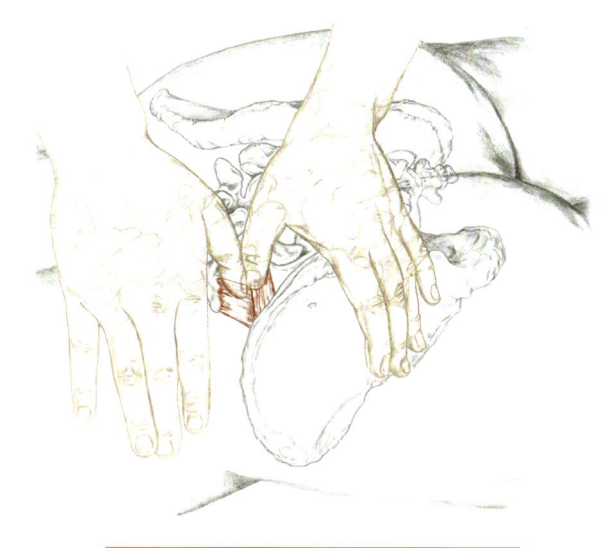

Figura 6.150 *Afundando o polegar no ligamento iliolombar, com o parceiro em posição prona. Vista posterolateral.*

Nervo isquiático

O nervo isquiático é o maior nervo do corpo – medindo às vezes cerca de 1,8 centímetro de diâmetro. É formado pelos nervos espinais das vértebras L4 a S3. Ele passa pela incisura isquiática maior, entre o túber isquiático e o trocanter maior, e desce, estendendo-se até a parte posterior da coxa. Distalmente, ramifica-se nos nervos tibiais e fibulares.

Pelo fato de o nervo isquiático correr profundamente em relação ao piriforme (p. 422), há um considerável potencial de compressão ou de aprisionamento do nervo pelo piriforme. Em geral, é difícil isolar o nervo isquiático na região glútea e, sem dúvida, é melhor evitá-lo.

1) Primeiro *contorne* o posicionamento do nervo isquiático. Com o parceiro em posição prona, localize a margem do sacro.
2) Desenhe uma linha embaixo da nádega, entre o túber isquiático e o trocanter maior. Continue descendo pelo meio da parte posterior da coxa. Essa é a localização do nervo.
3) Para *acessar* o nervo isquiático, vire seu parceiro, de modo que ele fique deitado lateralmente, e flexione o quadril. Localize o túber isquiático e o trocanter maior.
4) Apalpe entre esses pontos de referência para localizar o caminho do nervo isquiático (figura 6.151). Você pode evitar dar beliscões no nervo por meio da palpação com a "almofada" de seu polegar.

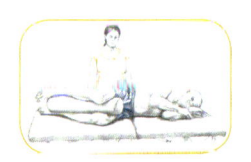

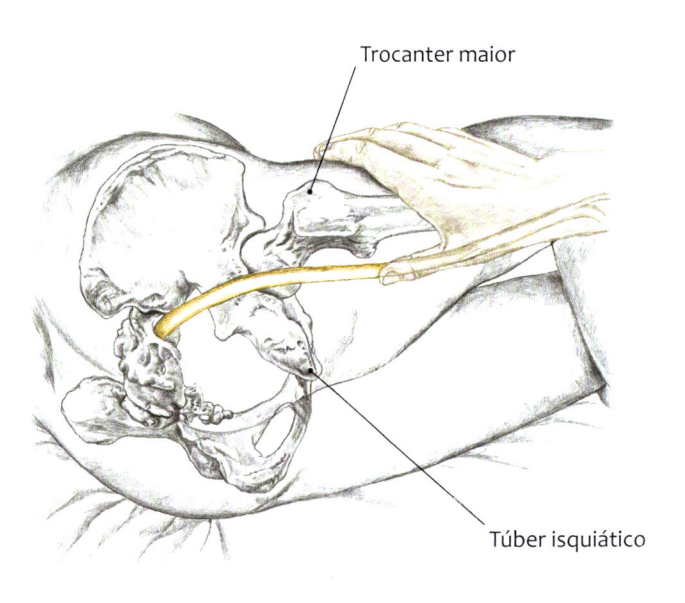

Figura 6.151 *Parceiro deitado lateralmente.*

Bursa trocantérica

Posicionada na região posterolateral do trocanter maior, essa grande bursa reduz a fricção entre o trocanter e o glúteo máximo (figura 6.152). Outras bursas localizam-se nas regiões lateral e anterior do trocanter e o separam dos glúteos médio e mínimo. A menos que estejam inflamadas ou inchadas, as bursas são impalpáveis.

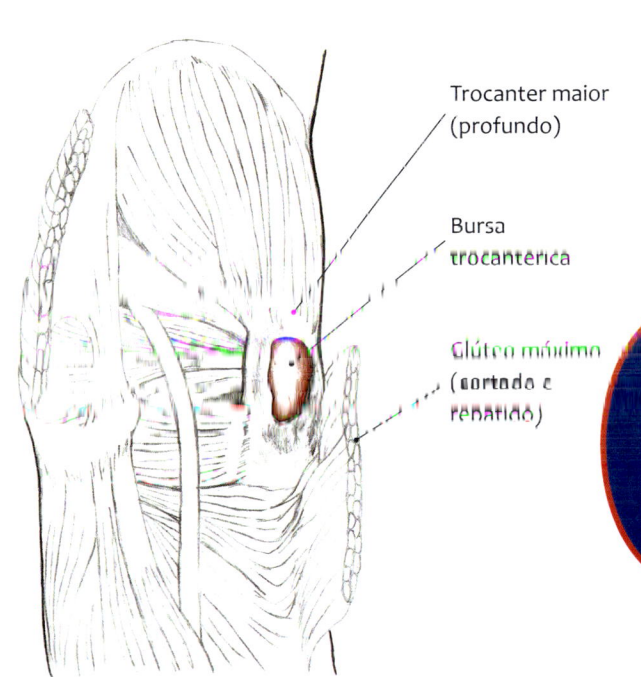

Figura 6.152 *Vista posterior do quadril direito.*

Isquiático   Grego.   *Ischion*, articulação do quadril

440 | Guia para o Reconhecimento do Corpo Humano

Vista posterior

- Gálea aponeurótica
- Ligamento nucal
- Ligamento supraespinoso
- Ligamentos iliolombares
- Ligamentos sacroilíacos posteriores
- Ligamento sacrotuberoso
- Tendão dos isquiotibiais

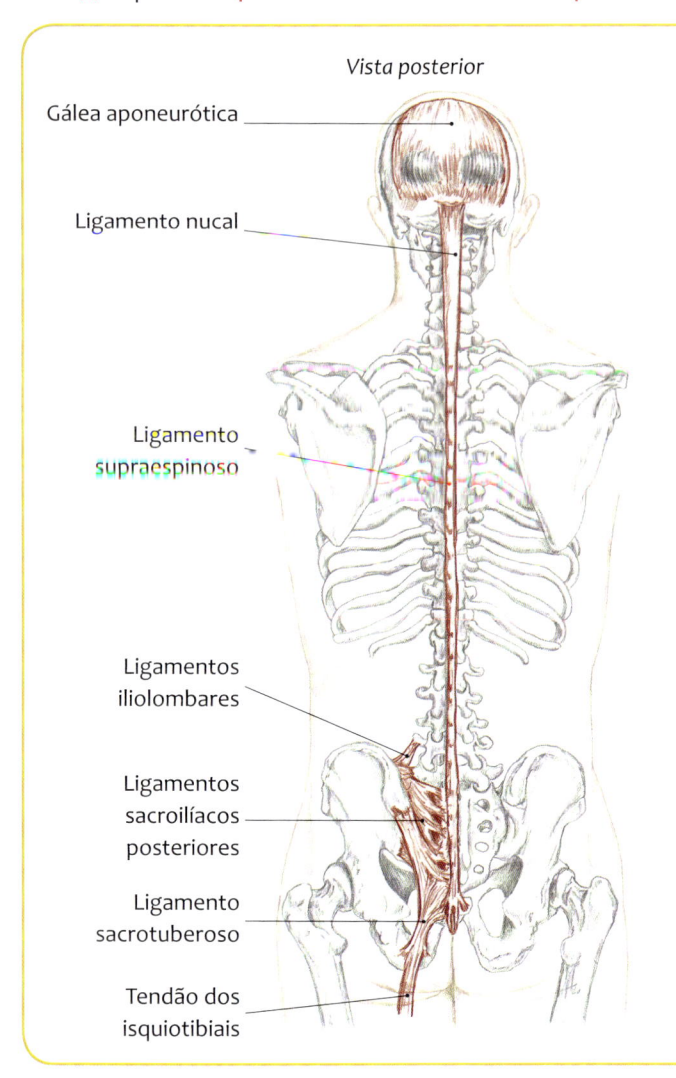

Ligamentos, tendões, fáscias e retináculos são todos formados por tecido conjuntivo. Eles são compostos, tecnicamente, dos mesmos ingredientes (colágeno, elastina e substâncias fundamentais), diferindo apenas nas proporções desses materiais. Para propósitos anatômicos, essas faixas e invólucros foram categorizados individualmente, embora não sejam estruturas separadas. Coletivamente, eles formam uma incrível matriz que se espalha por todo o corpo e o sustenta.

Agora que você explorou a localização de diversas estruturas do tecido conjuntivo, aqui vai um exercício para auxiliá-lo a ter uma ideia de como algumas delas se conectam:

1) Parceiro em posição prona. Localize os tendões proximais dos isquiotibiais (p. 403) à medida que eles se fixam ao túber isquiático.
2) Siga o tendão superiormente enquanto ele se funde ao sacrotuberoso e em seguida aos ligamentos sacroilíacos posteriores (p. 438) e aos iliolombares (p. 438), no sacro.
3) Continue subindo à medida que os ligamentos sacroilíacos se combinam à aponeurose toracolombar (p. 290) e ao ligamento supraespinoso (p. 289), entre os processos espinosos das vértebras.
4) Enfim, siga o ligamento supraespinoso durante todo o trajeto que sobe pela espinha até o ligamento nucal (p. 288) e, finalmente, até a gálea aponeurótica (p. 343) que cerca o crânio.

ANOTAÇÕES

Capítulo 7
Perna e Pé

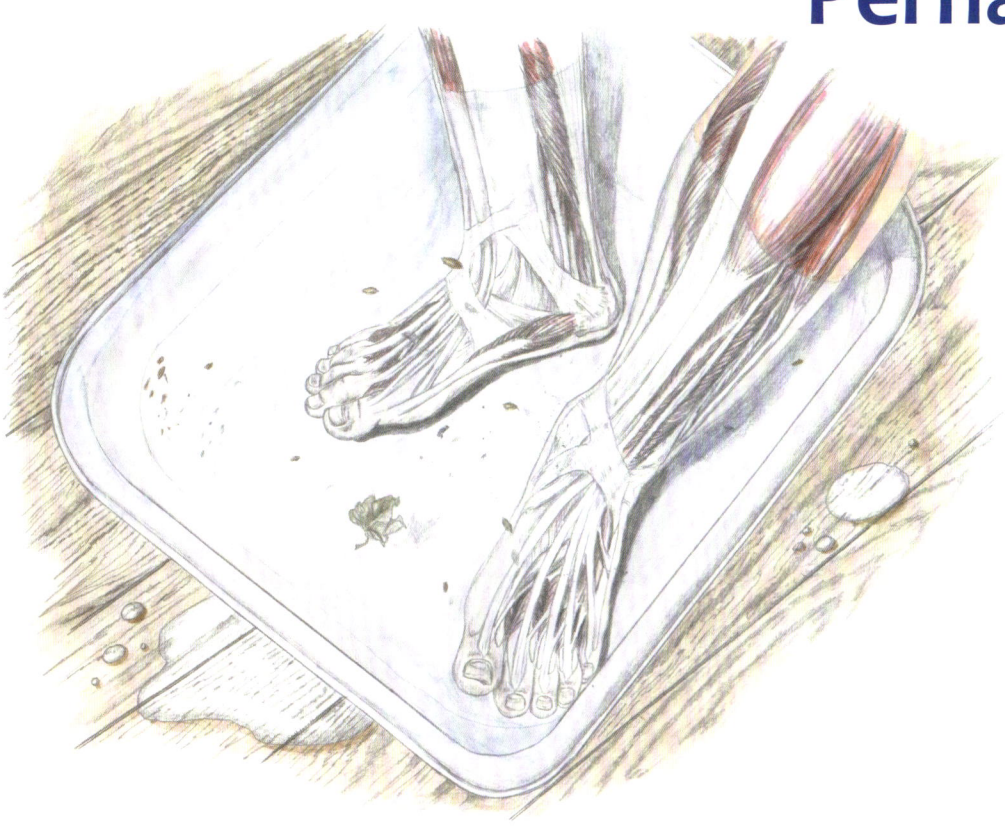

Vistas topográficas 442	Músculos da perna e do pé 470
Explorando a pele e a fáscia 443	Sinergistas — músculos que trabalham juntos 473
Ossos do joelho, da perna e do pé 444	Gastrocnêmio e sóleo 475
A tíbia, a fíbula e a patela 445	Plantar 478
Pontos de referência ósseos do joelho e da perna 446	Poplíteo 479
Pistas para os pontos de referência ósseos do joelho 447	Fibulares longo e curto 480
	Extensores do tornozelo e dos dedos 482
Ossos e pontos de referência ósseos do tornozelo e do pé 455	Músculos do pé 488
	Outros músculos do pé 495
Pistas para os pontos de referência ósseos do tornozelo e do pé 457	**Outras estruturas do joelho e da perna** 498
	Outras estruturas do tornozelo e do pé 504

Vistas topográficas

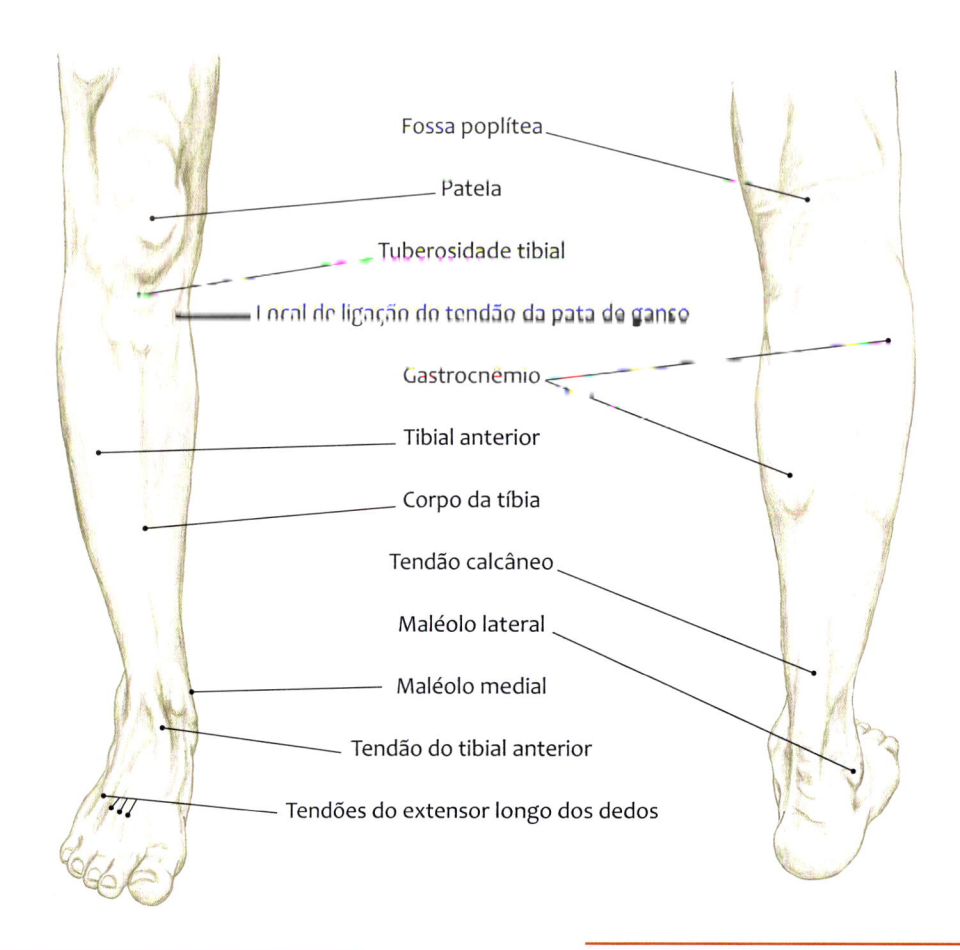

Figura 7.1 Vista anterior da perna direita.

- Patela
- Tuberosidade tibial
- Local de ligação do tendão da pata de ganso
- Tibial anterior
- Corpo da tíbia
- Maléolo medial
- Tendão do tibial anterior
- Tendões do extensor longo dos dedos

Figura 7.2 Vista posterior da perna direita.

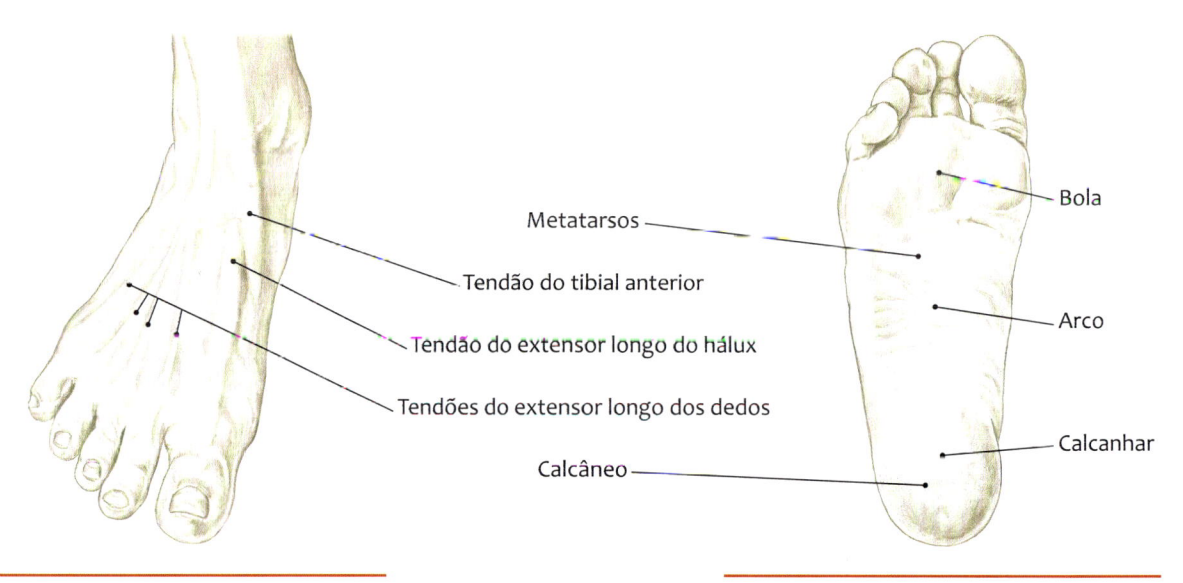

- Fossa poplítea
- Gastrocnêmio
- Tendão calcâneo
- Maléolo lateral

Figura 7.3 Vista dorsal do pé direito.

- Metatarsos
- Tendão do tibial anterior
- Tendão do extensor longo do hálux
- Tendões do extensor longo dos dedos
- Calcâneo

Figura 7.4 Vista plantar do pé direito.

- Bola
- Arco
- Calcanhar

Explorando a pele e a fáscia

1) Parceiro sentado. Estabilize a perna de seu parceiro com uma mão e com a outra torça suavemente a pele e a fáscia do corpo da perna (figura 7.5). Observe a mobilidade ou a resistência do tecido à medida que puxá-lo para direções opostas.
2) Agora tente arrastar a pele para cima e para baixo. Muitas vezes o tecido possui menos mobilidade quando é movimentado na direção vertical do que na horizontal.

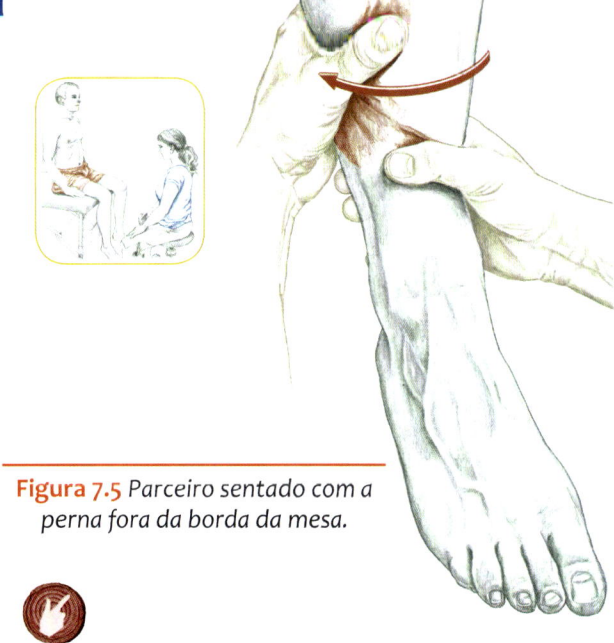

Figura 7.5 *Parceiro sentado com a perna fora da borda da mesa.*

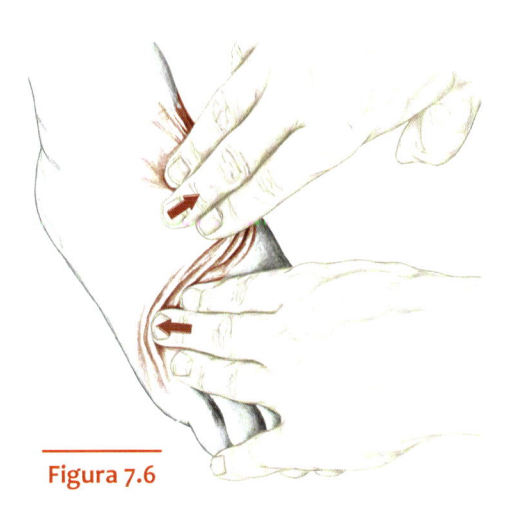

Figura 7.6

1) Parceiro sentado. Posicione suas mãos nas superfícies dorsal e plantar do pé e sinta suas respectivas temperaturas. Um lado é mais quente do que o outro?
2) Explore a superfície dorsal, deslocando a pele de um lado a outro (figura 7.6). Observe a finura e a delicadeza da pele e da fáscia. Agora, apalpe a superfície plantar e observe sua espessura e consistência.

1) Parceiro em posição prona. Essa é uma oportunidade para você sentir a pele e a fáscia se esticarem durante a movimentação passiva. Segure o tecido da parte posterior do tornozelo e passivamente execute a flexão plantar e a dorsiflexão do tornozelo (figura 7.7). Sinta como o tecido fica flexível quando é plantiflexionado. Quando você o dorsiflexa, no entanto, a pele pode escapar de entre os dedos.
2) Continue a movimentar o tornozelo enquanto vai apertando o tecido em todos os lados da perna. Agora peça a seu parceiro que movimente ativamente o calcanhar e os dedos dos pés enquanto você segura a pele e a fáscia. Encoraje-o a movimentar-se de modo lento. Execute ações isoladas específicas, como flexão plantar do tornozelo *versus* flexão dos dedos do pé, para sentir como o tecido se desloca com diferentes movimentos.

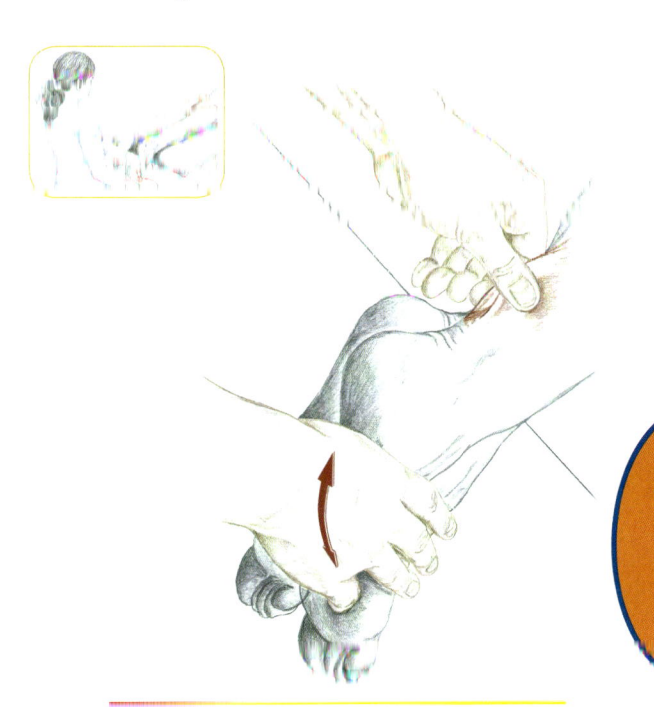

Figura 7.7 *Parceiro em posição prona, com o pé fora da borda da mesa.*

Ossos do joelho, da perna e do pé

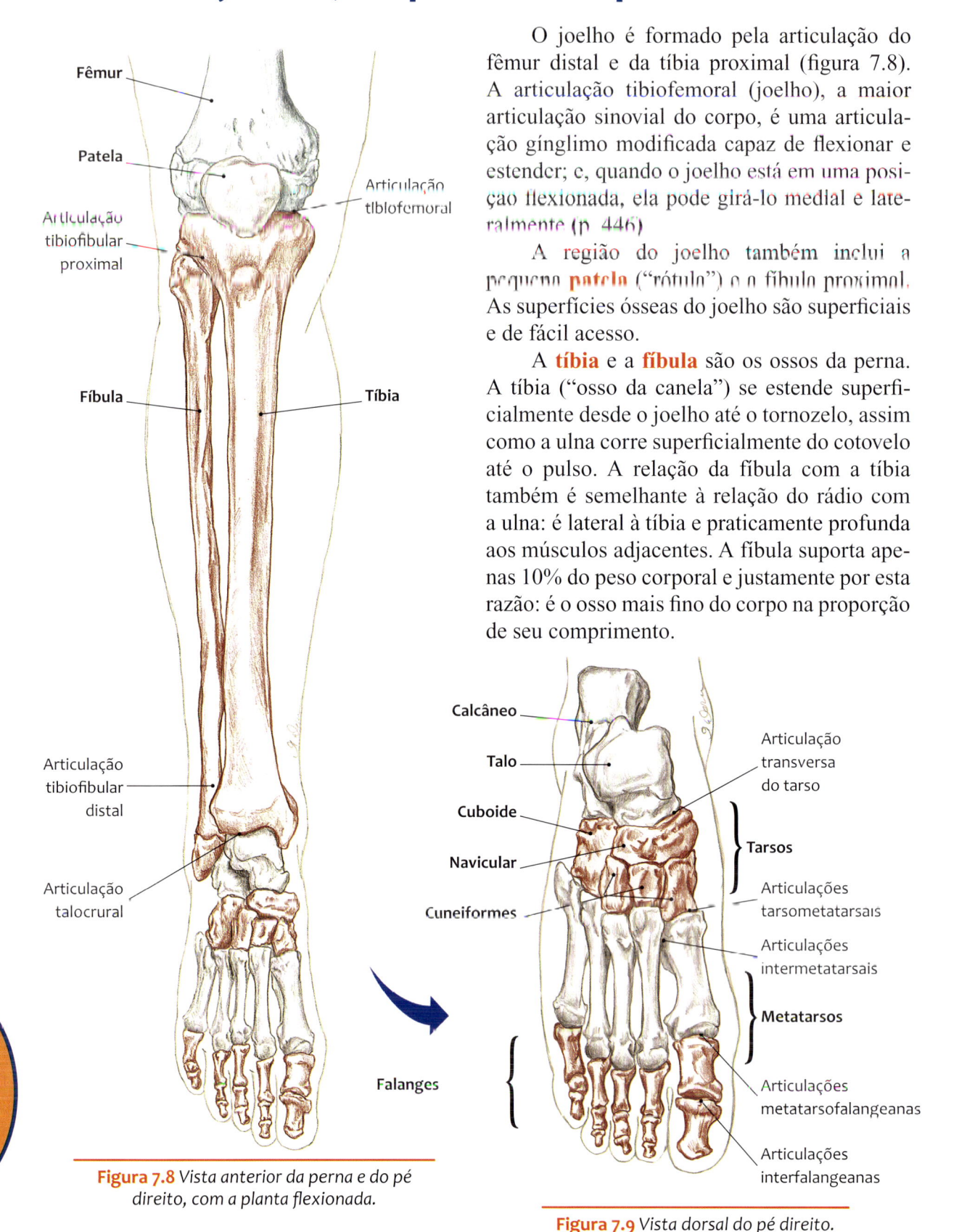

O joelho é formado pela articulação do fêmur distal e da tíbia proximal (figura 7.8). A articulação tibiofemoral (joelho), a maior articulação sinovial do corpo, é uma articulação gínglimo modificada capaz de flexionar e estender; e, quando o joelho está em uma posição flexionada, ela pode girá-lo medial e lateralmente (p. 446).

A região do joelho também inclui a pequena **patela** ("rótula") e a fíbula proximal. As superfícies ósseas do joelho são superficiais e de fácil acesso.

A **tíbia** e a **fíbula** são os ossos da perna. A tíbia ("osso da canela") se estende superficialmente desde o joelho até o tornozelo, assim como a ulna corre superficialmente do cotovelo até o pulso. A relação da fíbula com a tíbia também é semelhante à relação do rádio com a ulna: é lateral à tíbia e praticamente profunda aos músculos adjacentes. A fíbula suporta apenas 10% do peso corporal e justamente por esta razão: é o osso mais fino do corpo na proporção de seu comprimento.

Figura 7.8 *Vista anterior da perna e do pé direito, com a planta flexionada.*

Figura 7.9 *Vista dorsal do pé direito.*

Fíbula   Latim. Alfinete ou fivela
Patela   Latim. Panela pequena

Perna e Pé | 445

A tíbia, a fíbula e a patela

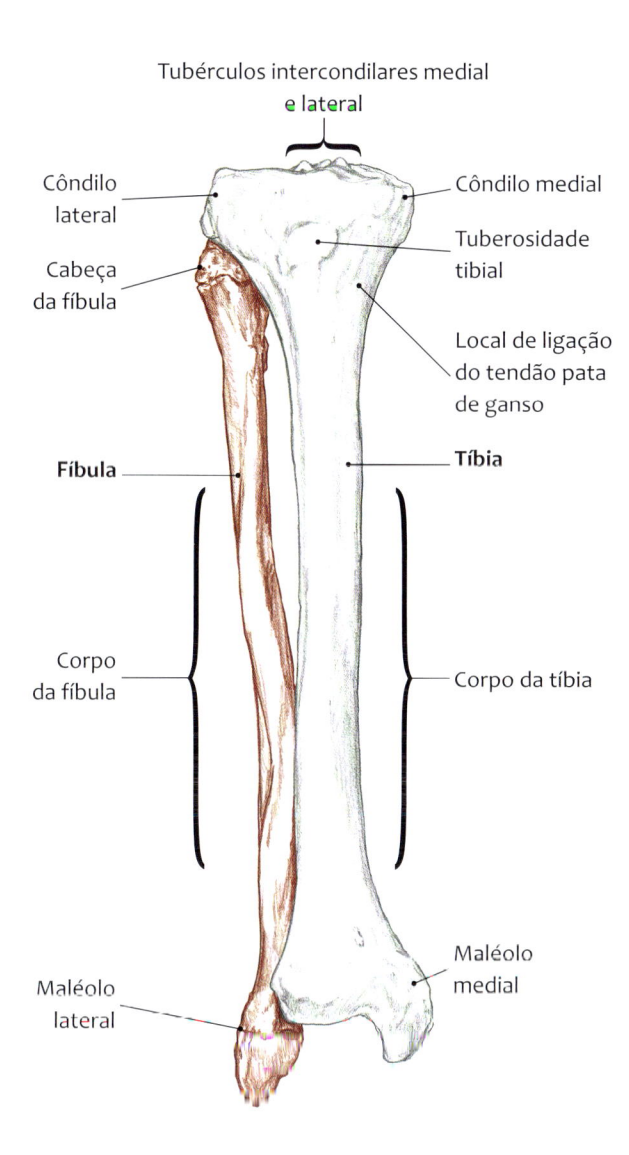

Figura 7.10 Vista anterior da tíbia e da fíbula direita.

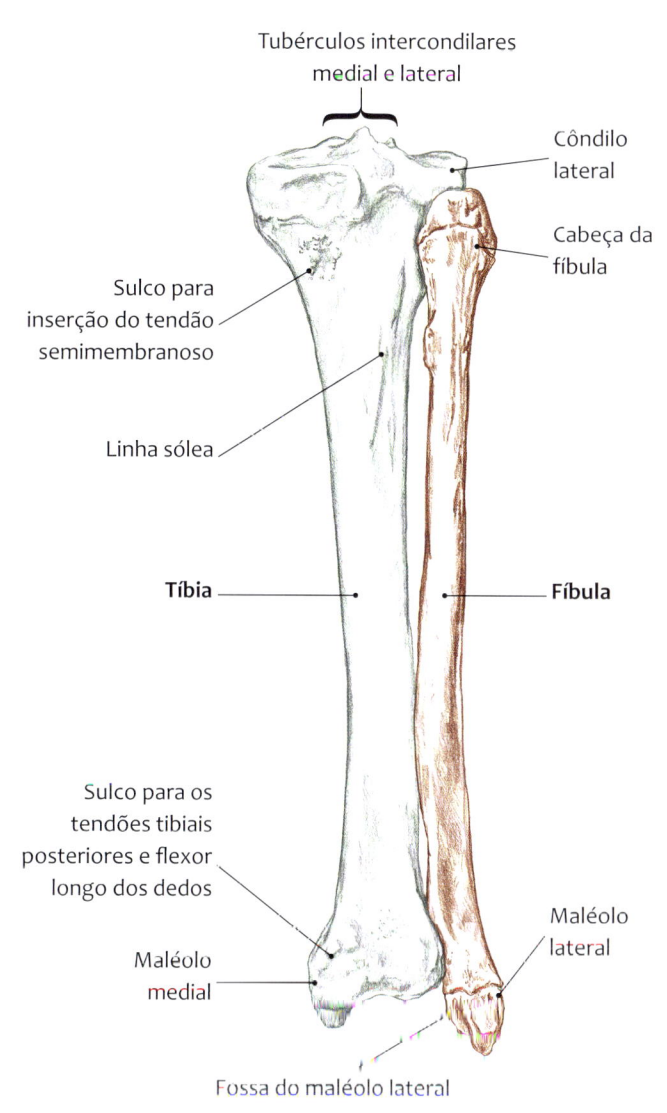

Labels (esquerda):
- Tubérculos intercondilares medial e lateral
- Côndilo lateral
- Côndilo medial
- Cabeça da fíbula
- Tuberosidade tibial
- Local de ligação do tendão pata de ganso
- **Fíbula**
- **Tíbia**
- Corpo da fíbula
- Corpo da tíbia
- Maléolo medial
- Maléolo lateral

Figura 7.11 Vista posterior da tíbia e da fíbula direita.

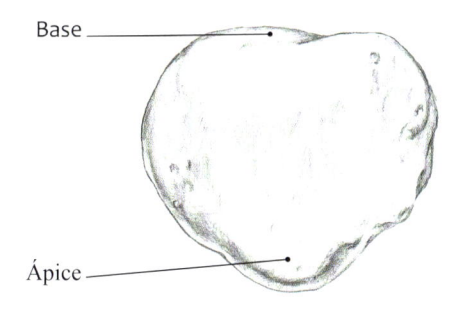

Labels (direita):
- Tubérculos intercondilares medial e lateral
- Côndilo lateral
- Cabeça da fíbula
- Sulco para inserção do tendão semimembranoso
- Linha sólea
- **Tíbia**
- **Fíbula**
- Sulco para os tendões tibiais posteriores e flexor longo dos dedos
- Maléolo medial
- Maléolo lateral
- Fossa do maléolo lateral

Figura 7.12 Vista anterior da patela direita.
- Base
- Ápice

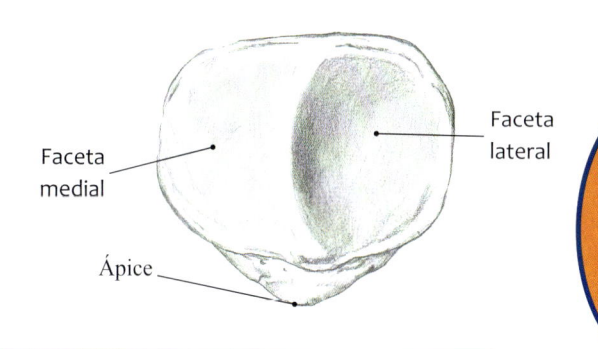

Figura 7.13 Vista posterior da patela direita.
- Faceta medial
- Faceta lateral
- Ápice

Pontos de referência ósseos do joelho e da perna

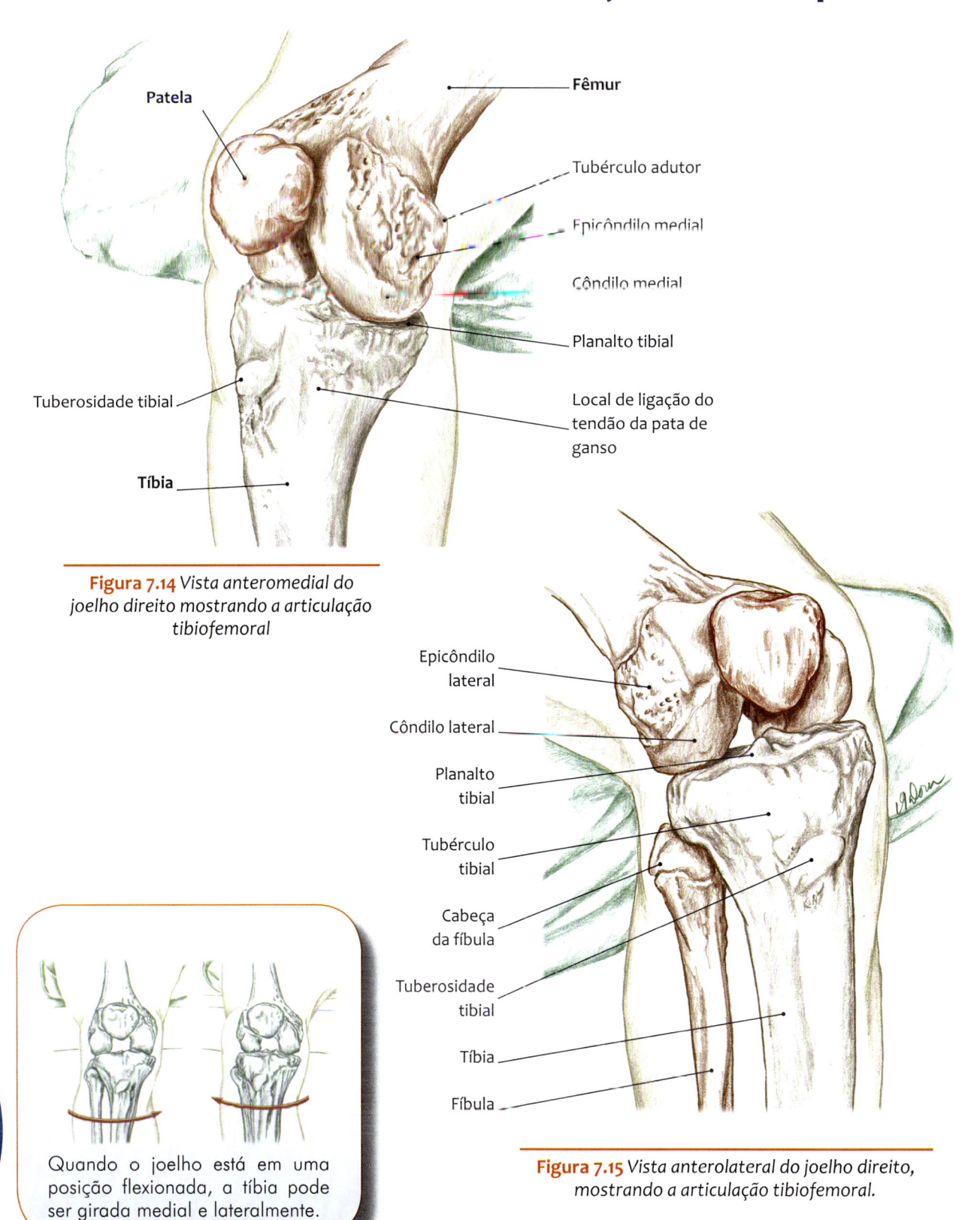

Figura 7.14 Vista anteromedial do joelho direito mostrando a articulação tibiofemoral

Labels (Figura 7.14):
- Patela
- Fêmur
- Tubérculo adutor
- Epicôndilo medial
- Côndilo medial
- Planalto tibial
- Tuberosidade tibial
- Local de ligação do tendão da pata de ganso
- Tíbia

Figura 7.15 Vista anterolateral do joelho direito, mostrando a articulação tibiofemoral.

Labels (Figura 7.15):
- Epicôndilo lateral
- Côndilo lateral
- Planalto tibial
- Tubérculo tibial
- Cabeça da fíbula
- Tuberosidade tibial
- Tíbia
- Fíbula

Quando o joelho está em uma posição flexionada, a tíbia pode ser girada medial e lateralmente.

Tíbia   Latim. Osso da canela
Talocrutal   Latim. Tornozelo + *crus*, perna

Pistas para os pontos de referência ósseos do joelho

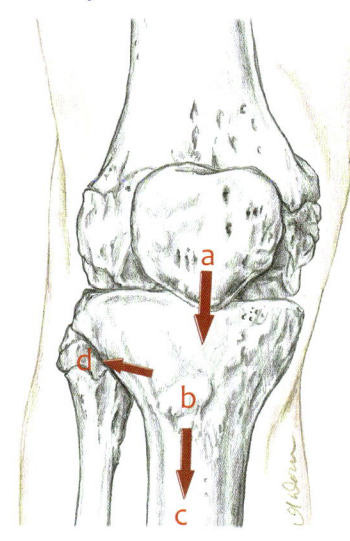

Pista 1 "Trilha do ponto de referência": une os pontos de referência mais notáveis do joelho.
- **a** Patela
- **b** Tuberosidade tibial
- **c** Corpo da fíbula
- **d** Cabeça da fíbula

Pista 1

Pista 2 "Bamboleio": apresenta dois caminhos que exploram os aspectos medial e lateral da tíbia proximal. Termina no local de ligação do tendão da pata de ganso.
- **a** Patela
- **b** Planaltos tibiais medial e lateral
- **c** Local de ligação do tendão da pata de ganso

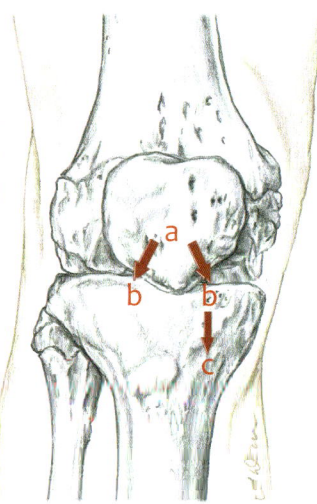

Pista 2

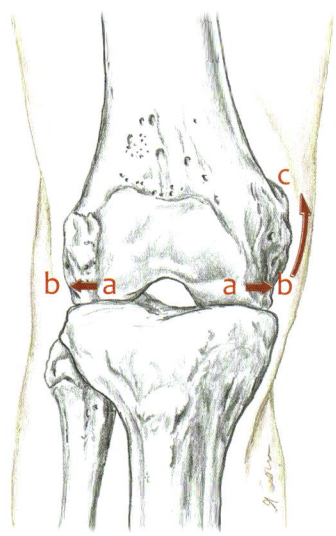

Pista 3 "Colinas em ambos os lados": explora as protuberâncias da margem distal do fêmur.
- **a** Margens dos côndilos femorais medial e lateral
- **b** Epicôndilos medial e lateral do fêmur
- **c** Tubérculo adutor

Pista 3: Patela removida

A camada mais grossa de cartilagem do corpo pode ser encontrada na superfície posterior da patela. O revestimento de cerca de 0,32 centímetro protege a patela da incrível pressão aplicada pelo quadríceps quando o joelho está flexionado. A simples ação de subir ou descer escadas pode depositar aproximadamente 300 quilos de pressão na patela.

Tuberosidade   Latim.   Um inchaço

Pista 1 "Trilha do ponto de referência"

Patela

A patela localiza-se na superfície anterior do joelho. É superficial e arredondada, com um ápice que aponta distalmente. Maior osso sesamoide do corpo, a patela é um local de ligação e um ponto de junção para o tendão do quadríceps femoral (p. 398) e o ligamento patelar. Quando o joelho é flexionado, a patela parece desaparecer, afundando no espaço entre a tíbia proximal e os côndilos femorais.

1) Parceiro em posição supina com o joelho esticado. Nessa posição, o tendão é encurtado e a patela fica mais móvel e fácil de acessar.

2) Localize a patela na parte anterior do joelho e apalpe sua superfície arredondada e suas margens. Tente deslocá-la suavemente de um lado para outro (figura 7.16). Observe qualquer protuberância ou fissuras em suas margens.

3) Faça com que seu parceiro sente-se com as pernas penduradas para fora da mesa. Peça-lhe que flexione e estique passivamente o joelho enquanto você explora os movimentos da patela e sua relação com o tendão do reto femoral (figura 7.17).

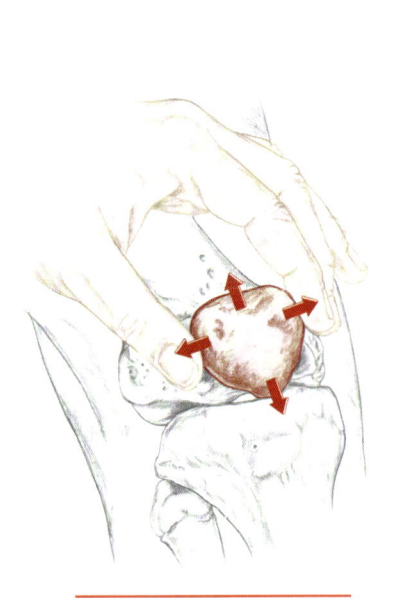

Figura 7.16 *Vista anteromedial do joelho direito esticado.*

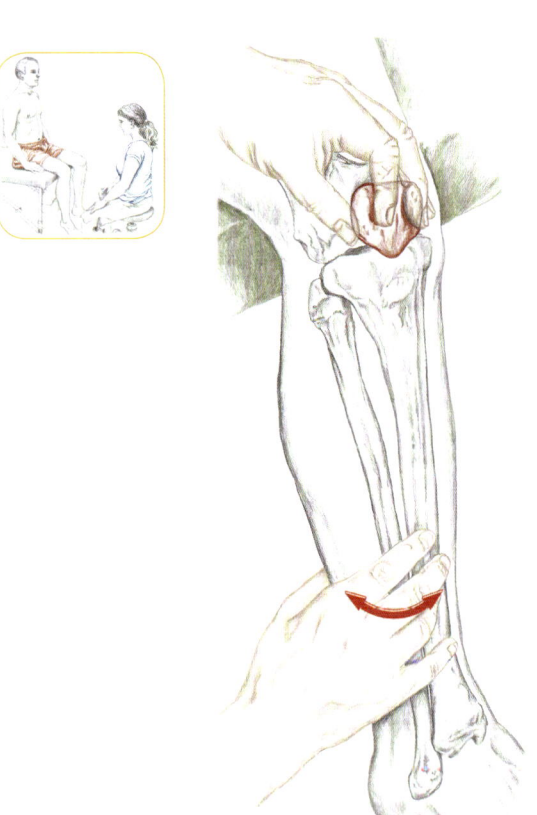

Figura 7.17 *Sentindo a patela deslocar-se enquanto o joelho é flexionado e esticado.*

Tuberosidade tibial e corpo da tíbia

A **tuberosidade tibial** é uma saliência superficial localizada em posição distal à patela, no corpo da tíbia. Possui cerca de 1,5 centímetro de diâmetro e tem a função de local de ligação para o ligamento patelar. Às vezes, projeta-se, de modo a ficar visível. **O corpo da tíbia** percorre a região anterior da perna, de modo superficial. Da tuberosidade tibial ao maléolo medial (p. 458), suas extremidades e superfície achatada são facilmente palpáveis.

1) Parceiro sentado e com os joelhos flexionados. Localize a patela. Deslize seus dedos de 7 a 10 centímetros abaixo da patela, e com a "almofada" de seu polegar explore a tuberosidade (figura 7.18)
2) Continue a apalpar inferiormente ao longo do corpo da tíbia. Verifique a extensão do corpo apalpando suas extremidades. Desça ao maléolo medial.

Com seus dedos na tuberosidade tibial, peça ao parceiro que estique suavemente o joelho. Essa ação fará com o que o ligamento patelar se contraia, e você conseguirá sentir o local em que este se liga à tuberosidade tibial. Ao apalpar o corpo da tíbia, você consegue sentir suas extremidades distintas dirigindo-se à região medial do tornozelo?

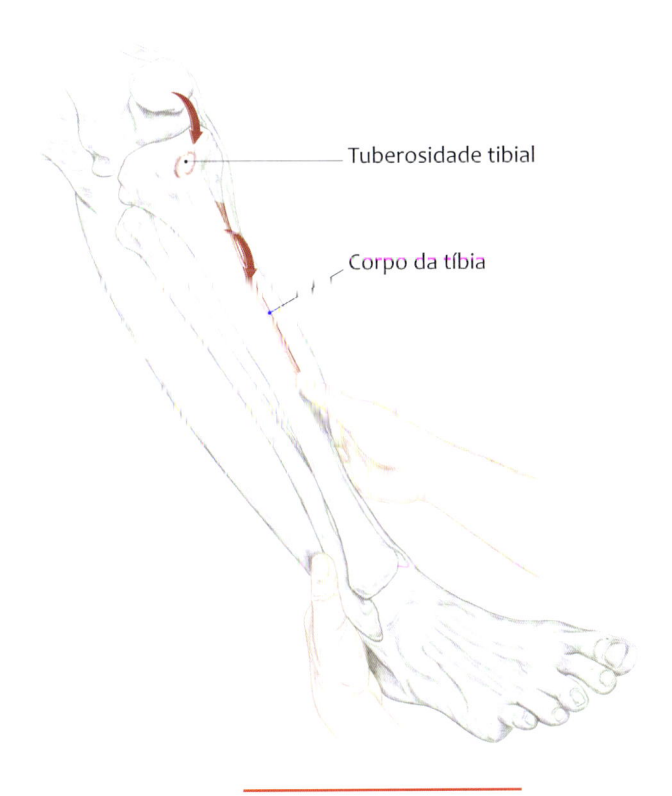

Figura 7.18 Vista anterior do joelho direito.

Sesamoide   Latim.   Semelhante a uma semente de gergelim

Fique atento ao nervo fibular comum (p. 503), que se localiza na parte posterior da cabeça da fíbula.

Cabeça da fíbula

A cabeça da fíbula localiza-se na lateral da perna e às vezes se projeta visivelmente. É o local de ligação para o bíceps femoral e para uma parte do músculo sóleo, assim como para o ligamento colateral fibular.

1) Parceiro sentado com o joelho flexionado. Localize a tuberosidade tibial.
2) Deslize seus dedos lateralmente, cerca de 7,5 a 10 centímetros para fora da perna.

Apalpe para localizar a cabeça da fíbula (figura 7.19). Explore sua ponta de aproximadamente 2,5 centímetros de largura.

A saliência que você está apalpando é lateral à tuberosidade tibial? Você consegue contorná-la e delinear seu formato? O tendão do bíceps femoral dirige-se à cabeça da fíbula?

Com seu parceiro em posição prona, dobre o joelho a 90 graus e siga o tendão do bíceps femoral (p. 403) distalmente para o local em que ele se insere na cabeça da fíbula.

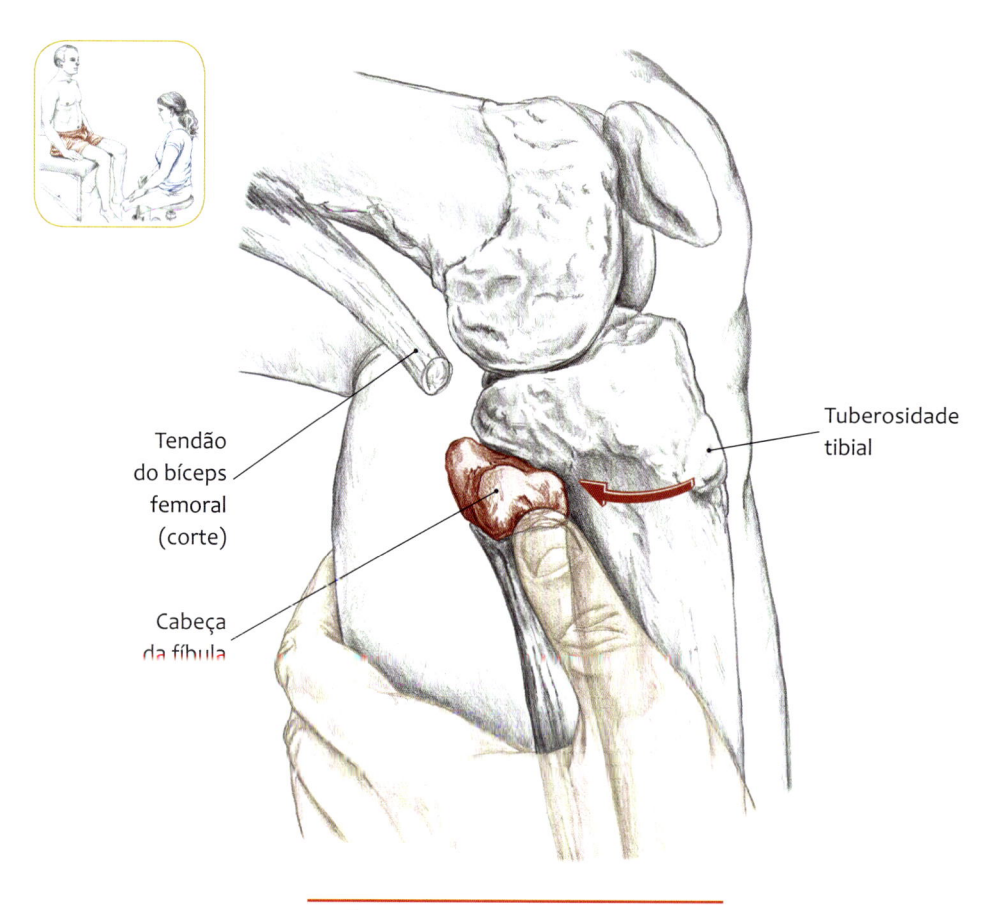

Figura 7.19 *Vista lateral do joelho direito flexionado.*

Pista 2 "Bamboleio"

Planalto tibial

Os planaltos medial e lateral localizam-se na extremidade proximal da tíbia. Situado no interior da articulação do joelho, o planalto não pode ser apalpado, mas suas extremidades, localizadas superficialmente em ambos os lados do ligamento patelar, são acessadas facilmente.

1) Parceiro sentado, com o joelho flexionado. Posicione seus polegares em ambos os lados da patela.
2) Deslize para baixo, comprimindo o tecido. Você sentirá um amolecimento no joelho enquanto seus polegares afundam no espaço articular entre o fêmur e a tíbia.
3) Continue a descer até sentir as margens do planalto (figura 7.20). Apalpe ambas as margens e siga-as em todas as direções.

Você consegue seguir horizontalmente as margens de ambos os planaltos até as laterais do joelho? Você é capaz de sentir o suave espaço articular acima deles? Se esticar o joelho passivamente com uma mão, enquanto apalpa as margens com a outra, você consegue sentir as margens se moverem para mais perto da patela?

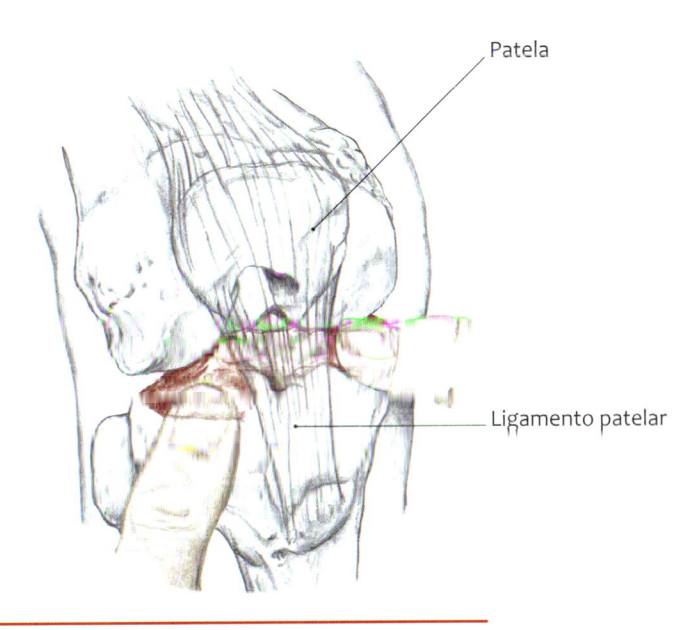

Figura 7.20 *Vista anterior do joelho direito flexionado, com acesso ao planalto tibial.*

Em posição distal em relação à lateral do planalto há uma protuberância óssea chamada tubérculo tibial (figura 7.15), que é o local de ligação para o trato iliotibial (p. 416). Deslize distalmente pela lateral do planalto e explore a cintura do tubérculo. Quando o joelho é estendido, o tubérculo geralmente se encontra entre a patela e a cabeça da fíbula.

Local de ligação dos tendões da pata de ganso

Três tendões da coxa – o sartório, o grácil e o semitendinoso – convergem na parte medial do joelho para formar o extenso tendão da pata de ganso, que se liga à haste proximal/medial da tíbia (figura 7.21). De maneira mais geral, a pata de ganso é a região plana medial à tuberosidade tibial.

1) Parceiro sentado com o joelho flexionado. Localize a tuberosidade tibial.
2) Deslize medialmente cerca de 2,5 centímetros e explore sua superfície plana e quaisquer tendões palpáveis (figura 7.22).

A região que você está isolando é medial em relação à tuberosidade tibial? Ela localiza-se no corpo anterior/medial da tíbia?

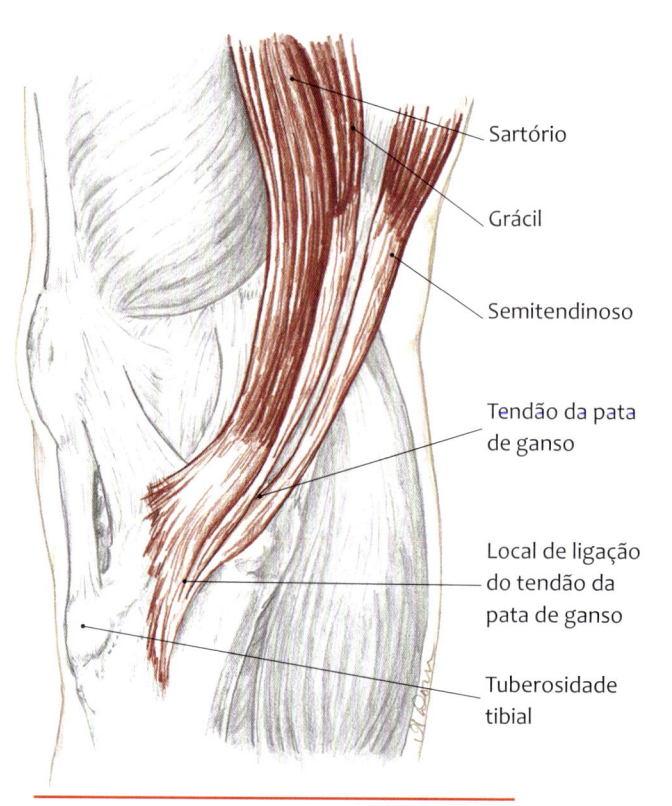

Figura 7.21 *Vista medial do joelho direito.*

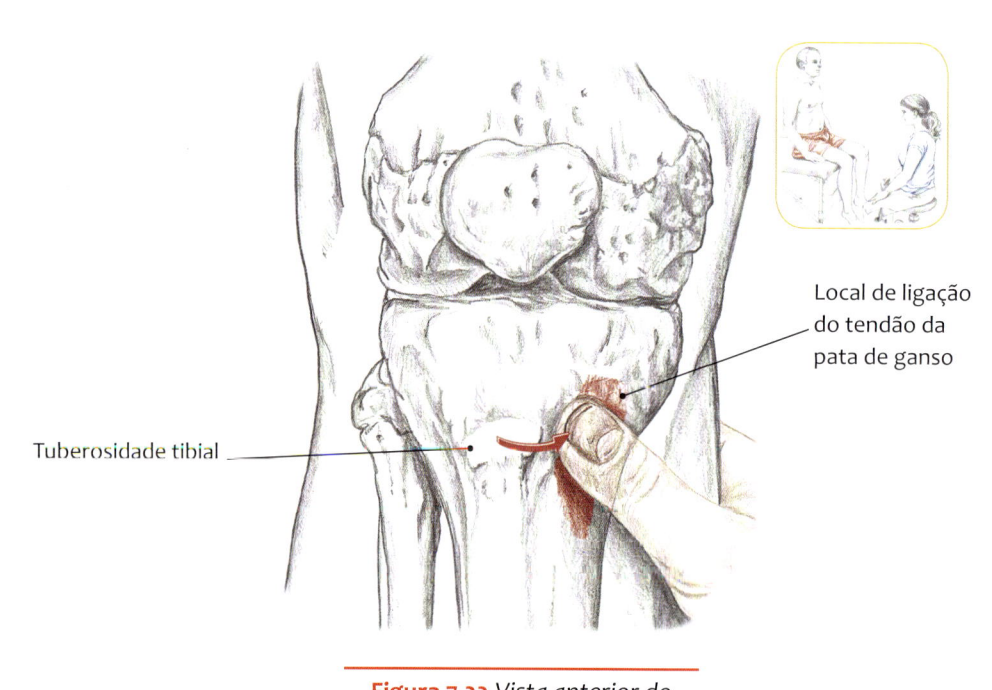

Figura 7.22 *Vista anterior do joelho direito.*

Pata de ganso   Latim.   *Pedis*, pé; *anserinus*, semelhante a ganso

Pista 3 "Colinas em ambos os lados"

Margens dos côndilos femorais

Os dois côndilos femorais, grandes e arredondados, são quase inteiramente inacessíveis. Contudo, suas margens, localizadas em ambos os lados da patela, são de fácil acesso. As margens dos côndilos femorais executam um importante papel na movimentação da patela quando o joelho é flexionado e esticado.

1) Parceiro em posição supina, com o joelho completamente esticado. Localize as laterais da patela.

2) Desloque a patela medialmente e deslize por ela até o côndilo lateral. Explore a margem distinta do côndilo (figura 7.23) e siga-a distalmente à medida que ela continua em direção ao espaço articular.

3) Apalpe a margem do côndilo medial da mesma forma. Compare o tamanho e a altura das duas margens e a relação de ambas com a patela.

As margens estão localizadas logo abaixo da patela? Você consegue segui-las distalmente em direção ao espaço articular do joelho?

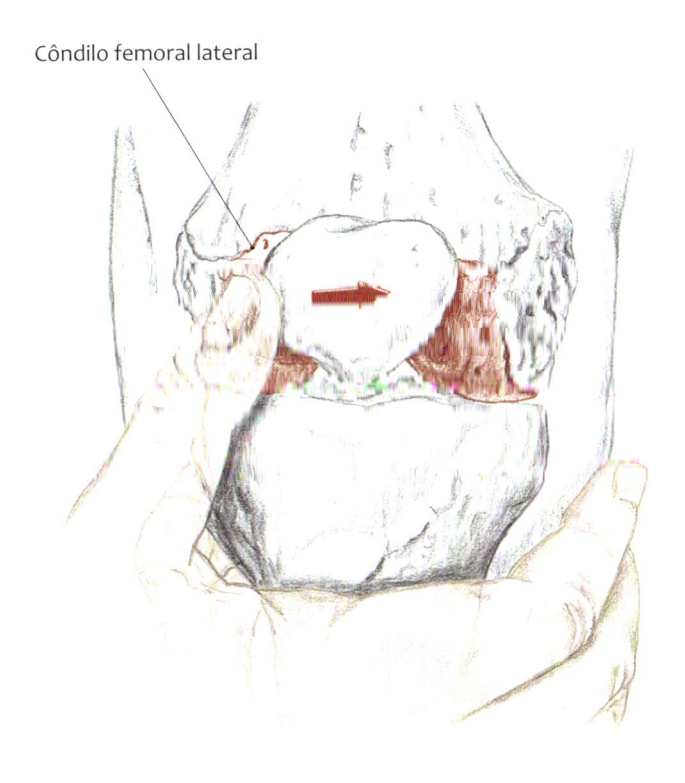

Côndilo femoral lateral

Figura 7.23 Vista anterior do joelho.

Epicôndilos do fêmur

O epicôndilo lateral é uma área nodosa e sem cobertura localizada na superfície lateral do joelho e que serve de local de ligação para o ligamento colateral fibular. É profundo em relação ao trato iliotibial e anterior ao tendão do bíceps femoral.

O epicôndilo medial é profundo ao tendão do sartório, distal em relação ao músculo vasto medial e serve como local de ligação para o ligamento colateral tibial.

1) Parceiro sentado, com o joelho flexionado. Localize a patela.
2) Deslize lateralmente a partir da patela até a parte externa do joelho. Explore essa região, observando a localização proximal do epicôndilo lateral em relação à cabeça da fíbula (figura 7.24).
3) Retorne para a patela e deslize ao epicôndilo medial, na parte interna do joelho. Observe a característica superficial e a superfície arredondada do epicôndilo, assim como sua localização superior à articulação tibiofemoral.

A cabeça da fíbula está em posição distal ao epicôndilo lateral? Você consegue apalpar o vasto medial (p. 398) em posição proximal ao epicôndilo medial?

Tubérculo adutor

O tubérculo adutor tem localização proximal ao epicôndilo medial, entre o ventre do vasto medial e os tendões do isquiotibial. Sua pequena ponta projeta-se para fora da parte superior do epicôndilo medial e é um local de ligação para o tendão adutor magno (p. 411). Em geral, é macio ao toque.

1) Parceiro sentado, com o joelho flexionado. Localize o epicôndilo medial do fêmur.
2) Deslize para cima, pelo lado medial do fêmur. À medida que o contorno do fêmur desaparece em meio ao tecido macio, explore a pequena ponta do tubérculo (figura 7.25).
3) Dedilhe o tendão adutor magno, esfregando a "almofada" de seu polegar anterior e posteriormente.

Você está em posição diretamente proximal ao epicôndilo medial? Com seu polegar na parte proximal do tubérculo (no tendão adutor magno), faça com que seu parceiro aduza suavemente o quadril. O tendão do magno fica tenso e pressiona seu dedo?

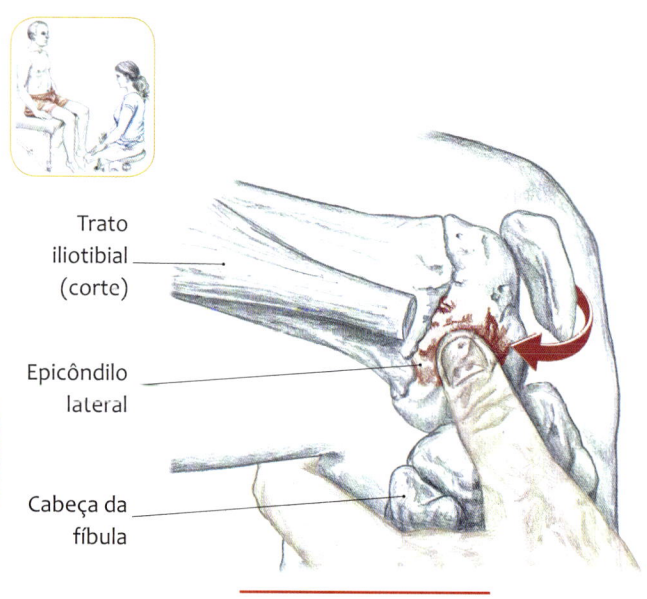

Figura 7.24 *Vista lateral do joelho direito.*

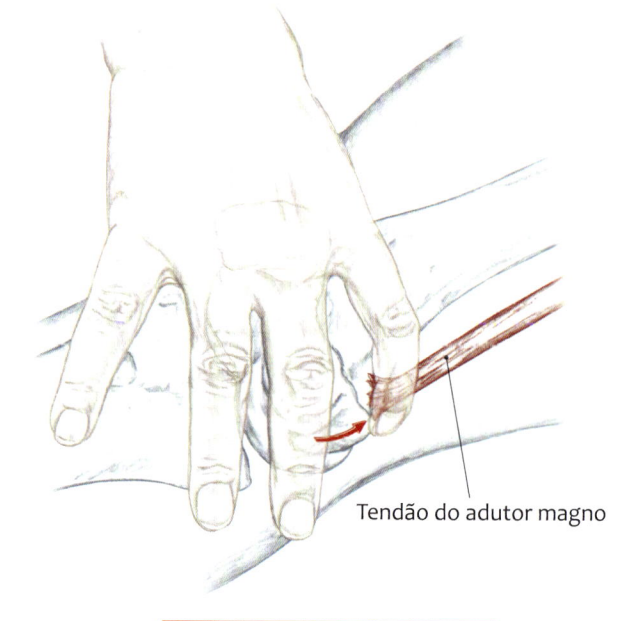

Figura 7.25 *Vista anteromedial do joelho direito.*

Ossos e pontos de referência ósseos do tornozelo e do pé

O pé contém 26 ossos (Figuras 7.9, 7.26 a 7.30). O retropé é a união do talo com o calcâneo. O **talo** articula-se com a tíbia e a fíbula para formar a articulação talocrural ou do tornozelo. O grande e corpulento **calcâneo** é o osso do calcanhar.

O mediopé é composto de cinco tarsos. Pequenos e de formato exclusivo, semelhantes aos ossos carpais do pulso, os **tarsos** são presos rigidamente em conjunto. Eles são mais acessíveis no decorrer da superfície dorsal do pé.

O antepé é formado pelos compridos e superficiais metatarsais e pelas falanges. Semelhante a um metacarpal, cada **metatarso** consiste em uma base proximal, um corpo e uma cabeça distal. O primeiro dedo é formado por duas **falanges** de tamanho considerável; os demais dedos possuem três falanges cada um. As falanges são acessíveis em todos os lados.

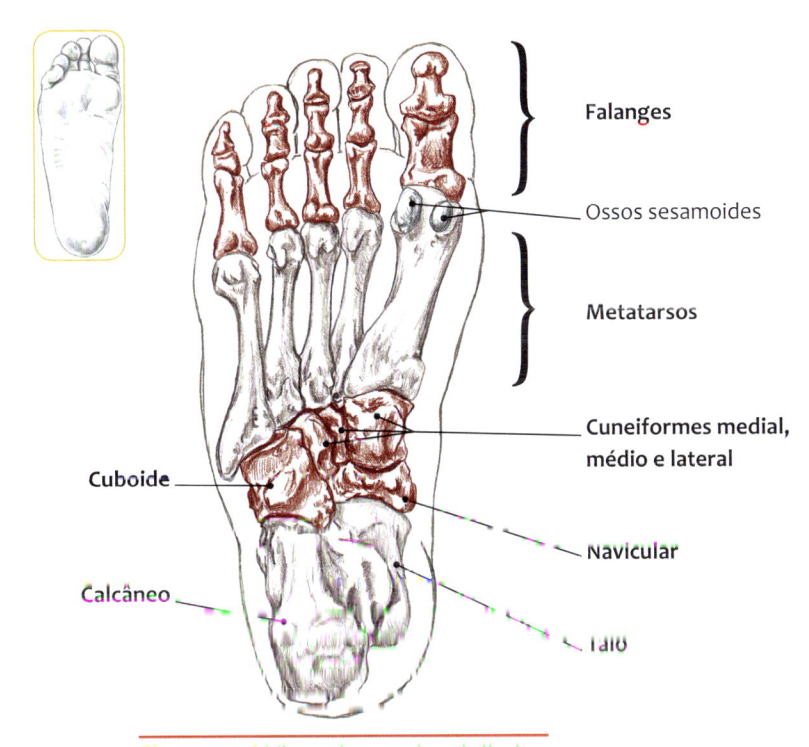

Figura 7.26 Vista plantar do pé direito.

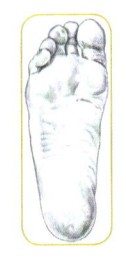

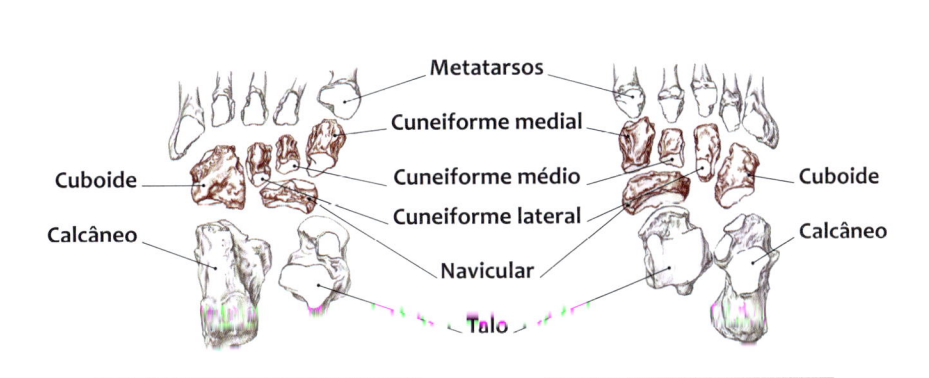

Figura 7.27 Vista plantar do pé direito com os ossos separados.

Figura 7.28 Vista dorsal do pé direito com os ossos separados.

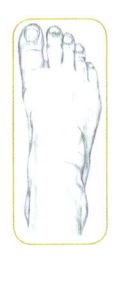

Pontos de referência ósseos

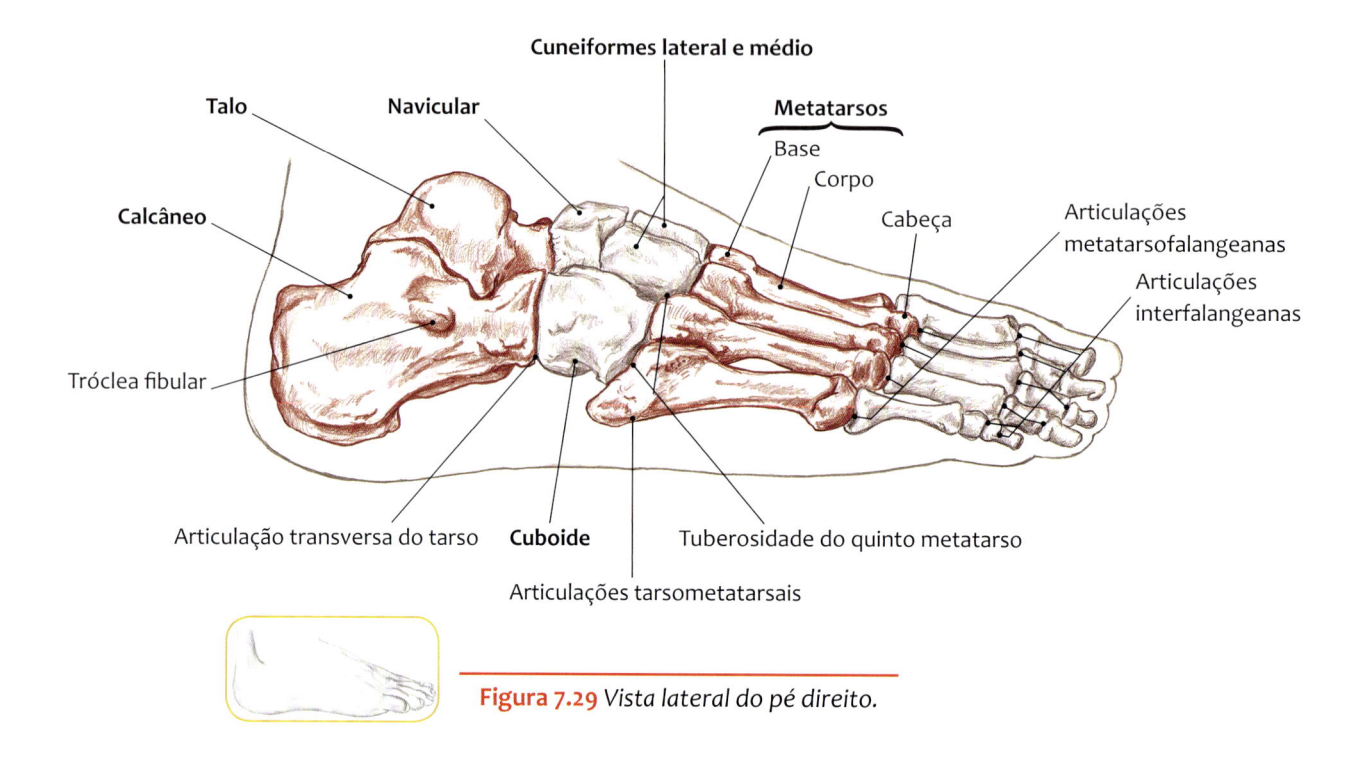

Figura 7.29 Vista lateral do pé direito.

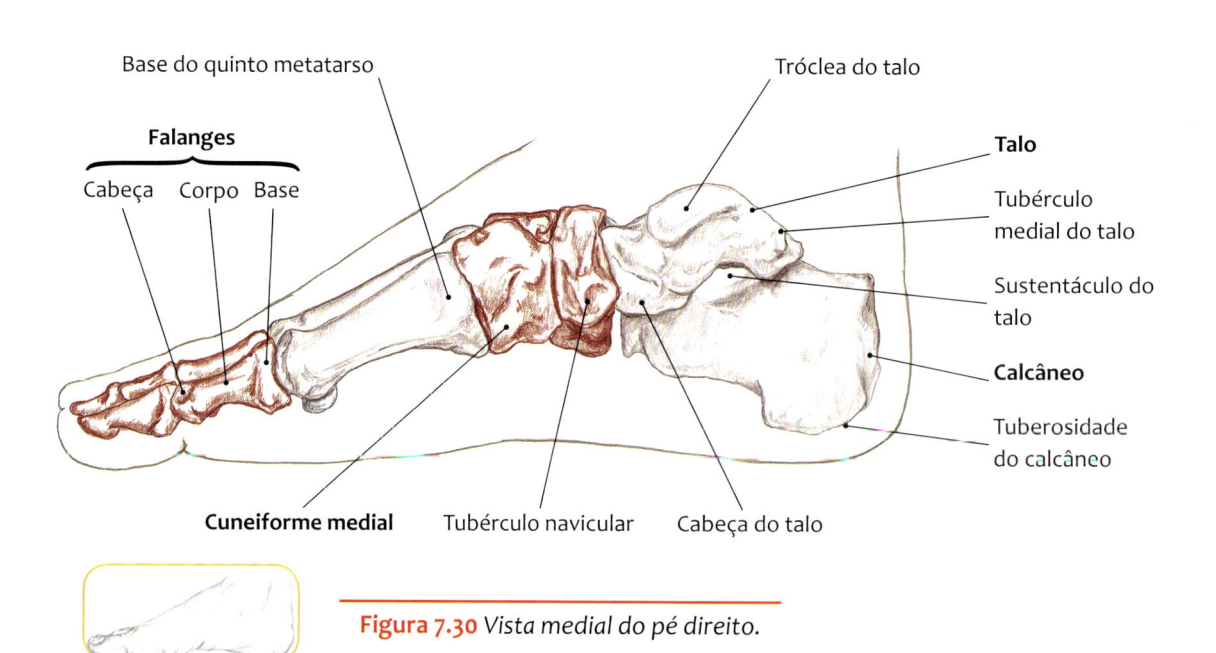

Figura 7.30 Vista medial do pé direito.

Pistas para os pontos de referência ósseos do tornozelo e do pé

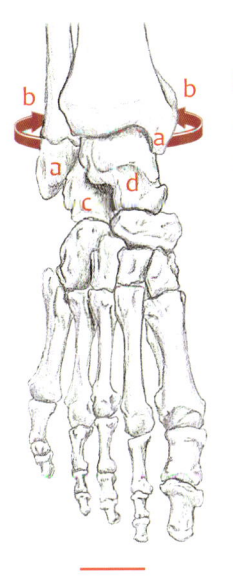

Pista 1 "A estrada de volta": localiza os ossos e os pontos de referência do retropé e do tornozelo.

    a Maléolos lateral e medial
    b Sulcos maleolares
    c Calcâneo
        Tuberosidade do calcâneo
        Sustentáculo do talo
        Tróclea fibular
    d Talo
        Cabeça
        Tróclea
        Tubérculo medial

> As pistas para os pontos de referência ósseos do pé apresentam primeiro o retropé e o antepé, seguidos pelas estruturas mais desafiadoras do mediopé.

Pista 1

Pista 2 "Porquinhos": esse caminho apalpa os ossos e as articulações dos dedos e do antepé.

    a Hálux
    b Primeiro metatarso
    c Da segunda à quinta falange
    d Do segundo ao quinto metatarso
    e Tuberosidade do quinto metatarso

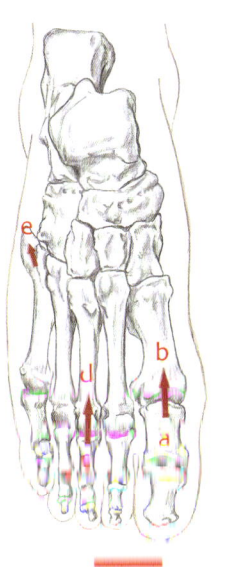

Pista 2

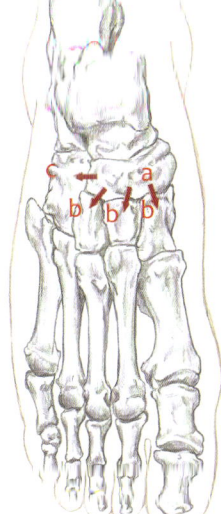

Pista 3 "A arcada": explora os ossos do mediopé localizados no arco do pé.

    a Navicular e tuberosidade navicular
    b Cuneiformes medial, médio e lateral
    c Cuboide

> Assim como os carpais do pulso, os nomes dos tarsos falam por si sós:
> Cuboide — Grego. Formato do cubo
> Cuneiforme — Latim. Formato de cunha
> Navicular — Latim. Formato do barco

Pista 3

Metatarso	Grego.	*Meta*, após, além.
Falanges	Grego.	Fileira de pontos justos ou linha de batalha
Tarso	Grego.	Cesto de vime

Pista 1 "A estrada de volta"

Maléolos lateral e medial

Os maléolos lateral e medial são as grandes e evidentes protuberâncias em ambos os lados do tornozelo. O maléolo medial, mais amplo, localiza-se na extremidade distal da tíbia, enquanto o maléolo lateral, mais fino, projeta-se a partir da fíbula distal.

1) Parceiro sentado ou em posição supina. Explore e compare os formatos e os tamanhos dos dois maléolos. Apalpando todos os lados de suas superfícies, observe como o maléolo lateral se estende ainda mais distalmente do que o maléolo medial (figura 7.31).

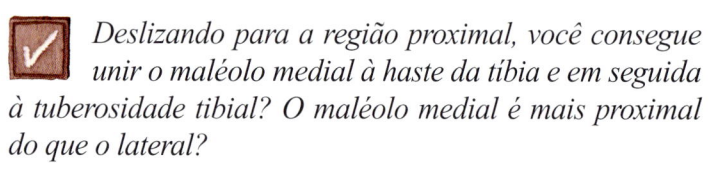

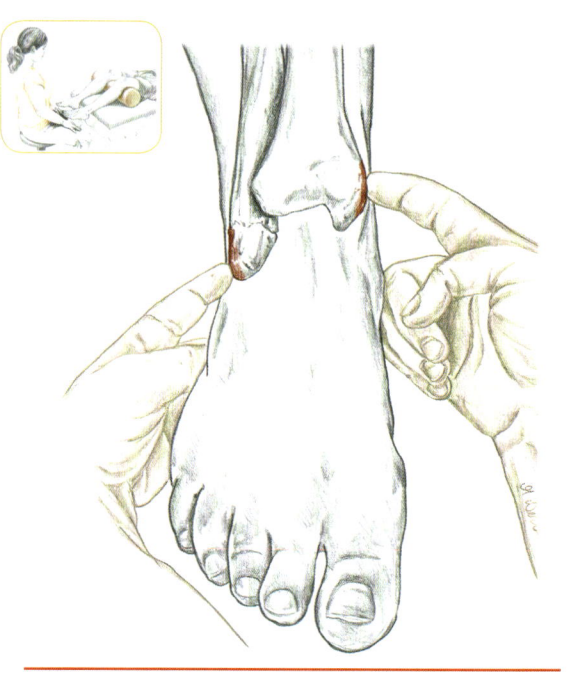

Deslizando para a região proximal, você consegue unir o maléolo medial à haste da tíbia e em seguida à tuberosidade tibial? O maléolo medial é mais proximal do que o lateral?

Figura 7.31 Palpação do nível de cada maléolo.

Sulcos maleolares

Tanto o maléolo medial como o lateral possuem pequenos sulcos verticais entalhados em suas superfícies posteriores. Esses sulcos servem para oferecer estabilidade e alavancar os tendões que perpassam o tornozelo. Pelo fato de esses tendões se localizarem no interior ou junto ao sulco, pode ser difícil sentir a verdadeira depressão dele.

1) Parceiro em posição supina ou sentado. Localize o maléolo medial.
2) Deslize posteriormente cerca de 1,5 centímetro para apalpar a parte posterior do maléolo, a fim de localizar um sulco fino e vertical (figura 7.32).
3) Encurte o tecido adjacente invertendo o pé passivamente e explore o comprimento do sulco medial e os tendões superficiais.
4) Tente esse mesmo método no maléolo lateral, agora apenas evertendo o pé passivamente, a fim de encurtar o tecido circundante e localizar o sulco lateral (figura 7.33).

Visto que cada um dos sulcos corre verticalmente, você é capaz de deslizar seu dedo horizontalmente por cada sulco vertical para determinar sua localização e seu formato?

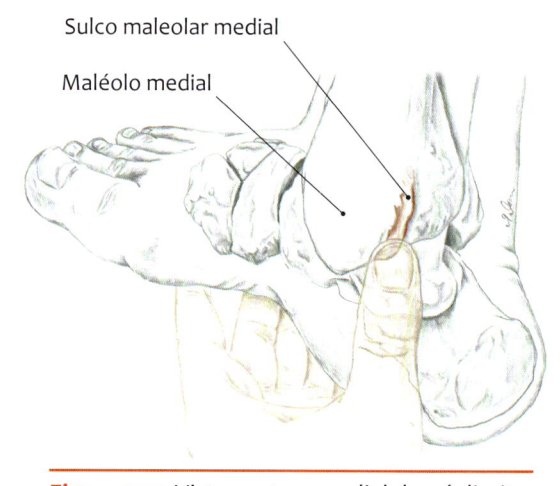

Figura 7.32 Vista posteromedial do pé direito.

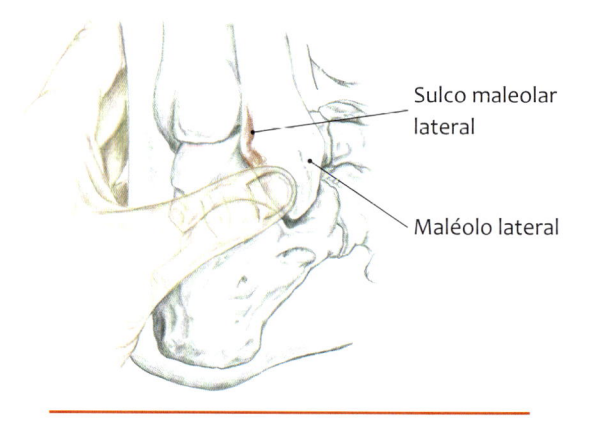

Figura 7.33 Vista posterolateral do pé direito.

Calcâneo Latim. Calcanhar
Maléolo Latim. Pequeno martelo

Calcâneo

Tuberosidade, sustentáculo do talo e tróclea fibular

O grande e sólido **calcâneo** forma o calcanhar. Situa-se embaixo do talo e projeta-se cerca de cinco centímetros posteriormente a partir do maléolo. Os lados medial e lateral do calcâneo são profundos em relação aos tendões, embora sejam facilmente palpáveis. A **tuberosidade** do calcâneo é uma região arredondada localizada em sua superfície posterior. O tendão calcâneo liga-se à parte superior da tuberosidade.

O **sustentáculo do talo** localiza-se no lado medial do calcâneo, a cerca de 2,5 centímetros do maléolo medial, em direção distal (figura 7.35). Com formato semelhante a uma prancha, o sustentáculo é profundo aos tendões flexores e sustenta o talo no calcâneo, além de ser um local de ligação para o ligamento deltoide (p. 569). Apenas sua pequena ponta é acessível.

A **tróclea fibular** localiza-se na lateral do pé (figura 7.34). A cerca de 2,5 centímetros distais ao maléolo lateral, a tróclea é uma proeminência pequena e superficial que se projeta da superfície calcânea para auxiliar na estabilização dos músculos fibulares (p. 480).

Tuberosidade do calcâneo

1) Parceiro em posição supina ou sentado. Desloque os dedos distalmente a partir do maléolo, descendo para o calcanhar. Apalpe e explore o formato e a circunferência da parte posterior do calcâneo.
2) Mova-se para a superfície plantar, a fim de isolar a tuberosidade na base do calcanhar (figura 7.36). A tuberosidade se parecerá mais com uma região plana do que com uma saliência eminente.

> *Posicione uma mão no maléolo e a outra na tuberosidade. Observe o quanto o calcâneo se estende posteriormente.*

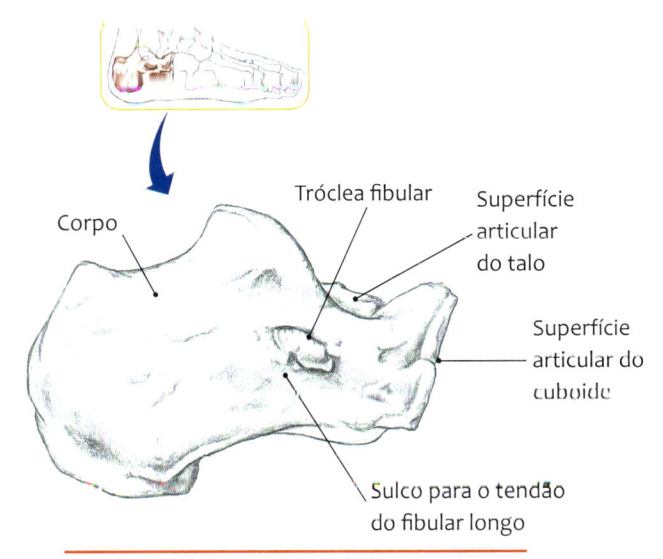

Figura 7.34 Vista lateral do calcâneo direito.

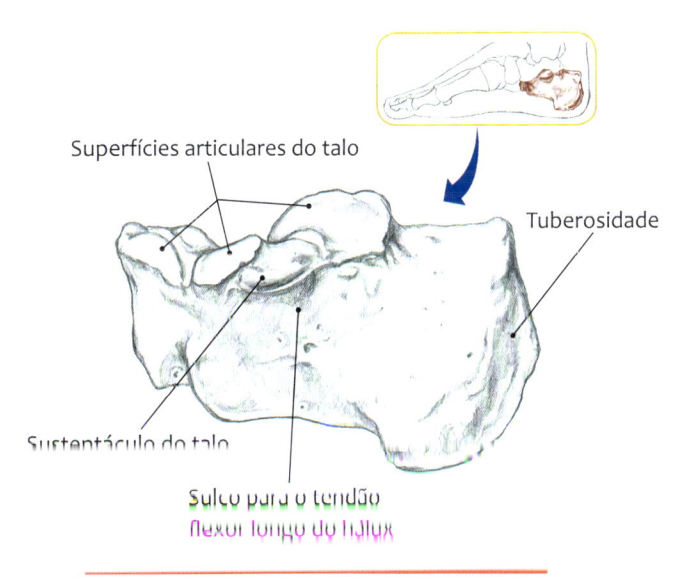

Figura 7.35 Vista medial do calcâneo direito.

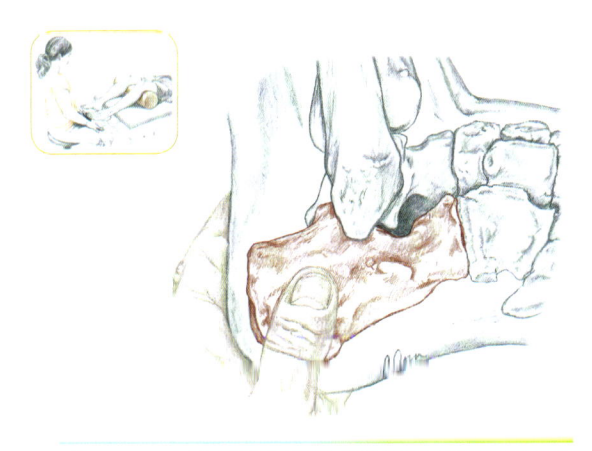

Figura 7.36 Exploração do calcâneo. Vista lateral.

Sustentáculo do talo

1) Parceiro em posição supina ou sentado. Com o tornozelo em uma posição neutra, localize o maléolo medial.
2) Deslize distalmente cerca de 2,5 centímetros até a pequena ponta do sustentáculo (figura 7.37). Inverter o pé passivamente suavizará os tecidos cincundantes.
3) Contorne seus lados e observe os tecidos macios na região distal ao pé.

✓ *Você está em posição distal ao maléolo medial? Se deslizar distalmente pelo sustentáculo do talo, você sente os tecidos espessos na sola do pé?*

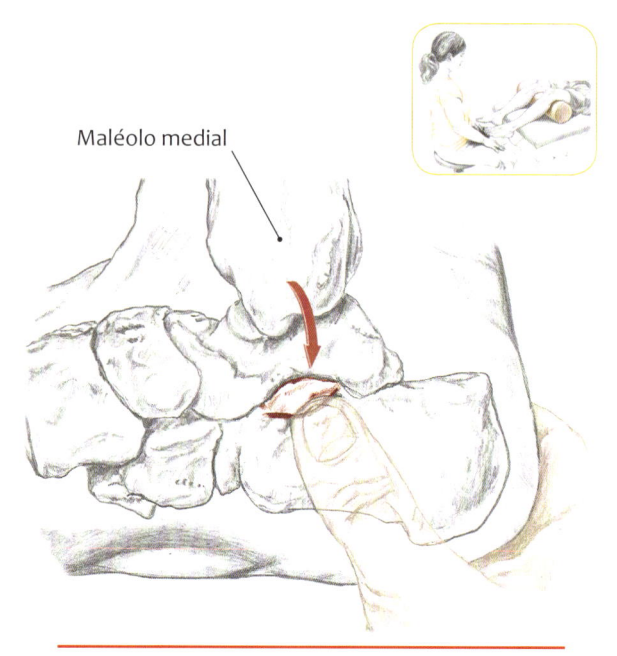

Figura 7.37 *Vista medial do tornozelo direito, mostrando a localização do sustentáculo.*

Tróclea fibular

1) Parceiro em posição supina ou sentado. Com o tornozelo em posição dorsoflexionada, localize o maléolo lateral.
2) Deslize para baixo cerca de 2,5 centímetros e explore para localizar a pequena e superficial tróclea. Ela pode ser sentida como uma pequena protuberância na superfície do calcâneo (figura 7.38). Everter o pé passivamente amaciará os tecidos adjacentes.
3) Delineie suas margens, prestando atenção aos tecidos macios dispostos distalmente à tróclea.

✓ *Você está em posição distal ao maléolo lateral? Se deslizar distalmente pela tróclea, você sente os espessos tecidos do pé? Peça a seu parceiro que everta e relaxe o pé alternadamente. Os tendões fibulares passam ao longo dos lados da tróclea?*

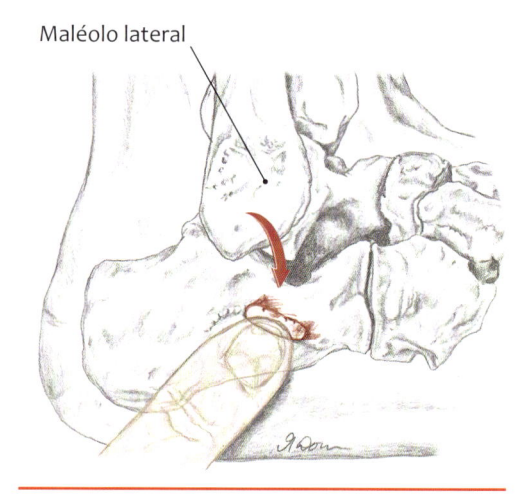

Figura 7.38 *Vista lateral do tornozelo direito, mostrando o isolamento da tróclea fibular.*

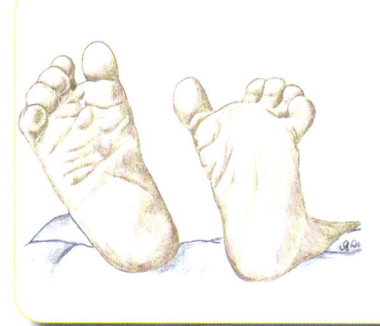

Dentre os 200 tipos diferentes de primatas no mundo, os humanos são os únicos que apresentam um primeiro dedo sem a capacidade de agarrar. Visto que não escalamos mais árvores, nosso pé perdeu suas capacidades semelhantes à da mão, a fim de se tornar uma plataforma para um corpo vertical.

Isso não significa, contudo, que os dedos dos pés foram feitos para ser inativos. O pé de uma criança possui uma capacidade 20 vezes maior de o primeiro dedo agarrar se comparado ao pé de um adulto que utiliza sapatos. E, em uma cultura em que se anda descalço, as pessoas mantêm as habilidades de preensão de seus pés durante a fase adulta, utilizando-os para costurar e até mesmo para enfiar linhas em agulhas.

Sustentáculo Latim. Apoio

Talo

Cabeça, tróclea e tubérculo medial

O **talo** possui três pontos de referência acessíveis. A **cabeça** é a parte arredondada e posterior que se articula com o navicular (figura 7.39). A parte medial da cabeça é acessível posteriormente ao tubérculo navicular (p. 468). A **tróclea**, a proeminência grande e superior do corpo do talo, é presa entre as extremidades distais da fíbula e da tíbia (figura 7.40). A parte anterior da tróclea localiza-se entre os maléolos. Finalmente, o pequeno **tubérculo medial** do talo é posterior ao maléolo medial e serve de local de ligação para o ligamento deltoide (p. 507).

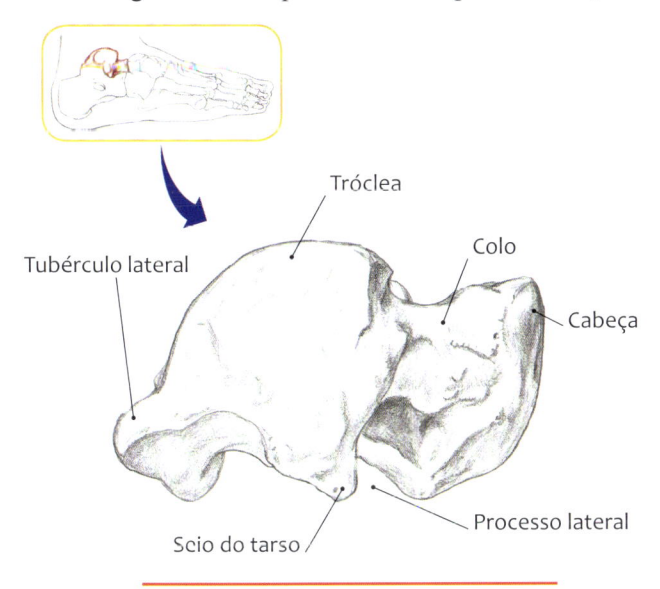

Figura 7.39 Vista lateral do talo direito.

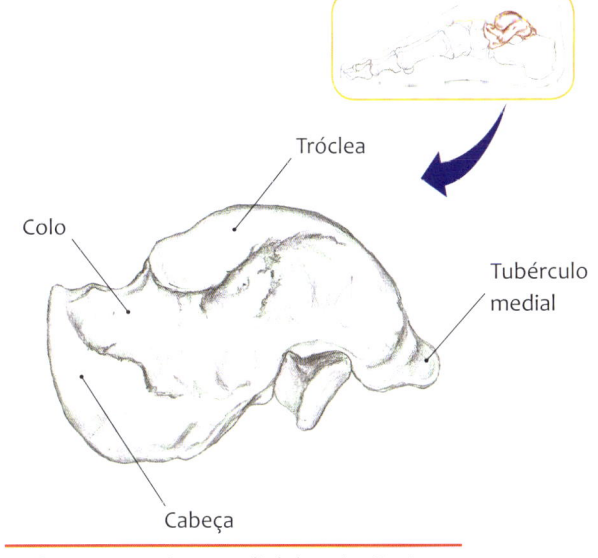

Figura 7.40 Vista medial do talo direito.

Os ossos calcâneo, talo e cuboide possuem um leve formato de cubo. Os soldados da Roma Antiga utilizavam esses ossos (provavelmente de cavalos) para entalhar dados para jogos. Por esse motivo, o talo é às vezes chamado de astrágalo, que em latim significa dado.

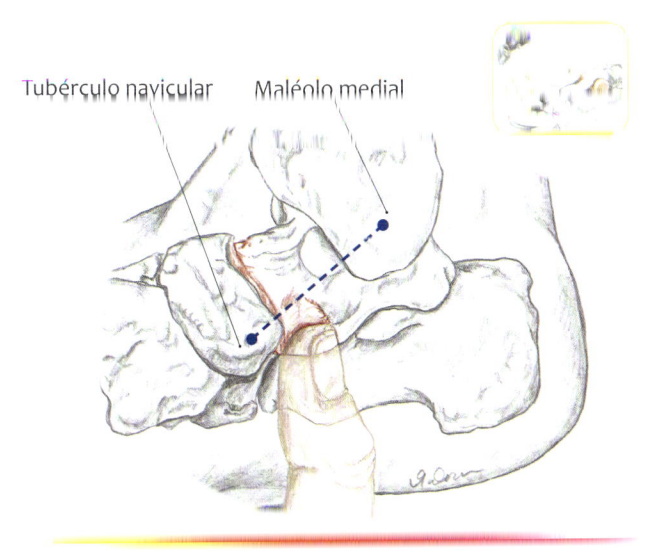

Cabeça do talo

1) Parceiro em posição supina ou sentado, com o tornozelo em posição neutra. Localize o tubérculo navicular (p. 468).
2) Deslize proximalmente pelo tubérculo até a cabeça do talo. A cabeça pode parecer uma depressão se comparada ao tubérculo.
3) Inverta e everta passivamente o pé para distinguir claramente esses dois pontos de referência. Quando o pé é invertido, o tubérculo navicular se torna mais saliente; quando o pé é evertido, a cabeça do talo fica mais protuberante.

Se você desenhar uma linha entre o maléolo medial e o tubérculo navicular, a cabeça do talo estará localizada ao longo dessa linha (figura 7.41).

Figura 7.41 Desenhando uma linha entre o tubérculo navicular e o maléolo medial para acessar a cabeça do talo. Vista medial do tornozelo direito.

Talo	Latim.	Tornozelo
Tróclea	Grego.	Roldana

Tróclea do talo

1) Parceiro em posição supina. Inverta passivamente e plantiflexione o pé.
2) Desenhe uma linha horizontal que conecta os maléolos e desloque-se para baixo, pelo centro da linha, procurando uma protuberância óssea. A tróclea estará em posição profunda aos tendões sobrejacentes e mais proeminente perto do maléolo lateral (figura 7.42).

✓ *O tecido que você está apalpando é rígido e imóvel como osso, ou firme e móvel como um tendão? Se você movimentar o pé passivamente de volta para uma posição neutra, a protuberância óssea que você está apalpando parece desaparecer em meio ao tornozelo?*

Tubérculo medial

1) Parceiro em posição supina. Localize o maléolo medial. Em vez de deslizar em direção distal, rumo ao sustentáculo do talo (figura 7.37), deslize posteriormente pelo maléolo, a um ângulo de 45 graus, para localizar o tubérculo medial (figura 7.43).
2) Dorsiflexione e plantiflexione passivamente o tornozelo, observando como o tubérculo parece deslizar pelo maléolo.

Maléolo medial

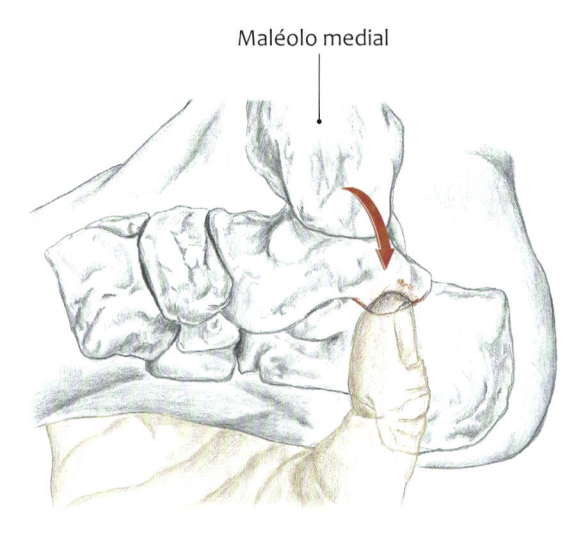

Figura 7.43 Contato com o tubérculo medial. Vista medial do pé direito.

Linha desenhada entre os maléolos

Tróclea do talo

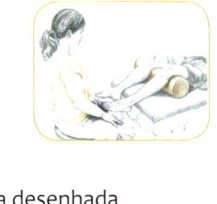

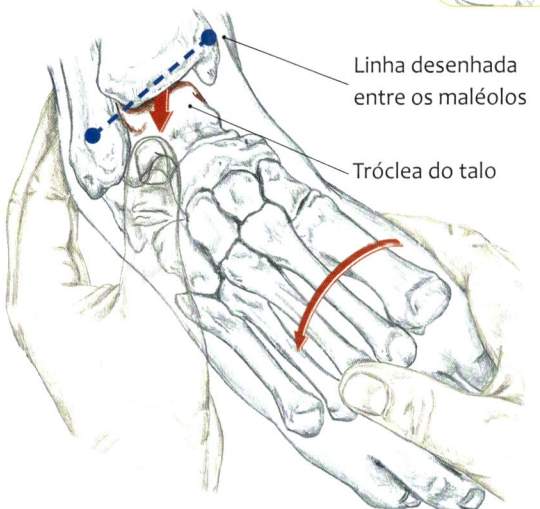

Figura 7.42 Vista dorsolateral do pé direito, com o pé invertido e a planta flexionada.

Pista 2 "Porquinhos"

Hálux

O hálux (dedão) é composto de duas falanges. A articulação entre as falanges, a interfalangeana, é do tipo gínglimo e está envolta em ligamentos de sustentação. A primeira articulação metatarsofalangeana localiza-se na bola do pé. Trata-se de uma articulação elipsoide com um formato grande e bulboso.

1) Parceiro sentado ou em posição supina. Apalpe toda a superfície do primeiro dedo, observando as diferenças na espessura e na textura entre suas superfícies dorsal e plantar (figura 7.44).
2) Explore a superfície de cada articulação, movendo-as passivamente por toda a sua amplitude de movimento.

✓ *A falange proximal é quase duas vezes mais comprida do que sua contraparte distal?*

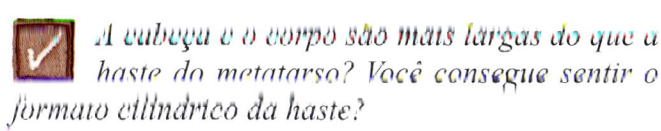

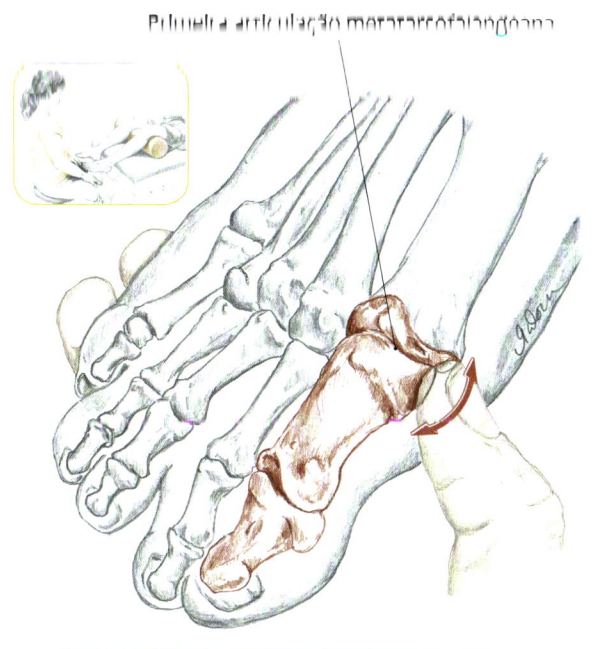

Figura 7.44 Vista dorsomedial do pé direito.

Primeiro metatarso

Ao contrário dos compridos e delgados metatarsos do segundo ao quinto dedo, o primeiro metatarso é curto e forte. Seus lados dorsal e medial são superficiais e de fácil acesso; sua superfície plantar é profunda em relação a diversos músculos grossos (figura 7.45). A extremidade proximal do primeiro metatarso alarga-se para se articular com o cuneiforme medial. Essa articulação, em geral, forma uma crista visível na parte superior do pé, a qual pode ser irritada pelo uso de calçados apertados.

1) Parceiro sentado ou em posição supina. Localize o corpo metatarsal na parte medial do pé.
2) Explore o tamanho e o comprimento do corpo, deslizando por toda a sua superfície. Apalpe a junção e a crista na cabeça metatarsal e no cuneiforme medial (figura 7.46).

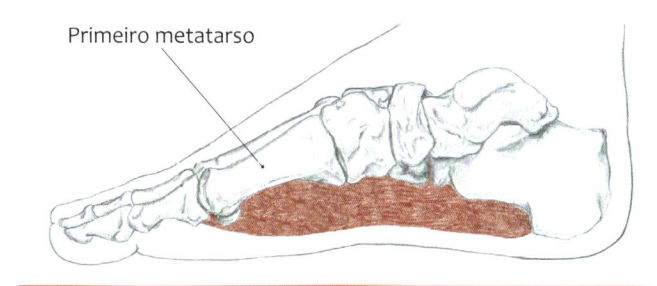

✓ *A cabeça e o corpo são mais largas do que a haste do metatarso? Você consegue sentir o formato cilíndrico da haste?*

Figura 7.45 Vista medial do pé direito. A área sombreada indica massa muscular ao longo da superfície plantar do pé.

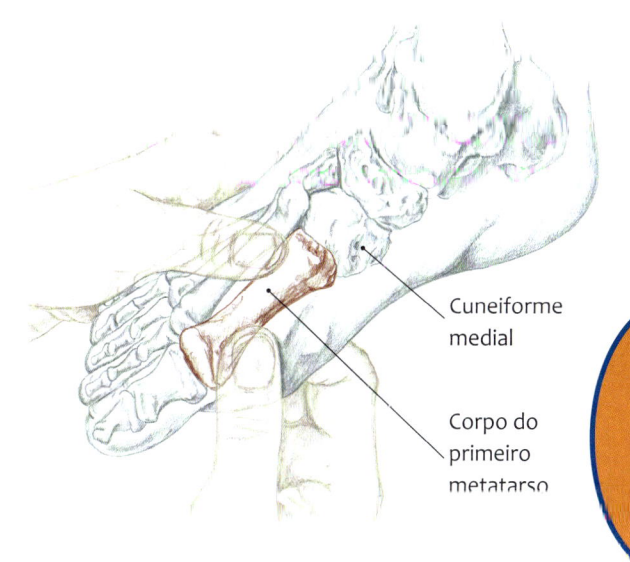

Figura 7.46 Vista dorsomedial do pé direito.

Hálux   Latim.   Primeiro dedo do pé

Falanges

Ao contrário do hálux, os demais dedos contêm três falanges cada um. Há duas articulações em cada dedo – a interfalangeana proximal e a interfalangeana distal.

1) Sentado ou em posição supina. Apalpe todas as superfícies dos dedos, observando o tecido fino na extensão de seus lados internos. Explore um dedo por vez, movimentando cada um deles de modo lento, em toda a sua amplitude de movimento (figura 7.47).

Do segundo ao quinto metatarso

Cada um dos ossos compridos e finos do segundo ao quinto metatarso possui uma base alargada e cabeça. As bases estão dispostas próximas umas às outras, em articulação com os tarsos. Os espaços entre os metatarsos são preenchidos pelos pequenos músculos intrínsecos dos dedos dos pés e são facilmente palpáveis na superfície dorsal do pé.

A tuberosidade do quinto metatarso é uma protuberância arredondada e superficial que se estende lateralmente pela base do metatarso e é o local de ligação para o fibular curto (p. 480).

Metatarsos

1) Parceiro sentado ou em posição supina. Segure o pé com ambas as mãos e apalpe a cabeça de cada metatarso no lado dorsal do pé.
2) Utilize as pontas dos dois polegares para explorar a extensão de cada osso e seus espaços circundantes. Siga proximalmente o corpo de cada metatarso (figura 7.48). Observe como ele se alarga para formar a base do osso.

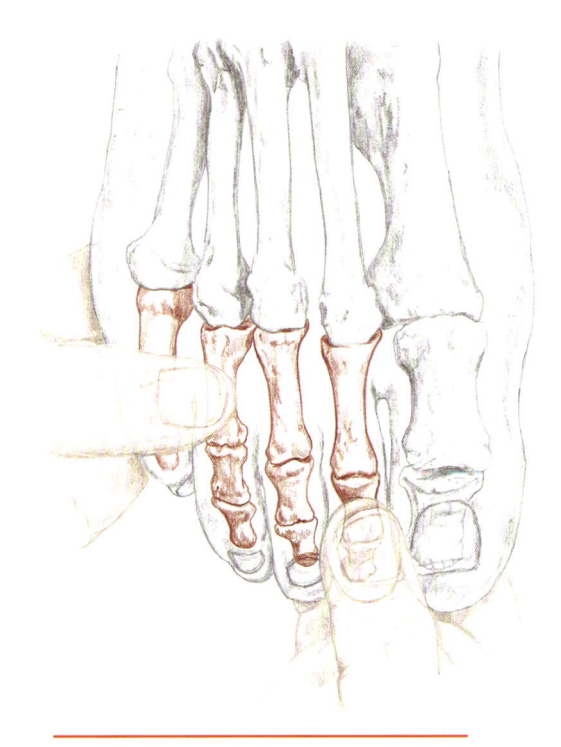

Figura 7.47 *Explorando as falanges.*

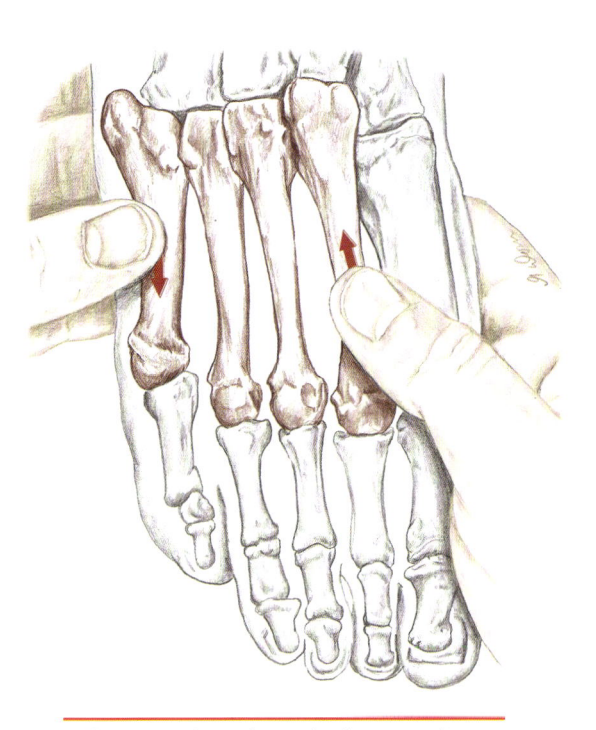

Figura 7.48 *Explorando do segundo ao quinto metatarso.*

Tuberosidade do quinto metatarso

1) Parceiro sentado ou em posição supina. Localize o corpo do quinto metatarso.
2) Siga o corpo proximalmente até onde a base se torna saliente, na região lateral (figura 7.49). Explore o formato da superfície da tuberosidade e seus pontos de referência adjacentes à medida que ela se projeta na lateral do pé.

✓ *Quando o tornozelo é dorsiflexionado, você está posicionado distalmente (anteriormente) a cerca de cinco centímetros do maléolo lateral? A extremidade que você está apalpando conecta-se ao quinto metatarso?*

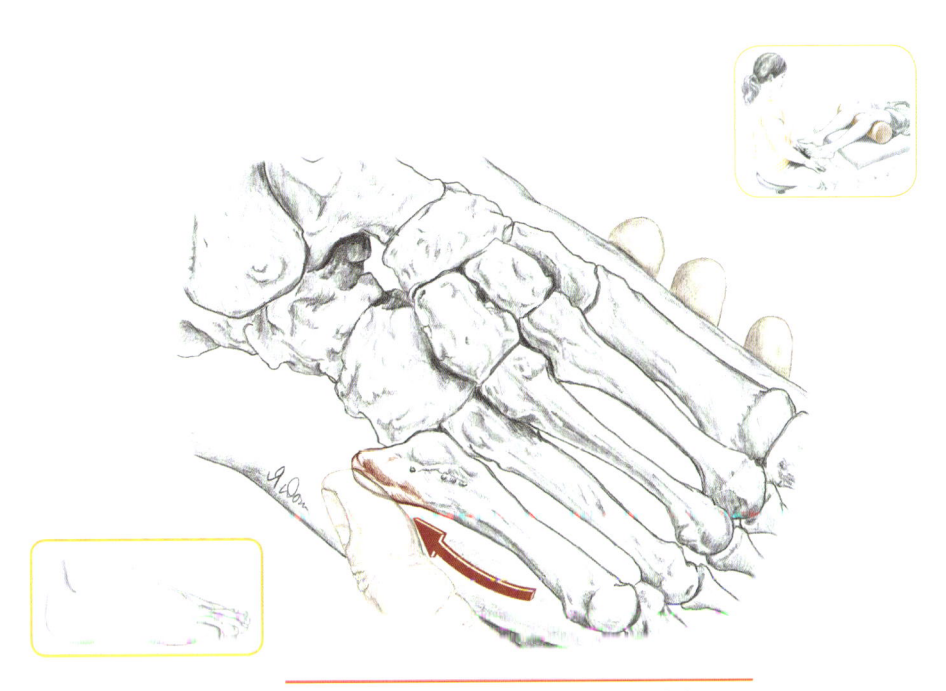

Figura 7.49 Vista dorsolateral do pé direito, acessando a tuberosidade do quinto metatarso.

Ao mesmo tempo em que o ato de amarrar os sapatos certamente protegeu nossos pés e reduziu o número de tornozelos torcidos, ele também infligiu um massacre aos nossos arcos. Com o apoio externo dos sapatos, os arcos não precisam mais se adaptar às variações de terreno, fazendo com que a musculatura que normalmente nos dá suporte se enfraqueça.

Consequentemente, o arco na parte medial do pé perde a força, resultando em uma condição frequentemente conhecida como "pé chato".

Pista 3 "A arcada"

Cuneiformes medial, médio e lateral

Os três cuneiformes localizam-se em uma fileira entre o navicular e os metatarsos. O cuneiforme medial serve de local de ligação para os músculos tibial anterior e tibial posterior, além de poder ser isolado em suas superfícies dorsal e medial. Os cuneiformes médio e lateral, imprensados entre o cuneiforme medial e o cuboide, são acessíveis em suas superfícies dorsais.

1) Parceiro sentado ou em posição supina. Localize a base do primeiro metatarso.
2) Deslize em direção proximal até a fina vala da primeira articulação tarsometatarsal. Continue em direção proximal, na superfície do cuneiforme medial.
3) Deslize em direção lateral, a partir do cuneiforme medial e ao longo da superfície dorsal do pé, e explore as superfícies dos cuneiformes médio e lateral (figura 7.50).

Você está em posição proximal à base do primeiro metatarso e consegue isolar a articulação entre esses dois ossos? Se você seguir o tendão tibial anterior, ele se direciona à mesma posição em que você estava apalpando o cuneiforme medial?

O tendão tibial anterior (p. 482) desce superficialmente à superfície dorsal do tornozelo e se direciona ao lado medial do cuneiforme medial. Faça com que seu parceiro dorsiflexione o pé e siga o tendão distalmente, enquanto ele se funde ao cuneiforme medial.

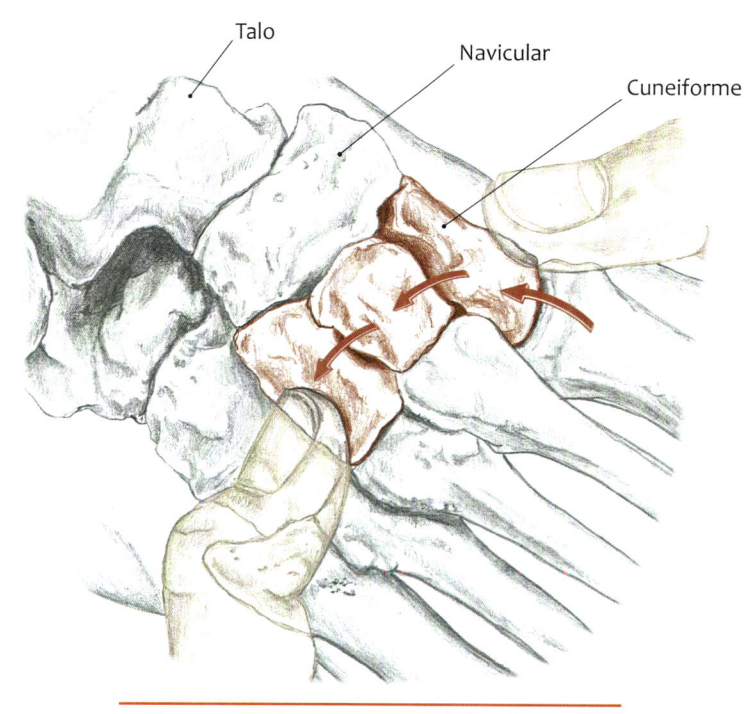

Figura 7.50 *Vista dorsolateral do pé direito.*

Cuneiforme Latim. *Cuneus*, formato de cunha

Perna e Pé | 467

Joelho

Perna posterior de uma vaca

Tornozelo

Metatarso

Joelho

Perna traseira de um cão

Tornozelo

Metatarsos

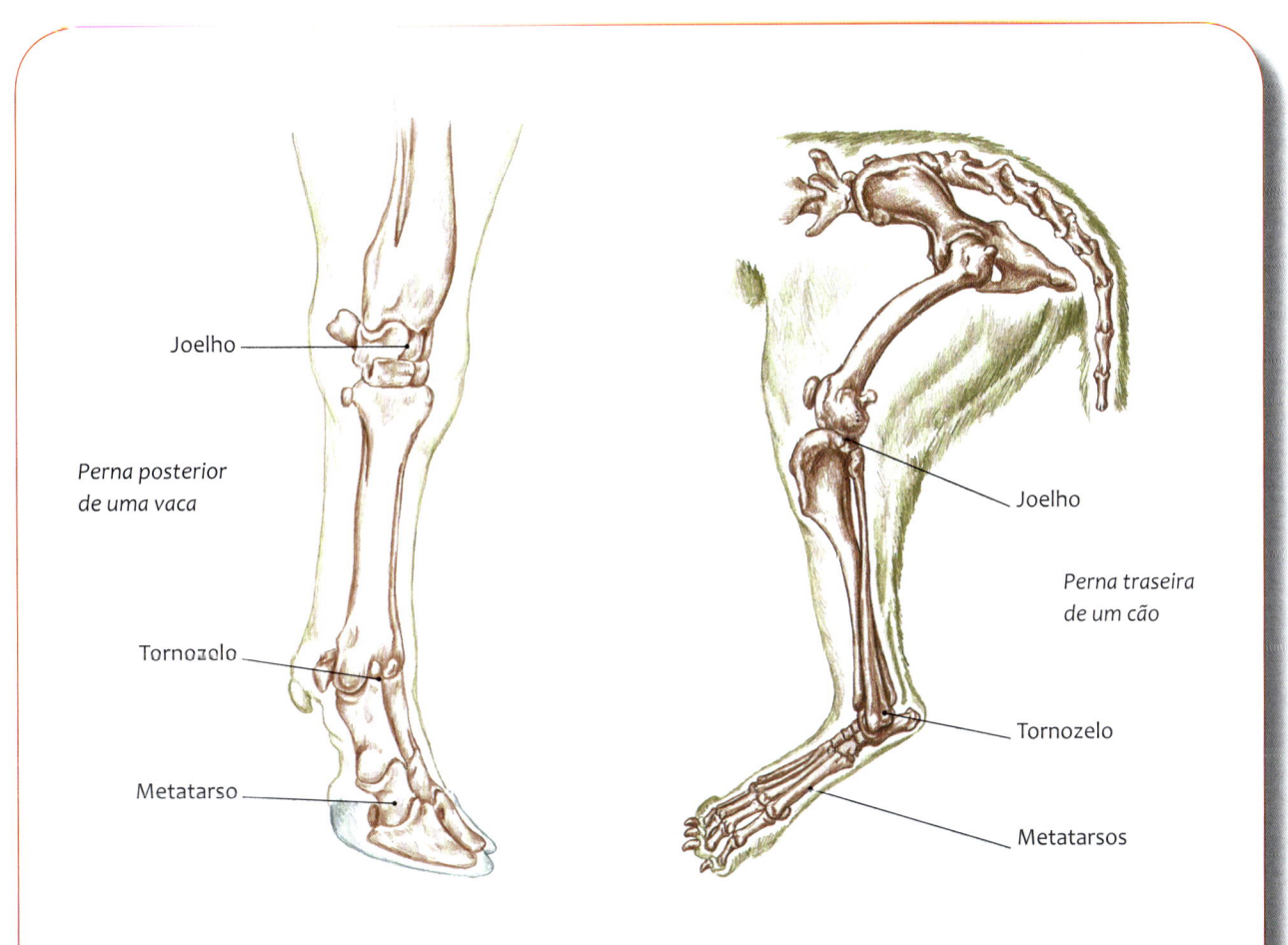

Mamíferos como gatos e cães são chamados de digitígrados, ou seja, caminham em seus dedos dos pés. Quando os digitígrados estão em pé, seus tarsos e metatarsos não entram em contato com o solo, formando o que parece ser uma perna. Por esse motivo, o tornozelo de um cão ou gato é geralmente confundido com o joelho, enquanto o verdadeiro joelho parece estar hiperestendido.

Os digitígrados levantam-se sobre os dedos dos pés dessa maneira para aumentar sua altura. A altura extra acentua a percepção sensorial e aumenta a largura do passo.

Animais de casco, chamados ungulados, vão um passo além dos digitígrados quando se levantam sobre suas falanges, exceto a distal. Com essa postura ampla e de quatro pontos, esses animais literalmente caminham nas pontas dos dedos o tempo inteiro.

Andar na ponta dos pés mostrará rapidamente a você que nenhum desses modos de caminhar funciona para os humanos. Nós somos plantígrados, ou seja, caminhamos sobre as solas dos pés. Como também somos bípedes, devemos estabilizar nossos pés, pressionando firmemente todos os seus ossos no solo, a fim de manter nosso equilíbrio.

Navicular

O navicular, em formato de feijão, está imprensado entre o talo e os cuneiformes medial e médio. Suas superfícies dorsal e medial são superficiais e palpáveis. A tuberosidade superficial projeta-se no lado medial do pé, além de ser um local de ligação para o músculo tibial posterior (p. 485) e para o ligamento calcaneonavicular plantar (p. 507).

1) Parceiro sentado ou em posição supina. Localize a base do primeiro metatarso.
2) Deslizando pelo lado medial do pé, movimente-se em direção proximal pela superfície do cuneiforme medial e pela delgada articulação entre o cuneiforme medial e o navicular.
3) À medida que se movimenta pela superfície do navicular, explore o formato e o tamanho da tuberosidade navicular (figura 7.51). A tuberosidade estará a aproximadamente 2,5 a 5 centímetros distais do maléolo medial.

> *O osso que você está apalpando projeta-se mais medialmente do que as superfícies dos outros ossos, na parte medial do pé? Se você posicionar um dedo na tuberosidade do quinto metatarso e na tuberosidade navicular simultaneamente, a tuberosidade metatarsal estará localizada em posição levemente distal à tuberosidade navicular? (Veja box na p. 469)*

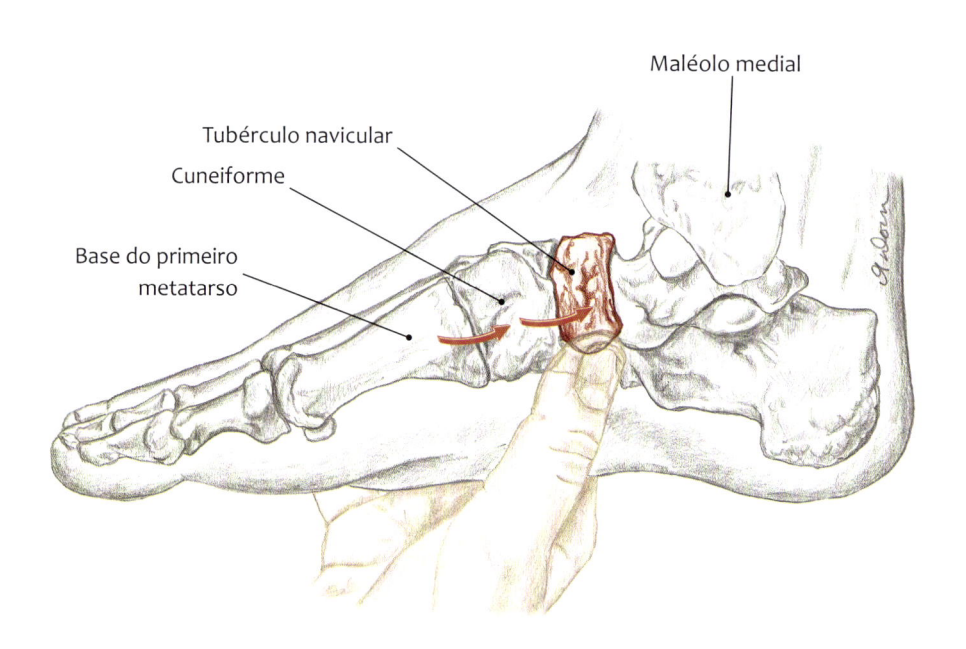

Figura 7.51 *Vista medial do pé direito.*

Navicular   Latim.   Formato de canoa

> A tuberosidade do quinto metatarso (a) e o tubérculo navicular (b) podem ser pontos de referência úteis. Apalpe as duas estruturas e observe como a tuberosidade do quinto metatarso localiza-se em posição mais distal do que o navicular.

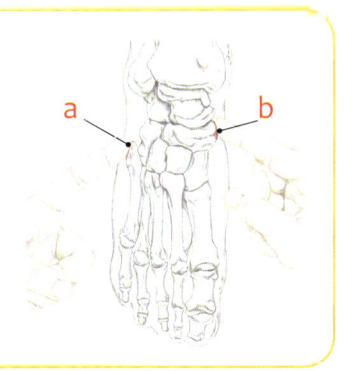

Cuboide

Como seu nome sugere, o cuboide apresenta formato de cubo. É cercado em três de seus quatro lados pelo quarto e quinto metatarsos, pelo cuneiforme lateral e pelo calcâneo. A superfície dorsal do cuboide é parcialmente coberta pelo ventre do extensor curto dos dedos (p. 492). Por causa de sua localização apertada e da cobertura do extensor curto dos dedos, o cuboide é acessível apenas parcialmente.

1) Parceiro sentado ou em posição supina. Desenhe uma linha imaginária da tuberosidade do quinto metatarso até o maléolo lateral.
2) Seguindo essa linha, o cuboide está a cerca de 1,25 centímetro da tuberosidade (figura 7.52).

Você está em posição proximal à tuberosidade do quinto metatarso? Com o pé dorsiflexionado, você está a cerca de 2,5 centímetros em posição dorsal/distal do maléolo lateral?

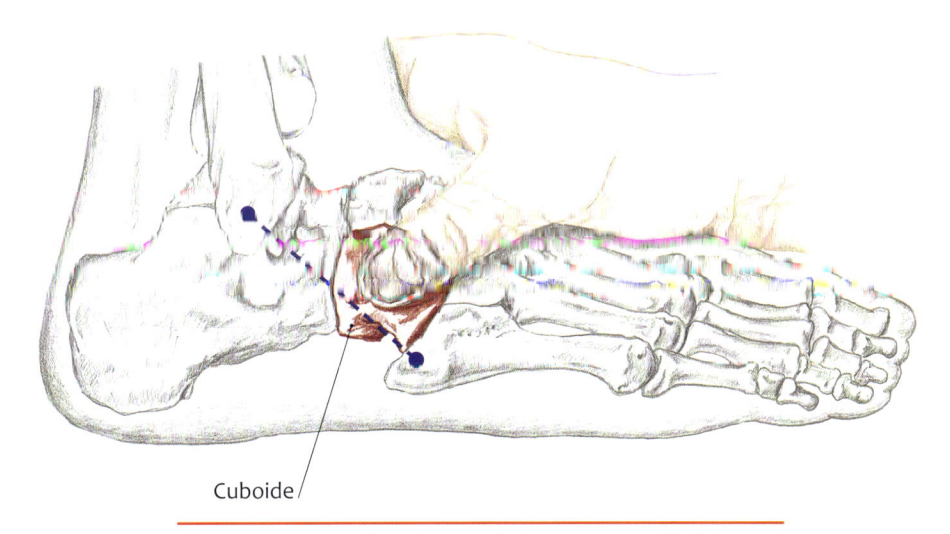

Figura 7.52 *Desenhando uma linha entre o maléolo lateral e a tuberosidade do quinto metatarso para acessar o cuboide. Vista lateral do pé direito.*

Cuboide Grego. Formato de cubo

Músculos da perna e do pé

Assim como o antebraço e a mão, a perna e o pé apresentam muitos músculos. A maioria é diretamente ou parcialmente acessível, e seus nomes revelam muito sobre suas ações. A maior parte dos músculos da perna pode ser dividida em quatro grupos:

a) Os grandes **gastrocnêmio** e **sóleo** formam os "músculos da panturrilha" da parte posterior da perna.

b) As **fíbulas longa** e **curta** são músculos finos localizados na lateral da perna.

c) Os **extensores** do tornozelo e dos dedos dos pés (tibial anterior, extensor longo dos dedos e extensor longo do hálux) apresentam-se juntos e dispostos em camadas, na parte anterior da perna e no dorso do pé.

d) Os pequenos **flexores** do tornozelo e dos dedos dos pés incluem o tibial posterior, o flexor longo dos dedos e o flexor longo do hálux. Eles são profundos em relação ao gastrocnêmio e o sóleo, na parte posterior da perna.

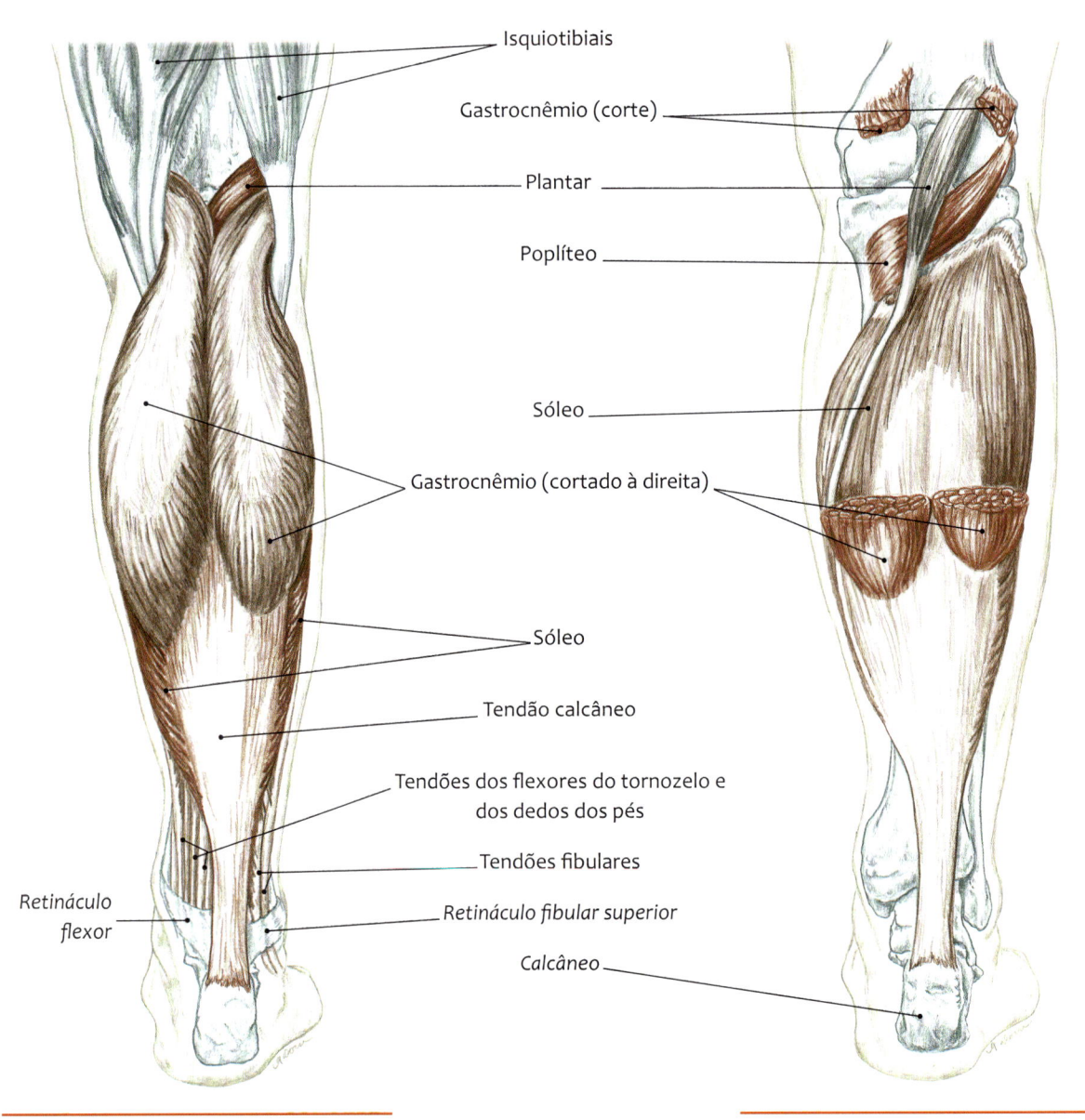

Figura 7.53 *Vista posterior da perna direita mostrando os músculos superficiais.*

Figura 7.54 *Vista posterior da perna direito mostrando os músculos profundos.*

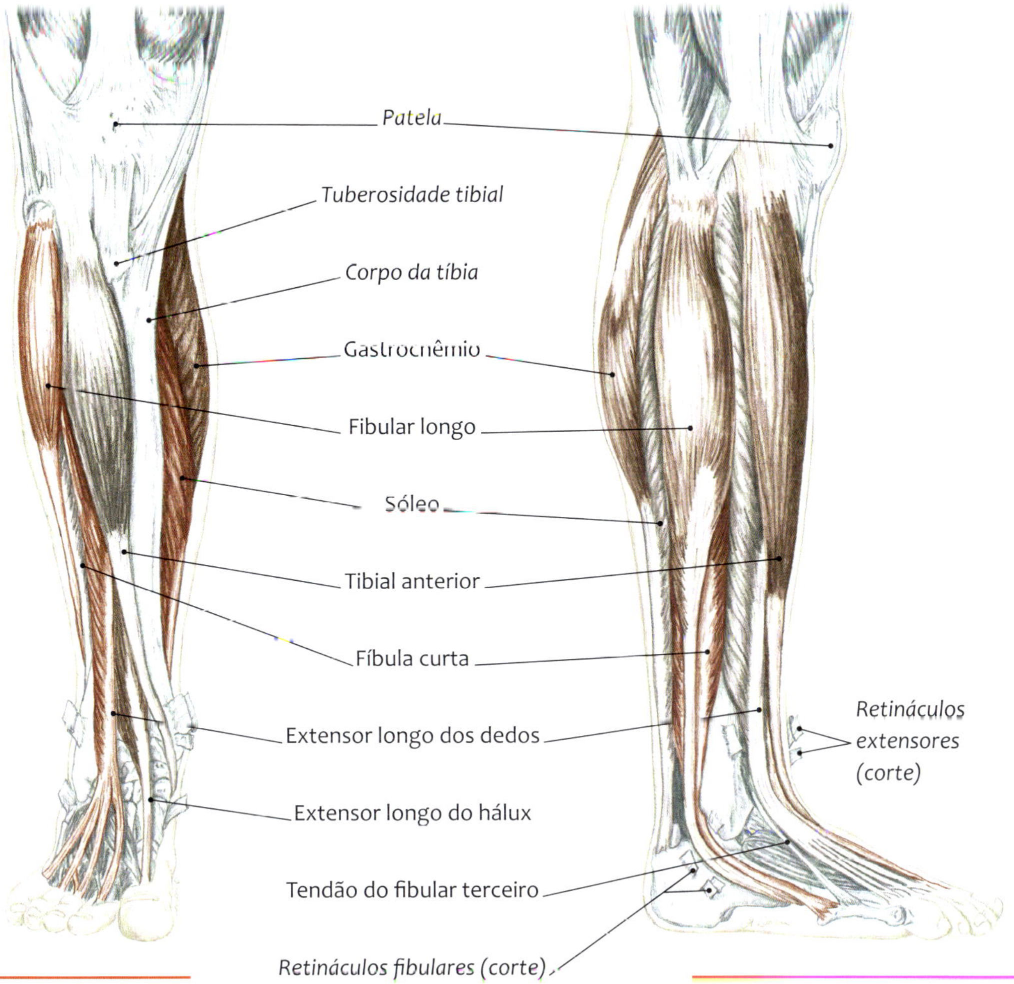
Patela
Tuberosidade tibial
Corpo da tíbia
Gastrocnêmio
Fibular longo
Sóleo
Tibial anterior
Fíbula curta
Extensor longo dos dedos
Extensor longo do hálux
Tendão do fibular terceiro
Retináculos fibulares (corte)
Retináculos extensores (corte)

Figura 7.55 *Vista anterior da perna e do pé direito.*

Figura 7.56 *Vista lateral da perna e do pé direito.*

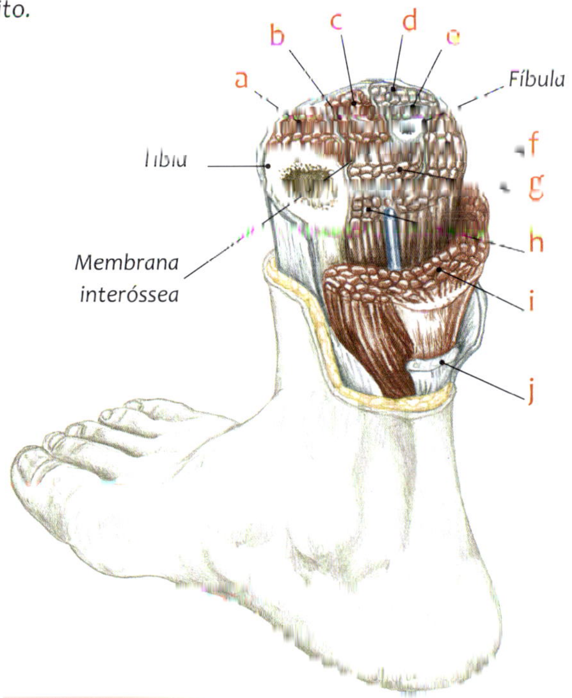
a
b
c
d
e
Fíbula
Tíbia
f
g
h
i
j
Membrana interóssea

a) Tibial anterior
b) Extensor longo do hálux
c) Extensor longo dos dedos
d) Fibular longo
e) Fibular curto
f) Flexor longo do hálux
g) Tibial posterior
h) Flexor longo dos dedos
i) Sóleo
j) Tendão calcâneo

Figura 7.57 *Corte transversal da vista posteromedial da perna e do pé direito.*

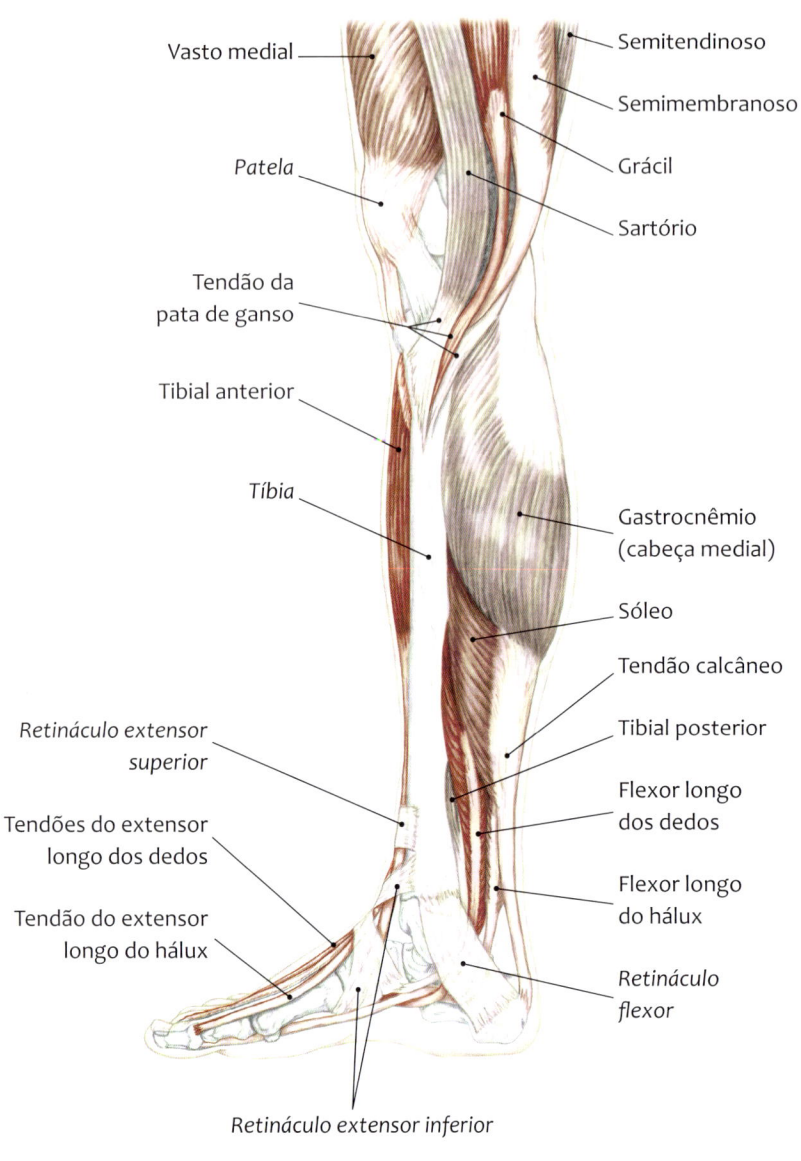

Figura 7.58 Vista medial do joelho, da perna e do pé direito mostrando a camada superficial.

Labels (Figura 7.58):
- Vasto medial
- Semitendinoso
- Semimembranoso
- Grácil
- Patela
- Sartório
- Tendão da pata de ganso
- Tibial anterior
- Tíbia
- Gastrocnêmio (cabeça medial)
- Sóleo
- Tendão calcâneo
- Retináculo extensor superior
- Tibial posterior
- Tendões do extensor longo dos dedos
- Flexor longo dos dedos
- Tendão do extensor longo do hálux
- Flexor longo do hálux
- Retináculo flexor
- Retináculo extensor inferior

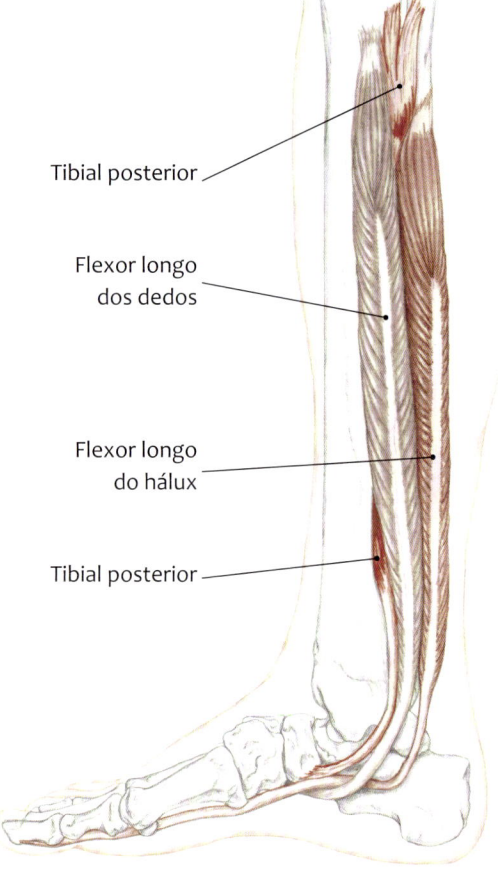

Figura 7.59 Vista medial da perna e do pé direito, mostrando a camada profunda.

Labels (Figura 7.59):
- Tibial posterior
- Flexor longo dos dedos
- Flexor longo do hálux
- Tibial posterior

Sinergistas – músculos que trabalham juntos

Os músculos estão listados segundo a ordem de sua habilidade em gerar movimento. O asterisco indica os músculos que não são mostrados.

Tornozelo

(articulação talocrural)

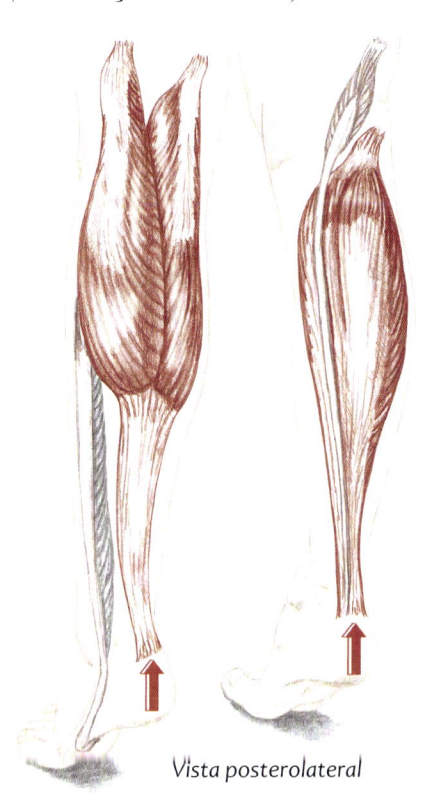

Flexão plantar

(antagonistas na dorsiflexão)
Gastrocnêmio
Sóleo
Tibial posterior
Fibular longo (assistente)
Fibular curto (assistente)
Flexor longo dos dedos (fraco)
Flexor longo do hálux (fraco)
Plantar (fraco)

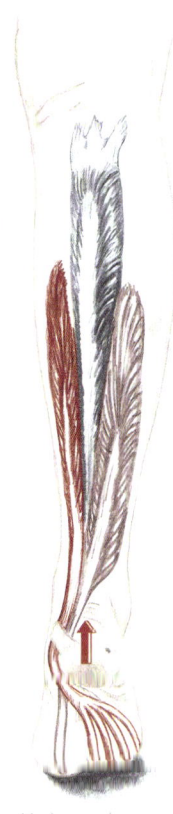

Vista posterolateral

Vista posterior

Dorsiflexão

(antagonistas na flexão plantar)
Tibial anterior
Extensor longo dos dedos
Extensor longo do hálux

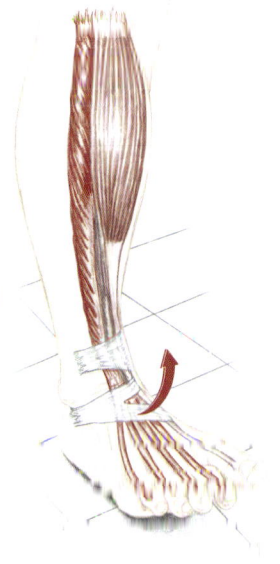

Vista anterolateral

Pé e dedos

(articulações talotarsal, mediotarsal, tarsometatarsal, metatarsofalangeana, interfalangeanas proximal e distal)

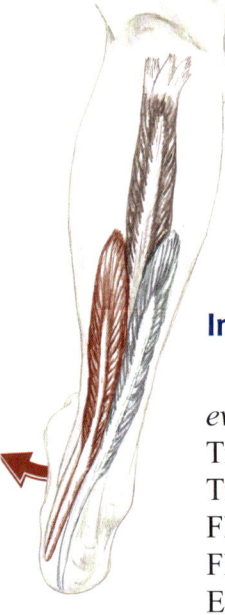

Inversão

(antagonistas na eversão)
Tibial anterior
Tibial posterior
Flexor longo dos dedos
Flexor longo do hálux
Extensor longo do hálux

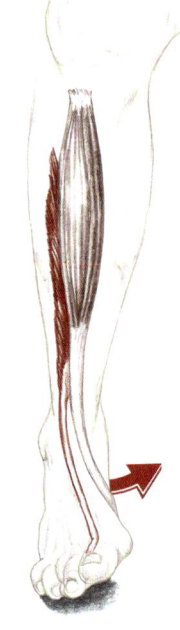

Vista posterior

Vista anterior

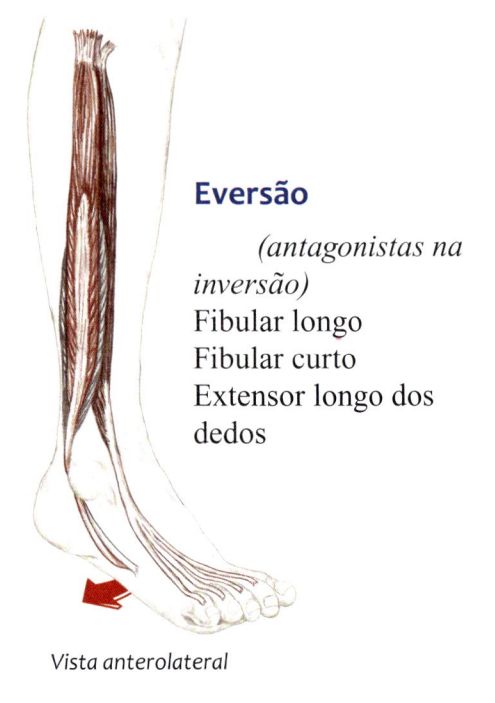

Eversão

(antagonistas na inversão)
Fibular longo
Fibular curto
Extensor longo dos dedos

Vista anterolateral

Flexão do segundo ao quinto dedo

(antagonistas na extensão dos dedos)
Flexor longo dos dedos
Flexor curto dos dedos
Lumbricais*
Quadrado plantar (assistente)*
Interósseos dorsais (2º-4º)*
Interósseos plantares (3º-5º)*
Abdutor do dedo mínimo (5º)
Flexor curto do dedo mínimo (5º)*

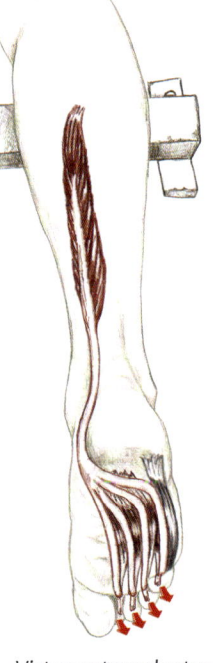

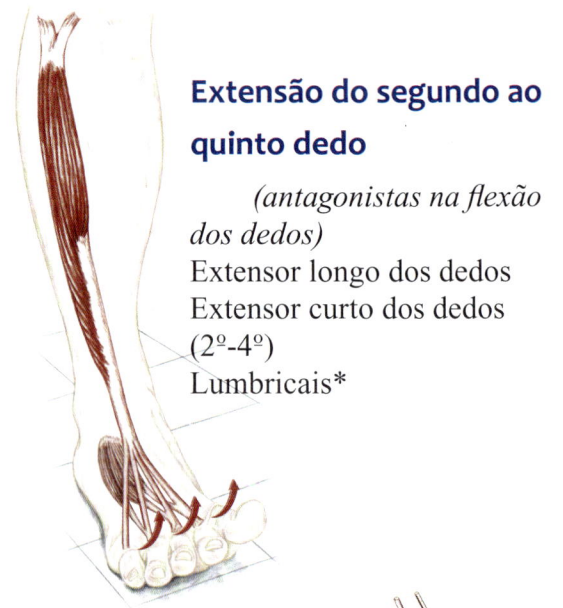

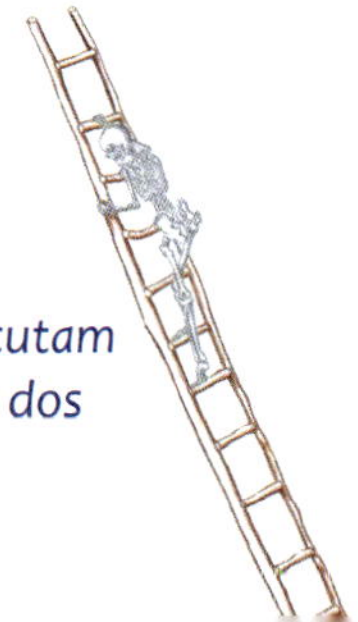

Vista posteroplantar com os dedos flexionados

Extensão do segundo ao quinto dedo

(antagonistas na flexão dos dedos)
Extensor longo dos dedos
Extensor curto dos dedos (2º-4º)
Lumbricais*

Vista anterolateral

Veja uma lista de músculos que executam flexão, extensão, abdução e adução dos dedos dos pés na página 522.

Perna e Pé | 475

Gastrocnêmio e sóleo

A grande massa muscular da parte posterior da perna é composta dos músculos gastrocnêmio e sóleo. Juntos eles formam o que é conhecido como "tríceps sural", que se liga ao forte tendão calcâneo (calcanhar de Aquiles). Tanto o gastrocnêmio como o sóleo são de fácil acesso.

O superficial **gastrocnêmio** possui duas cabeças e passa por duas articulações – a do joelho e a do tornozelo (figura 7.60). Surgindo dos tendões dos isquiotibiais, as cabeças curtas do gastrocnêmio descem parcialmente pela perna antes de se fundirem com o tendão calcâneo. Embora seu nome (do grego, "barriga da perna") sugira que o gastrocnêmio é esférico, na verdade ele é relativamente fino quando comparado ao grosso sóleo.

O **sóleo** é profundo em relação ao gastrocnêmio, embora suas fibras medial e lateral se projetem das laterais da perna e se estendam em direção mais distal do que as cabeças do gastrocnêmio (figura 7.62). Às vezes, o sóleo é chamado de "segundo coração", por causa do importante papel que suas fortes contrações desempenham no retorno do sangue da perna ao coração.

Gastrocnêmio

A **Flexiona** o joelho (articulação tibiofemoral)
Plantiflexiona o tornozelo (articulação talocrural)
O Côndilos do fêmur, superfícies posteriores
I Calcâneo, via tendão calcâneo
N Tibiais, S1, S2

Sóleo

A **Plantiflexiona** o tornozelo (articulação talocrural)
O Linha sólea; superfície proximal, posterior da tíbia e parte posterior da cabeça da fíbula
I Calcâneo, via tendão calcâneo
N Tibiais L5, S1, S2

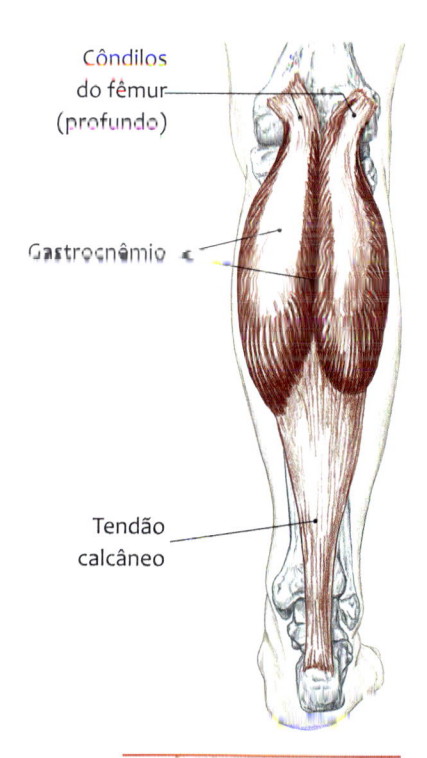

Figura 7.60 Vista posterior da perna direita.

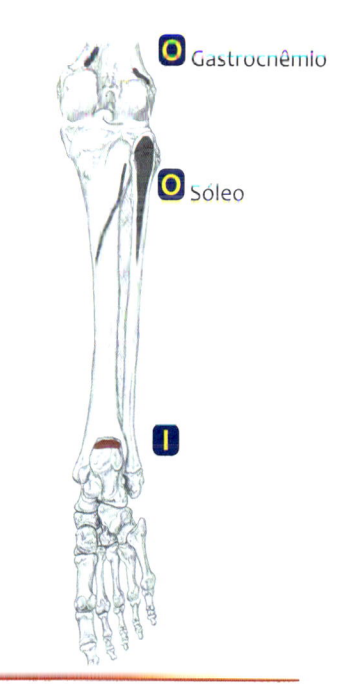

Figura 7.61 Vista posterior da perna direita com a planta do pé flexionada, mostrando as origens e inserções.

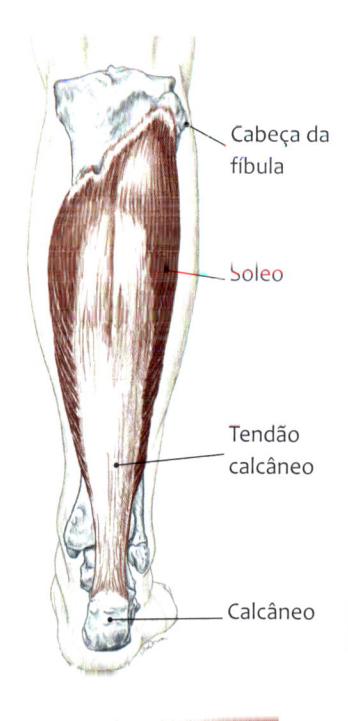

Figura 7.62 Vista posterior da perna direita com o gastrocnêmio removido.

| Gastrocnêmio | Grego. | Gaster, estômago + kneme, perna |
| Sóleo | Latim. | Solea, como em um peixe solha (à direita) |

Por que o tendão calcâneo foi originalmente chamado de "tendão de Aquiles"? Quando bebê, Aquiles, o guerreiro mitológico grego, foi submerso por sua mãe no Rio Estige para que se tornasse invulnerável. Ele foi completamente mergulhado, menos seu tornozelo, por onde sua mãe o segurou. Após lutar na Guerra de Troia, Aquiles foi mortalmente ferido quando uma flecha penetrou seu calcanhar. Por isso, "calcanhar de Aquiles" refere-se a uma fraqueza pequena, porém fatal.

Gastrocnêmio e sóleo – em pé (1)

1) Peça a seu parceiro que, apoiado em uma cadeira, fique na ponta dos pés.
2) Apalpe a parte posterior da perna, delineando as cabeças ovais do gastrocnêmio. Siga ambas as cabeças proximalmente, em direção à parte posterior do joelho. Em seguida, siga-as distalmente, observando como a cabeça medial se estende mais para a direção distal do que a cabeça lateral (figura 7.63).
3) Mova-se distalmente ao gastrocnêmio e apalpe a parte distal do sóleo (figura 7.64). Explore também as partes medial e lateral do sóleo que se projetam do gastrocnêmio.
4) Siga ambos os músculos distalmente conforme eles se fundem no tendão calcâneo.

✓ *Você consegue seguir as cabeças do gastrocnêmio proximalmente entre os tendões dos isquiotibiais? A cabeça medial do gastrocnêmio é levemente mais comprida do que a cabeça lateral? Você consegue sentir a diferença de textura entre os ventres musculares carnudos e o tendão calcâneo tenso e rígido?*

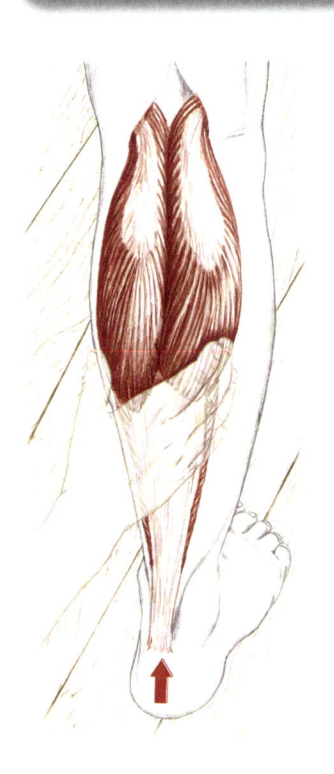

Figura 7.63 Parceiro levantando o calcanhar para ficar na ponta dos pés.

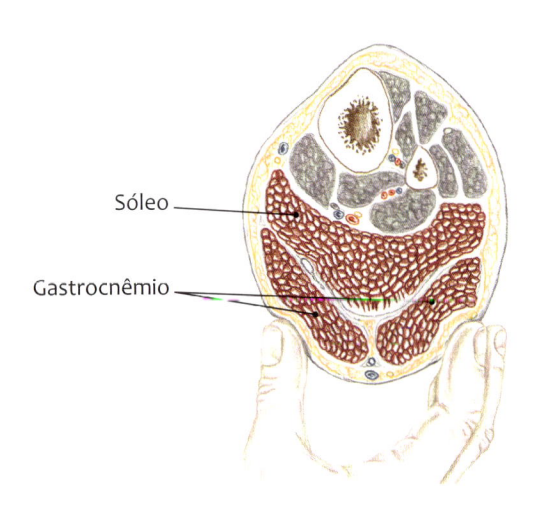

Figura 7.64 Corte transversal da perna direita. Vista superior.

Quando você utiliza seu gastrocnêmio e o sóleo?

- Ao espiar por cima de uma cerca (ficando na ponta dos pés);
- Quando caminha, corre, escala – praticamente em todas as formas de deambulação;
- Ao carregar uma mochila pesada quando sobe uma colina íngreme (flexão plantar com força e equilíbrio);
- Quando pedala sua bicicleta nas curvas fechadas e fatigantes da subida de Alpe d'Huez, na França.

Gastrocnêmio e sóleo – em pé (2)

1) Embora esses músculos se localizem na parte posterior da perna, eles também são acessíveis a partir de uma direção *anterior*. Com seu parceiro na ponta dos pés, localize o corpo tibial.
2) Deslize medialmente pelo corpo da tíbia e sinta o chumaço de músculo que se projeta na parte medial da perna (figura 7.65). Esse tecido é o tríceps sural.
3) Peça a seu parceiro que deite em posição supina e, com o tecido relaxado, observe como seu polegar consegue afundar em volta da margem medial do corpo tibial para localizar o sóleo especificamente.

Gastrocnêmio e sóleo – posição prona

1) Parceiro em posição prona. Flexione o joelho a 90 graus e investigue os ventres suaves e maciços do gastrocnêmio e do sóleo, bem como o espesso tendão calcâneo.
2) Quando o joelho é flexionado, o músculo gastrocnêmio encurta-se e torna-se inútil como flexor plantar. Isole o sóleo, pedindo a seu parceiro que plantiflexione suavemente contra sua resistência. Observe como o grosso sóleo se contrai, enquanto os ventres finos e superficiais do gastrocnêmio permanecem flácidos (figura 7.66).

✓ *Você consegue sentir a diferença de textura entre os ventres musculares carnudos e o tendão calcâneo tenso e rígido (figura 7.67)?*

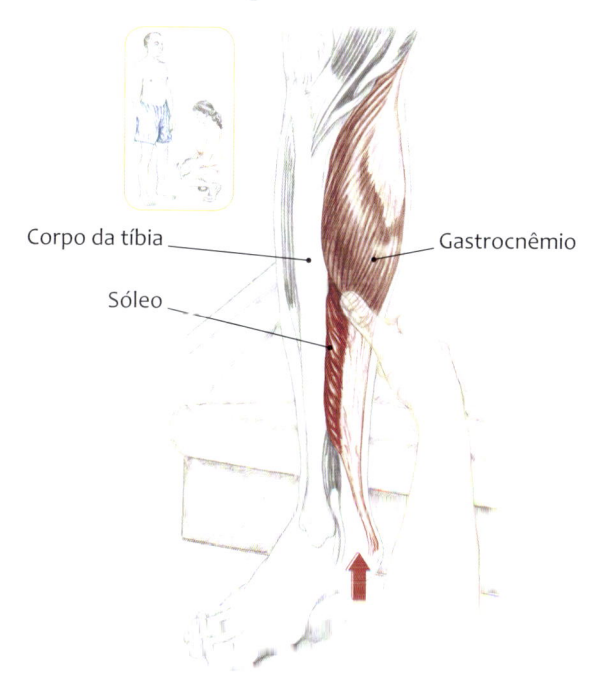

Figura 7.65 Vista anteromedial da perna direita, com o parceiro levantando o calcanhar.

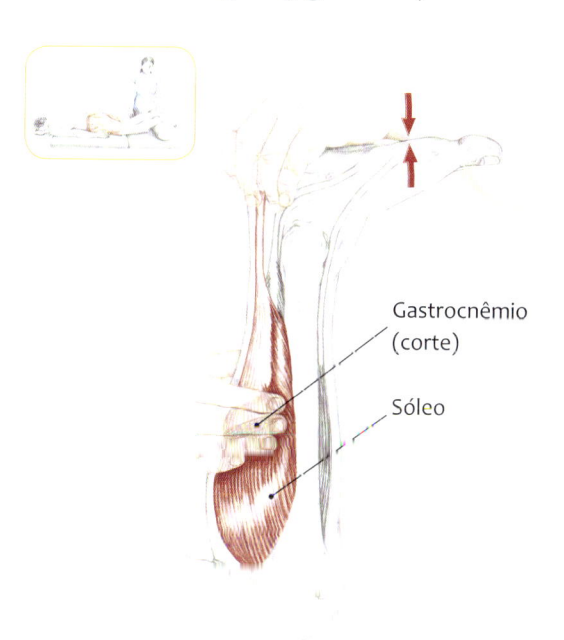

Figura 7.66 Vista medial da perna direita, com o parceiro em posição prona e os joelhos flexionados.

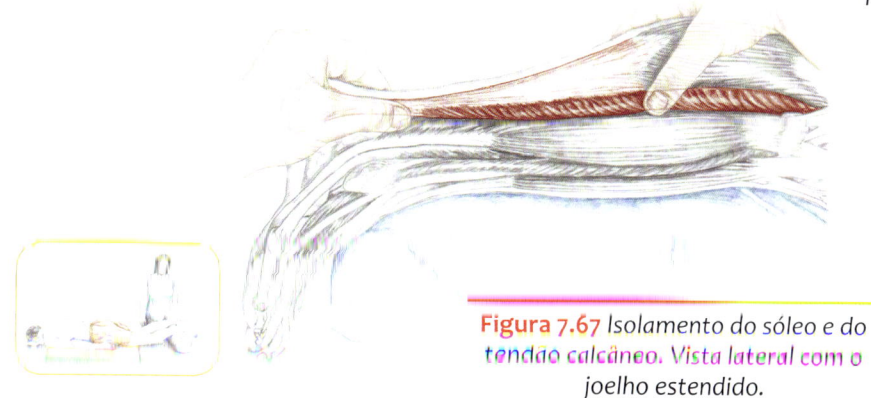

Figura 7.67 Isolamento do sóleo e do tendão calcâneo. Vista lateral com o joelho estendido.

Tríceps sural   Latim.   Músculo com três cabeças localizado na panturrilha

Plantar

O plantar possui um ventre muscular pequeno, mas tem o maior tendão do corpo. Seu ventre localiza-se em um ângulo oblíquo no espaço poplíteo da parte posterior do joelho, entre as cabeças do gastrocnêmio. Seu tendão desce, seguindo a extensão da perna e liga-se ao calcâneo (figura 7.68). Embora o ventre plantar situe-se em uma área pequena e apertada, pode ser acessado prontamente.

Do ponto de vista evolucionista, considera-se que o plantar seja o que resta de um grande flexor plantar do pé. O plantar dos répteis, que é um importante músculo de propulsão, ainda apresenta muitas das características básicas desse flexor maior e mais antigo.

A **Plantiflexiona** o tornozelo fracamente (articulação talocrural)

Flexiona o joelho fracamente (articulação tibiofemoral)

O Linha supracondilar lateral do fêmur
I Calcâneo, via tendão calcâneo
N Tibiais L4, **L5**, **S1**, (2)

1) Parceiro em posição prona, com o joelho flexionado. Localize a cabeça da fíbula.
2) Movimente seu polegar medialmente em direção ao espaço poplíteo, entre as cabeças do gastrocnêmio. (Deslizar seu polegar em direção um pouco mais proximal no espaço poplíteo o posicionará longe das cabeças do gastrocnêmio.)
3) Com seu polegar entre as cabeças do gastrocnêmio, afunde lentamente no tecido da parte posterior do joelho (figura 7.69). Explore para localizar um ventre de 2,5 centímetros de largura que se estende em um ângulo oblíquo, da parte lateral à medial. Quando você achar que localizou o plantar, delineie seu formato, dedilhando seu ventre com o polegar.

Você está em posição medial e proximal em relação à cabeça da fíbula? Você está acessando entre as cabeças do gastrocnêmio? O ventre que você está apalpando possui cerca de dois dedos de extensão e tem as fibras oblíquas?

Figura 7.68 Vista posterior da perna direita.

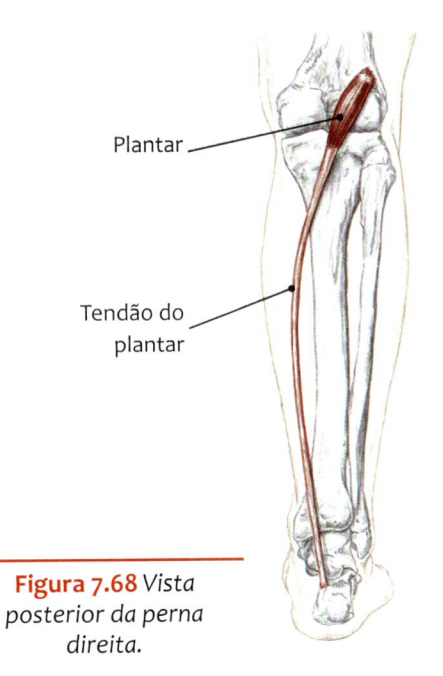

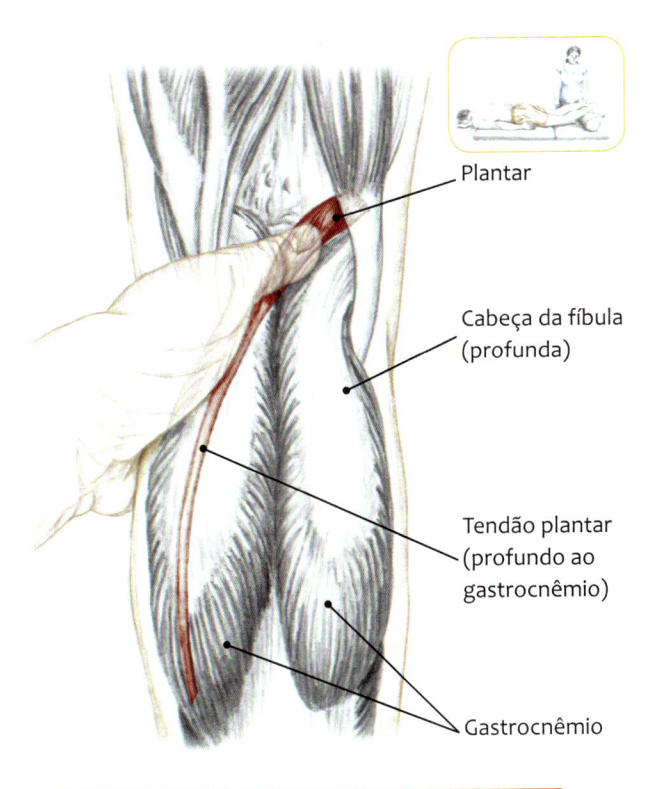

Figura 7.69 Vista posterior do joelho direito.

Não é mera coincidência que o plantar da perna possua uma semelhança marcante com o palmar longo (p. 196) no antebraço: ambos os músculos possuem ventres pequenos seguidos por tendões grandes, apresentam capacidades limitadas e estão ausentes em cerca de 10% da população.

Plantar — Francês. A sola do pé

Poplíteo

Como seu nome sugere, o poplíteo localiza-se no espaço poplíteo. Esse músculo possui um ventre pequeno e curto, com fibras diagonais (Figuras 7.70 e 7.71). Localizado embaixo das fibras superiores do gastrocnêmio e do plantar, é o músculo mais profundo da parte posterior do joelho. Por causa de sua profundidade, o poplíteo é inacessível; no entanto, sua inserção tendínea na região posterior da tíbia pode ser apalpada. Embora seja um flexor fraco do joelho, o poplíteo é vital no "destrancar" da articulação a partir de uma posição estendida. Por isso, seu apelido é "a chave que destranca o joelho".

A **Gira medialmente** o joelho flexionado (articulação tibiofemoral)
Flexiona o joelho (articulação tibiofemoral)
O Côndilo lateral do fêmur
I Parte proximal/posterior da tíbia
N Tibiais L4, **5**, S1

1) Posição prona, com o joelho flexionado. Acesse uma parte do poplíteo por meio da localização da tuberosidade tibial e deslize medialmente pela tíbia até a superfície posterior de sua haste.
2) Explore a superfície posterior da tíbia para localizar o tendão do poplíteo, empurrando a extremidade adjacente dos músculos gastrocnêmio e sóleo para o lado (figura 7.73).
3) Embora o poplíteo não se apresente prontamente como uma estrutura palpável, se você está acessando a região posterior da haste tibial, estará em sua ligação tendínea.

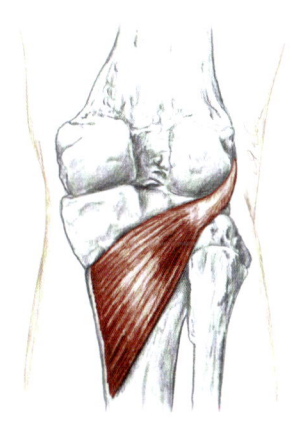

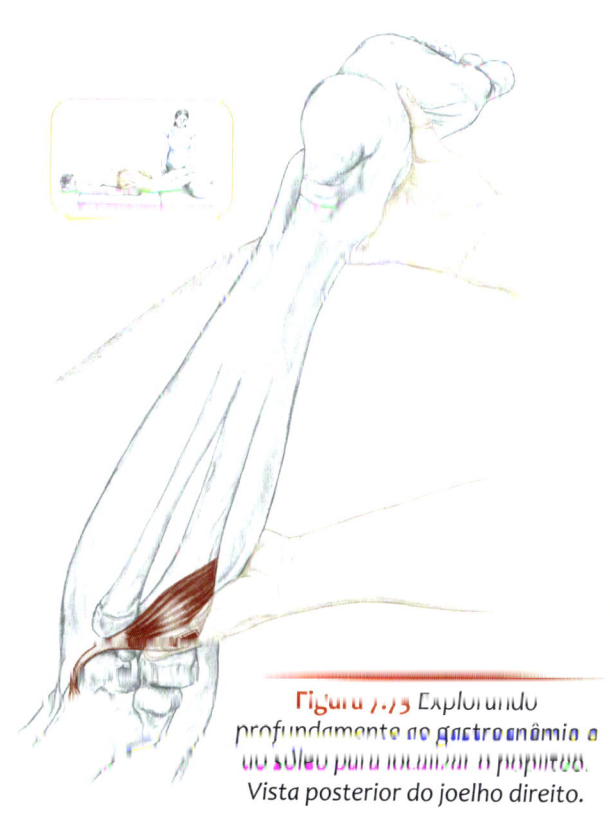

Figura 7.70 Vista posterior do joelho direito, mostrando o poplíteo.

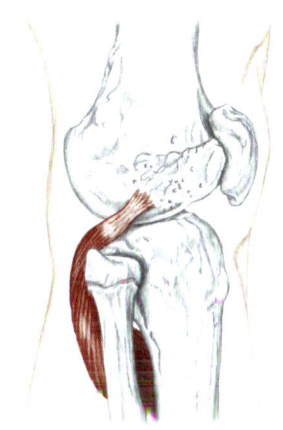

Figura 7.71 Vista lateral do joelho direito, mostrando o poplíteo.

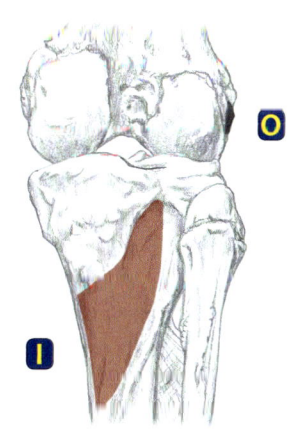

Figura 7.72 Origem e Inserção.

Figura 7.73 Explorando profundamente ao gastrocnêmio e ao sóleo para localizar o poplíteo. Vista posterior do joelho direito.

Poplíteo   Latim.   *Poples*, pernil do joelho

Fibulares longo e curto

Os finos músculos fibulares localizam-se na lateral da fíbula (figura 7.74). Mais especificamente, eles se localizam entre o extensor longo dos dedos e o sóleo. Uma parte do fibular curto tem localização profunda em relação ao fibular longo, embora ambos sejam acessíveis. Seus tendões distais são superficiais e palpáveis atrás do maléolo lateral e na lateral do calcanhar (figura 7.75).

Fibular longo

A **Everte** o pé
Dá assistência na **flexão plantar** do tornozelo (articulação talocrural)

O Cabeça da fíbula e dois terços proximais da parte lateral da fíbula

I Base do primeiro metatarso e cuneiforme medial

N Fibulares superficiais L4, **5**, S1

Fíbula curta

A **Everte** o pé
Dá assistência na **flexão plantar** do tornozelo (articulação talocrural)

O Dois terços distais da fíbula lateral

I Tuberosidade do quinto metatarso

N Fibulares superficiais L4, **5**, S1

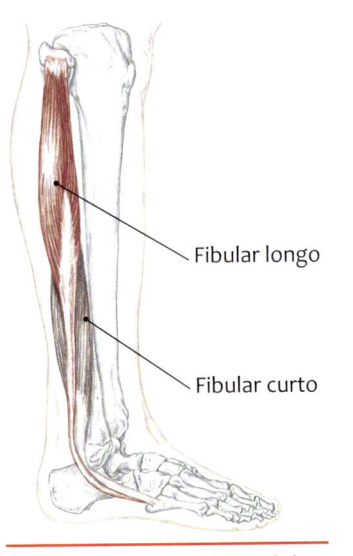

Figura 7.74 Vista lateral da perna e o do pé direito.

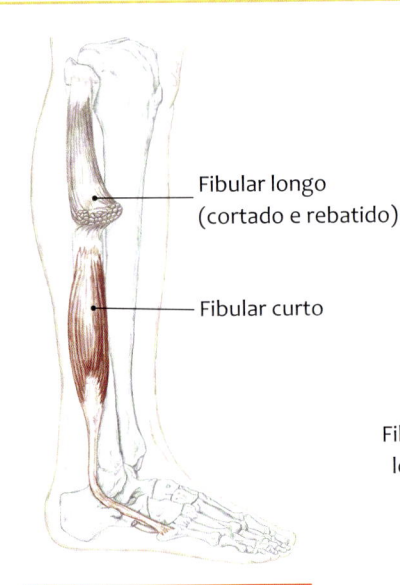

Figura 7.75 Vista lateral da perna e do pé direito.

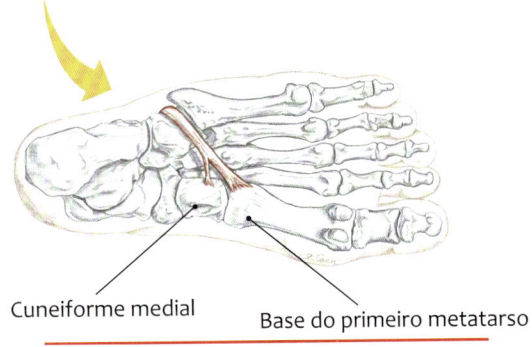

Figura 7.76 Vista plantar do pé direito mostrando o tendão fibular longo.

Figura 7.77 Origens e inserções.

Fíbula   Grego.   Alfinete, fivela

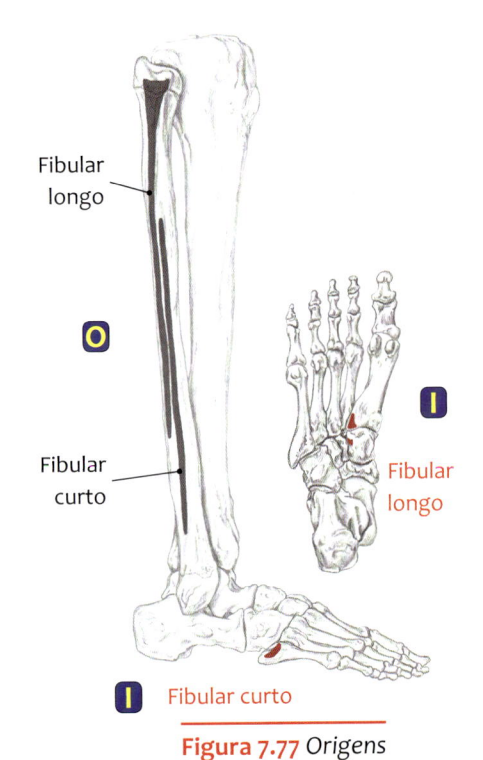

Fibulares

1) Parceiro deitado lateralmente. Posicione um dedo na cabeça da fíbula e no maléolo lateral. Os ventres fibulares localizam-se entre esses dois pontos de referência (figura 7.78).
2) Posicione seus dedos entre esses pontos de referência e peça a seu parceiro que everta e relaxe o pé de modo alternado. Sinta os fibulares se contraírem na eversão. Essa ação às vezes criará um sulco visível ou uma depressão na lateral da perna (figura 7.79).
3) Enquanto seu parceiro continua a everter e relaxar o pé, siga o fibular longo proximalmente em direção à cabeça da fíbula. Agora siga ambos os músculos distalmente para o ponto no qual seus tendões envolvem a parte posterior do maléolo lateral.
4) Siga o tendão fibular curto até a base do quinto metatarso (figura 7.80).

Você está na lateral da perna, entre a cabeça da fíbula e o maléolo lateral? Você consegue diferenciar os delgados fibulares da margem lateral dos largos gastrocnêmio e sóleo? Você é capaz de sentir o tendão do fibular curto unir-se à base do quinto metatarso?

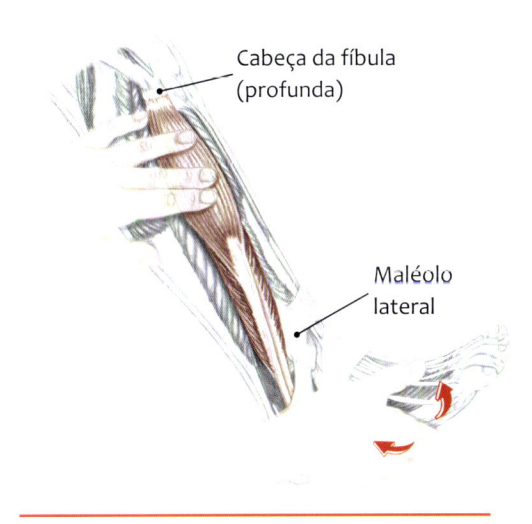

Figura 7.79 Vista lateral da perna direita, com o parceiro evertendo o pé.

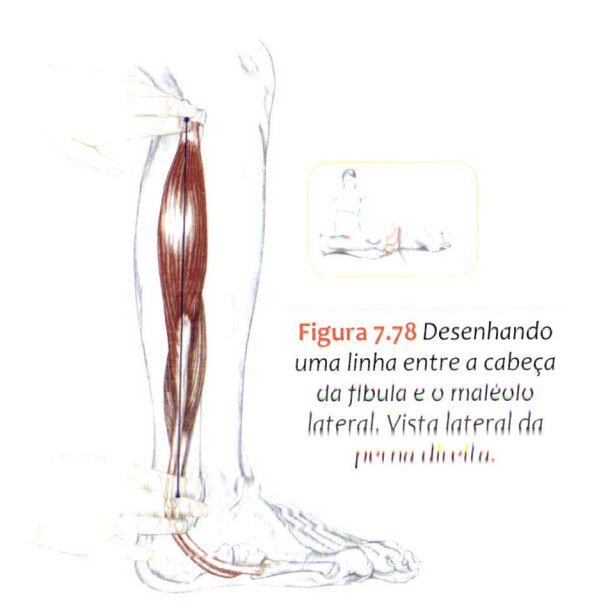

Figura 7.78 Desenhando uma linha entre a cabeça da fíbula e o maléolo lateral. Vista lateral da perna direita.

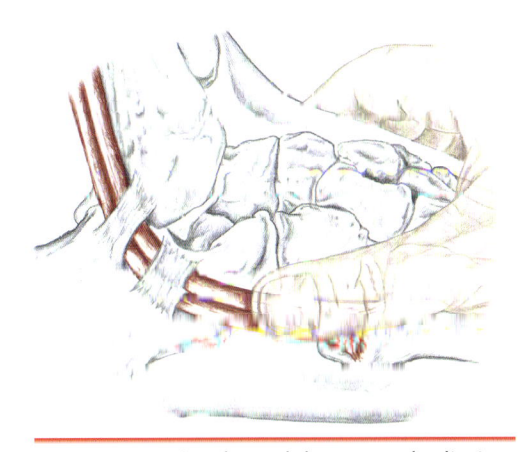

Figura 7.80 Vista lateral do tornozelo direito, acessando os tendões fibulares.

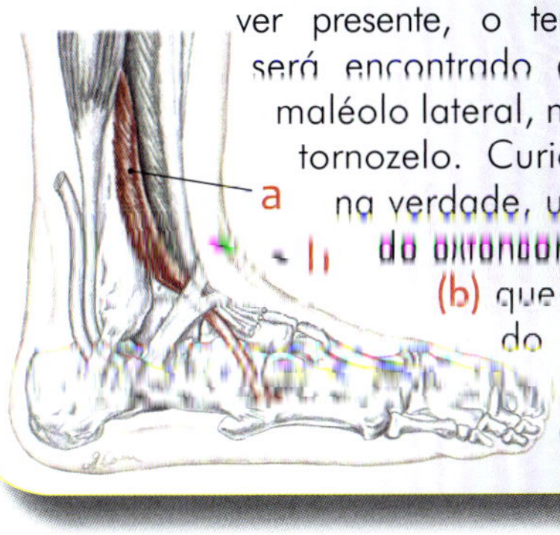

Não é raro haver um terceiro fibular. Se estiver presente, o terceiro fibular (a) será encontrado anteriormente ao maléolo lateral, na parte frontal do tornozelo. Curiosamente, ele é, na verdade, um pequeno ramo do extensor longo dos dedos (b) que se une, ao longo do fibular curto, à tuberosidade do quinto metatarso.

Quando você utiliza seus fibulares?
- Raspando lama da sola de sua bota (eversão do tornozelo);
- Ao caminhar em uma trilha rochosa (movimentos pequenos e repetitivos de estabilização do pé);
- Quando patina ou esquia no gelo (a eversão ocorre no final de uma manobra).

Extensores do tornozelo e dos dedos

Tibial anterior
Extensor longo dos dedos
Extensor longo do hálux

Esses músculos extrínsecos localizam-se na parte anterior da perna, entre a haste da tíbia e os músculos fibulares. Os tendões de todos esses músculos passam embaixo dos retináculos extensores, no tornozelo (p. 510). O **tibial anterior** é grande, superficial e o mais claramente isolado do grupo. Ele se localiza em posição diretamente lateral à haste tibial (figura 7.81).

Comprimido entre os músculos tibial anterior e os fibulares, o **extensor longo dos dedos** é parcialmente superficial. Seus quatro tendões são claramente palpáveis na superfície dorsal do pé (figuras 7.82 e 7.83).

O ventre muscular do **extensor longo do hálux** localiza-se profundamente a outros dois músculos e pode ser acessado apenas indiretamente (figura 7.84). Contudo, como o extensor dos dedos, seu tendão distal é facilmente encontrado na superfície dorsal do pé à medida que se direciona ao primeiro dedo.

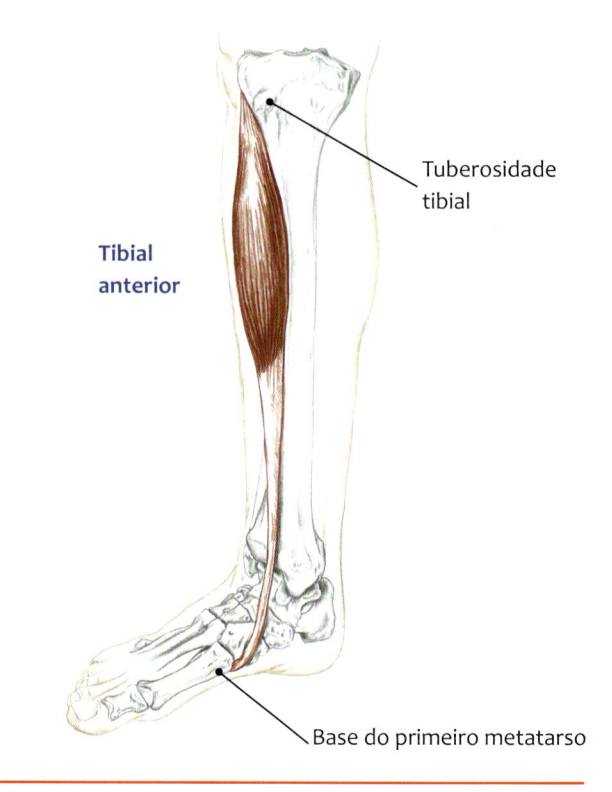

Figura 7.81 Vista anteromedial da perna e do pé direito.

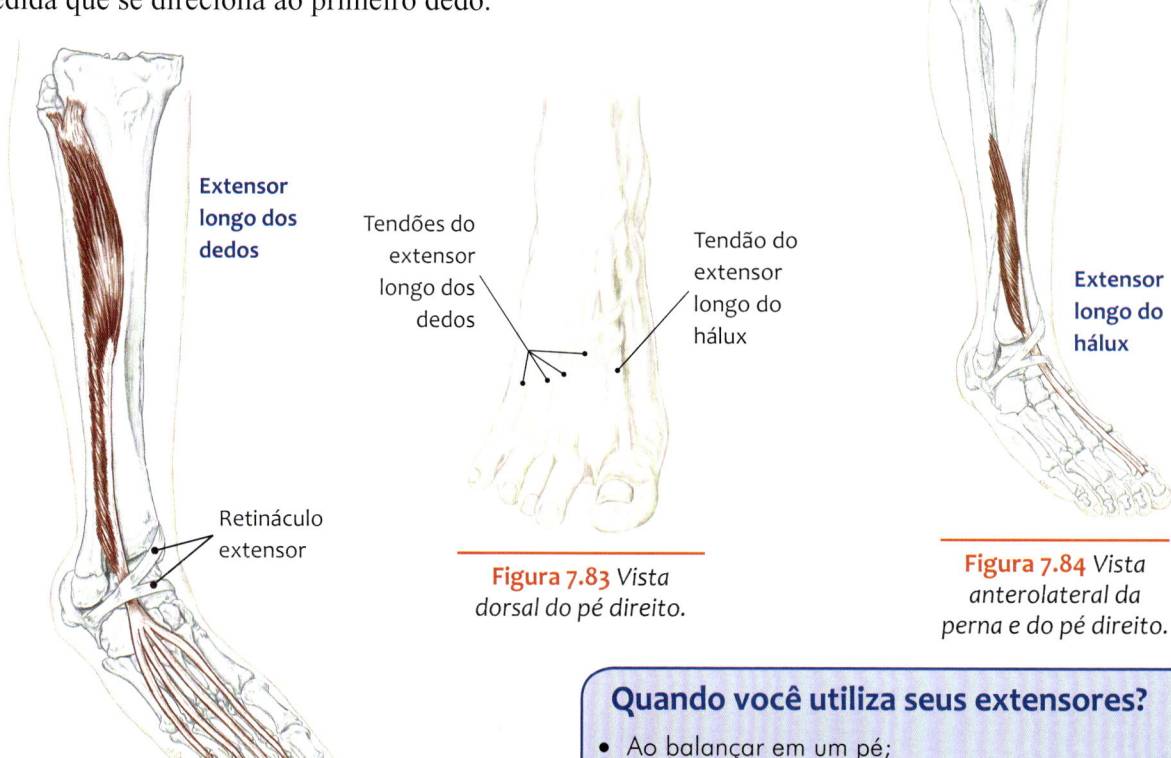

Figura 7.82 Vista anterolateral da perna e do pé direito.

Figura 7.83 Vista dorsal do pé direito.

Figura 7.84 Vista anterolateral da perna e do pé direito.

Quando você utiliza seus extensores?

- Ao balançar em um pé;
- Quando põe e retira as meias e os sapatos;
- Na fase do balançar, ao dar um passo (levantando o pé após afastar o dedão, de modo que o pé se afasta do solo).

Tibial anterior

A **Inverte** o pé
Dorsiflexiona o tornozelo (articulação talocrural)
O Côndilo lateral da tíbia; superfície proximal/lateral da tíbia e membrana interóssea
I Cuneiforme medial e base do primeiro metatarso
N Fibulares profundos L4, 5, S1

Extensor longo dos dedos

A **Estende** do segundo ao quinto dedo (articulações metatarsofalangeanas e interfalangeanas)
Dorsiflexiona o tornozelo (articulação talocrural)
Everte o pé
O Côndilo lateral da tíbia; corpo proximal/anterior da fíbula e membrana interóssea
I Falanges média e distal do segundo ao quinto dedo
N Fibulares L4, L5, S1

Extensor longo do hálux

A **Estende** o primeiro dedo (articulações metatarsofalangeanas interfalangeanas)
Dorsiflexiona o tornozelo (articulação talocrural)
Inverte o pé
O Superfície média/anterior da fíbula e membrana interóssea
I Falange distal do primeiro dedo
N Fibulares profundos L4, L5, S1

Tibial anterior

1) Parceiro em posição supina. Localize o corpo da tíbia e deslize lateralmente ao tibial anterior.
2) Peça a seu parceiro que dorsiflexione o tornozelo e apalpe seu ventre comprido, de cerca de 2,5 centímetros de largura (figura 7.86).
3) Com o tornozelo dorsiflexionado, apalpe o músculo distalmente à medida que ele se torna um cordão grosso e tendíneo. Siga-o até o lado medial do pé conforme ele desaparece no cuneiforme medial.

Enquanto seu parceiro dorsiflexiona e relaxa o tornozelo alternadamente, você consegue sentir e ver o tendão que cruza a parte superior do tornozelo? Peça a seu parceiro que inverta o pé e observe se o tibial anterior está envolvido. Você consegue sentir por onde o tendão passa, embaixo do retináculo extensor?

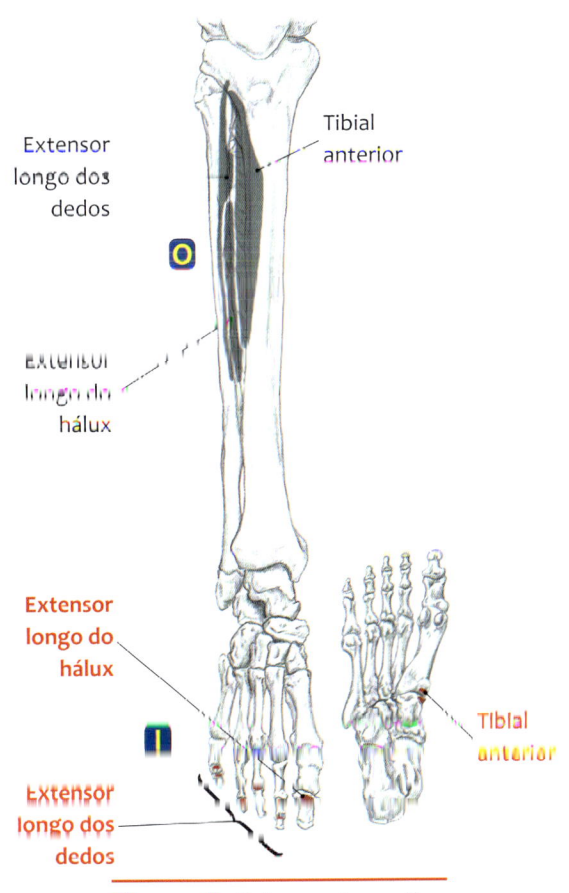

Figura 7.85 Origens e inserções.

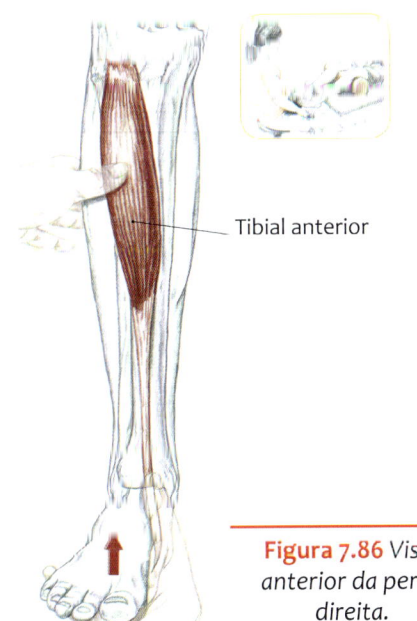

Figura 7.86 Vista anterior da perna direita.

Extensor longo dos dedos

1) Posição supina. A maneira mais fácil de começar é apalpando os tendões distais do extensor dos dedos. Peça a seu parceiro que estique os dedos dos pés. Identifique visualmente e apalpe os quatro tendões do extensor longo dos dedos na parte superior do pé.
2) Com os dedos ainda esticados, siga os tendões em direção ao tornozelo. Observe como eles convergem em um único feixe tendíneo, que faz curvas sob o retináculo extensor (figura 7.87).
3) Siga esse tendão em direção proximal enquanto ele se mistura em seu ventre muscular. Explore o ventre fino do extensor dos dedos à medida que ele se comprime entre os músculos tibial anterior e o fibular.

✓ *Localize os tendões do extensor dos dedos e do tibial anterior na parte superior do tornozelo. Com o tornozelo dorsiflexionado, peça a seu parceiro que inverta e everta o pé lentamente. Você sente o tibial anterior se contrair durante a inversão e o extensor dos dedos se contrair durante a eversão?*

Extensor longo do hálux

1) Posição supina. Peça a seu parceiro que estenda o primeiro dedo. Identifique visualmente e apalpe o tendão sólido que percorre a superfície dorsal do pé até o primeiro dedo (figura 7.88).
2) Com o dedo ainda esticado, siga o tendão em direção ao tornozelo. Observe como ele se aconchega entre e sob os tendões do extensor dos dedos e do tibial anterior.

✓ *Você consegue seguir o tendão desde o primeiro dedo até a superfície dorsal do tornozelo? Você é capaz de distinguir separadamente os três tendões dos extensores (do hálux, dos dedos e do tibial anterior), na superfície dorsal do tornozelo?*

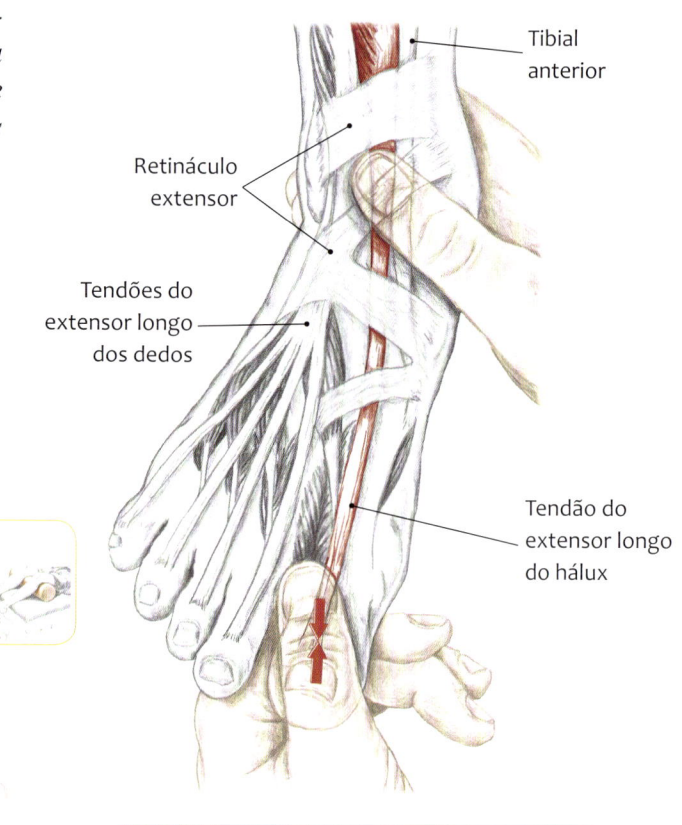

Figura 7.87 Vista lateral da perna direita, mostrando a extensão dos dedos sob resistência.

Figura 7.88 Vista dorsal do pé direito, com extensão resistida do primeiro dedo.

Flexores do tornozelo e dos dedos

Tibial posterior
Flexor longo dos dedos
Flexor longo do hálux

Enterrados profundamente ao gastrocnêmio e ao sóleo, na parte posterior da perna, estão três músculos finos responsáveis principalmente pela inversão do pé e pela flexão dos dedos (figura 7.89). Todos esses músculos são praticamente inacessíveis, exceto na pequena região na parte medial da perna. Essa pequena lacuna entre a haste tibial e a margem do tendão calcâneo é o ponto onde a maior parte das fibras distais e dos tendões dos flexores pode ser apalpada diretamente (figura 7.93). Os tendões desses três músculos curvam-se ao redor do maléolo medial e passam profundamente ao retináculo flexor. A artéria e o nervo tibial (p. 512) situam-se entre os tendões, na região medial do tornozelo.

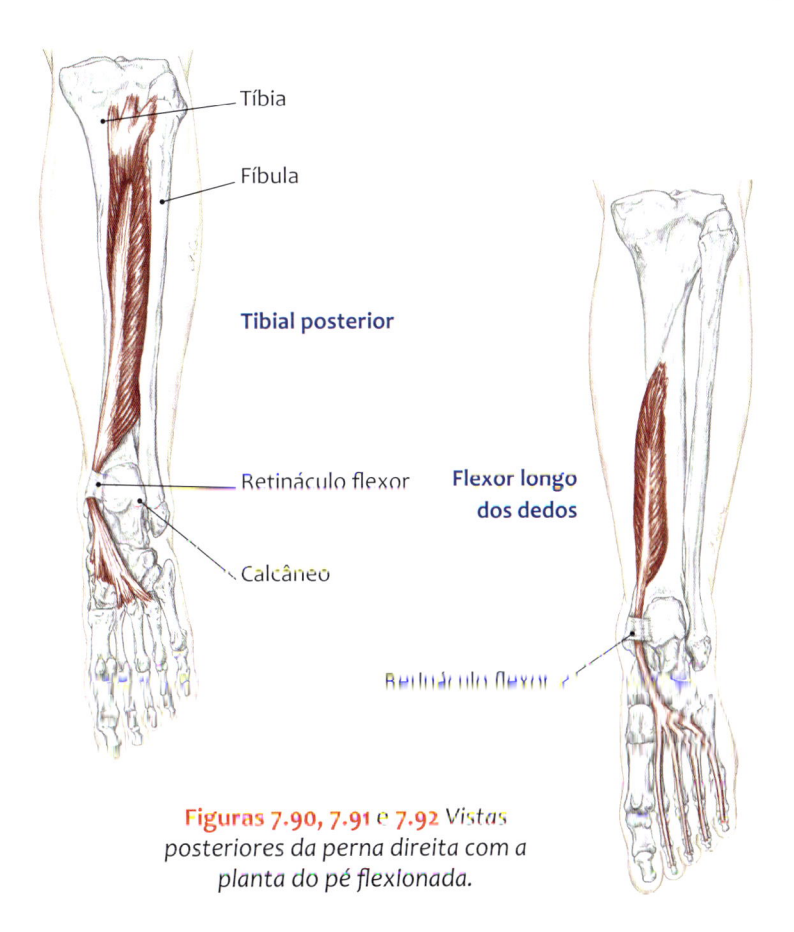

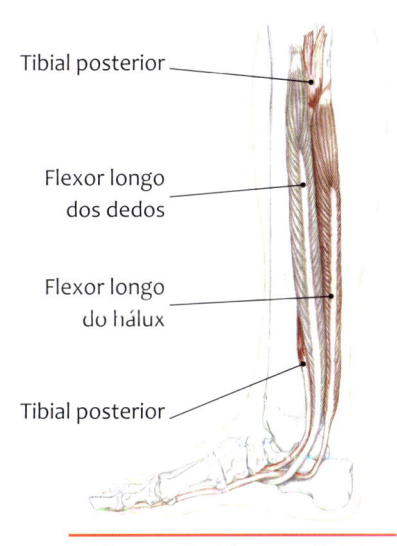

Figura 7.89 Vista medial da perna e do pé direito.

Figuras 7.90, 7.91 e 7.92 Vistas posteriores da perna direita com a planta do pé flexionada.

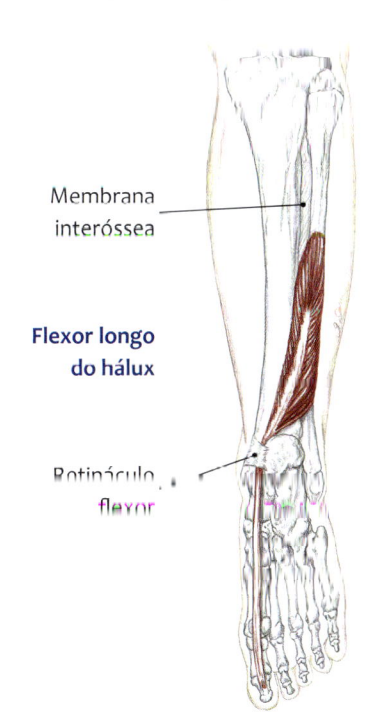

Quando você utiliza seus flexores?

- Ao caminhar nas pontas dos pés;
- Quando caminha em uma trilha rochosa (movimentos pequenos e específicos de estabilização do pé e do tornozelo);
- Ao fechar a torneira com os dedos dos pés quando está deitado na banheira (flexão dos dedos com movimentos sutis do pé e do tornozelo).

Tibial posterior

A **Inverte** o pé

Plantiflexiona o tornozelo (articulação talocrural)

O Corpos proximal e posterior da tíbia e da fíbula; e membrana interóssea

I Todos os cinco ossos tarsais e bases do segundo ao quarto metatarso

N Tibiais L(4), L**5**, S**1**

Flexor longo dos dedos

A **Flexiona** do segundo ao quinto dedo (articulações metatarsofalangeanas e interfalangeanas)

Plantiflexiona o tornozelo fracamente (articulação talocrural)

Inverte o pé

O Superfície média/posterior da tíbia

I Falanges distais do segundo ao quinto dedo

N Tibiais L**5**, S**1**, (2)

Flexor longo do hálux

A **Flexiona** o primeiro dedo (articulações metatarsofalangeanas e interfalangeanas)

Plantiflexiona o tornozelo fracamente (articulação talocrural)

Inverte o pé

O Metade mediana da fíbula posterior

I Falange distal do primeiro dedo

N Tibiais L**5**, S**1**, **2**

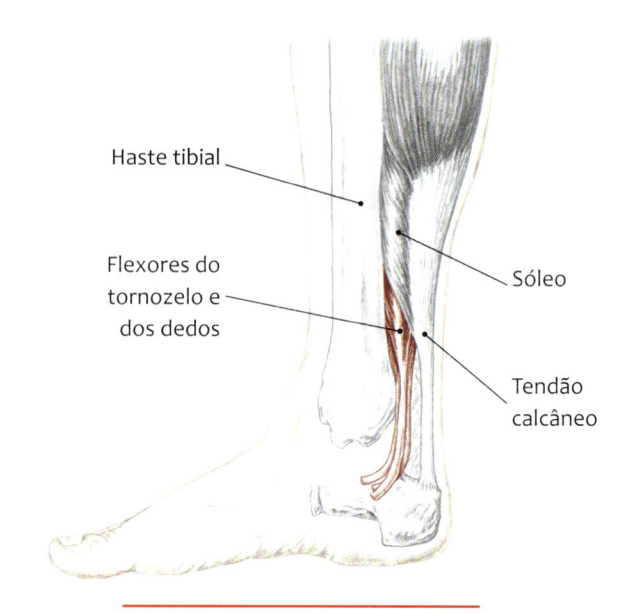

Figura 7.93 Vista medial da perna e do pé direito.

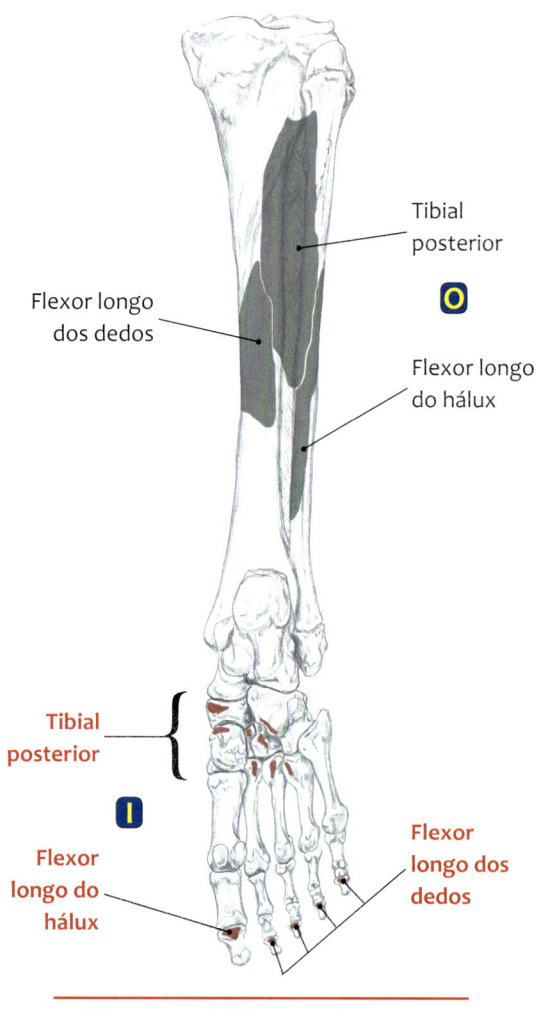

Figura 7.94 Vista posterior com a planta do pé flexionada, mostrando as origens e as inserções.

Todos os flexores

1) Parceiro em posições supina, prona ou deitado lateralmente. Localize o maléolo medial. Deslize posteriormente pelo maléolo e proximalmente em direção ao espaço entre o corpo posterior da tíbia e o tendão calcâneo.
2) Explore essa região para localizar os ventres distais e os tendões desses músculos (figura 7.95). Siga os tendões distalmente na parte posterior do maléolo medial.
3) É difícil isolar tendões específicos, no entanto, o tibial posterior será o mais anterior. Faça com que seu parceiro inverta o pé, enquanto você segue esse tendão ao redor do tornozelo até a parte inferior do pé.

Posicione os dedos nos ventres distais e peça a seu parceiro que agite lentamente todos os dedos. Você consegue sentir os músculos ou os tendões se deslocarem? Você é capaz de localizar o sulco maleolar medial (p. 458) e sentir os tendões nesse local e posteriormente? Consegue localizar o pulso da artéria tibial?

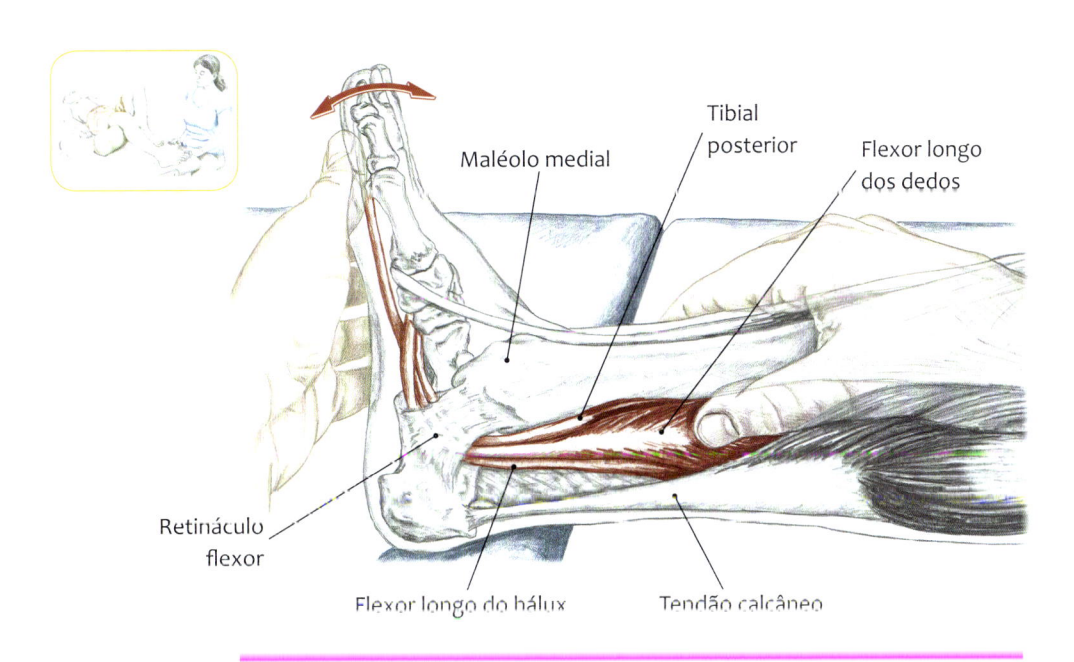

Figura 7.95 Vista medial da perna e do pé direito, com o parceiro movimentando os dedos.

"Tom, Dick AN' Harry" é um recurso mnemônico que corresponde às iniciais dos tendões e dos vasos na ordem em que passam pelo maléolo medial. O **T**ibial posterior é o mais anterior, seguido pelo flexor dos **D**edos, a **A**rtéria tibial, o **N**ervo tibial e, por último, o flexor do **H**álux.

Vista medial do tornozelo direito

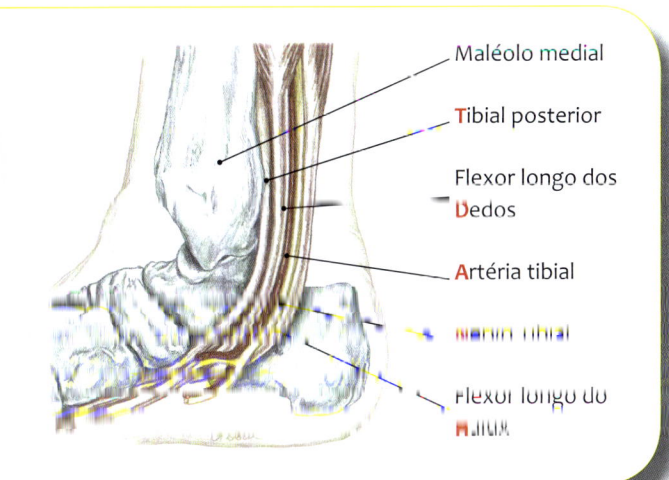

Músculos do pé

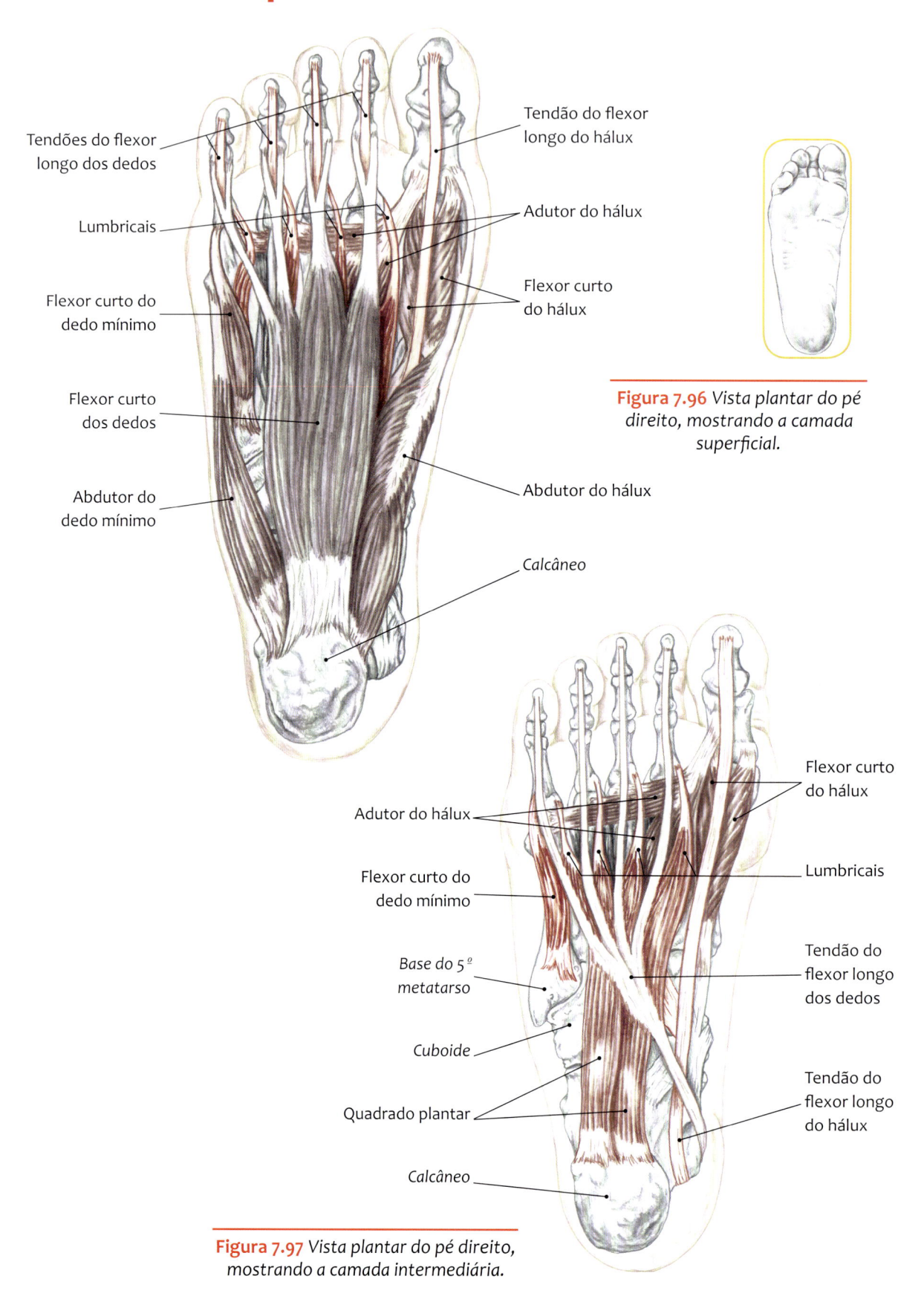

Figura 7.96 Vista plantar do pé direito, mostrando a camada superficial.

Figura 7.97 Vista plantar do pé direito, mostrando a camada intermediária.

Músculos do pé

Adutor do hálux

Flexor curto do hálux

Flexor curto do dedo mínimo

Cuboide

Navicular

Tendão tibial posterior

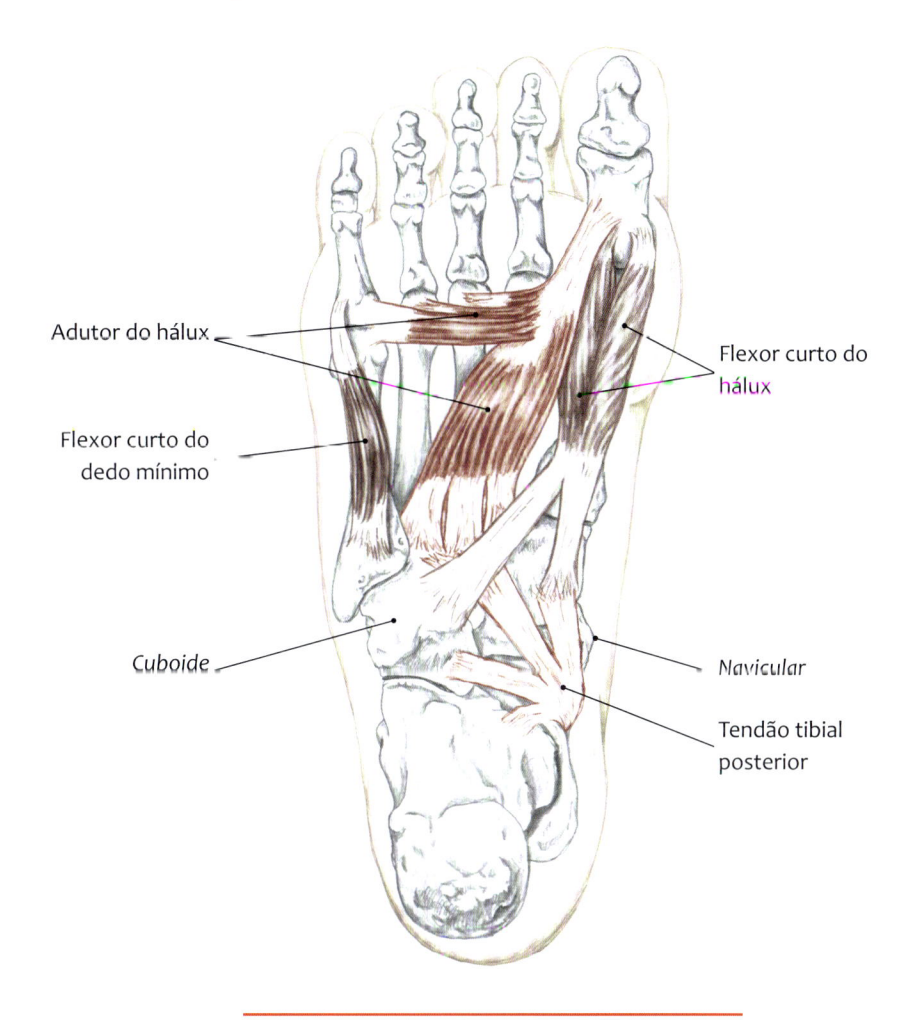

Figura 7.98 Vista plantar do pé direito mostrando a camada profunda.

Pelo fato de suportarem o peso do corpo quando estamos em pé, caminhando ou correndo, os pés às vezes são chamados de os "soldadinhos". Em comparação com ficar em pé, caminhar aumenta duas vezes a pressão nos pés, enquanto correr aumenta quatro vezes.

Esses estresses exigem que o pé seja designado para mais do que permanecer estirado e ocioso no solo. Desse modo, os ossos e os ligamentos do pé estão dispostos de maneira que formam três arcos – o longitudinal medial, o longitudinal lateral e o transverso. Esses arcos conectam-se com três pontos de contato – o calcâneo e as cabeças do primeiro e do quinto metatarso.

Os três arcos juntos elevam o centro do pé criando uma estrutura que é idealmente formada para distribuir e absorver o peso do corpo. Os arcos também auxiliam a superfície plantar do pé a adaptar-se a terrenos irregulares durante uma caminhada ou uma escalada.

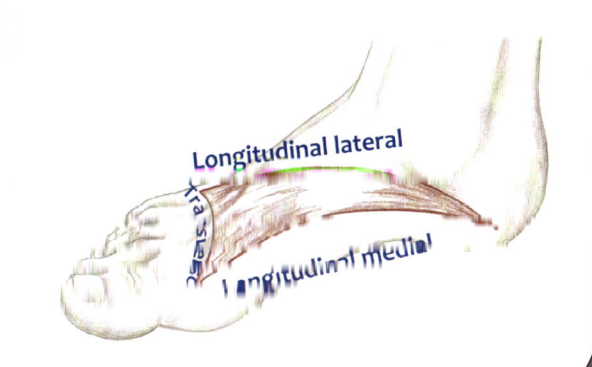

Longitudinal lateral

Longitudinal medial

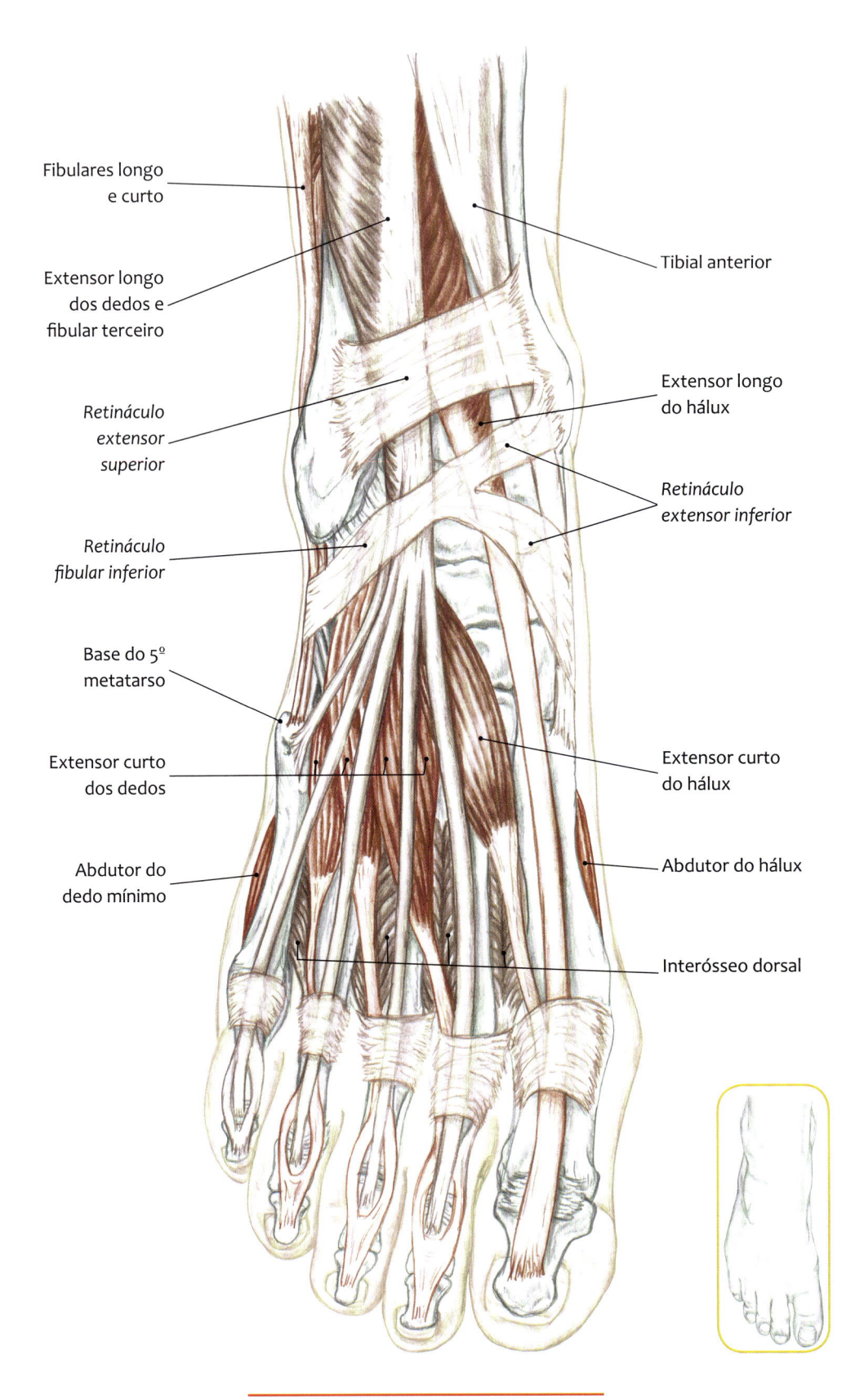

Figura 7.99 *Vista dorsal do pé direito.*

Músculos do pé

Figura 7.100 *Vista lateral do tornozelo e do pé.*

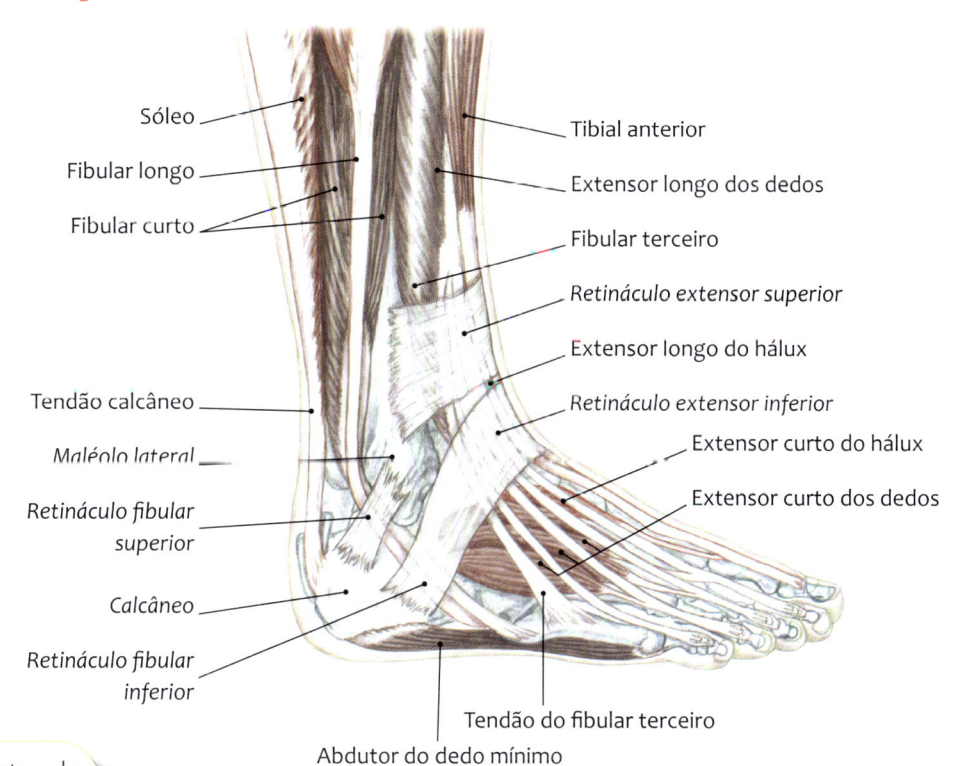

Se o desconforto de utilizar sapatos de saltos altos não bastasse, experimente mais esta: a ponta de um salto agulha calçado por uma mulher de tamanho mediano é sujeita a quase uma tonelada de pressão por 2,5 centímetros quadrados a cada passo que ela dá. Essa força é lançada ao calcanhar e repercute em todo o corpo. Nos primórdios da aviação, as mulheres que vestiam saltos altos eram proibidas de embarcar em aviões, pois os saltos poderiam perturar os finos assoalhos de metal.

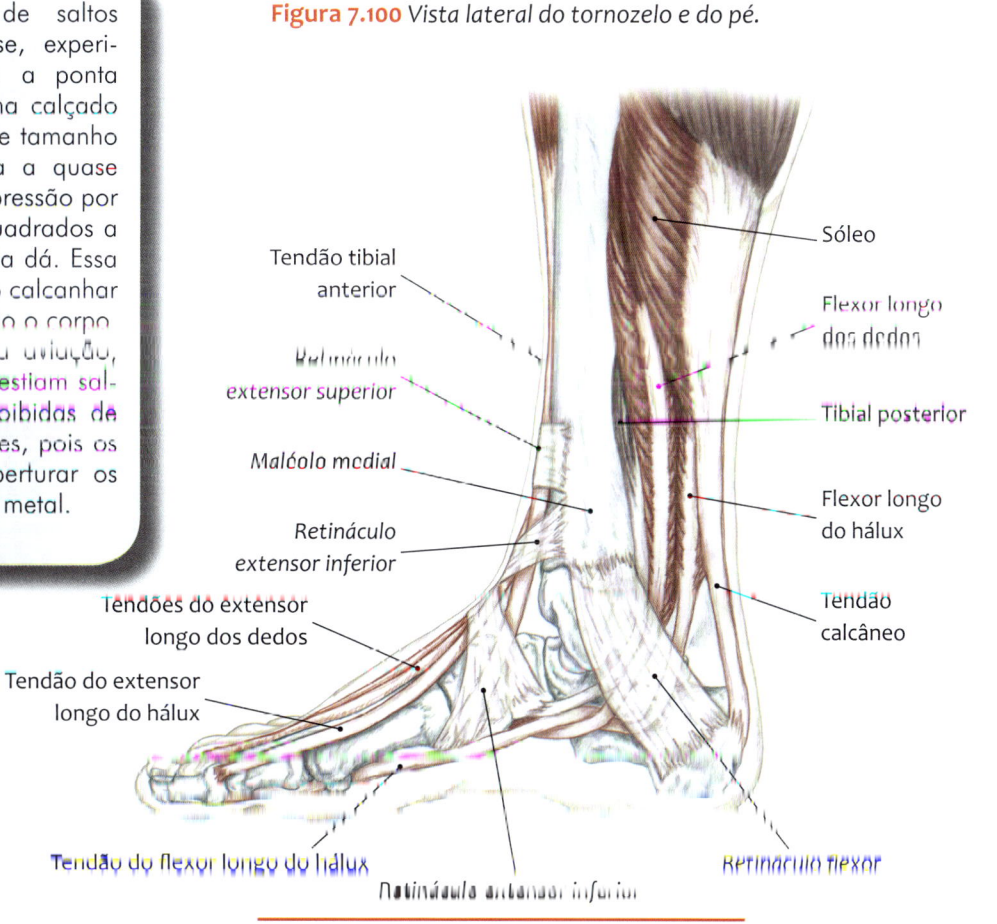

Figura 7.101 *Vista medial do tornozelo e do pé.*

Músculos do pé

Extensor curto dos dedos
Flexor curto dos dedos
Abdutor do hálux
Abdutor do dedo mínimo

A superfície dorsal do pé é a "casa" do **extensor curto dos dedos** (figura 7.102). Seu pequeno ventre apresenta localização profunda em relação aos tendões do extensor longo dos dedos, mas ainda é palpável.

Ao contrário da superfície dorsal minimamente musculosa, a superfície plantar do pé é composta de diversas camadas de músculo.

A primeira delas localiza-se profundamente à aponeurose plantar (p. 512), é formada por três músculos dispostos lado a lado. O músculo central é o **flexor curto dos dedos** (figura 7.104), o qual desce para o centro do pé, do calcâneo às falanges. Em localização medial ao flexor curto dos dedos está o grosso e superficial **abdutor do hálux**; e em posição lateral a este está o superficial **abdutor do dedo mínimo** (figura 7.105). Ambos os abdutores são facilmente acessíveis e em geral visíveis nas laterais do pé. Embora sejam profundos em relação à aponeurose plantar, todos os três músculos são relativamente superficiais na sola do pé e, portanto, palpáveis.

Extensor curto dos dedos

A **Estendem** do segundo ao quarto dedo (articulações metatarsofalangeanas e interfalangeanas)
O Superfície dorsal do calcâneo
I Segundo a quarto dedo, via tendões do extensor longo dos dedos
N Fibulares profundos L4, **L5**, S**1**

Extensor curto dos dedos

1) Parceiro em posição supina, com os pés para fora da borda da mesa. Localize o maléolo lateral. Deslize cinco centímetros do maléolo, em direção ao quinto dedo. Apalpe embaixo e lateralmente aos tendões do extensor longo dos dedos para localizar o pequeno ventre do extensor curto dos dedos.
2) Peça a seu parceiro que estique os dedos contra sua resistência e sinta os músculos se contraírem (figura 7.103). Observe como o ventre forma uma protuberância densa sobre o cuboide e sobre o cuneiforme lateral durante a contração.

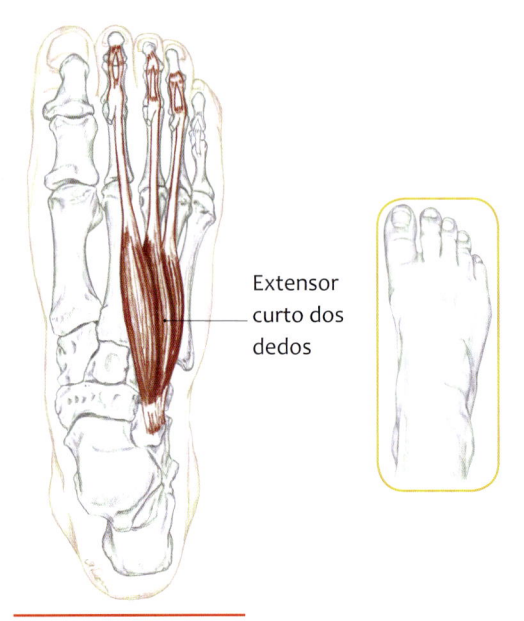

Figura 7.102 *Vista dorsal do pé direito.*

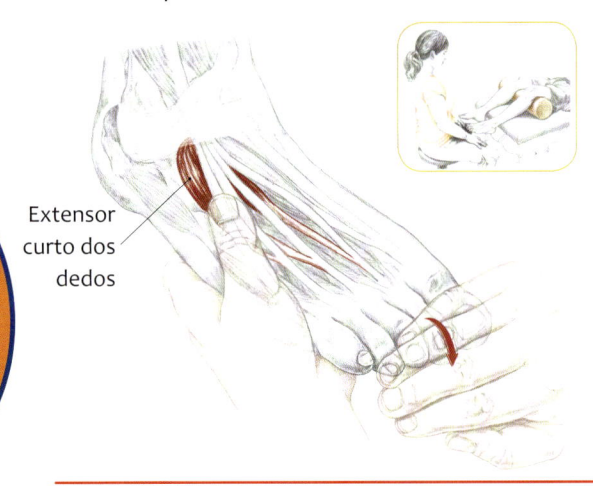

Figura 7.103 *Vista dorsolateral do pé direito, com o parceiro estendendo os dedos contra sua resistência.*

Flexor curto dos dedos

A **Flexiona** as falanges médias do segundo ao quinto dedo (articulações interfalangeanas proximais)

O Processo medial do calcâneo e da aponeurose plantar

I Falanges médias do segundo ao quinto dedo

N Tibiais L4, L5, S1

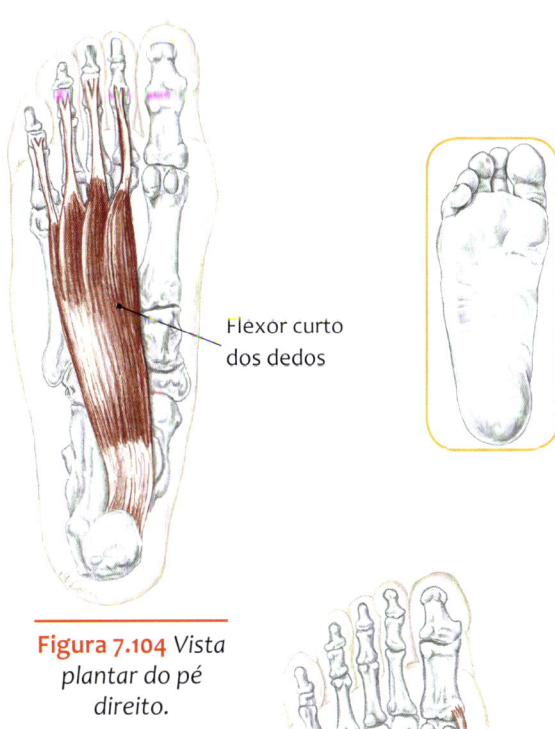

Abdutor do hálux

A **Abduz** o primeiro dedo (articulação metatarsofalangeana)

Dá assistência na **flexão** do primeiro dedo (articulação metatarsofalangeana)

O Processo medial do calcâneo e da aponeurose plantar

I Falange proximal do primeiro dedo (superfície medial) e osso sesamoide medial

N Tibiais L4, L5, S1

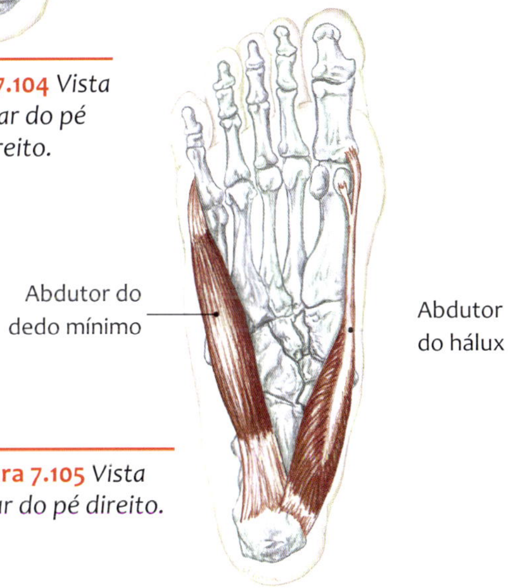

Abdutor do dedo mínimo

A **Flexiona** o quinto dedo

Dá assistência na **abdução** do quinto dedo (articulação metatarsofalangeana)

O Processo lateral do calcâneo e da aponeurose plantar

I Falange proximal do quinto dedo (superfície lateral)

N Tibial S1, S2

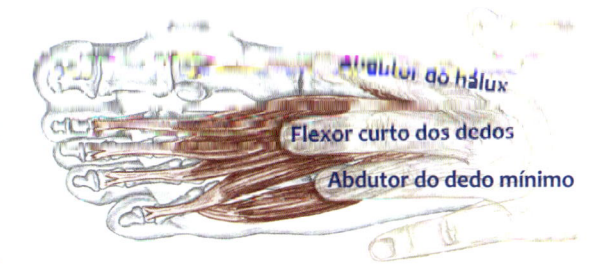

Figura 7.104 Vista plantar do pé direito.

Figura 7.105 Vista plantar do pé direito.

Figura 7.106 Dedos na superfície plantar do pé, mostrando a ordem dos músculos.

Quando você utiliza os músculos de seu pé?

- Para se equilibrar quando está se balançando em um pé;
- Ao escalar rochas (trabalho árduo em nome de todos os seus dedos dos pés);
- Quando caminha em uma pista de gelo (observe como seus dedos subitamente "agarram");
- Pegando um lápis do chão com seus dedos dos pés

Flexor curto dos dedos

1) Posição supina, com os pés para fora da borda da mesa. Localize a superfície plantar do calcanhar e o segundo ao quinto dedo. Visualize a localização desse músculo desenhando linhas imaginárias entre esses pontos.
2) Apalpe o arco do pé, afunde seus polegares no decorrer dessas linhas e deslize pelas fibras musculares (figura 7.107). Peça a seu parceiro que flexione e relaxe os dedos alternadamente. Pode ser desafiador isolar o ventre do flexor curto dos dedos, mas tenha fé de que você está no local correto.

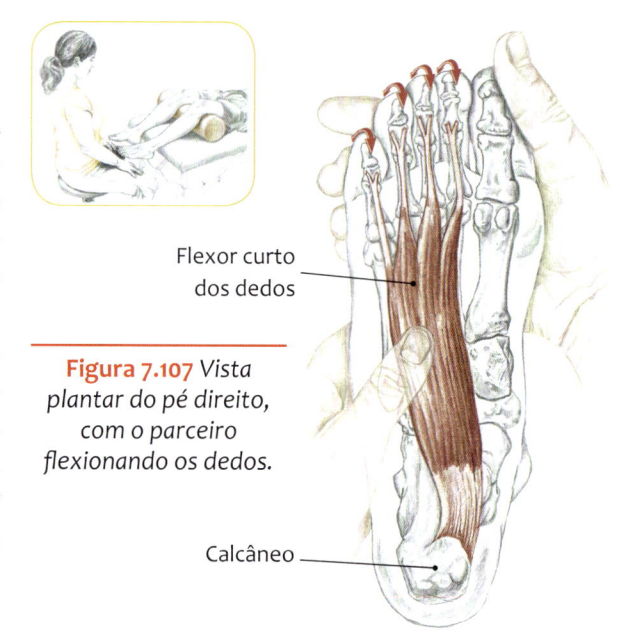

Figura 7.107 Vista plantar do pé direito, com o parceiro flexionando os dedos.

Abdutor do hálux

1) Parceiro em posição supina, com os pés para fora da borda da mesa. Localize a superfície medial do calcanhar e a parte medial do primeiro dedo.
2) Apalpe entre esses pontos e observe o tecido grosso e superficial que percorre a superfície medial/plantar do pé (figura 7.108).
3) Peça a seu parceiro que flexione o primeiro dedo contra sua resistência e observe a força e a densidade do ventre do abdutor do hálux.

Figura 7.108 Vista plantar do pé direito, com o parceiro flexionando o primeiro dedo contra sua resistência.

Abdutor do dedo mínimo

1) Posição supina, com os pés para fora da borda da mesa. Localize a superfície plantar do calcanhar e a superfície lateral do quinto dedo.
2) Apalpe entre esses pontos para localizar o tecido grosso e superficial que percorre a superfície lateral/plantar do pé (figura 7.109).
3) Peça a seu parceiro que abduza ou flexione o quinto dedo contra sua resistência, a fim de fazer com que as fibras se contraiam.

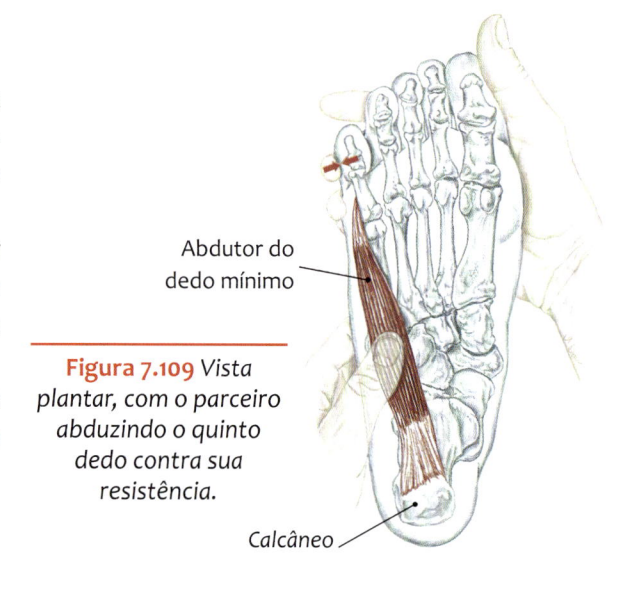

Figura 7.109 Vista plantar, com o parceiro abduzindo o quinto dedo contra sua resistência.

Outros músculos do pé

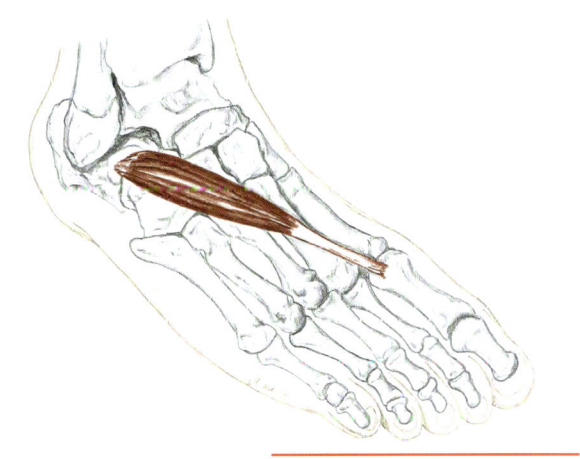

Figura 7.110 Vista dorsolateral do pé direito, mostrando o extensor curto do hálux.

Extensor curto do hálux

A **Estende** o primeiro dedo (articulação metatarsofalangeana)

O Superfície dorsal do calcâneo

I Falange proximal do primeiro dedo

N Fibulares profundos L4, L5, S1

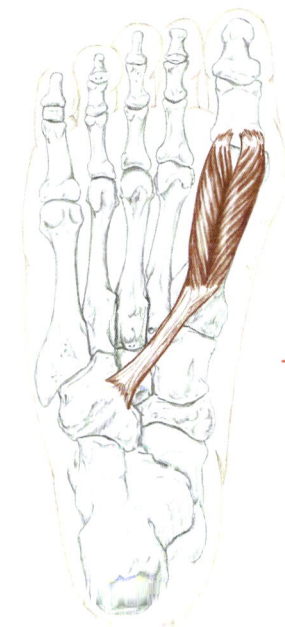

Figura 7.111 Vista plantar do pé direito, mostrando o flexor curto do hálux.

Flexor curto do hálux

A **Flexiona** o primeiro dedo (articulação metatarsofalangeana)

O Superfícies plantares do cuboide e do cunciforme lateral

I Superfícies medial e lateral da base da falange proximal do primeiro dedo

N Tibiais L4, L5, S1

Adutor do hálux

A **Aduz** o primeiro dedo

Dá assistência na **manutenção** do arco transverso do pé

Dá assistência na **flexão** do primeiro dedo

O *Cabeça oblíqua:*
   Bases do segundo ao quarto metatarso

   Cabeça transversa:
   Articulações metatarsofalangeanas dos ligamentos plantares do terceiro ao quinto dedo

I Superfície lateral da base da falange proximal do primeiro dedo

N Tibiais S1, S2

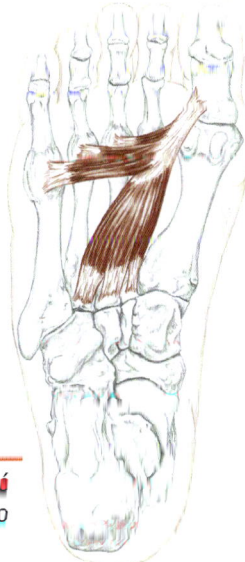

Figura 7.112 Vista plantar do pé direito, mostrando o adutor do hálux.

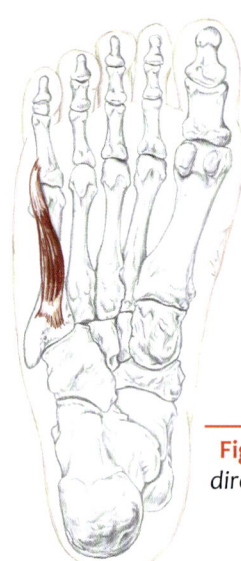

Figura 7.113 Vista plantar do pé direito, mostrando o flexor curto do dedo mínimo.

Flexor curto do dedo mínimo

A **Flexiona** o quinto dedo (articulação metatarsofalangeana)

O Base do quinto metatarso

I Base da falange proximal do quinto dedo

N Tibial S1, S2

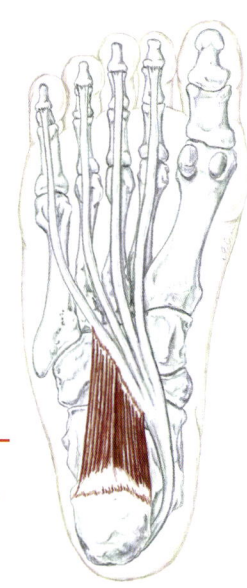

Figura 7.114 Vista plantar do pé direito, mostrando o quadrado plantar.

Quadrado plantar

A Dá assistência ao flexor longo dos dedos para **flexionar** do segundo ao quinto dedo

O Partes medial e lateral da superfície plantar do calcâneo

I Parte posterolateral do tendão do flexor longo dos dedos

N Tibiais S1, S2

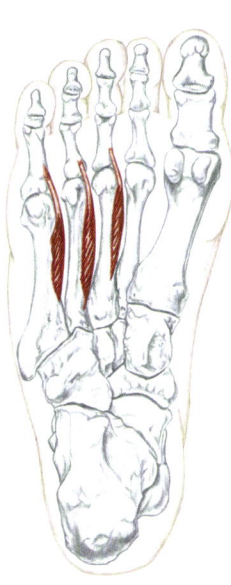

Figura 7.115 Vista plantar do pé direito, mostrando os interósseos plantares.

Interósseos plantares

A **Aduzem** do terceiro ao quinto dedo (articulações metatarsofalangeanas)

Flexionam do terceiro ao quinto dedo (articulações metatarsofalangeanas)

O Superfícies mediais do terceiro ao quinto metatarso

I Superfícies mediais das falanges proximais do terceiro ao quinto dedo

N Tibiais S1, S2

Interósseos dorsais

A **Abduzem** do segundo ao quarto dedo (articulações metatarsofalangeanas)

Flexionam do segundo ao quarto dedo (articulações metatarsofalangeanas)

O Superfícies adjacentes de todos os metatarsos

I *Primeiro:* Superfície medial da falange proximal do segundo dedo

Segundo ao quarto: Superfícies laterais das falanges proximais do segundo ao quarto dedo

N Tibiais S1, S2

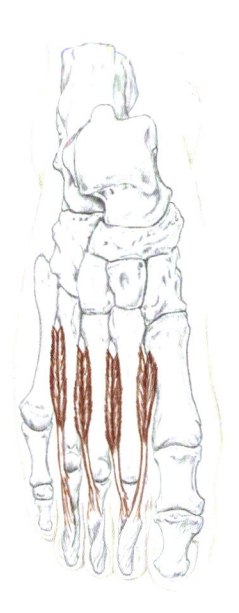

Figura 7.116 *Vista dorsal do pé direito, mostrando os interósseos dorsais.*

Lumbricais do pé

A **Flexionam** as falanges proximais do segundo ao quinto dedo, nas articulações metatarsofalangeanas

Estendem as falanges mediais e distais do segundo ao quinto dedo, nas articulações interfalangeanas

O Tendões do flexor longo dos dedos

I Bases das falanges proximais do segundo ao quinto dedo e tendões do extensor longo dos dedos (na superfície dorsal dos dedos)

N *Primeiro:* Tibiais L4, L5, S1
Segundo ao quarto: Tibiais L(4), (5), S1, S2

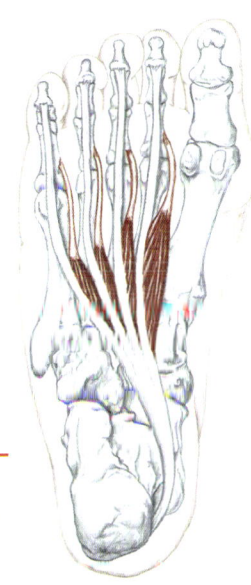

Figura 7.117 *Vista plantar do pé direito, mostrando os lumbricais.*

Outras estruturas do joelho e da perna

Articulação tibiofemoral

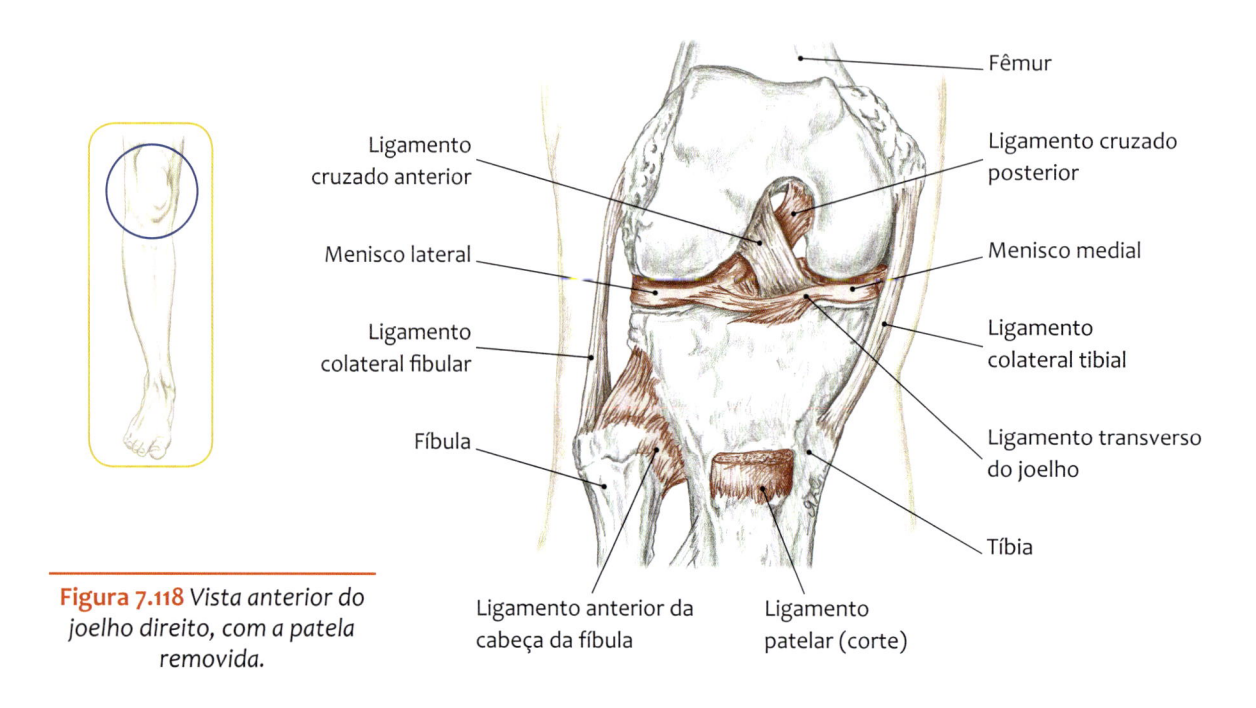

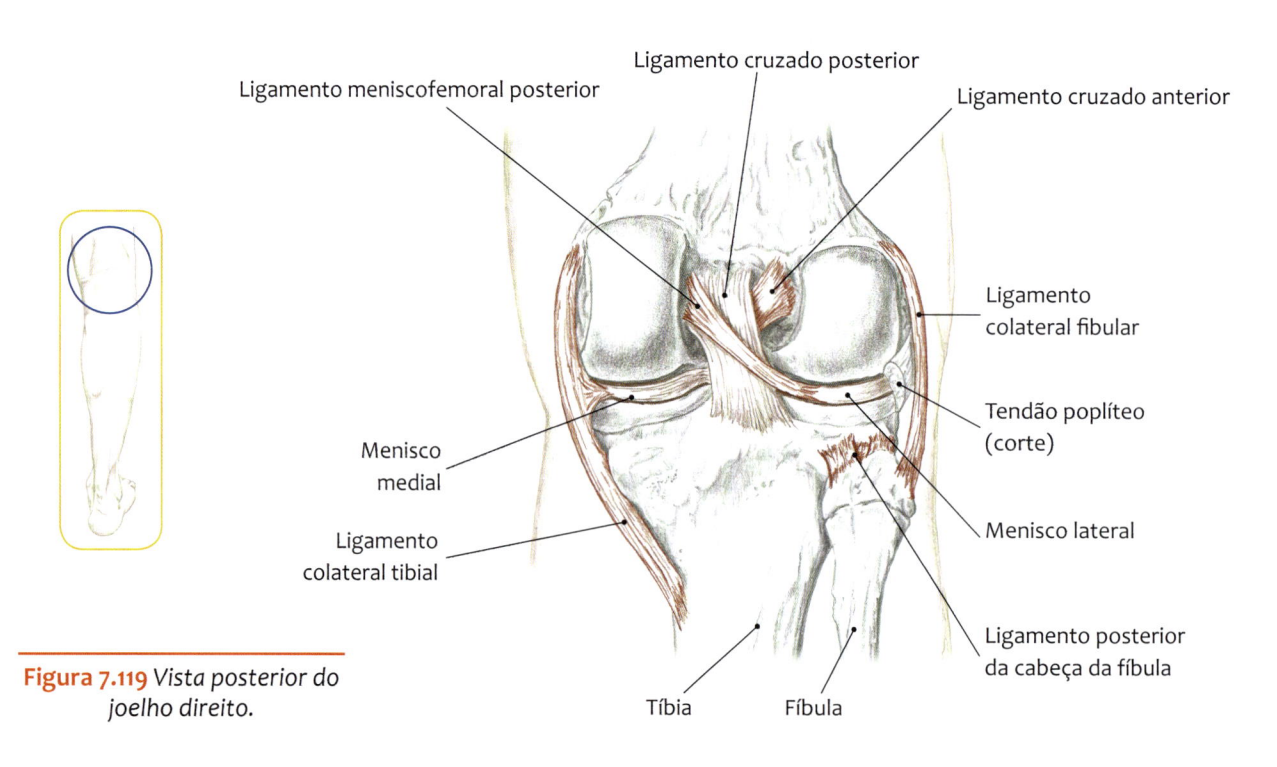

Figura 7.118 *Vista anterior do joelho direito, com a patela removida.*

Labels: Fêmur; Ligamento cruzado anterior; Ligamento cruzado posterior; Menisco lateral; Menisco medial; Ligamento colateral fibular; Ligamento colateral tibial; Ligamento transverso do joelho; Fíbula; Tíbia; Ligamento anterior da cabeça da fíbula; Ligamento patelar (corte).

Figura 7.119 *Vista posterior do joelho direito.*

Labels: Ligamento meniscofemoral posterior; Ligamento cruzado posterior; Ligamento cruzado anterior; Ligamento colateral fibular; Tendão poplíteo (corte); Menisco medial; Menisco lateral; Ligamento colateral tibial; Ligamento posterior da cabeça da fíbula; Tíbia; Fíbula.

Cruzado Latim. Em formato de cruz

Perna e Pé | 499

Articulações tibiofemorais e tibiofibulares

Superfície anterior

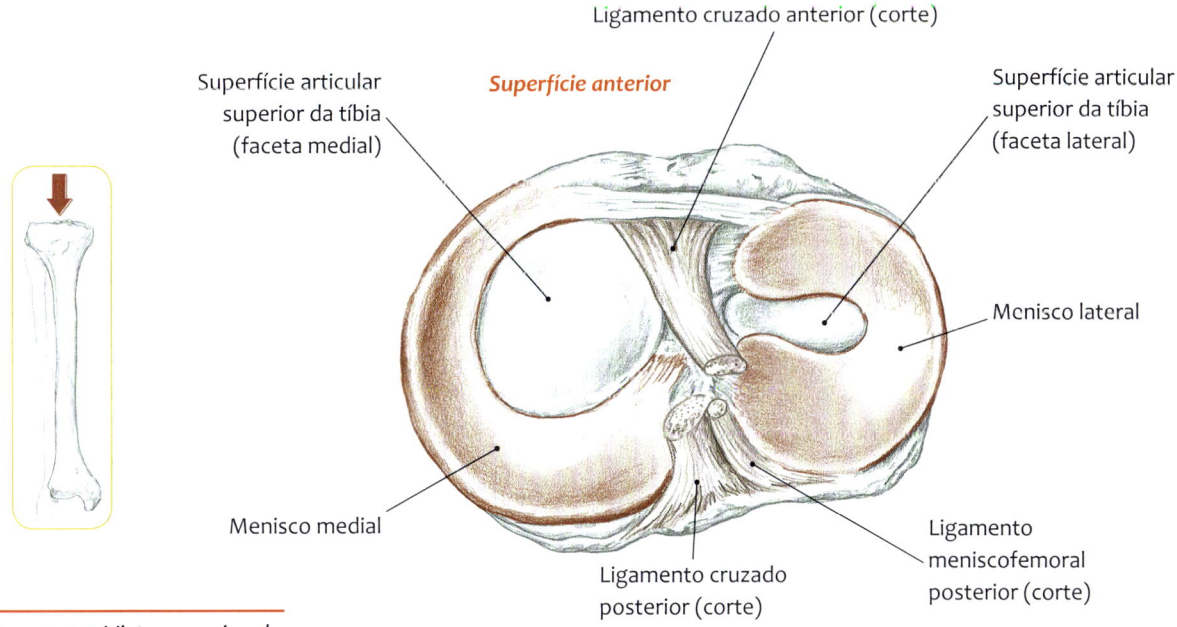

- Ligamento cruzado anterior (corte)
- Superfície articular superior da tíbia (faceta medial)
- Superfície articular superior da tíbia (faceta lateral)
- Menisco lateral
- Menisco medial
- Ligamento cruzado posterior (corte)
- Ligamento meniscofemoral posterior (corte)

Figura 7.120 Vista superior da tíbia direita.

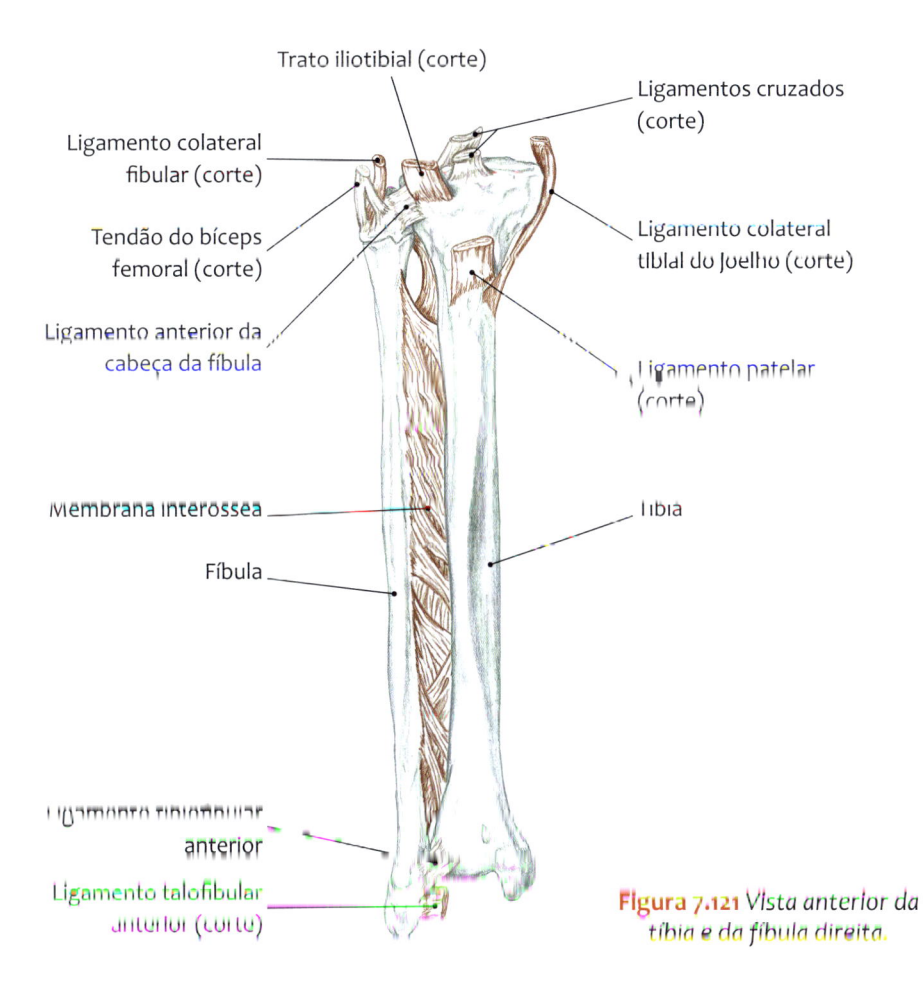

- Trato iliotibial (corte)
- Ligamentos cruzados (corte)
- Ligamento colateral fibular (corte)
- Tendão do bíceps femoral (corte)
- Ligamento colateral tibial do joelho (corte)
- Ligamento anterior da cabeça da fíbula
- Ligamento patelar (corte)
- Membrana interóssea
- Tíbia
- Fíbula
- Ligamento tibiofibular anterior
- Ligamento talofibular anterior (corte)

Figura 7.121 Vista anterior da tíbia e da fíbula direita.

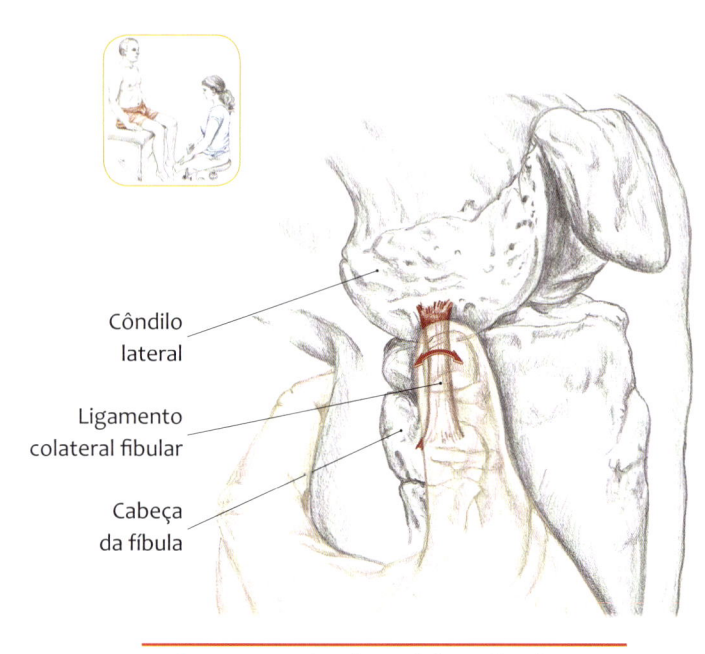

Ligamentos colaterais fibular e tibial

O **ligamento colateral fibular** é uma tira forte e fina que cruza a articulação do joelho, desde o epicôndilo lateral do fêmur até a cabeça da fíbula (figura 7.118). É superficial e localiza-se entre o tendão do bíceps femoral e o trato iliotibial.

O amplo **ligamento colateral tibial** localiza-se superficialmente à cápsula articular do joelho, mas pode não ser tão fácil de isolar como sua contraparte lateral (figura 7.118). Estendendo-se cerca de cinco centímetros distais à articulação do joelho, é profundo em relação ao tendão da pata de ganso.

Ambos os ligamentos colaterais opõem-se à rotação medial do joelho. O colateral fibular também estabiliza o joelho contra lesões do joelho varo *(genu varum)*, enquanto o colateral tibial protege contra lesões ao *genu valgum* (choques no joelho). Um exemplo seria um choque de um capacete de futebol americano na lateral da articulação do joelho.

- Côndilo lateral
- Ligamento colateral fibular
- Cabeça da fíbula

Figura 7.122 *Vista lateral do joelho direito.*

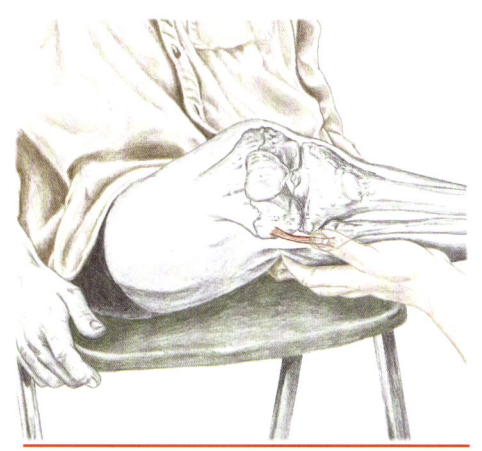

Ligamento colateral fibular

1) Parceiro sentado e com o joelho flexionado. Localize a cabeça da fíbula e o epicôndilo lateral (figura 7.122).
2) Deslize seu dedo entre esses pontos e dedilhe suavemente o ligamento superficial em direção horizontal.

A faixa de tecido que você sente possui a largura de um lápis? Ela percorre desde o epicôndilo até a cabeça fibular? É anterior ao tendão do bíceps femoral?

Peça a seu parceiro que cruze a perna, de modo que o tornozelo repouse na parte superior do joelho oposto. Essa posição permitirá que o ligamento colateral fibular seja facilmente acessado. Deslize seu dedo entre o epicôndilo e a cabeça da fíbula e apalpe o ligamento (figura 7.123).

Figura 7.123 *Um método alternativo para localizar o ligamento colateral fibular.*

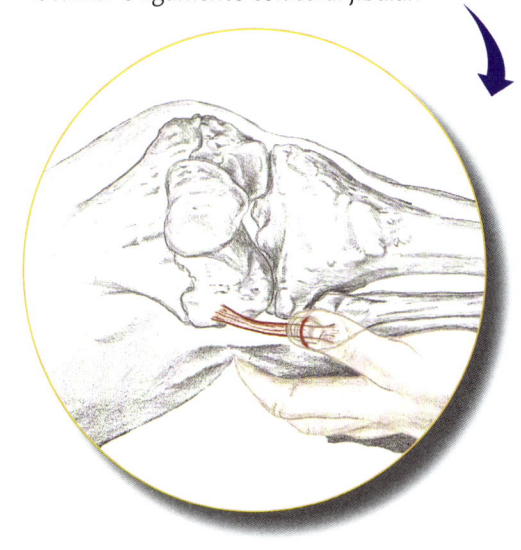

Colateral   Latim.   De ambos os lados

Ligamento colateral tibial

1) Parceiro sentado, com o joelho flexionado. Localize o epicôndilo medial do fêmur. Deslize distalmente ao espaço articulatório – a pequena fenda entre a tíbia e o fêmur.
2) Dedilhe com as pontas dos dedos nesse espaço, em sentido horizontal, explorando para localizar as fibras largas do ligamento (figura 7.124).

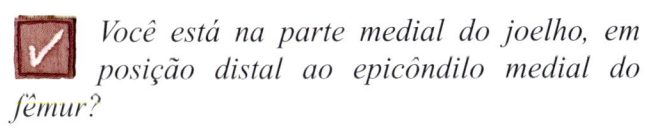

✓ *Você está na parte medial do joelho, em posição distal ao epicôndilo medial do fêmur?*

Meniscos do joelho

Os meniscos são discos fibrocartilaginosos ligados aos côndilos tibiais (figura 7.120). Eles não são importantes apenas para a distribuição do peso e para a redução da fricção, mas também auxiliam os côndilos femorais arredondados a se distribuírem confortavelmente sobre os planaltos tibiais. A extremidade do menisco medial pode ser apalpada logo acima da margem do planalto tibial medial. O menisco lateral, menor e mais móvel, é de difícil acesso.

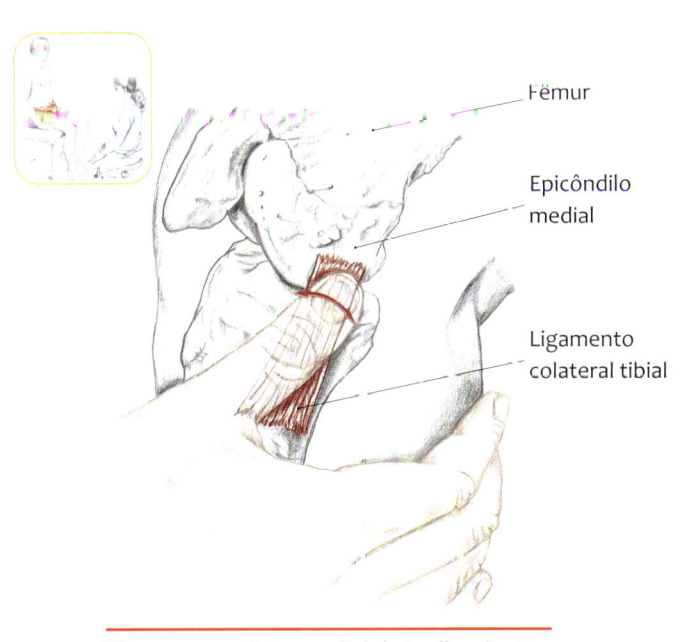

Figura 7.124 *Vista medial do joelho direito.*

Menisco medial

1) Parceiro sentado, com o joelho flexionado. Posicione o polegar acima do planalto tibial medial, no espaço articular entre o fêmur e a tíbia.
2) Segure a perna com a outra mão e, devagar, gire o joelho medialmente (figura 7.125).
3) Como o lado medial da tíbia gira posteriormente, a extremidade do menisco medial será empurrada anteriormente, em direção ao seu polegar. A sensação poderá ser bem sutil – uma suave pressão contra a "almofada" de seu polegar.

✓ *Seu polegar está no espaço articular do joelho? Se você mudar lentamente da rotação lateral do joelho para a medial, você sente alguma diferença na borda do menisco?*

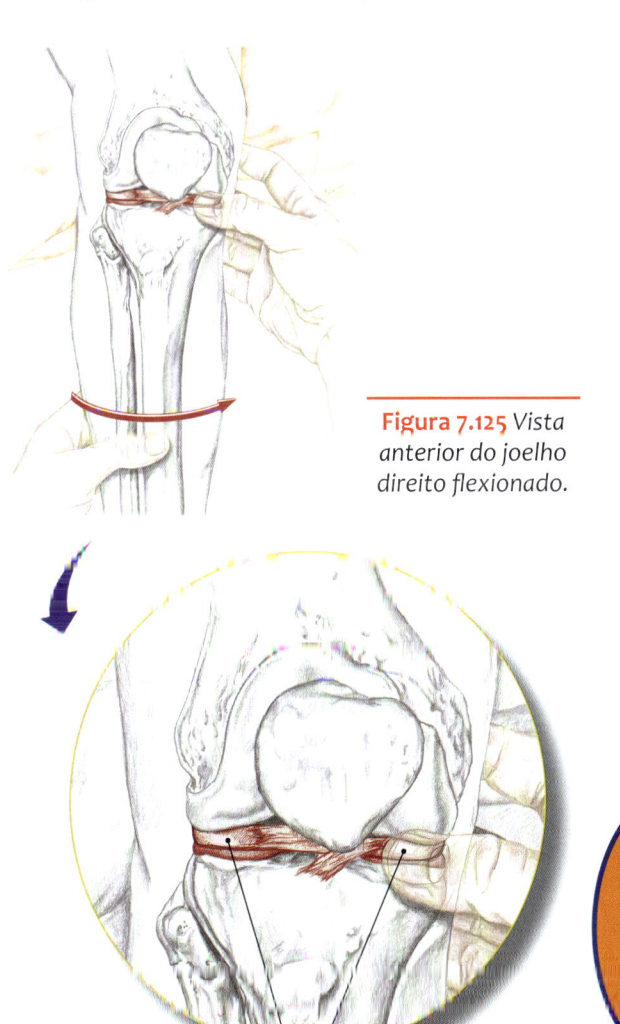

Figura 7.125 *Vista anterior do joelho direito flexionado.*

Menisco   Grego.   Em formato de meia-lua

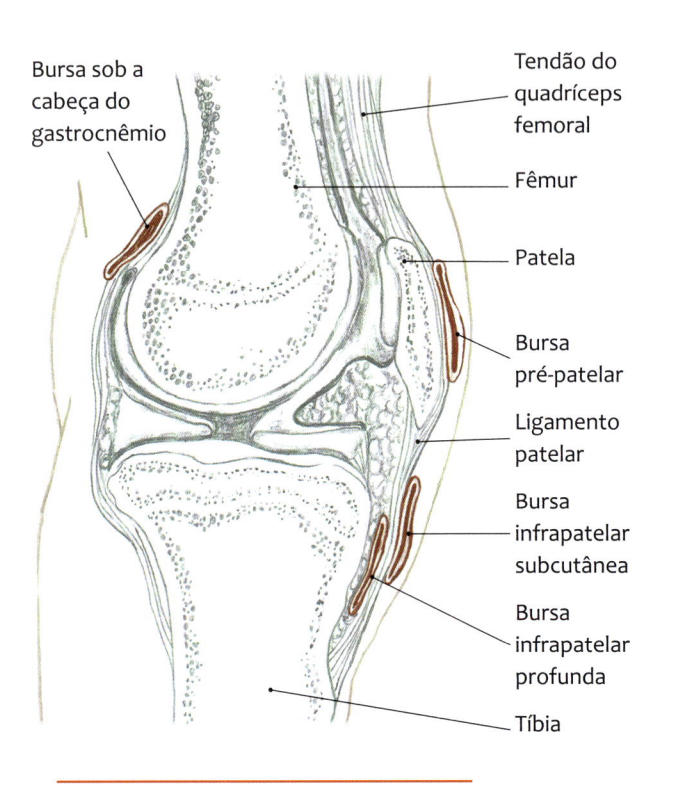

Figura 7.126 Corte transversal do joelho com a bursa da pata de ganso oculta.

Legendas: Bursa sob a cabeça do gastrocnêmio; Tendão do quadríceps femoral; Fêmur; Patela; Bursa pré-patelar; Ligamento patelar; Bursa infrapatelar subcutânea; Bursa infrapatelar profunda; Tíbia.

Bursas do joelho

Pressão enorme, movimentos repetitivos e atrito constante dos tendões desafiam a articulação do joelho. Cerca de 12 bursas ajudam na proteção da articulação e de suas estruturas circundantes. As principais bursas estão indicadas aqui (figura 7.126).

Localizada superficialmente à patela, a **bursa pré-patelar** ajuda a pele a se movimentar de maneira livre acima da patela, mesmo com o joelho flexionado. Ajoelhar-se e agachar-se excessivamente pode inflamar essa vulnerável bursa, uma condição chamada de "joelho de doméstica" (ou "joelho de carpinteiro", dependendo de sua vocação).

A **bursa infrapatelar subcutânea** e a **bursa infrapatelar profunda** localizam-se em ambos os lados do ligamento patelar. A bursa profunda reduz a fricção entre o tendão e a superfície da tíbia. Ficar muito tempo ajoelhado pode irritar a bursa superficial, o que às vezes é chamado de "joelho de pastor" (ou "joelho de budista", dependendo de sua fé).

A **bursa da pata de ganso** serve como "para-choque" entre os tendões da pata de ganso (aqueles do grácil, do sartório e do semitendinoso) e a tíbia.

Quando inflamadas, as bursas superficiais do joelho são palpáveis e às vezes visíveis; em condições normais, contudo, elas são impalpáveis.

Artéria poplítea

A artéria poplítea ramifica-se a partir da artéria femoral, passando pela fossa poplítea na parte posterior do joelho. Apresenta localização profunda na fossa e, por esse motivo, pode ser difícil detectar seu pulso.

1) Parceiro em posição supina. Flexione o joelho de seu parceiro, a fim de suavizar os tecidos adjacentes. Segure o joelho, de modo que as pontas dos dedos de ambas as mãos estejam na linha mediana da parte posterior.
2) Afunde as "almofadas" dos dedos profundamente na fossa poplítea e explore para sentir o pulso sutil (figura 7.127).

Se o pulso for indetectável, siga as mesmas instruções com seu parceiro em posição prona.

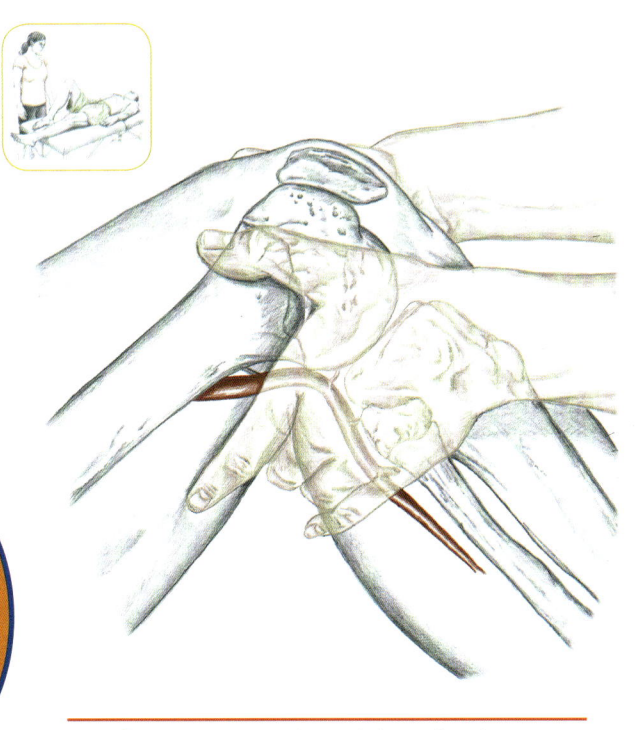

Figura 7.127 Vista lateral do joelho direito, sentindo o pulso da artéria poplítea.

Nervo fibular comum

Ramificando-se a partir do nervo isquiático, o nervo fibular corre superficialmente pela parte posterolateral do joelho. Com diâmetro aproximado de um fio grosso de espaguete, o nervo se localiza medialmente ao tendão do bíceps femoral e lateralmente ao ventre do gastrocnêmio. Torna-se particularmente acessível (e vulnerável) na superfície posterior da cabeça da fíbula (figura 7.128).

1) Parceiro em posição prona. Flexione passivamente o joelho e localize o tendão do bíceps femoral e a cabeça da fíbula.
2) Deslize seu dedo suavemente de um lado a outro, explorando a região distal ao tendão do bíceps, na superfície posterior da cabeça fibular.
3) Diferencie o nervo fino e levemente móvel das fibras do gastrocnêmio, pedindo a seu parceiro que flexione, de modo suave, o joelho contra sua resistência. O nervo, sem dúvida, permanecerá mole e móvel, enquanto as fibras musculares ficarão esticadas (figura 7.129).

Localize o tendão do bíceps femoral, pedindo a seu parceiro que flexione o joelho contra sua resistência. Siga o tendão até a cabeça da fíbula, observando o caminho do nervo que corre ao longo dela. Se você seguir o nervo, passando pela cabeça da fíbula, ele continua descendo pela lateral da perna?

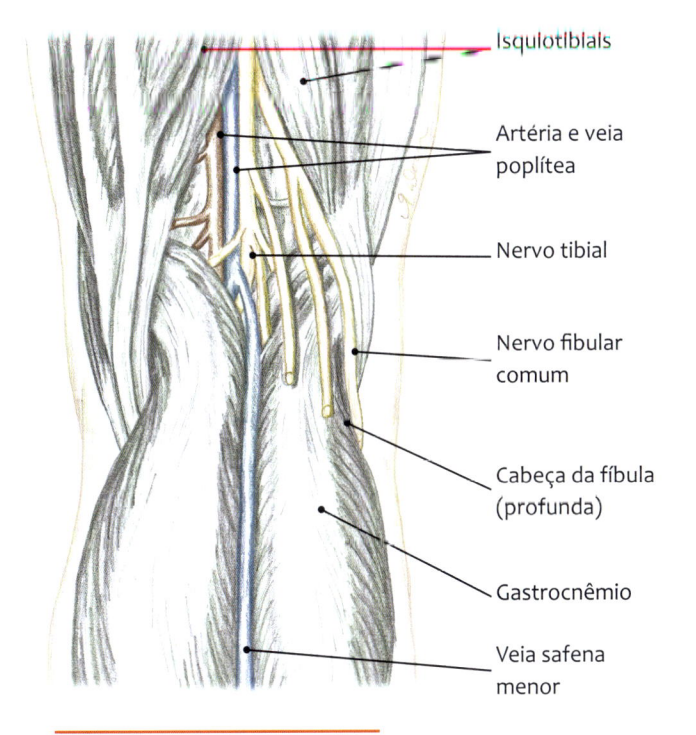

Figura 7.128 Vista posterior do joelho direito.

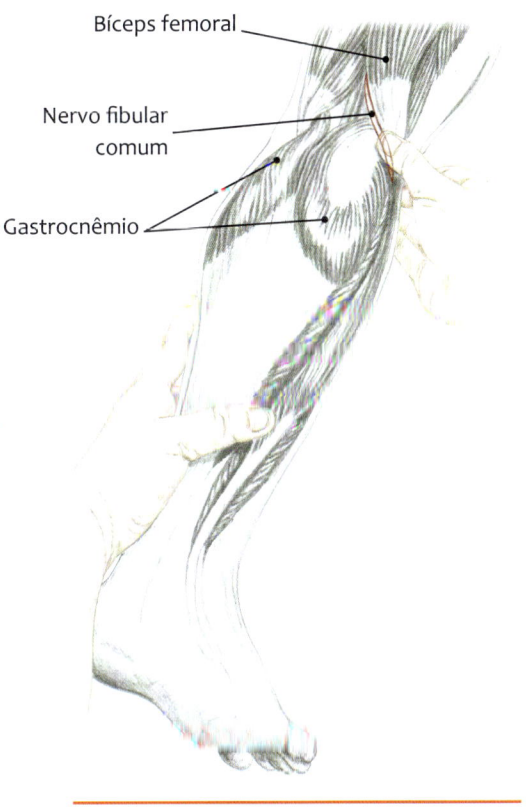

Figura 7.129 Vista posterolateral do joelho direito, com o parceiro em posição prona.

Outras estruturas do tornozelo e do pé

Articulação talocrural

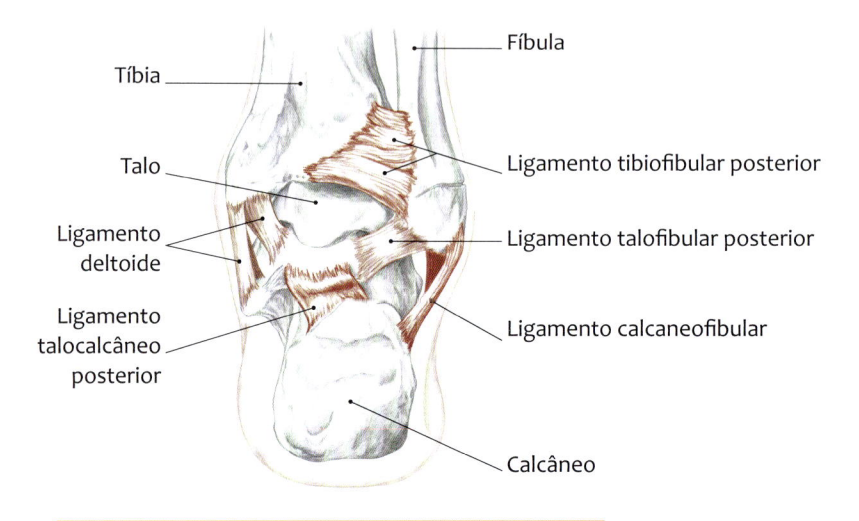

Figura 7.130 Vista posterior do tornozelo direito, mostrando os ligamentos da articulação talocrural.

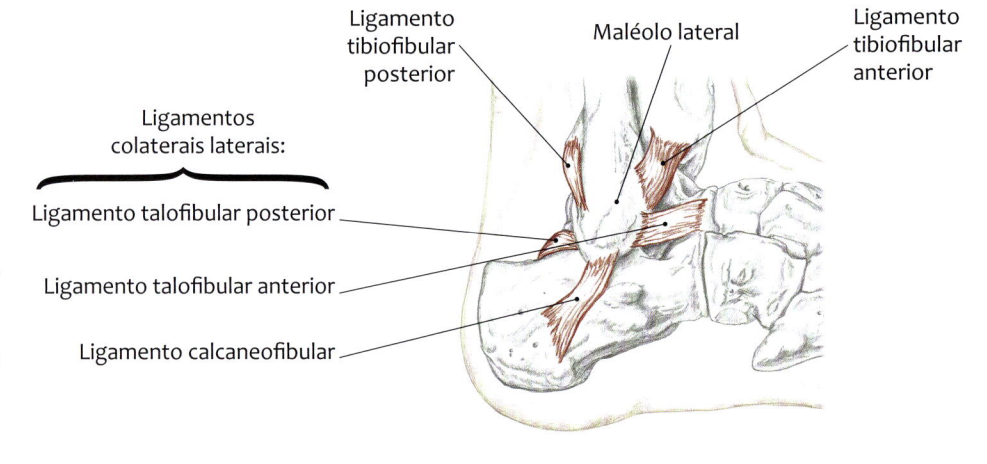

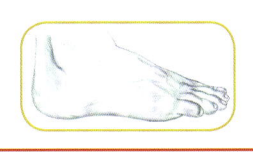

Figura 7.131 Vista lateral do tornozelo direito, mostrando os ligamentos da articulação talocrural.

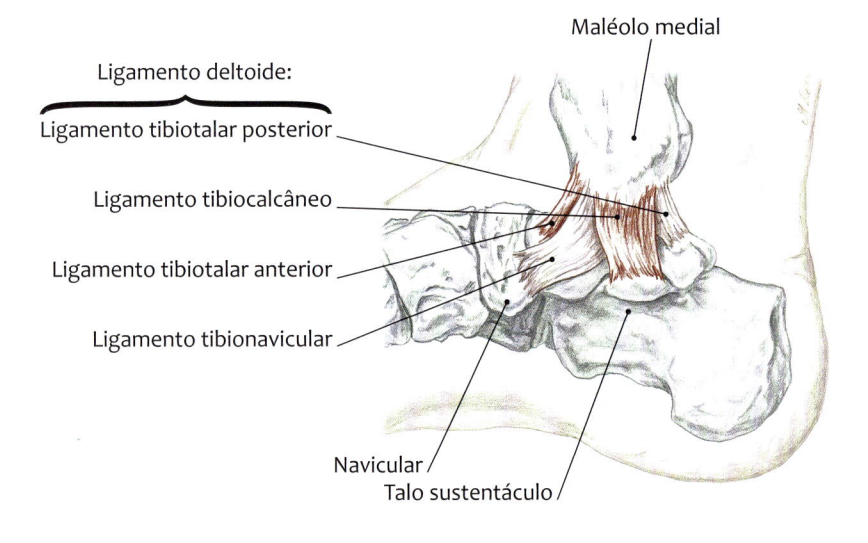

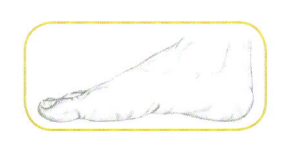

Figura 7.132 Vista medial do tornozelo direito, mostrando os ligamentos da articulação talocrural.

Articulações talotarsais e ligamentos do pé

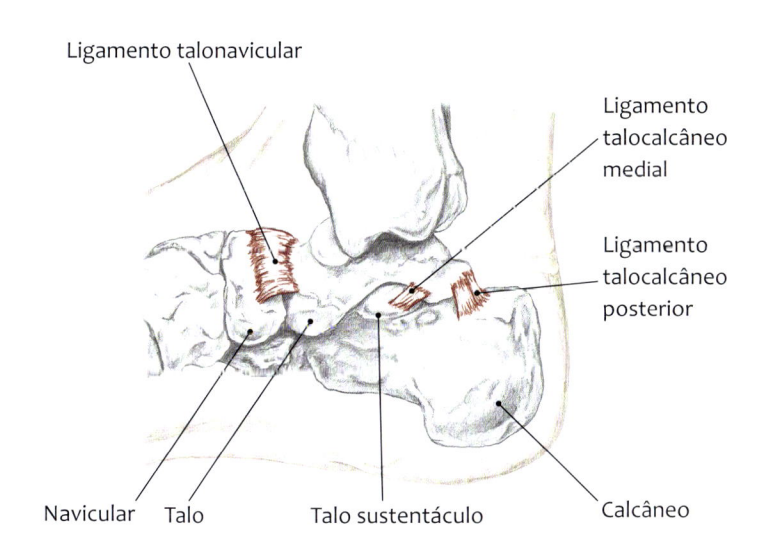

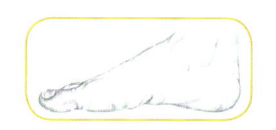

Figura 7.133 Vista medial do tornozelo direito, mostrando os ligamentos das articulações talotarsais.

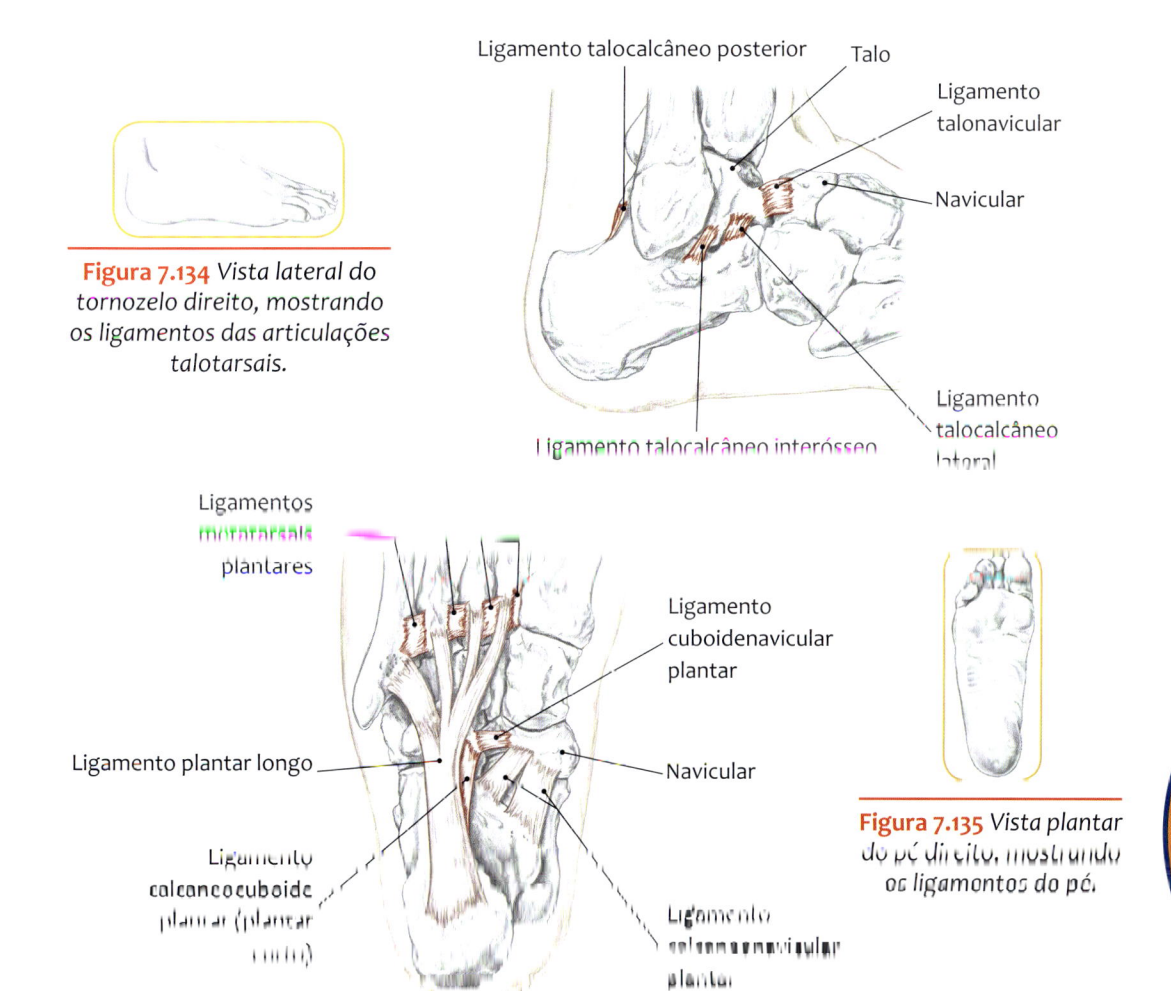

Ligamento talonavicular
Ligamento talocalcâneo medial
Ligamento talocalcâneo posterior
Navicular
Talo
Talo sustentáculo
Calcâneo

Figura 7.134 Vista lateral do tornozelo direito, mostrando os ligamentos das articulações talotarsais.

Ligamento talocalcâneo posterior
Talo
Ligamento talonavicular
Navicular
Ligamento talocalcâneo lateral
Ligamento talocalcâneo interósseo

Figura 7.135 Vista plantar do pé direito, mostrando os ligamentos do pé.

Ligamentos metatarsais plantares
Ligamento cuboidenavicular plantar
Ligamento plantar longo
Navicular
Ligamento calcaneocuboide plantar (plantar curto)
Ligamento calcaneonavicular plantar

Ligamentos do pé

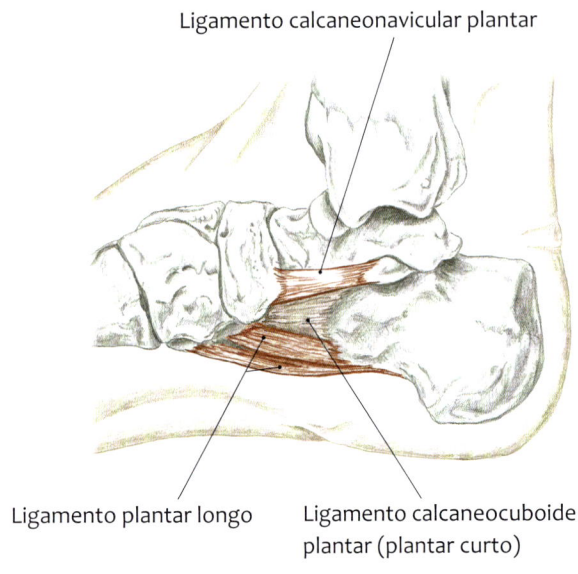

Figura 7.136 Vista medial do tornozelo direito, mostrando os ligamentos das articulações subtalares.

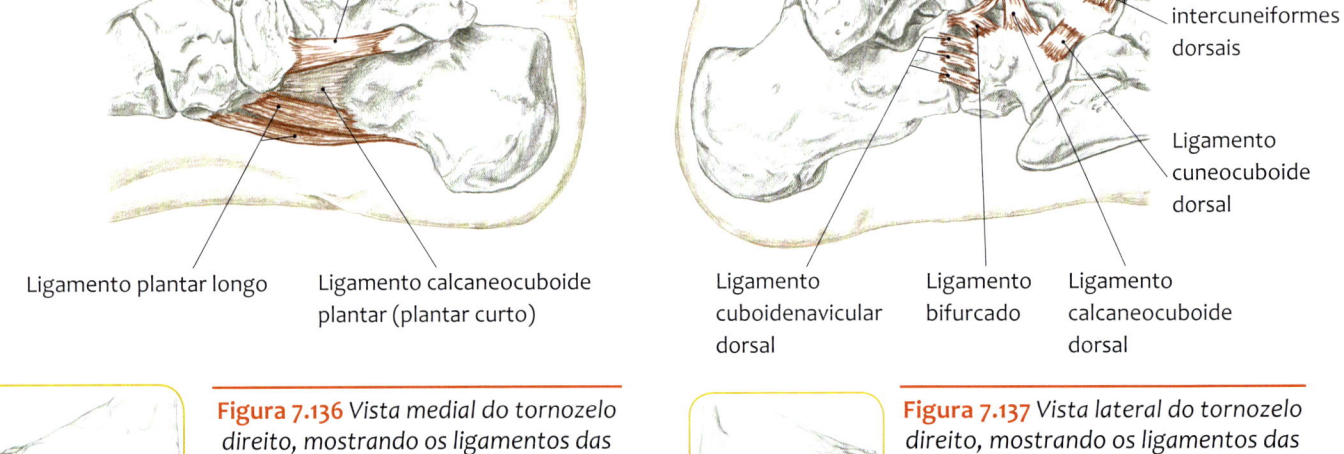

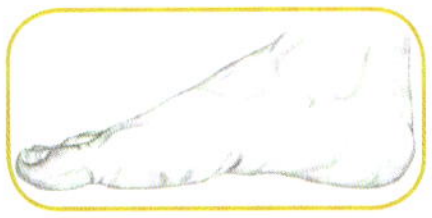

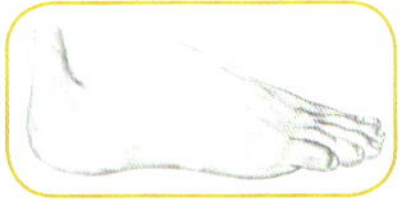

Labels: Ligamento calcaneonavicular plantar; Ligamento plantar longo; Ligamento calcaneocuboide plantar (plantar curto).

Figura 7.137 Vista lateral do tornozelo direito, mostrando os ligamentos das articulações intertarsais.

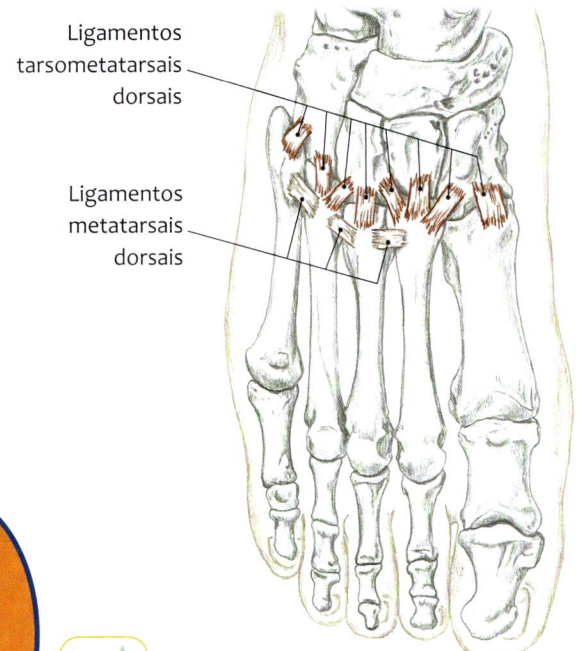

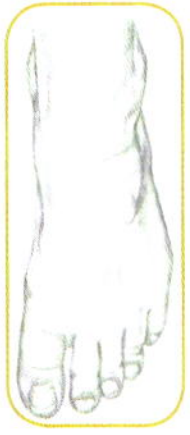

Labels: Ligamentos cuneonaviculares dorsais; Ligamentos intercuneiformes dorsais; Ligamento cuneocuboide dorsal; Ligamento cuboidenavicular dorsal; Ligamento bifurcado; Ligamento calcaneocuboide dorsal.

Figura 7.138 Vista dorsal do pé direito, mostrando os ligamentos das articulações tarsometatarsais e intermetatarsais.

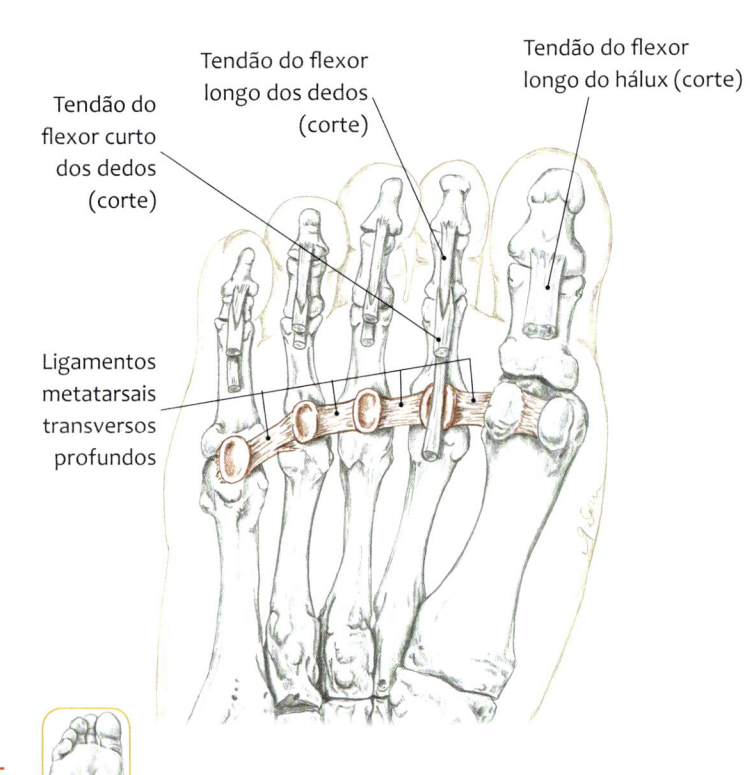

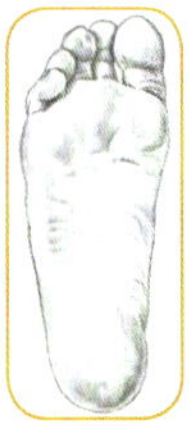

Labels: Ligamentos tarsometatarsais dorsais; Ligamentos metatarsais dorsais.

Figura 7.139 Vista plantar do pé direito, mostrando os ligamentos das articulações metatarsofalangeanas e interfalangeanas.

Labels: Tendão do flexor curto dos dedos (corte); Tendão do flexor longo dos dedos (corte); Tendão do flexor longo do hálux (corte); Ligamentos metatarsais transversos profundos.

Ligamento deltoide

O ligamento deltoide é composto de diversos ligamentos que se originam no maléolo medial e se desdobra distalmente para se unir ao talo, ao talo sustentáculo e ao navicular (figura 7.140). Ele protege a articulação talocrural contra tensão medial. O ligamento deltoide é profundo ao retináculo flexor e aos tendões flexores (p. 485), embora seja palpável.

1) Parceiro em posição supina ou sentado. Localize o maléolo medial e o talo sustentáculo.
2) Posicione seu dedo entre esses pontos e dedilhe em sentido horizontal, para isolar as fibras dos ligamentos.
3) Deslize em direção distal, a partir do maléolo medial, em um ângulo de 45 graus, e apalpe suas fibras angulosas, para definir os aspectos anterior e posterior do ligamento deltoide (figura 7.141).

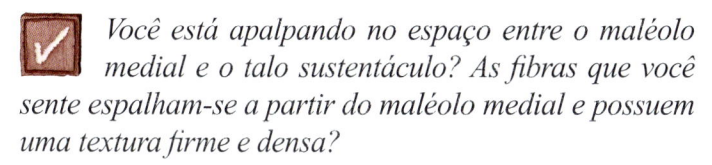

✓ *Você está apalpando no espaço entre o maléolo medial e o talo sustentáculo? As fibras que você sente espalham-se a partir do maléolo medial e possuem uma textura firme e densa?*

Ligamento calcaneonavicular plantar

O ligamento calcaneonavicular plantar é uma faixa pequena e elástica que desempenha um importante papel na estabilização do arco longitudinal medial do pé (figura 7.140). Localizado na parte medial do pé, o ligamento estende-se do talo sustentáculo ao tubérculo navicular e pode ter posição profunda ao tendão tibial posterior. Esse ligamento pode ser extremamente delicado e deve ser acessado de modo lento. Certifique-se de que seja estabelecida comunicação com seu parceiro.

1) Parceiro em posição supina ou sentado. Inverta o pé passivamente, para suavizar qualquer tecido adjacente, e localize o talo sustentáculo e o tubérculo navicular.
2) Apalpe entre esses pontos de referência ósseos; utilize a ponta de um dedo para explorar lentamente a superfície tensa do ligamento calcaneonavicular plantar (figura 7.142).

✓ *Você está entre o talo sustentáculo e o tubérculo navicular? Você consegue deslizar lentamente a ponta do dedo pela superfície do ligamento?*

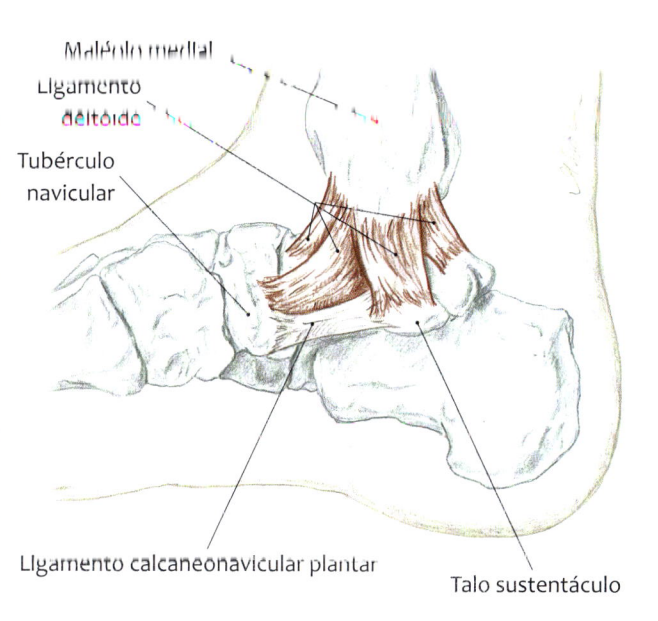

Figura 7.140 Vista medial do tornozelo direito.

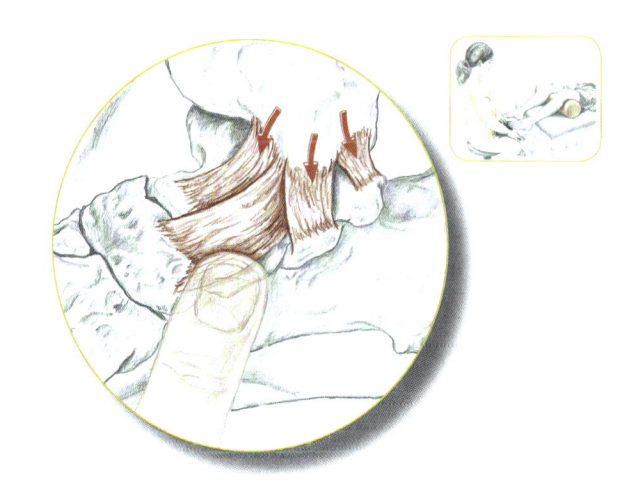

Figura 7.141 Ligamento deltoide.

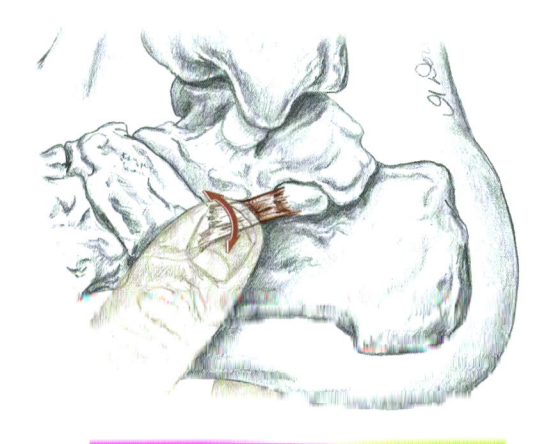

Figura 7.142 Vista medial, com palpação do ligamento calcaneonavicular plantar.

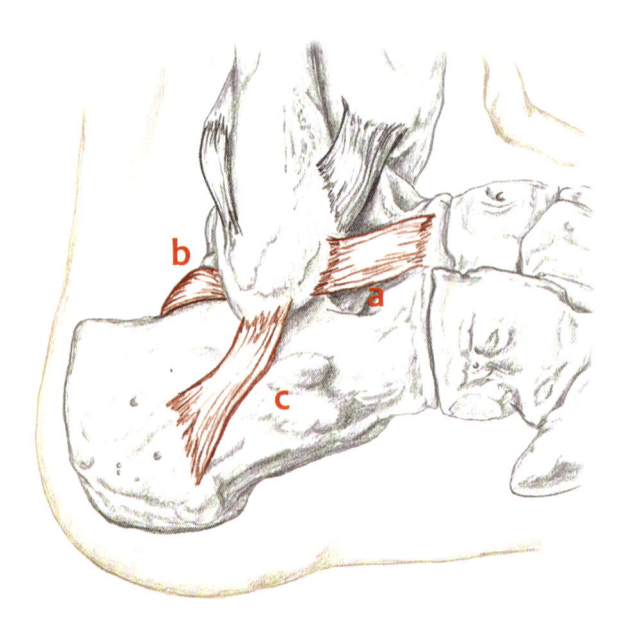

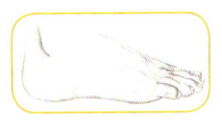

Figura 7.143 Vista lateral do tornozelo direito.

Ligamentos colaterais laterais do tornozelo

Para compreender por que o tornozelo é a articulação do corpo machucada com mais frequência, você deve começar pelos ligamentos colaterais laterais do tornozelo. Destinados a estabilizar a extremidade distal da fíbula, o calcâneo e o talo, essas três faixas são os ligamentos torcidos com mais frequência durante distensões de calcanhar. Eles estão longe de ser tão fortes como o ligamento deltoide, na parte medial do tornozelo, e são ainda mais vulneráveis quando o pé é invertido e plantiflexionado.

O **ligamento talofibular anterior** (figura 7.143, **a**) espalha-se da superfície anterior do maléolo lateral até a lateral do colo do talo. Quando o pé está suportando peso e é invertido de maneira excessiva, esse ligamento é, em geral, o primeiro a ser torcido.

O **ligamento talofibular posterior (b)** é mais forte do que o ligamento talofibular anterior e apenas é lesionado nos ferimentos mais graves de tornozelo, como deslocamentos. Une-se à parte posterior do maléolo lateral e ao tubérculo lateral do talo.

Entre esses dois ligamentos está o **ligamento fibular calcâneo (c)**. Ele se espalha desde o maléolo lateral, descendo à superfície lateral do calcâneo, profundamente aos tendões fibulares. Somente durante distensões sérias, após o talofibular anterior ser rompido, é que esse ligamento também o será.

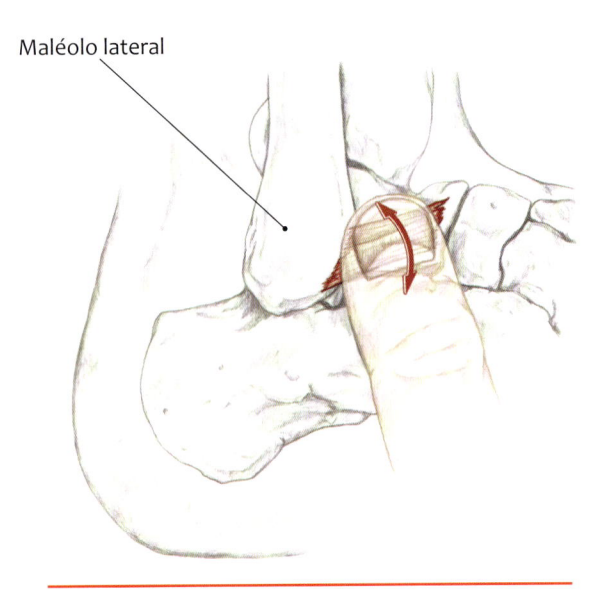

Figura 7.144 Vista lateral do tornozelo direito, com palpação do ligamento talofibular anterior.

1) Parceiro em posição supina ou sentado.
2) **Talofibular anterior** (figura 7.144): Esse ligamento não é muito distinguível, porém sua posição pode ser isolada localizando-se primeiro a parte anterior do maléolo lateral. Deslize seu polegar em direção à cabeça do talo (p. 461), cerca de 2,5 centímetros. O ligamento passa medialmente ao ventre do extensor curto dos dedos (p. 492).
3) **Talofibular posterior** (figura 7.145): Posicione seu dedo na parte posterior do maléolo lateral. Continue nas adjacências do maléolo até a superfície do tubérculo lateral do talo. (Se alcançar o tendão calcâneo, você foi longe demais.) Entre esses pontos de referência estará o ligamento. Além disso, utilize pressão suave nesse local, visto que a região pode estar, em geral, sensível.
4) **Calcaneofibular** (figura 7.146): Localize a extremidade distal do maléolo lateral e a região lateral do calcâneo. Esse ligamento corre em um suave ângulo oblíquo e passa posteriormente ao tubérculo fibular.

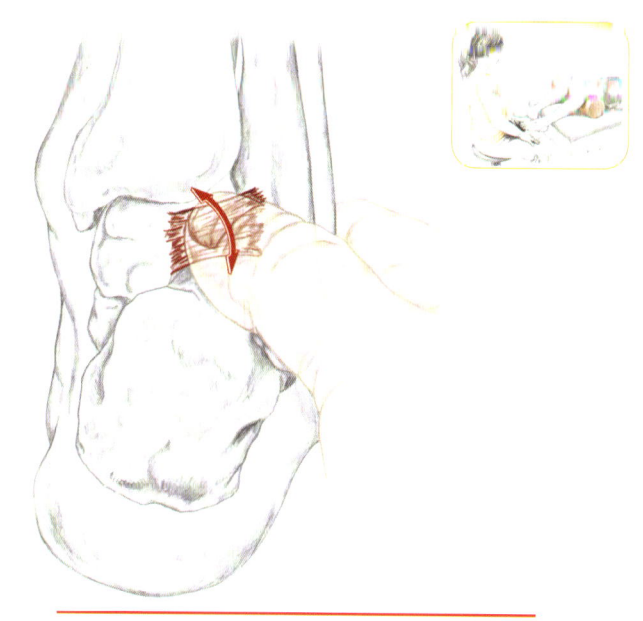

Figura 7.145 Vista posterior do tornozelo direito, com palpação do ligamento talofibular posterior.

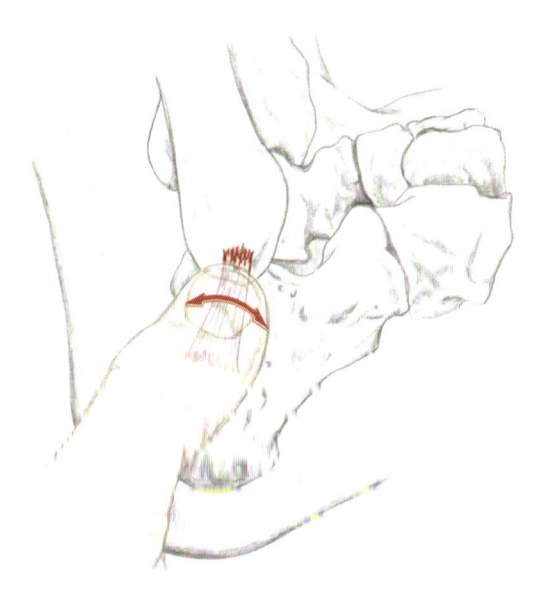

Figura 7.146 Vista lateral do tornozelo direito, com palpação do ligamento calcaneofibular.

Retináculos do tornozelo

Os tendões dos músculos extensores (p. 482) são sustentados pelos retináculos extensores superior e inferior. O **retináculo extensor superior** é largo e cruza a parte frontal do tornozelo, em posição proximal aos maléolos. O **retináculo extensor inferior** possui formato em Y e inicia-se em posição distal ao maléolo lateral, no calcâneo. Estende-se ao tornozelo e, em seguida, divide-se com uma bifurcação que se fixa no maléolo medial e a outra ligando-se ao navicular (figura 7.147).

Os músculos fibulares são sustentados pelos retináculos fibulares superior e inferior. O **retináculo fibular superior** estende-se do maléolo lateral ao calcâneo, e o **retináculo fibular inferior** prende os tendões fibulares embaixo, no tubérculo fibular.

O **retináculo flexor** é uma tira larga que se estende do calcâneo medial ao maléolo medial. Designa-se a manter os tendões dos músculos flexores e a artéria e nervo tibiais no lugar (figura 7.148).

Retináculo extensor

1) Parceiro em posição supina. Peça a seu parceiro que dorsiflexione o tornozelo e estique os dedos. A pressão vinda dos tendões protuberantes fará com que os retináculos fiquem mais destacados.
2) Apalpe 2,5 centímetros proximais ao maléolo medial, para localizar as fibras amplas do retináculo extensor superior.
3) Localize o retináculo extensor inferior movimentando distalmente ao nível do maléolo (figura 7.148). Explore todos os lados do grande tendão do tibial anterior para acessar com facilidade esse retináculo.

As fibras que você está acessando são superficiais e perpendiculares aos tendões extensores? Peça a seu parceiro que relaxe o tornozelo e observe como os retináculos amolecem.

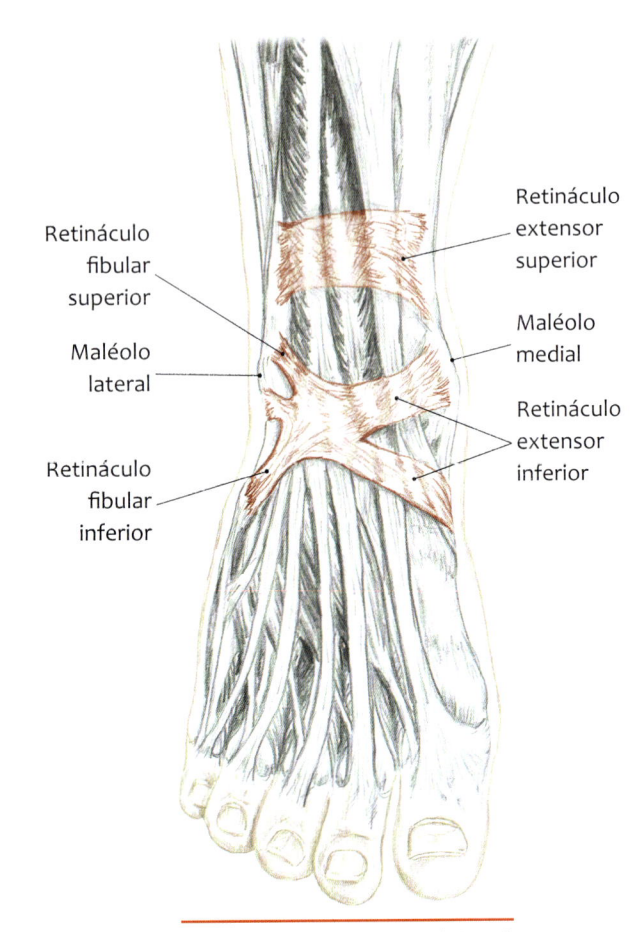

Figura 7.147 Vista dorsal do pé e do tornozelo direito.

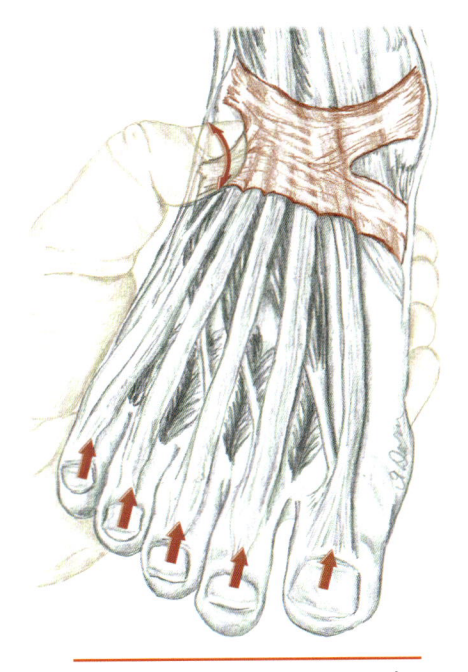

Figura 7.148 Parceiro esticando os dedos.

Retináculo   Latim.   Cabresto, tira, corda

Retináculos fibulares

1) Peça a seu parceiro que everta o pé. A tensão dos tendões fibulares farão com que os retináculos fiquem mais salientes.
2) Localize os tendões fibulares entre o maléolo lateral e o calcâneo lateral (figura 7.149). Deslize seus dedos por todos os lados dos tendões fibulares, a fim de sentir as fibras pequenas e curtas dos retináculos.

Para o retináculo superior, o tecido que você sente fixa-se de um lado ao outro dos tendões fibulares, desde o calcâneo lateral até o maléolo lateral? Para o retináculo inferior, você sente uma pequena tira que cruza a parte superior do tubérculo fibular?

Retináculo flexor

1) Peça a seu parceiro que dorsiflexione e inverta o pé. A tensão dos tendões flexores elevará o retináculo para mais próximo da superfície.
2) Localize o maléolo medial e a parte medial do calcâneo.
3) Apalpe entre esses pontos de referência, dedilhando as fibras superficiais e amplas do retináculo flexor (figura 7.150).

Você está entre o calcâneo medial e o maléolo medial? Continue a explorar o retináculo com o pé relaxado.

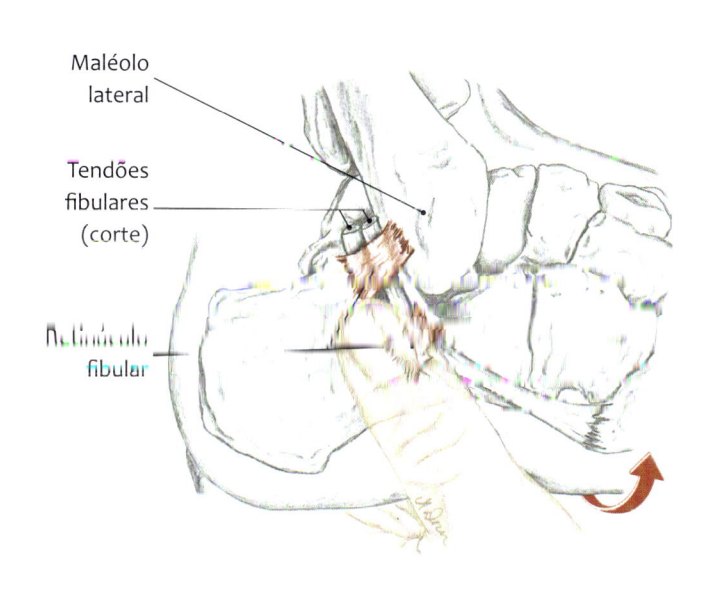

Figura 7.149 *Vista lateral do joelho direito, com o parceiro evertendo o pé.*

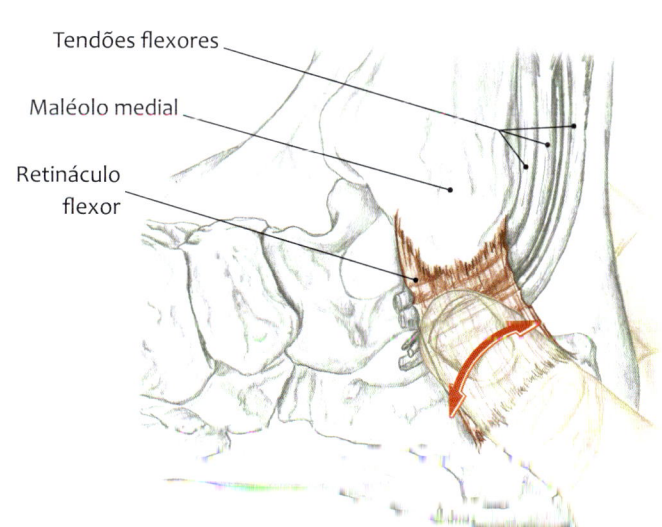

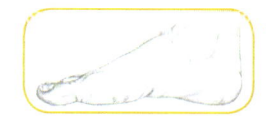

Figura 7.150 *Vista medial do tornozelo direito.*

Aponeurose plantar

A aponeurose plantar é uma faixa espessa e superficial de fáscia que se estende desde o calcanhar até a bola do pé (figura 7.151). Originando-se a partir da tuberosidade do calcâneo e estendendo-se em direção às cabeças metatarsais, é importante na sustentação do arco longitudinal do pé. Pelo fato de a aponeurose localizar-se entre a pele e os músculos do pé, pode ser difícil isolá-la dos tecidos circundantes.

1) Parceiro sentado ou em posição supina. Cruzando a bola do pé, desenhe um triângulo imaginário que desce até o calcanhar.
2) Dentro desse triângulo, explore as camadas superficiais de tecido ao longo da sola do pé. Flexione e estique os dedos passivamente, observando como esse movimento afeta a tensão da aponeurose plantar.

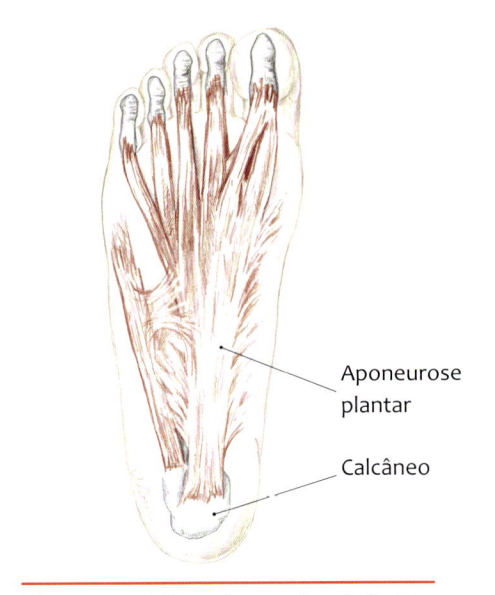

Figura 7.151 Vista plantar do pé direito.

Artéria tibial posterior

A artéria tibial posterior estende-se desde a artéria poplítea, é superficial e seu pulso pode ser sentido em posição inferior e posterior ao maléolo medial.

Artéria dorsal do pé

Localizada entre o primeiro e o segundo osso metatarsal, a artéria dorsal do pé localiza-se superficialmente no lado dorsal do pé.

1) Parceiro em posição supina. Localize o primeiro e o segundo metatarso. Posicione as "almofadas" de dois dedos entre os dois ossos e, com pressão suave, explore para localizar o pulso da artéria dorsal do pé (figura 7.153).

✓ *Você está em posição lateral ao tendão longo do hálux? Se o pulso estiver indetectável, movimente-se um pouco para o lado.*

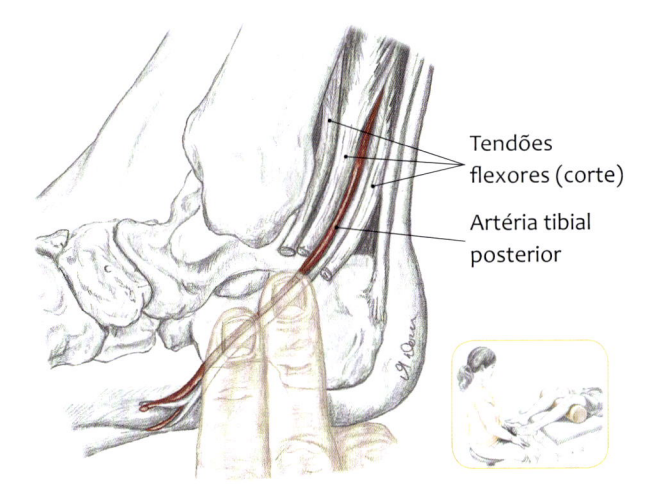

Figura 7.152 Vista medial do tornozelo direito.

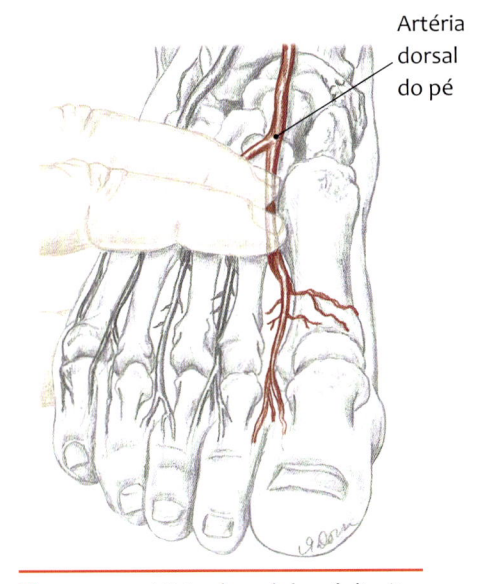

Figura 7.153 Vista dorsal do pé direito.

Dorsal do pé Latim. *Dorsum*, costas; *pedis*, pé
Aponeurose Grego. *Apo*, de + *neuron*, nervo ou tendão

Ossos sesamoides do primeiro metatarso

Os ossos sesamoides do primeiro metatarso localizam-se na superfície plantar da cabeça do primeiro metatarso. Em geral, há dois desses ossos, porém, às vezes, há mais presentes. Os sesamoides são esféricos e embutidos no tendão do flexor curto do hálux. Em geral, apenas sua localização e densidade são palpáveis, e não suas formas específicas.

1) Parceiro sentado ou em posição supina. Localize a cabeça do primeiro metatarso. Deslize ao redor de sua superfície plantar, na bola do pé.
2) Utilizando as "almofadas" de seus polegares, explore essa superfície, a fim de localizar os pequenos ossos sesamoides. Flexione e estique passivamente o primeiro dedo para amolecer os tecidos adjacentes (figura 7.154).

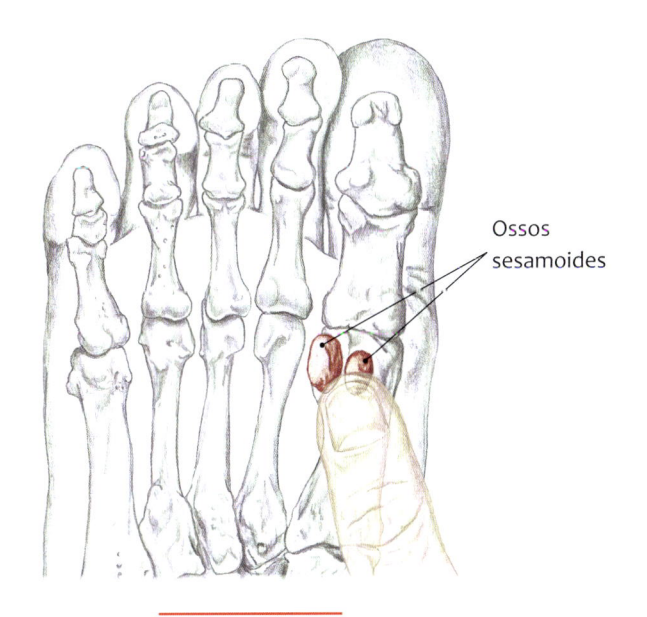

Figura 7.154
Vista plantar.

Bursas calcâneas

A **bursa calcânea (a)** localiza-se entre a ligação do tendão calcâneo e a pele adjacente. A **bursa retrocalcânea (b)** está posicionada no lado oposto do tendão calcâneo e serve para amortecer o tendão contra o calcâneo.

Ambas as bursas são impalpáveis; no entanto, elas podem se tornar grossas ou ficar inflamadas com o uso de sapatos apertados e, em especial, de salto alto.

1) Parceiro sentado ou em posição supina. Com o tornozelo em posição neutra, localize o tendão o calcâneo.
2) Siga-o distalmente até que ele se funda ao calcâneo. Comprima suavemente a pele posterior ao tendão. Esse é o ponto em que a bursa calcânea se localiza (figura 7.155).
3) Desloque seus dedos entre o tendão e o calcâneo. Se as bursas estiverem saudáveis, não serão palpáveis.

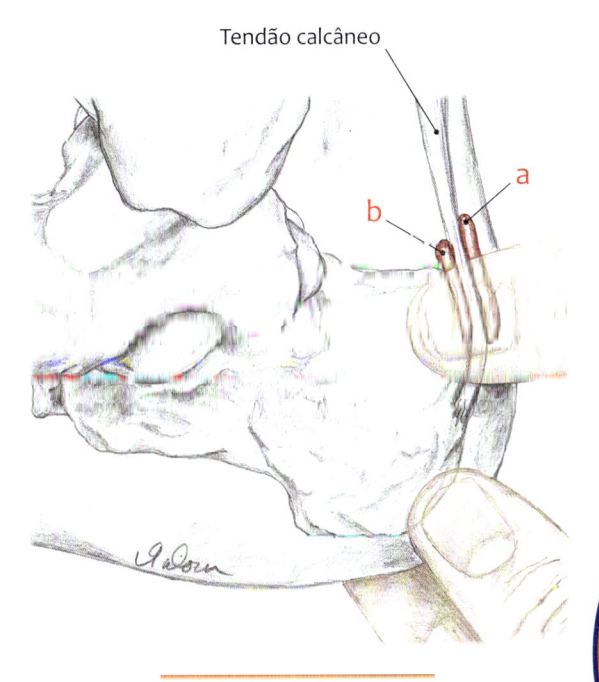

Figura 7.155 *Vista medial do pé direito*

Anotações

*... para chegar onde começamos e
conhecer o lugar pela primeira vez...*

Locais de ligação dos músculos da expressão facial

Todos estes músculos são inervados pelo nervo facial (nervo craniano VII).

	Músculo/Nervo (facial)	Ação	Origem	Inserção
BOCA	Bucinador	Comprime as bochechas	Maxila e mandíbula	Fáscia no canto da boca
	Depressor do ângulo da boca	Puxa o canto da boca inferior e lateralmente	Mandíbula	Fáscia no canto da boca
	Depressor do lábio inferior	Deprime o canto da boca; deprime, projeta e puxa o lábio inferior lateralmente	Mandíbula	Fáscia do lábio inferior
	Levantador do ângulo da boca	Eleva o canto da boca	Maxila	Canto da boca
	Levantador do lábio superior	Eleva e projeta o lábio superior	Maxila	Fáscia do lábio superior
	Mental	Eleva e projeta o lábio superior; enruga a pele do queixo	Mandíbula	Pele do queixo
	Orbicular da boca	Fecha a boca; dá forma aos lábios e os projeta	Fibras musculares adjacentes à abertura da boca	Pele no canto da boca
	Platisma	Deprime a mandíbula; controla a fáscia do pescoço	Fáscia que cobre a parte superior do peitoral maior	Margem inferior da mandíbula
	Risório	Encolhe o canto da boca lateralmente	Fáscia superficial do masseter	Fáscia do canto da boca
	Zigomático maior	Eleva e puxa o canto da boca lateralmente	Osso zigomático	Fáscia no canto da boca
	Zigomático menor	Eleva e projeta o lábio superior; aprofunda o sulco nasolabial	Osso zigomático	Fáscia e tecido muscular do lábio superior

	Músculo / Nervo (facial)	Ação	Origem	Inserção
NARIZ	Levantador do lábio superior e da asa do nariz	Alarga a narina; eleva e projeta o lábio superior	Maxila	Fáscia do lábio superior e do nariz
	Nasal, porção alar	Alarga a narina	Maxila	Asa do nariz
	Prócero	Desce a parte medial das sobrancelhas; puxa a pele do nariz para cima	Fáscia sobre o osso nasal	Fáscia e pele entre os olhos
OLHO	Corrugador do supercílio	Puxa a sobrancelha medial e inferiormente	Porção inferior do osso frontal até a fáscia	Pele inferior à porção medial da sobrancelha
	Orbicular do olho	Deprime a pálpebra superior; eleva a pálpebra inferior	Fibras musculares que cercam a abertura do olho	Pele no canto do olho
ESCALPO	Frontal	Eleva as sobrancelhas; franze a testa	Gálea aponeurótica	Pele superior às sobrancelhas
	Occipital	Fixa e retrai a gálea aponeurótica posteriormente	Gálea aponeurótica	Linha nucal superior do occipício

Sinergistas – músculos que trabalham juntos

Ombro (p. 97-98)
(articulação glenoumeral)

Flexão
(antagonistas na extensão)
Deltoide (fibras anteriores)
Peitoral maior (fibras superiores)
Bíceps braquial
Coracobraquial

Extensão
(antagonistas na flexão)
Deltoide (fibras posteriores)
Latíssimo do dorso
Redondo maior
Peitoral maior (fibras inferiores)
Tríceps braquial (cabeça longa)

Abdução horizontal
(antagonista na adução horizontal)
Deltoide (fibras posteriores)

Adução horizontal
(antagonistas na abdução horizontal)
Deltoide (fibras anteriores)
Peitoral maior (fibras superiores)

Abdução
(antagonistas na adução)
Deltoide (todas as fibras)
Supraespinoso

Adução
(antagonistas na abdução)
Latíssimo do dorso
Redondo maior
Infraespinoso
Redondo menor
Peitoral maior (todas as fibras)
Tríceps braquial (cabeça longa)
Coracobraquial

Rotação lateral (rotação externa)
(antagonistas na rotação medial)
Deltoide (fibras posteriores)
Infraespinoso
Redondo menor

Rotação medial (rotação interna)
(antagonistas na rotação lateral)
Deltoide (fibras anteriores)
Latíssimo do dorso
Redondo maior
Subescapular
Peitoral maior (todas as fibras)

Escápula (p. 98-100)
(articulação escapulotorácica)

Elevação
(antagonistas na depressão)
Trapézio (fibras superiores, unilateralmente)
Romboide maior
Romboide menor
Levantador da escápula (unilateralmente)

Depressão
(antagonistas na elevação)
Trapézio (fibras inferiores)
Serrátil anterior (com a origem fixa)
Peitoral menor

Adução (retração)
(antagonistas na abdução)
Trapézio (fibras mediais)
Romboide maior
Romboide menor

Abdução (protrusão)
(antagonistas na adução)
Serrátil anterior (com a origem fixa)
Peitoral menor

Rotação ascendente
(antagonistas na rotação descendente)
Trapézio (fibras superiores e inferiores, unilateralmente)
Serrátil anterior (com a origem fixa)

Rotação descendente
(antagonistas na rotação ascendente)
Romboide maior
Romboide menor
Levantador da escápula (unilateralmente)
Peitoral menor

Cotovelo (p. 182)
(articulações umeroulnar e umerorradial)

Flexão
(antagonistas na extensão)
Bíceps braquial

Braquial
Braquiorradial
Flexor radial do carpo (assistente)
Flexor ulnar do carpo (assistente)
Palmar longo (assistente)
Pronador redondo (assistente)
Extensor radial longo do carpo (assistente)
Extensor radial curto do carpo (assistente)

Extensão
  (antagonistas na flexão)
Tríceps braquial (todas as cabeças)
Ancôneo

Antebraço (p. 182)

(articulações radioulnares proximal e distal)

Supinação
  (antagonistas na pronação)
Bíceps braquial
Supinador
Braquiorradial (assistente)

Pronação
  (antagonistas na supinação)
Pronador redondo
Pronador quadrado
Braquiorradial (assistente)

Pulso (p. 183)

(articulação radiocarpal)

Extensão
  (antagonistas na flexão)
Extensor radial longo do carpo
Extensor radial curto do carpo
Extensor ulnar do carpo
Extensor dos dedos (assistente)
Extensor do indicador (assistente)

Flexão
  (antagonistas na extensão)
Flexor radial do carpo
Flexor ulnar do carpo
Palmar longo
Flexor superficial dos dedos
Flexor profundo dos dedos (assistente)
Flexor longo do polegar (assistente)

Abdução (desvio radial)
  (antagonistas na adução)
Extensor radial longo do carpo
Extensor radial curto do carpo
Extensor longo do polegar
Extensor curto do polegar
Flexor radial do carpo
Abdutor longo do polegar

Adução (desvio ulnar)
  (antagonistas na abdução)
Extensor ulnar do carpo
Flexor ulnar do carpo

Mão e dedos (p. 184)

(articulações metacarpofalangeanas e interfalangeanas proximal e distal)

Flexão do segundo ao quinto dedo
  (antagonistas na extensão dos dedos)
Flexor superficial dos dedos
Flexor profundo dos dedos
Flexor curto do mínimo (5º)
Lumbricais
Interósseos dorsais (2º-4º, assistentes)
Interósseos palmares (2º, 4º e 5º, assistentes)

Extensão do segundo ao quinto dedos
  (antagonistas na flexão dos dedos)
Extensor dos dedos
Lumbricais
Interósseos dorsais (2º-4º, assistentes)
Interósseos palmares (2º, 4º e 5º, assistentes)
Extensor do indicador (2º)

Abdução do segundo ao quinto dedo
  (antagonistas na adução dos dedos)
Interósseos dorsais (2º-4º)
Abdutor do dedo mínimo (5º)

Adução do segundo ao quinto dedo
  (antagonistas na abdução dos dedos)
Interósseos palmares (2º, 4º e 5º)
Extensor do indicador (2º)

Oposição do quinto dedo
Oponente do dedo mínimo
Abdutor do dedo mínimo (assistente)
Flexor curto do dedo mínimo (assistente)

Polegar (p. 184)

(primeira articulação carpometacarpal e articulações metacarpofalangeanas)

Flexão
  (antagonistas na extensão)
Flexor longo do polegar
Flexor curto do polegar

Adutor do polegar (assistente)
Interósseo palmar (1º, assistente)

Extensão
   (antagonistas na extensão)
Extensor longo do polegar
Extensor curto do polegar
Abdutor longo do polegar
Interósseo palmar (1º, assistente)

Abdução
   (antagonistas na adução)
Abdutor longo do polegar
Abdutor curto do polegar

Adução
   (antagonistas na abdução)
Adutor do polegar
Interósseo palmar (1º)

Oposição
Oponente do polegar
Flexor curto do polegar (assistente)
Abdutor curto do polegar (assistente)

Coluna vertebral (p. 261)

Flexão
   (antagonistas na extensão)
Reto do abdome
Oblíquo externo (bilateralmente)
Oblíquo interno (bilateralmente)
Psoas maior (com a origem fixa)
Ilíaco (com a origem fixa)

Extensão
   (antagonistas na flexão)
Longuíssimo (bilateralmente)
Iliocostal (bilateralmente)
Multífidos (bilateralmente)
Rotadores (bilateralmente)
Semiespinal da cabeça
Espinal (bilateralmente)
Quadrado lombar (assistente)
Interespinal
Intertransversal (bilateralmente)
Latíssimo do dorso (assistente, veja *box* na página 107)

Rotação
   (todos unilateralmente)
Oblíquo externo (para o lado oposto)
Oblíquo interno (para o mesmo lado)
Multífidos (para o lado oposto)
Rotadores (para o lado oposto)

Flexão lateral
   (unilateralmente para o mesmo lado)
Iliocostal
Oblíquo externo
Oblíquo interno
Longuíssimo
Quadrado lombar
Psoas maior
Intertransversais
Espinal
Latíssimo do dorso (veja *box* na página 107)

Costelas/Tórax (p. 262)

Elevação/expansão (envolvidos na inspiração)
   (antagonistas na depressão)
Escaleno anterior (bilateralmente)
Escaleno médio (bilateralmente)
Escaleno posterior (bilateralmente)
Esternocleidomastóideo (assistente)
Intercostais externos (assistentes)
Serrátil posterossuperior
Peitoral maior (todas as fibras dão assistência se o braço estiver fixo)
Peitoral menor (se a escápula estiver fixa)
Serrátil anterior (se a escápula estiver fixa)
Subclávio (primeira costela)

Depressão/colapso (envolvidos na expiração)
   (antagonistas na elevação)
Intercostais internos (assistentes)
Serrátil inferoposterior

Músculos da inspiração
Diafragma
Escaleno anterior (bilateralmente)
Escaleno médio (bilateralmente)
Escaleno posterior (bilateralmente)
Esternocleidomastóideo (assistente)
Intercostais externos (assistentes)
Serrátil posteriossuperior
Quadrado lombar
Peitoral maior (dá assistência com o braço fixo)
Peitoral menor (com a escápula fixa)
Serrátil anterior (com a escápula fixa)
Subclávio (primeira costela)

Músculos da expiração
Intercostais internos (assistentes)
Serrátil inferoposterior
Oblíquo externo (por meio da compressão do conteúdo abdominal)
Oblíquo interno (por meio da compressão do conteúdo abdominal)
Transverso do abdome (por meio da compressão do conteúdo abdominal)
Quadrado lombar

Coluna cervical (p. 317-318)

Flexão
   (antagonistas na extensão)
Esternocleidomastóideo (bilateralmente)
Escaleno anterior (bilateralmente)
Longo da cabeça (bilateralmente)
Longo do colo (bilaralmente)

Extensão
   (antagonistas na flexão)
Trapézio (fibras superiores, bilateralmente)
Levantador da escápula (bilateralmente)
Esplênio da cabeça (bilateralmente)
Esplênio do pescoço (bilateralmente)
Reto posterior maior da cabeça
Reto posterior menor da cabeça
Oblíquo superior da cabeça
Semiespinal da cabeça
Longuíssimo da cabeça (assistente, veja página 263)
Longuíssimo do pescoço (assistente, veja página 263)
Iliocostal cervical (assistente, veja página 263)
Multífidos (bilateralmente)
Rotadores (bilateralmente)
Intertransversais (bilateralmente)
Interespinais

Rotação
   *(unilateralmente para o **mesmo** lado)*
Levantador da escápula
Esplênio da cabeça
Esplênio do pescoço
Reto posterior maior da cabeça
Oblíquo inferior da cabeça
Longo do colo
Longo da cabeça

Longuíssimo da cabeça (assistente, veja página 263)
Longuíssimo do pescoço (assistente, veja página 263)
Iliocostais cervicais (assistente, veja página 263)

Rotação
   *(unilateralmente para o lado **oposto**)*
Trapézio (fibras superiores)
Esternocleidomastóideo
Escaleno anterior
Escaleno médio
Escaleno posterior
Multífidos
Rotadores

Flexão lateral
   *(unilateralmente para o **mesmo** lado)*
Trapézio (fibras superiores)
Levantador da escápula
Esternocleidomastóideo
Escaleno anterior (com as costelas fixas)
Escaleno médio (com as costelas fixas)
Escaleno posterior (com as costelas fixas)
Esplênio da cabeça
Esplênio do pescoço
Longo da cabeça
Longo do colo
Longuíssimo da cabeça (assistente, veja página 263)
Longuíssimo do pescoço (assistente, veja página 263)
Iliocostais cervicais (assistente, veja página 263)
Oblíquo superior da cabeça

Mandíbula (p. 319)

   (articulação temporomandibular)

Elevação

(antagonistas na depressão)
Masseter
Temporal
Pterigóideo medial

Depressão
   (antagonistas na elevação)
Genio-hióideo

Milo-hióideo
Estilo-hióideo
Digástrico (com o osso hióideo fixado)
Platisma (assistente)

Protração
(antagonistas na retração)
Pterigóideo lateral (bilateralmente)
Pterigóideo medial (bilateralmente)
Masseter (assistente)

Retração
(antagonistas na protração)
Temporal
Digástrico

Desvio lateral
(unilateralmente)
Pterogóideo lateral (para o lado oposto)
Pterigóideo medial (para o lado oposto)

Pelve

Inclinação anterior (rotação descendente)
(antagonistas na inclinação posterior)
Psoas maior
Ilíaco
Latíssimo do dorso (assistente, veja *box* na página 107)

Inclinação posterior (rotação ascendente)
(antagonistas na inclinação anterior)
Bíceps femoral
Semitendinoso
Semimembranoso
Reto do abdome
Psoas menor

Inclinação lateral (elevação)
Quadrado lombar (unilateralmente)
Latíssimo do dorso (assistente, veja *box* na página 107)

Coxal (p. 394-396)

(articulação do quadril)

Flexão
(antagonistas na extensão)
Psoas maior
Ilíaco
Tensor da fáscia lata
Sartório
Reto femoral
Glúteo médio (fibras anteriores)
Glúteo mínimo
Adutor longo (assistente)
Pectíneo (assistente)
Adutor curto (assistente)
Adutor magno (assistente)

Extensão
(antagonistas na flexão)
Glúteo máximo (todas as fibras)
Bíceps femoral (cabeça longa)
Semitendinoso
Semimembranoso
Adutor magno (fibras posteriores)
Glúteo médio (fibras posteriores)

Rotação medial (rotação interna)
(antagonistas na rotação lateral)
Glúteo médio (fibras anteriores)
Glúteo mínimo
Tensor da fáscia lata
Adutor magno
Adutor longo
Adutor curto
Pectíneo
Grácil
Semitendinoso (assistente)
Semimembranoso (assistente)

Rotação lateral (rotação externa)
(antagonistas na rotação medial)
Glúteo máximo (todas as fibras)
Piriforme
Quadrado femoral
Obturador interno
Obturador externo
Gêmeo superior
Gêmeo inferior
Glúteo médio (fibras posteriores)
Psoas maior
Ilíaco
Sartório
Bíceps femoral (assistente, cabeça longa)

Abdução
  (antagonistas na adução)
Glúteo máximo (todas as fibras)
Glúteo médio (todas as fibras)
Glúteo mínimo
Tensor da fáscia lata
Sartório
Piriforme (quando o quadril é flexionado)

Adução
  (antagonistas na abdução)
Adutor magno
Adutor longo
Adutor curto
Pectíneo
Grácil
Glúteo máximo (fibras inferiores)

Joelho (p. 397)

(articulação tibiofemoral)

Flexão
  (antagonistas na extensão)
Bíceps femoral
Semitendinoso
Semimembranoso
Grácil
Sartório
Gasctrocnêmio
Poplíteo
Plantar (fraco)

Extensão
  (antagonistas na flexão)
Reto femoral
Vasto lateral
Vasto medial
Vasto intermediário

Rotação medial do joelho flexionado
  (antagonistas na rotação lateral)
Semitendinoso
Semimembranoso
Grácil
Sartório
Poplíteo

Rotação lateral do joelho flexionado
  (antagonista na rotação medial)
Bíceps femoral

Tornozelo (p. 473)

(articulação talocrural)

Flexão plantar
  (antagonistas na dorsiflexão)
Gastrocnêmio
Sóleo
Tibial posterior
Fibular longo (assistente)
Fibular curto (assistente)
Flexor longo dos dedos (fraco)
Flexor longo do hálux (fraco)
Plantar (fraco)

Dorsiflexão
  (antagonistas na flexão plantar)
Tibial anterior
Extensor longo dos dedos
Extensor longo do hálux

Pé e dedos (p. 474)

(articulações talotarsais, mediotarsais, tarsometatarsais, metatarsofalangeanas, interfalangeanas proximais e distais)

Inversão
  (antagonistas na reversão)
Tibial anterior
Tibial posterior
Flexor longo dos dedos
Flexor longo do hálux
Extensor longo do hálux

Reversão
  (antagonistas na inversão)
Tibial longo
Tibial curto
Extensor longo dos dedos

Flexão do segundo ao quinto dedo
  (antagonistas na extensão dos dedos)
Flexor longo dos dedos
Flexor curto dos dedos
Lumbricais

Quadrado plantar (assistente)
Interósseo dorsal (2º-4º)
Interósseo plantar (3º-5º)
Abdutor do dedo mínimo (5º)
Flexor curto do dedo mínimo (5º)

Extensão dos segundo ao quinto dedo
(antagonistas na flexão dos dedos)
Extensor longo dos dedos
Extensor curto dos dedos (2º-4º)
Lumbricais

Adução do segundo ao quinto dedo
(antagonistas na abdução dos dedos)
Interósseos plantares (3º-5º)

Abdução do segundo ao quinto dedo
(antagonistas na adução dos dedos)
Interósseos dorsais (2º-4º)
Abdutor do dedo mínimo (5º, assistente)

Flexão do primeiro dedo
(antagonistas na extensão)
Flexor longo do hálux
Flexor curto do hálux
Abdutor do hálux (assistente)
Adutor do hálux (assistente)

Extensor do primeiro dedo
(antagonistas na flexão)
Extensor longo do hálux
Extensor curto do hálux

Adução do primeiro dedo
(antagonista na abdução)
Adutor do hálux

Abdutor do primeiro dedo
(antagonista na adução)
Abdutor do hálux

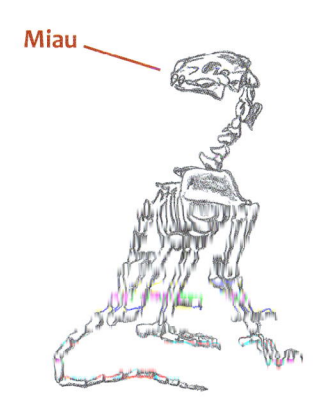

Miau

Glossário de termos

Abdome – região entre o diafragma e a pelve.
Acetábulo – cavidade arredondada na superfície externa do osso coxal; a cabeça do fêmur articula-se com o acetábulo para formar a articulação coxal.
Adesão – aderência anormal das fibras de colágeno às estruturas adjacentes durante a imobilização, subsequente a um trauma ou decorrente de uma complicação cirúrgica, a qual restringe a elasticidade normal das estruturas envolvidas.
Amplitude de movimento, ativa – movimento livre em qualquer articulação de alavancas móveis que é produzido por músculos que se contraem.
Amplitude de movimento, passiva – movimento livre que é produzido por forças externas em qualquer articulação ou alavancas móveis.
Amplitude de movimento – amplitude, em geral expressa em graus, na qual uma articulação consegue se mover ou ser movida.
Antagonista – músculo que executa a ação oposta do músculo motriz e dos músculos sinergistas.
Antebraço – porção do membro superior entre o cotovelo e as articulações do pulso.
Antecubital – lado anterior do cotovelo.
Anterior – na direção da parte frontal da superfície ventral.
Apalpar – examinar ou explorar por meio do toque (um órgão ou uma área do corpo), em geral como auxílio para diagnóstico.
Apêndice – estrutura ligada ao corpo, como, por exemplo, as extremidades superior e inferior.
Articulação fibrosa – articulação na qual os componentes estão conectados por tecido fibroso.
Articulação sinovial – articulação que contém uma substância lubrificante (fluido sinovial) e alinhada com uma membrana sinovial ou cápsula.
Articulação – junta ou conexão de ossos.
Articulações cartilaginosas – uma articulação na qual duas superfícies ósseas são unidas por cartilagem; os dois tipos de articulações cartilaginosas são **sincondrose** e **sínfise**.
Artrologia – estudo das articulações.
Atlas – primeira vértebra cervical, a qual se articula com o osso occipital e gira ao redor do processo odontoide do áxis.
Áxis coronal – uma linha horizontal que se estende de um lado a outro, ao redor da qual os movimentos de flexão e extensão ocorrem.
Áxis longitudinal – linha vertical que se estende em direção craniana/caudal, sobre a qual os movimentos de rotação ocorrem.
Áxis sagital – linha horizontal que se estende da frente do corpo para as costas, sobre a qual os movimentos de abdução e adução ocorrem.
Áxis – segunda vértebra cervical.
Bilateral – referente a dois lados.
Braço – parte do membro superior entre o ombro e as articulações do cotovelo.
Bursa – um saco pequeno e preenchido com líquido que reduz a fricção entre duas estruturas.
Caudal – descendente, longe da cabeça (na direção da cauda).
Cefálico – em direção à cabeça.
Cifose – condição caracterizada por um aumento anormal da convexidade na curvatura da espinha torácica quando vista de lado.
Cinesiologia – estudo do movimento.
Cintura pélvica – os dois ossos do quadril.
Colágeno – proteína das fibras do tecido conjuntivo.
Contratura muscular – aumento de tensão no músculo causada pela ativação do mecanismo de contração do músculo.
Contração concêntrica – encurtamento do músculo durante uma contração; um tipo de exercício isotônico.
Contração excêntrica do músculo – uma extensão geral do músculo enquanto ele se contrai ou resiste a uma carga de trabalho.
Contração isotônica (dinâmica) – contração concêntrica ou excêntrica de um músculo; a

contração de um músculo executada com movimento.
Contração – aumento na tensão muscular, com ou sem mudança no comprimento geral.
Coronal – plano vertical, perpendicular ao plano sagital, que divide o corpo em porções anterior e posterior, também chamado de plano frontal.
Coxa – parte da extremidade inferior entre as articulações coxal e as do joelho.
Cranial – ascendente, em direção à cabeça.
Crural – relativo à perna ou à coxa, femoral.
Côndilos occipitais – facetas ovais alongadas na parte inferior do osso occipital, em ambos os lados do forame magno, que se articulam com a vértebra atlas.
Côndilo – superfície articular arredondada na extremidade de um osso.
Distal – mais afastado do centro da linha mediana ou do tórax.
Dorsal – relativo às costas; posterior.
Edema – condição local ou generalizada na qual os tecidos corporais contêm uma quantidade excessiva de líquido.
Faceta articular – pequena superfície articular de um osso, em especial uma vértebra.
Faceta – um pequeno plano ou superfície côncava.
Flexibilidade – habilidade de se adaptar prontamente a mudanças na posição ou no alinhamento; pode ser expressada como normal, limitada ou excessiva.
Fluido intersticial – líquido que cerca as células
Fáscia – termo geral para uma camada ou camadas de tecido conjuntivo fibroso, frouxo ou denso.
Genu valgum – "choques no joelho", definido como um deslocamento lateral da extremidade distal do osso distal, na articulação.
Genu varum – "pernas tortas", definido como um deslocamento medial da extremidade distal do osso distal, na articulação.
Impacto – invasão do espaço ocupado pelo tecido mole, como, por exemplo, nervo ou músculo.
Inclinação anterior da pelve – inclinação na qual o plano vertical, através das espinhas ilíacas anterossuperiores, é anterior ao plano vertical através da sínfise púbica.
Inclinação lateral – inclinação pélvica na qual a crista do ílio é mais alta de um lado do que no outro.
Inclinação posterior da pelve – inclinação na qual o plano vertical, através das espinhas ilíacas anterossuperiores, é posterior ao plano vertical através das sínfises púbicas.
Inclinação pélvica – inclinação anterior (para a frente), posterior (para trás) ou lateral (vertical) da pelve, a partir de uma posição neutra.
Inferior – afastado da cabeça.
Inserção – local de ligação mais móvel de um músculo em relação a um osso; a extremidade oposta é a origem.
Interstício – espaço entre um órgão ou um tecido.
Isométrico – aumento na tensão sem mudança no comprimento do músculo.
Isotônico – aumento na tensão com mudança no comprimento do músculo (na direção do encurtamento); contração concêntrica.
Lateral – afastado da linha mediana.
Ligamento – tecido conjuntivo fibroso que conecta osso a osso.
Linfonodo – pequena estrutura oval localizada nos vasos linfáticos.
Lordose – aumento anormal da concavidade na curvatura da espinha lombar quando vista de lado.
Medial – em direção à linha mediana.
Miofascial – relativo a músculos esqueléticos revestidos por tecido conjuntivo fibroso.
Músculo motriz – músculo que executa uma ação.
Músculo – órgão composto de um dos três tipos de tecido muscular (esquelético, cardíaco ou visceral), específico para contração.
Origem – local de ligação mais imóvel de um músculo a um osso; a extremidade oposta é a inserção.
Palmar – em direção à palma.
Palpável – tocável, acessível
Paravertebrais – ao longo ou próximo à coluna vertebral.

Pelve – composta de dois ossos do quadril, sacro e cóccix.
Periósteo – tecido conjuntivo fibroso que cerca a superfície dos ossos.
Perna – parte da extremidade inferior entre as articulações do joelho e do tornozelo.
Plano frontal – plano vertical, perpendicular ao plano sagital, que divide o corpo em partes anterior e posterior, também chamado de plano coronal.
Plano sagital – plano que divide o corpo em lado esquerdo e direito.
Plano transverso – plano que divide o corpo em porções superior e inferior (ou proximal e distal).
Posição anatômica – postura ereta com a face virada para a frente, os braços nas laterais, antebraços supinados (de modo que as palmas das mãos estejam viradas para a frente) e dedos em extensão.
Posterior – em direção à parte posterior ou superfície dorsal.
Processo articular – projeção pequena e achatada encontrada nas superfícies dos arcos das vértebras, em ambos os lados, e que incorpora a superfície articular.
Processo odontoide – processo que se projeta para a frente, a partir do corpo da vértebra áxis, ao redor do qual o atlas gira.
Profundo – afastado da superfície do corpo; o oposto de superficial.
Proximal – mais próximo do centro ou da linha mediana do corpo.
Retináculo – uma rede, em geral referente a uma tira de tecido conjuntivo.
Rigidez – encurtamento; denota um decréscimo leve a moderado no comprimento do músculo; o movimento na direção do alongamento do músculo é limitado.
Sesamoide – osso ou fibrocartilagem em um tendão que se movimenta sobre uma superfície óssea.
Sincondrose – união entre dois ossos, formada por cartilagem hialina ou por fibrocartilagem.
Sinergista – músculo que sustenta o músculo motriz.
Superficial – mais próximo à superfície corporal; o oposto de profundo.
Superfície anatômica – estudo de estruturas que podem ser identificadas do lado de fora do corpo.
Superior – em direção à cabeça.
Sural – relativo à panturrilha.
Sínfise – união entre dois ossos, formada por fibrocartilagem.
Tecido conjuntivo – tecidos de suporte do corpo, feitos de substância de sustentação e tecidos fibrosos, em uma ampla variedade de formas.
Tecido mole – em geral, refere-se a tecidos miofasciais ou a quaisquer tecidos que não contenham minerais (como os ossos).
Tendão – tecido fibroso que conecta o músculo esquelético ao osso.
Tronco – parte do corpo à qual as extremidades superior e inferior se ligam.
Tátil – relativo ao toque.
Tórax – a região entre o pescoço e o abdome.
Unilateral – relativo a um lado.
Ventral – sinônimo para anterior, em geral aplicado ao torso.

Etimologia

(a ciência da origem e do desenvolvimento de uma palavra)

ab- (por exemplo, em *abduzir*)	Latim.	Longe de
Abdome	Latim.	Barriga
Abduzir	Latim.	Levar para longe, trazer separado
Acetábulo	Latim.	Um pequeno pires para vinagre
Acrômio	Grego.	*Akron*, alto + *omos*, ombro
ad- (por exemplo, em *aduzir*)	Latim.	Em direção a
Adiposo	Latim.	Gordo, abundante
Aduzir	Latim.	Trazer junto
Ancôneo	Grego.	Cotovelo
Anelar	Latim.	Semelhante a anel
Anococcígeo	Latim.	*Anus*, ânus + Grego. *Kokkyx*, cóccix
Apalpar	Latim.	*Palpare*, tocar
Apendicular	Latim.	Pendurado a
Aponeurose	Grego.	*Apo*, de + *neuron*, nervo ou tendão
Artéria	Grego.	Traqueia
Articulação	Latim.	Juntar
Asa	Latim.	*ala*
Auricular	Latim.	Orelha pequena
Axial	Latim.	Eixo
Basílica	Árabe.	*Basilik*, interior
Bíceps	Latim.	*Bis*, duas vezes + *caput*, cabeça
Bíceps braquial	Latim.	Músculo de duas cabeças localizado no braço
Bíceps femoral	Grego.	Músculo de duas cabeças localizado na coxa
Braquial	Latim.	Do braço
Bucinador	Latim.	Corneteiro, proclamador
Bulbocavernoso	Latim.	*Blubus*, raiz bulbosa + Grego. *Spongos*, esponja
Bursa	Latim.	Uma bolsa
Calcâneo	Latim.	Calcanhar
Capilar	Latim.	Semelhante a cabelo
Capitato	Latim.	Formato de cabeça
Capítulo	Latim.	Cabeça pequena
Carótida	Grego.	Causador de sono profundo
Carpal	Grego.	Relativo ao pulso
Carpo	Latim.	Do pulso
Cefálico	Grego.	Relativo à cabeça
Cervical	Latim.	Referente ao pescoço
Ciática	Latim.	Dor na região do quadril
Cifose	Grego.	Dobrado, encurvado ou vergado
Cisterna do quilo	Latim.	Reservatório + Grego. suco

Clavícula	Latim.	Pequena chave
Cóccix	Grego.	Cuco
Colateral	Latim.	De ambos os lados
Côndilo	Grego.	Junção
Conoide	Grego.	Formato de cone
Coracoide	Grego.	Bico de corvo
Coronal	Latim.	Semelhante a coroa
Coronoide	Grego.	Formato de coroa
Corrugador	Latim.	Junto + enrugar
Costal	Latim.	Costela
Coxal	Latim.	Quadril
Crânio	Inglês médio.	Arco
Cremaster	Latim.	Suspender
Cricoide	Grego.	Formato anelar
Cruciforme	Latim.	Formato de cruz
Cuboide	Grego.	Formato de cubo
Cuneiforme	Latim.	*Cuneus*, formato de cunha
Deltoide	Grego.	*Delta*, D maiúsculo (Δ) no alfabeto grego
Diafragma	Grego.	Uma divisória, parede
Digástrico	Grego.	Com ventre duplo
Digitígrado	Latim.	Andar nos dedos dos pés
Dorsal do pé	Latim.	*Dorsum*, costas; *pedis*, pé
Dorsal	Latim.	Das costas
Dura-máter	Latim.	Mãe dura
Epi-	Grego.	Acima, sobre
Escafoide	Latim.	Formato de barco
Escaleno	Grego.	Desigual
Escápula	Latim.	Lâmina do ombro
Esfenoide	Grego.	Com formato de cunha
Espinha	Latim.	Espinheiro
Esplênio	Grego.	Bandagem
Esplênio da cabeça	Latim.	Músculo da cabeça semelhante a bandagem
Esqueleto	Grego.	Dessecado
Estapédio	Latim.	Estribo
Esterno	Grego.	Peito
Estiloide	Grego.	Um pilar
Extrínseco	Latim.	Sem, de fora
Faceta	Francês.	Pequena face
Facial	Latim.	Relativo à face
Falanges	Grego.	Fileira de pontos justos ou linha de batalha
Fáscia	Latim.	Uma tira, faixa
Fascículo	Latim.	Pequeno feixe
Fêmur	Latim.	Coxa
Fíbula	Latim.	Alfinete ou fivela
Filtro	Grego.	*Filtrum*, amar, beijar
Flavo	Latim.	Amarelo
Flexionar	Latim.	Dobrar

Forame	Latim.	Uma passagem ou abertura
Fossa	Latim.	Uma depressão rasa
Fúrcula	Latim.	Um garfo pequeno
Gastrocnêmio	Grego.	*Gaster*, estômago + *kneme*, perna
Gênio-hióideo	Grego.	*Genion*, queixo
Glabela	Latim.	*Glaber*, suave
Glândula	Latim.	Bolota
Glenoide	Grego.	Bola do olho
Glosso	Grego.	Língua
Glúteo	Grego.	*Gloutos*, nádegas, que por sua vez é o Anglo-saxão de *buttuc*, final.
Grácil	Latim.	Tênue, gracioso
Hálux	Latim.	Primeiro dedo
Hamato	Latim.	Curvo
Hámulo	Latim.	Um gancho pequeno
Hioide	Grego.	Formato de U
Hipotenar	Grego.	*hipo*, abaixo ou a seguir
Ilíaco	Latim.	Referente à área lombar
Ílio	Latim.	Virilha, flanco
Iliocostal	Latim.	Do quadril à costela
Inferior	Latim.	Abaixo
Inguinal	Latim.	Da virilha
Interdigitar	Latim.	Entrelaçar, como dedos de mãos unidas
Interósseo	Latim.	Entre ossos
Intersticial	Latim.	Posicionado no meio
Intríseco	Latim.	Dentro
Isquiático	Grego.	*Ischion*, articulação do quadril
Ísquio	Grego.	Quadril
Jugular	Latim.	Garganta
Labial	Latim.	Relativo aos lábios
Labro	Latim.	Lábio
Lâmina	Latim.	Lâmina fina, folha
Lata	Latim.	Amplo
Lateral	Latim.	Para o lado
Latíssimo do dorso	Latim.	Parte mais ampla das costas
Ligamento	Latim.	Uma tira
Linfa	Latim.	Água pura
Lordose	Grego.	Curvado para trás
Lumbrical	Latim.	Minhoca
Lunato	Latim.	Formato de meia-lua
Magno	Latim.	Grande
Maléolo	Latim.	Pequeno martelo
Mandíbula	Latim.	Parte inferior do osso maxilar
Mandíbrio	Latim.	Manivela
Masseter	Grego.	Mastigador
Mastoide	Grego.	Formato de seio
Maxila	Latim.	Osso da maxila

Menisco	Grego.	Em formato de meia-lua
Mental(mento)	Latim.	Queixo
Meta-	Grego.	Depois ou além
Milo-hióideo	Grego.	*Myle*, Moinho
Mimético		Relacionado a, caracterizado por, ou aquilo que tem mimetismo
Mio-	Grego.	Músculo
Multífido	Latim.	*Fidi*, Separar
Músculo	Latim.	*Musculus*, pequeno rato
Nervo	Latim.	Tendão
Nuca	Latim.	Parte posterior do pescoço
Nucal	Latim.	Parte posterior do pescoço
Oblíquo	Latim.	Diagonal, inclinado
Obturador	Latim.	Obstrutor
Occipício	Latim.	O dorso do crânio
Odontoide	Grego.	Semelhante a dente
Olécrano	Grego.	Cotovelo
Omo-hióideo	Grego.	*Omos*, ombro
Panículo adiposo	Latim.	Um pedaço pequeno e carnudo
Parietal	Latim.	Parede
Parotídeo	Latim.	Ao lado da orelha
Patela	Latim.	Panela pequena
Pé	Anglo-saxão.	*fot*
Pata de ganso	Latim.	*Pedis*, pé; *anserinus*, semelhante a ganso
Pectíneo	Latim.	Semelhante a pente
Pedúnculo	Latim.	Um pé pequeno
Peito	Anglo-saxão.	Caixa
Pelve	Latim.	Bacia
Pênis	Latim.	Cauda
Períneo	Grego.	Área entre o ânus e o escroto
Pernil	Anglo-saxão.	Coxa
Perônio	Grego.	Alfinete ou fivela
Pescoço	Inglês médio.	Nuca
Piramidal	Latim.	Com três cantos
Piriforme	Latim.	Formato de pera
Pisiforme	Latim.	Formato de ervilha
Plantar	Latim.	A sola do pé
Plantígrado	Latim.	Andar na sola
Platisma	Grego.	Prato
Plexo	Latim.	Entrelaçado
Poplíteo	Latim.	*Poples*, pernil do joelho
Prócero	Latim.	Fino, comprido
Processo	Latim.	Ir adiante
Pronar	Latim.	Curvar para a frente
Psoas	Grego.	Músculo da região lombar
Pterigóideo	Grego.	com formato de asa
Púbis	Neolatim.	Osso da virilha

Termo	Origem	Significado
Quadrado	Latim.	De quatro lados
Quadrado lombar	Latim.	Músculo da região lombar com quatro lados
Quadríceps	Latim.	Com quatro cabeças
Quadrúpede	Grego.	Com quatro patas
Rádio	Latim.	Bastão, rádio de roda
Retináculo	Latim.	Cabresto, tira, corda
Risório	Latim.	Rir
Romboide	Grego.	Em geometria, um paralelogramo com ângulos oblíquos e somente os lados opostos iguais
Sacro	Latim.	Coisa sagrada, proveniente do uso do sacro em sacrifícios animais de Roma
Safena	Origem incerta,	talvez do árabe *saphin*, em pé; ou do grego, *saphen*, claramente visível
Sagital	Latim.	Semelhante a seta
Sartório	Latim.	*Sartor*, alfaiate
Semiespinal	Latim.	Meio espinal
Semimembranoso	Latim.	Meio membranoso
Semitendinoso	Latim.	Meio tendinoso
Septo	Latim.	Invólucro
Serrátil	Latim.	Entalhado
Sesamoide	Latim.	Semelhante a uma semente de gergelim
Sínfise	Grego.	O que cresce junto
Sinovial	Latim.	*Synovia*, líquido da articulação
Sóleo	Latim.	*Solea*, como em um peixe solha (direita)
Supercílio	Latim.	Sobre a pálpebra
Superficial	Latim.	Na superfície
Supinar	Latim.	Dobrar para trás
Sustentáculo	Latim.	Apoio
Sutura	Latim.	Uma costura
Talo	Latim.	Tornozelo
Talocrural	Latim.	Tornozelo + *crus*, perna
Tarso	Grego.	Cesto de vime
Tegumentar		Algo que cobre ou envolve
Temporal	Latim.	Tempo, notado pelo acinzentamento dos pelos nessa região
Tenar	Grego.	Palma, parte plana da mão
Tendão	Latim.	Esticar
Tensor	Latim.	Um extensor
Tíbia	Latim.	Osso da canela
Tireoide	Grego.	Escudo
Torácico	Grego.	Peito
Tórax	Grego.	Peito
Transverso	Latim.	De um lado a outro, oblíquo
Trapézio	Grego.	Pequena mesa ou formato trapezoide
Trapezoide	Grego.	Formato de mesa
Traqueia	Grego.	Terreno acidentado

Trato	Latim.	Largura, extraído
Tríceps braquial	Latim.	Músculo de três cabeças localizado no braço
Tríceps sural	Latim.	Músculo de três cabeças localizado na panturrilha
Trocanter	Grego.	Correr
Tróclea	Grego.	Roldana
Tubérculo	Latim.	Um pequeno inchaço
Tuberosidade	Latim.	Um inchaço
Ulna	Latim.	Cotovelo, braço
Umbigo	Latim.	Centro
Úmero	Latim.	Parte superior do braço
Uretral		Relativo à uretra
Úvula	Latim.	Uva pequena
Veia	Latim.	Vaso
Vértebra	Latim.	Articulação
Xifoide	Grego.	Formato de espada
Zigomático	Grego.	Osso da bochecha
Zona orbicular	Latim.	Cinta + pequeno círculo

Referências Bibliográficas

ALEXANDER, R. McNeill. *The Human Machine.* New York: Columbia University Press, 1992.

ANSON, Barry. *An Atlas of Human Anatomy.* Philadelphia: W. B. Saunders, 1963.

ASIMOV, Isaac. *The Human Body.* Boston: Houghton Mifflin Co., 1963.

BACKHOUSE, Kenneth; HUTCHINGS, Ralph. *Color Atlas of Surface Anatomy.* Baltimore: Williams & Wilkins, 1986.

BATES, Barbara. *A Guide to Physical Examination and History Talking.* 4. ed. Philadelphia: J. B. Lippincott, 1987.

BERGMAN, Ronald; THOMPSON, Sue Ann; AFIFI, Adel K. *Catalog of Human Variation.* Baltimore: Urban and Schwarzenberg, 1984.

BODANIS, David. *The Body Book.* Boston: Little, Brown and Company, 1984.

CALAIS-GERMAN, Blandine. *Anatomy of movement.* Seattle: Eastland Press, 2007.

CARTMILL, Hylander e Shafland. *Human structure.* Cambridge: Harvard University Press, 1987.

CHAITOW, Leon. *Palpatory Literacy.* London: Thorsons, 1991.

_____. *Palpatory Skills.* New York: Churchill Livingstone, 1997.

CLAY, James; POUNDS, David. *Basic Clinical Massage Therapy.* 2. ed. Baltimore: Lippincott Willims & Wilkins, 2008.

CLEMENTE, Carmine. *Anatomy: A Regional Atlas of the Human Body.* 3. ed. Baltimore: Urban & Schwarzenberg, 1987.

_____. *Gray's Anatomy.* 30. ed. Philadelphia: Lea & Febiger, 1985.

CRAIG, Marjorie. *Miss Craig's Face Saving Exercises.* New York: Random House, 1970.

CYRIAX, J. H.; CYRIAX, P. J. *Cyriax's Illustrated Manual of Orthopaedic Medicine.* 2. ed. Oxford: Butterworth/Heinemann Ltd., 1992.

Dorland's Illustrated Medical Dictionary. 24. ed. Philadelphia: W. B. Saunders, 1965.

EATON, Theodore Jr. *Comparative Anatomy of the Vertebrae.* 2. ed. Harper and Brothers, 1971.

EKMAN, Paul. *Darwin and Facial Expression.* Cambridge, MA: Malor Books, 2006.

_____. *Emotions Revealed.* New York: Henry Holt and Co., 2007.

FAIGIN, Gary. *The Artist's Complete Guide to Facial Expression.* New York: Watson-Guptill Publications, 1990.

Federative Committee on Anatomic Terminology. *Terminologia Anatomica.* New York: Thieme Stuttgart, 1998.

FEHER, Gyorgy; SZUNYOGHY, Andras. *Cyclopedia Anatomicae.* New York: Black Dog & Leventhal Publishers, 1996.

FIELD, E. J. *Anatomical Terms:* Their origin and derivation. Cambridge, UK: W. Heffer & Sons, 1947.

GEBO, D. *Plantigrady and Foot Adaptation in African Apes: Implications for Hominid Origins.* American Journal of Physical Anthropology, 1992, v. 89, p. 29-58.

GEHIN, Alain. *Atlas of Manipulative Techniques for the Cranium and Face.* Seattle: Eastland Press, 1985.

GREENE, Lauriann. *Save your Hands! Injury Prevention for Massage Therapists.* Seattle: Infinity Press, 1995.

GROSS; FETTO; ROSEN. *Musculoskeletal Examination.* Malden: Blackwell Sciences, 1996.

GUILLEN, Michael. *Five Equations that Changed the World.* New York: Hyperion, 1995.

HAMRICK, M. W.; INOUYE, S. E. "Thumbs, tools, and Early Humans". *Science*, abr. 1994, p. 548-587.

HANDY, Chester. *A History of Cranial Osthopathy.* Journal of American Ostepathic Association, v. 47, jan. 1948, p. 269-272.

HERTLING, Darlene; KESSLER, Randolph M. *Management of Common Muscoloeskeletal Disorders*. 3. ed. Philadelphia: Lippincott, 1996.

HILDEBRAND, Milton. *Analysis of Vertebrae Structure*. 4. ed. New York: John Wiley & Sons, 1995.

HOLE, John. *Essentials of Human Anatomy and Physiology*. 4. ed. Dubuque: Wm. C. Brown, 1992.

HOPPENFELD, Stanley. *Physical Examination of the Spine and Extremities*. Norwalk: Appleton & Lange, 1976.

JAMIESON, E. B. *Illustrations of Regional Anatomy, sections I-VII*. Edinburgh: E.S. Livingstone, 1946.

JENKINS, David. *Hollinshead's Functional Anatomy of the Limbs and Back*. 6. ed. Philadelphia: W. B. Saunders, 1991.

JUHAN, Deane. *Job's Body: A Handbook for Bodywork*. Barrytown, New York: Station Hill, 1987.

KAPANDJI, I. A. *The Physiology of the Joints*. New York: Churchill Livingstone, v. 1, 2 e 3, 1982.

KAPIT, Wynn; ELSON, Lawrence. *The Anatomy Coloring Book*. 2. ed, Harper Collins Publishers, 1993.

KENDALL, F. P.; McCREARY, E. K.; PROVANCE, P. G.; RODGERS, M. M. and ROMANI, W. A. *Muscles: Testing and Function with Posture and Pain*. 5. ed. Baltimore: Lippincott Wiliams & Wilkins, 2005.

KENT, George. *Comparative Anatomy of the Vertebrates*. 6. ed. St. Louis: Mosby, 1987.

KOCH, Tankred. *Anatomy of the Chicken and Domestic Birds*. Ames, Iowa: Iowa State University Press, 1973.

LUMLEY, John. *Surface Anatomy*. Edinburgh: Churchill Livingstone, 1990.

LUTTGENS, Kathryn; WELLS, Katharine. *Kinesiology: Scientific Basis of Human Motion*. Philadelphia: Saunders College Publishing, 1982.

MacCLINTOCK, Dorcas. *A Natural History of Giraffes*. New York: Charles Scribner's Sons, 1973.

MAGEE, David. *Ortophedic Physical Assessment*. 2. ed. Philadelphia: W. B Saunders, 1992.

MARKZE, M. W. *Evolutionary Development of the Human Thumb*. Hands Clinics, fev. 1992, p. 1-9.

McALEER, Neil. *The Body Almanac*. New York: Doubleday & Co., 1985.

McMINN, R. M. H.; HUTCHINGS, R. T. *Color Atlas of Human Anatomy*. Chicago: Year Book Medical Publishing, 1985.

MELLONI, John. *Melloni's Illustrated Dictionary of the Musculoskeletal System*. New York: Parthenon Publishing, 1998

MOORE, Keith. *Clinically Oriented Anatomy*. 3. ed. Baltimore: Williams and Wilkins, 1992.

MONTAGNA, William. *Comparative Anatomy*. John Wiley and Sons, 1970.

MUSCOLINO, Joseph. *The Muscle and Bone Palpation Manual*. St. Louis: Mosby, 2009.

MYERS, Thomas. *Anatomy trains: Myofascial Meridians for Manual and Movement Therapists*. 2. ed. Edinburgh: Churchill Livingstone, 2009.

NAPIER, John. *Hands*. Princeton: Princeton Science Library, 1993.

NETTER, Frank. *Atlas of Human Anatomy*. New Jersey: CIBA-GEISY, Summit, 1989.

NEUMANN, Donald. *Kinesiology of the Musculoskeletal System*. St. Louis: Mosby, 2002.

NORKIN, Cynthia; LEVANGIE, Pamela. *Joint Structure and Function*. 2. ed. Philadelphia: F. A. David, 1992.

OLIVER, Marcelo. *Rapid review: Anatomy Reference Guide*. Skokie: Anatomical Chart Company, 1996.

OLSEN, Andrea. *Bodystories: A Guide to Experimental Anatomy*. Barrytown, New York: Station Hill Press, 1991.

OLSEN, Todd. *A.D.A.M: Student Atlas of Anatomy*. Baltimore: Williams and Wilkins, 1996.

PARKER, Steve. *Natural World*. London: Dorlin Kindersley, 1994.

PECK, Stephen Rogers. *Atlas of Human Anatomy*. Oxford: Oxford University Press, 1982.

PLATZER, Werner. *Color Atlas of Human Anatomy, vol. 1: Locomotor System*. 5. ed. New York: Thieme, 2004.

ROHEN, Werner; YOKOSHI, Chihiro. *Color Atlas of Anatomy*. 3. ed. New York: Igaku-Shoin Publishers, 1993.

ROLF, Ida. *Rolfing and Physical Reality*. Rochester, Vermont: Healing Art Press, 1990.

_____. *Rolfing: Integration of Human Structures*. New York: Harper Row, 1977.

ROSSI, William. Shoes and the "normal" foot, *Podiatry Management*, fev. 1997.

SCHIDER, Fritz. *An Atlas of Anatomy for Artists*. 3. ed. New York: Dover Publishing, 1957.

SCHULTZ, R. Louis; FEITIS, Rosemary. *The Endless Web-Fascial Anatomy and Physical Reality*. Berkeley: North Atlantic, 1996.

SEARFOSS, Glenn. *Skulls and Bones*. Mechanicburg, Pennsylvania: Stackpole Books, 1995.

SEIG, Kay; ADAMS, Sandra. *Illustrated Essentials of Musculoskeletal Anatomy*. 2. ed. Gainesville: Megabooks, 1993.

SIMONS, David; TRAVELL, Janet; SIMONS, Lois. *Myofascial Pain and Dysfunction: Trigger Point Manual*, volume 1. 2. ed. Baltimore: Lippincott Williams & Wilkins, 1999.

STERN, Jack. *Core Concepts in Anatomy*. Boston: Little, Brown and Company, 1997.

_____. *Essentials of Gross Anatomy*. Philadelphia: F. A. Davis, 1988.

STONE, Robert; STONE, Judith. *Atlas of the Skeletal Muscles*. Dubuque: Wm. C. Brown, 1990.

SUTCLIFFE, Jenny; DUIN, Nancy. *A History of Medicine*. New York: Barnes and Noble, 1992.

Tabe's Cyclopedic Medical Dictionary. 17. ed. Philadelphia, F. A. Davis, 1993.

THOMPSON, Clem. *Manual of Structural Kinesiology*. 11. ed. St. Louis: Times Mirror/Mosby College, 1989.

THOMPSON, Diana. *Hands Heal: Documentation for Massage Therapy*. 2. ed. Lippincott Williams & Wilkins, 2000.

TODD, Mabel Elsworth. *The Thinking Body*. Brooklyn: Dance Horizons, 1979.

TORTORA, Gerard; DERRICKSON, Bryan. *Principles of Anatomy and Physiology*. 11. ed. Hoboken: John Wiley and Sons, Inc., 2006.

TRAUPMAN, John. *New College Latin and English Dictionary*. New York: Bantam Books, 1995.

TRAVELL, Janet; SIMONS, David. *Myofascial Pain and Dysfuncion: Trigger Point Manual*, volume 1, Baltimore: Williams and Wilkins, 1999.

_____. *Myofascial Pain and Dysfuncion: Trigger Point Manual*, volume 2, Baltimore: Williams and Wilkins, 1992.

UPLEDGER, John; VREDEVOOGD, Jon. *Craniosacral Therapy*. Seattle: Eastland Press, 1983.

WALKER, Judith. *NeuroMuscular Therapy I-IV*. St. Petesburg: International Academy of NMT, 1994.

WALKER, Warren. *A Study of the Cat in Reference to the Human*. 5. ed. Fort Worth: Saunders College Publishers, 1993.

_____. *Functional Anatomy of the Vertebrates: An Evolutionary Perspective*. Forth Worth: Saunders College Publishers, 1987.

WAY, Robert. *Dog Anatomy – Illustrated*. New York: Dreenan Press Ltd., 1974.

ZIHLMAN, Adrienne. *Human Evolutionary Coloring Book*. New York: Harper & Row, 1982.

Índice Remissivo

> Ossos e músculos individuais podem ser encontrados sob entradas de **Ossos** ou **Músculos**, ou por seus nomes específicos. (Por exemplo, para localizar **deltoide**, procure em **Músculos** ou Deltoide.) Outras estruturas estão agrupadas por tipo e podem ser localizadas sob as seguintes entradas:
>
> Aponeurose
> Artéria
> Ossos
> Bursa
> Anatomia comparativa
> Fáscia
> Articulações
> Ligamentos
> Movimentos do corpo
> Músculo (terminologia)
> Músculos (lista de)
> Nervos
> Palpação
> Retináculo
> Sinergistas
> Sistemas do corpo
> Veia

A

Abdutor curto do polegar 184, 206, 207, 211, 212, 519
Abdutor do hálux 488, 490, 492, 493, 494, 523
Abdutor longo do polegar 180, 181, 183, 184, 206, 207, 208, 209, 518, 519
Adutor curto 63, 394, 395, 396, 411, 412, 413, 521, 522
Adutor do hálux 488, 489, 495, 523
Adutor do polegar 184, 206, 207, 212, 519
Adutor longo 63, 388, 390, 394, 395, 396, 411, 412, 413, 414, 415, 433, 436, 521, 522
adutor magno 373, 385, 403, 411, 415, 454
Adutor magno 389, 390, 391, 394, 395, 396, 411, 412, 413, 415, 521, 522
Álamo 263

Anatomia comparativa
   animais com casco 536
   arcos branquiais 314
   aves
      clavícula
 fúrcula 131, 228, 378
  cães 76, 428, 467
  cavalos
    orelhas 18, 353, 461
  clavícula 7, 16, 52, 59, 73, 75, 76, 78, 84, 86, 87, 88, 89, 90, 94, 101, 102, 103, 104, 105, 131, 132, 136, 147, 245, 252, 298, 320, 321, 322, 325, 359
  digitígrados 467
  fúrcula 76
  gatos 18, 76, 428, 467
  girafa 291, 338
  ligamento nucal 104, 237, 242, 271, 287, 288, 289, 290, 291, 304, 440
  panículo adiposo 359
  peitoral maior 46, 90, 95, 126, 128, 130, 131, 132, 133, 134, 135, 136, 142, 143, 147, 250, 285, 337, 347, 515
  peixes 228, 303, 314
  pisiforme 168, 170, 171, 172, 175, 196, 200, 216, 222, 223
  plantígrados 467
  primatas
    ações dos dedos dos pés 213, 460
    dedos dos pés 33, 443, 460, 464, 467, 470, 474, 484, 485, 493, 528
    polegar 7, 20, 21, 52, 63, 81, 82, 83, 84, 85, 87, 90, 93, 108, 109, 113, 114, 115, 132, 135, 136, 153, 157, 158, 165, 166, 167, 170, 172, 173, 174, 176, 177, 179, 180, 181, 183, 184, 187, 194, 195, 201, 202, 204, 206, 207, 208, 209, 210, 211, 212, 213, 215, 217, 219, 221, 222, 241, 244, 248, 252, 275, 277, 307, 313, 314, 333, 363, 376, 378, 405, 410, 438, 439, 449, 454, 477, 478, 501, 509, 518, 519, 560
  quadrúpedes
    pisiforme 129, 136, 175, 228, 428
    subclávio 78, 136
  répteis
    forame obturador 228, 303, 368, 378, 426, 478
    piriforme 422, 425, 426, 439
  sacro
    outros vertebrados 18, 231, 263, 264, 266, 267, 269, 290, 361, 364, 365, 367, 368, 370, 374, 377, 378, 379, 380, 407, 409, 422, 437, 438, 439, 440, 526, 531
  traqueia 298, 312, 313, 314, 335, 336, 338, 341, 358
  ungulados 467

Índice Remissivo | 537

vaca 467
vértebras sacrais 378
Ânconeo 133, 181, 182, 193, 318, 327, 360
Aorta
   abdominal 63, 68, 235, 250, 254, 255, 260, 276, 277, 278, 279, 280, 281, 282, 283, 289, 373, 376, 427, 428, 429, 430, 432, 436, 520
   ascendente 54, 57, 68, 100, 126, 290, 428, 517, 521, 525
   torácica 60, 68, 74, 81, 85, 94, 126, 132, 133, 134, 135, 136, 143, 150, 228, 231, 235, 236, 240, 247, 249, 250, 251, 252, 253, 254, 255, 260, 263, 266, 269, 272, 278, 282, 283, 284, 285, 286, 289, 315, 320, 524

Aponeurose
   bicipital 137, 138, 179, 196
   composição 14, 27, 131
   gálea aponeurótica 31, 338, 351, 440, 516
   palmar 27, 66, 68, 69, 154, 157, 158, 168, 169, 170, 171, 172, 173, 174, 175, 178, 179, 184, 196, 197, 198, 199, 200, 201, 204, 206, 207, 211, 212, 214, 216, 217, 221, 222, 223, 224, 225, 478, 519
   plantar 29, 51, 58, 221, 442, 443, 455, 459, 463, 468, 473, 474, 476, 477, 478, 479, 480, 488, 489, 492, 493, 494, 495, 496, 497, 505, 506, 507, 512, 513, 522, 523
   toracolombar 65, 94, 107, 255, 256, 263, 264, 276, 278, 280, 286, 290, 291, 378, 380, 438, 440

Aponeurose bicipital 137, 179, 196
Aponeurose palmar 66, 179, 196, 197, 222
Arco tendíneo do levantador do ânus 393

Artéria
   arqueada 109, 114
   axilar 66, 69, 132, 142, 143, 144, 150, 151, 359
   braquial 22, 29, 30, 31, 37, 63, 64, 65, 66, 69, 70, 73, 74, 82, 91, 92, 94, 95, 96, 97, 119, 122, 134, 137, 138, 139, 140, 141, 142, 143, 144, 145, 146, 150, 151, 154, 162, 179, 180, 181, 182, 185, 186, 201, 202, 203, 220, 223, 243, 244, 252, 255, 298, 322, 323, 359, 517, 518, 527, 532, 560
   carótida comum 316, 353, 354
   carótida externa 354, 355
   dorsal do pé 29, 442, 444, 455, 464, 466, 482, 484, 490, 492, 497, 506, 510, 512
   facial 8, 59, 297, 300, 307, 347, 348, 353, 355, 356, 515, 516, 560
   femoral 63, 64, 65, 70, 361, 364, 365, 373, 384, 388, 389, 390, 391, 394, 395, 397, 398, 399, 400, 401, 402, 403, 404, 405, 406, 411, 414, 415, 416, 417, 418, 420, 422, 424, 426, 433, 434, 436, 448, 450, 453, 454, 499, 500, 502, 503, 521, 522, 525, 527, 560
   fibular 404, 450, 454, 456, 457, 459, 460, 464, 470, 471, 480, 481, 484, 490, 491, 498, 499, 500, 503, 508, 509, 510, 511
   poplítea 362, 442, 502, 503, 512
   radial 55, 64, 70, 78, 137, 151, 152, 154, 158, 160, 166, 167, 169, 173, 174, 175, 177, 178, 179, 180, 181, 182, 183, 190, 191, 192, 193, 196, 197, 199, 200, 201, 204, 205, 207, 208, 210, 212, 218, 221, 223, 224, 518
   subclávia 69, 71, 252, 322, 356
   temporal superficial 353, 354
   tibial anterior 29, 442, 466, 470, 482, 483, 484, 491, 510
   tibial posterior 30, 466, 468, 470, 487, 489, 507, 512
   ulnar 55, 63, 64, 78, 144, 151, 154, 158, 159, 160, 163, 164, 165, 166, 167, 169, 170, 171, 172, 175, 179, 180, 181, 182, 183, 190, 191, 192, 194, 195, 196, 197, 198, 199, 200, 201, 206, 207, 216, 217, 218, 219, 220, 223, 224, 518
   vertebral 7, 29, 46, 48, 49, 53, 59, 80, 106, 120, 227, 229, 231, 232, 233, 234, 235, 236, 237, 238, 239, 241, 246, 248, 249, 252, 255, 259, 261, 263, 264, 267, 268, 269, 271, 275, 276, 279, 280, 287, 288, 289, 294, 315, 356, 361, 370, 378, 379, 519, 525

Articulações
   acromioclavicular 76, 79, 88, 116, 145, 146, 147
   articulações do pulso 524
   atlantoaxial 62, 292, 293
   atlanto-occipital 292, 293
   costocondral 234
   coxal 57, 364, 388, 398, 404, 407, 408, 411, 415, 416, 418, 422, 423, 424, 427, 434, 435, 524, 525
   elipsoide 61, 62, 157, 463
   esternoclavicular 54, 76, 98, 99, 100, 104, 120, 123, 126, 134, 517

esferoide 61, 76, 364
esternoclavicular 76, 79, 88, 89, 136, 144
esternocostal 144, 234
esternomanubrial 232, 295
gínglimo 61, 62, 157, 364, 444, 463
mediocarpal 157
metacarpofalangeana 56, 178, 184, 191, 195, 198, 208, 209, 211, 212, 217
metatarsofalangeana 58, 463, 474, 493, 495, 496
plana 16, 61, 62, 86, 87, 88, 154, 172, 192, 199, 244, 309, 320, 382, 436, 452, 459, 531
radiocarpais 224
sacrococcígea 364
sacroilíaca 232, 364, 370, 380, 438
selar 61, 62, 213
talocrural 58, 444, 455, 473, 475, 478, 480, 483, 486, 504, 507, 522
talotarsal 58, 474
tarsometatarsal 466, 474
temporomandibular 56, 301, 309, 310, 319, 327, 329, 332, 337, 340, 520
tibiofemoral 58, 364, 388, 397, 398, 404, 411, 418, 444, 446, 454, 475, 478, 479, 498, 522
tipos 15, 30, 33, 61, 460, 524, 525
trocoide
  varum 500, 525
  zigapofiseal 292
umerorradial 55, 157, 182, 517
umeroulnar 55, 62, 137, 140, 157, 182, 185, 187, 191, 195, 197, 198, 202, 218, 517
Auricular anterior 342, 343
Auricular posterior 343
Auricular superior 343
Aves. Consulte Anatomia comparativa
Axila 74, 143, 144

B

Bíceps braquial
  aponeurose bicipital 138
  tendão da cabeça longa 92, 137, 139, 141
Bíceps femoral 64, 65, 389, 394, 395, 397, 403, 404, 405, 406, 420, 503, 521, 522, 527
Braquial 31, 43, 63, 65, 68, 69, 95, 144, 153, 179, 180, 182, 185, 186, 518, 527, 560
Braquiorradial 63, 153, 154, 179, 180, 181, 182, 187, 189, 193, 196, 518, 560

Bucinador 342, 343, 344, 515, 527
Bulbocavernoso 392, 393, 527
Bursa
  calcânea 459, 513
  infrapatelar profunda 502
  olécrano 78, 141, 162, 163, 164, 195, 219, 220
  pata de ganso 390, 404, 406, 413, 418, 420, 421, 442, 445, 446, 447, 452, 472, 500, 502
  pré-patelar 502
  subacromial 145, 146, 148, 149
  trocantérica 365, 369, 439
Byron, lorde 320

C

Cães. Consulte Anatomia comparativa
Calcâneo
  talo sustentáculo 507
  tróclea fibular 459, 460
  tuberosidade 91, 101, 102, 186, 340, 373, 382, 390, 398, 407, 409, 437, 449, 450, 452, 457, 458, 459, 464, 465, 468, 469, 479, 481, 512
Capitato 159, 161, 168, 176, 177, 527
Carpais
  quatro superfícies 169
  traduções 50, 161
Cartilagem
  camada mais grossa 447
  costal 130, 231, 232, 234, 236, 240, 250, 251, 254, 282, 295
  cricoide 246, 301, 303, 312, 313, 353, 358
  "pomo de Adão" 312, 314, 336
  tireoide 298, 301, 303, 312, 313, 314, 316, 335, 336, 353, 358
  traqueia 298, 312, 313, 314, 335, 336, 338, 341, 358
Cavalos. Consulte Anatomia comparativa
Clavícula
  pontos de referência ósseos 7, 8, 14, 27, 38, 39, 50, 73, 79, 153, 161, 227, 235, 239, 243, 297, 300, 301, 303, 307, 328, 361, 368, 370, 387, 441, 447, 455, 457, 507
Coccígeo 390, 392, 393
Cóccix 59, 60, 231, 362, 364, 365, 366, 368, 370, 379, 392, 393, 407, 528
Coluna vertebral
  curvatura 235, 524, 525

Coração 68, 71, 260
Corpo perineal 392
Corrugador do supercílio 342, 350
Corte transversal
   antebraço 7, 22, 33, 34, 35, 41, 50, 55, 65, 66, 113, 116, 137, 138, 141, 142, 152, 153, 154, 155, 156, 157, 158, 159, 161, 163, 164, 165, 166, 179, 180, 181, 182, 186, 187, 188, 189, 190, 191, 192, 193, 194, 196, 197, 198, 199, 200, 201, 202, 203, 204, 205, 208, 209, 210, 218, 219, 220, 221, 223, 470, 478
   braço 7, 9, 22, 29, 34, 35, 36, 66, 73, 75, 76, 85, 91, 93, 94, 95, 96, 101, 102, 107, 108, 109, 112, 113, 114, 115, 116, 118, 119, 122, 128, 129, 131, 133, 134, 135, 136, 137, 139, 140, 141, 142, 143, 144, 148, 149, 150, 151, 154, 157, 162, 163, 167, 185, 186, 244, 252, 261, 262, 278, 286, 323, 359, 519, 527, 532
   coxa 8, 64, 67, 70, 361, 362, 363, 364, 365, 366, 370, 373, 374, 381, 385, 386, 387, 388, 389, 390, 398, 399, 400, 401, 402, 403, 405, 406, 410, 411, 412, 413, 414, 415, 416, 417, 418, 419, 420, 427, 429, 431, 433, 436, 439, 452, 525, 527
   facial 8, 59, 297, 300, 307, 342, 348, 353, 355, 356, 515, 516, 560
   joelho 8, 34, 36, 46, 47, 58, 361, 363, 364, 375, 376, 380, 381, 384, 385, 397, 398, 399, 400, 401, 402, 403, 404, 405, 406, 409, 411, 414, 416, 417, 418, 419, 420, 421, 425, 426, 436, 437, 441, 444, 446, 447, 448, 449, 450, 451, 452, 453, 454, 467, 472, 475, 476, 477, 478, 479, 490, 499, 500, 501, 502, 503, 511, 522, 525, 526, 530
   lombar 59, 60, 70, 227, 228, 231, 235, 236, 247, 249, 252, 257, 260, 261, 262, 263, 264, 265, 267, 276, 277, 282, 287, 289, 364, 365, 372, 390, 427, 428, 430, 438, 519, 520, 521, 525, 529, 530, 531, 560
   músculo 9, 16, 18, 20, 21, 22, 25, 27, 28, 29, 30, 31, 33, 35, 36, 38, 39, 46, 63, 64, 65, 76, 81, 83, 84, 85, 91, 92, 94, 102, 105, 107, 110, 113, 114, 118, 125, 126, 130, 134, 135, 136, 137, 140, 141, 142, 150, 155, 157, 162, 175, 181, 187, 190, 195, 196, 200, 202, 203, 204, 244, 246, 250, 252, 255, 273, 275, 276, 277, 278, 280, 282, 290, 291, 304, 307, 308, 309, 311, 316, 320, 326, 327, 329, 330, 331, 333, 334, 335, 337, 338, 340, 341, 344, 345, 346, 347, 348, 349, 350, 351, 352, 354, 356, 357, 359, 371, 373, 375, 376, 382, 383, 384, 385, 398, 407, 414, 416, 418, 419, 426, 428, 429, 436, 437, 450, 454, 468, 477, 478, 479, 483, 492, 494, 524, 525, 526
   ombro 7, 15, 22, 48, 49, 50, 61, 73, 75, 76, 79, 80, 81, 85, 86, 87, 90, 91, 92, 94, 95, 101, 102, 105, 106, 107, 108, 109, 110, 111, 112, 113, 114, 116, 118, 119, 120, 123, 128, 129, 130, 131, 132, 133, 135, 136, 137, 139, 140, 141, 142, 143, 145, 146, 147, 148, 149, 150, 154, 252, 277, 281, 286, 325, 335, 359, 524, 527, 528, 530
   pele 7, 8, 14, 22, 24, 26, 27, 29, 33, 34, 36, 37, 38, 39, 66, 67, 73, 75, 108, 128, 153, 155, 156, 179, 220, 227, 229, 230, 290, 297, 299, 306, 337, 342, 346, 349, 350, 358, 359, 361, 363, 371, 436, 441, 443, 502, 512, 513, 515, 516
   perna 8, 47, 67, 416, 418, 441, 442, 443, 444, 446, 449, 450, 467, 470, 471, 472, 475, 476, 477, 478, 480, 481, 482, 483, 484, 485, 486, 487, 498, 500, 501, 503, 525, 529, 531
   pescoço 7, 8, 16, 35, 37, 48, 49, 66, 70, 76, 103, 104, 105, 106, 122, 123, 124, 125, 219, 227, 231, 235, 238, 241, 242, 243, 244, 245, 246, 252, 253, 255, 256, 258, 259, 263, 264, 265, 266, 267, 271, 272, 273, 275, 288, 290, 291, 297, 298, 299, 300, 303, 304, 305, 312, 313, 314, 315, 316, 317, 318, 320, 321, 322, 323, 324, 326, 335, 336, 337, 340, 341, 347, 353, 354, 355, 356, 358, 359, 515, 520, 526, 527, 530, 560
   pulso 7, 17, 22, 31, 35, 46, 61, 62, 75, 128, 150, 151, 153, 154, 155, 156, 157, 158, 159, 161, 162, 163, 164, 165, 166, 167, 168, 169, 170, 171, 172, 173, 174, 175, 176, 177, 179, 181, 187, 189, 190, 191, 192, 193, 194, 195, 196, 197, 198, 199, 200, 201, 204, 206, 207, 208, 209, 210, 221, 222, 223, 224, 225, 289, 321, 354, 355, 384, 415, 429, 436, 444, 455, 457, 487, 502, 512, 524, 527, 560
Tendão do bíceps braquial 151
Tronco 45, 46, 70, 107, 108, 119, 129, 229, 230, 238, 251, 281, 283, 427, 428

costelas
    caixa torácica 81, 85, 94, 126, 132, 134, 136, 143, 150, 228, 231, 236, 240, 250, 251, 253, 254, 255, 278, 283, 284, 285, 286, 315, 320
Costelas
    11ª e 12ª 231, 254
    caixa torácica 81, 85, 94, 126, 132, 134, 136, 143, 150, 228, 231, 236, 240, 250, 251, 253, 254, 255, 278, 283, 284, 285, 286, 315, 320
    cartilagem costal 130, 231, 236, 240, 250, 251, 254
    cervical 37, 53, 59, 60, 66, 70, 74, 76, 231, 235, 236, 237, 243, 246, 252, 259, 263, 265, 266, 268, 269, 271, 272, 287, 312, 315, 317, 323, 326, 358, 359, 520, 524
    falsa 76, 347
    número de 254, 437, 465
    primeira 9, 16, 25, 39, 56, 62, 123, 131, 136, 157, 174, 201, 213, 234, 237, 244, 250, 252, 253, 254, 262, 265, 268, 276, 312, 322, 326, 400, 426, 428, 463, 466, 492, 514, 518, 519, 524
    segunda 39, 62, 128, 157, 234, 240, 250, 252, 254, 268, 286, 322, 323, 326, 400, 457, 524
    verdadeira 458
Cowper, William 64, 94
Crânio
    articulações 32, 36, 37, 39, 41, 47, 48, 49, 51, 55, 56, 58, 61, 62, 76, 140, 145, 157, 161, 177, 178, 182, 184, 191, 198, 205, 208, 209, 211, 212, 214, 215, 218, 224, 225, 250, 300, 309, 388, 398, 457, 464, 474, 475, 483, 486, 492, 493, 496, 497, 505, 506, 517, 518, 522, 524, 525, 526
    fontanelas 306
    forame magno 356, 525
    ossos cranianos 300, 302, 303, 306
Cremaster 528
Cuboide 444, 455, 456, 457, 469, 488, 489, 528
Cuneiformes 444, 455, 456, 457, 466

D

da Vinci, Leonardo 23
Deltoide 29, 31, 63, 64, 65, 73, 74, 94, 95, 96, 97, 98, 101, 132, 139, 141, 145, 149, 185, 255, 257, 517, 528, 536, 560

Depressor do ângulo da boca 342, 344, 515
Depressor do lábio inferior 342, 345
Diafragma
    tendão central 282, 283
Digástrico 315, 316, 319, 331, 332, 333, 334, 521, 528
Digitígrado 528
Direções e posições 41, 45
Disco intervertebral 294, 295
Dura-máter 275, 528
Duto
    parotídeos 356

E

Eminência hipotenar 154, 216
Eminência tenar 154
Escafoide
    tubérculo escafoide 173
Escápula
    acrômio 76, 79, 80, 84, 86, 87, 88, 91, 92, 93, 101, 102, 104, 110, 112, 115, 116, 117, 118, 148, 149
    ângulo acromial 86, 118
    ângulo inferior 81, 82, 83, 120, 235, 241
    ângulo superior 81, 84, 123, 124, 235, 241, 253
    cavidade glenoide 111
    "escápula alada" 81
    espinha da escápula 50, 75, 79, 80, 81, 83, 84, 86, 101, 102, 104, 106, 112, 120, 123
    fossa subescapular 85, 110, 114, 129
    margem lateral 82, 83, 85, 107, 108, 109, 111, 113, 114, 481
    margem medial 80, 81, 82, 83, 120, 121, 124, 126, 129, 477
    processo coracoide 21, 90, 91, 93, 119, 134, 135, 145, 147, 148
Esfenoide 300, 301, 302, 303, 308, 528
Esfíncter externo da uretra 392
Esqueleto
    apendicular 59, 60, 76
    axial 48, 49, 59, 76
Estapédio 316, 528
Esternal 73, 130
Esterno
    ângulo esternal 250, 252
    corpo 7, 9, 14, 16, 17, 19, 22, 23, 25, 27, 33, 34, 36, 37, 38, 39, 41, 42, 44, 46, 47, 51,

Índice Remissivo | 541

41, 49, 60, 64, 65, 68, 69, 70, 71, 76, 80, 87, 89, 112, 115, 119, 140, 150, 155, 164, 166, 167, 172, 176, 177, 179, 181, 189, 190, 192, 194, 195, 196, 198, 199, 200, 201, 205, 213, 216, 223, 228, 229, 230, 231, 232, 239, 240, 241, 250, 251, 254, 257, 270, 285, 294, 305, 306, 309, 310, 314, 316, 327, 335, 364, 372, 373, 376, 378, 379, 383, 393, 418, 436, 439, 440, 443, 444, 447, 448, 449, 452, 455, 460, 461, 463, 464, 465, 477, 478, 483, 487, 489, 491, 508, 524, 525, 526, 536, 559
   incisura jugular 250, 252, 358
   manúbrio 16, 130, 250, 320, 335
   processo xifoide 250, 252, 279, 281, 282, 283
Esternocleidomastóideo 16, 63, 65, 95, 255, 257, 259, 262, 271, 298, 305, 315, 316, 317, 318, 320, 321, 324, 325, 354, 358, 519, 520, 560
Esterno-hióideo 315, 316, 335, 336
Estilo-hióideo 315, 316, 319, 331, 332, 333, 521
Extensor curto do hálux 491, 495, 523
Extensor curto do polegar 180, 181, 183, 184, 206, 207, 208, 209, 518, 519
Extensor curto dos dedos 63, 474, 490, 491, 492, 523
Extensor do dedo indicador 560
Extensor dos dedos 64, 180, 181, 183, 184, 190, 191, 192, 193, 205, 207, 518
Extensores do pulso e dos dedos 153, 179, 190, 560
Extensores do tornozelo e dos dedos 441, 482, 560
Extensor longo do hálux 471, 473, 474, 482, 483, 484, 490, 491, 522, 523
Extensor longo do polegar 180, 181, 183, 184, 206, 207, 208, 209, 518, 519
Extensor longo dos dedos 63, 65, 471, 473, 474, 482, 483, 484, 490, 491, 522, 523
Extensor radial curto do carpo 180, 181, 182, 183, 190, 191, 207, 518
Extensor radial longo do carpo 180, 181, 182, 183, 190, 191, 207, 518
Extensor ulnar do carpo 183, 190, 191, 192, 194, 207, 518

F

Fáscia
   antebraquial 66, 138, 144, 179, 196, 221
   braço
      axilar 66, 69, 132, 142, 143, 144, 150, 151, 359
      braquial 22, 29, 30, 31, 37, 63, 64, 65, 66, 69, 70, 73, 74, 82, 91, 92, 94, 95, 96, 97, 119, 122, 134, 137, 138, 139, 140, 141, 142, 143, 144, 145, 146, 150, 151, 154, 162, 179, 180, 181, 182, 185, 186, 201, 202, 203, 220, 223, 243, 244, 252, 255, 298, 322, 323, 359, 517, 518, 527, 532, 560
   camadas 28, 66, 120, 196, 231, 237, 246, 249, 263, 284, 304, 406, 411, 470, 492, 512, 525
   crural 67
   endomísio 28
   epimísio 28
   fáscia lata 65, 257, 361, 375, 388, 389, 391, 394, 395, 396, 408, 410, 416, 417, 521, 522, 560
   perimísio
      descrição 47, 254
      glútea 67, 362, 363, 365, 366, 367, 368, 369, 370, 371, 373, 379, 382, 386, 389, 398, 399, 407, 408, 409, 410, 416, 439
   profunda
      pescoço 7, 8, 16, 35, 37, 48, 49, 66, 70, 76, 103, 104, 105, 106, 122, 123, 124, 125, 219, 227, 231, 235, 238, 241, 242, 243, 244, 245, 246, 252, 253, 255, 256, 258, 259, 263, 264, 265, 266, 267, 271, 272, 273, 275, 288, 290, 291, 297, 298, 299, 300, 303, 304, 305, 312, 313, 314, 315, 316, 317, 318, 320, 321, 322, 323, 324, 326, 335, 336, 337, 340, 341, 347, 353, 354, 355, 356, 358, 515, 520, 526, 527, 530, 560
   temporal 16, 63, 246, 264, 265, 298, 301, 306, 307, 308, 309, 315, 320, 321, 329, 330, 334, 340, 343, 353, 354
   tipos 15, 30, 33, 61, 460, 524, 525
Fêmur
   cabeça 7, 8, 16, 33, 35, 45, 48, 51, 52, 62, 64, 65, 82, 92, 94, 96, 97, 103, 104, 105, 110, 111, 113, 123, 125, 133, 137, 139, 140, 141, 146, 148, 149, 150, 158, 161, 164, 165, 166, 167, 176, 178, 194, 205, 218,

219, 221, 222, 227, 235, 236, 243, 244, 245, 246, 255, 256, 258, 259, 261, 263, 265, 267, 269, 271, 272, 273, 274, 275, 288, 290, 291, 295, 297, 299, 300, 302, 303, 304, 305, 307, 309, 314, 315, 317, 318, 320, 321, 323, 324, 325, 327, 330, 332, 337, 341, 353, 354, 356, 369, 389, 394, 395, 403, 404, 406, 420, 428, 434, 435, 450, 451, 454, 455, 461, 463, 464, 472, 475, 476, 478, 481, 498, 499, 500, 502, 503, 509, 513, 517, 519, 520, 521, 524, 525, 526, 527, 528, 560
   côndilos 311, 447, 448, 453, 501
   epicôndilos 163
   trocanter maior 374, 381, 382, 386, 398, 402, 407, 408, 410, 422, 423, 424, 425, 426, 439
   tubérculo adutor 412, 415, 454
Fenda glútea 362
Fíbula 59, 60, 67, 444, 445, 446, 471, 480, 485, 498, 499, 504, 528
Fibular curto 64, 471, 473, 474, 480, 491, 522
Fibular longo 63, 64, 65, 471, 473, 474, 480, 484, 491, 522
Fibular terceiro 491
Filtro 298, 342, 528
Flexor curto do hálux 488, 489, 495, 523
Flexor curto do polegar 184, 206, 211, 212, 518, 519
Flexor curto dos dedos 474, 492, 493, 494, 522
Flexores do pulso e dos dedos 153, 179, 196, 560
Flexores do tornozelo e dos dedos "Tom, Dick AN' Harry" 487
Flexor longo do hálux 471, 473, 474, 485, 486, 487, 491, 522, 523
Flexor longo do polegar 180, 183, 184, 206, 209, 518
Flexor longo dos dedos 471, 472, 473, 474, 485, 486, 487, 491, 522
Flexor profundo dos dedos 63, 183, 184, 196, 197, 198, 206, 518
Flexor radial do carpo 179, 182, 183, 196, 197, 199, 200, 518
Flexor superficial dos dedos 183, 184, 196, 197, 198, 201, 206, 207, 518
Flexor ulnar do carpo 63, 64, 179, 182, 183, 196, 197, 198, 199, 200, 206, 207, 518

Forame magno 302, 304
Fossa poplítea 362, 442
Frontal 44, 65, 300, 301, 303, 315, 338, 342, 343, 351, 516
Fúrcula 76, 529

G

Gálea aponeurótica 64, 315, 338, 343, 440
Gastrocnêmio 63, 64, 65, 389, 441, 442, 470, 471, 472, 473, 475, 476, 477, 478, 503, 522, 529, 560
Gatos. Consulte Anatomia comparativa
Gêmeo inferior 391, 395, 422, 423, 424, 521
Gêmeo superior 391, 395, 422, 423, 521
Gênio-hióideo 319, 332, 333, 529
Girafa. Consulte Anatomia comparativa
Glândula
   submandibular 298, 303, 309, 310, 316, 333, 353, 356, 357
   tireoide 298, 301, 303, 312, 313, 314, 316, 335, 336, 353, 358
Glossos 332
Glúteo máximo 64, 65, 257, 291, 362, 382, 389, 390, 391, 394, 395, 396, 407, 408, 409, 437, 439, 521, 522
Glúteo médio 64, 65, 257, 362, 389, 391, 394, 395, 396, 407, 408, 521, 522
Glúteo mínimo 391, 394, 395, 396, 408, 521, 522
Glúteos 361, 407, 410, 560
Grácil 63, 64, 388, 389, 390, 395, 396, 397, 411, 412, 413, 414, 415, 420, 421, 452, 472, 521, 522, 529
Grupo eretor da espinha 227, 228, 255, 260, 263, 264, 266, 276, 362, 560
Grupo quadríceps femoral 361, 398, 560

H

Hálux 457, 463, 487, 529
Hamato
   gancho do 172
Harvey, William 36
Herófilo 379
Hiato do levantador 392

I

Ilíaco 261, 276, 376, 388, 390, 394, 395, 427, 428, 431, 519, 521, 529, 560
Iliococcígeo 393
Iliocostal 256, 257, 260, 261, 262, 263, 265, 317, 318, 519, 520, 529
Iliopsoas 361, 415, 427, 560
Infraespinoso 97, 98, 110, 111, 112, 113, 115, 517, 560
Infra-hióideos 297, 335, 560
Intercostais
   externos 257, 262, 284, 392, 519
   palmar 27, 66, 68, 69, 154, 157, 158, 168, 169, 170, 171, 172, 173, 174, 175, 178, 179, 184, 196, 197, 198, 199, 200, 201, 204, 206, 207, 211, 212, 214, 216, 217, 221, 222, 223, 224, 225, 478, 519
Interespinais 227, 287, 317, 520, 560
Interósseo dorsal 490, 523
Interósseos (mão)
   dorsal 24, 46, 69, 70, 123, 158, 159, 160, 161, 167, 168, 169, 171, 172, 173, 174, 176, 177, 178, 190, 193, 195, 206, 207, 208, 214, 215, 223, 224, 225, 442, 443, 444, 455, 463, 464, 466, 468, 469, 482, 484, 490, 492, 495, 497, 506, 510, 512, 523, 526
   palmar 27, 66, 68, 69, 154, 157, 158, 168, 169, 170, 171, 172, 173, 174, 175, 178, 179, 184, 196, 197, 198, 199, 200, 201, 204, 206, 207, 211, 212, 214, 216, 217, 221, 222, 223, 224, 225, 478, 519
Interósseos (pé)
   dorsal 24, 46, 69, 70, 123, 158, 159, 160, 161, 167, 168, 169, 171, 172, 173, 174, 176, 177, 178, 190, 193, 195, 206, 207, 208, 214, 215, 223, 224, 225, 442, 443, 444, 455, 463, 464, 466, 468, 469, 482, 484, 490, 492, 495, 497, 506, 510, 512, 523, 526
   plantar 29, 51, 58, 221, 442, 443, 455, 459, 463, 468, 473, 474, 476, 477, 478, 479, 480, 488, 489, 492, 493, 494, 495, 496, 497, 505, 506, 507, 512, 513, 522, 523
Intertransversais 227, 262, 287, 317, 318, 519, 520
Isquiotibiais
   tendões distais 199, 208, 403, 406, 420, 480, 484

ventres individuais 267, 275, 405, 411

J

Joelho
   bursa 36, 38, 39, 148, 149, 220, 439, 502, 513

L

Lacrimal 300, 301
Legendas 7, 13, 16
Levantador da escápula
   Músculos adjacentes 249
Levantador da pálpebra superior 351
Levantador do ângulo da boca 342, 345, 515
Levantador do lábio superior 343, 345, 349
Levantador do lábio superior e da asa do nariz 343, 349
Ligamento nucal 258, 259, 264, 271, 288, 290, 293, 440

Ligamentos
   acetabular transverso 435
   acromioclavicular 76, 79, 88, 116, 145, 146, 147
   alar 293, 349, 516
   anelar 201, 243, 251, 528
   anococcígeo 392, 393
   apical 293
   bifurcado 506
   calcaneocuboide plantar 505, 506
   calcaneocuboide plantar (plantar curto) 505, 506
   calcaneofibular 504, 509
   conoide 78, 147
   coracoacromial 91, 112, 145, 146, 148, 149
   coracoclavicular 145, 147
   coracoumeral 145
   costoclavicular 144, 295
   costoxifoide 295
   cruciforme 292, 293
   cruzado anterior 498, 499
   cruzado posterior 498, 499
   cuboidenavicular dorsal 506
   cuboidenavicular plantar 505
   cuneocuboide dorsal 506
   estilomandibular 309
   fibular 404, 450, 454, 456, 457, 459, 460, 464, 470, 471, 480, 481, 484, 490, 491, 498, 499, 500, 505, 508, 509, 510, 511

glenoumeral inferior 146
glenoumeral superior 146
iliofemoral 435
iliolombar 433, 434, 438
inguinal 63, 228, 278, 280, 362, 371, 373, 375, 383, 384, 388, 427, 433, 434, 436, 437
interarticular 295
interclavicular 144, 295
interespinoso 287, 294
isquiofemoral 435
ligamento nucal 104, 237, 242, 271, 287, 288, 289, 290, 291, 304, 440
longitudinal anterior 292, 293, 294, 434
longitudinal posterior 293, 294
meniscofemoral posterior 498, 499
patelar 369, 398, 399, 448, 449, 451, 498, 499, 502
plantar longo 505, 506
pubofemoral 435
radiados do carpo 224
radiocarpal dorsal 224
radioulnar dorsal 224
sacroespinoso 392, 433, 434
sacroilíaco anterior 434
sacroilíaco posterior 433
sacrotuberoso 373, 378, 391, 392, 407, 425, 433, 434, 437, 440
sínfise púbica 279, 392, 525
supraespinoso 84, 92, 110, 111, 112, 115, 116, 117, 145, 146, 149, 289, 294, 433, 440
talofibular anterior 499, 504, 508
talofibular posterior 504, 508, 509
talonavicular 505
temporomandibular lateral 309
tibiocalcâneo 504
tibiofibular anterior 499, 504
tibionavicular 504
tibiotalar anterior 504
tibiotalar posterior 504
trapezoide 78, 147, 168, 211, 531
Linfonodos
axilares 71, 134, 150
cervicais 37, 62, 66, 71, 94, 122, 123, 124, 125, 231, 236, 237, 242, 243, 244, 245, 246, 264, 265, 267, 268, 287, 288, 290, 291, 292, 322, 325, 341, 356, 358, 520
inguinais 71, 433, 437
Língua 332, 341, 529
Longo da cabeça 297, 317, 318, 341, 520
Longo do colo 317, 318, 341, 520
Longuíssimo 256, 257, 258, 259, 260, 261, 262, 263, 265, 305, 317, 318, 519, 520

Longuíssimo da cabeça 258, 259, 265, 305, 317, 318, 520
Longuíssimo do pescoço 259, 265, 317, 318, 520
Longuíssimo do tórax 256, 265
Lunato 529

M

Mandíbula
ângulo 41, 56, 59, 60, 300, 301, 309, 310, 314, 319, 341, 515, 520, 529
base 76, 84, 103, 105, 158, 172, 174, 176, 177, 178, 198, 206, 213, 216, 235, 236, 241, 243, 255, 298, 299, 309, 310, 311, 312, 333, 344, 347, 355, 356, 357, 362, 370, 372, 387, 411, 425, 436, 455, 459, 464, 465, 466, 468, 481, 483, 495
côndilo 309, 310, 311, 400, 404, 453
corpo 7, 9, 14, 16, 17, 19, 22, 23, 25, 27, 33, 34, 36, 37, 38, 39, 41, 42, 44, 46, 47, 51, 53, 59, 60, 64, 65, 68, 69, 70, 71, 76, 80, 87, 89, 112, 115, 119, 140, 150, 155, 164, 166, 167, 172, 176, 177, 179, 181, 189, 190, 192, 194, 195, 196, 198, 199, 200, 201, 205, 213, 216, 223, 228, 229, 230, 231, 232, 239, 240, 241, 250, 251, 254, 257, 270, 285, 294, 305, 306, 309, 310, 314, 316, 327, 335, 364, 372, 373, 376, 378, 379, 383, 393, 418, 436, 439, 440, 443, 444, 447, 448, 449, 452, 455, 460, 461, 463, 464, 465, 477, 478, 483, 487, 489, 491, 508, 524, 525, 526, 536, 559
ramo 185, 205, 263, 309, 311, 327, 329, 340, 370, 384, 385, 404, 411, 412, 415, 428, 481
Masseter 63, 297, 298, 307, 315, 319, 327, 328, 355, 357, 520, 521, 529, 560
Maxila 515, 516, 529
Meato acústico externo 301, 309, 310, 353, 355
Menisco 498, 499, 501, 530
Meniscos do joelho 501
Mental 338, 342, 343, 346, 515, 530
Metacarpos
base, corpo e cabeça 59, 60
Metatarsos
base, corpo e cabeça 59, 442, 444, 455, 456, 464, 467
primeiro 23, 25, 36, 76, 81, 94, 174, 189, 208, 211, 212, 213, 215, 281, 286, 350, 370, 371, 455, 457, 460, 463, 466, 468, 480,

482, 483, 484, 486, 489, 493, 494, 495, 508, 509, 512, 513, 523
segundo ao quinto 184, 191, 198, 214, 457, 463, 464, 474, 483, 486, 493, 494, 496, 497, 518, 522, 523
tuberosidade do quinto 464, 465, 468, 469, 481

Milo-hióideo 316, 319, 331, 332, 333, 334, 521, 530

Monstro da Lagoa Negra 337, 347

Movimento
ativo 22, 170
passivo 22, 156, 170, 173, 177, 178, 222, 272, 288, 380

Movimentos do corpo
antebraço 7, 22, 33, 34, 35, 41, 50, 55, 65, 66, 113, 116, 137, 138, 141, 142, 152, 153, 154, 155, 156, 157, 158, 159, 161, 163, 164, 165, 166, 179, 180, 181, 182, 186, 187, 188, 189, 190, 191, 192, 193, 194, 196, 197, 198, 199, 200, 201, 202, 203, 204, 205, 208, 209, 210, 218, 219, 220, 221, 223, 470, 478
costelas 46, 59, 76, 80, 85, 94, 107, 108, 110, 126, 128, 133, 134, 135, 150, 230, 231, 234, 236, 240, 241, 247, 250, 251, 252, 253, 254, 264, 265, 278, 280, 281, 282, 283, 284, 285, 286, 318, 322, 323, 325, 520
cotovelo 22, 23, 31, 46, 55, 62, 91, 94, 102, 109, 113, 114, 121, 137, 138, 139, 140, 141, 149, 151, 154, 155, 157, 161, 162, 163, 166, 179, 185, 186, 187, 188, 189, 191, 192, 193, 194, 195, 197, 198, 199, 200, 201, 202, 203, 205, 210, 218, 219, 220, 444, 524
dedos 7, 9, 16, 17, 19, 20, 21, 22, 29, 33, 34, 37, 41, 47, 58, 63, 64, 65, 75, 80, 81, 85, 86, 87, 89, 90, 106, 108, 109, 112, 117, 118, 121, 122, 124, 125, 128, 129, 134, 135, 136, 141, 142, 147, 149, 150, 151, 153, 154, 156, 157, 158, 162, 163, 164, 167, 169, 177, 178, 179, 180, 181, 183, 184, 185, 187, 190, 191, 192, 193, 194, 195, 196, 197, 198, 199, 200, 201, 205, 206, 207, 210, 211, 213, 214, 218, 221, 222, 223, 224, 225, 230, 238, 239, 240, 243, 244, 245, 247, 248, 249, 250, 251, 252, 254, 266, 269, 270, 275, 277, 281, 285, 286, 288, 289, 299, 305, 308, 310, 311, 314, 321, 324, 326, 328, 330, 339, 354, 357, 358, 363, 371, 372, 373, 374, 375, 376, 378, 379, 381, 383, 385, 386, 393, 401, 402, 405, 410, 414, 415, 416, 417, 418, 419, 420, 425, 426, 428, 429, 430, 431, 432, 436, 437, 438, 441, 442, 443, 445, 449, 450, 455, 457, 459, 460, 464, 467, 469, 470, 471, 472, 473, 474, 478, 480, 481, 482, 483, 484, 485, 486, 487, 488, 490, 491, 492, 493, 494, 496, 497, 501, 502, 506, 509, 510, 511, 512, 513, 518, 522, 523, 526, 528, 529, 560
dedos dos pés 33, 443, 460, 464, 467, 470, 474, 484, 485, 493, 528
escápula 7, 15, 18, 21, 49, 50, 52, 54, 59, 65, 72, 73, 74, 75, 76, 77, 79, 80, 81, 83, 84, 85, 86, 87, 88, 89, 90, 91, 94, 95, 98, 100, 101, 102, 103, 104, 105, 106, 107, 108, 109, 110, 111, 112, 113, 114, 119, 120, 121, 122, 123, 124, 125, 126, 128, 129, 134, 135, 137, 140, 142, 146, 147, 148, 157, 228, 235, 241, 243, 244, 253, 255, 258, 259, 262, 263, 271, 272, 286, 315, 317, 318, 322, 324, 326, 335, 517, 519, 520, 560
joelho 8, 34, 36, 46, 47, 58, 361, 363, 364, 375, 376, 380, 381, 384, 385, 397, 398, 399, 400, 401, 402, 403, 404, 405, 406, 409, 411, 414, 416, 417, 418, 419, 420, 421, 425, 426, 436, 437, 441, 444, 446, 447, 448, 449, 450, 451, 452, 453, 454, 467, 472, 475, 476, 477, 478, 479, 498, 499, 500, 501, 502, 503, 511, 522, 525, 526, 530
mandíbula 8, 49, 52, 298, 299, 300, 301, 303, 307, 308, 309, 310, 311, 312, 314, 315, 319, 327, 328, 329, 330, 331, 332, 333, 337, 340, 344, 347, 354, 355, 356, 357, 358, 515
pelve 8, 18, 27, 67, 107, 228, 229, 266, 276, 277, 279, 291, 361, 362, 363, 364, 365, 366, 368, 370, 371, 373, 378, 382, 385, 387, 388, 392, 394, 404, 411, 413, 422, 426, 427, 428, 430, 433, 434, 524, 525
pescoço 7, 8, 16, 35, 37, 48, 49, 66, 70, 76, 103, 104, 105, 106, 122, 123, 124, 125, 219, 227, 231, 235, 238, 241, 242, 243, 244, 245, 246, 252, 253, 255, 256, 258, 259, 263, 264, 265, 266, 267, 271, 272, 273, 275, 288, 290, 291, 292, 298, 299, 300, 303, 304, 305, 312, 313, 314, 315, 316, 317, 318, 320, 321, 322, 323, 324, 326, 335, 336, 337, 340, 341, 347, 353, 354, 355, 356, 358, 515, 520, 526, 527, 530, 560

polegar 7, 20, 21, 52, 63, 81, 82, 83, 84, 85, 87, 90, 93, 108, 109, 113, 114, 115, 132, 135, 136, 153, 157, 158, 165, 166, 167, 170, 172, 173, 174, 176, 177, 179, 180, 181, 183, 184, 187, 194, 195, 201, 202, 204, 206, 207, 208, 209, 210, 211, 212, 213, 215, 217, 219, 221, 222, 241, 244, 248, 252, 275, 277, 307, 313, 314, 333, 363, 376, 378, 405, 410, 438, 439, 449, 454, 477, 478, 501, 509, 518, 519, 560

pulso 7, 17, 22, 31, 35, 46, 61, 62, 75, 128, 150, 151, 153, 154, 155, 156, 157, 158, 159, 161, 162, 163, 164, 165, 166, 167, 168, 169, 170, 171, 172, 173, 174, 175, 176, 177, 179, 181, 187, 189, 190, 191, 192, 193, 194, 195, 196, 197, 198, 199, 200, 201, 204, 206, 207, 208, 209, 210, 221, 222, 223, 224, 225, 289, 321, 354, 355, 384, 415, 429, 436, 444, 455, 457, 487, 502, 512, 524, 527, 560

quadril 8, 49, 108, 109, 135, 263, 276, 277, 281, 361, 364, 367, 368, 370, 372, 374, 375, 376, 380, 381, 386, 388, 389, 390, 394, 396, 398, 399, 400, 401, 403, 404, 405, 407, 408, 409, 410, 411, 412, 414, 415, 416, 417, 418, 419, 422, 423, 424, 425, 426, 427, 428, 429, 430, 431, 433, 434, 436, 437, 439, 454, 521, 522, 524, 526, 527, 529, 560

tornozelo 8, 23, 29, 32, 35, 46, 51, 58, 363, 381, 406, 415, 420, 433, 441, 443, 444, 449, 455, 457, 458, 460, 461, 462, 465, 466, 467, 470, 475, 476, 478, 480, 481, 482, 483, 484, 485, 486, 487, 491, 500, 504, 505, 506, 507, 508, 509, 510, 511, 512, 513, 526, 560

Multífidos 257, 258, 259, 260, 261, 267, 268, 270, 317, 318, 519, 520

Músculo eretor de pelo 26

Músculos abdominais 436

Músculos da boca 344

Músculos da mão 214, 560

Músculos da região nasal 349

Músculos do escalpo 351

Músculos do manguito rotador 73, 110, 560

Músculos do pé 8, 441, 488, 489, 491, 492, 560

Músculos do polegar
  curtos 31, 181, 206, 211, 213, 216, 237, 247, 267, 275, 285, 287, 291
  longos 31, 153, 181, 190, 200, 206, 208, 210, 340

Músculos (lista de)
abdutor do hálux 492, 494
adutor do hálux 495
braquial 517, 518, 527, 532, 560
cremaster 436
deltoide 25, 30, 32, 76, 80, 82, 86, 90, 91, 92, 93, 94, 95, 101, 102, 110, 113, 115, 116, 117, 118, 132, 137, 139, 140, 141, 142, 148, 149, 255, 407, 459, 461, 504, 507, 508, 536
depressor do ângulo da boca 342, 344, 345
depressor do lábio inferior 345
diafragma 282, 283, 286, 392, 524
digástrico 297, 331, 334, 560
eminência hipotenar 216
eminência tenar 206, 208, 211, 213, 215, 216
escalenos – anterior, médio, posterior
  variações 23, 326, 465
espinal 50, 51, 53, 70, 104, 106, 107, 112, 113, 120, 228, 233, 257, 259, 263, 264, 267, 275, 356, 531
espinal do pescoço 259
espinal do tórax 263
esplênio da cabeça 125, 271, 272, 275, 288, 304, 332
esplênio do pescoço 271
estapédio 316
esternal 16, 78, 87, 88, 89, 130, 132, 232, 234, 250, 252, 282, 320, 321
esternocleidomastóideo 16, 35, 244, 246, 252, 253, 255, 271, 298, 307, 320, 321, 322, 324, 325, 332, 335, 354
esterno-hióideo 335, 336
esternotireóideo 335, 336
estilo-hióideo 331
extensor curto do hálux 495
extensor curto do polegar 210
extensor curto dos dedos 469, 492, 509
extensor dos dedos 154, 181, 190, 193, 195, 482, 484
extensores do pulso e dos dedos 154, 187, 210
extensores do tornozelo e dos dedos 470
extensor longo do hálux 23, 24, 29, 442, 470, 472, 482, 484, 491
extensor longo do polegar 167, 210
extensor longo dos dedos 29, 442, 470, 472, 480, 481, 482, 484, 491, 492, 497
extensor radial curto do carpo 180, 181

Índice Remissivo | 547

extensor radial longo do carpo 180, 181
extensor ulnar do carpo 181, 190, 194, 195, 200
extremidade distal 157, 158, 162, 177, 364, 458, 508, 509, 525
fibular curto 464, 480, 481
fibular longo 459, 480, 481
fibular terceiro 471, 490, 491
flexor curto do hálux 495, 513
flexor curto do polegar 206, 207, 211
flexor curto dos dedos 492, 494, 506
flexores do pulso e dos dedos 154
flexores do tornozelo e dos dedos
  "Tom, Dick AN' Harry" 487
flexor longo do hálux 459, 470, 488, 491, 506
flexor longo do polegar 208, 209, 213, 221
flexor longo dos dedos 445, 470, 488, 496, 497, 506
flexor profundo dos dedos 180, 196, 201, 213, 214, 225
flexor radial do carpo 154, 181, 196, 199, 200, 221, 223
flexor superficial dos dedos 180, 196, 201, 225
flexor ulnar do carpo 154, 170, 175, 179, 196, 200, 217
frontais 308, 338, 339, 351, 352
gastrocnêmio 29, 406, 470, 475, 476, 477, 478, 479, 481, 485, 502, 503
gêmeo inferior 422
gênio-hióideo 331
glossos 331, 341
glúteo máximo 31, 378, 382, 407, 408, 409, 410, 416, 422, 425, 426, 437, 439
glúteo médio 374, 375, 407, 410, 416
glúteo mínimo 374, 407, 408, 410
glúteos 363, 388, 407, 408, 422, 439
grácil 383, 390, 399, 411, 414, 415, 419, 420, 421, 452, 502
grupo eretor da espinha 255, 263, 264, 276, 286, 290
grupo quadríceps femoral 403, 411, 414
ilíaco 366, 367, 375, 376, 394, 427, 429, 430, 431, 432
iliocostais 263
iliopsoas 388, 427, 428
infraespinoso 83, 92, 110, 111, 112, 117, 118, 146
inira-hióideos 250, 312, 314, 335, 336, 354, 358
intercostais
  externos 257, 262, 284, 392, 519

interespinais 287
interósseos (mão)
  dorsais 33, 176, 184, 206, 207, 214, 215, 224, 225, 466, 474, 497, 506, 518, 523
  palmar 27, 66, 68, 69, 154, 157, 158, 168, 169, 170, 171, 172, 173, 174, 175, 178, 179, 184, 196, 197, 198, 199, 200, 201, 204, 206, 207, 211, 212, 214, 216, 217, 221, 222, 223, 224, 225, 478, 519
interósseos (pé)
  dorsais 35, 176, 184, 206, 207, 214, 215, 224, 225, 466, 474, 497, 506, 518, 523
  plantares 29, 474, 495, 496, 505, 523
intertransversais 287
isquiocavernoso 436
isquiotibiais
  tendões distais 199, 208, 403, 406, 420, 480, 484
  ventres individuais 267, 275, 405, 411
levantador da escápula 81, 122, 123, 125, 243, 322, 324, 326
  músculos adjacentes 213, 307, 337, 342, 382, 444
levantador da pálpebra superior 351
levantador do ângulo da boca 345
levantador do ânus 393
levantador do lábio superior 344, 345, 349
levantador do lábio superior
  e da asa do nariz 344, 349
língua 4, 291, 314, 331, 332, 333, 341
longo da cabeça 341
longo do colo 297, 341
longuíssimo 256, 257, 263, 265
longuíssimo da cabeça 263
"maço de três" 194
masseter 307, 308, 309, 311, 327, 328, 340, 355, 356, 357, 515
milo-hióideo 331, 332, 333
multífidos 257, 261, 267, 268, 269
músculos da boca 342
músculos do escalpo 351
músculos do manguito rotador 92, 110, 115
músculos do pé 8, 441, 495, 512
músculos do polegar
  curto 63, 64, 179, 180, 181, 182, 183, 184, 190, 191, 192, 193, 194, 205, 206, 207, 208, 209, 210, 211, 212, 216, 217, 385, 394, 395, 396, 411, 412, 413, 441, 463, 464, 466, 471, 473, 474, 479, 480, 481, 488, 489, 490, 491, 492, 493, 494, 495,

496, 505, 506, 509, 513, 518, 519, 521, 522, 523, 560
longo 10, 14, 23, 24, 25, 29, 63, 64, 65, 70, 79, 81, 86, 103, 105, 106, 112, 119, 126, 141, 154, 155, 164, 166, 167, 170, 173, 179, 180, 181, 182, 183, 184, 190, 191, 192, 193, 194, 196, 197, 199, 200, 201, 206, 207, 208, 209, 210, 213, 216, 221, 222, 223, 231, 238, 241, 242, 243, 251, 263, 266, 267, 288, 296, 297, 313, 326, 334, 341, 349, 354, 355, 357, 358, 370, 373, 376, 383, 385, 388, 390, 394, 395, 396, 401, 402, 405, 411, 412, 413, 414, 415, 416, 425, 433, 436, 441, 442, 445, 449, 459, 460, 461, 463, 466, 470, 471, 472, 473, 474, 478, 480, 481, 482, 483, 484, 485, 486, 487, 488, 490, 491, 492, 496, 497, 503, 505, 506, 512, 518, 519, 521, 522, 523, 525, 560
nasais 308, 356
oblíquo externo 278, 279, 281, 285, 436
oblíquo interno 278, 280, 281
obturador externo 422
obturador interno 422, 424
occipitais 292, 338, 339, 352, 358, 525
oponente do polegar 211
oposta 29, 35, 83, 115, 131, 321, 336, 428, 524, 525
orbicular da boca 344, 345, 346
orbicular do olho 30, 348, 350
palmar longo
  variações 23, 326, 465
pata de ganso
  local de ligação 80, 81, 82, 85, 86, 87, 91, 92, 162, 163, 167, 170, 221, 243, 250, 288, 304, 307, 308, 309, 312, 371, 373, 374, 375, 376, 382, 383, 384, 385, 436, 447, 448, 449, 450, 451, 454, 459, 461, 464, 466, 468, 525
  tendões 9, 14, 22, 23, 27, 28, 29, 30, 31, 32, 33, 35, 36, 76, 91, 110, 115, 118, 119, 145, 148, 149, 162, 163, 165, 167, 168, 173, 176, 178, 179, 190, 193, 195, 196, 199, 201, 204, 207, 208, 210, 214, 221, 222, 243, 263, 375, 385, 386, 387, 390, 403, 405, 406, 411, 414, 420, 421, 440, 445, 452, 454, 458, 459, 460, 462, 475, 476, 478, 480, 481, 482, 484, 485, 487, 492, 497, 502, 507, 508, 510, 511
pectíneo 384, 411, 415

peitoral maior 46, 90, 95, 126, 128, 130, 131, 132, 133, 134, 135, 136, 142, 143, 147, 250, 285, 337, 347, 515
peitoral menor 91, 134, 135
piramidal 168, 171
piriforme 422, 425, 426, 439
plantares 29, 474, 495, 496, 505, 523
platisma 309, 337, 347, 358, 359
poplíteo 478, 479, 498
prócero 349, 350
pronador quadrado 201, 204
pronador redondo 196, 199, 201, 202, 204, 205
psoas menor 428
quadrado femoral 422, 426
quadrado lombar 276, 277, 372, 438
quadrado plantar 496
redondo maior 73, 82, 107, 108, 109, 110, 112, 113, 114, 118, 141
redondo menor 82, 92, 107, 110, 111, 113, 114, 115, 117, 118, 141, 146
reto do abdome 278, 279, 280, 281, 373, 383
reto femoral 375, 398, 399, 401, 402, 416, 434, 448
reto posterior menor da cabeça 275
risório 347
romboide maior 120, 121
romboide menor 120
rotadores 257, 260, 261, 267, 268, 270, 374, 388, 422, 426
rotadores laterais do quadril 374
sartório 30, 371, 375, 388, 390, 399, 402, 414, 418, 419, 420, 421, 433, 452, 454, 502
semiespinal da cabeça 275
semimembranoso 403, 406, 420, 445
semitendinoso 390, 403, 406, 420, 421, 452, 502
serrátil anterior
  "escápula alada" 81
  quadrúpedes 129, 136, 175, 228, 428
sóleo 29, 441, 450, 470, 475, 476, 477, 479, 480, 481, 485
subclávio 78, 136
subescapular 77, 79, 83, 85, 92, 110, 111, 114, 115, 119, 129, 143, 146
supinador 160, 166, 201, 202, 205, 218, 219
supra-hióideos 309, 312, 314, 331, 333, 335, 336
temporal 16, 63, 246, 264, 265, 298, 301, 306, 307, 308, 309, 315, 320, 321, 329, 330, 334, 340, 343, 353, 354
tendão calcâneo 459, 475, 476, 477, 478, 485, 487, 509, 513
tendão central 282, 283

Índice Remissivo | 549

tendões do manguito rotador 115, 148, 149
tendões fibulares 460, 481, 508, 510, 511
tensor da fáscia lata 375, 388, 416, 417
tibial anterior 29, 442, 466, 470, 482, 483, 484, 491, 510
tibial posterior 30, 466, 468, 470, 487, 489, 507, 512
tireóideo 335
transverso do abdome 278, 280
trato iliotibial 25, 361, 398, 399, 402, 408, 416, 417, 420, 451, 454, 500
tríceps braquial
   tendão da cabeça longa 92, 137, 139, 141
vasto intermediário 398, 401
zigomático maior 348
zigomático menor 348

Músculo (terminologia)
ação
   agonista 29
   antagonista 29, 96, 102, 126, 130, 140, 202, 205, 397, 517, 522, 523
   sinergista 29, 110
composição 14, 27, 131
fáscia 7, 8, 14, 25, 26, 27, 28, 29, 33, 34, 35, 37, 65, 66, 73, 75, 110, 128, 138, 153, 155, 156, 197, 200, 220, 221, 227, 229, 230, 250, 257, 280, 297, 299, 329, 335, 337, 342, 347, 358, 361, 363, 374, 375, 388, 389, 391, 392, 393, 394, 395, 396, 399, 408, 410, 416, 417, 441, 443, 512, 515, 516, 521, 522, 560
inserção 38, 64, 101, 103, 108, 111, 120, 123, 127, 129, 131, 134, 138, 140, 142, 185, 187, 200, 202, 205, 209, 269, 276, 279, 281, 320, 327, 329, 330, 351, 408, 409, 416, 418, 427, 445, 479, 525
menor 63, 64, 70, 73, 78, 79, 81, 82, 86, 91, 92, 93, 94, 95, 97, 98, 99, 100, 107, 110, 111, 112, 113, 114, 115, 117, 118, 119, 120, 131, 134, 135, 138, 140, 141, 146, 163, 241, 255, 256, 257, 259, 260, 262, 263, 273, 274, 275, 276, 305, 314, 316, 317, 322, 342, 343, 348, 359, 365, 366, 367, 369, 378, 388, 390, 422, 427, 428, 435, 501, 503, 515, 517, 519, 520, 521, 560
origem 16, 30, 64, 99, 100, 101, 107, 111, 120, 122, 126, 137, 190, 192, 195, 199, 205, 209, 261, 269, 279, 329, 330, 390, 403, 409, 416, 427, 517, 519, 523, 527

suas ações 65, 107, 332, 470
tegumentar 359
terminologia 47, 64, 536

N

Nasais 308
Nasal 300, 301, 303, 308, 342, 343, 349, 516
Navicular 444, 455, 456, 457, 466, 468, 489, 504, 505

Nervos
axilar 66, 69, 132, 142, 143, 144, 150, 151, 359
cérebro 70, 275, 302, 338, 356
cutâneo medial antebraquial 144
facial 8, 59, 297, 300, 307, 342, 348, 353, 355, 356, 515, 516, 560
femoral 63, 64, 65, 70, 361, 364, 365, 375, 384, 388, 389, 390, 391, 394, 395, 397, 398, 399, 400, 401, 402, 403, 404, 405, 406, 411, 414, 415, 416, 417, 418, 420, 422, 424, 426, 433, 434, 436, 448, 450, 453, 454, 499, 500, 502, 503, 521, 522, 525, 527, 560
fibular comum 450, 503
ilioinguinal 280
isquiático 365, 366, 367, 368, 370, 373, 382, 385, 386, 390, 391, 392, 403, 404, 405, 411, 412, 415, 422, 424, 425, 426, 435, 437, 439, 440, 503
mediano 26, 44, 46, 51, 144, 186, 221, 243, 491
obturador 393, 413, 422, 424
plexo braquial 37, 122, 134, 142, 143, 144, 244, 252, 298, 322, 323, 359
radial 55, 64, 70, 79, 137, 151, 152, 154, 158, 160, 166, 167, 169, 173, 174, 175, 177, 178, 179, 180, 181, 182, 183, 190, 191, 192, 193, 196, 197, 199, 200, 201, 204, 205, 207, 208, 210, 212, 218, 221, 223, 224, 518
tibial 29, 30, 398, 404, 416, 417, 442, 445, 446, 447, 449, 450, 451, 452, 454, 458, 466, 468, 470, 471, 477, 479, 482, 483, 484, 485, 486, 487, 489, 491, 498, 499, 500, 501, 503, 507, 510, 512
torácico 71, 265, 280
ulnar 55, 63, 64, 78, 144, 151, 154, 158, 159, 160, 163, 164, 165, 166, 167, 169, 170, 171, 172, 175, 179, 180, 181, 182, 183,

190, 191, 192, 194, 195, 196, 197, 198, 199, 200, 201, 206, 207, 216, 217, 218, 219, 220, 223, 224, 518

O

Objetivos de aprendizado 7, 13, 38
Oblíquo externo 63, 65, 95, 127, 228, 255, 257, 260, 261, 262, 278, 279, 281, 519, 520
Oblíquo inferior da cabeça 259, 273, 274, 318, 520
Oblíquo interno 63, 64, 255, 256, 257, 260, 261, 262, 278, 280, 519, 520
Oblíquo superior da cabeça 256, 259, 273, 274, 305, 317, 318, 520
Obturador externo 391, 395, 423, 424, 521
Obturador interno 390, 391, 392, 393, 395, 422, 423, 424, 521
Occipício
   linha nucal superior 16, 104, 271, 273, 275, 304, 307, 320, 339
      protuberância occipital externa 243, 288, 304, 305
Occipital 64, 65, 70, 300, 301, 302, 315, 338, 343, 351, 516
Occipitofrontal 297, 338, 351, 560
Omo-hióideo 123, 315, 316, 324, 335, 336, 530
Oponente do dedo mínimo 518
Oponente do polegar 184, 206, 207, 212, 519
Orbicular da boca 63, 342, 346, 515
Orbicular do olho 63, 342, 343, 350, 516
Orelha
   menor músculo 316
   músculos 7, 8, 9, 14, 15, 19, 22, 23, 24, 26, 27, 29, 30, 31, 33, 36, 37, 39, 50, 63, 64, 66, 72, 76, 81, 82, 84, 85, 86, 87, 90, 91, 92, 94, 96, 105, 106, 107, 108, 109, 110, 114, 115, 117, 120, 125, 129, 131, 141, 143, 151, 153, 158, 163, 164, 165, 166, 178, 179, 180, 181, 182, 186, 189, 190, 192, 193, 196, 199, 200, 201, 202, 206, 208, 210, 211, 213, 215, 216, 219, 221, 227, 229, 230, 237, 240, 243, 244, 246, 247, 248, 249, 250, 251, 252, 253, 254, 255, 256, 257, 258, 259, 261, 262, 263, 266, 267, 270, 271, 272, 273, 275, 278, 284, 286, 287, 288, 290, 291, 296, 297, 304, 305, 307, 308, 309, 312, 314, 315, 316, 317, 323, 324, 325, 331, 335, 336, 337, 340, 341, 342, 343, 344, 348, 349, 350, 351, 352, 353, 354, 358, 361, 363, 364, 371, 372, 382, 385, 387, 388, 390, 392, 393, 394, 398, 402, 403, 406, 407, 411, 419, 422, 426, 427, 431, 438, 441, 444, 459, 463, 464, 466, 470, 473, 474, 475, 476, 477, 478, 479, 480, 481, 482, 484, 485, 487, 492, 493, 495, 510, 512, 515, 517, 524, 525, 536

Osso
   composição 14, 27, 131
   comprimento do 164, 458, 463, 525, 526

Ossos
   caixa torácica 81, 85, 94, 126, 132, 134, 136, 143, 150, 228, 231, 236, 240, 250, 251, 253, 254, 255, 278, 283, 284, 285, 286, 315, 320
   calcâneo
      talo sustentáculo 507
      tróclea fibular 459, 460
      tuberosidade 91, 101, 102, 186, 340, 373, 382, 390, 398, 407, 409, 437, 449, 450, 452, 457, 458, 459, 464, 465, 468, 469, 479, 481, 512
   capitato 167, 168, 176, 177, 211
   carpais
      quatro superfícies 169
      traduções 50, 161
   cartilagem costal 130, 231, 236, 240, 250, 251, 254
   clavícula
      pontos de referência ósseos 7, 8, 14, 27, 38, 39, 50, 73, 79, 153, 161, 227, 235, 239, 243, 297, 300, 301, 303, 307, 328, 361, 368, 370, 387, 441, 447, 455, 457, 507
   cóccix 231, 361, 364, 368, 378, 379, 392, 393, 409, 425, 526, 527
   costelas
      11ª e 12ª 231, 254
      12ª 228, 231, 235, 240, 254, 265, 276, 277, 279, 286
      caixa torácica 81, 85, 94, 126, 132, 134, 136, 143, 150, 228, 231, 236, 240, 250, 251, 253, 254, 255, 278, 283, 284, 285, 286, 315, 320
      cartilagem costal 130, 231, 236, 240, 250, 251, 254
      cervical 37, 53, 59, 60, 66, 70, 74, 76, 231, 235, 236, 237, 243, 246, 252, 259, 263,

Índice Remissivo | 551

265, 266, 268, 269, 271, 272, 287, 312, 315, 317, 323, 326, 358, 359, 520, 524
falsa 76, 347
número de 254, 437, 465
pontos de referência ósseos 7, 8, 14, 27, 38, 39, 50, 73, 79, 153, 161, 227, 235, 239, 243, 297, 300, 301, 303, 307, 328, 361, 368, 370, 387, 441, 447, 455, 457, 507
primeira 9, 16, 25, 39, 56, 62, 123, 131, 136, 157, 174, 201, 213, 234, 237, 244, 250, 252, 253, 254, 262, 265, 268, 276, 312, 322, 326, 400, 426, 428, 463, 466, 492, 514, 518, 519, 524
segunda 39, 62, 128, 157, 234, 240, 250, 252, 254, 268, 286, 322, 323, 326, 400, 457, 524
verdadeira 458

crânio
forame magno 356, 525
cuboide 459, 461, 466, 469, 492, 495
cuneiforme 463, 466, 468, 469, 480, 483, 492, 495
escafoide
tubérculo escafoide 173
escápula
acrômio 76, 79, 80, 84, 86, 87, 88, 91, 92, 93, 101, 102, 104, 110, 112, 115, 116, 117, 118, 148, 149
ângulo acromial 86, 118
ângulo inferior 81, 82, 83, 120, 235, 241
ângulo superior 81, 84, 123, 124, 235, 241, 253
cavidade glenoide 111
espinha da escápula 50, 75, 79, 80, 81, 83, 84, 86, 101, 102, 104, 106, 112, 120, 123
fossa subescapular 85, 110, 114, 129
margem lateral 82, 83, 85, 107, 108, 109, 111, 113, 114, 481
margem medial 80, 81, 82, 83, 120, 121, 124, 126, 129, 477
processo coracoide 21, 90, 91, 93, 119, 134, 135, 145, 147, 148
tubérculo infraglenoidal 82, 140, 141
esfenoide 308, 340
esterno
ângulo esternal 250, 252
corpo 7, 9, 14, 16, 17, 19, 22, 23, 26, 27, 33, 34, 36, 37, 38, 39, 41, 42, 44, 46, 47, 51, 53, 55, 60, 64, 65, 68, 69, 70, 71, 76, 80, 87, 89, 112, 115, 119, 140, 150, 155, 164,
166, 167, 172, 176, 177, 179, 181, 189, 190, 192, 194, 195, 196, 198, 199, 200, 201, 205, 213, 216, 223, 228, 229, 230, 231, 232, 239, 240, 241, 250, 251, 254, 257, 270, 285, 294, 305, 306, 309, 310, 314, 316, 327, 335, 364, 372, 373, 376, 378, 379, 383, 393, 418, 436, 439, 440, 443, 444, 447, 448, 449, 452, 455, 460, 461, 463, 464, 465, 477, 478, 483, 487, 489, 491, 508, 524, 525, 526, 536, 559
incisura jugular 250, 252, 358
manúbrio 16, 130, 250, 320, 335
processo xifoide 250, 252, 279, 281, 282, 283

fêmur
cabeça 7, 8, 16, 33, 35, 45, 48, 51, 52, 62, 64, 65, 82, 92, 94, 96, 97, 103, 104, 105, 110, 111, 113, 123, 125, 133, 137, 139, 140, 141, 146, 148, 149, 150, 158, 161, 164, 165, 166, 167, 176, 178, 194, 205, 218, 219, 221, 222, 227, 235, 236, 243, 244, 245, 246, 255, 256, 258, 259, 261, 263, 265, 267, 269, 271, 272, 273, 274, 275, 288, 290, 291, 295, 297, 299, 300, 302, 303, 304, 305, 307, 309, 314, 315, 317, 318, 320, 321, 323, 324, 325, 327, 330, 332, 337, 341, 353, 354, 356, 369, 389, 394, 395, 403, 404, 406, 420, 428, 434, 435, 450, 451, 454, 455, 461, 463, 464, 472, 475, 476, 478, 481, 498, 499, 500, 502, 503, 509, 513, 517, 519, 520, 521, 524, 525, 526, 527, 528, 560
côndilos 311, 447, 448, 453, 501
epicôndilos 163
trocanter maior 374, 381, 382, 386, 398, 402, 407, 408, 410, 422, 423, 424, 425, 426, 439
tubérculo adutor 412, 415, 454
frontal 16, 29, 30, 44, 47, 135, 306, 308, 313, 315, 321, 329, 337, 338, 339, 351, 352, 481, 510, 516, 524, 525, 526
hióideo 59, 123, 315, 316, 319, 324, 331, 332, 333, 334, 335, 336, 520, 521, 529, 530
mandíbula
ângulo 80, 81, 82, 83, 84, 86, 106, 116, 118, 120, 121, 123, 124, 210, 235, 237, 240, 241, 248, 250, 251, 252, 253, 254, 269, 281, 309, 310, 311, 328, 342, 343, 344, 345, 354, 356, 357, 385, 400, 429, 462, 478, 507, 509, 515

base 76, 84, 103, 105, 158, 172, 174, 176, 177, 178, 198, 206, 213, 216, 235, 236, 241, 243, 255, 298, 299, 309, 310, 311, 312, 333, 344, 347, 355, 356, 357, 362, 370, 372, 387, 411, 425, 436, 455, 459, 464, 465, 466, 468, 481, 483, 495
côndilo 309, 310, 311, 400, 404, 453
corpo 7, 9, 14, 16, 17, 19, 22, 23, 25, 27, 33, 34, 36, 37, 38, 39, 41, 42, 44, 46, 47, 51, 53, 59, 60, 64, 65, 68, 69, 70, 71, 76, 80, 87, 89, 112, 115, 119, 140, 150, 155, 164, 166, 167, 172, 176, 177, 179, 181, 189, 190, 192, 194, 195, 196, 198, 199, 200, 201, 205, 213, 216, 223, 228, 229, 230, 231, 232, 239, 240, 241, 250, 251, 254, 257, 270, 285, 294, 305, 306, 309, 310, 314, 316, 327, 335, 364, 372, 373, 376, 378, 379, 383, 393, 418, 436, 439, 440, 443, 444, 447, 448, 449, 452, 455, 460, 461, 463, 464, 465, 477, 478, 483, 487, 489, 491, 508, 524, 525, 526, 536, 559
ramo 185, 205, 263, 309, 311, 327, 329, 340, 370, 384, 385, 404, 411, 412, 415, 428, 481
maxila 340, 529
metatarsos
  primeiro 23, 25, 36, 76, 81, 94, 174, 189, 208, 211, 212, 213, 215, 281, 286, 350, 370, 371, 455, 457, 460, 463, 466, 468, 480, 482, 483, 484, 486, 489, 493, 494, 495, 508, 509, 512, 513, 523
  segundo ao quinto 184, 191, 198, 214, 457, 463, 464, 474, 483, 486, 493, 494, 496, 497, 518, 522, 523
nasal 298, 300, 344, 349, 393, 516
navicular 456, 457, 461, 466, 468, 469, 507, 510
occipício
  linha nucal superior 16, 104, 271, 273, 275, 304, 307, 320, 339
  protuberância occipital externa 243, 288, 304, 305
ossos cranianos 300, 302, 303, 306
ossos faciais 300, 308
ossos sesamoides 513
patela
  caminho da 10
  cartilagem 76, 130, 131, 136, 146, 231, 236, 240, 246, 250, 251, 254, 312, 313, 314, 335, 336, 358, 447, 524, 526

pelve
  acetábulo 364, 367, 434, 435, 524
  anterossuperior 362, 365, 366, 367, 370, 371, 372, 373, 375, 376, 377, 383, 388, 390, 391, 393, 401, 410, 414, 415, 416, 417, 418, 419, 429, 430, 431, 436
  crista ilíaca 107, 231, 235, 239, 264, 277, 279, 280, 281, 290, 364, 371, 372, 374, 375, 376, 377, 378, 381, 407, 409, 410, 417, 431, 438
  crista púbica 281, 373, 383, 384, 385
  espinha ilíaca 371, 372, 373, 375, 376, 377, 378, 380, 383, 384, 401, 409, 410, 414, 415, 416, 417, 418, 419, 425, 429, 430, 436, 438
  espinha ilíaca anteroinferior 375, 384, 401
  espinha ilíaca posterossuperior 372, 376, 377, 378, 380, 409, 410, 425, 438
  fossa ilíaca 376, 427, 431, 432
  ílio 276, 280, 407, 431, 438, 525
  incisura isquiática maior 439
  ísquio 364, 366, 367, 368, 370, 385, 412, 423
  piramidal 168, 171
  pistas para os pontos de referência ósseos 457
  púbis 364, 365, 366, 367, 368, 370, 384, 385, 411, 412, 413, 414, 415, 423, 428
  quadril 8, 49, 108, 109, 135, 263, 276, 277, 281, 361, 364, 367, 368, 370, 372, 374, 375, 376, 380, 381, 386, 388, 389, 390, 394, 396, 398, 399, 400, 401, 403, 404, 405, 407, 408, 409, 410, 411, 412, 414, 415, 416, 417, 418, 419, 422, 423, 424, 425, 426, 427, 428, 429, 430, 431, 433, 434, 436, 437, 439, 454, 521, 522, 524, 526, 527, 529, 560
  ramo superior do púbis 384, 411, 415, 428
  sínfise púbica 279, 392, 525
  tubérculo ilíaco 375
  tubérculos púbicos 383
pisiforme 168, 170, 171, 172, 175, 196, 200, 216, 222, 223
primeiro metatarso 463, 466, 468, 480, 482, 483, 513
rádio
  cabeça 7, 8, 16, 33, 35, 45, 48, 51, 52, 62, 64, 65, 82, 92, 94, 96, 97, 103, 104, 105, 110, 111, 113, 123, 125, 133, 137, 139, 140, 141, 146, 148, 149, 150, 158, 161, 164, 165, 166, 167, 176, 178, 194, 205, 218,

219, 221, 222, 227, 235, 236, 243, 244,
245, 246, 255, 256, 258, 259, 261, 263,
265, 267, 269, 271, 272, 273, 274, 275,
288, 290, 291, 295, 297, 299, 300, 302,
303, 304, 305, 307, 309, 314, 315, 317,
318, 320, 321, 323, 324, 325, 327, 330,
332, 337, 341, 353, 354, 356, 369, 389,
394, 395, 403, 404, 406, 420, 428, 434,
435, 450, 451, 454, 455, 461, 463, 464,
472, 475, 476, 478, 481, 498, 499, 500,
502, 503, 509, 513, 517, 519, 520, 521,
524, 525, 526, 527, 528, 560

haste 89, 132, 142, 147, 151, 155, 158, 164,
189, 190, 195, 205, 245, 252, 420, 421,
452, 458, 463, 479, 482, 485

pescoço 7, 8, 16, 35, 37, 48, 49, 66, 70, 76,
103, 104, 105, 106, 122, 123, 124, 125,
219, 227, 231, 235, 238, 241, 242, 243,
244, 245, 246, 252, 253, 255, 256, 258,
259, 263, 264, 265, 266, 267, 271, 272,
273, 275, 288, 290, 291, 297, 298, 299,
300, 303, 304, 305, 312, 313, 314, 315,
316, 317, 318, 320, 321, 322, 323, 324,
326, 335, 336, 337, 340, 341, 347, 353,
354, 355, 356, 358, 515, 520, 526, 527,
530, 560

processo estiloide 165, 167, 171, 173, 174,
187, 204, 208, 210, 221, 222, 298, 307

sacro
  ápice 448
  base 76, 84, 103, 105, 158, 172, 174, 176,
177, 178, 198, 206, 213, 216, 235, 236,
241, 243, 255, 298, 299, 309, 310, 311,
312, 333, 344, 347, 355, 356, 357, 362,
370, 372, 387, 411, 425, 436, 455, 459,
464, 465, 466, 468, 481, 483, 495
  crista sacral lateral 378
  crista sacral medial 378, 379
  margem 80, 81, 82, 83, 85, 107, 108, 109,
111, 113, 114, 120, 121, 124, 126, 128,
129, 185, 186, 304, 305, 308, 378, 407,
409, 436, 437, 439, 447, 453, 477, 481,
485, 501

talo
  cabeça 7, 8, 16, 33, 35, 45, 48, 51, 52, 62, 64,
65, 82, 92, 94, 96, 97, 103, 104, 105, 110,
111, 113, 123, 125, 133, 137, 139, 140,
141, 146, 148, 149, 150, 158, 161, 164,
165, 166, 167, 176, 178, 194, 205, 218,
219, 221, 222, 227, 235, 236, 243, 244,

245, 246, 255, 256, 258, 259, 261, 263,
265, 267, 269, 271, 272, 273, 274, 275,
288, 290, 291, 295, 297, 299, 300, 302,
303, 304, 305, 307, 309, 314, 315, 317,
318, 320, 321, 323, 324, 325, 327, 330,
332, 337, 341, 353, 354, 356, 369, 389,
394, 395, 403, 404, 406, 420, 428, 434,
435, 450, 451, 454, 455, 461, 463, 464,
472, 475, 476, 478, 481, 498, 499, 500,
502, 503, 509, 513, 517, 519, 520, 521,
524, 525, 526, 527, 528, 560
  tróclea 459, 460, 461, 462
  tubérculo medial 461, 462
tarsos
  traduções 50, 161
temporal
  arco zigomático 307, 308, 309, 311, 328,
329, 330, 340, 354, 355, 357
  processo estiloide 165, 167, 171, 173, 174,
187, 204, 208, 210, 221, 222, 298, 307
  processo mastoide 16, 244, 245, 246, 264,
271, 272, 305, 307, 320, 321, 331, 334,
355
tíbia
  côndilo lateral 400, 453
  côndilo medial 404, 453
  haste 89, 132, 142, 147, 151, 155, 158, 164,
189, 190, 195, 205, 245, 252, 420, 421,
452, 458, 463, 479, 482, 485
  maléolo medial 449, 458, 459, 460, 461, 462,
468, 485, 487, 507, 510, 511, 512
  planalto tibial 451, 501
  tuberosidade tibial 398, 449, 450, 452, 458,
479
trapézio
  tubérculo do trapézio 212
trapezoide 78, 147, 168, 211, 531
tubérculo dorsal do rádio 167, 176, 177
ulna
  cabeça 7, 8, 16, 33, 35, 45, 48, 51, 52, 62, 64,
65, 82, 92, 94, 96, 97, 103, 104, 105, 110,
111, 113, 123, 125, 133, 137, 139, 140,
141, 146, 148, 149, 150, 158, 161, 164,
165, 166, 167, 176, 178, 194, 205, 218,
219, 221, 222, 227, 235, 236, 243, 244,
245, 246, 255, 256, 258, 259, 261, 263,
265, 267, 269, 271, 272, 273, 274, 275,
288, 290, 291, 295, 297, 299, 300, 302,
303, 304, 305, 307, 309, 314, 315, 317,
318, 320, 321, 323, 324, 325, 327, 330,

332, 337, 341, 353, 354, 356, 369, 389, 394, 395, 403, 404, 406, 420, 428, 434, 435, 450, 451, 454, 455, 461, 463, 464, 472, 475, 476, 478, 481, 498, 499, 500, 502, 503, 509, 513, 517, 519, 520, 521, 524, 525, 526, 527, 528, 560
  crista supinadora 205
  fossa olécrana 162
  haste 89, 132, 142, 147, 151, 155, 158, 164, 189, 190, 195, 205, 245, 252, 420, 421, 452, 458, 463, 479, 482, 485
  processo coronoide 185, 198, 202, 219, 309, 311, 329, 330
  processo estiloide 165, 167, 171, 173, 174, 187, 204, 208, 210, 221, 222, 298, 307
  processo olécrano 163, 195, 219
úmero
  cabeça do úmero 110, 111, 148, 149
  capítulo 41, 179, 315, 362
  côndilo lateral 400, 453
  côndilo medial 404, 453
  epicôndilo lateral 163, 166, 192, 195, 205, 218, 454, 500
  epicôndilo medial 162, 163, 196, 197, 198, 199, 200, 202, 203, 219, 220, 454, 501
  fossa olécrana 162
  sulco intertubercular 92, 93, 137, 139
  tróclea 459, 460, 461, 462
  tubérculo maior 92, 93, 110, 115, 117, 118, 131, 132
  tubérculo menor 92, 93, 107, 110, 119
  tuberosidade deltoidea 101, 102
vértebras
  cervicais
    pontos de referência 7, 8, 14, 16, 27, 38, 39, 50, 73, 79, 80, 92, 93, 102, 113, 115, 147, 148, 153, 161, 192, 199, 205, 218, 219, 220, 222, 227, 235, 236, 239, 243, 245, 249, 250, 252, 275, 277, 281, 288, 297, 300, 301, 303, 307, 309, 321, 328, 361, 368, 370, 377, 387, 393, 409, 425, 426, 439, 441, 447, 455, 457, 461, 465, 469, 481, 507, 509, 511
    atlas (C1) 274, 292, 293
    processo espinoso da C2 243, 273, 275
    processo espinoso da C7 241, 242, 264, 288
    processos transversos da C1 273
    sulco da lâmina 246, 249, 257, 263, 266, 267, 269, 270, 271, 272
    tubérculo carotídeo 246
  curva lordótica 237, 341, 428, 430
  lombar
    pontos de referência ósseos 7, 8, 14, 27, 38, 39, 50, 73, 79, 153, 161, 227, 235, 239, 243, 297, 300, 301, 303, 307, 328, 361, 368, 370, 387, 441, 447, 455, 457, 507
    processos espinosos 104, 120, 121, 231, 235, 237, 238, 239, 241, 242, 247, 248, 249, 264, 266, 269, 271, 287, 288, 289, 378, 440
    sulco da lâmina 246, 249, 257, 263, 266, 267, 269, 270, 271, 272
  torácica
    12ª 228, 231, 235, 240, 254, 265, 276, 277, 279, 286
    pontos de referência ósseos 7, 8, 14, 27, 38, 39, 50, 73, 79, 153, 161, 227, 235, 239, 243, 297, 300, 301, 303, 307, 328, 361, 368, 370, 387, 441, 447, 455, 457, 507
    processos espinosos 104, 120, 121, 231, 235, 237, 238, 239, 241, 242, 247, 248, 249, 264, 266, 269, 271, 287, 288, 289, 378, 440

  processos transversos 122, 243, 244, 245, 246, 247, 248, 249, 255, 265, 267, 268, 273, 276, 277, 287, 325, 326, 341, 359, 427, 438
  sulco da lâmina 246, 249, 257, 263, 266, 267, 269, 270, 271, 272
  zigomático 298, 301, 303, 307, 308, 309, 311, 315, 327, 328, 329, 330, 340, 348, 354, 355, 357, 515
Ossos faciais 300, 308
Ossos sesamoides
  primeiro metatarso 463, 466, 468, 480, 482, 483, 513

P

Palatino 300, 302
Palmar longo
  variações 23, 326, 465
Palpação
  artéria e veia 134
  bursa 36, 38, 39, 148, 149, 220, 439, 502, 513
  diário palpatório 7, 13, 25, 26

esqueleto 27, 28, 48, 49, 59, 66, 70, 240, 568
fáscia 7, 8, 14, 25, 26, 27, 28, 29, 33, 34, 35, 37, 65, 66, 73, 75, 110, 128, 138, 153, 155, 156, 197, 200, 220, 221, 227, 229, 230, 250, 257, 280, 297, 299, 329, 335, 337, 342, 347, 358, 361, 363, 374, 375, 388, 389, 391, 392, 393, 394, 395, 396, 399, 408, 410, 416, 417, 441, 443, 512, 515, 516, 521, 522, 560
ligamento 32, 36, 91, 104, 145, 147, 148, 149, 166, 172, 198, 205, 218, 219, 237, 242, 271, 278, 287, 288, 289, 290, 291, 293, 304, 371, 373, 375, 378, 383, 384, 398, 399, 427, 433, 434, 435, 436, 437, 438, 440, 448, 449, 450, 451, 454, 459, 461, 468, 500, 501, 502, 507, 508, 509
músculo 9, 16, 18, 20, 21, 22, 25, 27, 28, 29, 30, 31, 33, 35, 36, 38, 39, 46, 63, 64, 65, 76, 81, 83, 84, 85, 91, 92, 94, 102, 105, 107, 110, 113, 114, 118, 125, 126, 130, 134, 135, 136, 137, 140, 141, 142, 150, 155, 157, 162, 175, 181, 187, 190, 195, 196, 200, 202, 203, 204, 244, 246, 250, 252, 255, 273, 275, 276, 277, 278, 280, 282, 290, 291, 304, 307, 308, 309, 311, 316, 320, 326, 327, 329, 330, 331, 333, 334, 335, 337, 338, 340, 341, 344, 345, 346, 347, 348, 349, 350, 351, 352, 354, 356, 357, 359, 371, 373, 375, 376, 382, 383, 384, 385, 398, 407, 414, 416, 418, 419, 426, 428, 429, 436, 437, 450, 454, 468, 477, 478, 479, 483, 492, 494, 524, 525, 526
nervo 30, 37, 67, 70, 78, 104, 106, 120, 122, 159, 163, 172, 186, 204, 205, 219, 220, 221, 222, 233, 275, 280, 290, 307, 355, 356, 422, 425, 433, 436, 439, 450, 485, 503, 510, 512, 515, 525, 527
osso 7, 8, 16, 20, 21, 28, 31, 32, 33, 50, 59, 61, 62, 64, 76, 82, 86, 103, 115, 157, 161, 163, 164, 165, 166, 167, 171, 201, 212, 220, 228, 236, 246, 250, 264, 265, 291, 298, 301, 303, 307, 308, 310, 312, 314, 319, 320, 321, 331, 332, 333, 334, 335, 340, 348, 354, 364, 370, 373, 378, 379, 382, 383, 399, 411, 414, 437, 444, 448, 455, 460, 464, 468, 493, 512, 516, 521, 524, 525, 526, 529
pele 7, 8, 14, 22, 24, 26, 27, 29, 33, 34, 36, 37, 38, 39, 66, 67, 73, 75, 108, 128, 133, 155,

156, 179, 220, 227, 229, 230, 290, 297, 299, 306, 337, 342, 346, 349, 350, 358, 359, 361, 363, 371, 436, 441, 443, 502, 512, 513, 515, 516
pistas 19, 80, 370, 457
retináculo 35, 172, 174, 193, 200, 217, 221, 222, 483, 484, 485, 507, 510, 511
tecido adiposo 14, 33, 37, 364, 407, 409, 410
tendão 23, 24, 28, 30, 31, 32, 36, 64, 67, 91, 92, 115, 116, 118, 119, 137, 138, 139, 140, 141, 149, 151, 162, 167, 170, 181, 185, 187, 190, 192, 194, 195, 196, 199, 200, 202, 208, 217, 220, 221, 222, 223, 250, 282, 283, 290, 304, 320, 321, 330, 351, 375, 382, 398, 399, 404, 405, 406, 411, 413, 414, 415, 416, 417, 418, 419, 420, 421, 440, 442, 445, 446, 447, 448, 450, 452, 454, 459, 462, 466, 475, 476, 477, 478, 479, 480, 481, 482, 483, 484, 485, 487, 496, 500, 502, 503, 507, 509, 510, 512, 513, 526, 527
três princípios 24
Panículo adiposo 337, 530
Pata de ganso
local de ligação 80, 81, 82, 85, 86, 87, 91, 92, 162, 163, 167, 170, 221, 243, 250, 288, 304, 307, 308, 309, 312, 371, 373, 374, 375, 376, 382, 383, 384, 385, 436, 447, 448, 449, 450, 451, 454, 459, 461, 464, 466, 468, 525
tendões 9, 14, 22, 23, 27, 28, 29, 30, 31, 32, 33, 35, 36, 76, 91, 110, 115, 118, 119, 145, 148, 149, 162, 163, 165, 167, 168, 173, 176, 178, 179, 190, 193, 195, 196, 199, 201, 204, 207, 208, 210, 214, 221, 222, 243, 263, 373, 383, 386, 387, 390, 403, 405, 406, 411, 414, 420, 421, 440, 445, 452, 454, 458, 459, 460, 462, 475, 476, 478, 480, 481, 482, 484, 485, 487, 492, 497, 502, 507, 508, 510, 511
Patela
caminho da 10
cartilagem 76, 130, 131, 136, 146, 231, 236, 240, 246, 250, 251, 254, 312, 313, 314, 335, 336, 358, 447, 524, 526
Pé
arcos 308, 314, 465, 489, 526
bola 200, 219, 222, 359, 390, 463, 512, 513
calcanhar 175, 222, 443, 455, 459, 475, 476, 477, 480, 491, 494, 508, 512

chato 465
Pectíneo 63, 388, 394, 395, 396, 411, 412, 413, 415, 521, 522, 530
Peitoral maior 63, 73, 74, 95, 96, 97, 98, 112, 127, 128, 130, 132, 135, 143, 262, 517, 519, 560
Peitoral menor 63, 73, 95, 99, 100, 134, 257, 262, 359, 517, 519, 560
Pele e fáscia. Consulte Fáscia
Pelve
   acetábulo 364, 367, 434, 435, 524
   crista ilíaca 107, 231, 235, 239, 264, 277, 279, 280, 281, 290, 364, 371, 372, 374, 375, 376, 377, 378, 381, 407, 409, 410, 417, 431, 438
   crista púbica 281, 373, 383, 384, 385
   espinha ilíaca anteroinferior 375, 384, 401
   espinha ilíaca anterossuperior 371, 372, 373, 375, 376, 377, 383, 410, 414, 415, 416, 417, 418, 419, 429, 430, 436
   espinha ilíaca posterossuperior 372, 376, 377, 378, 380, 409, 410, 425, 438
   fossa ilíaca 376, 427, 431, 432
   ílio 276, 280, 407, 431, 438, 525
   incisura isquiática maior 439
   ísquio 364, 366, 367, 368, 370, 385, 412, 423
   pistas para os pontos de referência ósseos 457
   púbis 364, 365, 366, 367, 368, 370, 384, 385, 411, 412, 413, 414, 415, 423, 428
   quadril 8, 49, 108, 109, 135, 263, 276, 277, 281, 361, 364, 367, 368, 370, 372, 374, 375, 376, 380, 381, 386, 388, 389, 390, 394, 396, 398, 399, 400, 401, 403, 404, 405, 407, 408, 409, 410, 411, 412, 414, 415, 416, 417, 418, 419, 422, 423, 424, 425, 426, 427, 428, 429, 430, 431, 433, 434, 436, 437, 439, 454, 521, 522, 524, 526, 527, 529, 560
   ramo do ísquio 370, 385, 412
   ramo superior do púbis 384, 411, 415, 428
   sínfise púbica 279, 392, 525
   tubérculos púbicos 383
Pênis 530
Períneo 8, 361, 392, 530
Pescoço
   camadas de músculo 492
   triângulo anterior 298
   triângulo posterior 252, 253, 298, 358

Piramidal 159, 161, 168, 171, 280, 530
Piriforme 521, 522, 530
Planos de movimentos
   sagital 524, 525, 526
   transverso 489, 495, 498, 526
Plantar 441, 470, 473, 478, 522, 530, 560
Platisma 515, 521, 530, 560
Plexo
   braquial 517, 518, 527, 532, 560
   cervical 520, 524
   compressão 520
   lombar 519, 520, 521, 525, 529, 530, 531, 560
Poplíteo 441, 470, 479, 522, 530, 560
Posição anatômica 526
Posição prona 479
Posição supina 484, 494
Prócero 516, 530
Psoas menor 521
pulso
   extensor 23, 24, 29, 153, 154, 166, 167, 180, 181, 189, 190, 191, 192, 193, 194, 195, 200, 210, 221, 222, 223, 416, 442, 469, 470, 472, 480, 481, 482, 483, 484, 490, 491, 492, 495, 497, 509, 510, 531

Q

Quadrado femoral 521
Quadrado lombar 519, 520, 521, 531, 560
Quadril 528, 529

R

Rádio
   cabeça 450, 451, 454, 455, 461, 463, 464, 472, 475, 476, 478, 481, 498, 499, 500, 502, 503, 509, 513, 517, 519, 520, 521, 524, 525, 526, 527, 528, 560
   haste 452, 458, 463, 479, 482, 485
   pescoço 515, 520, 526, 527, 530, 560
Redondo maior 517, 560
Redondo menor 517, 560
Retináculo
   extensor
      inferior 8, 15, 17, 43, 44, 49, 50, 68, 69, 70, 74, 77, 78, 79, 80, 81, 82, 83, 84, 85, 88, 90, 92, 101, 102, 107, 109, 116, 117, 120,

121, 122, 128, 136, 143, 146, 147, 168, 169, 179, 229, 231, 235, 236, 238, 240, 241, 242, 246, 250, 254, 256, 259, 264, 265, 266, 269, 271, 273, 274, 276, 277, 278, 281, 282, 283, 284, 286, 290, 294, 300, 302, 304, 305, 307, 308, 309, 310, 315, 316, 318, 326, 331, 332, 333, 334, 335, 337, 340, 341, 342, 343, 344, 345, 346, 351, 354, 357, 358, 359, 363, 366, 367, 368, 370, 372, 373, 375, 377, 378, 379, 380, 383, 385, 386, 387, 391, 392, 395, 407, 408, 412, 413, 414, 415, 422, 423, 424, 427, 433, 436, 438, 472, 487, 490, 491, 510, 511, 512, 515, 516, 520, 521, 524, 525, 526, 529

    superior 15, 16, 17, 23, 25, 31, 44, 49, 68, 69, 70, 74, 75, 76, 77, 78, 79, 80, 81, 82, 84, 86, 87, 88, 93, 103, 104, 105, 112, 113, 120, 122, 123, 124, 125, 126, 132, 137, 142, 144, 146, 148, 157, 162, 195, 228, 231, 232, 233, 234, 235, 236, 238, 239, 241, 245, 248, 250, 252, 253, 256, 258, 259, 264, 266, 267, 268, 269, 271, 272, 273, 274, 275, 278, 282, 286, 293, 294, 295, 300, 302, 304, 305, 306, 307, 308, 312, 314, 315, 316, 317, 318, 320, 321, 324, 325, 326, 335, 336, 337, 338, 339, 340, 342, 343, 344, 345, 347, 348, 349, 351, 352, 354, 357, 358, 359, 365, 366, 367, 370, 371, 372, 373, 375, 378, 379, 383, 384, 386, 391, 393, 395, 398, 405, 407, 410, 411, 413, 415, 416, 422, 423, 428, 436, 454, 459, 461, 463, 470, 472, 476, 483, 484, 490, 491, 499, 500, 510, 511, 515, 516, 520, 521, 524, 526, 532

  flexor 67, 142, 153, 154, 158, 167, 168, 169, 170, 172, 173, 174, 175, 179, 180, 181, 185, 189, 196, 197, 198, 199, 200, 201, 202, 206, 207, 208, 209, 211, 212, 213, 214, 216, 217, 219, 220, 221, 222, 223, 225, 445, 459, 470, 472, 477, 478, 479, 485, 487, 488, 491, 492, 494, 495, 496, 497, 506, 507, 510, 511, 513

  pulso

    flexor 67, 142, 153, 154, 158, 167, 168, 169, 170, 172, 173, 174, 175, 179, 180, 181, 185, 189, 196, 197, 198, 199, 200, 201, 202, 206, 207, 208, 209, 211, 212, 213, 214, 216, 217, 219, 220, 221, 222, 223, 225, 445, 459, 470, 472, 477, 478, 479, 485, 487, 488, 491, 492, 494, 495, 496, 497, 506, 507, 510, 511, 513

  romboide maior *120, 121*

romboide menor 120

tornozelo 8, 23, 29, 32, 35, 46, 51, 58, 363, 381, 406, 415, 420, 433, 441, 443, 444, 449, 455, 457, 458, 460, 461, 462, 465, 466, 467, 470, 475, 476, 478, 480, 481, 482, 483, 484, 485, 486, 487, 491, 500, 504, 505, 506, 507, 508, 509, 510, 511, 512, 513, 526, 560

Reto femoral 63, 65, 375, 388, 389, 390, 394, 397, 398, 399, 400, 401, 402, 521, 522

Reto posterior maior da cabeça 259, 273, 274, 317, 318, 520

Reto posterior menor da cabeça 256, 259, 273, 274, 305, 317, 520

Riolan, Jean 379

S

Sínfise púbica 278, 280, 366, 368, 390, 392, 393, 415, 434

Sistemas do corpo

  cardiovascular

    extensão do 30, 37, 155, 156, 161, 164, 187, 191, 192, 195, 212, 214, 215, 245, 251, 272, 281, 405, 406, 411, 449

  esquelético 28, 41, 59, 60, 525, 526

  fascial 33, 34, 41, 66, 138

  linfático 37, 41, 71

  muscular 20, 27, 28, 29, 31, 32, 33, 35, 41, 63, 65, 108, 110, 120, 131, 136, 137, 155, 163, 178, 185, 187, 194, 200, 205, 219, 231, 241, 247, 248, 249, 251, 267, 278, 288, 290, 326, 330, 331, 339, 388, 401, 405, 414, 436, 463, 475, 478, 482, 484, 515, 524, 525

  nervoso 41, 70

Sóleo 63, 65, 470, 471, 472, 473, 475, 476, 477, 486, 491, 522, 531, 560

T

Tendão calcâneo 442, 470, 471, 472, 475, 486, 487, 491, 513

Tendões do manguito rotador 73, 115
Tendões fibulares 470, 511
Tibial anterior 63, 65, 68, 69, 442, 471, 472, 473, 474, 482, 483, 484, 490, 491, 522
    Tibial posterior *68, 69, 471, 472, 473, 474, 485, 486, 487, 491, 522*

U

Ulna
    cabeça 7, 8, 16, 33, 35, 45, 48, 51, 52, 62, 64, 65, 82, 92, 94, 96, 97, 103, 104, 105, 110, 111, 113, 123, 125, 133, 137, 139, 140, 141, 146, 148, 149, 150, 158, 161, 164, 165, 166, 167, 176, 178, 194, 205, 218, 219, 221, 222, 227, 235, 236, 243, 244, 245, 246, 255, 256, 258, 259, 261, 263, 265, 267, 269, 271, 272, 273, 274, 275, 288, 290, 291, 295, 297, 299, 300, 302, 303, 304, 305, 307, 309, 314, 315, 317, 318, 320, 321, 323, 324, 325, 327, 330, 332, 337, 341, 353, 354, 356, 369, 389, 394, 395, 403, 404, 406, 420, 428, 434, 435, 450, 451, 454, 455, 461, 463, 464, 472, 475, 476, 478, 481, 498, 499, 500, 502, 503, 509, 513, 517, 519, 520, 521, 524, 525, 526, 527, 528, 560
    crista supinadora 205
    fossa olécrana 162
    haste 89, 132, 142, 147, 151, 155, 158, 164, 189, 190, 195, 205, 245, 252, 420, 421, 452, 458, 463, 479, 482, 485
Umbigo 45, 228, 365, 370, 373, 383, 427, 532
Úmero
    cabeça do úmero 110, 111, 148, 149

V

Vasto intermediário 397, 398, 400, 522
Veia
    axilar 66, 69, 132, 142, 143, 144, 150, 151, 359
    basílica 144
    hepática 69
    ulnar 55, 63, 64, 78, 144, 151, 154, 158, 159, 160, 163, 164, 165, 166, 167, 169, 170, 171, 172, 175, 179, 180, 181, 182, 183, 190, 191, 192, 194, 195, 196, 197, 198, 199, 200, 201, 206, 207, 216, 217, 218, 219, 220, 223, 224, 518

Z

Zigomático 64, 300, 301, 302, 307, 308, 342, 343, 348, 515, 532
Zigomático maior 64, 342, 343, 348, 515
Zigomático menor 342, 343, 348, 515

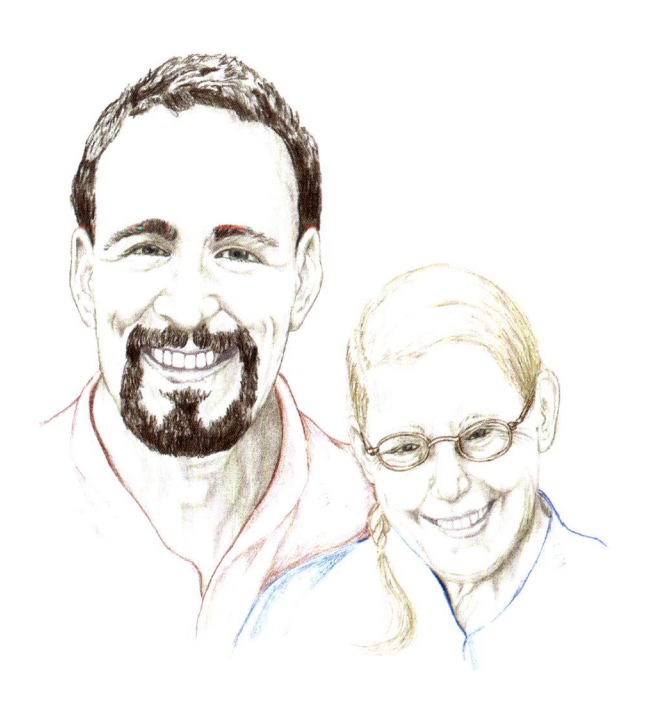

Andrew Biel é massoterapeuta licenciado. Trabalhou nas faculdades de Boulder College of Massage Therapy e Ashmead College, e lecionou dissecação para profissionais de medicina alternativa na Bastyr Naturopathic University. Mora com a esposa, Lyn Gregory, e a filha, Grace Amalia, nos limites de Lyons, Colorado.

Robin Dorn é artista plástica, ilustradora e massoterapeuta licenciada. Ela se especializou em ilustrações do corpo humano e expõe na Costa Oeste dos Estados Unidos e na França.

Músculos do Corpo Humano

- Abdominais
- Ancôneo
- Bíceps braquial
- Bíceps braquial
- Braquial
- Braquiorradial
- Coracobraquial
- Deltoide
- Diafragma
- Escalenos
- Esplênios da cabeça e do pescoço
- Esternocleidomastóideo
- Extensor do dedo indicador
- Extensores do pulso e dos dedos
- Extensores do tornozelo e dos dedos
- Fibulares longo e curto
- Flexores do pulso e dos dedos
- Flexores do tornozelo e dos dedos
- Gastrocnêmio
- Glúteos
- Grupo adutor
- Grupo eretor da espinha
- Grupo quadríceps femoral
- Grupo tranversoespinal
- Ilíaco
- Iliopsoas
- Infraespinoso
- Infra-hióideos
- Intercostais
- Interespinais
- Intertranversais
- Isquiotibiais
- Latíssimo do dorso
- Levantador da escápula
- Longos da cabeça e do colo
- Masseter
- Músculos da expressão facial
- Músculos da mão
- Músculos do manguito rotador
- Músculos do pé
- Músculos do polegar
- Occipitofrontal
- Peitoral maior
- Peitoral menor
- Plantar
- Platisma
- Poplíteo
- Pronador quadrado
- Pronador redondo
- Psoas maior
- Pterigóideos
- Quadrado lombar
- Redondo maior
- Redondo menor
- Romboides maior e menor
- Rotadores laterais do quadril
- Sartório
- Serrátil anterior
- Serrátil posteroinferior
- Serrátil posterossuperior
- Sóleo
- Subclávio
- Subescapulares
- Suboccipitais
- Supinador
- Supraespinoso
- Supra-hióideos e digástrico
- Temporal
- Tensor da fáscia lata
- Trapézio